高级卫生专业技术资格考试用书

神经内科学习题集
（含解析）（第2版）

（副主任医师/主任医师）

上　册

主　编　洪晓军　张大伟
副主编　杨　林　宋春莉　胡雅娉　谷新医　蒋志宏　梁　金
编　者（按姓氏笔画排序）
刘　玮　杨　林　杨皓程　谷新医　汪　影　宋春莉
张大伟　陈利红　金古钰　周　密　周丽娜　胡艺潆
胡雅娉　洪晓军　梁　金　蒋志宏　韩　煜

中国协和医科大学出版社
北　京

图书在版编目（CIP）数据

神经内科学习题集：含解析：上下册 / 洪晓军，张大伟主编. —2 版. —北京：中国协和医科大学出版社，2023.7

（高级卫生专业技术资格考试用书）

ISBN 978-7-5679-2159-7

Ⅰ. ①神… Ⅱ. ①洪… ②张… Ⅲ. ①神经系统疾病-资格考试-习题集 Ⅳ. ①R741-44

中国国家版本馆 CIP 数据核字（2023）第 028829 号

高级卫生专业技术资格考试用书

神经内科学习题集（含解析）（第 2 版）（上、下册）

主　　编：洪晓军　张大伟
责任编辑：陈　佩
封面设计：邱晓俐
责任校对：张　麓
责任印制：张　岱

出版发行：中国协和医科大学出版社
（北京市东城区东单三条 9 号　邮编 100730　电话 010-65260431）
网　　址：www. pumcp. com
经　　销：新华书店总店北京发行所
印　　刷：三河市龙大印装有限公司

开　　本：787mm×1092mm　1/16
印　　张：69. 5
字　　数：1500 千字
版　　次：2023 年 7 月第 2 版
印　　次：2023 年 7 月第 1 次印刷
定　　价：288. 00 元（上、下册）

ISBN 978-7-5679-2159-7

前　言

为进一步深化卫生专业技术职称改革工作，不断完善卫生专业技术职务聘任制，根据中共中央组织部、人事部、卫生部《关于深化卫生事业单位人事制度改革的实施意见》（人发〔2000〕31号）文件精神和国家有关职称改革的规定，人事部下发《关于加强卫生专业技术职务评聘工作的通知》（人发〔2000〕114号），高级卫生专业技术资格采取考试和评审结合的办法取得。为了更好地帮助广大考生复习备考，编者根据多年的临床实践，结合考试的实际情况，编写了这本《神经内科学习题集（含解析）》（第2版）（上、下册）。

本书涵盖高级卫生专业技术资格考试的所有相关内容及考试题型。全书共十七章，内容包括神经系统疾病基础知识、常见症状、诊断等。题型包括A1型题、A2型题、A3/A4型题、B型题、X型题、案例分析题。

本书第1版出版后，受到广大读者的一致好评，也帮助众多考生顺利通过高级卫生专业技术资格考试。为了更好地服务读者，提升图书品质，出版了第2版图书。本书在第1版的基础上，补充了详尽的解析，以帮助考生理解及记忆。同时对上一版中存在的不足与疏漏之处进行了修订与补充。

本书实用性强，可用于考前复习和自测，以便考生顺利通过考试。

尽管力臻完善，但书中难免存在疏漏和不足之处，敬请广大读者批评指正，以便进一步修正。

编　者

2023年5月

目录

上　册

第一章　神经系统疾病基础知识…… 1
参考答案与解析 …… 62
第二章　神经系统疾病的常见症状…… 108
参考答案与解析…… 127
第三章　神经系统疾病的诊断…… 143
参考答案与解析…… 172
第四章　神经系统疾病的治疗新技术、新方法…… 193
参考答案与解析…… 207
第五章　头痛、头晕和眩晕…… 217
参考答案与解析…… 244
第六章　癫痫…… 263
参考答案与解析…… 315
第七章　身心疾病…… 350
参考答案与解析…… 358
第八章　营养缺乏和中毒性疾病…… 365
参考答案与解析…… 375
第九章　脑血管疾病…… 382
参考答案与解析…… 486

下　册

第十章　中枢神经系统感染性疾病…… 549
参考答案与解析…… 595

第十一章　中枢神经系统脱髓鞘疾病 …… 625
参考答案与解析 …… 662
第十二章　神经系统变性疾病 …… 685
参考答案与解析 …… 717
第十三章　脊髓疾病 …… 735
参考答案与解析 …… 793
第十四章　周围神经病 …… 835
参考答案与解析 …… 907
第十五章　神经-肌肉接头和肌肉疾病 …… 954
参考答案与解析 …… 1019
第十六章　神经系统发育异常性疾病 …… 1062
参考答案与解析 …… 1070
第十七章　系统疾病的神经系统损害 …… 1076
参考答案与解析 …… 1088

神经系统疾病常用药物

第一章　神经系统疾病基础知识

神经系统的解剖生理及病损的定位诊断

自主神经系统疾病

一 A1 型题

1. 关于精细触觉传导通路，下列描述正确的是
   A. 包括薄束、楔束
   B. 在脊髓交叉至对侧
   C. 起始细胞位于胶状质内
   D. 起始细胞位于胸核
   E. 包括脊髓丘脑侧束
2. 对脑干损害有定位意义的体征是
   A. 病损对侧偏瘫、偏身感觉障碍、偏盲
   B. 构音不清，吞咽困难
   C. 双颞侧偏盲
   D. 病侧脑神经下运动神经元瘫痪，同侧肢体上运动神经元瘫痪
   E. 病侧脑神经下运动神经元瘫痪，对侧肢体上运动神经元瘫痪
3. 关于面神经核上瘫，下列说法正确的是
   A. 病灶的对侧能闭眼，口角偏向病灶同侧
   B. 患侧额纹消失
   C. 病灶的同侧不能闭眼，口角偏向病灶对侧
   D. 病灶的同侧不能闭眼，口角偏向病灶同侧
   E. 病灶的对侧不能闭眼，口角偏向病灶对侧
4. 属于支配右侧眼裂以下面肌的神经核是
   A. 右侧面神经核上部
   B. 左侧面神经核下部
   C. 左侧面神经核上部
   D. 右侧面神经核下部
   E. 右侧面神经核
5. 左侧展神经核受损可出现
   A. 左眼内斜视
   B. 右眼内斜视
   C. 左眼外斜视
   D. 右眼外斜视
   E. 左眼复视
6. 右侧薄束、楔束受损可导致

A. 右侧受损平面以下本体感觉障碍
B. 左侧受损平面以下骨骼肌的随意运动障碍
C. 左侧受损平面以下意识性本体感觉障碍
D. 左侧受损平面以下皮肤的痛觉、温觉障碍
E. 右侧受损平面下 1~2 节段皮肤的痛觉、温觉障碍

7. 轻瘫试验有助于诊断
A. 小脑病变
B. 锥体外系病变
C. 锥体系病变
D. 深感觉病变
E. 浅感觉病变

8. 下列哪一结构受到损伤时，症状发生于病灶的同侧
A. 内侧丘系
B. 三叉丘系
C. 内囊后肢
D. 脊髓丘脑束
E. 薄束、楔束

9. 脊髓前角运动细胞病变时，可出现下列哪种情况
A. 相应节段支配肌的中枢性瘫痪，无感觉障碍
B. 周围神经支配区肌的周围性瘫痪，无感觉障碍
C. 周围神经支配区肌的周围性瘫痪，有感觉障碍
D. 相应节段支配肌的周围性瘫痪，无感觉障碍
E. 相应节段支配肌的周围性瘫痪，有感觉障碍

10. 跖反射属于
A. 浅反射
B. 深反射
C. 腱反射亢进的特殊表现
D. 病理反射
E. 脑膜刺激征

11. 损伤下列哪项纤维束，症状出现于病灶侧
A. 皮质核束
B. 三叉神经脊束
C. 三叉丘系
D. 内侧丘系
E. 脊髓丘脑束

12. 左侧视束损伤将导致
A. 左眼全盲
B. 双眼右侧半视网膜感觉障碍
C. 双眼视野右侧半偏盲
D. 双眼视野左侧半偏盲
E. 双眼视野颞侧偏盲

13. 小脑幕切迹疝时，出现瞳孔散大、上睑下垂的原因是
A. 动眼神经受压
B. 视神经受压
C. 视神经、动眼神经受压
D. 面神经、动眼神经受压

E. 三叉神经受压

14. 造成四肢肌张力增高、腱反射亢进的中枢性瘫痪的病损部位在

A. 颈膨大以上脊髓　　B. 颈膨大以下脊髓

C. 颈膨大前角运动细胞　　D. 一侧内囊

E. 一侧大脑皮质

15. 引起偏身投掷症的病变部位在

A. 丘脑　　B. 下丘脑

C. 上丘脑　　D. 底丘脑

E. 基底核

16. 脑膜由内向外依次为

A. 蛛网膜、软膜、硬膜　　B. 软膜、蛛网膜、硬膜

C. 蛛网膜、硬膜、软膜　　D. 硬膜、蛛网膜、软膜

E. 软膜、硬膜、蛛网膜

17. 硬膜外隙是指（　　）的腔隙

A. 硬脊膜与椎骨骨膜之间　　B. 硬脊膜与蛛网膜之间

C. 硬脑膜与颅骨内面之间　　D. 硬脑膜与蛛网膜之间

E. 硬脑膜与颅骨内骨膜之间

18. 横贯性高颈段（$C_1 \sim C_4$）病变引起的瘫痪是

A. 四肢上运动神经元瘫痪

B. 双上肢下运动神经元瘫痪，双下肢上运动神经元瘫痪

C. 双上肢上运动神经元瘫痪，双下肢下运动神经元瘫痪

D. 双上肢正常，双下肢上运动神经元瘫痪

E. 双上肢下运动神经元瘫痪，双下肢正常

19. 供应纹状体、内囊的动脉中，最容易出血的是

A. 大脑中动脉中央支　　B. 大脑后动脉中央支

C. 前交通动脉中央支　　D. 大脑前动脉皮质支

E. 后交通动脉中央支

20. 脊髓横断面上，脊髓丘脑侧束由内到外的排列顺序是

A. 颈-腰-胸-骶　　B. 骶-腰-胸-颈

C. 胸-腰-骶-颈　　D. 腰-骶-颈-胸

E. 颈-胸-腰-骶

21. 上运动神经元瘫痪的特征不包括

A. 肌张力增高　　B. 腱反射亢进

C. 病理征阳性　　D. 瘫痪以整个肢体为主

E. 有肌束颤动

22. 关于大脑中动脉的叙述，下列错误的是
A. 是颈内动脉的直接延续
B. 沿大脑外侧沟走行
C. 皮质支供应岛叶和大脑内侧面
D. 中央支供应尾状核、豆状核、内囊膝部和后肢
E. 高血压时中央支容易破裂，导致严重后果

23. 当发生典型的锥体束损害时，肌张力的变化是
A. 铅管样强直
B. 齿轮样强直
C. 折刀样强直
D. 肌张力降低
E. 肌张力无变化

24. 右侧额叶侧视中枢发生破坏性病变时，会产生
A. 不能上视
B. 不能注视右侧
C. 双眼凝视左侧
D. 双眼凝视右侧
E. 出现复视

25. 联合屈曲运动试验阳性，表示
A. 锥体系病变
B. 锥体外系病变
C. 小脑病变
D. 深感觉病变
E. 浅感觉病变

26. 关于神经元，下列叙述正确的是
A. 由胞体和神经胶质构成
B. 假单极神经元属于传入神经元
C. 双极神经元属于传出神经元
D. 传入神经元即是运动神经元
E. 神经元包括传入神经元和传出神经元

27. 肌张力降低不包括下列哪种病变
A. 周围神经病变
B. 前角细胞病变
C. 小脑病变
D. 急性严重的锥体系病变
E. 慢性锥体系病变

28. 神经核是指
A. 神经元树突的集合
B. 神经元胞体在中枢的集合
C. 神经元胞体在周围的集合
D. 神经元轴突的集合
E. 神经元胞体与树突的集合

29. 只受对侧大脑运动皮质支配的脑神经运动核为
A. 三叉神经运动核
B. 迷走神经背运动核
C. 疑核
D. 舌下神经核

E. 动眼神经核

30. 内囊受损感觉障碍的特点是

A. 对侧单肢感觉减退或缺失

B. 交叉性感觉减退或缺失

C. 对侧偏身（包括面部）感觉减退或消失，伴自发性疼痛

D. 对侧偏身（包括面部）感觉减退或消失，伴感觉过度

E. 对侧偏身（包括面部）感觉减退或消失

31. 含有假单极神经元的部位是

A. 副交感神经节内
B. 交感神经节内
C. 基底核内
D. 脊神经节内
E. 螺旋神经节内

32. 正常人脑脊液中糖的最低含量为

A. 4.0mmol/L
B. 3.5mmol/L
C. 3.0mmol/L
D. 2.5mmol/L
E. 2.0mmol/L

33. 关于假单极神经元，下列说法正确的是

A. 是交感神经节后神经元
B. 位于神经节内
C. 存在于所有脊神经节内
D. 是交感神经节前神经元
E. 属于联络神经元

34. 横贯性 T_3 ~ T_{12} 病变引起的瘫痪是

A. 四肢下运动神经元瘫痪

B. 双上肢正常，双下肢上运动神经元瘫痪

C. 双上肢下运动神经元瘫痪，双下肢上运动神经元瘫痪

D. 双上肢上运动神经元瘫痪，双下肢下运动神经元瘫痪

E. 双上肢下运动神经元瘫痪，双下肢正常

35. 反跳试验检查可提示

A. 锥体系病变
B. 共济运动病变
C. 锥体外系病变
D. 自主神经系统病变
E. 感觉系统病变

36. 肌营养不良症可见于

A. 慌张步态
B. 摇摆步态
C. 舞蹈样步态
D. 截瘫步态
E. 跨阈步态

37. 横贯性腰膨大（L_1 ~ S_2）病变可引起

A. 四肢下运动神经元瘫痪
B. 双上肢正常，双下肢上运动神经元瘫痪
C. 双上肢正常，双下肢下运动神经元瘫痪
D. 双上肢下运动神经元瘫痪，双下肢上运动神经元瘫痪
E. 双上肢上运动神经元瘫痪，双下肢下运动神经元瘫痪

38. 周围性瘫痪又称
A. 下运动神经元瘫痪
B. 脊髓前角细胞损害性瘫痪
C. 皮质运动中枢损害性瘫痪
D. 周围神经损害性瘫痪
E. 脊髓损害性瘫痪

39. 脊髓圆锥病变可引起
A. 四肢下运动神经元瘫痪
B. 无双下肢瘫痪
C. 双上肢下运动神经元瘫痪，双下肢上运动神经元瘫痪
D. 双上肢上运动神经元瘫痪，双下肢下运动神经元瘫痪
E. 双上肢正常，双下肢上运动神经元瘫痪

40. 马尾病变可引起
A. 四肢下运动神经元瘫痪
B. 双上肢正常，双下肢对称性上运动神经元瘫痪
C. 双上肢正常，双下肢不对称性上运动神经元瘫痪
D. 双上肢正常，双下肢对称性下运动神经元瘫痪
E. 双上肢正常，双下肢不对称性下运动神经元瘫痪

41. 成年人卧位腰椎穿刺的脑脊液压力正常值为
A. 50～80mmH_2O
B. 50～120mmH_2O
C. 80～120mmH_2O
D. 80～180mmH_2O
E. 120～220mmH_2O

42. 脊髓的副交感神经低级中枢位于
A. 全部骶节中
B. 骶2～4节内
C. 腰2～4节内
D. 胸部和腰部脊髓侧角
E. 骶1～3节内

43. 慢性进行性病变患者的肌肉活检取材部位应选择
A. 严重萎缩的肌肉
B. 无萎缩的肌肉
C. 轻中度受累的肌肉
D. 经肌电图检查的肌肉部位
E. 疼痛的肌肉

44. 脊髓的交感神经低级中枢是

A. 胸核
B. 中间外侧核
C. 中间内侧核
D. 网状结构
E. 骶中间外侧核

45. 脑脊液可呈黄色胶冻状的疾病是
A. 蛛网膜下腔梗阻
B. 结核性脑膜炎
C. 化脓性脑膜炎
D. 脊髓灰质炎
E. 流行性乙型脑炎

46. 关于皮质脊髓侧束的描述，下列正确的是
A. 位于脑桥被盖部
B. 位于脊髓的侧索内
C. 是由同侧大脑皮质运动区发出的纤维
D. 仅位于脊髓的颈胸段
E. 损伤时为下运动神经元瘫痪

47. 病变对侧偏身感觉减退，伴自发性疼痛和感觉过敏，病变部位在
A. 丘脑
B. 内囊
C. 顶叶
D. 中脑
E. 脑桥

48. 内囊病变的感觉障碍特征是
A. 对侧单肢感觉减退
B. 交叉性感觉障碍
C. 同侧感觉减退
D. 对侧感觉过敏
E. 对侧偏身感觉障碍

49. 薄束的作用是
A. 传导同侧下肢的本体感觉
B. 传导同侧上肢的本体感觉
C. 传导对侧上、下肢的本体感觉
D. 传导同侧上、下肢的本体感觉
E. 传导对侧下肢的本体感觉

50. 复合感觉障碍的病变部位在
A. 脊髓
B. 脑干
C. 丘脑
D. 内囊
E. 感觉皮质

51. 传导左上肢的深感觉和精细触觉的是
A. 左侧薄束
B. 左侧楔束
C. 右侧脊髓丘脑侧束
D. 右侧脊髓丘脑前束
E. 左侧脊髓小脑后束

52. 下列哪项不属于三叉神经的检查内容
A. 舌前 2/3 味觉
B. 咀嚼运动
C. 角膜反射
D. 面部感觉

E. 下颌反射

53. 进行巴宾斯基（Babinski）征检查时，正确的操作是
  A. 沿足底外侧缘，自足跟向前至小趾根部再转向内侧
  B. 沿足底外侧缘向前至小趾根部
  C. 沿足底内侧向前
  D. 沿足底内侧向前再转向外侧
  E. 沿小趾根部转向内侧

54. 平脐的皮节 1 节段标志是
  A. T_7
  B. T_8
  C. T_{10}
  D. T_{11}
  E. T_{12}

55. 奎肯施泰特（Queckenstedt）试验检查的目的是诊断
  A. 大脑病变
  B. 脑干病变
  C. 小脑病变
  D. 脊髓压迫症
  E. 周围神经病变

56. 在脊髓横断面内经白质前连合交叉到对侧的有
  A. 皮质脊髓侧束
  B. 楔束
  C. 薄束
  D. 脊髓丘脑前束、脊髓丘脑侧束
  E. 红核脊髓束

57. 周围神经活组织检查最常用的部位是
  A. 正中神经
  B. 尺神经
  C. 桡神经
  D. 腓肠神经
  E. 胫神经

58. 切断脊髓侧索，可导致切断部位以下
  A. 同侧肢体随意运动丧失
  B. 同侧肢体随意运动及深浅感觉丧失
  C. 同侧肢体腱反射消失触觉和压觉丧失
  D. 同侧肢体随意运动丧失、对侧痛温觉障碍
  E. 同侧痛温觉全部丧失

59. 可有痉挛性斜颈表现的疾病是
  A. 帕金森病
  B. 肌张力障碍
  C. 舞蹈病
  D. 脑干疾病
  E. 锥体系损害

60. 关于楔束描述正确的是

A. 贯穿脊髓后索全长
B. 主要由交叉的纤维组成
C. 位于薄束的内侧
D. 传导对侧深感觉和精细触觉
E. 楔束纤维上行到同侧楔束核内交换神经元

61. $T_5 \sim T_{10}$脊髓前连合受损可出现
A. 胸部浅感觉缺失，深感觉保留
B. 双上肢深感觉缺失，浅感觉保留
C. 胸部深浅感觉缺失
D. 双上肢深浅感觉缺失
E. 胸部深感觉缺失，浅感觉保留

62. 关于脊髓骶节，下列说法正确的是
A. 有薄束和楔束
B. 有楔束无薄束
C. 没有脊髓丘脑束
D. 有交感神经的低位中枢
E. 有副交感神经的低位中枢

63. 有关根性感觉障碍的描述错误的是
A. 出现根性疼痛
B. 分离性感觉障碍
C. 节段性感觉障碍
D. 感觉障碍出现于病变同侧
E. 常见于髓外病变

64. 脑干听觉诱发电位在刺激后前 10ms 的 5 个正波代表为
A. Ⅰ波：听神经；Ⅱ波：耳蜗核；Ⅲ波：上橄榄核；Ⅳ波：外侧丘系；Ⅴ波：中脑下丘
B. Ⅰ波：听神经；Ⅱ波：耳蜗核；Ⅲ波：外侧丘系；Ⅳ波：上橄榄核；Ⅴ波：中脑下丘
C. Ⅰ波：听神经；Ⅱ波：上橄榄核；Ⅲ波：耳蜗核；Ⅳ波：外侧丘系；Ⅴ波：中脑下丘
D. Ⅰ波：中脑下丘；Ⅱ波：上橄榄核；Ⅲ波：外侧丘系；Ⅳ波：耳蜗核；Ⅴ波：听神经
E. Ⅰ波：中脑下丘；Ⅱ波：外侧丘系；Ⅲ波：上橄榄核；Ⅳ波：耳蜗核；Ⅴ波：听神经

65. 何处损伤可伤及脊髓骶段
A. 第 1 腰椎
B. 第 2 腰椎
C. 第 5 腰椎
D. 第 4 腰椎
E. 第 3 腰椎

66. 脊髓后索损伤时，可出现
A. 闭眼能确定关节的位置
B. 闭眼能维持身体直立不摇晃
C. 闭眼不能确定各关节的位置
D. 闭眼能指鼻准确
E. 受损伤的对侧有痛觉障碍

67. 正常成年人闭目脑电图检查时，可发现

A. 顶枕部8~13Hz的α节律，波幅20~100μV；额颞部14~25Hz的β活动波幅5~20μV。睁眼时α节律减弱

B. 顶枕部8~13Hz的α节律，波幅20~100μV；额颞部14~25Hz的β活动波幅5~20μV。睁眼时α节律增强

C. 顶枕部8~13Hz的α节律，波幅20~100μV；额颞部14~25Hz的β活动波幅5~20μV。睁眼时α节律无变化

D. 顶枕部8~13Hz的α节律，波幅20~100μV；额颞部14~25Hz的β活动波幅5~20μV。入睡后α节律减弱

E. 顶枕部8~13Hz的α节律，波幅20~100μV；额颞部14~25Hz的β活动波幅5~20μV。入睡后α节律增强

68. 脊髓第2胸髓节段右侧后索损伤后出现

A. 左半身乳头平面以下深感觉和精细触觉丧失

B. 右半身乳头平面以下痛温觉和粗略触觉丧失

C. 右半身胸骨角平面以下深感觉和精细触觉丧失

D. 左半身胸骨角平面以下痛温觉和粗略触觉丧失

E. 左半身剑突平面下深感觉丧失

69. 延髓前正中裂两旁的隆起是

A. 橄榄　　B. 楔束结节

C. 薄束结节　　D. 锥体

E. 面神经丘

70. 在脑桥延髓沟处附着的脑神经，从外侧向内侧有

A. 迷走神经、舌咽神经、前庭蜗神经　　B. 舌咽神经、前庭蜗神经、面神经

C. 展神经、面神经、前庭蜗神经　　D. 面神经、展神经、三叉神经

E. 前庭蜗神经、面神经、展神经

71. 鉴别周围性和中枢性面神经麻痹的主要依据是

A. 上半部分面部表情肌有无瘫痪　　B. 鼻唇沟是否变浅

C. 口角偏斜的方向　　D. 下半部分面部表情肌有无瘫痪

E. 面部表情肌瘫痪的程度

72. 在延髓前外侧沟出脑的脑神经是

A. 第Ⅵ对脑神经　　B. 第Ⅶ对脑神经

C. 第Ⅹ对脑神经　　D. 第Ⅻ对脑神经

E. 第Ⅲ、Ⅳ对脑神经

73. 一侧内侧纵束下行纤维受损，双眼向同侧注视时，同侧眼球不能外展，对侧眼球可以内

收的是

A. 前核间性眼肌麻痹

B. 后核间性眼肌麻痹

C. 一个半综合征

D. 周围性眼肌麻痹

E. 中枢性眼肌麻痹

74. 下列脊髓半切综合征表现为

A. 受损平面以下同侧浅感觉障碍，对侧深感觉障碍

B. 受损平面以下对侧浅感觉障碍，同侧深感觉障碍

C. 受损平面以下对侧深浅感觉障碍

D. 受损平面以下对侧肢体上运动神经元瘫痪

E. 受损平面以下同侧肢体下运动神经元瘫痪

75. 脑干是指

A. 小脑和延髓

B. 中脑、脑桥、延髓

C. 间脑、中脑、脑桥

D. 端脑、中脑、延髓

E. 中脑、小脑、延髓

76. 新纹状体壳核病变表现为

A. 舞蹈病

B. 静止性震颤

C. 手足徐动症

D. 扭转痉挛

E. 偏身投掷运动

77. 从橄榄后方出入脑的神经从上向下是

A. 舌咽神经、迷走神经

B. 迷走神经、副神经

C. 副神经、舌下神经

D. 舌咽神经、迷走神经、副神经

E. 迷走神经、副神经、舌下神经

78. 一侧脊髓后索病变产生

A. 同侧传导束性痛觉和温度觉障碍

B. 对侧传导束性痛觉和温度觉障碍

C. 同侧精细触觉和深感觉障碍

D. 对侧精细触觉和深感觉障碍

E. 同侧半身感觉障碍

79. 支配上斜肌的是

A. 动眼神经

B. 滑车神经

C. 展神经

D. 三叉神经

E. 面神经

80. 霍纳（Horner）综合征是由于

A. 动眼神经受损

B. 动眼神经兴奋

C. 交感神经受损

D. 交感神经兴奋

E. 与交感神经和动眼神经无关

81. 从脑干背面出脑的脑神经是
A. 滑车神经
B. 三叉神经
C. 舌下神经
D. 动眼神经
E. 展神经

82. 口周及鼻尖痛觉消失，触觉存在，则病变位于
A. 三叉神经感觉主核上部
B. 三叉神经感觉主核下部
C. 三叉神经脊束核上部
D. 三叉神经脊束核下部
E. 三叉神经第二支

83. 关于锥体交叉的说法正确的是
A. 是感觉传导束的主要交叉
B. 是皮质脊髓束的纤维交叉
C. 位于中脑脚底
D. 位于脑桥腹侧
E. 是痛觉传导束的交叉

84. 脊髓后角病变会产生
A. 节段性痛觉和温度觉障碍
B. 节段性深感觉和浅感觉障碍
C. 交叉性感觉障碍
D. 节段性深感觉障碍
E. 节段性精细触觉障碍

85. 关于锥体交叉和内侧丘系交叉的说法正确的是
A. 都是感觉传导束的纤维交叉
B. 位于延髓内，锥体交叉位置较高
C. 在延髓内位于同一平面
D. 分别位于脑桥延髓内
E. 位于延髓内，丘系交叉位置较高

86. 肢体瘫痪对侧凝视，提示
A. 皮质额中回后部 8 区病变
B. 脑干病变
C. 核间性眼肌麻痹
D. 核下性眼肌麻痹
E. 核上性眼肌麻痹

87. 关于内侧丘系的描述，下列正确的是
A. 主要纤维来自同侧的薄束核和楔束核
B. 是精细触觉和意识性本体感觉传导路
C. 行经斜方体外侧，与斜方体有纤维联系
D. 最后经内囊，终止于中央后回
E. 终于丘脑腹后内侧核

88. 假性球麻痹是由于
A. 双侧延髓的脑神经核受损所致
B. 同侧延髓的脑神经核受损所致
C. 双侧皮质延髓束受损所致
D. 同侧皮质延髓束受损所致
E. 对侧皮质延髓束受损所致

89. 不与延髓相连的脑神经是
A. 三叉神经
B. 迷走神经

C. 舌下神经
D. 舌咽神经
E. 副神经

90. 一侧面部与对侧肢体痛、温觉缺失的病损部位在
A. 中脑
B. 桥脑背盖部
C. 桥脑基底部
D. 延髓背外侧
E. 延髓基底部

91. 双侧四肢远端出现“手套样”“袜子样”麻木，病变的定位多在
A. 神经丛
B. 脊髓后角
C. 神经末梢
D. 神经干
E. 脊髓前角

92. 跟腱反射消失，病变部位在
A. 胸髓第 11、12 节段
B. 腰髓第 2、3、4 节段
C. 腰髓第 5 节段和骶髓第 1 节段
D. 骶髓第 1、2 节段
E. 骶髓第 3、4、5 节段

93. 疑核发出的纤维加入下列哪个神经
A. 舌咽神经
B. 舌下神经
C. 前庭蜗神经
D. 展神经
E. 舌神经

94. 皮质脊髓束病变可产生
A. 肌萎缩
B. 肌束震颤
C. 肌张力减低
D. 交叉性瘫痪
E. 腹壁反射减弱

95. 面神经丘的深方有
A. 面神经核
B. 展神经核
C. 前庭神经核
D. 滑车神经核
E. 蜗神经核

96. 管理舌前 2/3 味觉的神经是
A. 三叉神经
B. 面神经
C. 舌咽神经
D. 迷走神经
E. 舌下神经

97. 哪种疾病可以出现帕里诺综合征
A. 嗅沟脑膜瘤
B. 三脑室室管膜瘤
C. 桥小脑角肿瘤
D. 侧脑室乳头状瘤
E. 松果体区肿瘤

98. 面神经核的位置是在
A. 中脑上丘平面
B. 中脑下丘平面
C. 脑桥平面
D. 延髓上部
E. 延髓下部

99. 颈髓侧角损害可产生
A. 中枢性瘫痪
B. 周围性瘫痪
C. 瞳孔散大
D. 瞳孔缩小
E. 节段性分离性感觉障碍

100. 感觉性共济失调可出现
A. 眩晕
B. 眼球震颤
C. 肌张力明显减低
D. 睁眼、闭眼都站不稳
E. 关节位置觉和振动觉障碍

101. 判断昏迷最有价值的是
A. 角膜反射
B. 能否唤醒
C. 病理反射
D. 吞咽反射
E. 瞳孔散大

102. 韦伯（Weber）综合征的特点是病灶
A. 同侧动眼神经麻痹，对侧面神经、舌下神经和肢体上运动神经元瘫痪
B. 同侧动眼神经麻痹，同侧面神经、舌下神经和肢体上运动神经元瘫痪
C. 同侧面神经、舌下神经及肢体上运动神经元瘫痪，对侧动眼神经瘫痪
D. 同侧外展神经瘫与对侧偏瘫，双眼向病灶对侧凝视
E. 同侧展神经及面神经瘫痪，病灶对侧肢体上运动神经元瘫痪

103. 关于锥体束的描述，正确的是
A. 起始于中央后回及中央旁小叶
B. 分为皮质脊髓束和皮质核束
C. 皮质核束支配双侧脑神经核
D. 受损后反射消失，但无肌萎缩
E. 下行纤维都在延髓下端交叉

104. 关于额叶性共济失调叙述不正确的是
A. 由于额叶或额桥小脑束损害引起
B. 表现为步态不稳
C. 体位性平衡障碍
D. 走路时步基加宽
E. 常伴有中枢性轻偏瘫

105. 压眶反射是区别以下哪种意识状况的方法
A. 正常意识-嗜睡
B. 嗜睡-昏睡
C. 昏睡-浅昏迷
D. 浅昏迷-中度昏迷
E. 中度昏迷-深昏迷

106. 面神经内含有起自（　　）的纤维

A. 红核
B. 下泌涎核
C. 下橄榄核
D. 上橄榄核
E. 上泌涎核

107. 临床表现为一侧动眼神经麻痹和对侧不自主运动的疾病为

A. Weber 综合征
B. 贝内迪克（Benedikt）综合征
C. 克洛德（Claude）综合征
D. 雷蒙-塞斯唐（Raymond-Cestan）综合征
E. 福维尔（Foville）综合征

108. 特殊感觉包括

A. 嗅觉、视觉、味觉、听觉
B. 嗅觉、味觉、图形觉、听觉
C. 嗅觉、视觉、味觉、重量觉
D. 嗅觉、视觉、味觉、图形觉
E. 嗅觉、味觉、图形觉、重量觉

109. 脊髓一侧脊髓丘脑束病变产生

A. 受累平面以下对侧痛、温觉减退
B. 受累平面以下同侧痛、温觉减退
C. 受累平面以下对侧各种感觉均减退
D. 受累平面以下同侧各种感觉均减退
E. 受累平面以下双侧痛、温觉减退

110. 急性横贯性脊髓损害最常见于

A. 脊椎结核
B. 颈椎病
C. 硬膜外脓肿
D. 急性脊髓炎
E. 急性炎性脱髓鞘性多发性神经病

111. 下列哪一种感觉属于复合感觉

A. 痛觉
B. 温度觉
C. 位置觉
D. 两点辨别觉
E. 触觉

112. 脊髓半侧损害综合征常见于

A. 急性脊髓炎
B. 急性硬膜外脓肿
C. 脊髓空洞症
D. 脊髓髓外肿瘤
E. 脊髓髓内肿瘤

113. 关于去皮质综合征，下列描述正确的是

A. 呈上肢屈曲、下肢伸直状态
B. 不能咀嚼和吞咽，需胃管鼻饲
C. 能通过睁眼、闭眼或眼球上下运动与周围建立联系
D. 患者意识清楚，但几乎全部运动功能丧失
E. 由于脑桥基底部病变所致

114. 感觉性失语，病变在优势半球的哪个部位
A. 额下回后部
B. 缘上回皮质
C. 颞中回后部
D. 颞上回后部
E. 中央前回

115. 滑车神经损害时，会出现下列哪项运动障碍
A. 眼球向外上运动障碍
B. 眼球向外下运动障碍
C. 眼球向内上运动障碍
D. 眼球向内下运动障碍
E. 眼球向外和向上运动障碍

116. 痉挛性瘫痪的特征是肌张力增高表现在
A. 上肢的屈肌和伸肌
B. 上肢、下肢的屈肌
C. 双下肢的伸肌
D. 上肢的屈肌和下肢的伸肌
E. 所有肌群

117. 关于布罗卡（Broca）失语的错误描述是
A. 典型非流利型口语，语量少，找词困难
B. 病变位于优势半球的额下回后部
C. 病变位于优势半球的额中回后部
D. 理解基本正常
E. 复述障碍

118. 周围神经损伤的病理类型中，最常见的周围神经病理改变是
A. 沃勒变性
B. 纤维瘢痕增生
C. 神经元变性
D. 轴突变性
E. 节段性脱髓鞘

119. 运用功能的皮质代表区位于
A. 优势半球颞上回后部
B. 优势半球颞中回后部
C. 优势半球额下回后部
D. 左侧缘上回
E. 左侧角回

120. 出现左侧舌肌萎缩伴肌束震颤，伸舌偏左，右侧上下肢中枢性偏瘫时，病变在
A. 左侧大脑半球
B. 右侧延髓
C. 左侧脑桥
D. 右侧脑桥
E. 左侧延髓

121. 出现双眼颞侧偏盲时，病变在
A. 视束
B. 视辐射
C. 视神经
D. 视交叉
E. 视皮质

122. 下丘脑的后区和前区损害可出现
A. 自主神经功能障碍
B. 体温调节障碍
C. 摄食异常
D. 中枢性尿崩症
E. 睡眠-觉醒障碍

123. 下丘脑病变可见
A. 肥胖症
B. 尿崩症
C. 失眠
D. 嗜睡
E. 以上各种症状

124. 同向性偏盲不见于
A. 视束损害
B. 视神经损害
C. 视辐射病变
D. 视皮质病变
E. 外侧膝状体损害

125. 蝶鞍区病变会出现
A. 单眼失明
B. 同向性偏盲
C. 象限性盲
D. 双眼颞侧偏盲
E. 同向性偏盲伴黄斑回避

126. 出现左侧半身实体觉和位置觉丧失时，病变部位在
A. 右侧中央后回
B. 左侧中央后回
C. 右侧角回
D. 右侧缘上回
E. 左侧角回

127. 出现一侧眼球固定于外展位时，病损神经可能是该侧的
A. 滑车神经
B. 动眼神经
C. 展神经
D. 面神经
E. 三叉神经

128. 关于失语症，以下哪项定位诊断是正确的
A. 命名性失语：优势半球颞中回后部或颞枕交界处
B. Wernicke 失语：优势半球颞上回后部
C. 传导性失语：优势半球颞上回后部
D. Broca 失语：优势半球额中回后部
E. 经皮质性失语：优势半球缘中回后部

129. 左侧半身深感觉和浅感觉丧失，左侧半身自发性疼痛，病变部位在
A. 右侧中央后回
B. 右侧顶上小叶
C. 右侧脊髓丘脑束
D. 右侧内囊后肢
E. 右侧丘脑

130. 一侧内囊病变会造成
A. 对侧中枢性面瘫，对侧中枢性上下肢偏瘫
B. 对侧中枢性面瘫，同侧中枢性上下肢偏瘫
C. 同侧中枢性面瘫，对侧中枢性上下肢偏瘫
D. 同侧中枢性面瘫，同侧中枢性上下肢偏瘫
E. 双侧中枢性面瘫，对侧中枢性上下肢偏瘫
131. 丘脑病变时不会出现
A. 远端感觉障碍重于近端
B. 深感觉障碍重于浅感觉障碍
C. 分离性感觉障碍
D. 可有感觉异常
E. 常伴有自发性疼痛，镇痛药无效
132. 出现左眼直接及间接对光反射均消失时，病变在
A. 左侧视神经
B. 右侧视神经
C. 左侧动眼神经
D. 左侧三叉神经眼支
E. 左侧颈上交感通路
133. 苍白球及黑质病变可表现为
A. 舞蹈病
B. 静止性震颤
C. 躯干性共济失调
D. 左侧肢体共济失调
E. 闭目难立征阳性
134. 感觉检查最应注意的是
A. 障碍的程度
B. 有无感觉异常
C. 有无感觉过度
D. 有无疼痛
E. 障碍的部位
135. 发生于脊髓损害的位置觉与震动觉缺失是由于病变侵犯
A. 皮质脊髓束
B. 红核脊髓束
C. 脊髓小脑束
D. 脊髓丘脑束
E. 薄束与楔束
136. 下列关于 Babinski 征的描述，不正确的是
A. 检查时沿外侧缘向前再向内划足底
B. 是经典的病理反射
C. 阳性表现为踇趾背屈，其余各趾向外扇形展开
D. 检查时患者须意识清楚
E. 此征阳性提示锥体束受损
137. 最常见的失用症是
A. 观念运动性失用症
B. 肢体运动失用症

C. 穿衣失用症
D. 结构性失用症
E. 面-口失用症

138. 可引起交叉性感觉障碍的病变部位在
A. 后根
B. 后角
C. 脑干
D. 丘脑
E. 内囊

139. 锥体外系损害伴有震颤的肌张力表现为
A. 痉挛性折刀样肌张力增高
B. 强直性齿轮样肌张力增高
C. 强直性铅管样肌张力增高
D. 去大脑强直
E. 弛缓性肌张力减低

140. 关于阿-罗瞳孔，下列说法错误的是
A. 多见于神经梅毒
B. 角膜反射消失
C. 对光反射消失
D. 调节反应存在
E. 瞳孔不对称

141. 检查肌张力时，患者必须做到
A. 意识清楚
B. 肌肉放松
C. 无肌肉瘫痪
D. 无感觉障碍
E. 无肌肉萎缩

142. 出现肌束颤动时，病变部位在
A. 肌肉
B. 肌神经接点
C. 锥体外系
D. 上位运动神经元
E. 下位运动神经元

143. 下列哪个部位病变可发生手指失认
A. 前额叶第六区
B. 海马回
C. 角回
D. 内囊
E. 大脑脚

144. 关于周围性眩晕，下列说法错误的是
A. 眩晕持续时间短，头位改变症状加重
B. 眼震与眩晕发作同时存在，多为水平性或垂直性眼震
C. 常伴有明显耳鸣、听力减退
D. 有严重的恶心、呕吐等自主神经损害症状
E. 有平衡障碍

145. 关于传导性失语症，下列说法错误的是
A. 病变位于优势半球的颞叶前部

B. 病变位于优势半球的缘上回皮质或白质内弓状纤维
C. 口语清晰
D. 听理解正常
E. 命名书写障碍

146. 位于延髓内的脑神经核是
A. 滑车神经核
B. 疑核
C. 面神经核
D. 展神经核
E. 三叉神经运动核

147. 巴宾斯基（Babinski）征阳性的典型表现是
A. 各趾均不动
B. 五趾均背屈
C. 五趾均跖屈
D. 下肢各关节均迅速回缩
E. 踇趾背屈，其他各趾呈扇形散开

148. 维持意识的重要结构是
A. 脊髓丘脑侧束
B. 红核脊髓束
C. 脑干上行网状激活系统
D. 脑干下行网状抑制系统
E. 皮质丘脑束

149. 引出 Babinski 征及其等位征提示
A. 损害必须在大脑皮质
B. 红核脊髓束的损害
C. 皮质脊髓束的损害
D. 损害必须在内囊
E. 损害必须在脊髓

150. 出现双眼颞侧偏盲时，病变部位是
A. 枕叶
B. 颞叶
C. 顶叶
D. 视交叉正中部
E. 外侧膝状体

151. 下列哪一项是复合感觉
A. 运动觉
B. 定位觉
C. 振动觉
D. 位置觉
E. 触觉

152. 产生意识障碍是由于
A. 脑干上行网状激活系统病变
B. 优势半球急性病变
C. 脊髓丘脑侧束病变
D. 皮质丘脑束病变
E. 红核脊髓束病变

153. 关于 Rinne 试验，下列说法正确的是
A. 正常情况，骨导>气导

B. 传导性耳聋，骨导>气导

C. 感音性耳聋，骨导>气导

D. 感音性耳聋，骨导<气导，但气导时间不缩短

E. 传导性耳聋，骨导<气导

154. 一侧瞳孔直接对光反射消失，间接对光反射存在，病变在

A. 同侧动眼神经　　B. 对侧动眼神经

C. 同侧视神经　　D. 对侧视神经

E. 视交叉

155. 头面部痛温觉和触觉的第一级神经元胞体位于

A. 三叉神经中脑核　　B. 三叉神经脑桥核

C. 三叉神经脊束核　　D. 三叉神经节

E. 脊神经节

156. 左侧痉挛性偏瘫，右侧展神经麻痹和右侧面神经麻痹时，病灶应在

A. 右侧内囊　　B. 右侧中脑

C. 右侧脑桥　　D. 右侧延髓

E. 左侧延髓

157. 投射到背侧丘脑腹后内侧核的纤维是

A. 内侧丘系　　B. 脊髓丘脑束

C. 三叉丘系　　D. 听辐射

E. 视辐射

158. 脊髓髓内肿瘤患者，其痛温觉障碍的进展为

A. 自病变节段由下向上发展　　B. 自病变节段由上向下发展

C. 自病变节段同时向上、下发展　　D. 自病变节段先后向上、下发展

E. 自四肢远端向近端发展

159. 舌尖向左偏，右侧痉挛性偏瘫，右侧可引出 Babinski 征，病变部位在

A. 左侧内囊　　B. 左侧中脑

C. 左侧脑桥　　D. 延髓左内侧部

E. 延髓右外侧部

160. 运动障碍性疾病的特征不包括

A. 随意运动迟缓　　B. 不自主运动

C. 肢体瘫痪　　D. 肌张力异常

E. 姿势步态障碍

161. 造成假性延髓麻痹的病灶在

A. 延髓诸核　　B. 脑桥诸核

C. 小脑
D. 脑神经
E. 皮质延髓束

162. 根性感觉障碍特点包括
A. 呈“手套样”“袜套样”
B. 有牵涉痛
C. 有扩散性疼痛
D. 有末梢营养障碍
E. 受损范围呈节段性分布

163. 下肢深感觉传导通路的交叉部位在
A. 脊髓前连合
B. 延髓的内侧丘系交叉
C. 脑桥臂
D. 间脑视交叉
E. 中脑结合臂

164. 有关后角损害，下列说法正确的是
A. 下运动神经元瘫痪
B. 有分离性感觉障碍
C. 对侧皮肤节段性痛温觉减退或消失
D. 同侧皮肤节段性触觉及深感觉缺失
E. 伴共济失调

165. 诊断三叉神经痛主要依靠
A. 病史及临床表现
B. 体征
C. 颅脑 CT
D. 经颅多普勒（TCD）
E. 神经传导速度（NCV）

166. 光照患者左眼，双眼瞳孔缩小；而照右眼时，双眼瞳孔均不缩小。病灶在
A. 右视神经
B. 左顶盖前区
C. 右外侧膝状体
D. 右动眼神经
E. 左外侧膝状体

167. 关于神经病学的描述，错误的是
A. 是从内科学中派生的二级学科
B. 研究中枢神经系统疾病
C. 研究周围神经系统疾病
D. 研究平滑肌疾病
E. 研究骨骼肌疾病

168. 节段性分布的痛温觉障碍，无深感觉和触觉障碍，病变部位在
A. 后根
B. 后角
C. 脊神经根
D. 脊髓丘脑侧束
E. 脊髓丘脑前束

169. 视交叉正中部病变可引起
A. 双眼全盲
B. 右侧同向偏盲
C. 左侧同向偏盲
D. 双眼颞侧偏盲
E. 双眼鼻侧偏盲

170. 两眼瞳孔对光反射消失，但视觉存在，因为
A. 损伤两侧视觉中枢
B. 两侧视神经损伤
C. 两侧顶盖前区损伤
D. 视交叉损伤
E. 压迫两侧视束

171. 视交叉左外侧部病变可引起
A. 双眼颞侧偏盲
B. 双眼鼻侧偏盲
C. 左眼全盲
D. 左眼鼻侧盲
E. 左眼颞侧盲

172. 出现折刀样肌张力增高时，病变在
A. 周围神经
B. 锥体束
C. 锥体外系
D. 小脑病变
E. 脊髓前角细胞

173. 垂体瘤压迫视交叉可出现
A. 双眼同向性偏盲
B. 双眼全盲
C. 双眼颞侧偏盲
D. 双眼鼻侧偏盲
E. 双眼瞳孔对光反射消失

174. 关于 Wernicke 失语的描述，下列说法错误的是
A. 答非所问
B. 流利型口语，语量多，错词多
C. 复述与听写障碍
D. 病变位于优势半球的额中回后部
E. 病变位于优势半球的颞上回后部

175. 右侧视束完全损伤后出现的视野障碍是
A. 双眼颞侧偏盲
B. 双眼左侧偏盲
C. 双眼右侧偏盲
D. 双眼鼻侧偏盲
E. 左眼全盲

176. 右侧视辐射完全受损时会出现
A. 左侧视野同向偏盲，右侧对光反射消失，视野中心部视野消失
B. 右侧视野同向偏盲，右侧对光反射消失，视野中心部视野消失
C. 左侧视野同向偏盲，左侧对光反射存在，视野中心部视野存在
D. 左侧视野同向偏盲，左侧对光反射存在，视野中心部视野消失
E. 左眼全盲

177. 上运动神经元瘫痪最有价值的体征是
A. 病理征
B. 肌张力增高
C. 腱反射亢进
D. 肌萎缩
E. 肌束颤动

178. 临床上最常见的共济失调是
A. 感觉性共济失调
B. 前庭性共济失调
C. 小脑性共济失调
D. 额叶性共济失调
E. 基底核区共济失调

179. 何处病变可见肌束颤动
A. 肌肉
B. 神经肌肉结合部位
C. 脊髓前角细胞
D. 上运动神经元
E. 锥体外系

180. 本体感觉传导通路的第三级神经元胞体位于
A. 背侧丘脑腹后外侧核
B. 背侧丘脑腹后内侧核
C. 薄束核、楔束核
D. 丘脑前核
E. 丘脑底核

181. 一侧动眼神经麻痹时不会出现
A. 眼球不能外展
B. 眼球不能内收
C. 瞳孔扩大
D. 上睑下垂
E. 复视

182. 右侧外侧膝状体损伤后出现
A. 双眼颞侧偏盲
B. 双眼左侧偏盲
C. 双眼鼻侧偏盲
D. 双眼右侧偏盲
E. 右眼全盲

183. 引起上肢单瘫的病变部位在
A. 一侧内囊前肢
B. 一侧内囊后肢
C. 一侧小脑上动脉
D. 一侧颈膨大部脊髓前角细胞
E. 一侧额叶中央前回近下端

184. 出现阿-罗瞳孔时，病变部位在
A. 视神经
B. 动眼神经
C. 外侧膝状体
D. 睫状神经节
E. 中脑顶盖前区

185. 组成边缘叶的结构是
A. 海马、齿状回
B. 海马旁回、扣带回、杏仁体
C. 海马结构、下丘脑、丘脑前核
D. 海马结构、海马旁回和扣带回
E. 海马结构和杏仁体

186. 核间性眼肌麻痹的病变在
A. 动眼神经
B. 枕叶皮质

C. 内侧纵束
D. 内侧丘系
E. 视神经

187. 右侧内囊出血可引起
A. 口角偏向右侧
B. 右侧上下肢硬瘫
C. 伸舌时舌尖偏向右侧
D. 双眼右侧同向性偏盲
E. 右侧听觉丧失

188. 一侧眼球不能外展和内收，另一侧眼球不能内收但可外展，应诊断为
A. 核性眼肌麻痹
B. 一个半综合征
C. 后核间性眼肌麻痹
D. 前核间性眼肌麻痹
E. 核上性眼肌麻痹

189. 左侧内囊后肢受损可出现
A. 同侧四肢麻痹和躯体感觉丧失
B. 同侧痛温觉丧失而触觉存在
C. 双眼右侧视野同向性偏盲
D. 左耳听觉丧失
E. 双眼左侧视野同向性偏盲

190. 只接受对侧皮质核束纤维的神经核是
A. 动眼神经核
B. 三叉神经运动核
C. 面神经核下部
D. 展神经核
E. 滑车神经核

191. 损伤左侧内囊后肢可能出现
A. 右侧肢体痉挛性瘫痪
B. 右侧肢体弛缓性瘫痪
C. 左侧肢体弛缓性瘫痪
D. 左侧肢体痉挛性瘫痪
E. 左、右侧四肢痉挛性瘫痪

192. 鉴别真性延髓麻痹和假性延髓麻痹最可靠的体征是
A. 有无饮水反呛
B. 舌能否伸出
C. 有无声嘶
D. 下颌反射阴性
E. 咽反射是否存在

193. 内囊中通过的纤维是
A. 弓状纤维
B. 联络纤维
C. 投射纤维
D. 投射纤维与弓状纤维
E. 联合纤维

194. 右眼直接对光反射存在，间接对光反射消失，病变在
A. 左侧视神经
B. 右侧动眼神经
C. 右侧三叉神经眼支
D. 左侧面神经
E. 左侧动眼神经

195. 假性延髓麻痹的病变部位在
A. 延髓
B. 一侧内囊
C. 双侧皮质核束
D. 双侧皮质脊髓束
E. 舌咽、迷走神经

196. 关于内囊的分部及通过纤维，下列描述正确的是
A. 前肢含皮质脊髓前束
B. 后肢内侧通过视辐射
C. 后肢主要有脊髓小脑后束
D. 膝部走行丘脑皮质纤维
E. 后肢内侧有外侧丘系

197. 关于双侧中枢性面瘫，下列正确的是
A. 不能闭眼
B. 不能睁眼
C. 不能皱额
D. 不能吹口哨
E. 口角歪斜

198. 内囊位于
A. 丘脑、尾状核和豆状核的壳之间
B. 丘脑、尾状核和豆状核的苍白球之间
C. 丘脑、尾状核头和豆状核之间
D. 丘脑、尾状核体和豆状核之间
E. 丘脑、尾状核和豆状核之间

199. 三叉神经感觉的第一级神经元位于
A. 膝状神经节
B. 半月神经节
C. 脊神经节
D. 星状神经节
E. 蝶腭神经节

200. 胼胝体纤维是
A. 连结同侧额叶与顶叶的纤维
B. 连结同侧颞叶与额叶的纤维
C. 连结同侧顶叶与枕叶的纤维
D. 连结两侧额叶的纤维
E. 连结两侧大脑半球皮质的纤维

201. 中枢性瘫痪与周围性瘫痪的主要区别是
A. 肌力大小
B. 有无感觉障碍
C. 有无病理反射
D. 有无大小便障碍
E. 有无神志改变

202. 关于胼胝体的正确描述是
A. 通过外囊
B. 位于大脑纵裂的底部
C. 分为嘴、膝、干三部分
D. 联络两侧丘脑
E. 联络两侧内囊的纤维

203. 新纹状体是指
A. 壳核和苍白球
B. 壳核和尾状核

C. 豆状核、尾状核和丘脑
D. 尾状核和丘脑
E. 豆状核和尾状核

204. 经过眶上裂入颅的神经有
A. 嗅神经
B. 视神经
C. 三叉神经第一支
D. 三叉神经第二支
E. 三叉神经第三支

205. 出现面部感觉障碍在鼻尖及口周围最明显，外周稍差时，病变在
A. 三叉神经第二支
B. 三叉神经第三支
C. 面神经
D. 丘脑
E. 脑桥

206. 关于纹状体的叙述，下列说法错误的是
A. 尾状核与豆状核合称纹状体
B. 纹状体可调节肌张力
C. 尾状核和苍白球合称新纹状体
D. 豆状核分为壳核和苍白球两部分
E. 苍白球即旧纹状体

207. 出现右侧偏瘫及偏身感觉障碍时，病变部位在
A. 右脊髓
B. 左内囊
C. 中央沟前面
D. 左延髓前部
E. 右丘脑

208. 出现右动眼神经麻痹，左侧偏瘫时，其病变部位在
A. 内囊
B. 中脑
C. 脑桥
D. 延髓
E. 高颈段

209. 与端脑相连的脑神经是
A. 眼神经
B. 嗅神经
C. 视神经
D. 动眼神经
E. 滑车神经

210. 出现一侧角膜直接反射消失，同侧间接反射存在时，病变部位在
A. 同侧三叉神经
B. 同侧面神经
C. 同侧动眼神经
D. 对侧三叉神经眼支
E. 对侧面神经

211. 面神经的运动纤维不支配的是
A. 额肌
B. 上睑提肌
C. 眼轮匝肌
D. 颊肌
E. 口轮匝肌

212. 中央前回受损可导致

A. 对侧肢体瘫痪，并有感觉障碍
B. 对侧肢体瘫痪，并且肌张力减弱
C. 同侧共济运动障碍和感觉障碍
D. 对侧肢体肌肉震颤并伴有肌张力增强
E. 对侧肢体瘫痪，并且肌张力增强

213. 交叉性瘫痪病变部位在

A. 大脑半球
B. 脑干
C. 小脑
D. 内囊
E. 脊髓

214. 齿轮样肌张力增高见于

A. 震颤麻痹
B. 锥体束病变
C. 周围神经病
D. 急性脊髓炎
E. 小脑病变

215. 躯体感觉中枢位于

A. 缘上回
B. 中央后回和中央旁小叶后部
C. 中央前回和中央后回
D. 颞上回后部
E. 中央前回和中央旁小叶后部

216. 出现闭目难立征阳性，但睁眼后能站稳时，病变部位在

A. 小脑
B. 前庭神经
C. 脊髓后束
D. 基底核
E. 大脑皮质

217. 躯体运动中枢位于

A. 颞上回后部
B. 额中回后部
C. 中央前回和中央后回
D. 中央后回和中央旁小叶后部
E. 中央前回和中央旁小叶前部

218. 出现一侧面神经麻痹伴味觉消失、听觉过敏时，病变部位在

A. 内耳孔附近
B. 面神经管
C. 脑桥
D. 桥小脑角
E. 延髓

219. 下列哪个症状可以是面神经炎时伴有的症状

A. 舌后 1/3 味觉缺失
B. 听觉过敏
C. 患侧三叉神经损害
D. 患侧展神经损害
E. 听力降低

220. 视觉中枢位于

A. 中央旁小叶前部
B. 距状沟周围皮质

C. 海马回后部
D. 扣带回后部
E. 中央旁小叶后部

221. 决定神经系统病变部位主要依靠
A. 神经系统体格检查
B. 详细病史询问
C. 脑脊液结果
D. 血生化检查
E. 血常规检查

222. 视觉性语言中枢位于
A. 角回
B. 颞横回
C. 缘上回
D. 距状沟两侧
E. 额上回后部

223. 张口时，出现下颌偏向右侧，则病变在
A. 右侧舌下神经
B. 右侧三叉神经
C. 右侧面神经
D. 左侧三叉神经
E. 左侧面神经

224. 神经性耳聋音叉试验的结果是
A. Rinne 试验：气导>骨导
B. Rinne 试验：气导<骨导
C. Rinne 试验：气导=骨导
D. Weber 试验：声音居中
E. Weber 试验：声音偏于患侧

225. 书写中枢位于
A. 中央后回的下部
B. 额上回的下部
C. 额中回后部
D. 额下回的后部
E. 缘上回

226. 垂直性眼震见于
A. 中脑病变
B. 梅尼埃病
C. 迷路炎
D. 小脑病变
E. 苯妥英钠中毒

227. 感觉性语言中枢位于
A. 颞上回后部
B. 颞中回后部
C. 颞下回后部
D. 颞横回
E. 角回

228. 下列哪项检查结果错误
A. 一侧三叉神经损害，双侧角膜反射消失
B. 一侧舌咽神经损害，腭垂偏向健侧
C. 一侧面神经损害，口角歪向健侧

D. 一侧三叉神经损害，下颌偏向健侧
E. 一侧舌下神经损害，伸舌偏向患侧

229. 运动性语言中枢位于
A. 双侧中央前回下部
B. 优势半球中央前回下部
C. 优势半球颞上回后部
D. 优势半球额下回后部
E. 角回

230. 一侧三叉神经眼支损害时，下列说法不正确的是
A. 同侧间接角膜反射消失
B. 同侧直接角膜反射消失
C. 对侧间接角膜反射消失
D. 对侧直接角膜反射存在
E. 同侧间接角膜反射存在

231. 前庭周围性眼震为
A. 无听力异常
B. 持续时间长
C. 呈垂直性
D. 无自主神经刺激症状
E. 方向呈水平、旋转性

232. 关于角回的叙述，下列正确的是
A. 位于顶上小叶
B. 围绕颞下沟末端
C. 围绕外侧沟末端
D. 围绕顶枕沟末端
E. 围绕颞上沟末端

233. 丘脑的腹后内侧核接受下列哪项神经纤维投射
A. 三叉丘系和脊髓丘系纤维投射
B. 内侧丘系和外侧丘系纤维投射
C. 内侧丘系和脊髓丘系纤维投射
D. 外侧丘系和脊髓丘系纤维投射
E. 三叉丘系和味觉纤维投射

234. 关于 Weber 试验，下列描述正确的是
A. 正常声音偏向健侧
B. 传导性耳聋声音居中
C. 感音性耳聋声音居中
D. 传导性耳聋声音偏向患侧
E. 感音性耳聋声音偏向患侧

235. 下列说法不正确的是
A. 左迷走神经损害，腭垂偏左
B. 左舌下神经损害，伸舌偏左
C. 左面神经损害，口角偏右
D. 左三叉神经损害，下颌偏左
E. 左副神经损害，向右转颈不能

236. 关于下丘脑的叙述，下列说法正确的是
A. 位于背侧丘脑前上方
B. 上界是下丘脑沟
C. 下界是视交叉
D. 漏斗的下方与松果体相连
E. 与躯体运动的调节有关

237. 属于上丘脑的结构是
A. 丘脑髓纹
B. 灰结节
C. 垂体
D. 内侧隆起
E. 丘脑枕

238. 关于舌下神经，正确的是
A. 一侧舌下神经麻痹时，伸舌向健侧偏斜
B. 一侧舌下神经麻痹时，伸舌向病侧偏斜
C. 一侧舌下神经麻痹时，病侧舌肌可见明显肌束颤动
D. 核上性损害时，伸舌向病灶侧偏斜
E. 核上性损害时，可见病侧舌肌萎缩

239. 视交叉是指
A. 视网膜鼻侧半交叉纤维
B. 双侧视神经在此交叉
C. 视网膜颞侧半的纤维在此交叉
D. 只有交叉的纤维止于外侧膝状体
E. 交叉之后形成视辐射

240. 出现一侧面神经麻痹，伴对侧肢体偏瘫时，病变部位在
A. 内囊
B. 中脑
C. 脑桥
D. 面神经管
E. 延脑

241. 关于内侧膝状体，下列说法正确的是
A. 是视觉通路的中继站
B. 借下丘臂连于下丘
C. 是听觉的皮质下反射中枢
D. 借上丘臂连于上丘
E. 向距状沟周围的皮质投射

242. 舌咽、迷走神经共同受损不会引起
A. 声音嘶哑
B. 吞咽困难
C. 伸舌偏斜
D. 腭垂偏斜
E. 咽反射消失

243. 关于运动系统检查不包括
A. 肌力
B. 肌张力
C. 共济运动
D. 病理反射
E. 不自主运动

244. 乳头体属于
A. 上丘脑
B. 背侧丘脑
C. 下丘脑
D. 后丘脑
E. 底丘脑

245. 以下不属于小脑系统的检查方法的是
A. 卧立位试验
B. 指鼻试验
C. 反跳试验
D. 轮替动作试验
E. 误指试验

246. 舌下神经受损会引起
A. 伸舌偏斜
B. 吞咽困难
C. 声音嘶哑
D. 腭垂偏斜
E. 咽反射消失

247. 与神经内分泌有关的神经核是
A. 底丘脑核
B. 丘脑前核
C. 丘脑腹后核
D. 乳头体核
E. 视上核

248. 腭和咽部的运动和感觉异常是由于下列哪组脑神经病变引起的
A. 咽神经和副神经
B. 舌咽神经和迷走神经
C. 舌下神经
D. 迷走神经和副神经
E. 迷走神经和舌下神经

249. 关于第三脑室，下列说法正确的是
A. 左右各一
B. 位于两侧端脑之间
C. 经室间孔通侧脑室
D. 向下通中央孔
E. 位于脑桥与小脑之间

250. 关于闭目难立征的临床意义，下列描述正确的是
A. 后索病变时，睁眼稍不稳，闭眼更明显
B. 小脑病变时，睁眼站立较稳，闭眼时不稳
C. 阳性者睁眼时指鼻试验可正常
D. 阳性者睁眼时稍不稳，闭眼更明显
E. 前庭迷路病变时，闭眼出现身体摇晃，经一段时间后稳定

251. 关于视觉传导通路，下列叙述错误的是
A. 视网膜节细胞轴突构成视神经
B. 光感受器是视锥细胞和双极细胞
C. 一侧视束含同侧视网膜颞侧半节细胞轴突
D. 视束的少数纤维止于上丘和顶盖前区
E. 第三级神经元是外侧膝状体

252. 下丘脑包括
A. 视交叉、漏斗、垂体、终板
B. 视交叉、漏斗、灰结节、终板

C. 视交叉、漏斗、视束、乳头体
D. 视交叉、漏斗、灰结节、乳头体
E. 视交叉、漏斗、垂体、灰结节、乳头体

253. 一侧大脑后动脉循环障碍时可见到
A. 病灶侧单眼盲
B. 病灶对侧同向偏盲
C. 病灶对侧颞侧偏盲
D. 病灶同侧颞侧偏盲
E. 病灶侧单眼盲，但中央视力保存

254. 关于外侧膝状体，下列说法正确的是
A. 与听觉有关
B. 与视觉有关
C. 与嗅觉有关
D. 与痛觉有关
E. 与触觉有关

255. 咽反射的传入神经为
A. 迷走神经
B. 舌咽神经
C. 舌下神经
D. 舌咽神经、迷走神经
E. 延髓孤束核-网状结构-疑核

256. 关于肌力检查，下列错误的是
A. 肌力是患者主动运动时肌肉收缩的力量
B. 昏迷患者也可检查出肌力是几级
C. 需要患者合作
D. 依次做各关节的伸屈运动
E. 肌力分为六级

257. 关于脊髓丘脑侧束，下列说法正确的是
A. 传导对侧躯干、肢体的痛温觉
B. 传导身体对侧的粗略触觉
C. 传导身体同侧本体感觉
D. 起于脊髓前角，止于丘脑
E. 传导对侧躯干、肢体的精细触觉

258. 经卵圆孔入颅的脑神经是
A. 视神经
B. 动眼神经
C. 面神经
D. 滑车神经
E. 下颌神经

259. 正确的脊髓解剖结构中的腔隙是
A. 硬膜与骨膜之间的硬膜下腔
B. 硬膜与蛛网膜之间的硬膜外腔
C. 硬膜与蛛网膜之间的蛛网膜外腔
D. 硬膜与蛛网膜之间的蛛网膜下腔
E. 蛛网膜与软脊膜之间的蛛网膜下腔

260. 下列哪项属于深反射
A. 腹壁反射
B. 角膜反射

C. 提睾反射
D. 咽反射
E. 踝反射

261. 皮质核束支配的是
A. 对侧三叉神经运动核
B. 对侧面神经核全部
C. 双侧展神经核
D. 同侧舌下神经核
E. 对侧疑核

262. 脑脊膜与骨膜之间的 3 个腔隙是
A. 硬脑膜与骨膜之间的硬膜下腔
B. 硬脑膜与蛛网膜之间的硬膜外腔
C. 硬脑膜与蛛网膜之间的蛛网膜外隙
D. 硬脑膜与蛛网膜之间的蛛网膜下腔
E. 蛛网膜与软脊膜之间的蛛网膜下腔

263. 传向大脑皮质的本体感觉传导通路第二级神经元胞体位于
A. 延髓三叉神经脊束核
B. 延髓的薄束核、楔束核
C. 脑桥的脑桥核
D. 脊髓的后角固有核
E. 丘脑腹后外侧核

264. 符合中枢性瘫痪临床特征的是
A. 弛缓性瘫痪
B. 肌张力增高
C. 肌萎缩
D. 腱反射消失
E. 无病理反射

265. 头面部的痛温觉的第二级神经元胞体在
A. 三叉神经脊束核
B. 三叉神经半月节
C. 三叉神经感觉主核
D. 丘脑腹内侧核
E. 三叉神经中脑核

266. 内侧丘系的纤维起源于
A. 双侧薄束核、楔束核
B. 对侧薄束核、楔束核
C. 本侧薄束核、楔束核
D. 丘脑腹后内侧核
E. 内侧丘系交叉

267. 锥体束损害最主要的体征是
A. 肢体瘫痪
B. 腱反射亢进
C. 浅反射消失
D. 肌张力增高
E. Babinski 征阳性

268. 属于脑干内特殊内脏运动核的是
A. 滑车神经核
B. 舌下神经核
C. 展神经核
D. 面神经核
E. 动眼神经副核

269. 右侧内囊后肢（后脚）受损，可能出现的病症是
A. 嗅觉丧失
B. 同侧肢体麻痹和半身躯体感觉丧失
C. 对侧半身痛温觉丧失而触觉存在
D. 双眼左侧视野偏盲
E. 右耳听觉丧失

270. 存在于延髓内的副交感神经核是
A. 动眼神经副核
B. 迷走神经背核
C. 副神经核
D. 上泌涎核
E. 孤束核

271. 顶叶病变不出现
A. 中枢性感觉障碍
B. 失写
C. 偏瘫
D. 失用
E. 体象障碍

272. 关于内侧丘系，下列说法正确的是
A. 在脑桥穿过斜方体
B. 在延髓位于锥体的前方
C. 起自同侧薄束核和楔束核
D. 终止背侧丘脑腹后内侧核
E. 传导对侧躯干、四肢非意识性本体感觉

273. 奎氏不通（压颈试验不通）病变的最大可能是
A. 颅内压增高
B. 椎管病变
C. 脑脊膜病变
D. 椎管内占位病变
E. 吉兰-巴雷综合征

274. 下列哪几对脑神经传入纤维终止于三叉神经脊束核
A. 第Ⅴ、Ⅸ、Ⅹ对
B. 第Ⅲ、Ⅴ、Ⅶ对
C. 第Ⅴ、Ⅷ、Ⅸ对
D. 第Ⅴ、Ⅸ、Ⅺ对
E. 第Ⅴ、Ⅶ、Ⅺ对

275. 薄束核传导的深感觉传导纤维来自
A. 胸腰骶部
B. 颈部
C. 胸部
D. 腰骶部
E. 头面部

276. 深感觉传导纤维交叉部位在
A. 延髓薄束核、楔束核
B. 脊髓白质前连合
C. 脊髓后角
D. 脑桥
E. 中脑

277. 下列属于脑干内的一般内脏运动核团的是
A. 动眼神经副核、迷走神经背核、疑核

B. 上泌涎核、下泌涎核、面神经核
C. 上泌涎核、下泌涎核、迷走神经背核
D. 孤束核、迷走神经背核、动眼神经副核
E. 面神经核、迷走神经背核、动眼神经副核

278. 下丘脑的后区和前区损害可出现的症状不包括
A. 血压不稳
B. 胃肠功能失调
C. 腺体分泌障碍
D. 少汗
E. 胃和十二指肠溃疡和出血

279. 神经结构病损后出现的症状，按其表现可分为
A. 缺损症状
B. 刺激症状
C. 释放症状
D. 断联休克症状
E. 以上全部

280. 视觉皮质下反射中枢在
A. 距状沟两侧皮质
B. 外侧膝状体
C. 顶盖前区
D. 中脑上丘
E. 角回

281. 关于神经病学的总体目标，下列描述不正确的是
A. 发展神经科学
B. 提高对疾病的认识水平
C. 尽可能恰当地对症治疗
D. 及时对疾病进行合理的诊断
E. 提高治愈率，降低死亡率和致残率

282. 神经病学的特性不包括
A. 疾病的复杂性
B. 症状的特异性
C. 诊断的依赖性
D. 疾病的严重性
E. 疾病的难治性

283. 关于小脑的功能，下列说法不正确的是
A. 维持躯体平衡
B. 控制姿势和步态
C. 调节肌张力
D. 传导和反射
E. 协调随意运动的准确性

284. 周围神经损伤的病理类型不包括
A. 沃勒变性
B. 纤维瘢痕增生
C. 轴突变性
D. 神经元变性
E. 节段性脱髓鞘

285. 中脑内有
A. 红核
B. 面神经核

C. 展神经核
D. 孤束核
E. 三叉神经脊束核

286. 中脑被盖腹内侧部损害后，不会受到影响的结构为
A. 动眼神经
B. 红核
C. 锥体束
D. 黑质
E. 内侧丘系

287. 听觉中枢在
A. 额叶
B. 颞横回
C. 颞叶钩回
D. 顶叶
E. 枕叶

288. 中枢性与周围性面神经麻痹的区别是
A. 后者眼睑闭合无力
B. 后者病变在皮质脑干束
C. 前者多有舌前 2/3 味觉改变
D. 前者额纹消失
E. 前者口角下垂

289. 哪种结构与深感觉传导有关
A. 脊髓丘脑前束
B. 脊髓丘脑侧束
C. 外侧丘束
D. 楔束
E. 胶状质

290. 下列哪项不属于一般感觉
A. 痛觉、温度觉
B. 触觉
C. 视觉、听觉
D. 位置觉、振动觉
E. 两点辨别觉

二 A2 型题

1. 患者，女性，36 岁。神经系统检查时发现自肩以下左侧深感觉障碍，右侧痛觉与温度觉感觉障碍，左上肢为弛缓性瘫痪，左下肢为痉挛性瘫痪，其病变部位在
A. 右侧延髓
B. 左侧脊髓上颈段（颈髓 2~4）
C. 左侧脊髓颈膨大
D. 右侧脊髓颈膨大
E. 右侧脊髓胸段

2. 患者，女性，9 岁。1 个月来右眼外展不能，左侧上下肢中枢性瘫痪，病变部位在
A. 左内囊
B. 右内囊
C. 右延髓
D. 右脑桥
E. 右中脑

3. 患者，男性，25 岁。因外伤致使脊髓腰 1 节段右侧半横断，损伤平面以下会出现

A. 右侧痛温觉丧失
B. 右侧粗触觉丧失
C. 左侧本体感觉丧失
D. 右侧本体感觉丧失
E. 左侧肢体随意运动丧失

4. 患者，男性，60岁。行走时感觉路面不平，似踩棉花样感觉。查体：闭目难立征（Romberg征）阳性，但睁眼时正常。该患者的病变部位可能在
A. 小脑
B. 脊髓侧束
C. 脊髓后索
D. 脊髓前连合
E. 脊髓后角

5. 患者，男性，30岁。急性脊髓炎发病4周后，查体时针刺下肢皮肤出现双下肢屈曲，伴有腹肌收缩，膀胱和直肠排空及病变平面以下竖毛、出汗、举阳等，称为
A. 三短反射
B. 总体反射
C. 肛门反射
D. 腹壁反射
E. 提睾反射

6. 患者，男性，44岁。神经系统检查发现右下肢无力，肌力3级，右膝反射和跟腱反射亢进，右侧Babinski征(+)，右下肢振动觉和位置觉明显减退。左侧下肢肌力正常，左侧脐水平以下痛觉和温度觉丧失。病变部位在
A. 左侧延髓
B. 右侧脊髓颈膨大
C. 右侧脊髓腰膨大
D. 右侧胸髓
E. 右侧高颈段脊髓

7. 患者，男性，36岁。左侧舌前2/3味觉障碍，左舌下腺、左下颌下腺分泌障碍，左眼不能闭合，左额纹消失，左鼻唇沟消失，口角偏向右侧。该患者的病变可能在
A. 左侧舌神经
B. 右面神经与脑干相连处
C. 左侧面神经管内段
D. 右侧皮质核束
E. 右侧大脑皮质中央前回下1/3

8. 患者，女性，50岁。头痛、呕吐2个月余来院就诊，呕吐为喷射性。眼底：视盘水肿。若行腰穿检查，颅内压可能为
A. $60mmH_2O$
B. $100mmH_2O$
C. $120mmH_2O$
D. $160mmH_2O$
E. $250mmH_2O$

9. 患者，男性，16岁。右侧肢体肌力2级，肌张力增高、腱反射活跃，病理反射阳性，病变部位在
A. 下运动神经元
B. 锥体外系
C. 上运动神经元
D. 小脑
E. 肌肉

10. 患者，女性，54 岁。1 天前突然出现昏迷，四肢中枢性瘫痪，双侧瞳孔缩小，病变部位在

A. 外囊
B. 内囊
C. 脑桥
D. 小脑
E. 脑室

11. 患者，女性，28 岁。3 天前不慎摔倒在地，1 分钟后醒来发现头痛、失嗅，肢体感觉、运动和反射均正常，失嗅的原因是

A. 脑震荡
B. 脑内血肿
C. 脑挫伤
D. 前颅窝颅底骨折
E. 动脉瘤

12. 患者，男性，9 岁。行走不稳 8 个月，闭目难立征睁眼和闭眼均阳性，指鼻试验基本正常，病变部位在

A. 小脑半球
B. 小脑蚓部
C. 脊髓后索
D. 基底核
E. 额叶

13. 患者，男性，61 岁。活动中突发头痛，右侧肢体瘫痪。查体：右侧同向性偏盲，右侧中枢性偏瘫，右侧偏身痛觉减退，右下肢病理征(+)。最可能的病变部位在

A. 左侧大脑皮质
B. 左侧内囊
C. 左侧中脑
D. 左侧脑桥
E. 左侧延髓

14. 患者，女性，41 岁。突然头痛，左上睑下垂，左眼球仅能外展，瞳孔扩大，直接、间接对光反射消失，余神经系统检查无异常。最可能的病变部位是

A. 右面神经、左外展神经
B. 左动眼神经
C. 左视神经
D. 左三叉神经
E. 以上都不是

15. 患者，女性，34 岁。右眼不能外展，露齿口角左歪，右眼不能闭合，伸舌左偏，舌肌无萎缩，左侧中枢性偏瘫及左侧偏身感觉障碍，病变部位在

A. 左侧中脑
B. 右侧中脑
C. 左侧脑桥
D. 右侧脑桥
E. 右侧内囊

16. 患者，男性，73 岁。动作迟缓 2 年，表现为行走时上肢前后摆动消失，小步态，起步慢，越走越快，不能立刻停止。病变定位在

A. 小脑半球
B. 小脑蚓部
C. 锥体外系
D. 上运动神经元

E. 下运动神经元

17. 患者，男性，15岁。双下肢无力2月，双下肢肌萎缩，膝反射和跟腱反射消失，无病理反射、伴大小便功能障碍，病变部位在

A. 高颈段脊髓　　B. 脊髓颈膨大
C. 胸段脊髓　　D. 脊髓腰膨大
E. 脊髓圆锥

18. 患者，女性，34岁。近两个月头痛、头昏和走路不稳，易向左侧倾斜。查体眼球向左注视时出现粗大震颤，左指鼻试验、跟-膝-胫试验不准，左手轮替运动差，误指试验偏向左侧。此患者病变可能在

A. 小脑蚓部　　B. 右小脑半球
C. 左小脑半球　　D. 新纹状体
E. 苍白球、黑质

19. 患者，女性，62岁。因口角歪斜两日来诊。查体双眼闭合有力，示齿口角左偏，该体征是

A. 中枢性面瘫　　B. 周围性面瘫
C. 三叉神经运动支损害　　D. 舌咽神经损害
E. 迷走神经损害

20. 患者，男性，55岁。4个月以前左下肢无力伴麻木感，继右下肢无力，麻木感向上发展至下胸部伴排尿不畅。胸部以下痛觉和触觉明显减退，双侧 Babinski 征阳性。最可能的病变是

A. 周围神经疾病　　B. 顶叶旁中央小叶病变
C. 亚急性联合变性　　D. 运动神经元病
E. 脊髓横贯性损伤

21. 患者，女性，25岁。数日前出现面、咽部麻木感，复视，眩晕，走路不稳。嘱向右看时，左眼内收不能，右眼有水平性眼震；向左看时，右眼内收不能，左眼水平性眼震，辐辏反射正常，有共济失调。上述眼症考虑病灶应在

A. 内侧丘系　　B. 内侧纵束
C. 内直肌　　D. 小脑蚓部
E. 额中回后部

22. 患者，男性，73岁。晨起眩晕、呕吐、吞咽困难和言语障碍。体检：神清，血压180/100mmHg，右侧 Horner 征及第Ⅸ、Ⅹ对脑神经麻痹，右面部及左颈部以下痛觉消失，触觉和深感觉正常，无瘫痪，深反射正常，右侧轮替运动障碍。脑脊液正常。此患者损害部位是

A. 中脑背侧　　B. 脑桥下部背侧

C. 延髓背外侧　　D. 小脑蚓部
E. 延髓内侧

23. 患者，女性，19岁。头痛、呕吐1年余，继而出现复视。体检：双眼上视不能，外展受限，角膜反射迟钝。最可能的定位诊断是
A. 脑桥占位　　B. 桥小脑角占位
C. 松果体区占位　　D. 右侧顶叶占位
E. 右侧颞叶占位

24. 患者，女性，20岁。主诉1天来出现向左侧视物时成双。体检：左眼内斜，不能向外侧转动，余神经系统检查正常。病变部位可能位于
A. 左外展神经　　B. 左侧中脑
C. 右侧中脑　　D. 右侧脑桥
E. 左侧脑桥

三　A3/A4 型题

（1~3题共用题干）

患者，男性，62岁。因“意识不清1.5小时”为主诉入院。无抽搐。既往有高血压及糖尿病病史6年。

1. 若该患者呈中、深度昏迷状态，双瞳孔不等大，左瞳孔5.0mm，对光反射消失，右瞳孔3.0mm，对光反射存在，右侧肢体瘫痪，右侧病理征阳性，则该患者的病因可能为
A. 急性脑血管病　　B. 脑外伤
C. 脑炎　　D. 低血糖
E. 药物中毒

2. 若该患者呈浅昏迷状态，血压及体温偏低，双瞳孔针尖样缩小，对光反射迟钝，压眶后四肢均有自主活动，病理征未引出，则该患者的病因可能为
A. 急性脑血管病　　B. 脑外伤
C. 脑炎　　D. 低血糖
E. 药物中毒

3. 若该患者呈浅昏迷状态，双瞳孔等大正圆，对光反射灵敏，压眶四肢均有自主活动，双病理征阳性，脑膜刺激征阴性。追问病史，近来更换降糖药，且进食不规律，则该患者的病因可能为
A. 急性脑血管病　　B. 脑外伤
C. 脑炎　　D. 低血糖
E. 药物中毒

（4~6 题共用题干）

患者，女性，61 岁。短暂阵发性左侧肢体抽搐 1 年，每次持续 2~3 分钟入院。入院后神经系统检查阴性。既往有肝硬化病史，平时白细胞 3.0×10^9/L 左右，血小板 108×10^9/L。

4. 入院后首先须做下列什么检查

A. 脑电图（EEG）加头颅 MRI
B. 24 小时动态心电图加头颅 CT
C. 脑脊液检查
D. 颅骨 X 线片
E. 脑血管造影

5. 对该患者除癫痫外，其他需要鉴别的疾病是

A. 脑梗死
B. 脑出血
C. 短暂性脑缺血发作
D. 癔病
E. 周期性麻痹

6. 如该患者诊断为癫痫，目前每年发作 1~2 次，最妥当的处理措施是

A. 不用抗癫痫药，嘱其随访
B. 用苯妥英钠
C. 用卡马西平
D. 用乙琥胺
E. 用地西泮

四 B 型题

（1~2 题共用备选答案）

A. 丘脑腹后内侧核
B. 上泌涎核
C. 薄束核
D. 面神经核
E. 展神经核

1. 延髓内有
2. 头面部的痛温觉和触觉的传导通路的第三级神经元胞体位于

（3~4 题共用备选答案）

A. 由腹侧向背侧
B. 由背侧向腹侧
C. 由外侧向内侧
D. 由内侧向外侧
E. 无次序

3. 脊髓丘脑束传导骶、腰、胸、颈部感觉的纤维在高颈髓的排列顺序为
4. 薄束、楔束传导骶、腰、胸、颈部感觉的纤维在高颈髓的排列顺序为

（5~6 题共用备选答案）

A. 上运动神经元瘫痪
B. 下运动神经元瘫痪
C. 小脑病变
D. 帕金森病

E. 舞蹈病

5. 铅管样强直可见于
6. 齿轮样强直可见于

（7～9 题共用备选答案）

A. $C_3 \sim C_4$
B. $C_4 \sim C_5$
C. $C_5 \sim C_6$
D. $C_7 \sim T_1$
E. $S_1 \sim S_2$

7. 肌皮神经的反射中枢在
8. Hoffmann 征的反射中枢在
9. 跟腱反射中枢在

（10～14 题共用备选答案）

A. 痉挛性截瘫、传导束性感觉障碍及尿潴留
B. 下肢感觉障碍
C. 下肢瘫痪
D. 面、舌及上肢感觉障碍
E. 面、舌及上肢瘫痪

10. 一侧中央前回上部受损可引起对侧
11. 一侧中央前回下部受损可引起对侧
12. 一侧中央后回上部受损可引起对侧
13. 一侧中央后回下部受损可引起对侧
14. 双侧旁中央小叶及其附近中央前回、中央后回受损可引起

（15～16 题共用备选答案）

A. 大脑前动脉
B. 脉络膜后动脉
C. 小脑下后动脉
D. 小脑下前动脉
E. 小脑上动脉

15. 属于椎动脉分支的是
16. 属于颈内动脉分支的是

（17～20 题共用备选答案）

A. $C_8 \sim T_1$
B. $S_4 \sim S_5$
C. $L_2 \sim L_4$
D. $L_5 \sim S_2$

E. $L_1 \sim L_2$

17. Rossolimo 征的反射中枢在
18. 提睾反射中枢在
19. 肛门反射中枢在
20. 出现 Horner 征的脊髓侧角病变的节段是

（21~23 题共用备选答案）

A. 第 3 颈椎
B. 第 4 颈椎
C. 第 5 颈椎下缘
D. 第 1 腰椎下缘
E. 第 6 胸椎水平

21. 脊髓第 5 颈髓节段平对的是
22. 成年人脊髓下端平对的是
23. 脊髓第 8 胸节平对的是

（24~26 题共用备选答案）

A. 中央后回
B. 丘脑
C. 延髓
D. 后角
E. 延髓外侧部

24. 在深感觉的传导通路上，第三级神经元在
25. 交叉性痛温觉障碍，病变部位在
26. 位置觉传导束交叉在

（27~28 题共用备选答案）

A. 韦伯（Weber）综合征
B. 亚尔-居布勒（Millard-Gubler）综合征
C. 福维尔（Foville）综合征
D. 雷蒙-赛斯唐（Raymond-Cestan）综合征
E. 瓦伦贝格（Wallenberg）综合征

27. 两眼向一侧凝视及面神经、展神经麻痹，伴对侧的舌肌、肢体瘫痪，则为
28. 一侧面神经麻痹伴对侧的舌肌、肢体瘫痪，以及轻度对侧偏身感觉障碍，则为

（29~30 题共用备选答案）

A. 嗜睡
B. 闭锁综合征
C. 昏睡
D. 浅昏迷
E. 深昏迷

29. 上述哪一种症状不属于意识障碍

30. 处于病态睡眠状态，能被唤醒，醒后能配合检查及回答问题，停止刺激后又入睡。此为

（31~32 题共用备选答案）

A. 跖反射
B. 腹壁反射
C. 肛门反射
D. 角膜反射
E. 瞳孔对光反射

31. 上述哪项不属于浅反射
32. 顶盖前区参与完成的是

（33~35 题共用备选答案）

A. 舌咽神经
B. 三叉神经
C. 中脑顶盖前区
D. 面神经
E. 迷走神经

33. 特殊内脏感觉纤维终于孤束核的脑神经为
34. 上泌涎核发出的纤维参与组成的是
35. 下泌涎核发出的纤维加入

（36~40 题共用备选答案）

A. 1 级
B. 2 级
C. 3 级
D. 4 级
E. 5 级

36. 肌肉可收缩，但不能使肢体移动，肌力为
37. 肢体可在床上做自主运动，但不能做对抗地心引力的抬起动作，肌力为
38. 肢体能抬离床面，但不能对抗医师的阻力，肌力为
39. 能做抗阻力的运动，但较正常差，肌力为
40. 正常肌力为

五　X 型题

1. 参与正常随意运动的结构有

A. 大脑皮质
B. 基底核
C. 前庭系统
D. 深感觉
E. 小脑

2. 小脑损害的临床表现包括

A. 共济失调
B. 肌张力增高

C. 辨距不良
D. 眼震
E. 构音障碍

3. 癫痫特征性的脑电图改变包括
A. 棘波
B. 尖波
C. 棘-慢波
D. 尖-慢波
E. 慢波

4. 横贯性颈膨大病变可引起
A. 双上肢下运动神经元瘫痪
B. 双下肢上运动神经元瘫痪
C. 病变平面以下深感觉丧失
D. 括约肌功能障碍
E. 病变平面以下浅感觉丧失

5. 临床上常用的深反射有
A. 肱二头肌反射
B. 提睾反射
C. 肱三头肌反射
D. 桡骨膜反射
E. 膝腱反射

6. 额叶内侧面病变有
A. 大脑前动脉闭塞
B. 矢状窦旁脑膜瘤
C. 嗅沟脑膜瘤
D. 蝶骨嵴脑膜瘤
E. 中央前回病变

7. 以下有关步态检查的临床意义中正确的是
A. 偏瘫步态可见于痉挛性偏瘫
B. 截瘫步态可见于痉挛性截瘫
C. 醉酒样步态可见于共济失调
D. 摇摆步态可见于腓总神经麻痹
E. 跨阈步态可见于腓总神经麻痹

8. 下列临床症状是锥体外系病变导致的是
A. 痉挛发作
B. 舞蹈样动作
C. 手足徐动症
D. 幻听
E. 震颤

9. 下列感觉障碍部位判断正确的是
A. 周围神经末梢性损害，可出现四肢远端对称性“手套样”“袜套样”深、浅感觉障碍
B. 脊髓半侧损害，可出现病变平面以下同侧深感觉障碍，对侧痛温觉障碍
C. 延髓背外侧病损，可出现同侧面部与对侧躯体交叉性感觉障碍
D. 丘脑病损，可引起同侧偏身感觉减退或缺失，深感觉障碍重于浅感觉
E. 皮质性感觉障碍，主要表现为实体觉、两点辨别觉等复合感觉障碍

10. 自主神经反射检查的内容包括
A. 眼心反射
B. 握持反射

C. 卧立位试验
D. 竖毛试验
E. 皮肤划痕试验

11. 以下有关握持反射描述正确的是
A. 是一种原始反射
B. 属于额叶释放反射
C. 出现于婴儿
D. 可出现于正常成年人
E. 可出现于弥漫性脑损害时

12. 对于脊髓的描述不正确的是
A. 有 31 个节段
B. 在颈段大部分有侧角
C. 成人从枕骨大孔延伸至第 2 腰椎下缘
D. 外侧有一条深的正中裂
E. 在新生儿，下端平第 1 腰椎下缘

13. 关于脊髓内部结构的描述，下列正确的是
A. 灰质位于脊髓中央，白质位于灰质周围
B. 各段的灰质均呈 H 形
C. 中间带位于前角与后角之间
D. 脊髓是中枢神经系统的低级中枢
E. 脊髓各段的灰质都具有前角、后角和侧角

14. 脊髓的动脉血液供应来源有
A. 脊髓前动脉
B. 脊髓后动脉
C. 根动脉
D. 根前静脉
E. 根后静脉

15. 关于薄束与楔束描述不正确的是
A. 薄束位于楔束的外侧
B. 传导同侧躯干、肢体的本体感觉
C. 都贯穿脊髓后索全长
D. 止于背侧丘脑
E. 传导对侧躯干、肢体的本体感觉

16. 关于脑干外形的叙述正确的是
A. 锥体位于延髓腹侧面
B. 上、下丘位于中脑背面
C. 基底沟在两锥体之间
D. 大脑脚属于中脑
E. 延髓与脑桥的背侧面形成菱形窝

17. 动眼神经支配的眼外肌肉包括
A. 上直肌
B. 下直肌
C. 内直肌
D. 上斜肌
E. 下斜肌

18. 浅感觉的检查包括
A. 痛觉
B. 触觉
C. 振动觉
D. 冷觉
E. 热觉

19. 复合感觉（皮质感觉）包括

A. 振动觉
B. 实体觉
C. 定位觉
D. 两点辨别觉
E. 图形觉

20. 典型 Wallenberg 综合征时，下列可出现的体征有

A. 眩晕、呕吐
B. 共济失调
C. 饮水呛咳
D. Horner 征
E. 锥体束征

21. 脑干传导束包括

A. 深浅感觉传导束
B. 红核
C. 锥体束
D. 锥体外通路
E. 内侧纵束

22. 脊髓后动脉损害的病损表现有

A. 深感觉障碍
B. 痛温觉保存
C. 肌力保存
D. 痛温觉障碍
E. 括约肌功能不受累

23. 一侧胸髓损害可出现

A. 同侧病变水平以下深感觉障碍
B. 对侧病变水平以下痛觉障碍
C. 对侧病变水平以下温度觉障碍
D. 对侧下肢周围性瘫痪
E. 同侧下肢中枢性瘫痪

24. 延髓背外侧部病变可出现

A. 舌咽神经和迷走神经损害
B. 眩晕、眼球震颤
C. 同侧肢体共济失调
D. 交叉性感觉障碍
E. 锥体束征

25. 关于古茨曼综合征，下列说法正确的是

A. 双侧手指失认
B. 肢体左右失定向
C. 失写
D. 失读
E. 失算

26. 失用症包括

A. 感觉性失用症
B. 结构性失用症
C. 观念性失用症
D. 运动性失用症
E. 观念运动性失用症

27. 关于视神经萎缩，下列说法正确的是

A. 原发性萎缩可见视盘苍白，而境界鲜明，筛板清楚

B. 继发性萎缩可见视盘苍白，但境界不分明，不能窥见筛板
C. 视神经直接受压后可引起原发性视神经萎缩
D. 视盘炎可引起继发性视神经萎缩
E. 外侧膝状体后和视辐射的病变可引起继发性视神经萎缩

28. 关于核性眼肌麻痹，下列说法正确的是
A. 见于脑干病变
B. 病变常累及邻近结构
C. 病变可仅累及其中部分核团
D. 动眼神经病变多单侧受累
E. 展神经核损害常伴有闭眼困难

29. 关于霍纳综合征，下列说法正确的是
A. 眼球内陷
B. 光反射消失
C. 眼裂变小
D. 同侧面部少汗
E. 瞳孔缩小

30. 丘脑病变引起的丘脑综合征的表现包括
A. 偏身感觉减退
B. 自发性疼痛
C. 感觉过敏
D. 同侧舞蹈样运动
E. 扭转痉挛

31. 深感觉包括
A. 内脏感觉
B. 骨膜感觉
C. 肌腱感觉
D. 肌肉感觉
E. 关节感觉

32. 布朗-赛夸（Brown-Sequard）综合征中，下列说法正确的是
A. 对侧受损平面以下上运动神经元瘫痪
B. 同侧受损平面以下深感觉缺失
C. 同侧相应节段感觉异常
D. 对侧受损平面以下痛温觉障碍
E. 见于脊髓半侧损伤

33. 前角损害的表现正确的为
A. 节段性瘫痪
B. 肌萎缩
C. 肌纤维颤动
D. 腱反射消失
E. 常伴有感觉障碍

34. 下列关于视神经萎缩的描述，正确的是
A. 原发性和继发性视神经萎缩均有视盘苍白
B. 原发性视神经萎缩的视盘边界清楚，可窥见筛板；但继发性视神经萎缩的视盘边界模糊，不可窥见筛板
C. 原发性视神经萎缩见于多发硬化症
D. 继发性视神经萎缩见于视盘水肿

E. 外侧膝状体后和视辐射的病变可引起继发性视神经萎缩

35. 角膜反射的通路包括

A. 三叉神经眼支
B. 三叉神经感觉主核
C. 三叉神经脊束核
D. 两侧面神经核
E. 眼轮匝肌

36. 下列参与瞳孔对光反射传导通路的结构有

A. 视神经
B. 动眼神经
C. 外侧膝状体
D. 睫状神经节
E. 中脑顶盖前区

37. 下列纤维束经过内囊后肢的有

A. 视辐射
B. 听辐射
C. 丘脑皮质束
D. 皮质脊髓束
E. 皮质核束

38. 关于周围性面神经麻痹，下列说法正确的是

A. 同侧闭目无力
B. 同侧鼻唇沟浅
C. 同侧额纹消失
D. 张口时口角歪向同侧
E. 同侧 Bell 现象阳性

39. 以下属于脑干功能检查的是

A. 玩偶眼试验
B. 睫脊反射
C. 眼心反射
D. 眼前庭反射
E. 角膜反射

40. 关于定位诊断和定性诊断的说法，正确的是

A. 两者缺一不可
B. 定位诊断特别要重视起病形式和病程特点这两方面资料
C. 定性诊断目的是确定疾病的病因
D. 通常是先定位、后定性
E. 完全依靠影像学检查结果进行定位有时反而会导致错误结论

41. 神经系统疾病的诊断过程包括

A. 详细询问病史
B. 仔细的体格检查
C. 相关的辅助检查
D. 定性诊断和定位诊断
E. 试验治疗

42. 刺激人的岛叶可以引起的内脏运动改变有

A. 唾液分泌减少
B. 恶心、呃逆
C. 胃肠蠕动增加
D. 饱胀感

E. 唾液分泌增加

43. 传导性耳聋的音叉试验应是

A. Rinne 试验：气导>骨导
B. Rinne 试验：气导<骨导
C. Weber 试验：声音居中
D. Weber 试验：声音偏于健侧
E. Weber 试验：声音偏于患侧

44. 关于脊髓后角，下列说法正确的是

A. 纵贯脊髓全长
B. 含有胶状质
C. 与浅感觉传导有关
D. 接受全部后根纤维
E. 含运动神经元

45. 脊髓断面的特点是

A. 颈上部灰质与颈下部灰质相比相对减少
B. 平面越高，白质越多
C. 在胸髓和上部腰髓有明显的侧角
D. 颈、腰膨大的断面最大，前角特大
E. 各节段比同序数椎骨的位置高

46. 真性球麻痹的病损部位是

A. 疑核
B. 舌下神经核
C. 迷走神经
D. 舌咽神经
E. 双侧皮质脑干束

47. 脊髓胸段半横断损伤将导致

A. 对侧损伤平面下 1~2 节段以下痛温觉减退或消失
B. 患侧损伤平面以下粗触觉消失
C. 患侧损伤平面以下深感觉和精细触觉消失
D. 患侧损伤平面以下痛温觉消失
E. 对侧肢体瘫痪

48. 关于脊髓肿瘤，正确的是

A. 髓内肿瘤痛温觉障碍自下向上发展
B. 髓内肿瘤痛温觉障碍自上向下发展
C. 髓外肿瘤深感觉障碍自上向下发展
D. 髓外肿瘤痛温觉障碍自上向下发展
E. 髓内肿瘤深感觉障碍自下向上发展

49. 脊髓半横断时，会出现下列哪种表现

A. 对侧损伤平面下 1~2 节段以下出现痛温感觉丧失
B. 同侧损伤平面下 1~2 节段以下出现痛温感觉丧失
C. 损伤面以下同侧肢体硬瘫
D. 损伤面以下对侧胶体硬瘫
E. 损伤面以下同侧本体感觉丧失

50. 后根型感觉障碍表现为

A. 受损范围呈带状
B. 出现感觉分离
C. 放射性疼痛
D. 症状在病变对侧
E. 受损范围呈节段性

51. 接受三叉神经感觉纤维的核团位于
A. 延髓
B. 脑桥
C. 中脑
D. 间脑
E. 丘脑

52. 迷走神经的解剖组成是
A. 一般躯体感觉纤维的中枢突终于三叉神经脊束核
B. 一般内脏感觉纤维的中枢突终于孤束核
C. 特殊内脏运动纤维起源于疑核
D. 副交感纤维起于上泌涎核
E. 副交感纤维起于下泌涎核

53. 关于孤束核与孤束的正确描述是
A. 孤束核只接受特殊内脏感觉纤维
B. 孤束位于孤束核的周围
C. 孤束是由膝神经节和下神经节的中枢突组成
D. 孤束核与第Ⅶ、Ⅸ、Ⅹ对脑神经有关
E. 孤束核发出的纤维直接达大脑皮质

54. 以下哪些结构损害可出现分离性感觉障碍
A. 白质前连合
B. 侧索
C. 后角
D. 脊髓丘脑束
E. 后根

55. 位于脑桥内侧的脑神经核有
A. 三叉神经运动核
B. 疑核
C. 展神经核
D. 面神经核
E. 位听神经核

56. 有关脊髓半切综合征正确的是
A. 病变平面以下对侧痛温觉丧失
B. 同侧深感觉丧失
C. 同侧上运动神经元瘫痪
D. 伴有大小便障碍
E. 见于髓外肿瘤早期、脊髓外伤

57. 中脑内的脑神经核有
A. 动眼神经核
B. 展神经核
C. 红核
D. 黑质

E. 滑车神经核

58. 在脑干中属于特殊内脏运动核的是

A. 上泌涎核
B. 下泌涎核
C. 疑核
D. 三叉神经运动核
E. 面神经核

59. 在脑干中属于特殊躯体感觉核的是

A. 三叉神经中脑核
B. 蜗神经核
C. 孤束核
D. 前庭神经核
E. 三叉神经脑桥核

60. 深感觉的检查内容包括

A. 振动觉
B. 运动觉
C. 位置觉
D. 定位觉
E. 触觉

61. 上泌涎核支配的是

A. 舌下腺
B. 颌下腺
C. 泪腺
D. 腮腺
E. 胰腺

62. 符合下运动神经元瘫痪的有

A. 瘫痪部位腱反射可消失
B. 病变不一定在周围神经，不可能在中枢神经系统
C. 瘫痪范围局限于个别肌群
D. 病理反射阳性
E. 有肌萎缩

63. 关于面神经丘的正确描述是

A. 位于脑桥，靠近髓纹上方
B. 其深面为面神经核
C. 其深面为展神经核
D. 位于延髓，靠近髓纹下方
E. 是面神经根绕展神经核而成

64. 横贯性颈膨大（$C_5 \sim T_2$）病变引起的瘫痪是

A. 双上肢正常
B. 双上肢下运动神经元瘫痪
C. 双上肢上运动神经元瘫痪
D. 双下肢下运动神经元瘫痪
E. 双下肢上运动神经元瘫痪

65. 假性球麻痹的表现是

A. 双锥体束征
B. 强哭强笑
C. 舌肌萎缩
D. 咽反射消失

E. 下颌反射亢进

66. 与面神经有关的核团有

A. 面神经核
B. 三叉神经运动核
C. 下泌涎核
D. 上泌涎核
E. 孤束核

67. 叩膝反射时应将

A. 下肢伸直
B. 下肢屈曲
C. 肢体用力
D. 肢体放松
E. 小腿上抬

68. 延髓脑桥沟内含有

A. 三叉神经根
B. 展神经根
C. 面神经根
D. 前庭蜗神经根
E. 舌咽神经根

69. 关于小脑的正确描述是

A. 三对小脑脚与脑干背面相连接
B. 小脑下脚位于中脚内侧
C. 深部有 4 对小脑核
D. 构成第四脑室底
E. 小脑分为绒球小结叶、前叶及后叶三叶

70. 小脑半球白质内的小脑核包括

A. 顶核
B. 球状核
C. 栓状核
D. 齿状核
E. 中央核

71. 参与辐辏及调节反射传导的结构有

A. 面神经
B. 外侧膝状体
C. 皮质桥延束
D. 双眼内直肌
E. 眼轮匝肌

72. 属于神经干型感觉障碍的有

A. 桡神经麻痹
B. 尺神经麻痹
C. 腓总神经损伤
D. 股外侧皮神经炎
E. 多发性神经病

73. 支配眼球运动的脑神经有

A. 动眼神经
B. 滑车神经
C. 展神经
D. 三叉神经眼支
E. 视神经

74. 属于边缘系统的结构包括

A. 海马回
B. 海马旁回
C. 扣带回
D. 尾状核和豆状核
E. 尾状核和屏状核

75. 关于不自主运动正确的为
A. 舞蹈症情绪激动时加剧，随意运动时消失
B. 手足徐动症表现为肢体近端游走性肌张力增高或减低的动作
C. 偏身投掷动作以肢体远端受累为主
D. 变形性肌张力障碍表现为躯干和四肢发生的不自主扭曲运动
E. 痉挛性斜颈是扭转性肌张力障碍的变异型

76. 临床上可见的共济失调有
A. 感觉性共济失调
B. 前庭性共济失调
C. 小脑性共济失调
D. 额叶性共济失调
E. 基底核区共济失调

77. 从海绵窦内穿过的结构有
A. 颈内动脉
B. 颈内静脉
C. 动眼神经
D. 展神经
E. 视神经

78. 额叶的主要功能区包括
A. 皮质运动区
B. 运动前区
C. 皮质侧视中枢
D. 运动性语言中枢
E. 额叶前部

79. 与瞳孔对光反射有关的脑神经是
A. 滑车神经
B. 视神经
C. 三叉神经眼支
D. 动眼神经
E. 展神经

80. 阻滞脊神经传导，可将麻醉药注入
A. 硬膜下隙
B. 硬膜外隙
C. 蛛网膜下腔
D. 软膜下隙
E. 骶管裂孔

81. 以下属于脊髓躯体反射的有
A. 牵张反射
B. 屈曲反射
C. 浅反射
D. 竖毛反射
E. 膀胱排尿反射

82. 大脑额叶病变可出现

A. 强握反射
B. 运动性失语
C. 摸索反射
D. 视野缺损
E. 癫痫发作

83. 患者看不懂书，写不了字，听不懂别人讲话，试问病变在何处
A. 中央前回下部
B. 额中回后部
C. 额下回后部
D. 角回
E. 颞上回后部

84. 双眼右侧视野同向性偏盲，可能损伤的部位是
A. 右侧视束
B. 左侧视束
C. 右侧视辐射
D. 左侧视辐射
E. 视交叉

85. 动眼神经麻痹时可出现哪些表现
A. 内斜视
B. 上睑下垂
C. 复视
D. 瞳孔散大
E. 眼球不能向上、向内运动

86. 关于内囊，下列描述正确的是
A. 为一厚的白质层
B. 有纵行纤维束通过
C. 外侧为豆状核
D. 该部位出血时可出现“三偏”综合征
E. 有联络纤维通过

87. 有关中枢性面瘫，正确的描述是
A. 病变对侧鼻唇沟变浅
B. 患侧额纹变浅
C. 闭目受限
D. 舌前2/3味觉障碍
E. 可见于皮质核束损害

88. 关于感觉性共济失调，下列说法正确的是
A. 丧失了深反射冲动所致
B. 后索损害时症状最明显
C. 睁眼时由于视觉辅助，共济失调不明显
D. 闭眼时症状明显
E. 检查音叉振动觉及关节位置觉缺如

89. 通过内囊的纤维束有
A. 联络纤维
B. 固有连合系的纤维
C. 顶枕颞桥束、额桥束
D. 皮质核束
E. 皮质脊髓束

90. 下列动眼神经核下性麻痹的特征正确的有
A. 动眼神经核位于中线，两侧靠近，核性损伤多双侧
B. 完全性损害，呈全眼肌麻痹

C. 不伴眼轮匝肌麻痹
D. 损伤 E-W 核加入动眼神经的副交感纤维，瞳孔括约肌受累
E. 多伴动眼神经邻近结构受累，出现相应症状

91. 核上性眼肌麻痹的特点有
A. 双眼同时受累
B. 无复视
C. 有复视
D. 无反射性运动
E. 有反射性运动

92. 前庭性共济失调可有
A. 眼震
B. 眩晕
C. 误指试验阳性
D. 温度刺激试验反应消失
E. 四肢共济运动多正常

93. 关于第四脑室，下列说法正确的是
A. 位于延髓、脑桥、小脑之间
B. 位于两间脑之间
C. 经中脑水管与侧脑室相通
D. 经正中孔与脊髓中央管相通
E. 经正中孔和外侧孔与蛛网膜下腔相通

94. 以下临床表现属于失用症的有
A. 不能按指令完成动作，如不能按指令做伸舌、刷牙动作，却能无意地舔摄唇边的饭粒
B. 被动执行口令、模仿及自发动作均受影响，如不能书写、扣衣和弹琴等
C. 不认识对侧身体的存在，患者穿衣、刮胡子都用左手，认为右侧上下肢不是自己的
D. 不能完成具有空间排列关系的动作，如拼积木、搭火柴、绘图等
E. 不能正确穿脱衣服

95. 手动法检查视野正确的是
A. 检查者背光坐于患者对面
B. 检查者与患者相距 1m
C. 测试左眼时，患者以右手遮住右眼，以左眼注视检查者右眼
D. 将患者的视野与检查者本人的正常视野比较
E. 外下方视野最大

96. 关于海绵窦，下列说法正确的是
A. 位于蝶鞍上部
B. 后方接受眼静脉
C. 内有颈内动脉通过
D. 外侧壁有动眼、滑车神经等通过
E. 可被面部感染蔓延

97. 关于观念性失用症，下列说法正确的是
A. 患者对复杂精巧动作失去应用的正确概念

B. 模仿动作一般无障碍
C. 本质是综合感觉的缺失
D. 一般是双侧病变所致
E. 可见于神经官能症

98. 基底动脉中脑支受累可出现的症状有
A. Weber 综合征　　B. Millard-Gubler 综合征
C. Benedikt 综合征　　D. Foville 综合征
E. 脑桥上部外侧综合征

99. 舌咽、迷走神经麻痹时，会出现下列哪项表现
A. 病侧腭咽弓低垂，软腭不能上抬　　B. 腭垂偏向健侧
C. 病侧咽反射减弱或消失　　D. 一侧皮质脑干束损害时出现球麻痹症状
E. 双侧皮质延髓束损害出现吞咽困难，构音障碍

100. 关于蛛网膜颗粒的描述，下列说法正确的是
A. 呈“菜花状”突起，突入硬脑膜窦内　B. 突入上矢状窦内
C. 是脑脊液进入静脉的途径　　D. 由软脑膜形成
E. 由脑蛛网膜形成

101. 交感神经病损可出现的表现有
A. 瞳孔缩小　　B. 唾液分泌增加
C. 心率减慢　　D. 血管扩张
E. 血压升高

102. 有关穿衣失用症正确的是
A. 不能正确穿脱衣服　　B. 可合并结构性失用
C. 多由右侧顶叶病变所产生　　D. 与视空间定向障碍有关
E. 可伴有偏侧忽视、失语

103. 用于舌咽、迷走神经反射检查的是
A. 头眼反射　　B. 眼心反射
C. 咽反射　　D. 颈动脉窦反射
E. 睫脊反射

104. 威利斯（Willis）环的构成包括
A. 大脑前动脉起始段　　B. 前交通动脉
C. 后交通动脉　　D. 大脑后动脉起始段
E. 大脑中动脉

105. 关于失认症正确的是
A. 患者称呼物体和人名的能力丧失，但能叙述某物是如何使用的

B. 患者听力正常却不能辨别原来熟悉的声音
C. 患者深浅感觉均正常，却不能通过触摸来认识原来熟悉的物体
D. 患者不认为自己有缺陷，否认患侧偏瘫的存在
E. 不认识对侧身体的存在，如患者穿衣、刮胡子都用右手，认为左侧上下肢不是自己的

106. 三叉神经周围支经过的是
A. 眶上裂
B. 圆孔
C. 卵圆孔
D. 破裂孔
E. 颈静脉孔

107. 闭目难立征的临床意义为
A. 后索病变
B. 小脑病变
C. 前庭迷路病变
D. 基底核病变
E. 脑干病变

108. 大脑中动脉可营养下列哪个部位
A. 中央前回中、下部
B. 额下回
C. 颞下回底面
D. 内囊
E. 纹状体

109. 参与角膜反射的结构有
A. 角膜
B. 视神经
C. 三叉神经
D. 中脑顶盖前区
E. 面神经

110. 格斯特曼（Gerstmann）综合征的临床表现包括
A. 计算不能
B. 双侧手指失认
C. 阅读不能
D. 肢体左右失定向
E. 书写不能

111. 小脑步态可见于以下哪些疾病
A. 多发性硬化
B. 小脑肿瘤
C. 脑卒中
D. 橄榄-脑桥-小脑萎缩
E. 遗传性小脑性共济失调

112. 关于展神经麻痹描述正确的是
A. 眼球不能外展
B. 外斜视
C. 向外注视有复视
D. 眼球震颤
E. 眼球不能内视

113. 横贯性腰膨大（$L_1 \sim S_2$）病变可引起

A. 双下肢瘫痪　　B. 无下肢瘫痪
C. 病变平面以下深感觉丧失　　D. 肛周及会阴部呈鞍形感觉障碍
E. 括约肌功能障碍

114. 复合感觉包括
A. 位置觉　　B. 图形觉
C. 实体觉　　D. 两点辨别觉
E. 定位觉

115. 帕里诺（Parinaud）综合征包括
A. 双眼向上垂直运动不能　　B. 双眼水平运动不能
C. 病变部位在上丘　　D. 病变部位在下丘
E. 常见于脑炎后帕金森综合征

116. 关于核间性眼肌麻痹正确的是
A. 病变位于连接动眼神经内直肌与展神经之间的内侧纵束
B. 其损害可造成眼球水平同向运动障碍
C. 表现为单眼内直肌与外直肌分离性麻痹
D. 多合并分离性水平障碍
E. 常见双眼向同侧注视时，同侧眼球可以内收，对侧眼球不能外展

117. 去皮质强直常见于
A. 大脑白质病变　　B. 内囊病变
C. 丘脑病变　　D. 中脑病变
E. 缺氧性脑病

118. 有关一个半综合征正确的是
A. 一侧脑桥被盖部病变，引起该侧副展神经核或脑桥旁正中网状结构（PPRF）受损
B. 同时累及对侧已交叉过来的内侧纵束
C. 同侧眼球不能外展，对侧眼球不能内收
D. 对侧眼球也不能外展
E. 同侧眼球不能内收

119. 视神经检查包括
A. 视力　　B. 复视
C. 眼球运动　　D. 视野
E. 眼底

120. 有关面神经的解剖组成，正确的是
A. 运动纤维起自脑桥运动核　　B. 副交感纤维起源于下泌涎核
C. 副交感纤维起源于上泌涎核　　D. 味觉纤维起源于膝状神经节

E. 味觉纤维中枢突终于孤束核

121. 肌肉根据构造不同可分为

A. 平滑肌
B. 心肌
C. 骨骼肌
D. 阔肌
E. 轮匝肌

122. 以下肌肉属于不随意肌的有

A. 平滑肌
B. 心肌
C. 骨骼肌
D. 阔肌
E. 轮匝肌

123. 下列哪些体征不属于锥体外系疾病的表现

A. 齿轮样强直
B. 静止性震颤
C. 腱反射亢进，病理征阳性
D. 共济失调
E. 肢体瘫痪

124. 脑桥腹内侧综合征的表现包括

A. 病灶侧眼球不能外展
B. 病灶侧周围性面神经麻痹
C. 对侧中枢性偏瘫
D. 病灶侧舌下神经瘫痪
E. 双眼向病灶对侧凝视

六 案例分析题

（1~3 题共用题干）

患者，男性，25 岁。4 小时内连续发生全身，强直-阵挛性发作 5 次。既往有癫痫病史 17 年，长期服用苯妥英钠治疗。入院检查：浅昏迷，体温 38℃，血压正常。入院后又发作 2 次。

1. 最初的处理，不恰当的是

A. 血糖测定
B. 建立静脉通道
C. 血清苯妥英钠水平测定
D. 静脉缓推地西泮
E. 肌内注射苯妥英钠

2. 随后的处理，下列恰当的是

A. 头颅 CT
B. 脑电图
C. 复查电解质
D. 腰穿
E. 选择一种抗癫痫药物长期维持治疗

3. 入院时用头皮电极描记的脑电图，最常见的是

A. 总是有 3Hz 痫性放电
B. 有背景节律的异常
C. 可能正常，而用蝶骨电极时有异常放电
D. 可能正常，而用鼻咽电极时有异常放电
E. 呈高幅失节律表现

参考答案与解析

一、A1 型题

1. A【解析】触觉传导通路第 1 级神经元位于脊神经节内，周围突构成脊神经的感觉纤维，分布于皮肤触觉感受器，中枢突从后根内侧部进入脊髓后索，其中传导精细触觉的纤维随薄束、楔束上行，走在深感觉传导通路中。所以选项 A 正确。

2. E【解析】对脑干损害有定位意义的体征为交叉性瘫。脑干一侧损伤时，伤及本侧本平面的脑神经运动核和尚未交叉至对侧的皮质脊髓束及皮质脑干束，故引起交叉性瘫，常有病侧脑神经的下运动神经元瘫痪和对侧肢体的上运动神经元瘫。所以选项 E 正确。

3. A【解析】中央前回下部皮质或皮质核束受损，称核上瘫。面神经核上瘫表现为双侧额纹存在，眼睑闭合正常，病灶对侧鼻唇沟变浅或消失，发笑时人中（沟）和口角歪向病灶侧。脑神经躯体运动核或脑神经受损时导致的瘫痪，称核下瘫。面神经核下瘫表现为患侧面肌瘫痪，即出现额纹消失，眼睑不能闭合，面下部的表现同面神经核上瘫。所以选项 A 正确。

4. D【解析】面神经核上部支配同侧眼裂以上面肌，面神经核下部支配同侧眼裂以下面肌。所以选项 D 正确。

5. A【解析】展神经属于 12 对脑神经中的第Ⅵ对，为运动神经，起自脑桥中部背面中线两侧的展神经核，支配眼外肌群中的外直肌。当展神经受损时，眼球向外侧运动受限而呈内斜视，常伴复视。展神经核控制同侧上睑提肌和对侧上斜肌的收缩，因此左侧展神经核受损会导致右眼不能上视且向鼻侧旋转，造成的结果可能表现为右眼复视。

6. A【解析】薄束与楔束位于后索之内，由同侧脊神经后根内侧部的纤维组成。当薄束、楔束受损时，同侧病变部位以下的脊神经分布范围的本体感觉与精细触觉消失，出现振动觉、位置觉障碍，感觉性共济失调，且由于精细触觉障碍而不能辨别在皮肤书写的字和几何图形。所以选项 A 正确。

7. C【解析】在神经系统检查时，对于轻度瘫痪如用一般方法不能肯定时，可做轻瘫试验，有助于诊断锥体系病变。上肢轻瘫试验包括上肢平伸试验、轻偏瘫侧小指征、数指试验、手指肌力试验等，下肢轻瘫试验包括外旋征、膝下垂试验、足跟抵臀试验、下肢下落试验等。

8. E【解析】薄束、楔束受到损伤时，症状发生于病灶的同侧。所以选项 E 正确。参见 A1 型题第 6 题解析。脑桥及中脑一侧病变，产生对侧面部及偏身一切感觉均发生障碍，这是由于损害了脊髓丘脑束、内侧丘系和三叉丘系。内囊后肢受到损伤时，症状发生于病灶的对侧，可能发生双眼对侧视野偏盲。

9. D【解析】神经丛或周围神经病变时，其支配区肌肉发生周围性瘫痪，有感觉障碍和疼痛；脊髓前角只有运动神经纤维无感觉神经纤维，因此脊髓前角运动细胞病变时，引起相应节段支配肌的弛缓性瘫痪（又称周围性瘫痪），而无感觉障碍。所以选项 D 正确。

10. A【解析】浅反射是刺激皮肤、黏膜及角膜引起的肌肉快速收缩反应，临床上常用的有腹壁反射（$T_7\sim T_{12}$）、提睾反射（$L_1\sim L_2$）、跖反射（$S_1\sim S_2$）、肛门反射（$S_4\sim S_5$）、角膜反射和咽反射等。因此，跖反射属于浅反射，选项 A 正确。

11. B【解析】三叉神经脊束核损害时，症状出现于病灶侧，表现为同侧面部洋葱皮样分离性感觉障碍。脊髓丘脑束、内侧丘系和三叉丘系损害时，产生对侧面部及偏身一切感觉发生障碍。皮质核束损害时，会导致对侧肢体的运动障碍。所以选项 B 正确。

12. C【解析】一侧视束损害可出现视野改变，表现为双眼视野对侧同向性半偏盲，偏盲侧瞳孔直接对光反射消失。所以选项 C 正确。

13. A【解析】小脑幕切迹疝时，双侧瞳孔不等大，初期患侧瞳孔略缩小，对光反射稍迟钝，以后患侧瞳孔逐渐散大、略不规则、直接及间接对光反射消失，但对侧瞳孔可正常、上睑下垂，这是由于患侧动眼神经受到压迫牵拉所致。如脑疝继续发展，则可出现双侧瞳孔散大、对光反射消失。所以选项 A 正确。

14. A【解析】①皮质：皮质运动中枢的局限性病变常表现为单个肢体（或面部）的中枢性瘫痪，称为单瘫。刺激性病变常引起对侧肢体某部的局限性抽搐。②内囊：由于此处上行、下行纤维集中，一经受损，常有对侧肢体中枢性瘫痪，并伴对侧偏身感觉障碍和双眼对侧同向偏盲，称“三偏”征。③脊髓：颈膨大以上损害，表现为四肢瘫，颈膨大以下受损可表现为截瘫。所以，造成四肢肌张力增高、腱反射亢进的中枢性瘫痪的病损部位在颈膨大以上脊髓。

15. D【解析】偏身投掷症为一侧肢体猛烈的投掷样的不自主运动，运动幅度大，力量强，以肢体近端为重。为对侧丘脑底核损害所致，也可见于纹状体至丘脑底核传导通路的病变。所以选项 D 正确。

16. B【解析】脑膜指的是颅骨与脑间的膜，脑膜由外向内依次为硬脑膜、蛛网膜和软脑膜。所以选项 B 正确。

17. A【解析】硬膜外隙是硬脊膜与椎管内面的骨膜及黄韧带之间的狭窄腔隙，其内有疏松结缔组织、脂肪组织、淋巴管、椎内静脉丛，还有脊神经根通过，不与下颅内相通，略呈负压。在临床上，可腰椎穿刺时向此隙内注入麻醉药，以麻醉脊神经根。所以选项 A 正确。

18. A【解析】高颈段（$C_1\sim C_4$）横贯性病变引起的瘫痪表现为损害平面以下各种感觉缺失，四肢呈上运动神经元瘫痪、括约肌障碍、四肢和躯干多无汗。常伴有枕部疼痛及头部活动受限。所以选项 A 正确。

19. A【解析】给内囊供血的动脉不止一组，最容易出血的是大脑中动脉的中央支，主要供应纹状体和内囊，所以又称豆纹动脉、出血动脉。这是一组较细的、直角发出的血管，血流在此发生了较显著的动力学改变，使得血管壁易于发生硬化，增加了破裂出血的风险。所以选项A正确。

20. E【解析】脊髓横断面上，脊髓丘脑侧束由内到外的排列顺序是颈-胸-腰-骶。所以选项E正确。

21. E【解析】大脑皮质运动区或锥体束损害引起对侧肢体单瘫或偏瘫称为上运动神经元瘫痪，其特点为：瘫痪肌肉的肌张力增高、腱反射亢进、出现病理反射，无肌肉萎缩，但病程长者可出现失用性肌肉萎缩。所以选项E错误。

22. C【解析】大脑中动脉为颈内动脉的直接延续，皮质支供应大脑半球外侧面的大部分和岛叶；中央支（豆纹动脉）供应尾状核、豆状核、内囊膝部和后肢的前部，因其行程弯曲，在高血压动脉硬化时容易破裂，导致严重后果，又称为出血动脉。所以选项C错误。

23. C【解析】当发生典型的锥体束损害时，肌张力增高，呈折刀样强直。以上肢屈肌、下肢伸肌肌张力增高明显。拉开屈曲的肘部时，开始时抵抗力较强，到一定角度时突然降低。所以选项C正确。选项A和选项B为锥体外系损害的肌张力表现。

24. D【解析】一侧额叶侧视中枢破坏性病变可出现向病灶对侧侧视运动受限，即表现为双眼向病灶侧凝视。所以选项D正确。

25. C【解析】联合屈曲运动试验阳性，表示小脑病变。当小脑病变时，由于各组肌肉或各个运动间的协调功能丧失，使运动分解而出现协调不能。

26. B【解析】神经元又称神经细胞，是神经系统结构和功能的基本单位，分为传入神经元、中间神经元和传出神经元3种。根据神经元的功能，可分为感觉神经元、运动神经元和联络神经元。①感觉神经元：又称传入神经元，为假单极或双极神经元，胞体主要位于脑脊神经节内，其周围突的末梢分布在皮肤和肌肉等处，接受刺激，将刺激传向中枢；②运动神经元：又称传出神经元，一般位于脑、脊髓的运动核内或周围的自主神经节内，为多极神经元，它将冲动从中枢传至肌肉或腺体等效应器；③联络神经元：又称中间神经元，是位于感觉和运动神经元之间的神经元，起联络、整合等作用，为多极神经元。所以选项B正确。

27. E【解析】肌张力降低可除外慢性锥体系病变。参见A1型题第23题解析。

28. B【解析】神经元胞体在中枢神经系统内的集合，称为神经核。

29. D【解析】12对脑神经除面神经核下部及舌下神经核只受对侧皮质脑干束（又称皮质核束）支配外，其余脑神经运动核均受双侧支配。

30. E【解析】传导偏身（包括面部）感觉的纤维均已经完成了交叉后才到内囊处，故内囊受损的感觉障碍特点是对侧偏身（包括面部）感觉减退或消失。而选项C、D具有一定干扰性，但多为丘脑损伤的体征。

31. D【解析】假单极神经元系神经元的一种。胞体近似圆形，发出一个突起，在离胞体不远处分成两支，一支树突分布到皮肤、肌肉或内脏，另一支轴突进入脊髓或脑。此种类型神经元见于脑神经节和脊神经节。

32. D【解析】正常人脑脊液中糖含量2.5～4.4mmol/L，最低为2.5mmol/L，为血糖的1/2～2/3。

33. B【解析】假单极神经元属于感觉神经元，其胞体主要位于脑脊神经节内，其周围突的末梢分布在皮肤和肌肉等处，接受刺激，将刺激传向中枢。

34. B【解析】横贯性胸髓（T_3～T_{12}）损伤时，表现为双上肢正常，双下肢呈上运动神经元瘫痪（截瘫），病变平面以下各种感觉缺失，出汗异常。大小便障碍。

35. B【解析】反跳试验用于检查共济运动病变。临床意义：患侧上肢的上下摆动幅度过大而锤击自己提示小脑病变。小脑疾病患者失去迅速调整能力，屈肘力量使前臂或掌部碰击自己的肩膀或面部。

36. B【解析】摇摆步态又称“鸭步”，指行走时躯干部，特别是臀部左右交替摆动的一种步态。是由于躯干及臀部肌群肌力减退，行走时不能固定躯干及臀部，从而造成摆臀现象。多见于进行性肌营养不良症，也可见于进行性脊肌萎缩症、少年型脊肌萎缩症等疾病。

37. C【解析】横贯性腰膨大（L_1～S_2）受损时出现双上肢正常，双下肢下运动神经元瘫痪，双下肢及会阴部位各种感觉缺失，大小便功能障碍、括约肌障碍。下运动神经元瘫痪的特点为肌张力降低，腱反射减弱或消失，肌萎缩，无病理反射。瘫痪范围局限于个别肌群。

38. A【解析】周围性瘫痪又称下运动神经元损害性瘫痪，特点是弛缓性瘫痪，肌张力减低，腱反射减退或消失，有肌萎缩，无病理反射，电生理检查有变性反应。

39. B【解析】支配下肢运动的神经来自腰膨大，故脊髓圆锥损害无双下肢瘫痪，也无锥体束征。表现为肛门周围和会阴部感觉缺失，呈鞍状分布，性功能障碍，肛门反射消失，真性尿失禁。

40. E【解析】马尾病变和脊髓圆锥病变的临床表现相似，但马尾损害时症状和体征可为单侧或不对称，根性疼痛和感觉障碍位于会阴部、股部和小腿，双上肢正常，下肢可有下运动神经元瘫痪，括约肌障碍常不明显。

41. D【解析】成年人侧卧位腰椎穿刺后测得的脑脊液压力，正常为80～180mmH_2O，>200mmH_2O提示颅内压增高，<80mmH_2O提示颅内压降低。

42. B【解析】副交感神经的低级中枢位于脑干的副交感神经核（动眼神经副核、上泌涎核、下泌涎核、迷走神经背核）和脊髓的骶2～4节的骶副交感核。

43. C【解析】肌肉活检取材：慢性进行性病变时，应选择轻至中度受累的肌肉；急性病变时，应选择受累较重甚至伴疼痛的肌肉。切忌选择肌力低下非常明显，已有严重萎缩的肌肉，因为这样的肌肉肌纤维残存较少或已经被脂肪或结缔组织所代替，难以获得充分的病理信息；同时应避免在肌电图检测部位附近取材，因针刺部位可能伴有炎症细胞浸润而易导致误诊为肌炎。

44. B【解析】交感神经的低级中枢位于脊髓的中间外侧核，见于腰1至腰2~3节段，即交感神经的节前神经元胞体。

45. A【解析】脑脊液黄色多由黄变症引起，见于出血、黄疸、淤滞和梗阻，黄色素、胡萝卜素、黑色素、脂色素增高，其中蛛网膜下腔梗阻的脑脊液呈黄色胶样凝固。

46. B【解析】皮质脊髓侧束行于脊髓侧索，位于脊髓小脑后束内侧的皮质脊髓束，是大脑中最大的下行纤维束。它起始于大脑皮质中央前回和皮质旁中央小叶的前部，经内囊、中脑和脑桥降入延髓锥体，在脊髓侧索内下行，直达骶髓。上运动神经元瘫痪系皮质脊髓束受损的特点，下运动神经元瘫痪系前角受损的特点。所以选项B正确。

47. A【解析】丘脑损伤引起对侧偏身症状。可有如下表现。①感觉障碍：各种感觉都受损，且以深感觉和触觉障碍较明显。②丘脑性疼痛：对侧偏身发作性剧烈疼痛，烧灼样痛。③感觉过度：表现为皮肤受刺激后，经过一个潜伏期才有感觉，这种感觉定位不明确，如点状刺激感受为片状，而且伴有非常不舒服的感觉。

48. E【解析】内囊损伤引起对侧偏身（包括面部）感觉障碍，常伴有偏瘫和偏盲。

49. A【解析】来自胸5节及以下的纤维在后索内侧部形成薄束，上行终于薄束核，传导来自同侧躯干下部和下肢的本体感觉和精细触觉；来自胸4节及以上的纤维在后索外侧部形成楔束，上行终于楔束核，传导躯干上部和上肢的本体感觉和精细触觉。

50. E【解析】顶叶皮质中枢损害表现为对侧半身的复合感觉障碍，这是皮质型感觉系统损害的主要体征。

51. B【解析】参见A1型题第49题解析。

52. A【解析】舌前2/3味觉不是三叉神经的检查内容，属于面神经的检查内容。三叉神经的检查内容包括面部感觉（痛觉、触觉及冷、热觉），角膜反射，咀嚼运动，下颌反射。

53. A【解析】Babinski征是经典的病理反射，此征阳性提示锥体束受损。检查时患者须意识清楚。检查方法：用骨针或竹签轻划足底外侧缘，自跟部向前方至小趾根部的肉球时转向内侧。阳性表现为踇趾缓慢背屈、上翘，其余四趾呈扇形分开。

54. C【解析】脊神经在皮肤的分布有明显的节段性，尤其是颈神经和胸神经的分布。大致有以下几个临床常用的标志：乳头平面为T_4节段，剑突水平为T_6节段，肋缘水平为T_8节段，平脐为T_{10}节段，腹股沟为T_{12}节段，上、中、下腹壁反射的反射中枢分别位于T_7~T_8、T_9~T_{10}、T_{11}~T_{12}。

55. D【解析】应用Queckenstedt试验的目的是通过判断蛛网膜下腔有无梗阻及梗阻程度，来了解脊髓是否受压以及受压程度，以作诊断参考。因为颈椎病的椎间盘变性，弹性减少，而向四周突出，进入椎管的部分压迫脊髓，或继发的骨刺与突出的椎间盘组成混合物压迫脊髓，出现脊髓压迫症状。

56. D【解析】脊髓丘脑束在白质前连合处可分为两部分，一部分传导痛温觉，发生交叉，形成脊髓丘脑侧束；另一部分传导触压觉，部分交叉，形成脊髓丘脑前束。

57. D【解析】神经活组织检查一般取表浅后遗症轻微的神经进行活检，如腓肠神经、枕大神经、前臂外侧皮神经等。腓肠神经活组织检查是最常用的神经活组织检查，有助于确定周围神经病变的性质，判断病变程度，是周围神经病病因诊断的重要依据。

58. D【解析】脊髓侧索包含皮质脊髓束、脊髓丘脑束，分别支配同侧肢体随意运动、传导对侧躯体痛温觉和粗略触觉。切断脊髓侧索，可出现切断部位以下同侧肢体随意运动丧失和对侧躯体痛温觉等浅感觉丧失。

59. B【解析】肌张力障碍是一组由于身体骨骼肌的促动肌和拮抗肌不协调地、间歇持续地收缩，造成的不自主运动和异常扭转姿势，如痉挛性斜颈（颈部）、扭转痉挛（全身）。

60. E【解析】楔束位于后索的外侧部（即薄束的外侧）。楔束由来自第 6 胸节以上的脊神经后根内侧部的纤维组成。主要传导同侧躯干上部和上肢的本体感觉和触觉、压觉冲动。楔束纤维上行到同侧楔束核内交换神经元。薄束贯穿脊髓后索全长，主要由交叉的纤维组成。

61. A【解析】$T_5 \sim T_{10}$脊髓前连合受损可出现胸部浅感觉缺失，深感觉保留（选项 A）。这是由于 $T_5 \sim T_{10}$节段脊神经在离开脊髓前先分出一个前支和一个后支，前支成为脊神经的前根，与后根合并成为一个完整的脊神经，该脊神经提供相应皮肤区域的感觉。当 $T_5 \sim T_{10}$脊髓前连合受损时，只会影响到前根的传入纤维，而不会影响后根，因此深感觉保留而浅感觉缺失。

62. E【解析】脊髓骶节内有副交感神经的低位中枢，位于脑干和脊髓第 2~4 骶节（相当于脊髓侧角的部位）。

63. B【解析】脊神经后根、脊神经节、后角或中央灰质损害后出现的感觉障碍，常见于髓外病变，出现根性疼痛，表现为节段性（又称根性）分布的各种感觉障碍，感觉障碍出现于病变同侧。此时的病变可概括为一刀切，即痛觉、温觉、深感觉或精细触觉全部传导障碍，不会表现为分离性感觉障碍。所以选项 B 错误。

64. A【解析】正常的脑干听觉诱发电位（BAEP）由连续出现的 7 个波组成，依次以罗马数字表示，Ⅰ波为听神经外周段的动作电位，Ⅱ~Ⅴ波分别来自耳蜗核、上橄榄核、外侧丘系和中脑下丘，Ⅵ与Ⅶ各代表内侧膝状体和听辐射的电活动。

65. A【解析】骶髓位于第 12 胸椎和第 1 腰椎水平。所以第 1 腰椎损伤可伤及脊髓骶段。

66. C【解析】脊髓后索损伤时，后索的薄束、楔束损害，则受损平面以下深感觉障碍和精细触觉障碍，出现感觉性共济失调。由于本体觉和辨别性触觉的信息不能传入大脑皮质，患者闭眼时，不能确定各关节的位置。具体表现如下。①当闭上眼睛或房间太黑时，由于视觉反馈的减弱，增加了平衡紊乱，可见患者站立时身体摇晃倾斜，易跌倒。②步态：两脚分开较宽，摇摆不定，步距不等，高抬腿，落地有声，走路看脚。③辨距不良：不能准确摆放四肢位置或不能触及某一特定物体，患者不用眼看就不能说出检查者在他皮肤上所写的文字。所以选项 C 正确。

67. A【解析】正常成年人脑电图：在清醒、安静和闭眼放松状态下，脑电的基本节律为 8~13Hz 的 α 节律，波幅为 20~100μV，主要分布在枕部和顶部；β 活动的频率为 14~25Hz，波幅为 5~20μV，主要分布在额叶和颞叶；部分正常人在大脑半球前部可见少量 4~7Hz 的 θ 波；频率在 4Hz 以下称为 δ 波，清醒状态下的正常人几乎没有该节律波，但入睡时可出现，而且由浅入深逐渐增多。

68. C【解析】参见 A1 型题第 66 题解析。

69. D【解析】在延髓腹侧面，前正中裂的两侧各有一纵行隆起，称为锥体，它是由皮质脊髓束的纤维构成。在锥体外侧又有一对卵圆形的隆起，称橄榄体，两者之间隔以前外侧沟，有舌下神经根自此沟出脑。在橄榄体背侧面，后正中沟的两侧有一对突起，称薄束结节（棒状体），是薄束向上延续的扩大部，其深面有薄束核。在薄束结节的外侧又有另一对突起，称楔束结节，是楔束向上延续的扩大部，其深面有楔束核。

70. E【解析】在脑桥延髓沟处附着的脑神经从外侧向内侧依次为前庭蜗神经、面神经、展神经。脑神经的解剖及生理功能见表 1-1。

表 1-1　脑神经的解剖及生理功能

脑神经	性质	进出颅部位	连接脑部位	功能
嗅神经（Ⅰ）	感觉性	筛孔	端脑（嗅球）	传导嗅觉
视神经（Ⅱ）	感觉性	视神经孔	间脑（视交叉）	传导视觉
动眼神经（Ⅲ）	运动性	眶上裂	小脑（脚间窝）	支配提上睑肌、上直肌、下直肌、内直肌、下斜肌、瞳孔括约肌及睫状肌
滑车神经（Ⅳ）	运动性	眶上裂	中脑（前髓帆）	支配上斜肌
三叉神经（Ⅴ）	混合性	眶上裂（第一支） 圆孔（第二支） 卵圆孔（第三支）	脑桥（脑桥臂）	传导面部、鼻腔及口腔黏膜感觉，支配咀嚼肌
展神经（Ⅵ）	运动性	眶上裂	脑桥延髓沟（中部）	支配外直肌
面神经（Ⅶ）	混合性	内耳门-茎乳孔	脑桥延髓沟（外侧部）	支配面部表情肌、泪腺、唾液腺、传导舌前 2/3 味觉及外耳道感觉
前庭蜗神经（Ⅷ）	感觉性	内耳门	脑桥延髓沟（外侧端）	传导听觉及平衡觉
舌咽神经（Ⅸ）	混合性	颈静脉孔	延髓橄榄后沟（上部）	传导舌后 1/3 味觉和咽部感觉，支配咽肌、腮腺

续　表

脑神经	性质	进出颅部位	连接脑部位	功能
迷走神经（Ⅹ）	混合性	颈静脉孔	延髓橄榄后沟（中部）	支配咽、喉肌和胸腹内脏运动
副神经（Ⅺ）	运动性	颈静脉孔	延髓橄榄后沟（下部）	支配胸锁乳突肌和斜方肌
舌下神经（Ⅻ）	运动性	舌下神经管	延髓前外侧沟	支配舌肌

71. A【解析】①上运动神经元损伤所致的中枢性面神经麻痹：病变在一侧中央前回下部或皮质延髓束。临床仅表现为病灶对侧下面部表情肌瘫痪，即鼻唇沟变浅、露齿时口角下垂（或称口角歪向病灶侧，即瘫痪面肌对侧），不能吹口哨和鼓腮等。而上部面肌（额肌和眼轮匝肌）不受累，皱眉、皱额和闭眼动作均无障碍。②下运动神经元损伤所致的周围性面神经麻痹：病变在面神经核或核以下周围神经。临床表现为同侧面肌瘫痪，即患侧额纹变浅或消失，不能皱眉，眼裂变大，眼睑闭合无力，用力闭眼时眼球向上外方转动，显露白色巩膜，称为贝尔（Bell）征，患者鼻唇沟变浅，口角下垂并歪向健侧，鼓腮漏气，不能吹口哨。所以鉴别周围性和中枢性面神经麻痹，主要依据上半部分面部表情肌有无瘫痪。

72. D【解析】脑干内有与各脑神经相应的神经核，一般运动核靠近中线，感觉核在其外侧。其中第Ⅲ、Ⅳ对脑神经核在中脑，第Ⅴ、Ⅵ、Ⅶ、Ⅷ对脑神经核在脑桥，第Ⅸ、Ⅹ、Ⅺ、Ⅻ对脑神经核在延髓。在延髓前外侧沟出脑的脑神经是第Ⅻ对脑神经。参见 A1 型题第 70 题解析表格。

73. B【解析】后核间性眼肌麻痹病变位于脑桥侧视中枢与展神经核之间的内侧纵束下行纤维。当一侧内侧纵束下行纤维受损，表现为两眼同侧注视时，患侧眼球不能外展，对侧眼球内收正常；刺激前庭，患侧可出现正常外展动作；辐辏反射正常。

74. B【解析】脊髓半切综合征表现为病变侧损伤平面以下深感觉障碍及上运动神经元瘫痪，对侧损伤平面以下痛、温觉等浅感觉缺失，见于髓外占位性病变、脊髓外伤等。

75. B【解析】脑干位于大脑下方，在脊髓和间脑之间，是中枢神经系统的较小部分，呈不规则的柱状形，自下而上由延髓、脑桥、中脑三部分组成。

76. A【解析】新纹状体病变，可出现肌张力减低-运动过多综合征，主要产生舞蹈样动作、手足徐动症和偏身投掷运动等。壳核病变，可出现舞蹈样动作，表现为不重复、无规律和无目的急骤运动；尾状核病变，可出现手足徐动症，表现为手指、足趾的缓慢如蚯蚓蠕动样动作；丘脑底核病变，可出现偏身投掷运动，表现为一侧肢体大幅度、有力的活动。静止性震颤见于旧纹状体及黑质病变。

77. D【解析】从橄榄后方出入脑的神经从上向下是舌咽神经、迷走神经、副神经。参见 A1 型题第 70 题解析表格。

78. C【解析】参见 A1 型题第 66 题解析。

79. B【解析】滑车神经（Ⅳ）连接中脑（前髓帆），支配上斜肌。动眼神经支配提上睑肌、上直肌、下直肌、内直肌、下斜肌、瞳孔括约肌及睫状肌。展神经支配外直肌。三叉神经传导面部、鼻腔及口腔黏膜感觉，支配咀嚼肌。面神经支配面部表情肌、泪腺、唾液腺、传导舌前 2/3 味觉及外耳道感觉。参见 A1 型题第 70 题解析表格。

80. C【解析】霍纳（Horner）综合征又称颈交感神经综合征，是由于交感神经中枢至眼部的通路受到压迫和破坏，引起瞳孔缩小、眼球内陷、上睑下垂及患侧面部无汗的综合征。

81. A【解析】滑车神经是唯一一对自脑干背面出脑的神经。滑车神经核位于下丘平面导水管周围灰质的腹侧，紧靠着动眼神经核下方；在下丘下方上髓帆交叉到对侧，后经环池绕过中脑，沿着大脑脚与小脑幕之间向腹侧行走，在小脑上动脉与大脑后动脉之间、动眼神经外侧继续向腹侧走行，然后伴动眼神经，经过后床突外下方进入海绵窦，又经眶上裂入眶，支配上斜肌。

82. C【解析】三叉神经脊束核很长，当三叉神经脊束核上部损害时，出现口鼻周围痛、温觉障碍，而下部损害时，则面部周边区及耳郭区域痛、温觉障碍，可产生面部洋葱皮样分布的感觉障碍。

83. B【解析】在延髓的下部、锥体尾侧的中线处，行于锥体中的皮质脊髓束大部分纤维经此越边至对侧，形成交叉纤维，称为锥体交叉。

84. A【解析】脊髓后角损害表现为损伤侧节段性分离性感觉障碍，出现病变侧痛温觉障碍，而触觉和深感觉保存。这是由于痛温觉纤维进入后角，而一部分触觉和深感觉纤维不经过后角直接进入后索。

85. E【解析】薄束和楔束至延髓后，分别止于薄束结节和楔束结节深方的薄束核和楔束核。薄束核、楔束核发出纤维呈弓状，走向中央管的腹侧，在中线上左右交叉，称为内侧丘系交叉。此交叉的平面恰在锥体交叉的上方，交叉后折向上行，在中线两侧、左右下橄榄核之间上行，形成内侧丘系，向上经过脑桥和中脑止于间脑的背侧丘脑。所以锥体交叉和内侧丘系交叉均位于延髓内，丘系交叉位置较高。

86. A【解析】参见 A1 型题第 24 题解析。

87. B【解析】内侧丘系为由对侧薄束核、楔束核发出的，传导同侧深感觉和精细触觉的二级纤维，从延髓的背侧弓行绕过中央管，并交叉至对侧的中线两侧后折而上行的纤维束。内侧丘系位于锥体后方，终于背侧丘脑的腹后外侧核。在脑桥，内侧丘系经过斜方体。所以选项 B 正确。

88. C【解析】舌咽神经、迷走神经的运动核受双侧皮质脑干束支配，当一侧损害时不出现球麻痹症状，当双侧皮质延髓束损伤时才出现构音障碍和吞咽困难，而咽反射存在，称假性球麻痹（假性延髓麻痹），常见于两侧大脑半球的血管病变。咽反射是否存在是鉴别真性延髓麻痹和假性延髓麻痹最可靠的体征。

89. A【解析】迷走神经、舌咽神经和副神经均与延髓橄榄后沟相连，舌下神经与延髓前外侧沟相连，三叉神经与脑桥相连。故选项 A 正确。参见 A1 型题第 70 题解析表格。

90. D【解析】延髓上段的背外侧区病变可出现延髓背外侧综合征，可表现为交叉性感觉障碍，即同侧面部痛、温觉缺失（三叉神经脊束核损害），对侧偏身痛、温觉减退或丧失（脊髓丘脑侧束损害）。

91. C【解析】脊神经病变可出现分布区内的感觉障碍。后根损害，表现为节段分布的感觉障碍，常有剧烈根痛；神经丛和神经干损害，表现为分布区的感觉障碍，常伴有疼痛、下运动神经元瘫痪和自主神经功能障碍；神经末梢损害，表现为四肢远端对称分布的“手套样”“袜套样”感觉障碍，常伴有运动和自主神经功能障碍。

92. D【解析】跟腱反射的传入和传出神经为胫神经，中枢在骶 1~2。

93. A【解析】疑核是个细长的细胞柱，发出的纤维加入 3 对脑神经：上部发出的纤维进入舌咽神经，仅支配茎突咽肌；大的中部发出的纤维加入迷走神经，支配软腭与咽的骨骼肌、喉的环甲肌和食管上部的骨骼肌；下部发出的纤维构成副神经脑根，进入副神经，出颅后又离开副神经而加入迷走神经，最后经迷走神经的喉返神经，支配除环甲肌以外的喉肌。此外，疑核还包含投射到心脏的副交感节前神经节。

94. E【解析】任何部位一侧皮质脊髓束受损，可使经过皮质的长反射弧中断而出现腹壁反射等浅反射减弱或消失。

95. B【解析】面神经丘位于脑桥背面，后正中沟与两侧界沟之间有内侧隆起。内侧隆起在髓纹的上方，也就是脑桥和延髓在脑干背面分界处隆起的更加明显，称为面神经丘，简称面丘。面丘的深方是展神经核和面神经膝部。因为面神经核的位置相对较深，而在它的浅面是第六对脑神经核团展神经核，同时有面神经核团发出的轴突绕展神经核走行，形成膝部。

96. B【解析】舌前 2/3 味觉由面神经支配，舌后 1/3 味觉由舌咽神经支配。

97. E【解析】上丘上半受损时，双眼向上同向运动不能，称帕里诺综合征，常见于松果体区肿瘤。

98. C【解析】面神经核位于脑桥平面，分为上下两个部分。面神经核的上部分受双侧大脑皮质运动的支配，下部分仅受对侧大脑皮质的支配。

99. D【解析】颈髓侧角受累可以出现交感神经症状，如在颈第 8 节段受损，同侧颜面、头颈部皮肤可有血管运动失调征象和霍纳综合征（表现为瞳孔缩小、眼裂狭小和眼球内陷）。所以选项 D 正确。

100. E【解析】感觉性共济失调是指由于深感觉传导径路的损害，产生关节位置觉、振动觉的障碍，导致患者出现站立不稳，行走时有踩棉花样感觉，视觉辅助可使症状减轻。故患者在黑暗处症状加重，睁眼时症状减轻，闭目难立征（Romberg 征）阳性。感觉性共济失调无眩晕、眼球震颤和言语障碍。所以选项E正确。

101. B【解析】昏迷是指意识完全丧失，无自发睁眼，缺乏觉醒-睡眠周期，任何言语和疼痛刺激均不能唤醒的状态。判断昏迷最有价值的是患者能否被唤醒。

102. A【解析】Weber综合征又称动眼神经交叉瘫综合征或大脑脚综合征，是指中脑、大脑脚病变，临床表现为病灶同侧动眼神经瘫，对侧面神经、舌下神经及上下肢的上运动神经元瘫痪；选项E为米亚尔-居布勒（Millard-Gubler）综合征，是脑桥基底外侧病变时损害了面神经根或核及展神经根，同时损害了锥体束所致；选项D为脑桥基底内侧病变导致同侧展神经与锥体束损害，同时损害眼球协同运动的皮质下中枢（即脑桥侧视中枢）所致。故选项A正确。

103. B【解析】锥体束起自中央前回和旁中央小叶前部的锥体细胞，分为皮质核束和皮质脊髓束，经过内囊和大脑脚。皮质核束在脑干不同平面支配对侧或两侧的脑神经运动核。皮质脊髓束行至延髓下段，大部分纤维交叉至对侧，形成皮质脊髓侧束，纵贯脊髓全长，逐节止于同侧前角运动细胞；小部分纤维在前索下行，称为皮质脊髓前束，陆续终于颈部和上胸部对侧前角运动细胞。由于锥体束为上运动神经元，受损后所支配的肌肉随意运动消失，腱反射不消失，无肌萎缩。综上所述，故选项B正确。

104. D【解析】额叶性共济失调是由于额叶或额桥小脑束损害，引起对侧肢体共济失调，表现为步态不稳、体位性平衡障碍，常伴有中枢性轻偏瘫、精神症状、强握及摸索等额叶损害的表现。选项D“走路时步基加宽”是小脑性共济失调的表现。故选项D正确。

105. D【解析】压眶反射是一种针对昏迷患者的检查手法，可区别浅昏迷和中度昏迷。

106. E【解析】面神经副交感神经纤维司泪腺、舌下腺及颌下腺的分泌。从脑桥上泌涎核发出的副交感神经，经中间神经→鼓索神经→舌神经至颌下神经节，其节后纤维支配舌下腺及颌下腺的分泌。司泪腺分泌的纤维经中间神经加入岩浅大神经，至翼腭神经节，节后纤维支配泪腺。

107. B【解析】Benedikt综合征表现为同侧动眼神经麻痹和对侧不自主运动（眼球震颤或者舞蹈症）。Weber综合征表现为同侧动眼神经麻痹和对侧肢体的偏瘫。Claude综合征表现为同侧动眼神经麻痹和对侧小脑症状。Raymond-Cestan综合征表现为病变同侧展神经与面神经麻痹，小脑性共济失调，对侧肢体深感觉障碍，两眼持久性转向病灶对侧。Foville综合征表现为同侧凝视麻痹、周围性面瘫和对侧偏瘫。故选项B正确。

108. A【解析】感觉是作用于各个感受器的各种形式的刺激在人脑中的直接反应。感觉分为特殊感觉和一般感觉两大类。①特殊感觉：包括视、听、嗅、味觉。②一般感觉：又分为浅感觉、深感觉和复合感觉。浅感觉又称皮肤感觉，包括痛觉、温度觉和触觉；深感觉又称本体感觉，包括振动觉、运动觉和位置觉；复合感觉又称复杂感觉，包括实体觉、图形觉、两点辨别觉、定位觉和重量觉等。

109. A【解析】脊髓丘脑束传导浅感觉，因此发生病变时对深感觉无影响，由于一侧脊髓丘脑束是接受来自对侧受累平面以下的痛、温觉，所以脊髓一侧脊髓丘脑束病变时产生受累平面以下对侧痛、温觉减退。

110. D【解析】横贯性脊髓损害常见于脊髓炎和脊髓肿瘤等，可发生病变平面以下所有感觉（温、痛、触、深）均缺失或减弱，平面上部可能有过敏带。

111. D【解析】痛觉、温度觉和触觉均属于浅感觉，位置觉属于深感觉，两点辨别觉属于复合感觉。所以选项 D 正确。参见 A1 型题第 108 题解析。

112. D【解析】脊髓髓外肿瘤常从一侧开始，脊髓受压症状常一侧较明显，可出现脊髓半侧损害综合征。

113. A【解析】去皮质综合征多见于因双侧大脑皮质广泛损害而导致的皮质功能减退或丧失，皮质下功能仍保存。患者表现为意识丧失，但睡眠和觉醒周期存在，能无意识地睁眼、闭眼或转动眼球，但眼球不能随光线或物品转动，貌似清醒但对外界刺激无反应。光反射、角膜反射甚至咀嚼动作、吞咽反射、防御反射均存在，可有吸吮反射、强握反射等原始反射，但无自发动作。患者表现为大小便失禁，四肢肌张力增高，双侧锥体束征阳性。身体姿势为上肢屈曲内收，腕及手指屈曲，双下肢伸直，足屈曲，有时称为去皮质强直。所以选项 A 正确。

114. D【解析】感觉性失语又称听觉性失语或韦尼克（Wernicke）失语。患者只能听见声音、不能理解言语的意义，患者不但不能理解别人对他讲的内容，亦不能发觉自己讲话内容的错误，这是由于主侧（优势侧）半球颞上回后部损害所致。

115. B【解析】单纯滑车神经损害少见，多合并动眼神经麻痹。其单纯损害表现为眼球位置稍偏上，向外下方活动受限，下视时出现复视。

116. D【解析】痉挛性瘫痪时，上肢屈肌比伸肌肌张力高，而下肢伸肌较屈肌肌张力高。

117. C【解析】布罗卡（Broca）失语又称表达性失语或运动性失语，由优势半球的额下回后部（Broca 区）病变引起。临床表现以口语表达障碍最突出，谈话为非流利型、电报式语言，讲话费力，找词困难，只能讲一两个简单的词，且用词不当，或仅能发出个别的语音。口语理解相对保留，对单词和简单陈述句的理解正常，句式结构复杂时则出现理解困难。复述、命名、阅读和书写均有不同程度的损害。所以选项 C 错误。

118. D【解析】周围神经损伤的病理类型包括沃勒变性、轴突变性、神经元变性和节段性脱髓鞘。轴突变性是常见的一种周围神经病理改变，可由中毒、代谢、营养障碍以及免疫介导性炎症等引起。

119. D【解析】左侧缘上回是运用功能的皮质代表区，发出的纤维至同侧中央前回，并经胼胝体到达右侧中央前回。

120. E【解析】延髓中腹侧损害可出现延髓内侧综合征。主要表现为：①病灶侧舌肌瘫痪及肌萎缩（舌下神经损害）；②对侧肢体中枢性瘫痪（锥体束损害）；③对侧上下肢触觉、位置觉、振动觉减退或丧失（内侧丘系损害）。所以题干所述病变在左侧延髓。

121. D【解析】视变叉正中部病变时，可出现双眼颞侧偏盲，常见于垂体瘤、颅咽管瘤和其他蝶鞍区肿瘤等。

122. A【解析】下丘脑的后区和前区损害，可出现自主神经功能障碍。视上核、室旁核及其纤维束损害，可产生中枢性尿崩症。下丘脑的散热和产热中枢损害，可产生体温调节障碍。下丘脑饱食中枢和摄食中枢受损，可产生摄食异常。下丘脑视前区与后区网状结构损害，可产生睡眠-觉醒障碍。所以选项 A 正确。

123. E【解析】下丘脑视上核、室旁核及其纤维束损害，可产生中枢性尿崩症。所以选项 B 正确。下丘脑饱食中枢和摄食中枢受损，可产生摄食异常。饱食中枢（下丘脑腹内侧核）损害，表现为食欲亢进、食量增大，往往导致过度肥胖，称下丘脑性肥胖。所以选项 A 正确。下丘脑视前区与后区网状结构损害，可产生睡眠-觉醒障碍。下丘脑视前区与睡眠有关，此区损害可出现失眠。所以选项 C 正确。下丘脑后区属网状结构的一部分，参与上行激活系统的功能，与觉醒有关，损害时可产生睡眠过度、嗜睡，还可出现“发作性睡病”。所以选项 D 正确。因此，本题的正确答案为选项 E。

124. B【解析】视束、外侧膝状体、视辐射及视皮质病变均可导致病灶对侧同向性偏盲。视神经损害可产生同侧视力下降或全盲。

125. D【解析】参见 A1 型题第 121 题解析。

126. A【解析】中央后回和顶上小叶病变主要表现为病灶对侧肢体复合性感觉障碍，如实体觉、位置觉、两点辨别觉和皮肤定位觉的减退和缺失。所以左侧半身实体觉和位置觉丧失，病变部位在右侧中央后回。

127. B【解析】动眼神经支配提上睑肌、上直肌、下直肌、内直肌、下斜肌、瞳孔括约肌及睫状肌，当动眼神经受损时，可出现一侧眼球固定于外展位。

128. B【解析】①命名性失语：是主侧（优势侧，右利者为左侧）颞中回及颞下回后部的损害所引起。②Wernicke 失语：由优势半球颞上回后部（Wernicke 区）病变引起。③传导性失语：多数病变累及优势半球缘上回、Wernicke 区等部位。④Broca 失语：由优势半球额下回后部（Broca 区）病变引起。⑤经皮质运动性失语：病变多位于优势半球 Broca 区附近，但 Broca 区可不受累，也可位于优势半球额叶侧面。所以选项 B 正确。

129. E【解析】丘脑病变可引起对侧偏身感觉减退或缺失，各种感觉均发生障碍，深感觉障碍重于浅感觉，对侧偏身自发性疼痛（丘脑痛），疼痛部位弥散、不固定。所以题干中病变部位在右侧丘脑。

130. A【解析】一侧内囊病变可造成病灶对侧中枢性上下肢偏瘫、病灶对侧中枢性面瘫，病灶对侧偏身感觉障碍及病灶对侧偏盲，谓之“三偏”综合征。

131. C【解析】丘脑病变可产生丘脑综合征，主要为对侧的感觉缺失和（或）刺激症状，对侧不自主运动，并可有情感与记忆障碍。丘脑受损主要产生的症状有：各种感觉均发生障碍，且远端感觉障碍重于近端，深感觉和精细触觉障碍重于浅感觉障碍；感觉异常；对侧偏身自发性疼痛，镇痛药无效；面部表情分离性运动障碍；对侧偏身不自主运动，可出现舞蹈样动作或手足徐动样动作。分离性感觉障碍指的是同侧痛温觉缺失、触觉保留。丘脑病变时各种感觉均发生障碍，故不会出现分离性感觉障碍。

132. C【解析】瞳孔对光反射是指受到光线照射后瞳孔缩小的反射。分为直接对光反射和间接对光反射。光照侧瞳孔缩小称为直接对光反射，光照对侧瞳孔缩小称为间接对光反射。瞳孔对光反射传导径路上任何一处损害均可引起瞳孔对光反射消失（直接、间接或两者兼有）和瞳孔散大。如一侧视神经损伤时，瞳孔对光反射路径的传入部分中断，光照患侧瞳孔时，两侧瞳孔均无反应，但光照健侧瞳孔时，两侧瞳孔都缩小，即患侧眼直接对光反射消失，间接对光反射存在，而健侧眼间接对光反射消失，直接对光反射存在。而当一侧动眼神经损伤时，瞳孔对光反射路径的传出部分中断，无论光照哪一侧，患侧瞳孔都无反应，即患侧眼直接和间接对光发射都消失。所以题干中患者的病变在左侧动眼神经。

133. B【解析】苍白球及黑质病变可出现肌张力增高-运动减少综合征，表现为肌张力增高、动作减少及静止性震颤，多见于帕金森病和帕金森综合征。

134. E【解析】感觉检查时，检查的内容主要是痛觉、触觉和温度觉。有感觉障碍时，特别要注意针对症状注意检查感觉障碍的部位。

135. E【解析】参见 A1 型题第 6 题解析。

136. D【解析】参见 A1 型题第 53 题解析。

137. A【解析】失用症多见于脑血管疾病，临床上以观念运动性失用症较为常见，穿衣失用症则非常少见。

138. C【解析】脑干损害时可出现交叉性感觉障碍。如脑桥损害出现病灶同侧面部感觉障碍和对侧躯体感觉障碍。

139. B【解析】锥体外系损害的肌张力呈铅管样或齿轮样肌张力增高。表现为屈肌、伸肌张力均增高，如被动屈伸肘部时，若不伴有震颤，则各方向阻力是一致的，故称为铅管样肌张力增高；若伴有震颤，则有类似扳动齿轮样的顿挫感，故称为齿轮样肌张力增高，最多见于帕金森病（又称震颤麻痹）。痉挛性折刀样肌张力增高是锥体束损害的肌张力表现。所以选项 B 正确。

140. B【解析】阿-罗瞳孔表现为两侧瞳孔较小，大小不等，边缘不整，对光反射消失而调节反射存在。是由于光反射径路在中脑顶盖前区受损，而调节反射径路未受影响。常见于神经梅毒，偶见于多发性硬化。阿-罗瞳孔的角膜反射不消失。

141. B【解析】肌张力是指肌肉在静止放松情况下的紧张度和弹性。因此检查肌张力时，患者必须保持肌肉放松。

142. E【解析】肌束震颤是肌肉静息时由一个或多个运动单位自发性放电导致肌肉颤动，呈短暂的单一收缩，病变部位在下位运动神经元。

143. C【解析】古茨曼综合征可出现手指失认，是顶下小叶（缘上回和角回）的病变表现之一，是优势半球顶叶角回皮质损害所致。临床表现为四主征：①计算不能（失算症）。②不能辨别手指（手指失认症）。③不能辨别左右（左右失认症）。④书写不能（失写症）。

144. B【解析】周围性眩晕是由内耳迷路或前庭部分、前庭神经颅外段（在内听道内）病变引起的眩晕，其特点如下。①眩晕：为剧烈旋转性，持续时间短，头位或体位改变可使眩晕明显加重。②眼球震颤（简称眼震）：眼震与眩晕发作同时存在，多为水平性或水平加旋转性眼震。通常无垂直性眼震，振幅可以改变，数小时或数日后眼震可减退或消失，向健侧注视时眼震更明显。头位诱发眼震多为疲劳性，温度诱发眼震多见于半规管麻痹。③平衡障碍：多为旋转性或上下左右摇摆性运动感，站立不稳，自发倾倒，静态直立试验多向眼震慢相方向倾倒。④自主神经症状：如恶心、呕吐、出汗及面色苍白等。⑤其他：常伴耳鸣、听觉障碍，而无脑功能损害。所以选项 B 错误。

145. A【解析】传导性失语症的病变位于语言优势半球缘上回皮质或深部白质内的弓状纤维。临床表现有流利型口语，但复述不成比例地严重受损，甚至不能复述在自发讲话时流利说出的词或句。朗读可出现语音错语，有不同程度书写障碍、命名障碍（多为错语命名或找词困难）。听理解正常或轻度障碍，对复杂指令执行困难，秩序词、语法词理解有障碍。所以选项 A 错误。

146. B【解析】脑神经核是在中枢神经系统内，由形态和功能相似的神经元胞体聚集在一起形成的。除嗅神经、视神经外，脑干连有其余 10 对脑神经，这些脑神经在脑干内都有与之相应的脑神经核。延髓有第Ⅸ、Ⅹ、Ⅺ、Ⅻ对脑神经核团，其中包括疑核（第Ⅸ、Ⅹ、Ⅺ对脑神经的特殊内脏运动核）。滑车神经核（第Ⅳ对脑神经的核团）是位于中脑内的脑神经核。三叉神经核（第Ⅴ对脑神经的核团）、展神经核（第Ⅵ对脑神经的核团）、面神经核（第Ⅶ对脑神经的核团）均是位于脑桥内的脑神经核。因此选项 B 正确。

147. E【解析】参见 A1 型题第 53 题解析。

148. C【解析】脑干中轴内呈弥散分布的胞体和纤维交错排列的“网状”区域，称为网状结构，网状结构的一些核团接受各种信息，又传至丘脑，再经丘脑非特异性核团中继后传至大脑皮质的广泛区域，以维持人的意识清醒，因此被称为上行网状激活系统。如网状结构受损，可出现意识障碍。

149. C【解析】巴宾斯基（Babinski）征及其等位征为锥体束损害的重要指征，阳性提示皮质脊髓束损害。

150. D【解析】参见 A1 型题第 121 题解析。

151. B【解析】参见 A1 型题第 108 题解析。

152. A【解析】参见 A1 型题第 148 题解析。

153. B【解析】传导性耳聋和感音性耳聋的鉴别见表 1-2。

表 1-2　传导性耳聋和感音性耳聋的鉴别

检查方法	正常情况	传导性耳聋	感音性耳聋
Rinne 试验	气导>骨导	气导<骨导	气导>骨导（均缩短）
Weber 试验	居中	偏向患侧	偏向健侧

154. C【解析】参见 A1 型题第 132 题解析。

155. D【解析】头面部的痛温觉和触觉的传导通路：第一级神经元胞体位于三叉神经节，其周围突经三叉神经分布于头面部的皮肤以及口、鼻黏膜等处；中枢突经三叉神经根进入脑桥。第二级神经元胞体痛温觉在三叉神经脊束核，触觉在三叉神经脑桥核，两核发出的二级纤维交叉至对侧，组成上行的三叉丘系。第三级神经元胞体位于背侧丘脑的腹后内侧核，由此发出的纤维经内囊后肢，投射到中央后回的下部。如损伤三叉丘系或以上部分，可出现对侧头面部痛温觉障碍。

156. C【解析】此患者是交叉性瘫痪，则定位在脑干，一侧脑干病变既损伤本侧本平面的脑神经运动核或脑神经，又累及尚未交叉至对侧的皮质延髓束与皮质脊髓束。此患者出现左侧痉挛性偏瘫，必然病变在右侧，由于侵犯右侧展神经和右侧面神经而出现麻痹。

157. C【解析】丘脑外侧核群位于内髓板外侧，分为背侧核群和腹侧核群两部分，其中腹侧核群包括以下几种。①腹前核：接受小脑齿状核、苍白球、黑质等的传入，与额叶运动皮质联系，调节躯体运动。②腹外侧核：接受经结合臂的小脑丘脑束或红核丘脑束的纤维，并与大脑皮质运动前区联系，与锥体外系的运动协调有关。③腹后外侧核：接受内侧丘系和脊髓丘脑束的纤维，由此发出纤维形成丘脑皮质束的大部，终止于大脑中央后回皮质感觉中枢，传导躯体和四肢的感觉。④腹后内侧核：接受三叉丘系及味觉纤维，发出纤维组成丘脑皮质束的一部分，终止于中央后回下部，传导面部的感觉和味觉。

158. B【解析】颈段的髓内肿瘤患者，其痛温觉障碍是按颈、胸、腰、骶的顺序自上向下发展。所以选项 B 正确。

159. D【解析】参见 A1 型题第 120 题解析。

160. C【解析】运动障碍性疾病又称锥体外系疾病，是一组以随意运动迟缓、不自主运动、肌张力异常、姿势步态障碍等运动症状为主要表现的神经系统疾病，大多与基底核病变相关。运动障碍性疾病有动作缺失或缓慢而无瘫痪。所以选项 C 正确。

161. E【解析】双侧皮质延髓束损害导致咽喉部肌肉和声带的麻痹（假性延髓麻痹），表现为说话带鼻音、声音嘶哑和言语缓慢。

162. E【解析】参见 A1 型题第 63 题解析。

163. B【解析】深感觉（又称本体感觉）传导通路由三级神经元组成，第一级神经元位于脊神经节内，周围突分布于躯干、四肢的肌肉、肌腱、骨膜、关节等处的深部感受器；

中枢突从后根内侧部入后索，分别形成薄束和楔束。第二级神经元位于薄束核和楔束核内，从此二核发出的纤维交叉至对侧，交叉后的纤维排列于延髓中线两侧，在锥体后方上行，称为内侧丘系，止于丘脑腹后外侧核。由此发出第三级神经元，形成丘脑皮质束，经内囊后肢，投射于大脑皮质中央后回的中上部及旁中央小叶后部。

164. B【解析】参见 A1 型题第 84 题解析。

165. A【解析】目前对于三叉神经痛的诊断，首先看病史及临床表现，一般临床表现是首要关注内容，患者可表现为面部的疼痛，如刀割、触电、撕裂样。其次是影像学的检查，目前最常用磁共振检查，如发现患者三叉神经周围有肿瘤、血管瘤，或者是通过特殊训练检查，发现三叉神经的根部有血管压迫，可以进行确诊。

166. A【解析】参见 A1 型题第 132 题解析。

167. D【解析】神经病学是从内科学中派生的学科，为二级学科，是研究中枢神经系统、周围神经系统及骨胳肌疾病的病因、发病机制、病理、临床表现、诊断、治疗及预防的一门临床医学，为神经科学的一门临床分支。

168. B【解析】参见 A1 型题第 84 题解析。

169. D【解析】参见 A1 型题第 121 题解析。

170. C【解析】视觉存在说明其传导通路正常；瞳孔对光发射消失，说明对光反射径路在顶盖前区受损。

171. D【解析】视交叉外侧部病变引起同侧眼鼻侧视野缺损；视变叉正中部病变，可出现双眼颞侧偏盲；整个视交叉损害，可引起全盲。所以选项 D 正确。

172. B【解析】参见 A1 型题第 139 题解析。

173. C【解析】参见 A1 型题第 121 题解析。

174. D【解析】Wernicke 失语又称听觉性失语或感觉性失语，由优势侧颞上回后部（Wernicke 区）病变引起。临床特点为严重听理解障碍，表现为患者听觉正常，但不能听懂别人和自己的讲话。口语表达为流利型，语量增多，发音和语调正常，但言语混乱而割裂，缺乏实质词或有意义的词句，难以理解，答非所问。复述障碍与听理解障碍一致，存在不同程度的命名、阅读和书写障碍。所以选项 D 错误。

175. B【解析】视束全部受损可导致双眼对侧同向性偏盲。故右侧视束完全损伤后，会造成双眼左侧偏盲。

176. D【解析】视辐射及视皮质病变均可导致病灶对侧同向性偏盲。此时，由双眼病灶同侧视网膜发出的纤维受损，患者表现为病灶对侧半视野双眼视力障碍而同侧半视力正常。枕叶视皮质受损时，患者视野中心部常保留。所以选项 D 正确。

177. A【解析】上运动神经元瘫痪的特点参见 A1 型题第 21 题解析。病理征阳性是上运动神经元瘫痪最有价值的体征。

178. C【解析】共济失调是指运动时动作笨拙而不协调。临床上最常见的共济失调是小脑性共济失调，其次为感觉性共济失调、前庭性共济失调和额叶性共济失调。

179. C【解析】脊髓前角细胞病变无感觉障碍，瘫痪分布呈节段型，可见肌束颤动或肌纤维性颤动。

180. A【解析】参见 A1 型题第 163 题解析。

181. A【解析】动眼神经麻痹完全损害时表现为上睑下垂，眼球向外下斜视，不能向上、向内、向下转动，复视，瞳孔散大，对光反射及调节反射均消失。当动眼神经受损时，一侧眼球固定于外展位。

182. B【解析】外侧膝状体病变时，可导致病灶对侧同向性偏盲。此时，由双眼病灶同侧视网膜发出的纤维受损，患者表现为病灶对侧半视野双眼视力障碍而同侧半视力正常。

183. E【解析】额叶中央前回破坏性病变多引起单瘫。中央前回上部受损产生对侧下肢瘫痪，下部受损产生对侧面、舌或上肢的瘫痪；严重而广泛的损害可出现对侧偏瘫。

184. E【解析】参见 A1 型题第 140 题解析。

185. D【解析】边缘叶由半球内侧面位于胼胝体周围和侧脑室下角底壁的一网弧形结构构成，包括隔区、扣带回、海马回、海马旁回和钩回。海马回和沟回属于海马结构。所以海马结构、海马旁回和扣带回组成边缘叶。故选项 D 正确。

186. C【解析】核间性眼肌麻痹的病变主要在脑干内侧纵束，故又称内侧纵束综合征。内侧纵束是眼球水平性同向运动的重要联络通路，它连接一侧动眼神经的内直肌核与对侧展神经核，同时还与脑桥的侧视中枢相连，进而实现眼球的水平同向运动。

187. A【解析】当一侧内囊损伤后，会出现“三偏症候群”，即对侧偏瘫、偏盲、偏身感觉障碍。现右侧内囊出血，所以左侧肢体痉挛性瘫痪；左侧表情肌瘫痪，所以口角偏向右侧；左侧颏舌肌瘫痪，不能牵舌向前，故伸舌时舌尖偏向左侧；双眼左侧同向性偏盲。所以选项 A 正确。

188. B【解析】一个半综合征，又称脑桥麻痹性外斜视，若一侧脑桥侧视中枢（外展旁核）及对侧已经交叉过来的内侧纵束同时受到破坏，则出现同侧凝视麻痹（一个），对侧核间性眼肌麻痹（半个），即两眼向病灶侧注视时，同侧眼球不能外展，对侧眼球不能内收；向病灶对侧注视时，对侧眼球能外展，病灶侧眼球不能内收，两眼内聚运动仍正常。

189. C【解析】一侧内囊损伤，患者出现对侧半身深浅感觉障碍，对侧半上、下肢痉挛性瘫痪，对侧半眼裂以下表情肌、对侧半舌肌瘫痪，两眼视野对侧半偏盲，临床叫作“三偏症”。

190. C【解析】参见 A1 型题第 29 题解析。

191. A【解析】参见 A1 型题第 189 题解析。

192. E【解析】参见 A1 型题第 88 题解析。

193. C【解析】投射纤维通过尾状核、背侧丘脑与豆状核之间聚集成宽阔致密的白质带，称为内囊，横断面上的两侧内囊呈尖伸向内侧的“><”形。内囊自前向后分为内囊前

肢、膝和后肢三部分，各部分均有重要的投射纤维通过。

194. A【解析】参见 A1 型题第 132 题解析。

195. C【解析】假性延髓麻痹的病变部位在双侧皮质脑干束，真性延髓麻痹的病变部位在舌咽、迷走神经。

196. B【解析】内囊是宽厚的白质层，位于尾状核、豆状核及丘脑之间，其外侧为豆状核，内侧为丘脑，前内侧为尾状核，由纵行的纤维束组成，向上呈放射状投射至皮质各部。在水平切面上，内囊形成尖端向内的钝角形，分为前肢、后肢和膝部。内囊前肢位于尾状核与豆状核之间，上行纤维是丘脑内侧核至额叶皮质的纤维（丘脑前辐射），下行纤维是额叶脑桥束（额桥束）；内囊膝部位于前、后肢相连处，皮质延髓束于此通过；内囊后肢位于丘脑与豆状核之间，依前后顺序分别为皮质脊髓束（支配上肢者靠前，支配下肢者靠后）、丘脑至中央后回的丘脑皮质束（丘脑中央辐射），其后为听辐射、颞桥束、丘脑后辐射和视辐射等。

197. D【解析】参见 A1 型题第 71 题解析。

198. E【解析】参见 A1 型题第 196 题解析。

199. B【解析】三叉神经感觉神经的第一级神经元位于半月神经节。半月神经节位于颞骨岩尖三叉神经压迹处，颈内动脉的外侧和海绵窦的后方。

200. E【解析】胼胝体位于大脑半球纵裂的底部，是连接左右两侧大脑半球的横行神经纤维束，是大脑半球中最大的连合纤维。胼胝体纤维进入两侧半球后散开，投射到整个半球皮质。它把两大脑半球对应部位联系起来，使大脑在功能上成为一个整体，对于两半球间的协调活动有重要作用。在正中纵切面上，胼胝体可分嘴、膝、干、压等部；在平胼胝体上部作半球的水平断面时，可见它的纤维在半球内部向前、后、左、右放射。

201. C【解析】中枢性瘫痪又称上运动神经元瘫痪，特点是痉挛性瘫痪，肌张力增高，腱反射亢进，无肌萎缩，有病理反射，电生理检查无变性反应；周围性瘫痪又称下运动神经元瘫痪，特点是弛缓性瘫痪，肌张力减低，腱反射减退或消失，有肌萎缩，无病理反射，电生理检查有变性反应。二者最主要的区别是有无病理反射。

202. B【解析】参见 A1 型题第 200 题解析。

203. B【解析】基底核又称基底核，位于大脑白质深部，主要由尾状核、豆状核、屏状核、杏仁核组成，另外红核、黑质及丘脑底核也参与基底核系统的组成。尾状核和豆状核合称为纹状体，纹状体可调节肌张力，豆状核又分为壳核和苍白球两部分。尾状核和壳核种系发生较晚，称为新纹状体；苍白球出现较早，又称为旧纹状体；杏仁核是基底核中发生最古老的部分，称为古纹状体。

204. C【解析】三叉神经第一支即眼神经，接受来自颅顶前部头皮、前额、鼻背、上睑的皮肤以及鼻腔上部、额窦、角膜与结膜等处的黏膜感觉，经眶上裂入颅。眼神经是角膜反射的传入纤维。所以选项 C 正确。三叉神经第二支即上颌神经，经卵圆孔入颅。三叉神经第三支即下颌神经，经卵圆孔入颅。嗅神经经筛孔入颅。视神经经视神经孔入颅。

205. E【解析】面部感觉障碍在鼻尖及口周围最明显，外周稍差是三叉神经脊束核损害表现，即洋葱皮样分离性感觉障碍，病变在脑桥。脑桥部位有许多脑神经及其核，如位听神经、面神经、展神经、三叉神经，对维持机体的生命活动起重要作用。

206. C【解析】参见 A1 型题第 203 题解析。

207. B【解析】锥体系损害内囊型时，表现为对侧偏瘫，这是由于皮质脊髓束密集，易全部受损所致，常伴有对侧中枢性面瘫、舌瘫及对侧偏身感觉障碍和偏盲。偏瘫、偏身感觉障碍和偏盲称为三偏综合征，这是内囊损伤的临床特点。

208. B【解析】题中所述符合 Weber 综合征，表现为病灶侧动眼神经麻痹，对侧肢体中枢性瘫痪。病变部位在中脑。

209. B【解析】脑神经共有 12 对，其中第Ⅰ对脑神经即嗅神经与端脑相连，第Ⅱ对脑神经即视神经与间脑相连，其余脑神经与脑干相连。

210. A【解析】角膜反射是由三叉神经的眼神经与面神经共同完成的。间接角膜反射是指刺激一侧角膜，对侧也出现眼睑闭合反应。当三叉神经第一支（眼神经）或面神经损害时，均可出现角膜反射减弱或消失。间接角膜反射的消失说明一侧角膜受到刺激后，刺激产生的神经冲动没有被传入，或是根本没有神经冲动产生，就不会引起反射，对侧自然不会出现间接反射了。题干中同侧间接反射存在，说明病变不在对侧三叉神经，而在同侧三叉神经。故选项 A 正确。

211. B【解析】面神经的运动纤维支配除了咀嚼肌和上睑提肌以外的面部诸表情肌及耳部肌、枕肌、颈阔肌及镫骨肌等。支配上部面肌（额肌、皱眉肌及眼轮匝肌）的神经元受双侧皮质脑干束控制，支配下部面肌（颊肌及口轮匝肌）的神经元受对侧皮质脑干束控制。

212. E【解析】中央前回为躯体运动区，是支配对侧肢体随意运动的中枢。一侧中央前回受损，主要表现为对侧肢体瘫痪、肌张力增高、腱反射亢进、病理征阳性。中央后回为躯体感觉区，接受身体对侧的痛温觉、触觉和本体感觉冲动，受损后将导致对侧痛温觉丧失。

213. B【解析】交叉性瘫痪指一侧脑干受损，由于损害已交叉的皮质脑干束纤维或脑神经与核，以及未交叉的皮质脊髓束，产生交叉性瘫痪，即病灶侧的周围性脑神经麻痹和对侧肢体的中枢性偏瘫。

214. A【解析】参见 A1 型题第 139 题解析。

215. B【解析】躯体感觉中枢位于中央后回和旁中央小叶后部（3、1、2 区），接受背侧丘脑腹后核传来的对侧半身痛温觉、触觉、压觉、位置觉和运动觉。缘上回为运用中枢。中央前回是躯体运动中枢。颞上回后部是感觉性语言中枢。

216. C【解析】闭目难立征阳性，但睁眼后能站稳符合感觉性共济失调。感觉性共济失调是由于后索损害引起的。故选项C正确。小脑损害引起的共济失调也表现为闭目难立征阳性，但睁眼并不能改善此种共济失调，这与深感觉障碍性共济失调不同。

217. E【解析】躯体运动中枢位于中央前回和中央旁小叶的前部。中央后回和中央旁小叶后部是躯体感觉区。颞上回后部是感觉性语言中枢。额中回后部是书写中枢。

218. B【解析】面神经管损害表现为周围性面神经麻痹伴有舌前2/3味觉障碍及唾液腺分泌障碍，为面神经管内鼓索神经受累；如还伴有听觉过敏，则病变多在镫骨肌神经以上。

219. B【解析】当面神经炎病变在茎乳突孔以上，影响鼓索神经时，则有舌前2/3味觉障碍。当病变在镫骨神经分支上方时，可伴有听觉过敏。听觉过敏是指患者对于正常的声音感觉比实际声源的强度大。所以选项B正确。

220. B【解析】视觉中枢是大脑皮质中与形成视觉有关的神经细胞群，它位于距状沟两侧的枕叶皮质，即上方的楔回和下方的舌回上。

221. A【解析】神经系统的临床检查包括病史的采集、神经系统体格检查以及各种辅助检查，其中病史采集和体格检查是神经系统疾病正确诊断的关键。通过详细询问病史能够对疾病有初步的了解，发现对疾病的定位和定性/病因诊断有价值的线索。神经系统的体格检查则可验证或排除最初的诊断，进一步判断疾病的部位和性质。完成病史采集和神经系统体格检查后，根据患者的症状和体征，结合既往病史、个人史和家族史资料进行综合分析，提出系列可能疾病的诊断，有针对性地选择辅助检查手段最后明确诊断。

222. A【解析】视觉性语言中枢又称阅读中枢，位于角回，靠近视觉中枢，为理解看到的文字和符号的皮质中枢。

223. B【解析】一侧三叉神经运动核损害，产生同侧咀嚼肌无力或瘫痪，并可伴肌萎缩，张口时下颌向患侧偏斜。所以，张口下颌偏向右侧，病变部位在右侧三叉神经。

224. A【解析】蜗神经受刺激时出现耳鸣，破坏性损害出现神经性耳聋，Rinne试验阳性（气导>骨导，但二者时间均缩短），Weber试验偏向健侧。神经性耳聋必须与传导性耳聋相鉴别，后者表现为Rinne试验阴性（骨导>气导），Weber试验偏向患侧。所以选项A正确。

225. C【解析】书写中枢，又称书写性言语中枢，是语言中枢的一部分，位于优势半球的额中回后部，与支配手部的皮质运动区相邻。

226. A【解析】中脑病变多为垂直性眼震，常常在后仰时眼震明显，向下垂直性眼震较向上者多见；延髓病变多呈旋转性自发性眼震；脑桥病变多呈水平性眼震，少数可为水平旋转性眼震，为内侧纵束受损所致；小脑病变常为水平性眼震；脑干以上的病变，如前额叶病变时可为自发性眼震和位置性眼震；内侧纵束病变可出现分离性眼震；药物或者毒物如阿片类、巴比妥类、酒精、铅等中毒，可见中毒性眼震，眼震性质同小脑性眼震相似。

227. A【解析】感觉性语言中枢位于优势半球颞上回后部，听觉中枢位于颞上回中部及颞横回。

228. D【解析】参见 A1 型题第 223 题解析。

229. D【解析】运动性语言中枢位于优势半球外侧裂上方和额下回后部交界的三角区，管理语言运动。

230. A【解析】角膜反射是由三叉神经的眼神经与面神经共同完成的。当三叉神经第一支（眼神经）或面神经损害时，均可出现角膜反射消失。直接角膜反射，是指刺激一侧角膜，同侧出现眼睑闭合反应；间接角膜反射，是指刺激一侧角膜，对侧也出现眼睑闭合反应。在一侧三叉神经眼支损害时，同侧角膜感觉减退或消失，所以直接角膜反射消失，但由于另外一侧角膜仍能产生光刺激，在交叉性神经通路的作用下，引起同侧瞳孔收缩，形成间接角膜反射。因此，在一侧三叉神经眼支损害时，同侧间接角膜反射存在，但同侧直接角膜反射消失。所以选项 A 错误。

231. E【解析】前庭周围性眼震表现为水平性或水平旋转性眼震，一般无垂直性眼震，持续时间较短，多呈发作性，一般不超过 3 周，幅度较中枢性眼震细小，可伴有眩晕、恶心、呕吐等前庭功能障碍，可有听力异常。Romberg 征阳性，肢体和躯干偏向患侧，与头位有一定的关系。注视可以抑制眼震和眩晕，无中枢神经系统症状和体征。所以选项 E 正确。

232. E【解析】角回呈弓形，围绕在颞叶的颞上沟末端。角回是视觉性语言中枢（阅读中枢），损伤后，视觉没有障碍，但原来识字的人会变得不能阅读（不能理解复印出来的文字意义），临床上称为失读症。

233. E【解析】参见 A1 型题第 157 题解析。

234. D【解析】参见 A1 型题第 153 题解析。

235. A【解析】一侧迷走神经损伤时，张口时可见瘫痪一侧的软腭弓较低，腭垂偏向健侧，患者发“啊”音时患侧软腭上抬受限，患侧咽部感觉缺失，咽反射消失。所以选项 A 错误。当左舌下神经受损时，舌尖偏向受累侧，即左侧。所以选项 B 正确。当面神经损害时，口角下垂并歪向健侧。所以选项 C 正确。三叉神经损害，张口时下颌向患侧偏斜。所以选项 D 正确。副神经损害时，患者向病变对侧转颈不能。所以选项 E 正确。因此本题应选 A。

236. B【解析】下丘脑又称丘脑下部，位于背侧丘脑的前下方，与背侧丘脑之间以下丘脑沟分界，上界是下丘脑沟，形成第三脑室下部的侧壁和底部。下丘脑与内脏和内分泌活动有关。所以选项 B 正确。

237. A【解析】上丘脑位于丘脑后上方，构成第三脑室顶的周围边缘部分。主要结构包括松果体、缰三角、缰连合、丘脑髓纹和后连合。所以选项 A 正确。

238. B【解析】舌下神经由舌下神经核发出，自延髓的橄榄前沟出脑，经舌下神经管出颅，下行于颈内动、静脉之间，弓形向前达舌骨舌肌的浅面，在舌神经和下颌下腺管的下方穿颏舌肌入舌，支配全部舌内肌和舌外肌。舌下神经系第 12 对脑神经，只受对侧皮质脑干束支配。检查时嘱患者伸舌，注意观察有无伸舌偏斜，舌肌萎缩及肌束颤动。单侧舌下神经麻痹时，伸舌舌尖偏向病侧；舌下神经核上性病变时，伸舌舌尖偏向病灶对侧；双侧麻痹者则不能伸舌。所以选项 B 正确。

239. A【解析】视交叉是双侧视神经部分纤维在中线交叉形成的结构。视神经纤维在视交叉处作不完全交叉，即只有来自两眼视网膜鼻侧半的纤维交叉，交叉后组成视束，其主要终止于外侧膝状体。所以选项 A 正确。

240. C【解析】脑桥损害，可见病灶同侧面部感觉障碍和对侧躯体感觉障碍。

241. B【解析】内侧膝状体是丘脑枕后下方的小丘，属丘脑后部，经下丘臂与中脑下丘相连，其深面的细胞群是外侧丘系听觉纤维的中继核。由核发出的纤维组成听辐射，经内囊后脚达大脑听区（颞横回），内侧膝状体是听觉传导径路的最后换元处。所以选项 B 正确。

242. C【解析】舌咽、迷走神经彼此邻近，有共同的起始核，常同时受损，表现为声音嘶哑、吞咽困难、饮水呛咳及咽反射消失。一侧损伤时症状较轻，张口时可见瘫痪一侧的软腭弓较低，腭垂偏向健侧，患者发“啊”音时患侧软腭上抬受限，患侧咽部感觉缺失，咽反射消失。舌咽、迷走神经的运动核受双侧皮质脑干束支配，当一侧损害时不出现球麻痹症状，当双侧皮质延髓束损伤时才出现构音障碍和吞咽困难。伸舌偏斜是舌下神经受损引起的症状。故选项 C 正确。

243. D【解析】运动系统检查包括肌力、肌容积、肌张力、共济运动、不自主运动和姿式、步态改变。选项 D“病理反射”属于反射检查。

244. C【解析】下丘脑的核团分为 4 个区，即视前区、视上区、结节区和乳头体区。所以，乳头体属于下丘脑。

245. A【解析】小脑系统的检查方法有指鼻试验、轮替动作试验、反跳试验、跟膝胫试验、Romberg 征、后仰试验、辨距不良试验、误指试验、步态检查及其他检查。选项 A“卧立位试验”属于自主神经检查方法。

246. A【解析】参见 A1 型题第 238 题解析。

247. E【解析】视上核属于神经垂体，与神经内分泌有关，可分泌抗利尿激素。

248. B【解析】腭和咽部的运动和感觉异常是由于舌咽、迷走神经同时受损引起。舌咽、迷走神经有共同的神经核（疑核和孤束核）、共同的走行和共同的分布特点。疑核发出的纤维随舌咽神经和迷走神经支配软腭、咽、喉和食管上部的横纹肌，舌咽神经和迷走神经的一般内脏感觉纤维的中枢突终止于孤束核。

249. C【解析】第三脑室大部分位于两侧视丘之间，呈狭长间隙，前上方经室间孔与侧脑室沟通，后下方与中脑导水管相连。矢状面近似四边形，高 2.5~3.0cm，前后径稍长。所以选项 C 正确。

250. C【解析】闭目难立（Romberg）征是平衡性共济失调的检查。患者双足并拢站立，两手向前平伸，闭眼后倾斜欲倒为异常。闭目难立征阳性意义如下。①后索病变：睁眼站立稳，闭眼不稳，即 Romberg 征阳性。②小脑病变：睁眼闭眼均不稳，闭眼时更明显，蚓部病变易向后倾倒，小脑半球病变时向病侧倾倒。③前庭迷路病变：闭眼后并不立即出现躯体摇晃，而且经过一段时间后才出现，且程度逐渐加重，向两侧倾倒。闭目难立征阳性者，睁眼时指鼻试验可正常。所以选项 C 正确。

251. B【解析】视神经为特殊的躯体感觉神经，是由视网膜神经节细胞的轴突聚集而成，主要传导视觉冲动。视网膜内的神经细胞主要分三层：最外层为视杆细胞和视锥细胞，它们是视觉感受器；第二层为双级细胞（第一级神经元）；第三层为视网膜神经节细胞（第二级神经元）。神经节细胞的轴突在视盘处形成视神经，经视神经孔进入颅中窝，在蝶鞍上方形成视交叉，来自视网膜鼻侧的纤维交叉至对侧，而颞侧的纤维不交叉，继续在同侧走行。不交叉的纤维与来自对侧视网膜的交叉纤维合成视束，终止于外侧膝状体（第三级神经元）。在视觉径路中，尚有光反射纤维，在外侧膝状体的前方离开视束，经上丘臂进入中脑上丘和顶盖前区，与两侧动眼神经副核联系，支配瞳孔对光反射。所以选项 B 错误。

252. E【解析】下丘脑又称丘脑下部，位于丘脑下沟的下方。从大脑底面看，丘脑下部从前到后包括视交叉、漏斗、垂体、灰结节和乳头体。

253. B【解析】大脑后动脉受损出现对侧偏瘫、偏身感觉障碍及同向偏盲，丘脑综合征，优势综合征，优势半球病变可有失读症。

254. B【解析】外侧膝状体接受视束的传入纤维，发出纤维至枕叶的视觉中枢，与视觉有关。

255. B【解析】咽反射的传入神经为舌咽神经，中枢为延髓孤束核-网状结构-疑核，传出神经为舌咽神经、迷走神经。

256. B【解析】肌力是指随意运动时肌肉收缩的力量。检查方法是嘱患者两侧上下肢各关节做伸屈等运动，观察其运动范围是否正常，能否克服检查者所给予的阻力。肌力检查需要患者合作，故不适用于昏迷患者。肌力的评价采用 0~5 级的分级法，故肌力分为六级。所以选项 B 错误。

257. A【解析】脊髓丘脑束为一神经纤维束，从脊髓上行到丘脑，传导躯干和四肢的痛温觉、触觉及压觉。脊髓丘脑束在白质前连合处可分为两部分，一部分传导痛温觉，发生交叉，形成脊髓丘脑侧束；另一部分传导触觉、压觉，部分交叉，形成脊髓丘脑前束。脊髓丘脑侧束位于侧索的前半部，起自对侧脊髓灰质板层Ⅰ和Ⅳ~Ⅷ层至丘脑的传导束。传递对侧躯体 1~2 节以下区域的痛温觉信息。所以选项 A 正确。

258. E【解析】下颌神经是混合神经，与三叉神经运动支并行，感觉纤维分布于耳颞区和口裂以下的皮肤、下颌部的牙齿及牙龈、舌前 2/3、口腔底部黏膜、外耳道和鼓膜，经卵圆孔入颅。视神经经视神经孔进入颅中窝；动眼神经由中脑脚间窝出脑，在大脑后动脉与小脑上动脉之间穿过，向前与后交通动脉伴行，穿过海绵窦之侧壁经眶上裂入眶；面神经经内耳门入颅；滑车神经经眶上裂入眶。所以选项 E 正确。

259. E【解析】与脑膜相对应的脊髓膜有三层膜，最外层为硬脊膜，是硬脑膜在椎管内的延续，在骶髓节段水平，硬脊膜形成盲端；硬脊膜下面是一层薄而透明的蛛网膜；最内层为富有血管的薄膜，称为软脊膜，紧包于脊髓的表面。硬脊膜外面与脊椎骨膜之间的间隙为硬膜外腔，其中有静脉丛与脂肪组织；硬脊膜与蛛网膜之间为硬膜下腔，其间无特殊结构；蛛网膜与软脊膜之间为蛛网膜下腔，与脑的蛛网膜下腔相通，其间充满脑脊液。所以选项E正确。

260. E【解析】深反射是刺激肌腱、骨膜的本体感受器所引起的肌肉迅速收缩反应，又称腱反射或肌肉牵张反射，其反射弧是由感觉神经元和运动神经元直接连接组成的单突触反射弧。临床上常用的腱反射有肱二头肌反射（C5～6）、肱三头肌反射（C6～7）、桡骨膜反射（C5～8）、膝腱反射（L2～4）、跟腱反射（S1～2）等。踝反射即跟腱反射。腹壁反射、角膜反射、提睾反射、咽反射均属于浅反射。故选项E正确。

261. C【解析】中央前回下部等处皮质中锥体细胞的轴突集合成皮质核束，经内囊膝，下行至中脑，走在大脑脚底中间3/5的内侧部。此后，陆续分出一部分纤维，终止于脑干内两侧的躯体运动核和特殊内脏运动核，包括动眼神经核、滑车神经核、三叉神经运动核、展神经核、面神经核（支配眼裂以上面肌的细胞）、疑核和副神经核。绝大部分脑神经运动核都接受两侧皮质核束的纤维，受两侧皮质运动中枢的支配。而面神经核支配睑裂以下面肌的细胞，且舌下神经核只接受对侧皮质核束的纤维，受对侧皮质运动中枢的支配。所以选项C正确。

262. E【解析】参见A1型题第259题解析。

263. B【解析】本体感觉传导通路即深感觉传导通路，第二级神经元胞体位于延髓的薄束核、楔束核。

264. B【解析】参见A1型题第201题解析。

265. A【解析】参见A1型题第155题解析。

266. B【解析】薄束核、楔束核发出的纤维，弓形走向中央管腹侧，左、右交叉，称为内侧丘系交叉，因交叉后的纤维在中线两侧上行成为内侧丘系。其中由薄束核发出的纤维传导下半身；楔束核发出的纤维传导上半身。内侧丘脑系位于延髓锥体束背面、中线两旁上行，经脑桥、中脑止于背侧丘脑。

267. E【解析】Babinski征是经典的病理反射，提示锥体束受损。

268. D【解析】脑干内的特殊内脏运动核有三叉神经运动核、面神经核、疑核、副神经核。所以选项D正确。滑车神经核、舌下神经核和展神经核均属于一般躯体运动核。动眼神经副核属于一般内脏运动核。

269. D【解析】内囊后肢受到损伤时，症状发生于病灶的对侧，可能发生双眼对侧视野偏盲。

270. B【解析】迷走神经背核位于延髓室底灰质内，是迷走神经三角深面的神经核。

属一般内脏运动核，支配颈部、胸部所有内脏器官和腹腔大部分内脏器官的平滑肌、心肌的活动和腺体的分泌。

271. A【解析】顶叶病变，患者常见如下表现。①感觉障碍：可出现局限性感觉性癫痫发作及精细感觉障碍。表现为针刺、电击、疼痛的感觉异常发作及实体觉、两点辨别觉和皮肤定位觉的丧失。②运动障碍：可出现偏瘫或单瘫，同时可见深反射亢进，肌张力增高不明显。③肌萎缩：好发于病灶对侧上肢近端，常伴有肩关节脱臼，呈 Aran-Duchenne 型肌萎缩。④共济失调：出现深感觉障碍性共济失调，睁眼时共济失调明显，闭眼时加重。见于对侧肢体或肢体的一部分。⑤视觉与眼球运动障碍：出现视物变形、变大或变小、变远或变近，也可出现视觉滞留现象及恒久性倒向凝视。⑥体象障碍：为顶叶病变的特殊症候。表现为患者对自体结构认识障碍。临床常见偏瘫失注症、偏瘫否认症、幻肢现象、身体左右定向障碍及对肢体发生错觉、曲解等。⑦结构失用症：患者对物体的排列、建筑、图案、绘图等空间关系及立体概念缺乏，不能进行排列组合。⑧格斯特曼（Gerstmann）综合征：角回、缘上回以及顶叶移行至枕叶部位的病变，则出现计算不能、不能识别手指、左右侧认识不能及书写不能，即“四失症”。所以选项 A 错误。

272. A【解析】参见 A1 型题第 87 题解析。

273. D【解析】参见 A1 型题第 97 题解析。

274. A【解析】脑神经按功能可分为：①运动性神经（第Ⅲ、Ⅳ、Ⅵ、Ⅺ、Ⅻ对）。②感觉性神经（第Ⅰ、Ⅱ、Ⅷ对）。③混合性神经（第Ⅴ、Ⅶ、Ⅸ、Ⅹ对）。混合性神经传入纤维终止于三叉神经脊束核。

275. A【解析】薄束核传导的深感觉传导纤维来自胸腰骶部，楔束核传导的精细传导纤维来自头颈部。

276. A【解析】参见 A1 型题第 163 题解析。

277. C【解析】脑干内的一般内脏运动核团有动眼神经副核、上泌涎核、下泌涎核、迷走神经背核。所以选项 C 正确。疑核、面神经核均属于特殊内脏运动核。孤束核属于一般内脏感觉核。

278. D【解析】下丘脑的后区和前区分别为交感神经与副交感神经的高级中枢，损害时可出现血压不稳、心率改变、多汗、腺体分泌障碍及胃肠功能失调等，还可出现严重的胃肠功能障碍，有时可导致胃和十二指肠溃疡和出血。

279. E【解析】神经结构病损后出现的症状，按其表现可分为以下四组。①缺损症状：指神经结构受损时，正常功能的减弱或消失。②刺激症状：指神经结构受激惹后所引起的过度兴奋表现。③释放症状：指高级中枢受损后，原来受其抑制的低级中枢因抑制解除而出现功能亢进。④断联休克症状：指中枢神经系统局部发生急性严重损害时，引起功能上与受损部位有密切联系的远隔部位神经功能短暂丧失。

280. D【解析】中脑背侧面有两对圆形隆起，称四叠体（顶盖），其中上方一对隆起，称上丘，是视觉皮质下反射中枢；下方一对隆起，称下丘，是听觉皮质下反射中枢。

281. C【解析】神经病学的总体目标：发展神经科学，提高对疾病的认识水平，及时对疾病进行合理的诊断，同时尽可能针对病因恰当治疗，提高治愈率，降低死亡率和致残率。所以选项 C 错误。

282. B【解析】神经病学的特性有：疾病的复杂性、症状的广泛性、诊断的依赖性、疾病的严重性、疾病的难治性。所以选项 B 错误。

283. D【解析】小脑主要维持躯体平衡，控制姿势和步态，调节肌张力和协调随意运动的准确性。传导和反射是脊髓的功能。所以选项 D 错误。

284. B【解析】参见 A1 型题第 118 题解析。

285. A【解析】中脑重要的核团除上丘、下丘和黑质外，还有红核、动眼神经核和滑车神经核。所以选项 A 正确。

286. C【解析】中脑被盖腹内侧部损害，可出现红核综合征，侵犯动眼神经、红核、黑质和内侧丘系，而锥体束未受影响。

287. B【解析】参见 A1 型题第 227 题解析。

288. A【解析】中枢性与周围性面神经麻痹的区别在于后者眼睑闭合无力。参见 A1 型题第 71 题解析。

289. D【解析】脊髓内感觉传导束主要有传导浅感觉的脊髓丘脑束（脊髓丘脑侧束、脊髓丘脑前束）、传导深感觉的薄束和楔束及脊髓小脑束等。所以选项 D 正确。

290. C【解析】视觉、听觉属于特殊感觉。参见 A1 型题第 108 题解析。

二、A2 型题

1. C【解析】脊髓颈膨大病变时，表现为双上肢弛缓性瘫痪（下运动神经元瘫痪），双下肢痉挛性瘫痪（上运动神经元瘫痪），伴有传导束型感觉障碍及大小便障碍。病灶平面以下各种感觉缺失，可有括约肌障碍。题干中患者表现以左侧严重，故病变部位在左侧脊髓颈膨大。

2. D【解析】脑桥受损可表现为病灶侧眼球不能外展（展神经麻痹）及周围性面神经麻痹（面神经核损害），对侧中枢性偏瘫（锥体束损害）。所以病变部位在右脑桥。

3. D【解析】浅感觉为皮肤、黏膜感觉，如痛觉、温度觉和触觉；深感觉是来自肌肉、肌腱、骨膜和关节的本体感觉，如运动觉、位置觉和震动觉。脊髓半侧损害可引起脊髓半切综合征，又称布朗-赛夸（Brown-Sequard）综合征，主要特点是病变节段以下同侧上运动神经元瘫痪、深感觉障碍、精细触觉障碍及血管舒缩功能障碍，同侧肢体硬瘫，对侧痛温觉障碍，而两侧粗触觉均保留。由于后角细胞发出的纤维先在同侧上升 1~2 个节段后再经白质前连合交叉至对侧组成脊髓丘脑束，故对侧传导束性感觉障碍平面较脊髓损害节段水平低。故损伤平面以下会出现右侧本体感觉丧失，左侧痛温觉丧失。

4. C【解析】患者可诊断为感觉性共济失调。感觉性共济失调表现为患者站立不稳，行走时有踩棉花样感觉。在黑暗处症状加重，睁眼时症状减轻，闭目难立征（Romberg 征）阳性。由于脊髓后索的薄束、楔束损害，受损平面以下深感觉障碍和精细触觉障碍，出现感觉性共济失调。

5. B【解析】脊髓完全横贯性损害时可出现脊髓自动反射，若反应更加强烈时，还可合并大小便排空、举阳、射精、下肢出汗、竖毛及皮肤发红，称为总体反射。

6. D【解析】患者右下肢无力，肌力 3 级，右膝反射和跟腱反射亢进，右侧 Babinski 征（+），右下肢振动觉和位置觉明显减退，可判断为上运动神经元瘫痪。胸髓（$T_3 \sim T_{12}$）损伤时，表现为双上肢正常，双下肢呈上运动神经元瘫痪（截瘫），病变平面以下各种感觉缺失。患者上肢正常，下肢上运动神经元瘫痪，故病变部位在右侧胸髓。

7. C【解析】患者可诊断为周围性面神经麻痹伴左侧面神经管内段损害。周围性面神经麻痹临床表现参见 A1 型题第 71 题解析。左侧面神经管内段损害表现为周围性面神经麻痹伴有舌前 2/3 味觉障碍及唾液腺分泌障碍。

8. E【解析】腰椎穿刺侧卧位的正常压力一般成人为 $80 \sim 180mmH_2O$，$>200mmH_2O$ 提示颅内压增高。题中患者呕吐为喷射性，眼底检查视盘水肿，可判断为颅内压增高，故腰穿检查颅内压必须大于 $200mmH_2O$，故选项 E 正确。

9. C【解析】上运动神经元瘫痪的特点参见 A1 型题第 21 题解析。该患者“肌张力增高、腱反射活跃，病理反射阳性”，其病变应在上运动神经元。

10. C【解析】双侧瞳孔缩小是脑桥病变的典型体征。

11. D【解析】前颅窝颅底骨折累及筛板，可撕脱嗅神经，导致嗅觉减退或缺失。

12. B【解析】小脑蚓部损害时，可出现躯干共济失调，即轴性平衡障碍。表现为躯干不能保持直立姿势，站立不稳、向前或向后倾倒及闭目难立征阳性。行走时两脚分开、步态蹒跚、左右摇晃，呈醉酒步态。睁眼并不能改善此种共济失调。指鼻试验基本正常。所以选项 B 正确。一侧小脑半球病变时，表现为同侧肢体共济失调，上肢比下肢重，远端比近端重，精细动作比粗略动作重，指鼻试验笨拙。深感觉障碍的患者，在睁眼时尚能借视觉维持平衡，但在闭眼后即表现摇晃不定。

13. B【解析】一侧内囊病变可造成病灶对侧上下肢偏瘫、病灶对侧中枢性面瘫，病灶对侧偏身感觉障碍及病灶对侧偏盲，谓之“三偏”综合征。

14. B【解析】动眼神经支配除上斜肌和外直肌以外的所有眼外肌肉和瞳孔括约肌，该病例是典型左动眼神经麻痹的表现。动眼神经麻痹完全损害时表现参见 A1 型题第 181 题解析。

15. D【解析】脑桥腹外侧部损害时，可出现脑桥腹外侧综合征，主要累及展神经、面神经、锥体束、脊髓丘脑束和内侧丘系。主要表现为：①病灶侧眼球不能外展（展神经麻痹）及口角下垂并歪向健侧等周围性面神经麻痹表现（面神经核损害）。②对侧中枢性偏瘫（锥体束损害）。③对侧偏身感觉障碍（内侧丘系和脊髓丘脑束损害）。所以患者的病变在右侧脑桥。

16. C【解析】锥体外系损伤后主要表现为肌张力变化和不自主运动两大类症状。苍白球和黑质病变多表现为运动减少和肌张力增高，如帕金森病。题中患者表现为慌张步态，即行走时起步困难，第一步不能迅速迈出，开始行走后，步履缓慢，后逐渐速度加快，小碎步前进，双上肢自然摆臂减少，停步困难，极易跌倒。慌张步态是帕金森病的典型症状之一。

17. D【解析】参见 A1 型题第 37 题解析。

18. C【解析】小脑半球损害时，因辨距不良，指鼻试验常出现手指超过目标，或在未达到目标即停止，亦可在接近鼻尖时动作缓慢，或出现意向性震颤；跟膝胫试验时，抬腿及足跟触膝出现辨距不良和意向性震颤，下移时摇晃不稳；轮替试验时，小脑损伤出现动作缓慢、笨拙、无节奏。当要求轮替动作加快时，更为明显；误指试验时，小脑半球损伤患者仅同侧上肢向患侧偏斜。所以该患者病变在左小脑半球。

19. A【解析】参见 A1 型题第 71 题解析。

20. E【解析】脊髓横贯性损害多见于急性脊髓炎及脊髓压迫症。主要症状为受损平面以下各种感觉缺失，上运动神经元瘫痪及括约肌障碍等。急性期往往出现脊髓休克症状，包括损害平面以下弛缓性瘫痪、肌张力减低、腱反射减弱、病理反射阴性及尿潴留。

21. B【解析】由题干可以判断，患者为前核间性眼肌麻痹。前核间性眼肌麻痹的病变位于内侧纵束上行纤维。表现为两眼向病变对侧注视时，患眼不能内收，对侧眼球外展时伴有眼震，辐辏反射正常。由于双侧内侧纵束受损，出现双眼均不能内收。

22. C【解析】延髓上段的背外侧区病变时，可出现延髓背外侧综合征。主要表现如下。①眩晕、恶心、呕吐及眼震（前庭神经核损害）。②病灶侧软腭、咽喉肌瘫痪，表现为吞咽困难、饮水呛咳、构音障碍、同侧软腭低垂及咽反射消失（疑核及舌咽、迷走神经损害）。③病灶侧共济失调：绳状体及脊髓小脑束、部分小脑半球损害。④Horner 综合征：交感神经下行纤维损害。⑤交叉性感觉障碍：即同侧面部痛温觉缺失（三叉神经脊束核损害），对侧偏身痛温觉减退或丧失（脊髓丘脑侧束损害）。故该患者的损害部位应为延髓背外侧。

23. C【解析】上丘脑的病变常见于松果体肿瘤，可出现由肿瘤压迫中脑四叠体而引起的帕里诺综合征，可表现为眼球垂直同向运动障碍，特别是向上的凝视麻痹（上丘受损），根据题干所述，最可能的定位诊断是松果体区占位。

24. A【解析】展神经麻痹表现为患侧眼球内斜视，外展运动受限或不能，伴有复视。题中患者为左眼内斜，故病变部位可能位于左展神经。

三、A3/A4 型题

1. A【解析】内囊是感觉、运动等传导束的集中地，损伤时出“三偏”综合征，即偏瘫、偏身感觉障碍和偏盲，多见于急性脑血管病。

2. E【解析】巴比妥中毒、海洛因中毒及有机磷农药中毒伴瞳孔缩小。

3. D【解析】患者近来因更换降糖药，且进食不规律，可能因低血糖而昏迷。低血糖昏迷常伴有瞳孔散大。

4. A【解析】入院后首先需做 EEG 加头颅 MRI 检查。临床上判断是否是癫痫的辅助办法就是进行脑电图（EEG）、CT 或者是进行磁共振检查依照结果来辅助判定。

5. C【解析】题中患者除癫痫外，还需要与短暂性脑缺血发作（TIA）进行鉴别。TIA 多见于老年人，常有动脉硬化、冠心病、高血压、糖尿病等病史，临床症状多为缺失症状（感觉丧失或减退、肢体瘫痪）、肢体抽动不规则，也无头部和颈部的转动，症状常持续 15 分钟到数小时，脑电图无明显痫性放电；而癫痫见于任何年龄，以青少年为多，前述危险因素不突出，癫痫多为刺激症状（感觉异常、肢体抽搐），发作持续时间多为数分钟，极少超过半小时，脑电图上多有痫性放电。

6. A【解析】癫痫药物治疗的目的之一是控制发作或最大限度地减少发作次数。题中患者每年发作 1~2 次，故最妥当的处理措施是不用抗癫痫药，嘱其随访。

四、B 型题

1. C【解析】在延髓背面下部，脊髓的薄束、楔束向上延伸，分别扩展为膨隆的薄束结节和楔束结节，其深面有薄束核和楔束核，它们是薄束、楔束终止的核团。

2. A【解析】参见 A1 型题第 155 题解析。

3~4 C、D【解析】感觉传导束在髓内的排列不尽相同。脊髓丘脑侧束的排列由内向外依次为来自颈、胸、腰、骶的纤维；薄束和楔束位于后索，薄束在内，楔束在外，由内向外依次由来自骶、腰、胸、颈的纤维排列而成。

5~6 D、D【解析】参见 A1 型题第 139 题解析。

7~9 C、D、E【解析】深反射的节段定位见表 1-3。

表 1-3 深反射的节段定位

反射	检查法	反应	肌肉	神经	节段定位
下颌反射	轻叩微张的下颌中部	下颌上举	咀嚼肌	三叉神经下颌支	脑桥
肩胛反射	叩击两肩胛间	肩胛骨向内移动	大圆肌、肩胛下肌	肩胛下神经	$C_5 \sim C_6$
肱二头肌反射	叩击置于肱二头肌肌腱上的检查者的手指	肘关节伸直	肱二头肌	肌皮神经	$C_5 \sim C_6$
肱三头肌反射	叩击鹰嘴上方肱三头肌肌腱	肘关节伸直	肱三头肌	桡神经	$C_6 \sim C_8$
桡骨膜反射	叩击桡骨茎突	肘关节屈曲、旋前和手指屈曲	桡肌、肱三头肌、旋前肌、肱二头肌	正中神经、桡神经、肌皮神经	$C_5 \sim C_8$

续 表

反射	检查法	反应	肌肉	神经	节段定位
膝反射	叩击膝盖下髌韧带	膝关节伸直	股四头肌	股神经	$L_2 \sim L_4$
跟腱反射	叩击跟腱	足向跖面屈曲	腓肠肌	坐骨神经	$S_1 \sim S_2$
Hoffmann 征	弹刮中指指盖	其余各指屈曲	指深屈肌	正中神经	$C_7 \sim T_1$
Rossolimo 征	叩击足趾基底部跖面	足趾向跖面屈曲	足底肌	胫神经	$L_5 \sim S_2$

10~11 C、E【解析】中央前回处皮质为运动中枢，刺激性病灶产生对侧上肢、下肢或面部的抽搐（Jackson 癫痫），也可出现癫痫发作，故受损以瘫痪为主。中央前回上部受损，可引起对侧下肢瘫痪；下部受损，可引起对侧面、舌及上肢瘫痪。

12~13 B、D【解析】中央后回为皮质感觉中枢，故受损以感觉障碍为主。中央后回上部受损，可引起对侧下肢感觉障碍；中央后回下部受损，可引起对侧面、舌及上肢感觉障碍。

14. A【解析】旁中央小叶损害特殊记忆，产生痉挛性截瘫、尿潴留和传导束性感觉障碍。

15. C【解析】椎动脉的主要分支如下。①脊髓前、后动脉：脊髓前动脉起源于两侧椎动脉的颅内部分，在达延髓的锥体交叉处合成一条，沿脊髓前正中裂下行；脊髓后动脉起源于同侧椎动脉颅内部分，左右各一根，沿脊髓全长后外侧沟下行，分支主要供应脊髓横断面后 1/3 区域，包括脊髓后角的其余部分、后索和侧索后部。②小脑下后动脉：为椎动脉的最大分支，供应小脑底面后部和延髓后外侧部，该动脉行程弯曲易发生血栓，引起交叉性感觉障碍和小脑性共济失调。

16. A【解析】颈内动脉的主要分支有眼动脉、后交通动脉、脉络膜前动脉、大脑前动脉、大脑中动脉。其中，大脑前动脉在视神经上方由颈内动脉分出，皮质支分布于顶枕沟以前的半球内侧面、额叶底面的一部分和额、顶两叶上外侧面的上部，中央支供应尾状核、豆状核前部和内囊前肢。

17. D【解析】见表 1-3。

18~19 E、B【解析】浅反射的节段定位参见表 1-4。

表 1-4 浅反射的节段定位

反射	检查法	反应	肌肉	神经	节段定位
角膜反射	轻触角膜	闭眼	眼轮匝肌	三叉、面神经	脑桥
咽反射	轻触咽后壁	软腭上举和呕吐	诸咽喉肌	舌咽、迷走神经	延髓

续　表

反射	检查法	反应	肌肉	神经	节段定位
上腹壁反射	划过腹部上部皮肤	上腹壁收缩	腹横肌	肋间神经	$T_7 \sim T_8$
中腹壁反射	划过腹部中部皮肤	中腹壁收缩	腹横肌	肋间神经	$T_9 \sim T_{10}$
下腹壁反射	划过腹部下部皮肤	下腹壁收缩	腹斜肌	肋间神经	$T_{11} \sim T_{12}$
提睾反射	刺激火腿上部内侧皮肤	睾丸上举	提睾肌	生殖股神经	$L_1 \sim L_2$
跖反射	轻划足底外侧	足趾及足向跖面屈曲	趾屈肌	坐骨神经	$S_1 \sim S_2$
肛门反射	轻划或针刺肛门附近	肛门外括约肌收缩	肛门括约肌	肛尾神经	$S_4 \sim S_5$

20. A【解析】$C_8 \sim L_2$侧角是脊髓交感神经中枢，受损出现血管舒缩功能障碍、泌汗障碍和营养障碍等，$C_8 \sim T_1$病变时产生 Horner 征，表现为眼裂缩小、眼球轻微内陷、瞳孔缩小或伴同侧面部少汗或无汗。

21~23 B、D、E【解析】在 3 个月的胎儿，脊髓与脊柱尚等长，以后脊椎生长快，脊髓生长慢，由此导致脊髓和脊柱的长度不一致，脊髓比脊柱短，成年人脊髓全长 42~45cm，仅相当于椎管全长的 2/3。脊髓圆锥末端的位置相当于第 1 腰椎下缘或第 2 腰椎上缘水平，因此脊髓各节段的位置比相应的脊椎为高，成年人脊髓节段与椎骨的对应关系为：①$C_1 \sim C_4$脊髓节段：平相应同序数椎骨。②$C_5 \sim T_4$脊髓节段：比相应颈椎、胸椎高出一个椎骨。③$T_5 \sim T_8$脊髓节段：比相应的胸椎高出两个椎骨。④$T_9 \sim T_{12}$脊髓节段：比相应的胸椎高出三个椎骨。⑤整个腰髓节段：相当于第 10~11 胸椎水平。⑥整个骶髓节段：相当于第 12 胸椎和第 1 腰椎水平。

24. B【解析】参见 A1 型题第 163 题解析。

25. E【解析】交叉性痛温觉障碍是延髓背外侧综合征的表现之一，是由于延髓上段的背外侧区病变引起的。

26. C【解析】位置觉来自于深感觉。参见 A1 型题第 163 题解析。

27~28 C、B【解析】脑桥旁正中动脉受累，可出现 Foville 综合征，临床表现为病侧面神经麻痹和向病侧之水平性凝视麻痹以及对侧中枢性偏瘫；脑桥腹外侧部综合征（Millard-Gubler）主要累及展神经、面神经，表现为病灶侧眼球不能外展及周围性面神经麻痹，对侧中枢性偏瘫，以及对侧偏身感觉障碍。

29. B【解析】根据人对言语和疼痛刺激的反应程度，意识的表现形式有清醒、嗜睡、昏睡、昏迷、去皮质综合征。闭锁综合征不属于意识障碍。闭锁综合征时患者意识清醒。

30. A【解析】嗜睡是意识障碍的早期表现，为持续性病理性睡眠状态，能被轻刺激或言语所唤醒，醒后能回答问题，并能配合体格检查，但刺激一停止，就很快入睡。

31. E【解析】临床上常用的浅反射参见 A1 型题第 10 题解析。选项 E 的“瞳孔对光反射”属于神经反射。

32. E【解析】在视觉径路中，尚有光反射纤维，在外侧膝状体的前方离开视束，经上丘臂进入中脑上丘和顶盖前区，与两侧动眼神经副核联系，司瞳孔对光反射。

33. A【解析】舌咽神经特殊内脏感觉纤维的胞体位于下神经节，中枢突止于孤束核，周围突分布于舌后1/3味蕾，传导味觉。

34. D【解析】参见A1型题第106题解析。

35. A【解析】舌咽神经的副交感纤维为一般内脏运动纤维，起自下泌涎核，经鼓室神经、岩浅小神经，终止于耳神经节，其节后纤维分布于腮腺，司腮腺分泌。

36~40 A、B、C、D、E【解析】肌力的评价采用0~5级的分级法（括号内的“%”表示保存的肌力）。①0级（0）：肌肉完全不能收缩。②1级（10%）：肌肉可收缩，但不能使肢体移动。③2级（25%）：肢体可在床上做自主运动，但不能做对抗地心引力的抬起动作。④3级（50%）：肢体可抗地心引力，抬离床面，但不能克服外加阻力。⑤4级（75%）：能做抗阻力的运动，但较正常差。⑥5级（100%）：正常肌力。

五、X型题

1. ABCDE【解析】正常的随意运动是在大脑皮质、基底核、前庭系统、深感觉及小脑的共同参与下完成的。

2. ACDE【解析】小脑损害最主要的症状为共济失调。小脑蚓部损害时，肢体共济失调及眼震很轻或不明显，肌张力常正常，言语障碍常不明显。小脑半球损害时，常有水平性或旋转性眼震，眼球向病灶侧注视时震颤更加粗大，往往出现小脑性语言；还可有辨距不良，表现为小脑半球损伤患者，病变侧手掌翻转过度，内收的拇指朝向下方。小脑损伤患者的言语，由于构音肌肉运动不协调而出现共济失调性构音困难，表现为吐音不清，音量大小不等、强弱不同，呈呐吃样或暴发性言语，或断缀性的吟诗状言语。所以选项B错误。

3. ABCD【解析】癫痫患者特征性脑电图波形包括棘波、尖波、棘-慢波、尖-慢波和多棘-慢波。不包括慢波。

4. ABCDE【解析】参见A2型题第1题解析。

5. ACDE【解析】选项B“提睾反射”属于浅反射。参见A1型题第260题解析。

6. AB【解析】额叶内侧面病变以大脑前动脉闭塞和矢状窦旁脑膜瘤多见。额叶底面病变以额叶底面的挫裂伤、嗅沟脑膜瘤和蝶骨嵴脑膜瘤较为多见。中央前回病变见于额叶外侧面病变。

7. ABCE【解析】痉挛性偏瘫可引起偏瘫步态，痉挛性截瘫可引起截瘫步态，躯干共济失调可引起醉酒样步态，腓总神经麻痹可引起跨阈步态。

8. ABCE【解析】不自主运动是不受主观意志支配的、无目的的异常运动，主要见于锥体外系病变。不自主运动主要包括痉挛发作、震颤、舞蹈样动作、手足徐动症、扭转痉挛、偏身投掷运动、抽动症。但锥体外系统病变不会导致幻听。

9. ABCE【解析】丘脑病变可产生丘脑综合征，主要为对侧感觉缺失和（或）刺激症状，对侧不自主运动，并可有情感与记忆障碍。丘脑外侧核群尤其是腹后外侧核和腹后内侧核受损产生对侧偏身感觉障碍，各种感觉均发生障碍，深感觉和精细触觉障碍重于浅感觉。所以，选项 D 错误。

10. ACDE【解析】自主神经反射检查的内容包括卧立位试验、竖毛试验、眼心反射、皮肤划痕试验。

11. ABCE【解析】握持反射是新生儿无条件反射的一种，是一种原始反射，属于额叶释放反射。握持反射在出生后第 5 周达到最强的程度，3~4 个月时消失，以自主抓握取代。超过 4 个月仍有此反射则提示有弥漫性脑损害。所以选项 D 错误。

12. BCDE【解析】脊髓是中枢神经系统组成部分之一，是脑干向下延伸的部分，全长 42~45cm，上端于枕骨大孔处与延髓相接，下端至第 1 腰椎下缘，占据椎管的上 2/3。所以选项 C 错误。脊髓自上而下发出 31 对脊神经，与此相对应，脊髓也分为 31 个节段。所以选项 A 正确。侧角见于胸髓和上腰髓及骶髓第一到第三节段的横切面上，为侧柱的横断面。所以选项 B 错误。脊髓表面有 6 条纵行的沟裂，前正中裂深达脊髓前后径的 1/3，后正中裂伸入脊髓，将后索分为对称的左右两部分，前外侧沟与后外侧沟左右各一，脊神经前根由前外侧沟离开脊髓，后根由后外侧沟进入脊髓。所以选项 D 错误。在新生儿，下端平第 3 腰椎下缘。所以选项 E 错误。

13. ACD【解析】脊髓是中枢神经系统的低级中枢，由白质和灰质组成。灰质呈灰红色，主要由神经细胞核团和部分胶质细胞组成，横切面上呈蝴蝶形或“H”形居于脊髓中央，其中心有中央管；白质主要由上下行传导束及大量的胶质细胞组成，包绕在灰质的外周。所以选项 A、D 正确，选项 B 错误。脊髓的灰质可分为前部的前角、后部的后角及 C_8~L_2和 S_2~S_4的侧角。中间带位于前角与后角之间。所以选项 C 正确，选项 E 错误。

14. ABC【解析】脊髓的动脉血液供应主要有 3 个来源：脊髓前动脉、脊髓后动脉、根动脉。所以选项 A、B、C 正确。根前静脉和根后静脉为脊髓静脉的血液供应来源。

15. ACDE【解析】①楔束：位于后索的外侧部（即薄束的外侧）。在脊髓表面以后中间沟为界，将楔束和薄束分开。楔束由来自第 6 胸节以上的脊神经后根内侧部的纤维组成，止于延髓的楔束核。主要传导同侧躯干上部和上肢的本体感觉和触觉、压觉冲动。②薄束：位于后索的内侧部（即楔束的内侧）。薄束贯穿脊髓后索全长，由来自第 6 胸节以下的脊神经后根内侧部的纤维组成，止于延髓的薄束核。主要传导同侧躯干下部和下肢的本体感觉和触觉、压觉冲动。所以选项 A、C、D、E 均错误。

16. ABDE【解析】延髓腹侧面有与脊髓相同的前正中裂，裂的上部两侧有一对纵行隆起，称锥体，内有皮质脊髓束通过。所以选项 A 正确。中脑的背侧面有上、下两对隆起，上方的一对称上丘，是视觉反射中枢；下方的一对称下丘，是听觉反射中枢。所以选项 B 正确。脑桥基底部正中有一纵行的浅沟，称基底沟，有基底动脉通过。所以选项 C 错误。

中脑腹侧面有两个粗大的柱状结构称大脑脚，故大脑脚属于中脑。所以选项 D 正确。第四脑室是位于延髓、脑桥和小脑之间的室腔，其底称菱形窝，由延髓的上部及脑桥的背侧面形成。所以选项 E 正确。

17. ABCE【解析】动眼神经由中脑脚间窝出脑，在大脑后动脉与小脑上动脉之间穿过，向前与后交通动脉伴行，穿过海绵窦之侧壁经眶上裂入眶，支配上睑提肌、上直肌、内直肌、下斜肌、下直肌。上斜肌由滑车神经支配。故选项 D 错误。

18. ABDE【解析】浅感觉的检查方法如下。①痛觉：用针或竹签轻刺皮肤，请患者回答痛或不痛。②触觉：用棉花束或毛笔接触皮肤，请患者在感受接触时说“有”或“无”。③温度觉：用装有冷水（5~10℃）及热水（40~45℃）的试管分别接触皮肤，请患者辨别冷、热。振动觉属于深感觉的检查内容。

19. BCDE【解析】复合感觉又称皮质感觉，指大脑顶叶皮质对深浅感觉分析、比较、整合而形成的实体觉、图形觉、两点辨别觉、定位觉和重量觉等。振动觉属于深感觉的检查内容。

20. ABCD【解析】Wallenberg 综合征又称延髓背外侧综合征。参见 A2 型题第 22 题解析。

21. ACDE【解析】脑干传导束为脑干内的白质，包括深浅感觉传导束、锥体束、锥体外通路及内侧纵束等。

22. ABCE【解析】脊髓后动脉损害为供应脊髓后 1/3 区域的脊髓后动脉闭塞所致，主要表现为病变水平以下的深感觉障碍，痛温觉及肌力保存，括约肌功能常不受累。

23. ABCE【解析】一侧胸髓损害时，病变平面以下各种感觉缺失，双下肢呈上运动神经元瘫痪（截瘫）、括约肌障碍、受损节段常伴有束带感。脊髓前角的运动神经元发出的轴突直接穿过脊髓前外侧，向对侧和同侧周围肌肉传导运动信号，因此单侧胸髓损害不会引起对侧下肢周围性瘫痪。所以选项 D 错误。脊髓损害不会对同侧下肢的周围神经和肌肉产生影响，但由于单侧脊髓损害会影响同侧肢体深感觉信息的传递，从而可能导致同侧下肢运动和姿势调节的异常。

24. ABCD【解析】参见 A2 型题第 22 题解析。

25. ABCE【解析】参见 A1 型题第 143 题解析。

26. BCDE【解析】失用症是顶下小叶（缘上回和角回）病变的表现之一，是指肢体动作的运用障碍。包括结构性失用症、观念性失用症、运动性失用症及观念运动性失用症等。

27. ABCD【解析】视神经萎缩表现为视力减退或消失，瞳孔扩大，对光反射减弱或消失。视神经萎缩可分为原发性和继发性。原发性视神经萎缩表现为视盘苍白而界限清楚，筛板清晰，常见于视神经受压、球后视神经炎、多发性硬化及变性疾病等；继发性视神经萎缩表现为视盘苍白，边界不清，不能窥见筛板，常见于视盘水肿及视盘炎的晚期。外侧膝状体后和视辐射的病变不出现视神经萎缩。所以选项 E 错误。

28. ABCE【解析】核性眼肌麻痹是指脑干病变（血管病、炎症、肿瘤）致眼球运动神经核（动眼、滑车和展神经核）损害所引起的眼球运动障碍。核性眼肌麻痹有以下三个特点。①双侧眼球运动障碍：动眼神经核紧靠中线，病变时常为双侧动眼神经核的部分受累，引起双侧眼球运动障碍。②脑干内邻近结构的损害：展神经核病变常损伤围绕展神经核的面神经纤维，故同时出现同侧的周围性面神经麻痹；同时累及三叉神经和锥体束，出现三叉神经麻痹和对侧偏瘫。③分离性眼肌麻痹：核性眼肌麻痹可表现为个别神经核团选择性损害，如动眼神经核亚核多且分散，病变时可仅累及其中部分核团而引起某一眼肌受累，其他眼肌不受影响，称为分离性眼肌麻痹。所以选项 D 错误。

29. ACDE【解析】霍纳综合征是由于颈上交感神经径路损害所致，表现为病变侧瞳孔缩小、眼球内陷、眼裂变小、面部少汗。

30. ABCD【解析】选项 E“扭转痉挛”见于基底核病变。参见 A1 型题第 131 题解析。

31. BCDE【解析】深感觉传导通路由三级神经元组成，第一级神经元位于脊神经节内，周围突分布于躯干、四肢的肌肉、肌腱、骨膜、关节等处的深部感受器。

32. BCDE【解析】参见 A2 型题第 3 题解析。

33. ABCD【解析】前角损害呈节段性下运动神经元瘫痪，表现为病变前角支配的肌肉萎缩、腱反射消失、无感觉障碍和病理反射，常伴有肌束震颤，肌电图上出现巨大综合电位。

34. ABCD【解析】参见 X 型题第 27 题解析。

35. ABDE【解析】刺激角膜通过以下通路引起闭眼反应：角膜→三叉神经眼支→三叉神经半月神经节→三叉神经感觉主核→两侧面神经核→面神经→眼轮匝肌（出现闭眼反应）。

36. ABDE【解析】瞳孔对光反射传导径路为：光线→视网膜→视神经→视交叉→视束→中脑顶盖前区→两侧 E-W 核→动眼神经→睫状神经节→节后纤维→瞳孔括约肌。因司瞳孔对光反射的纤维不进入外侧膝状体，所以外侧膝状体不参与瞳孔对光反射传导。

37. ABCD【解析】内囊后肢位于丘脑与豆状核之间，依前后顺序分别为皮质脊髓束（支配上肢者靠前，支配下肢者靠后）、丘脑至中央后回的丘脑皮质束（丘脑中央辐射），其后为听辐射、颞桥束、丘脑后辐射和视辐射等。

38. ABCE【解析】周围性面神经麻痹张口时口角歪向健侧。所以选项 D 错误。其临床表现参见 A1 型题第 71 题解析。

39. ABDE【解析】脑干反射可通过睫脊反射、角膜反射、反射性眼球运动等脑干反射来判断是否存在脑干功能损害，其中反射性眼球运动包括头眼反射（玩偶眼试验）和眼前庭反射两种检查方法。选项 C“眼心反射”属于自主神经反射的检查方法。

40. ACDE【解析】神经系统疾病的诊断包括定位诊断（病变部位诊断）和定性诊断（病因诊断）两个部分，两者缺一不可。临床医师根据解剖学、生理学和病理学知识及辅助检查结果对症状进行分析，推断其发病部位，称为定位诊断；在此基础上确定病变的性质和原因，这一过程称为定性诊断。定位诊断是诊断神经系统疾病的第一步，正确完成定位诊断取决于三个因素：①对神经系统解剖、生理和病理的理解。②对这些结构病损后症状的掌握。③临床基本功的扎实运用。完全依靠影像学检查结果进行定位有时反而会导致错误结论。

41. ABCD【解析】神经系统疾病诊断有 3 个步骤。①详细的临床资料：即询问病史和体格检查，着重神经系统检查；进行相关的辅助检查。②定位诊断：用神经解剖生理等基础理论知识来分析、解释有关临床资料，确定病变发生的解剖部位。③定性诊断：联系起病形式、疾病的发展和演变过程、个人史、家族史、临床检查资料，综合分析，筛选出初步的病因性质。

42. BCDE【解析】岛叶的功能与内脏感觉和运动有关。刺激人的岛叶可以引起内脏运动改变，如唾液分泌增加、恶心、呃逆、胃肠蠕动增加和饱胀感等。岛叶损害多引起内脏运动和感觉障碍。

43. BE【解析】传导性耳聋是由中耳和（或）外耳病变引起，如急慢性中耳炎或耳硬化症等。Rinne 试验骨导大于气导，Weber 试验音响偏向患侧。神经性耳聋 Rinne 试验气导大于骨导，Weber 试验音响偏向健侧。

44. ABC【解析】脊髓后角是脊髓灰质中的一个区域，位于脊髓后侧。后角内含有大量的胶状物质，这种物质对于过滤和调节神经冲动至关重要。另外，后角还与浅感觉传导有关，包括痛觉、温度觉、轻触觉、压力觉等感觉信息，这些信息主要由后根神经纤维输入到后角中，然后通过上行通路传输到大脑皮质。后角主要接受后根的传入纤维，其中包括携带痛觉、温度觉、压力觉等感觉信息的小径神经纤维和携带触觉、位置感等感觉信息的大径神经纤维。因此，选项 D 错误。后角中也包含一些运动神经元，但数量较少。这些运动神经元主要与深部肌腱反射有关，不参与直接控制肌肉的运动。因此，选项 E 错误。

45. ABCD【解析】C_1 ~ C_4脊髓节段平相应同序数椎骨。所以选项 E 错误。

46. ABCD【解析】真性球麻痹是指下运动神经元性延髓麻痹，是延髓的疑核、舌下神经核或下运动神经元神经（舌咽神经、迷走神经）损害所致。假性球麻痹的病损部位是双侧皮质脑干束。

47. AC【解析】浅感觉为皮肤、黏膜感觉，如痛觉、温度觉和触觉；深感觉是来自肌肉、肌腱、骨膜和关节的本体感觉，如运动觉、位置觉和震动觉。脊髓半侧损害可引起脊髓半切综合征，又称布朗-赛夸（Brown-Sequard）综合征，主要特点是病变节段以下同侧上运动神经元瘫痪、深感觉障碍、精细触觉障碍及血管舒缩功能障碍、同侧肢体硬瘫、对侧痛温觉障碍，而两侧粗触觉均保留。由于后角细胞发出的纤维先在同侧上升 1 ~ 2 个节段后，再经白质前连合交叉至对侧组成脊髓丘脑束，故对侧传导束性感觉障碍平面较脊髓损害节段水平低。故损伤平面以下会出现右侧本体感觉丧失，左侧痛温觉丧失。

48. BCE【解析】脊髓丘脑束内的纤维排列是有定位规律的，从内至外分别是颈、胸、腰、骶。所以，当脊髓外肿瘤时，肿瘤对脊髓的压迫首先是出现骶腰神经分布区的痛温觉障碍，并随肿瘤的发展逐步影响到胸和颈，即痛温觉障碍的进展是自病变节段由下向上发展。相反，当为髓内肿瘤时，痛温觉障碍的进展是自病变节段由上向下发展。深感觉障碍的进展与以上相反。

49. ACE【解析】参见 X 型题第 47 题解析。

50. CE【解析】后根型感觉障碍为单侧节段性感觉障碍，感觉障碍范围与神经根的分布一致。常伴有剧烈的放射性疼痛（神经痛），如腰椎间盘脱出、髓外肿瘤等。

51. ABC【解析】三叉神经感觉纤维的中枢突进入脑桥后，深感觉纤维终止于三叉神经中脑核；触觉纤维终止于三叉神经脑桥核；痛温觉纤维沿三叉神经脊束下降，终止于三叉神经脊束核。三叉神经脊束核是脊髓后角背侧结构向上的延续，位于延髓和脑桥下部的外侧区。

52. ABC【解析】迷走神经的解剖结构及生理功能如下。①感觉纤维：一般躯体感觉纤维，胞体位于上神经节（颈静脉神经节）内，中枢突止于三叉神经脊束核，周围突分布于外耳道、耳廓凹面的一部分皮肤（耳支）及硬脑膜；一般内脏感觉纤维，胞体位于下神经节（结状神经节）内，中枢突止于孤束核，周围突分布于咽、喉、食管、气管及胸腹腔内诸脏器。②特殊内脏运动纤维：起自疑核，由橄榄体的背侧出延髓，经颈静脉孔出颅，支配软腭、咽及喉部的横纹肌。③副交感纤维：为一般内脏运动纤维，起自迷走神经背核，其纤维终止于迷走神经丛的副交感神经节，发出的节后纤维分布于胸腹腔诸脏器，控制平滑肌、心肌和腺体的活动。

53. CD【解析】孤束核是一般内脏感觉纤维和味觉纤维的终止核。所以选项 A 错误。孤束核接受面神经、迷走神经和舌咽神经的纤维。这些纤维组成孤束。孤束核围绕在孤束周围。所以选项 B 错误。孤束是由膝神经节和下神经节的中枢突组成。所以选项 C 正确。第Ⅶ、Ⅸ、Ⅹ对脑神经的味觉纤维，各终止于孤束核的不同高度。第Ⅶ、Ⅸ对脑神经止于核的上部，第Ⅹ对脑神经止于核的下部。所以选项 D 正确。自孤束核发出的味觉传导纤维直接进入网状结构。所以选项 E 错误。

54. ABCD【解析】由于来自后角的痛温觉纤维在白质前连合处交叉，该处病变可产生双侧对称的分离性感觉障碍，痛温觉减弱或消失，触觉保留。所以选项 A 正确。侧索型感觉障碍因影响了脊髓丘脑侧束，表现为病变对侧平面以下痛温觉缺失而触觉和深感觉保存（分离性感觉障碍）。所以选项 B、D 正确。后角损害表现为损伤侧节段性分离性感觉障碍，出现病变侧痛温觉障碍，而触觉和深感觉保存。所以选项 C 正确。后根型感觉障碍为单侧节段性感觉障碍，不出现分离性感觉障碍。

55. ACDE【解析】位于脑桥内侧的脑神经核有位听神经核、面神经核、展神经核、三叉神经核。所以选项 ACDE 正确。选项 B“疑核”属于位于延髓内部的脑神经核。位于延髓内部的脑神经核团还有舌下神经核、副神经核、迷走神经背核、孤束核以及三叉神经脊束核。

56. ABCE【解析】由于脊髓半切综合征患者的一侧骶神经尚完整，故大小便功能仍正常。所以选项 D 错误。参见 A1 型题第 74 题解析。

57. AE【解析】位于中脑的脑神经核有动眼神经核和滑车神经核。动眼神经核位于中脑上丘，滑车神经核位于中脑动眼神经核下端、四叠体下丘的导水管周围腹侧灰质中。

58. CDE【解析】上泌涎核和下泌涎核均属于一般内脏运动核。参见 A1 型题第 268 题解析。

59. BD【解析】脑干中的特殊躯体感觉核有前庭神经核、蜗神经核。所以选项 B、D 正确。三叉神经中脑核和三叉神经脑桥核均属于一般躯体感觉核。孤束核属于一般内脏感觉核。

60. ABC【解析】深感觉的检查方法包括运动觉、位置觉和振动觉。定位觉是复合感觉的检查方法。触觉是浅感觉的检查方法。

61. ABC【解析】参见 A1 型题第 106 题解析。

62. ACE【解析】下运动神经元瘫痪的病变不一定在周围神经，也可能在中枢神经系统。所以选项 B 错误。下运动神经元瘫痪的特点为肌张力降低，腱反射减弱或消失，肌萎缩，无病理反射。瘫痪范围局限于个别肌群。

63. ACE【解析】面神经丘位于脑桥被盖部，紧靠髓纹上方的部位，是一较明显的圆形隆凸，内侧隐藏展神经核及面神经膝。展神经自此神经核发出，面神经绕展神经核行走。

64. BE【解析】横贯性颈膨大（$C_5 \sim T_2$）病变引起两上肢呈下运动神经元瘫痪，两下肢呈上运动神经元瘫痪。病灶平面以下各种感觉缺失，可有括约肌障碍，可有肩部和上肢的放射性痛，大小便障碍。

65. ABE【解析】双侧皮质延髓束损害导致咽喉部肌肉和声带的麻痹为假性球麻痹，表现为说话带鼻音、声音嘶哑和言语缓慢。由于唇、舌、齿功能受到影响，以及发音时鼻腔漏气，致使辅音发音明显不清晰，常伴有吞咽困难、饮水呛咳、咽反射亢进和强哭强笑等。真性球麻痹与假性球麻痹的鉴别见表 1-5。

表 1-5　真性球麻痹与假性球麻痹的鉴别

特征	真性球麻痹	假性球麻痹
病变部位	舌咽神经、迷走神经（一侧或两侧）	双侧皮质脑干束
下颌反射	消失	亢进
咽反射	消失	存在
强哭强笑	无	有

续 表

特征	真性球麻痹	假性球麻痹
舌肌萎缩	可有	无
双锥体束征	无	常有

66. ADE【解析】与面神经有关的脑神经核有面神经核、上泌涎核和孤束核。三叉神经运动核与三叉神经有关。下泌涎核与舌咽神经有关。

67. BD【解析】叩膝反射的检查方法：患者平卧，肢体放松，下肢膝关节约屈曲成120°，检查者用左手或前臂托住其腘部，足跟接触床面；坐位时，两小腿自然下垂，用叩诊锤叩击股四头肌肌腱，反应为股四头肌收缩，小腿伸直。

68. BCD【解析】脑桥下缘借横行的延髓脑桥沟与延髓分界，沟内自内向外排列有展神经、面神经和前庭蜗神经。

69. ABCE【解析】小脑在前方借三对小脑脚与脑干背面相连接，起于脊髓和下橄榄核的小脑下脚位于中脚内侧。所以选项 A、B 正确。小脑的中央为小脑蚓部，两侧为小脑半球。根据小脑表面的沟和裂，小脑分为三个主叶，即绒球小结叶、前叶和后叶。所以选项 E 正确。在两侧小脑半球白质内各有四个小脑核，由内向外依次为顶核、球状核、栓状核和齿状核。所以选项 C 正确。第四脑室位于延髓、脑桥和小脑之间，第四脑室底为菱形窝，由脑桥和延髓背面下陷而成。所以选项 D 错误。

70. ABCD【解析】脑核又称为小脑中央核，小脑皮质下为白质（小脑髓质）。在两侧小脑半球白质内各有四个小脑核，由内向外依次为顶核、球状核、栓状核和齿状核。顶核在发生学上最为古老，齿状核是四个核团中最大的一个。

71. BCD【解析】辐辏及调节反射是指注视近物时双眼会聚（辐辏）及瞳孔缩小（调节）的反射，其传导径路可能是：视网膜→视神经→视交叉→视束→外侧膝状体→枕叶距状裂皮质→额叶→皮质桥延束→动眼神经 E-W 核和正中核→沿动眼神经→瞳孔括约肌、睫状肌（司调节反射）→双眼内直肌（司辐辏反射）。面神经和眼轮匝肌参与角膜反射通路。

72. ABCD【解析】神经干型感觉障碍表现为受损害的某一神经干分布区内各种感觉均减退或消失，如桡神经麻痹、尺神经麻痹、腓总神经损伤和股外侧皮神经炎等单神经病。多发性神经病属于末梢型感觉障碍疾病。

73. ABC【解析】支配眼球运动的神经有三条，分别是动眼神经、滑车神经和展神经。动眼神经支配上直肌、下直肌、内直肌、下斜肌；滑车神经支配上斜肌；展神经支配外直肌。

74. ABC【解析】边缘叶由半球内侧面位于胼胝体周围和侧脑室下角底壁的一网弧形结构构成，包括隔区、扣带回、海马回、海马旁回和钩回。边缘叶与杏仁核、丘脑前核、下丘脑、中脑被盖、岛叶前部、额叶眶面等结构共同组成边缘系统。尾状核、豆状核、屏状核均是构成基底核的结构。

75. DE【解析】舞蹈症的特点是上肢比下肢重，远端比近端重，随意运动或情绪激动时症状加重，安静时症状减轻，入睡后症状消失。所以选项 A 错误。手足徐动症表现为上肢远端的游走性肌张力增高或降低，导致手腕及手指做缓慢交替性的伸屈动作。所以选项 B 错误。偏身投掷动作为一侧肢体猛烈的投掷样的不自主运动，运动幅度大，力量强，以肢体近端受累为主。所以选项 C 错误。扭转痉挛病变位于基底核，又称变形性肌张力障碍，表现为躯干和四肢发生的不自主的扭曲运动。躯干及脊旁肌受累引起的围绕躯干或肢体长轴的缓慢旋转性不自主运动是本症的特征性表现。颈肌受累时出现的痉挛性斜颈是本症的一种特殊局限类型。所以选项 D、E 正确。

76. ABCD【解析】参见 A1 型题第 178 题解析。

77. ACD【解析】颈内动脉在穿出海绵窦处发出眼动脉，供应眼部；发出动眼神经的运动纤维走向腹侧，经过红核组成动眼神经，由中脑脚间窝出脑，在大脑后动脉与小脑上动脉之间穿过，向前与后交通动脉伴行，穿过海绵窦侧壁经眶上裂入眶，支配上睑提肌、上直肌、内直肌、下斜肌、下直肌；展神经含运动纤维，起自脑桥中部被盖中线两侧的展神经核，其纤维从脑桥延髓沟内侧部出脑后，向前上方走行，越颞骨岩尖及鞍旁海绵窦的外侧壁，在颅底经较长的行程后，由眶上裂入眶，支配外直肌。

78. ABCDE【解析】额叶的主要功能与精神、语言和随意运动有关。其主要功能区包括皮质运动区、运动前区、皮质侧视中枢、书写中枢、运动性语言中枢、额叶前部。

79. BD【解析】瞳孔对光反射的传入神经是视神经，传出神经是动眼神经。角膜反射的传入神经为三叉神经眼支，传出神经为面神经。

80. BC【解析】硬膜外隙是硬脊膜与椎管内面的骨膜及黄韧带之间的狭窄腔隙，其内有疏松结缔组织、脂肪组织、淋巴管、椎内静脉丛，有脊神经根通过。不与下颅内相通，略呈负压，临床上可进行腰椎穿刺向此隙内注入麻醉药麻醉脊神经根。采用腰椎穿刺体位或通过骶孔、骶管裂孔，将麻醉药注入硬膜外隙，麻醉剂可在马尾的脊神经根穿出硬膜囊后，直接对其发挥作用。蛛网膜下腔阻滞麻醉是临床常用的一种麻醉方法，将局麻药注入到蛛网膜下腔，作用于脊神经根而使相应部位产生麻醉作用的方法。

81. ABC【解析】脊髓的反射功能是指脊髓固有的反射，即在脊髓内就能完成的反射活动，是较为简单的反射，包括躯体反射和内脏反射。前者指骨骼肌的反射活动，如牵张反射、屈曲反射和浅反射等；后者指一些躯体内脏反射、内脏内脏反射和内脏躯体反射，如竖毛反射、膀胱排尿反射和直肠排便反射等。

82. ABCE【解析】额上回后部病变可产生对侧上肢强握反射和摸索反射。所以选项 A、C 正确。优势侧额下回后部病变产生运动性失语。所以选项 B 正确。中央前回刺激性病变可导致对侧上下肢或面部的抽搐或继发全身性癫痫发作。所以选项 E 正确。枕叶中的视觉中枢病变才能出现视野缺损。

83. BDE【解析】额中回后部病变可产生看不懂书，写不了字。角回是阅读中枢，角回病变产生失写症。优势半球颞上回后部损害表现为患者能听见对方和自己说话的声音，但不能理解说话的含义，即听不懂别人讲话。

84. BD【解析】视束、外侧膝状体、视辐射及视皮质病变均可导致病灶对侧同向性偏盲。

85. BCDE【解析】动眼神经麻痹完全损害时表现为上睑下垂，眼球向外下斜视，不能向上、向内、向下转动，复视，瞳孔散大，对光反射及调节反射均消失。当动眼神经受损时，一侧眼球固定于外展位。

86. ABCD【解析】内囊是宽厚的白质层，位于尾状核、豆状核及丘脑之间，其外侧为豆状核，内侧为丘脑，前内侧为尾状核，由纵行的纤维束组成，向上呈放射状投射至皮质各部。内囊聚集了大量的上下行传导束，特别是锥体束在此高度集中，如完全损害，病侧对侧可出现“三偏”综合征。

87. AE【解析】中枢性面瘫是由于皮质运动区或皮质核束损害引起的，表现为对侧下半部面肌瘫痪，如鼻唇沟变浅，口角轻度下垂，但皱眉、蹙额、闭眼无障碍。所以选项 A、E 正确。患侧额纹变浅、闭目受限、舌前 2/3 味觉障碍是周围性面瘫的表现。

88. ACDE【解析】感觉性共济失调是指由于深感觉传导径路的损害，产生关节位置觉、振动觉的障碍，导致患者出现站立不稳，行走时有踩棉花样感觉，视觉辅助可使症状减轻。故患者在黑暗处症状加重，睁眼时症状减轻，闭目难立征（Romberg 征）阳性。感觉性共济失调无眩晕、眼球震颤和言语障碍。所以选项 B 错误，故本题应选 ACDE。

89. CDE【解析】内囊的前肢位于豆状核和尾状核之间，有额桥束和丘脑前辐射的纤维通过；内囊后肢位于豆状核和背侧丘脑之间，有皮质脊髓束、皮质红核束、丘脑中央辐射、顶枕颞桥束、视辐射和听辐射的纤维通过；内囊膝部位于前后肢的会合处，有皮质核束通过。

90. BCDE【解析】动眼神经核性与核下性麻痹的鉴别见表 1-6。

表 1-6　动眼神经核性与核下性麻痹的鉴别

特征	动眼神经核性麻痹	动眼神经核下性麻痹
损伤范围	动眼神经核位于中线，两侧靠近，核性损伤多双侧	动眼神经除起始部外双侧距离较远，损伤多单侧
损伤程度	核群呈长柱状且分散，较小损害多呈部分损伤，呈分离性眼肌麻痹	完全性损害，呈全眼肌麻痹
眼轮匝肌	动眼神经核有部分纤维至面神经核而支配眼轮匝肌，核性损害可伴眼轮匝肌麻痹	不伴眼轮匝肌麻痹

续 表

特征	动眼神经核性麻痹	动眼神经核下性麻痹
瞳孔括约肌	瞳孔括约肌受 E-W 核副交感纤维支配，核性损害可不累及 E-W 核，瞳孔括约肌正常	损伤 E-W 核加入动眼神经的副交感纤维，瞳孔括约肌受累
其他结构	多伴脑干邻近结构受累，出现相应症状	多伴动眼神经邻近结构受累，出现相应症状

91. ABE【解析】核上性眼肌麻痹临床上有 3 个特点：①双眼同时受累。②无复视。③反射性运动仍保存，即患者双眼不能随意向一侧运动，但该侧突然出现声响时，双眼可反射性转向该侧，这是由于颞叶有纤维与第Ⅲ、Ⅳ和Ⅵ对脑神经联系的缘故。

92. ABCDE【解析】前庭性共济失调多由于前庭病变引起平衡障碍，表现为站立不稳，行走时向病侧倾斜，走直线不能。卧位时症状明显减轻，活动后症状加重，四肢共济运动多正常。此外，可有明显的眩晕、呕吐、眼球震颤等症状。前庭性共济失调多由内耳迷路受温度或旋转的刺激或由内耳的急性疾病引起，所以温度刺激试验反应消失。迷路的急性刺激性病变可引起偏斜误指试验阳性，闭目难立征阳性。

93. AE【解析】第四脑室位于延髓、脑桥和小脑之间，上通中脑导水管，下接脊髓中央管。它还借一个正中孔和两个侧孔与蛛网膜下腔相通。

94. ABDE【解析】失用症是指肢体动作的运用障碍。所以选项 ABDE 均属于失用症。选项 C 不能辨别左右属于左右失认症。

95. BCDE【解析】视野又称周边视力，表示视网膜黄斑中心凹以外的视觉细胞功能。视野检查方法有很多，其中最简单的方法是对比法：检查者与患者相距 1m，面对面坐着，患者以右手遮住右眼，以左眼注视检查者的右眼或患者的右眼注视检查者的左眼，彼此注视时，双方眼睛保持在同一水平高度。将患者的一眼遮盖，检查者伸出自己的手来回摆动，在两人之间从各个方向的外周向中心移动，当患者觉察手指出现的刹那，立即告知，如检查者视野正常，患者能在各个方向与检查者同时看到手指，这说明患者的视野大致正常。正常单眼视野为内侧 60°，外侧 90°～100°，上方 50°，下方 60°～70°。所以外下方视野最大。

96. CDE【解析】海绵窦为两层硬膜构成的窦样间隙，实际上为不规则小静脉网络，位于蝶鞍两侧，左右两侧海绵窦于鞍隔下方经前、后海绵间窦（或称冠状窦）、基底静脉丛相互连接，其前方接受眼静脉和蝶顶窦血液、后方接受颞叶静脉引流，下丘脑静脉也注入海绵窦，经岩上窦、岩下窦及翼丛引流。所以选项 A、B 均错误。海绵窦内有颈内动脉和一些脑神经通过，其外侧壁与第Ⅲ～Ⅵ对脑神经的行程关系密切，在临床上颇为重要。海绵窦的外侧壁由两层硬膜组成，两层硬膜间从上向下依次排列着动眼神经、滑车神经、三叉神经第一支（眼神经）和三叉神经第二支（上颌神经）。面部静脉与眼眶静脉之间有非常丰富的交通支，解释了颜面部感染容易导致眼眶蜂窝织炎及海绵窦静脉血栓的原因。所以选项 C、D、

E 均正确。

97. ABCDE【解析】观念性失用症常由双侧大脑半球受累引起，是指对复杂精细的动作失去了正确概念，导致患者不能把一组复杂精细动作按逻辑次序分解组合，使得各个动作的前后次序混乱、目的错误，无法正确完成整套动作，本质是综合感觉的缺失。该类患者模仿动作一般无障碍。本症常由中毒、动脉硬化性脑病和帕金森综合征等导致大脑半球弥漫性病变的疾病引起，也见于神经官能症。

98. AC【解析】基底动脉中脑支受累可出现 Weber 综合征或 Benedikt 综合征；脑桥支受累可出现 Millard-Gubler 综合征；脑桥旁正中动脉受累可出现 Foville 综合征；小脑上动脉受累可出现脑桥上部外侧综合征。

99. ABCE【解析】参见 A1 型题第 242 题解析。

100. ABCE【解析】颅顶部近中线处的脑蛛网膜呈颗粒状，突入上矢状窦腔的侧隐窝内，形成“菜花状”突起，突入硬脑膜窦内，称蛛网膜颗粒。它的主要功能是“引流”脑脊液入静脉血，维持脑脊液循环的动态平衡。

101. ABCD【解析】交感神经病损可出现副交感神经功能亢进的症状，表现为瞳孔缩小、唾液分泌增加、心率减慢、血管扩张、血压降低、胃肠蠕动加快、消化腺分泌增加、肝糖原储存增加以吸收增加、膀胱与直肠收缩促进废物排出，见于任何可导致交感神经功能减退或副交感神经功能亢进的疾病。所以选项 A、B、C、D 正确。选项 E“血压升高”是副交感神经病损的表现。

102. ABCDE【解析】穿衣失用症患者不能正确穿脱衣裤，可合并结构性失用、偏侧忽视或失语等。多因右顶叶病变导致视空间定向障碍。

103. BCD【解析】咽反射、眼心反射和颈动脉窦反射均用于舌咽、迷走神经的反射检查，头眼反射和睫脊反射均是脑干反射的检查方法。

104. ABCD【解析】Willis 环一般指大脑动脉环，位于脑底下方、蝶鞍上方，环绕视交叉、灰结节、乳头体周围，由前交通动脉、两侧大脑前动脉始段、两侧颈内动脉末段、两侧后交通动脉和两侧大脑后动脉始段吻合而成。此环使两侧颈内动脉系与椎-基底动脉系相交通。

105. BCDE【解析】听觉失认是指患者听力正常却不能辨认以前熟悉的声音。所以选项 B 正确。触觉失认是指实体觉缺失，患者无初级触觉和位置觉障碍，但闭眼后不能通过触摸辨别以前熟悉的物品。所以选项 C 正确。体象障碍指患者基本感知功能正常，但对自身躯体的存在、空间位置及各部位之间的关系失去辨别能力。选项 D、E 均属于体象障碍，均正确。选项 A 属于命名性失语，又称遗忘性失语，其特点是患者说不出物体的名称，但能说明它们的性质和用途。

106. ABC【解析】三叉神经半月节与脊髓后根神经节相似，含假单极神经细胞，其周围突分为眼神经、上颌神经和下颌神经三个分支，分布于头皮前部和面部的皮肤及眼、鼻、口腔内黏膜，分别经眶上裂、圆孔及卵圆孔入颅。

107. ABC【解析】参见A1型题第250题解析。

108. ABDE【解析】大脑中动脉为颈内动脉的直接延续，在进入大脑外侧沟之前，发出许多中央支，供应纹状体和内囊；在大脑背外侧面，其主干行于大脑外侧沟，最后终止于角回动脉，沿途发出许多皮质支，广泛分布于除额极和枕叶之外的大脑半球背外侧面，包括额中回以下，中央前回和后回的下3/4，顶下小叶，颞上回、颞中回及颞下回的上缘或上半、颞极内外侧面及岛叶皮质，枕叶枕外侧沟以前的皮质区。

109. ACE【解析】参与角膜反射的结构有角膜、三叉神经和面神经。

110. ABDE【解析】优势半球的肿瘤可引起格斯特曼（Gerstmann）综合征，表现为手指失认、不能计算、不能书写和左右不分等。

111. ABCDE【解析】小脑步态最常见于遗传性小脑性共济失调、多发性硬化、小脑肿瘤、小脑卒中和小脑变性，如橄榄-脑桥-小脑萎缩。

112. AC【解析】参见A2型题第24题解析。

113. ACE【解析】横贯性腰膨大（$L_1 \sim S_2$）受损时出现双上肢正常，双下肢下运动神经元瘫痪（选项A正确，选项B错误），双下肢及会阴部位各种感觉缺失（选项C正确），大小便功能障碍、括约肌功能障碍（选项E正确）。下运动神经元瘫痪的特点为肌张力降低，腱反射减弱或消失，肌萎缩，无病理反射。瘫痪范围局限于个别肌群。脊髓圆锥损害出现肛门周围和会阴部感觉缺失，呈鞍状分布。所以选项D错误。

114. BCDE【解析】位置觉属于深感觉。参见A1型题第108题解析。

115. ACE【解析】上丘病变时可引起眼球垂直运动障碍。上丘上半受损时，双眼向上同向运动不能，称帕里诺综合征（Parinaud syndrome），常见于松果体区肿瘤。

116. ABCD【解析】参见A1型题第186题解析。①前核间性眼肌麻痹：表现为双眼向对侧注视时，患侧眼球不能内收，对侧眼球可外展，伴单眼眼震。辐辏反射正常，同一病变可使双侧内侧纵束受损，出现双眼均不能内收。②后核间性眼肌麻痹：表现为双眼同侧注视时，患侧眼球不能外展，对侧眼球内收正常；刺激前庭，患侧可出现正常外展动作；辐辏反射正常。③一个半综合征：表现为患侧眼球水平注视时既不能内收又不能外展；对侧眼球水平注视时不能内收，可以外展，但有水平眼震。

117. ABCE【解析】去皮质强直表现为上肢屈曲、下肢伸直，与丘脑或大脑半球病变有关，常见于大脑白质病变、内囊病变、丘脑病变、缺氧性脑病。去脑强直表现为四肢伸直、肌张力增高或角弓反张时，提示中脑功能受损。

118. ABCE【解析】一侧脑桥被盖部病变，引起该侧副展神经核或脑桥旁正中网状结构（PPRF）受损导致一个半综合征。一个半综合征同时引起脑桥侧视中枢和对侧已交叉过来的联络同侧动眼神经内直肌核的内侧纵束受累。参见X型题第116题解析。

119. ADE【解析】视神经属于中枢神经，视神经的检查包括视力、视野、瞳孔和眼底，双眼分别检查。

120. ACDE【解析】运动纤维发自位于脑桥下部被盖腹外侧的面神经核。所以选项 A 正确。其纤维行于背内侧，绕过展神经核，再向前下行，于脑桥下缘邻近听神经处出脑。从脑桥上泌涎核发出的副交感神经，经中间神经→鼓索神经→舌神经至颌下神经节，其节后纤维支配舌下腺及颌下腺的分泌。所以选项 C 正确，选项 B 错误。味觉纤维的第一级神经元在膝状神经节，中枢突形成面神经的中间神经，在运动支的外侧进入脑桥，与舌咽神经的味觉纤维一起，终止于孤束核（第二级神经元）。所以选项 D、E 正确。

121. ABC【解析】肌肉根据构造不同可分为平滑肌、心肌和骨骼肌。按形态又可分为长肌、短肌、阔肌和轮匝肌。

122. AB【解析】肌肉根据构造不同可分为平滑肌、心肌和骨骼肌。前两者受内脏神经支配，不直接受意识的管理，属于不随意肌；而骨骼肌直接受人的意识控制，属于随意肌。

123. CDE【解析】锥体系疾病可出现肢体瘫痪，有共济失调表现，精细的随意性运动功能丧失，手、指及面部最明显，肌张力呈折刀样增高，上肢屈肌张力增高，下肢伸肌张力增高，可见腱反射亢进及病理征，体征恒定。锥体外系疾病表现屈肌与伸肌张力均增高，呈齿轮样或铅管样强直，通常不伴瘫痪，无病理征，出现不自主运动如静止性震颤、舞蹈症、手足徐动症及扭转痉挛等，体征易变和不恒定。

124. ABCE【解析】脑桥腹内侧损害可出现脑桥腹内侧综合征，又称福维尔综合征。主要累及展神经、面神经、脑桥侧视中枢、内侧纵束、锥体束，主要表现为：①病灶侧眼球不能外展（展神经麻痹）及周围性面神经麻痹（面神经核损害）。②双眼向病灶对侧凝视（脑桥侧视中枢及内侧纵束损害）。③对侧中枢性偏瘫（锥体束损害）。

六、案例分析题

1. E【解析】癫痫连续发作，且发作间期意识状态不缓解，为癫痫持续状态，首选安定静脉缓推，肌内注射苯妥英钠不妥，因苯妥英钠可加重肌阵挛发作。患者现处于浅昏迷应测定血糖监测是否为低血糖。

2. ABCE【解析】癫痫持续状态，一般不首先考虑行腰穿检查。所以选项 D 错误。患者随后应进行头颅 CT 检查，以确定脑结构异常或病变；进行脑电图检查以明确癫痫的诊断及分型和确定特殊综合征；复查电解质有助于判断癫痫严重的情况；选择一种抗癫痫药长期维持治疗。

3. B【解析】癫痫持续状态的脑电图有背景节律的异常。

第二章　神经系统疾病的常见症状

一 A1 型题

1. 无动性缄默症的临床表现不包括
   A. 大小便失禁
   B. 有锥体束征
   C. 肌张力减低
   D. 强烈刺激不能改变意识状态
   E. 存在睡眠-觉醒周期
2. 有关失用症，下列说法不正确的是
   A. 观念性失用由双侧大脑半球引起
   B. 观念运动性失用病变多位于优势半球顶叶
   C. 肢体运动性失用病变多位于双侧或对侧皮质运动区
   D. 结构性失用病变多位于非优势半球顶叶
   E. 穿衣失用病变多位于优势半球顶叶
3. 以下表述错误的是
   A. 眩晕可分为系统性眩晕和非系统性眩晕
   B. 系统性眩晕又分为周围性眩晕和中枢性眩晕
   C. 位置性眩晕是中枢性眩晕
   D. 听力障碍表现为耳聋、耳鸣和听觉过敏
   E. 高音调耳鸣提示为感音器病变，低音调耳鸣提示传音径路病变
4. 下列因素中与癫痫发作关系不大的是
   A. 遗传
   B. 性别
   C. 内分泌因素
   D. 脑炎
   E. 脑部受伤
5. 传导性失语的最大特点是
   A. 复述不成比例受损
   B. 命名及阅读功能正常
   C. 流利性失语
   D. 听理解障碍
   E. 病变部位在颞、枕交界处
6. 以觉醒度改变为主的意识障碍为
   A. 意识模糊
   B. 谵妄

C. 朦胧状态
D. 嗜睡
E. 漫游性自动症

7. 跨阈步态见于
A. 小脑病变
B. 多发性硬化
C. 腓骨肌萎缩
D. 脑性瘫痪
E. 亚急性脊髓联合变性

8. 关于经皮层性失语综合征的正确表述是
A. 病变位于优势半球额叶皮质下白质
B. 病变位于优势半球额叶皮质或白质
C. 可分为经皮质运动性、感觉性和命名性失语
D. 病变位于分水岭区
E. 复述障碍重

9. 关于丘脑非特异性投射系统的描述，正确的是
A. 投射至皮质特定区域，具有点对点关系
B. 投射至皮质广泛区域，提高皮质的兴奋性
C. 投射至皮质，产生特定感觉
D. 被切断时，动物保持清醒状态
E. 受刺激时，动物处于昏睡状态

10. 体象障碍病变位于
A. 优势半球顶叶角回
B. 非优势半球角回、缘上回
C. 优势半球角回、缘上回
D. 优势半球缘上回
E. 优势半球中央前回

11. 神经干、神经根及中枢神经刺激性病变时，疼痛可由局部扩散到受累感觉神经支配区的为
A. 局部疼痛
B. 放射痛
C. 扩散性疼痛
D. 牵涉痛
E. 感觉过度

12. 小脑有病变时最重要的症状是
A. 肌张力增高
B. 腱反射消失
C. 共济失调
D. 静止性震颤
E. 偏瘫

13. 关于周围性面瘫不定位诊断，下列说法正确的是
A. 膝状神经节及其附近面神经损害可出现亨特（Hunt）综合征
B. 镫骨肌支以下面神经损害有听觉过敏
C. 舌前 2/3 味觉障碍提示面神经管外鼓索神经病变
D. 一侧面下部肌肉瘫痪提示病变在皮质脑干束

E. 茎乳孔以下损害多伴唾液分泌减少

14. 确定深昏迷最有价值的体征是
A. 对疼痛无反应
B. 全身反射消失
C. 眼球固定
D. 血压下降
E. 呼之不应

15. 关于谵妄的表现，叙述不正确的是
A. 认知、注意力、定向功能受损
B. 记忆功能受损
C. 思维推理迟钝
D. 语言功能无障碍
E. 睡眠-觉醒周期紊乱

16. 眩晕伴眼震，无听力障碍，见于
A. 前庭神经核性病变
B. 前庭神经核上性病变
C. 前庭神经核下性病变
D. 前庭神经和耳蜗神经病变
E. 蜗神经病变

17. 小脑病变可以产生下述哪种言语障碍
A. 发音障碍
B. 语调低
C. 失语症
D. 语言单调
E. 暴发性语言

18. 假性球麻痹的病因包括
A. 吉兰-巴雷（Guillian-Barré）综合征
B. 延髓空洞症
C. 重症肌无力
D. 肉毒毒素中毒
E. 脑卒中

19. 下述何种病变产生意向性震颤
A. 焦虑
B. 锥体外系病变
C. 肌无力
D. 小脑病变
E. 脊髓病变

20. 神经根受到肿瘤或椎间盘的压迫，以及脊髓空洞症引起的痛性麻痹产生的疼痛属于
A. 局部疼痛
B. 牵涉痛
C. 扩散性疼痛
D. 放射痛
E. 感觉过度

21. 引起中枢性偏瘫（包括同侧中枢性面瘫、舌瘫）的病变部位是
A. 脊髓
B. 脑干
C. 小脑
D. 丘脑
E. 内囊

22. 最严重的失语是

A. 外侧裂周围失语综合征
B. 经皮质性失语综合征
C. 命名性失语
D. 完全性失语
E. 皮质下失语

23. 关于脊髓型瘫痪的叙述不正确的是
A. 高颈段病变引起四肢中枢性瘫痪
B. 下颈段病变引起双上肢痉挛性瘫痪
C. 下颈段病变引起双上肢弛缓性瘫痪
D. 胸段病变引起双下肢中枢性瘫痪
E. 腰膨大病变引起双下肢周围性瘫痪

24. 痉挛性偏瘫步态又称
A. 跨阈步态
B. 醉汉步态
C. 慌张步态
D. 划圈样步态
E. 剪刀样步态

25. 脑干病变的瘫痪是
A. 单瘫
B. 偏瘫
C. 交叉瘫
D. 四肢瘫
E. 截瘫

26. 假性球麻痹是由于
A. 双侧延髓的脑神经核受损所致
B. 对侧皮质核束受损所致
C. 同侧皮质核束受损所致
D. 双侧皮质核束受损所致
E. 同侧延髓的脑神经核受损所致

27. 情感淡漠可由于（　　）引起
A. 胼胝体病变
B. 顶叶病变
C. 额叶病变
D. 枕叶病变
E. 颞叶病变

28. 结构性失用的病变部位是
A. Broca 区
B. 优势半球枕叶与角回间联合纤维
C. 优势半球枕叶
D. 非优势半球枕叶
E. 非优势半球枕叶与角回间联合纤维

29. 躁狂症、妄想或服用兴奋剂过量的记忆障碍表现为
A. 遗忘
B. 记忆增强
C. 记忆减退
D. 记忆恍惚
E. 错构

30. 阿尔茨海默病、血管性痴呆、代谢性脑病的记忆障碍表现为
A. 遗忘
B. 记忆减退
C. 记忆增强
D. 记忆恍惚

E. 错构

31. 皮质下失语的病变部位不包括

A. 优势侧颞中回后部
B. 丘脑
C. 基底核
D. 内囊
E. 皮质下深部白质

32. 下列可引起中枢性眩晕的是

A. 梅尼埃（Meniere）病
B. 脑干梗化
C. 迷路卒中
D. 前庭神经元炎
E. 晕动病

33. 周围性眩晕的病变部位为

A. 前庭感受器及前庭神经颅外段
B. 前庭神经颅内段
C. 前庭神经核
D. 核上纤维
E. 内侧纵束

34. 下列哪一项是非优势半球损害的最具特征性表现

A. 对侧偏瘫
B. 体象障碍
C. 格斯特曼（Gerstmann）综合征
D. 失语
E. 构音障碍

35. 阿尔茨海默病中晚期可出现的遗忘类型为

A. 顺行性遗忘
B. 进行性遗忘
C. 系统成分性遗忘
D. 逆行性遗忘
E. 选择性遗忘

36. 闭锁综合征见于下列哪种情况

A. 大脑前动脉闭塞
B. 大脑中动脉闭塞
C. 小脑梗死
D. 双侧脑桥基底部梗死
E. 脊髓前动脉闭塞

37. 以下属于非变性病性痴呆的是

A. 阿尔茨海默病
B. 脑外伤性痴呆
C. 额颞叶痴呆
D. 路易体痴呆
E. 皮质基底核变性

38. 表现为搏动性阵痛或跳痛的头痛为

A. 神经痛头痛
B. 紧张性头痛
C. 血管性头痛
D. 功能性头痛
E. 正常性头痛

39. 视觉失认是由于

A. 顶叶病变
B. 额叶病变
C. 颞叶病变
D. 枕叶病变
E. 岛叶病变

40. 紧张痛头痛的性质为
A. 搏动性阵痛或跳痛
B. 紧箍感或重压感
C. 胀痛或钝痛
D. 放射状刺痛
E. 电击样痛

41. 原发性癫痫是
A. 大脑半球病变引起的癫痫发作
B. 20 岁前发生的全身性发作
C. 病因不明的全身性强直-阵挛发作
D. 从婴儿期开始的癫痫发作
E. 用目前的检查手段，尚不能找到器质性病因

42. 诊断浅昏迷最有价值的体征是
A. 对呼叫无反应
B. 对疼痛刺激无反应
C. 眼球浮动
D. 角膜反射消失
E. 巴宾斯基（Babinski）征(+)

43. 治疗癫痫持续状态的首选药物是
A. 地西泮静脉注射
B. 10%水合氯醛静脉注射
C. 利多卡因静脉注射
D. 丙戊酸静脉注射
E. 氯硝西泮静脉注射

44. 关于头痛的影响因素，叙述不正确的是
A. 压迫颞、枕、颈部血管可使血管性头痛加重
B. 用力、转体、咳嗽、摇头可使高颅压性头痛加剧
C. 局部按摩、热敷，横纹肌松弛，可使肌紧张性头痛缓解
D. 功能性头痛于精神紧张、疲劳时加重
E. 功能性头痛在放松时或心理因素解除后减轻

45. 关于非系统性眩晕，叙述不正确的是
A. 临床表现为头晕目眩、站立不稳
B. 通常无外界环境或自身旋转感或摇摆感
C. 经常伴有恶心、呕吐
D. 为假性眩晕
E. 眼外肌麻痹、屈光不正可引起

二 A2 型题

1. 患者，男性，54 岁。最近 2 年出现手部震颤，写字笨拙，走路不灵便，尤其是起步困难。开始走起来后呈“碎步”，且不能即刻停止。此患者步态障碍很可能是哪个部位损害的结果

A. 小脑
B. 周围神经
C. 锥体束
D. 基底核区
E. 脊髓后索

2. 患者，女性，36 岁。癫痫病史 10 年。在工作时突然跌倒在地，口吐白沫，四肢强直-抽搐发作。旁观者给予下列哪项处理措施是错误的
A. 用力按住其手足，阻止抽搐发作
B. 用缠以纱布的压舌板塞入其一侧上下门齿之间
C. 使患者头偏向一侧
D. 解松患者的衣领及裤带，以利呼吸
E. 在患者背后垫衣被等软物

3. 患者，男性，34 岁。左侧动眼神经麻痹，右侧中枢性面神经、舌下神经瘫痪及上肢、下肢中枢性瘫痪，病灶定位在
A. 左侧内囊
B. 右侧丘脑
C. 左侧脑桥
D. 左侧中脑
E. 右侧中脑

4. 患者，女性，32 岁。左上肢周围性瘫痪，左下肢中枢性瘫痪和深感觉障碍，右侧躯干及右下肢痛温觉障碍。其病变部位在
A. 右侧内囊
B. 双侧延髓
C. 左侧颈髓半横贯处
D. 右侧胸髓半横贯处
E. 左侧大脑半球

5. 患者，女性，80 岁。因胃癌行胃大部切除术，术后出现低钠血症，纠正低钠过程中出现四肢瘫痪，不能言语，不能张口，但意识清醒，双眼可按指令做睁闭眼动作，双侧肌张力增高，腱反射活跃，双侧病理征阳性，该患者的状态是
A. 嗜睡
B. 去皮质综合征
C. 无动性缄默
D. 闭锁综合征
E. 浅昏迷

6. 患者，男性，70 岁。能被唤醒，醒后能简单回答问题及勉强配合检查，停止刺激后继续入睡，这种意识状态是
A. 昏睡
B. 嗜睡
C. 昏迷
D. 谵妄
E. 意识模糊

7. 患者，女性，22 岁。发作性头痛、呕吐 5 年，每月发作 1~2 次，持续 2~3 个小时，均于月经前发作，头痛前没有明显的预感，发作间期如常人。该患者最可能的诊断是
A. 典型偏头痛
B. 紧张性头痛

C. 丛集性头痛　　D. 普通型偏头痛

E. 基底动脉型偏头痛

8. 患者，男性，22 岁。反复四肢抽搐、口吐白沫、意识丧失、大小便失禁 2 年。脑电图示有癫痫样波发放。下列说法不正确的是

A. 应立即开始治疗　　B. 用药从小剂量开始

C. 用药后定期检查肝、肾功能　　D. 开始先单独应用一种药物治疗

E. 开始即足量给予苯巴比妥钠治疗

9. 患者，男性，73 岁。家人发现其记忆力减退 1 年，表现为近记忆力减退明显，而远记忆力相对保留，语言、视空间、执行、计算及理解判断力测试均正常，该患者诊断为

A. 轻度痴呆　　B. 中度痴呆

C. 重度痴呆　　D. 遗忘型轻度认知障碍

E. 非遗忘型轻度认知障碍

10. 患者，男性，32 岁。持续性头痛半年伴右侧肢体阵发性抽搐就诊。眼底检查发现其双侧视盘水肿，左侧为甚。以下处理哪项不合适

A. 给予卡马西平 0.1g，每日 3 次　　B. 头颅 CT 检查

C. 腰椎穿刺查脑脊液　　D. 收入院进一步检查

E. 脑电图检查

11. 患者，女性，30 岁。阵发性一侧头痛 15 年，左右不定，伴呕吐，每次疼痛持续 8~10 小时，常于月经期发作。头痛发作前，眼前有暗点、亮光，持续 10 分钟左右。神经系统检查未见异常。可能诊断为

A. 蛛网膜下腔出血　　B. 三叉神经痛

C. 偏头痛　　D. 脑出血

E. 脑肿瘤

12. 患者，男性，62 岁。双手相继出现震颤 7 个月，如“点钞样”，走路慌张步态，面无表情。该患者双上肢肌张力特点最可能是

A. 折刀样增强　　B. 齿轮样增强

C. 交替样增强　　D. 混合样增强

E. 肌张力减弱

13. 患者，女性，72 岁。以言语不清、右侧肢体活动不灵 5 小时为主诉入院。既往有高血压病史。该患者言语不清表现为讲话费力，不流利，找词困难，但可理解他人言语，有复述障碍。该患者的语言障碍称作

A. 韦尼克（Wernicke）失语　　B. 传导性失语

C. 布罗卡（Broca）失语　　D. 命名性失语

E. 完全性失语

14. 患者，女性，13岁。1年来老师和同学发现其写作业时铅笔常跌落，伴呆坐不动10秒左右，脑电图显示阵发性对称、同步的3Hz棘-慢波发放。最可能的诊断是
A. 癫痫大发作
B. 癫痫小发作
C. 精神运动性发作
D. 局限性发作
E. 儿童良性中央回-颞叶癫痫

15. 患者，女性，54岁。原有右侧颞部偏头痛发作史5年，近1年来未发。2年来患者心前区绞痛，血压异常升高而诊断为高血压、冠心病。今日突然头痛伴恶心。测血压180/105mmHg。最不适当的处理是
A. 立即给麦角胺咖啡因片口服
B. 硝苯地平10mg舌下含服
C. 利血平0.5mg肌内注射
D. 吲哚美辛25mg口服
E. 地西泮5mg口服

16. 患者，男性，73岁。近几个月来出现言语不清，吞咽困难，检查双侧提腭活动差，咽反射消失，有舌肌萎缩及伸舌不能，诊断为球麻痹。病变部位在
A. 双侧大脑半球
B. 脑桥
C. 延髓
D. 舌咽神经、迷走神经
E. 舌下神经

17. 患者，女性，65岁。3个月前开始听不懂别人讲话，也不会说话，这种语言障碍称为
A. 运动性失语
B. 感觉性失语
C. 命名性失语
D. 构音障碍
E. 混合性失语

18. 患者，男性，33岁。处于较深睡眠状态，较重的疼痛或言语刺激能唤醒，醒后模糊做答，旋即熟睡。此时为
A. 昏睡
B. 嗜睡
C. 浅昏迷
D. 中昏迷
E. 深昏迷

19. 患者，男性，70岁。右侧肢体活动障碍3周。查体：右侧中枢性面舌瘫，右侧肢体肌力3级，腱反射亢进。除上述体征外，最可能出现的体征还有
A. 右侧病理反射阳性
B. 左侧病理反射阳性
C. 左侧腱反射亢进
D. 左侧腱反射消失
E. 右侧肌张力下降

20. 患者，女性，29岁。因视物旋转、呕吐1周来诊，诊断右前庭神经病变，与本病不符的症状和体征是
A. 严重眩晕，转头可使症状加重，闭目不减轻
B. 水平性眼震或水平加旋转性眼震

C. 站立不稳，平衡障碍

D. 伴恶心、呕吐及面色苍白

E. 双侧指鼻试验(+)

21. 患者，女性，32 岁。5 个月前患腮腺炎 3 周后出现癫痫发作，考虑最可能的癫痫病因是

A. 脑肿瘤　　B. 产伤

C. 原因不明，为原发性癫痫　　D. 病毒性脑炎

E. 颅内先天性异常

22. 患者，女性，42 岁。意识障碍，不能叫醒，对疼痛刺激有痛苦表情和防御反应，对光反射、角膜反射和吞咽反射存在。这种意识障碍是

A. 嗜睡　　B. 昏睡

C. 浅昏迷　　D. 中度昏迷

E. 深昏迷

23. 患者，男性，61 岁。冠心病病史 5 年，活动中突发左胸及左上肢内侧疼痛来诊，心电图显示急性心肌梗死。这种疼痛称作

A. 局部疼痛　　B. 放射痛

C. 扩散性疼痛　　D. 牵涉痛

E. 肋间神经痛

24. 患者，女性，52 岁。近半年左手活动不灵，静止时出现 4~6 次/秒的节律性颤动，随意运动时减轻，入睡后完全消失。此症状为

A. 静止性震颤　　B. 舞蹈样动作

C. 手足徐动症　　D. 扭转痉挛

E. 意向性震颤

25. 患者，男性，30 岁。呼之不应，压眶有反应，呼吸平稳，腹壁反射消失，瞳孔对光反射及腱反射存在。其意识状态为

A. 清醒　　B. 嗜睡

C. 浅昏迷　　D. 中昏迷

E. 深昏迷

26. 患者，男性，44 岁。最近阵发性右上肢抽搐，意识清楚，有时抽搐后右上肢暂时无力。脑电图（EEG）示局限性棘波和尖-慢波。可能的病变部位在

A. 左侧额叶中央前回外下端　　B. 左侧内囊

C. 右侧小脑半球　　D. 右侧颈膨大脊髓前角细胞

E. 右侧内囊

27. 患者，男性，56 岁。近 3 个月来左侧面部麻木，疑有三叉神经病变，检查时最不可能出现的体征为

A. 面部感觉障碍
B. 角膜反射迟钝
C. 张口歪斜
D. 角膜溃疡
E. 咽反射消失

三 A3/A4 型题

（1~4 题共用题干）

患者，男性，27 岁。发作性意识障碍 4 年，发作时双目瞪视，一手捂头或突然站起走动，每次持续 2~3 分钟或更长，发作过后不能追忆，发作无一定规律性。

1. 患者的发作类型是
A. 失神发作
B. 肌阵挛发作
C. 低血糖发作
D. 单纯部分性发作
E. 复杂部分性发作

2. 下列检查最有利于其发作类型诊断的是
A. 神经系统检查
B. 脑电图
C. 头颅 CT
D. 血糖
E. 头颅 MRI

3. 该患者经某种抗癫痫药治疗后，近一年半发作停止。下一步应该
A. 行血药浓度测定
B. 重复脑电图检查
C. 按原量继续服用该药物
D. 该药物逐渐减量
E. 停服该药物

4. 假设该患者最近来诊时，主诉有头晕，行走不稳及双手有时有震颤。检查发现有不持续的水平性眼震。下列检查中最有助于明确病因的是
A. 行血药浓度测定
B. 重复脑电图检查
C. 脑电地形图检查
D. 头颅 CT
E. 血糖检查

（5~7 题共用题干）

患者，男性，32 岁。有癫痫大发作史 18 年，低血压史 16 年。昨晚起大发作频繁，一直意识不清，并有发热（T 38℃）。今下午送急诊室。

5. 首选药物是
A. 苯妥英钠缓慢静脉注射
B. 异戊巴比妥钠缓慢静脉注射
C. 副醛缓慢静脉注射
D. 水合氯醛灌肠
E. 地西泮缓慢静脉注射

6. 这种发作类型临床称为

A. 癫痫小发作
B. 癫痫连续发作
C. 癫痫持续状态
D. 复杂部分性发作
E. 单纯部分性发作

7. 患者最易产生的并发症是
A. 脑缺氧
B. 四肢瘫痪
C. 心动过缓
D. 水中毒
E. 碱中毒

（8~10 题共用题干）

患者，女性，18 岁。发作性左颞侧头痛 1 年伴头痛时复视，头痛好转时复视消失。体检未发现明确神经系统阳性体征。

8. 该患者最有价值的辅助检查应是
A. 头颅 X 线检查
B. 头颅 CT 平扫
C. 腰穿检查脑脊液
D. 脑组织活检
E. 脑动脉数字减影血管造影

9. 患者发作时的首选药物是
A. 吲哚美辛
B. 卡马西平
C. 地巴唑
D. 普萘洛尔
E. 麦角胺咖啡因

10. 患者首选预防发作的药物是
A. 索米痛
B. 卡马西平
C. 苯妥英钠
D. 阿司匹林
E. 苯噻啶

（11~13 题共用题干）

患者，女性，10 岁。因半年来有时突然终止其正在进行的动作，呼之不应，双眼凝视，有时伴手中持物坠落，约持续数秒钟后立即清醒，对发作无记忆，每日发作数次。诊断为癫痫。

11. 患者的癫痫发作类型属于
A. 复杂部分性发作
B. 部分性运动性发作
C. 失神发作
D. 肌阵挛发作
E. 失张力发作

12. 该类型癫痫的典型脑电图（EEG）表现为
A. 呈不规则的棘-慢波

B. 呈规律和对称的3周/秒棘-慢波

C. 呈规律和对称的2.5周/秒棘-慢波

D. 呈不规律的尖-慢波

E. 呈高波幅紊乱节律

13. 应首先选择何种抗癫痫药物进行治疗

A. 丙戊酸钠

B. 乙琥胺

C. 苯巴比妥

D. 硝基西泮

E. 苯妥英钠

（14~17题共用题干）

患者，男性，17岁。于半月前突然惊叫一声，倒在地上，双眼上翻，四肢抽搐，面色青紫，历时约5分钟逐渐清醒，醒后未说不适。7年前曾有类似发作一次。1周前脑电图检查为正常。神经系统检查无异常。

14. 此时最合适的处理是

A. 复查脑电图

B. 头颅CT检查

C. 脑脊液检查

D. 给予抗癫痫药物

E. 暂不给抗癫痫药，继续观察

15. 1周后又来复诊，述昨日下午及今晨又发作2次，发作情况同前。治疗药物首选为

A. 地西泮

B. 丙戊酸钠

C. 乙琥胺

D. 卡马西平

E. 氟桂利嗪

16. 经服药半年一直未发作而自行停止服药。停药1周后，今晨开始频繁发作，因一直意识不清而送来急诊。为了控制发作而又安全，最好首选

A. 苯妥英钠缓慢静脉注射

B. 硫喷妥钠缓慢静脉注射

C. 地西泮缓慢静脉注射

D. 10%水合氯醛保留灌肠

E. 副醛保留灌肠

17. 该患者癫痫复发并出现持续状态的最可能原因是

A. 发作类型判断错误，导致用药不当

B. 药量不够

C. 自行停药

D. 难治性癫痫

E. 一开始没有联合用药物

四 B型题

（1~2题共用备选答案）

A. 肌张力增高

B. 腱反射增强

C. 肌萎缩明显
D. 有病理反射
E. 瘫痪以整个肢体为主

1. 上述哪项不是上运动神经元瘫痪的临床表现
2. 上述哪项是下运动神经元瘫痪的临床表现

（3~5 题共用备选答案）

A. Broca 失语
B. Wernicke 失语
C. 传导性失语
D. 经皮质失语
E. 命名性失语

3. 能理解，但是有口语表达障碍的为
4. 口语表达流利，但是理解障碍的为
5. 优势半球颞中回后部或颞枕交界区病变可出现

（6~8 题共用备选答案）

A. 双侧视神经
B. 视交叉中部
C. 左侧视束
D. 外侧膝状体
E. 双侧枕叶

6. 双眼颞侧偏盲是由上述哪个部位病变引起的
7. 右侧同向性偏盲的病损位于
8. 右同侧偏盲可定位在

（9~11 题共用备选答案）

A. 大脑皮质、中脑网状结构
B. 脑干上部或丘脑
C. 延髓
D. 丘脑
E. 脑桥

9. 偏身感觉障碍伴自发性疼痛和感觉过度的病变部位是
10. 昏迷是中枢神经系统哪一部位发生高度抑制的结果
11. 无动性缄默症的病变部位在

（12~14 题共用备选答案）

A. 链霉素
B. 异烟肼
C. 利福平
D. 乙胺丁醇
E. 左氧氟沙星

12. 服用以上哪种药物会出现视神经炎

13. 服用以上哪种药物会出现末梢神经炎
14. 服用以上哪种药物会出现听力障碍

（15~18题共用备选答案）

A. 跨阈步态
B. 慌张步态
C. 剪刀步态
D. 醉汉步态
E. 鸭子步态

15. 震颤麻痹会出现
16. 腓总神经麻痹会出现
17. 杜克（Duchenne）型肌营养不良会出现
18. 小脑病变会出现

（19~22题共用备选答案）

A. 感觉过度
B. 感觉过敏
C. 感觉倒错
D. 感觉异常
E. 扩散性疼痛

19. 轻微刺激引起强烈感觉是
20. 某患者自觉左侧肢体似有蚂蚁爬行，此种感觉障碍为
21. 在感觉障碍基础上的刺激是
22. 对刺激产生的错误感觉，如冷的刺激产生热的感觉是

五 X型题

1. 下述属于晕厥与痫性发作鉴别点的是

A. 是否伴肢体抽动
B. 是否伴尿失禁
C. 有无意识障碍
D. 发作的时间
E. 发作时的脑电图改变

2. 慌张步态的表现包括

A. 行走时躯干弯曲向前
B. 起步慢、止步难
C. 走路步基宽大
D. 上肢协同摆动消失
E. 见于帕金森病

3. 下列症状体征符合闭锁综合征的是

A. 对刺激无意识反应
B. 四肢瘫痪
C. 言语障碍
D. 能以睁闭眼及眼球上下运动示意
E. 生命体征平稳

4. 下列属于癫痫病因分类的是

A. 特发性癫痫及癫痫综合征　　B. 癫痫持续状态

C. 症状性癫痫及癫痫综合征　　D. 隐源性癫痫

E. 状态关联性癫痫发作

5. 在中枢性瘫痪和周围性瘫痪的鉴别上有意义的是

A. 肌萎缩　　B. 腱反射

C. 病理反射　　D. 肌力

E. 肌张力

6. 关于头痛的伴随症状，叙述正确的有

A. 颅高压性头痛伴有持续性恶心、呕吐

B. 伴有眩晕，多见于颅后窝病变

C. 脑室系统病损、颅后窝病变常有强迫头位

D. 颅低压性头痛常于坐位或立位时头痛消失

E. 颅高压性头痛呈视物模糊

7. 以下关于失语症正确的表述是

A. Broca 失语，以口语表达障碍为突出表现

B. Wernicke 失语，以听理解障碍为突出表现

C. 传导性失语，以复述不成比例受损为主要表现

D. 经皮质性失语，以音量小、语调低为主要表现

E. 命名性失语，以命名不能为特征

8. 关于脑死亡诊断标准正确的是

A. 过深昏迷，对外界刺激无任何反应，无任何自主运动

B. 脑电图呈一直线，至少维持 12 小时

C. 自主呼吸停止，需要人工呼吸机维持换气

D. 脑干反射完全消失，持续时间至少 12 小时

E. 腱反射、腹壁反射可存在

9. 下列哪个部位病变可出现偏瘫症状

A. 额叶　　B. 顶叶

C. 内囊　　D. 颈髓

E. 中央前回

10. 中枢性疾病引起的眼震包括

A. 眩晕症状轻　　B. 眼震方向不定

C. 可呈垂直性　　D. 持续时间长

E. 常伴耳鸣

11. 谵妄的表现有
A. 持续几秒
B. 夜间加重
C. 白天减轻
D. 呈波动性
E. 常持续数小时和数天
12. 感觉过度的特点有
A. 潜伏期短
B. 感受性降低，兴奋阈增高
C. 不愉快的感觉
D. 扩散性
E. 延时性
13. 关于遗忘综合征临床特点，下列说法正确的是
A. 慢性遗忘常伴发于痴呆
B. 导致严重意识丧失的头部外伤必定伴发遗忘综合征
C. 脑炎后遗忘症属于急性遗忘综合征
D. 脑缺血缺氧可导致急性遗忘
E. 脑肿瘤也可导致遗忘
14. 以下关于痫性发作正确的表述是
A. 是大脑皮质神经元过度异常放电导致短暂的脑功能异常
B. 常表现发作性意识障碍
C. 发作期及发作间期脑电图均有异常
D. 有的发作类型可无意识障碍
E. 可表现为运动性、感觉异常发作及情绪、内脏、行为改变
15. 治疗眩晕常用的苯甲二氮䓬类前庭抑制剂有
A. 苯巴比妥钠
B. 氯丙嗪
C. 地西泮
D. 艾司唑仑
E. 氟哌利多
16. 感觉性共济失调的表现包括
A. 站立不稳，踩棉花感
B. 深感觉障碍
C. 不伴眩晕、眼震
D. 凭视觉不能减轻症状
E. 凭视觉可减轻症状
17. 可引起共济失调的病变部位有
A. 皮质脊髓束
B. 脊髓后索
C. 额桥束和颞枕桥束
D. 脊髓后根
E. 小脑
18. 关于肌萎缩，下列说法正确的是
A. 分为神经源性肌萎缩和肌源性肌萎缩

B. 进行性脊肌萎缩症是神经源性肌萎缩
C. 急性脊髓灰质炎是肌源性肌萎缩
D. 神经源性肌萎缩肌肉活检可见肌纤维数目减少
E. 肌源性肌萎缩肌肉活检可见肌纤维肿胀、破坏

19. 以下关于神经源性肌萎缩叙述正确的有
A. 成年发病　　B. 无家族史
C. 近端受累重　　D. 有肌束纤维震颤
E. 无肌酶谱改变

20. 下述是小脑病变的临床症状的有
A. 意向性震颤　　B. 断续言语
C. 失语症　　D. 辨距不良
E. 共济失调

21. 以下可出现前庭周围性眼震的有
A. 梅尼埃病　　B. 蛛网膜炎
C. 中耳炎　　D. 迷路卒中
E. 链霉素中毒

22. 眩晕基本的眼科检查有
A. 视觉诱发电位　　B. 视力
C. 视野　　D. 复相分析
E. 眼底

23. 记忆障碍包括
A. 遗忘　　B. 记忆减退
C. 失认　　D. 记忆错误
E. 记忆增强

24. 脑死亡的诊断标准包括
A. 无自主活动　　B. 脊髓反射消失
C. 脑干反射消失　　D. 自主呼吸停止
E. 无脑电活动

25. 符合中枢性眩晕特点的表述是
A. 前庭神经核或小脑病变可引起　　B. 椎-基底动脉供血不足是常见原因
C. 眼震幅度大、方向不一致　　D. 伴严重的耳鸣、耳聋
E. 呕吐、出汗、面色苍白等自主神经症状较轻

26. 以下符合上运动神经元瘫痪的是
A. 肌张力增高　　B. 腱反射亢进

C. 跖反射增强
D. 可出现病理反射
E. 无明显肌萎缩

27. 深昏迷的临床表现包括
A. 肌肉松弛
B. Babinski 征阳性
C. 生命体征无变化
D. 角膜反射消失
E. 腱反射存在

28. 体象障碍的临床表现有
A. 偏侧忽视
B. 病觉缺失
C. 手指失认
D. 触觉失认
E. 幻肢现象

29. 根据遗忘具体表现分类的遗忘类型中，最重要的类型是
A. 顺行性遗忘
B. 进行性遗忘
C. 系统成分性遗忘
D. 逆行性遗忘
E. 选择性遗忘

30. 神经痛头痛的性质为
A. 搏动性阵痛或跳痛
B. 电击样痛
C. 胀痛或钝痛
D. 放射状刺痛
E. 紧箍感或重压感

六 案例分析题

（1~3 题共用题干）

患者，男性，24 岁。左侧眼部、颞部疼痛，伴左侧流泪和流涕。头痛多发生在夜间，反复发作 6 周后可缓解数月。

1. 可能的诊断是
A. 偏头痛
B. 丛集性头痛
C. 鼻窦炎
D. 紧张性头痛
E. 颅内肿瘤

2. 最可能的发病机制是
A. 颅内压增高
B. 颅内静脉窦血栓形成
C. 颅内、外血管扩张
D. 脑供血不足
E. 脑血管畸形

3. 治疗措施应包括
A. 睡前服用麦角胺咖啡因
B. 服用镇静药
C. 服用钙通道阻滞药
D. 手术治疗

E. 预防性用药

(4~8题共用题干)

患者，男性，16岁。四肢阵发性抽搐3个月就诊。抽搐时意识丧失，每次持续5~6分钟，有时伴尿失禁，于间歇期神经系统体检无阳性发现。

4. 欲进一步明确诊断，此时最合适的处理是

A. 头颅CT
B. 脑电图
C. 肌电图
D. 用抗癫痫药
E. 不予处理，嘱其随访

5. 为提高该项检查的阳性率，最常用的激发方法是

A. 药物诱发
B. 睡眠
C. 禁睡
D. 用力咳嗽
E. 过度换气

6. 若短期内连续3次该项检查均为阴性结果，但患者抽搐仍频繁发作，此时应该如何处理

A. 用适当的药物治疗
B. 不治疗，待该项检查取得阳性结果后再治疗
C. 内科检查
D. 血生化检查
E. 采用两种抗抽搐药以完全控制症状

7. 经药物治疗1年后患者抽搐发作次数明显减少，每年发作3~4次，此时最适宜的措施是

A. 停药观察，并随访脑电图
B. 在一周内减药至停药
C. 按原剂量继续服用2~3年
D. 加用另一种同作用的药物
E. 停药，改用药效低，不良反应更小的药物

8. 患者可从事的活动是

A. 单独游泳
B. 公园游玩
C. 高空作业
D. 单独驾车
E. 频繁玩游戏机

参考答案与解析

一、A1型题

1. B【解析】无动性缄默症又称睁眼昏迷，是由脑干上部和丘脑的网状激活系统受损引起的症状。此时由于大脑半球及其传出通路无病变，患者能注视周围环境及人物，看上去

好像清醒，但不能活动或言语，表现为大小便失禁、肌张力减低、无锥体束征、强烈刺激不能改变其意识状态，存在觉醒-睡眠周期。所以选项 B 错误。

2. E【解析】观念性失用常由双侧大脑半球受累引起，病变多位于优势半球顶叶。肢体运动性失用病变多位于双侧或对侧皮质运动区。结构性失用病变多位于非优势半球顶叶或顶枕联合区。穿衣失用病变位于非优势侧顶叶。所以选项 E 错误。

3. C【解析】按病变的解剖部位，眩晕可分为系统性眩晕和非系统性眩晕。其中，系统性眩晕又可按照病变部位和临床表现分为中枢性眩晕和周围性眩晕。所以选项 A、B 正确。中枢性眩晕常见于椎-基底动脉供血不足、脑干梗死、小脑梗死或出血等疾病。周围性眩晕常见于梅尼埃病、良性发作性位置性眩晕、前庭神经元炎、迷路卒中等疾病。所以选项 C 错误。听力障碍表现为耳聋、耳鸣和听觉过敏。高音调耳鸣提示感音性病变，低音调耳鸣往往为传导径路病变。

4. B【解析】性别与癫痫发作没有直接的关系。其他选项都是导致癫痫发作的常见因素。

5. A【解析】传导性失语病变累及优势侧缘上回、韦尼克（Wernicke）区等部位，临床表现为流利性口语，患者语言中有大量错词，因自身可以感知到其错误，欲纠正而显得口吃，听起来似非流利性失语，但表达短语或句子完整。听理解障碍较轻，在执行复杂指令时明显。复述障碍较听理解障碍重，复述不成比例受损突出是本症的最大特点。命名、阅读和书写也有不同程度的损害。所以选项 A 正确。

6. D【解析】以觉醒度改变为主的意识障碍有嗜睡、昏睡、昏迷。意识模糊、谵妄均属于以意识内容改变为主的意识障碍。朦胧状态、漫游性自动症均属于以意识范围改变为主的意识障碍。所以选项 D 正确。

7. C【解析】跨阈步态又称“鸡步”，是由于胫前肌群病变或腓总神经损害导致足尖下垂，足部不能背屈，行走时，为避免上述因素造成的足尖拖地现象，向前迈步抬腿过高，脚悬起，落脚时总是足尖先触及地而，如跨门槛样。常见于腓总神经损伤、脊髓灰质炎或进行性腓骨肌萎缩等。

8. D【解析】经皮质性失语综合征又称为分水岭区失语综合征，病灶位于分水岭区，共同特点是复述相对保留。包括经皮质运动性失语、经皮质感觉性失语、经皮质混合性失语。所以选项 D 正确。

9. B【解析】丘脑特异性投射系统投射至皮质特定区域，产生特定感觉，具有点对点投射关系，所以选项 A、C 错误。丘脑特异性投射系统被切断时，动物保持清醒状态，说明未伤及非特异投射系统，动物可以保持清醒状态，所以选项 D 错误。无论哪一个系统受到刺激，动物都不会处于昏睡状态，所以选项 E 错误。丘脑非特异性投射系统投射至皮质广泛区域，提高皮质的兴奋性，所以选项 B 正确。

10. B【解析】体象障碍病变多位于非优势半球顶叶（缘上回和角回），指患者基本感知功能正常，但对自身躯体的存在、空间位置及各部位之间的关系失去辨别能力。所以选项B正确。

11. B【解析】放射痛是指中枢神经、神经根或神经干刺激病变时，疼痛不仅发生在局部，而且扩散到受累神经的支配区，如神经根受到肿瘤或椎间盘的压迫、脊髓空洞症引起的痛性麻痹。所以选项B正确。局部疼痛是局部病变的局限性疼痛。扩散性疼痛是刺激由一个神经分支扩散到另一个神经分支而产生的疼痛。牵涉痛是指内脏病变时出现在相应体表区的疼痛。感觉过度一般发生在感觉障碍的基础上。

12. C【解析】小脑病变可有共济失调、肌张力减低、言语障碍、姿势和步态异常等改变，常有水平性也可为旋转性眼球震颤，但因小脑对精细动作的完成和随意运动的协调起着重要的作用，因此小脑病变时最重要的症状是共济失调。所以选项C正确。

13. A【解析】膝状神经节损害表现为周围性面神经麻痹，舌前2/3味觉障碍及泪腺、唾液腺分泌障碍（鼓索受累），可伴有听觉过敏（镫骨肌神经受累），耳后部剧烈疼痛，鼓膜和外耳道疱疹，称为亨特综合征。所以选项A正确，选项B错误。周围性面神经麻痹伴有舌前2/3味觉障碍及唾液腺分泌障碍，为面神经管内鼓索神经受累。所以选项C错误。一侧面下部肌肉瘫痪提示病变在面神经核或核以下周围神经。所以选项D错误。茎乳孔以外病变只表现为周围性面神经麻痹。所以选项E错误。

14. B【解析】深昏迷表现为对外界任何刺激均无反应，全身肌肉松弛，无任何自主运动，眼球固定，瞳孔散大，各种反射均消失，大小便多失禁。生命体征已有明显改变，呼吸不规则，血压或下降。全身反射消失是确定深昏迷最有价值的体征。

15. D【解析】谵妄是一种急性的脑高级功能障碍，患者对周围环境的认识和反应能力均下降，表现为认知、注意力、定向力、记忆功能受损，思维推理迟钝，语言功能障碍，错觉，幻觉，睡眠-觉醒周期紊乱等，可表现为紧张、恐惧和兴奋不安，甚至可有冲动和攻击行为。病情常呈波动性，夜间加重，白天减轻，常持续数小时和数天。所以选项D错误。

16. A【解析】脑干中的前庭神经核病变引起的前庭中枢性眩晕，一般无听力障碍，眼球震颤（简称眼震）持续时间长，且多呈垂直性或位置性，并常伴有其他脑神经、锥体束和感觉束等脑实质受损的症状和体征。

17. E【解析】小脑蚓部或脑干内与小脑联系的神经通路病变，可导致发音构音器官肌肉运动不协调，称为共济失调性构音障碍。表现为构音含糊，音节缓慢拖长，声音强弱不等甚至暴发样，言语不连贯，呈吟诗样或分节样。所以选项E正确。

18. E【解析】假性球麻痹又称假性延髓麻痹，是双侧皮质核束受损所致，是脑血管病的常见并发症。患者主要表现为吞咽功能障碍，导致饮水呛咳、进食困难，多伴有构音障碍，有时可有情感障碍。其病因常为大脑延髓以上部位多次或多处脑卒中所致。所以选项E正确。

19. D【解析】意向性震颤是指肢体有目的地接近某个目标时，在运动过程中出现的震颤，越接近目标震颤越明显。当到达目标并保持姿势时，震颤有时仍能持续存在。多见于小脑病变，丘脑、红核病变时也可出现此种震颤。

20. D【解析】参见 A1 型题第 11 题解析。

21. E【解析】因皮质脊髓束在内囊聚集在一起，内囊病损可引起对侧中枢性肢体偏瘫，也可出现面瘫、舌瘫，还可引起对侧偏身感觉障碍和对侧同向偏盲，即三偏征。

22. D【解析】失语主要的类型有外侧裂周围失语综合征、经皮质性失语综合征、完全性失语、命名性失语、皮质下失语。完全性失语也称混合性失语，是最严重的一种失语类型。临床上以所有语言功能均严重障碍或几乎完全丧失为特点。患者限于刻板言语，听理解严重缺陷，命名、复述、阅读和书写均不能。所以选项 D 正确。

23. B【解析】高颈段病变引起中枢性四肢瘫痪。下颈段病变引起双上肢周围性（弛缓性）瘫痪和双下肢中枢性（痉挛性）瘫痪。胸段病变引起双下肢中枢性瘫痪。腰膨大病变引起双下肢周围性瘫痪。所以选项 B 错误。

24. D【解析】痉挛性偏瘫步态为单侧皮质脊髓束受损所致，表现为患侧上肢通常屈曲、内收、旋前，不能自然摆动，下肢伸直、外旋，迈步时将患侧盆骨部提的较高，或腿外旋画一半圈的环形运动，脚刮擦地面，故又称划圈样步态。

25. C【解析】按瘫痪的形式，瘫痪分为单瘫、偏瘫、截瘫、四肢瘫及交叉瘫。单瘫的病变可位于大脑皮质运动区、周围神经或脊髓前角；偏瘫的病变多在对侧大脑半球内囊附近；截瘫多由脊髓的胸腰段病变引起；四肢瘫可见于双侧大脑及脑干病变、颈髓病变及多发性周围神经病变；一侧脑神经麻痹和对侧肢体瘫痪称交叉瘫，由脑干损害引起。所以选项 C 正确。

26. D【解析】参见 A1 型题第 18 题解析。

27. C【解析】原发性神经系统的大面积损伤、肿瘤和出血对额叶的影响均会引起行为改变，包括情感表达上的异常，如自控能力差、坐立不安、欣快、抑郁或情感淡漠。所以选项 C 正确。

28. E【解析】结构性失用主要涉及空间关系的结构性运用障碍，多为非优势半球枕叶与角回间联合纤维中断所致。

29. B【解析】记忆增强是指对远事记忆的异常性增加。患者表现出对很久以前所发生的、似乎已经遗忘的时间和体验，此时又能重新回忆起来，甚至一些琐碎的毫无意义的事情或细微情节都能详细回忆。多见于躁狂症、妄想或服用兴奋剂过量。

30. B【解析】记忆减退是指识记、保持、再认和回忆普遍减退。早期往往是回忆减弱，特别是对日期、年代、专有名词、术语概念等的回忆发生困难，以后表现为近期和远期记忆均减退。临床上常见于阿尔茨海默病、血管性痴呆、代谢性脑病等。

31. A【解析】皮质下失语是指丘脑、基底核、内囊、皮质下深部白质等部位病损所致的失语。优势侧颞中回后部病变引起命名性失语。所以选项 A 正确。

32. B【解析】中枢性眩晕表现为眩晕感较轻，但持续时间长，常见于椎-基底动脉供血不足、脑干梗死、小脑梗死或出血等疾病。所以选项 B 正确。梅尼埃病、良性发作性位置性眩晕、前庭神经元炎、迷路卒中等疾病可引起周围性眩晕。

33. A【解析】周围性眩晕的病变部位在前庭感受器及前庭神经颅外段（未出内听道）。中枢性眩晕的病变部位在前庭神经颅内段、前庭神经核、核上纤维、内侧纵束、小脑和大脑皮质。所以选项 A 正确。

34. B【解析】体象障碍多见于非优势半球顶叶病变，指患者基本感知功能正常，但对自身躯体的存在、空间位置及各部位之间的关系失去辨别能力。所以选项 B 正确。颈内动脉主干受累可出现对侧偏瘫，优势半球受累可出现失语症、Gerstmann 综合征。

35. D【解析】逆行性遗忘指回忆不起疾病发生之前某一阶段的事件，对过去的信息会部分丢失。常见于脑震荡后遗症、缺氧、中毒、阿尔茨海默病的中晚期、癫痫发作后等。所以选项 D 正确。顺行性遗忘见阿尔茨海默病的早期。

36. D【解析】双侧脑桥基底部病变可出现闭锁综合征，又称去传出状态，主要见于基底动脉脑桥分支双侧闭塞。所以选项 D 正确。

37. B【解析】变性病性痴呆包括：①阿尔茨海默病；②额颞叶痴呆；③路易体痴呆；④帕金森病合并痴呆，如关岛型肌萎缩侧索硬化-帕金森综合征-痴呆复合征；⑤皮质基底核变性；⑥苍白球黑质色素变性；⑦亨廷顿病；⑧进行性核上性麻痹。所以选项 A、C、D、E 均属于变性病性痴呆，选项 B“脑外伤性痴呆”属于非变性病性痴呆。因此选项 B 正确。

38. C【解析】血管性头痛常为搏动性阵痛或跳痛；神经痛头痛为电击样、放射状刺痛；紧张性头痛为紧箍感或重压感；功能性头痛为弥漫而又无定处的胀痛或钝痛。

39. D【解析】视觉失认的病变多位于枕叶。患者可以看清周围物体，但看到以前熟悉的事物时却不能正确识别、描述及命名，而通过其他感觉途径则可认出。视觉失认不是由于视力方面的问题导致的，多与枕叶视中枢损害有关。

40. B【解析】参见 A1 型题第 38 题解析。

41. E【解析】原发性癫痫也就是特发性癫痫，是指用目前的检查手段，尚不能找到器质性病因者。这类患者脑部并无可解释症状的结构变化或代谢异常，而和遗传因素有密切关系。所以选项 E 正确。

42. A【解析】浅昏迷是指意识完全丧失，仍有较少的无意识自发动作。对周围事物及声、光等刺激全无反应，对强烈刺激如疼痛刺激可有回避动作及痛苦表情，但不能觉醒。吞咽反射、咳嗽反射、角膜反射以及瞳孔对光反射仍然存在。生命体征无明显改变。所以选项 A 正确。

43. A【解析】昏迷患者若频繁出现痫性发作或发生癫痫持续状态，可首先静脉注射地西泮 10~20mg，如抽搐仍不能完全控制，可给地西泮 100mg 加入 5%葡萄糖液 500ml 中缓慢静脉滴注，一般维持 10~12 小时，还可选用苯巴比妥钠 0.2~0.3g 肌内注射或 6%水合氯醛

50ml 保留灌肠，以及鼻饲丙戊酸钠 200mg，每日 3~4 次。

44. A【解析】头痛的影响因素有：①用力、转体、咳嗽、摇头可使高颅压性头痛加剧，应用脱水药可缓解。②压迫颞、枕、颈部血管可使血管性头痛减轻；反之，应用扩血管药可加剧。③局部按摩、热敷，横纹肌松弛，可使肌紧张性头痛缓解，而持续横纹肌收缩则可使之加重。④功能性头痛于精神紧张、疲劳时加重，放松时或心理因素解除后减轻。所以选项 A 错误。

45. C【解析】非系统性眩晕常由眼部疾病（眼外肌麻痹、屈光不正、先天性视力障碍）、心血管系统疾病（高血压、低血压、心律不齐、心力衰竭）、内分泌代谢疾病（低血糖、糖尿病、尿毒症）、中毒、感染和贫血等疾病引起。临床表现为头晕目眩、站立不稳，通常无外界环境或自身旋转感或摇摆感，很少伴有恶心、呕吐，为假性眩晕。所以 C 选项错误。

二、A2 型题

1. D【解析】患者呈慌张步态，而慌张步态是帕金森病或基底核病变时的典型症状之一。故该患者步态障碍很可能是基底核区损害的结果。

2. A【解析】在肢体抽搐时，不能将肢体用力按压或屈曲，这样有可能造成意外伤害。所以选项 A 错误。可用缠以纱布的压舌板塞入其一侧上下门齿之间，防止咬破舌头；使患者头偏向一侧，防止呕吐物窒息；解松患者的衣领及裤带，以利呼吸；还可在患者背后垫衣被等软物。

3. D【解析】中脑病变可出现病灶侧动眼神经瘫，对侧面神经、舌下神经及上肢、下肢上运动神经元瘫痪（中枢性瘫痪），为韦伯（Weber）综合征。所以患者的病灶定位在左侧中脑。

4. C【解析】参见 A1 型题第 23 题解析。

5. D【解析】根据题干，患者的表现符合闭锁综合征。闭锁综合征因运动传出通路几乎完全受损而呈失运动状态，患者意识清醒，眼球不能向两侧转动，不能张口，四肢瘫痪，不能言语，仅能以瞬目和眼球垂直运动示意与周围建立联系，可有双侧病理反射。嗜睡、去皮质综合征、无动性缄默、浅昏迷患者均表现为意识丧失。所以选项 D 正确。

6. B【解析】根据题干，患者的意识状态是嗜睡。嗜睡是意识障碍的早期表现，为持续性病理性睡眠状态，意识清晰度降低较轻微，在安静环境下患者呈嗜睡状态，能被轻刺激或言语所唤醒，醒后能回答问题，并能配合体格检查，但当刺激消失时患者又入睡。所以选项 B 正确。

7. D【解析】患者的症状为发作性头痛、呕吐，每月发作 1~2 次，持续 2~3 小时，与月经周期有关。根据这些临床表现，最可能的诊断是普通型偏头痛。所以选项 D 正确。典型偏头痛（选项 A）常伴随光线、声音和气味敏感，且常有前驱期和先兆症状；紧张性头痛（选项 B）往往与精神紧张或压力有关，没有明显的恶心、呕吐等症状；丛集性头痛

（选项 C）是突发性剧烈的疼痛，以眼、面、颈部为主要部位，伴随流泪、鼻塞、眼睑下垂等症状；基底动脉型偏头痛（选项 E）较为罕见，可以表现为眩晕、共济失调等症状。

8. E【解析】癫痫应先单药治疗，从小剂量开始，缓慢增量至能最大程度地控制发作而无不良反应或者反应很轻的最低有效剂量。所以选项 E 错误。

9. D【解析】遗忘型轻度认知障碍的患者表现有记忆力损害。根据受累的认知域数量，可分为以下几种。①单纯记忆损害型：本类型只累及记忆力。②多认知域损害型：本类型除累及记忆力，还存在其他一项或多项认知域损害。题中患者应诊断为遗忘型轻度认知障碍。

10. C【解析】根据题干，患者为右侧肢体阵发性抽搐，提示继发性局限性运动性癫痫发作，病变位于左侧大脑半球，结合有持续头痛、视盘水肿，说明左侧颅内病变较明显，已引起颅内压增高，需进一步查找病因及治疗。在颅内压增高情况下，腰穿有引起脑疝的危险，故不宜行腰椎穿刺查脑脊液。所以选项 C 错误。

11. C【解析】患者可诊断为有先兆偏头痛，该偏头痛每次发病前都会有先兆症状，以视觉症状最明显，表现为闪光、黑矇甚至偏盲，症状能持续 10～20 分钟，消失后接着就出现搏动性的头痛。

12. B【解析】震颤伴肌张力增高多见于帕金森病，于检查时可发现齿轮样强直，在头颈伸屈及肘、腕关节被动活动时容易发现。所以选项 B 正确。

13. C【解析】患者的语言障碍为 Broca 失语。Broca 失语又称运动性失语、可表达性失语，以口语表达障碍最突出，表现为能理解别人的言语，但说不出话或仅能说出某些单词，找词困难，但有复述障碍。所以选项 C 正确。其余四个选项均不符合题意。Wernicke 失语临床特点为严重听理解障碍，表现为患者听觉正常，但不能听懂别人和自己的讲话。传导性失语表现为流利性口语，也有听理解障碍。命名性失语又称遗忘性失语，主要特点为不能命名。完全性失语临床上以所有语言功能均严重障碍或几乎完全丧失为特点。

14. B【解析】本例为女童，表现为发作性失神，发作往往在活动时发生，而由旁人如老师、同学、家长发现，脑电图检查有典型的 3Hz 棘-慢波发放，对称分布，可确诊为失神小发作，属于癫痫小发作的一种类型。故选项 B 正确。

15. A【解析】偏头痛急性期的治疗可予以麦角胺静脉注射，能迅速缓解头痛，但麦角胺具有强力的血管收缩作用，严重高血压、心脏病、孕妇患者均为禁忌。所以选项 A 处理错误。

16. C【解析】球麻痹又称延髓麻痹，指由延髓或大脑等病变导致神经（舌咽神经、迷走神经、副神经、舌下神经）损害产生症状，包括言语不清，吞咽困难，咽部感觉丧失，咽反射消失，双侧提腭活动差，舌肌萎缩等。故患者的病变部位在延髓。

17. E【解析】参见 A1 型题第 22 题解析。

18. A【解析】根据题干，说明患者环境意识和自我意识消失，强烈刺激可以唤醒，但患者意识仍模糊，反应迟钝，且反应维持时间很短，很快又进入昏睡状态。

19. A【解析】上运动神经元瘫痪的特点为肌张力增高、腱反射亢进、出现病理反射，无肌萎缩，但病程长者可出现失用性肌萎缩。所以患者除题中所述体征外，最可能出现的体征还有患侧肢体病理反射阳性。故选项 A 正确。

20. E【解析】由于前庭病变引起平衡障碍，表现为站立不稳，行走时向患侧倾斜，走直线不能。卧位时症状明显减轻，活动后症状加重，常伴恶心、呕吐及面色苍白等症状，表现为严重眩晕，转头可使症状加重，闭目不减轻。前庭周围性眼震表现为水平性或水平旋转性眼震，一般无垂直性眼震。对于右前庭神经病变的患者，双侧指鼻试验中受影响的这一侧可能出现阳性结果，而未受影响的那一侧则可能呈阴性结果。所以选项 E 错误。

21. D【解析】腮腺炎病毒可引发病毒性脑炎。患者为继发性癫痫，由于病毒性脑炎引起癫痫发作。病毒性脑炎脑细胞受到影响，特别是在颞叶、皮质有病变的时候，特别容易引起异常的放电，而导致各种症状的癫痫发作。

22. C【解析】该患者为典型的浅昏迷状态。参见 A1 型题第 42 题解析。

23. D【解析】牵涉痛是指内脏病变时出现在相应体表区的疼痛，如心绞痛可引起左胸及左上肢内侧痛，胆囊病变可引起右肩痛。所以题中患者的疼痛应为牵涉痛。

24. A【解析】静止性震颤是指在安静和肌肉松弛的情况下出现的震颤，表现为安静时出现，活动时减轻，睡眠时消失，手指有节律的抖动，4~6 次/秒，呈搓药丸样，严重时可发生于头、下颌、唇舌、前臂、下肢及足等部位。故该患者的症状可初步判断为静止性震颤。

25. C【解析】参见 A1 型题第 42 题解析。

26. A【解析】额叶中央前回刺激性病变可导致对侧上肢、下肢或面部抽搐或继发全身性癫痫发作。中央前回上部受损产生对侧下肢瘫痪，下部受损产生对侧面、舌或上肢的瘫痪。所以选项 A 正确。

27. E【解析】三叉神经病变表现为疼痛发作突然，疼痛剧烈难以忍受，严重时可伴有面部肌肉抽搐、口角歪斜、流泪和流涎等症状，角膜溃疡、角膜反射迟钝，咽反射及神经系统检查常无阳性体征。而咽反射消失可出现于继发性舌咽神经痛。所以选项 E 错误。

三、A3/A4 型题

1. E【解析】患者的发作类型是复杂部分性发作，表现为意识障碍和自动症。经典的复杂部分性发作可从先兆开始，随后出现意识障碍、呆视和动作停止，发作通常持续 1~3 分钟。自动症是指在癫痫发作过程中或发作后意识模糊状态下出现的具有一定协调性和适应性的无意识活动。自动症均在意识障碍的基础上发生，伴有遗忘。

2. B【解析】神经元异常放电是癫痫发病的电生理基础，脑电图是诊断癫痫最重要的辅助检查方法，有助于明确癫痫分型。

3. C【解析】复杂部分性发作经药物治疗很少能完全控制，即使有，也需长期维持一定剂量。

4. A【解析】患者治疗后出现头晕、行走不稳、眼震，可能是药物剂量过大导致的中毒，应行血药浓度测定后调整药物剂量。

5. E【解析】参见 A1 型题第 43 题解析。

6. C【解析】癫痫持续状态（SE）是癫痫连续发作之间意识未完全恢复又频繁再发，或发作持续 30 分钟以上不自行停止。题中患者为明显的癫痫持续状态。

7. A【解析】癫痫持续状态最易引起脑部缺氧并发症，也有可能会引起脑水肿以及营养不良。

8. B【解析】患者最有价值的辅助检查应是头颅 CT 平扫。CT 检查在偏头痛诊断中可排除其他疾病尤其是脑部占位性病变，如脑肿瘤、外伤等。

9. E【解析】麦角胺咖啡因片是一种非甾体抗炎药，可作为偏头痛发作时的首选药物。对于治疗偏头痛疗效显著，可有效减轻患者的症状，没有预防以及根治作用，患者在头痛发作时可以短时间使用，每天口服用药 3 次。

10. E【解析】苯噻啶具有末梢性 5-羟色胺拮抗作用，预防偏头痛的有效率达 70%，是首选用来预防偏头痛发作的药物。

11~12 C、B【解析】患者的癫痫发作属于典型失神发作。典型失神发作表现为动作突然中止，凝视，呼之不应，可有眨眼，不伴有或者仅伴有轻微的运动症状，结束也突然，持续5~20秒多见，易为过度换气诱发。事后对发作无记忆，每日发作数次。发作时 EEG 伴规律性的双侧对称 3Hz（3 周/秒）棘-慢复合波。

13. B【解析】乙琥胺（ESX）仅用于单纯失神发作。所以选项 B 正确。丙戊酸钠（VPA）是全面性发作，尤其是全面性强直-阵挛发作（GTCS）合并典型失神发作的首选药，也用于部分性发作。苯巴比妥（PB）常作为小儿癫痫的首选药物，对 GTCS 疗效好，也用于单纯及复杂部分性发作。硝基西泮抗癫痫作用强，用于各种失眠及癫痫。苯妥英钠（PHT）对 GTCS 和部分性发作有效。

14. E【解析】首次就诊时，7 年内 2 次发作，可继续观察，暂不给抗癫痫药。

15. B【解析】治疗药物首选丙戊酸钠（VPA）。参见 A3/A4 型题第 13 题解析。

16. C【解析】参见 A1 型题第 43 题解析。

17. C【解析】该患者癫痫复发并出现持续状态的最可能原因是自行停药。

四、B 型题

1. C【解析】上运动神经元瘫痪也称痉挛性瘫痪，其临床表现为肌力减弱、肌张力增高、腱反射活跃或亢进、浅反射减退或消失（腹壁反射、提睾反射及跖反射等）、出现病理反射、无明显的肌萎缩。当长期瘫痪时，由于肌肉缺少运动，可表现为失用性肌萎缩。所以选项 C 正确。

2. C【解析】下运动神经元瘫痪又称弛缓性瘫痪，其临床表现为：①受损的下运动神经元支配的肌力减退。②肌张力减低或消失，肌肉松弛，外力牵拉时无阻力，与上运动神经元瘫痪时“折刀”现象有明显不同。③腱反射减弱或消失。④肌萎缩明显，无病理反射。所以选项 C 正确。

3. A【解析】参见 A2 型题第 13 题解析。

4. B【解析】Wernicke 失语临床特点为严重听理解障碍，表现为患者听觉正常，但不能听懂别人和自己的讲话。口语表达为流利型，语量增多，发音和语调正常，但言语混乱而割裂，缺乏实质词或有意义的词句，难以理解，答非所问。

5. E【解析】命名性失语一般不伴有偏瘫、偏身感觉障碍和偏盲，预后较好。病变部位多位于优势半球颞中回后部或颞枕交界区。

6. B【解析】视交叉位于颅内蝶鞍上方。两眼视神经纤维在该处进行部分交叉，即来自视网膜鼻侧的纤维在此处交叉到对侧，来自两眼视网膜颞侧的纤维在此处不交叉。若邻近组织炎症影响或被肿块压迫时，可见两眼颞侧偏盲。

7~8 C、D【解析】在视交叉后重新排列的左右各一束神经称为视束。这段神经束由一眼颞侧神经纤维与另一眼鼻侧神经纤维组成，绕大脑脚至外侧膝状体。因此，一侧视束发生病变时，可见两眼同向性偏盲。右同侧偏盲可定位在外侧膝状体。

9. D【解析】丘脑损害时出现对侧偏身（包括面部）完全性感觉缺失或减退。其特点是深感觉和触觉障碍重于痛温觉，远端重于近端，并常伴发患侧肢体的自发性疼痛（丘脑痛）。

10. A【解析】昏迷是一种严重的意识障碍，主要是大脑皮质与中脑的网状结构发生高度抑制的一种病理状态。

11. B【解析】参见 A1 型题第 1 题解析。

12. D【解析】乙胺丁醇长期大量使用可产生球后视神经炎，引起弱视、红绿色盲和视野缩小。

13. B【解析】异烟肼治疗中可引起末梢神经炎，可选用维生素 B_6进行治疗。

14. A【解析】链霉素具有肾毒性和损害听觉神经的不良反应，可造成不可逆性耳聋。

15. B【解析】帕金森病又称震颤麻痹，帕金森病患者体位不稳，行走时步距缩短，碎步，人往前冲，呈“慌张步态”。

16. A【解析】参见 A1 型题第 7 题解析。

17. E【解析】杜克（Duchenne）型肌营养不良患者由于背部伸肌无力使站立时腰椎过度前凸，臀中肌无力导致行走时骨盆向两侧上下摆动，呈典型的鸭子步态。

18. D【解析】小脑病变时的主要症状是共济失调。小脑性共济失调表现为站立不稳，走路时步基加宽，左右摇摆，不能直线前进，蹒跚而行，又称为醉汉步态。

19~22 B、D、A、C【解析】刺激性或激惹性症状是指感觉传导径路受到刺激或兴奋性增高时出现刺激性症状，可分为以下几种。①感觉过敏：指一般情况下对正常人不会引起不适感觉或只能引起轻微感觉的刺激，患者却感觉非常强烈，甚至难以忍受。常见于浅感觉障碍。②感觉过度：一般发生在感觉障碍基础上的刺激。③感觉倒错：指对刺激产生的错误感觉，如冷的刺激产生热的感觉，触觉刺激或其他刺激误认为痛觉等。常见于顶叶病变或癔症。④感觉异常：指在没有任何外界刺激的情况下，患者感到某些部位有蚁行感、麻木、瘙痒、重压、针刺、冷热、肿胀，而客观检查无感觉障碍。常见于周围神经或自主神经病变。⑤疼痛：是感觉纤维受刺激时的躯体感受，是机体的防御机制。

五、X 型题

1. ABDE【解析】痫性发作与晕厥的鉴别要点见表 2-1。

表 2-1 痫性发作与晕厥的鉴别要点

临床特点	痫性发作	晕厥
先兆症状	无或短（数秒）	可较长
与体位的关系	无关	通常在站立时发生
发作时间	白天夜间均可发生，睡眠时较多	白天较多
皮肤颜色	青紫或正常	苍白
肢体抽搐	常见	无或少见
伴尿失禁或舌咬伤	常	无或少见
发作后头痛或意识模糊	常见	无或少见
神经系统定位体征	可有	无
心血管系统异常	无	常有
发作间期脑电图	异常	多正常

2. ABDE【解析】慌张步态是帕金森病的典型症状之一，表现为身体前屈，头向前探，肘、腕、膝关节屈曲，双臂略微内收于躯干前；行走时起步困难，第一步不能迅速迈出，开始行走后，步履缓慢，后逐渐速度加快，小碎步前进，双上肢自然摆臂减少，停步困难，极易跌倒；转身时以一脚为轴，挪蹭转身。走路步基宽大是小脑步态的表现。故选项 ABDE 正确。

3. BCDE【解析】参见 A2 型题第 5 题解析。

4. ACDE【解析】癫痫病因极其复杂，可分四大类。①特发性癫痫及癫痫综合征：可疑遗传倾向，无其他明显病因，常在某特殊年龄段起病，有特征性临床及脑电图表现，诊断标准较明确。但并非临床上查不到病因就是特发性癫痫。②症状性癫痫及癫痫综合征：是各种明确的或可能的中枢神经系统病变影响结构或功能等，如染色体异常、局灶性或弥漫性脑部疾病，以及某些系统性疾病所致。③隐源性癫痫：较多见，临床表现提示症状性癫痫，但未找到明确病因，可在特殊年龄段起病，无特定临床和脑电图表现。④状态关联性癫痫发作：

发作与特殊状态有关，如高热、缺氧、内分泌改变、电解质失调、药物过量、长期饮酒戒断、睡眠剥夺和过度饮水等，正常人也可出现。发作性质虽为痫性发作，但去除有关状态即不再发生，故不诊断癫痫。所以选项 ACDE 正确。

5. ABCE【解析】瘫痪诊断时常涉及以下体格检查内容。①肌力检查：各种器械检查、轻瘫试验或全瘫征均呈阳性，提示肌力减弱或消失。②表现为肌群、关节、肢体随意运动的幅度、范围变小或消失。③随意运动的速度减慢或消失。④肌张力检查：中枢性瘫痪肌张力增高，周围性瘫痪肌张力减退，脑、脊髓或神经休克期肌张力亦减退。⑤肌容积检查：周围性瘫痪、肌营养不良常有肌萎缩，肌营养不良尚可有假肥大，而长期中枢性瘫痪可致失用性萎缩。⑥反射功能检查：浅反射减退，腱反射亢进，见于中枢性瘫痪；腱反射减退见于周围性瘫痪，中枢性瘫痪尚可出现病理征。由以上内容可知，鉴别中枢性瘫痪和周围性瘫痪有意义的是肌萎缩、腱反射、病理反射和肌张力。

6. ABCE【解析】头痛的伴随症状如下。①恶心、呕吐：颅高压性头痛、血管性头痛常见，前者持续，后者短暂。②眩晕：多见于颅后窝病变，如小脑炎症、肿瘤及后循环缺血。③体位改变：脑室系统病损、颅后窝病变常有强迫头位；颅低压性头痛常于卧位时头痛消失，坐位或立位时加重。④视力障碍：颅高压性头痛呈视物模糊，血管性头痛呈视觉先兆（光点、暗点），眼源性头痛亦可有视力减退。⑤自主神经症状：恶心、呕吐、多汗、面色改变、心率改变，常见于血管性头痛。⑥癫痫样发作：见于头痛型癫痫、脑占位病变、脑寄生虫病、脑血管畸形。⑦精神症状：紧张性及功能性头痛常伴失眠、焦虑、紧张；额叶肿瘤可伴记忆、定向、计算、判断力明显减退及情感淡漠等。所以选项 D 错误。因此本题的正确答案为 ABCE。

7. ABCE【解析】Broca 失语又称表达性失语或运动性失语，临床表现以口语表达障碍最突出；Wernicke 失语又称听觉性失语或感觉性失语，临床特点为严重听理解障碍；传导性失语复述障碍较自发谈话和听理解障碍重，二者损害不成比例，是本症的最大特点；命名性失语又称遗忘性失语，主要特点为不能命名；经皮质性失语又称为分水岭区失语综合征，共同特点是复述相对保留。所以选项 D 错误。故本题的正确答案为 ABCE。

8. ACDE【解析】大脑和脑干功能全部丧失时称为脑死亡，其确定标准是：①患者对外界任何刺激均无反应，无任何自主运动，但上下肢腱反射、腹壁反射和跖反射等脊髓反射有时仍可存在。③自主呼吸停止，需要人工呼吸机维持换气。④脑电图提示脑电活动消失，呈一条直线，并至少持续 30 分钟。⑤经颅多普勒超声提示无脑血流灌注现象。⑥体感诱发电位提示脑干功能丧失。上述情况持续时间至少 12 小时，经各种抢救无效。且需除外急性药物中毒、低温和内分泌代谢性疾病等。

9. ACDE【解析】顶叶为感觉中枢，病变时一般不出现偏瘫症状。额叶、内囊、颈髓、中央前回发生病变时可出现偏瘫症状。故选项 ACDE 正确。

10. ABCD【解析】前庭系统中枢部病变可引起前庭中枢性眼震。另外，脑干、小脑等结构与前庭神经核有密切的联系，这些部分的损害也可以导致前庭中枢性眼震。表现为眼震方向具有多样性，可为水平、垂直、旋转等，持续时间长，幅度大。除前庭神经核病变以外，眩晕程度轻，但持续时间长。听力及前庭功能一般正常，较少见耳鸣、耳聋。所以选项E错误。正确答案为ABCD。

11. BCDE【解析】参见A1型题第15题解析。

12. BCDE【解析】感觉过度一般发生在感觉障碍的基础上，具有以下特点。①潜伏期长：刺激开始后不能立即感知，必须经历一段时间才出现。②感受性降低，兴奋阈增高：刺激必须达到一定的强度才能感觉到。③不愉快的感觉：患者所感到的刺激具有暴发性，呈现一种剧烈的、定位不明确的、难以形容的不愉快感。④扩散性：刺激有扩散的趋势，单点的刺激患者可感到是多点刺激并向四周扩散。⑤延时性：当刺激停止后在一定时间内患者仍有刺激存在的感觉，即出现“后作用”，一般为强烈难受的感觉，常见于烧灼性神经痛、带状疱疹疼痛、丘脑的血管性病变。所以选项BCDE正确。

13. ABDE【解析】急性遗忘综合征是指急性起病的遗忘综合征。可伴发于急性意识模糊状态，也可见于头部外伤、脑缺氧或缺血、短暂性全面遗忘、酒精中毒、韦尼克脑病、分裂性遗忘症等。脑炎后遗忘症不属于急性遗忘综合征。所以选项C错误。慢性病程的遗忘综合征常伴发于痴呆，也见于慢性酒精中毒、脑炎后遗忘综合征、脑肿瘤、副肿瘤性边缘叶脑炎等。所以选项ABDE正确。

14. ABDE【解析】痫性发作是指由于大脑皮质神经元异常放电而导致的短暂脑功能障碍。常表现为发作性意识障碍。发作初始，可有突发意识丧失，发作结束后，可有短暂的意识模糊、定向力障碍等。有的发作类型可无意识障碍，表现为运动性、感觉异常发作及情绪、内脏、行为改变。所以选项ABDE正确。

15. CD【解析】前庭抑制剂可以改变感受器的感受阈及其神经突触的感觉，以镇静药为主。常用的前庭抑制剂如下。①巴比妥类：苯巴比妥钠，0.03g，口服，3次/日；或0.1~0.2g，肌内注射，1~2次/日。②苯甲二氮䓬类：地西泮，2.5~5mg，口服，3次/日；或5~10mg，肌内注射，1~2次/日；艾司唑仑：1~2mg，口服，2~3次/日。③丁酰苯类药：氟哌利多，1~2mg，肌内注射，3次/日。④吩噻嗪类药：氯丙嗪，12.5~25mg，口服，3次/日；异丙嗪，25mg，肌内注射，1~2次/日。⑤其他：奋乃静、水合氯醛等，依病情选用。所以选项CD符合题意。

16. ABCE【解析】深感觉障碍使患者不能辨别肢体的位置及运动方向，出现感觉性共济失调。感觉性共济失调表现为站立不稳，迈步的远近无法控制，落脚不知深浅，有踩棉花感。睁眼时有视觉辅助，症状较轻，黑暗中或闭目时症状加重。无眩晕、眼震和言语障碍。所以选项ABCE正确。

17. BCDE【解析】共济失调多由前庭小脑、本体感觉及其相连接结构受损所致。小脑本身、小脑脚的传入或传出联系纤维、红核、脑桥或脊髓的病变均可产生小脑性共济失调；

大脑额、颞、枕叶与小脑半球之间通过额桥束和颞枕桥束形成纤维联系，当其损害时可引起大脑性共济失调；深感觉传导路径中脊神经后根、脊髓后索、丘脑至大脑皮质顶叶任何部位的损害都可出现深感觉性共济失调。所以选项 BCDE 正确。

18. ABDE【解析】临床上，肌萎缩可分为以下两种。①神经源性肌萎缩：是指神经肌肉接头之前的神经结构病变所引起的肌萎缩，此类肌萎缩常起病急、进展较快，但随病因而异。急性脊髓灰质炎、进行性脊肌萎缩症和肌萎缩侧索硬化均属于此类。肌肉活检可见肌纤维数量减少并变细、细胞核集中和结缔组织增生。②肌源性肌萎缩：指神经肌肉接头突触后膜以后，包括肌膜、线粒体、肌丝等病变所引起的肌萎缩。肌肉活检可见病变部位肌纤维肿胀、坏死、结缔组织增生和炎症细胞浸润等。所以选项 ABDE 正确。

19. ABDE【解析】神经源性肌萎缩与肌源性肌萎缩的鉴别要点见表 2-2。

表 2-2　神经源性肌萎缩与肌源性肌萎缩的鉴别

	神经源性肌萎缩	肌源性肌萎缩
发病人群	成年人	儿童、青年
家族史	无	有
受累部位	远端为重	近端重
肌束纤维震颤	有	无
感觉障碍	有	无
肌肥大	无	有
锥体束征	有或无	无
肌酶谱改变	无	升高
肌电图	神经源性损害	肌源性损害
肌肉活检	神经源性损害	肌源性损害

20. ABDE【解析】小脑半球病变可引起同侧肢体的共济失调，表现为动作易超过目标（辨距不良），动作愈接近目标时震颤愈明显（意向性震颤），对精细运动的协调障碍，如书写时字迹越来越大，各笔画不匀等。由于发声器官如口唇、舌、咽喉等肌肉的共济失调，小脑病变患者表现为说话缓慢、发音不清和声音断续、顿挫或暴发式，呈暴发性或吟诗样语言。所以选项 ABDE 正确。

21. ACDE【解析】前庭周围性眼震常见于梅尼埃病、中耳炎、迷路卒中、迷路炎、颞骨岩部外伤、链霉素等药物中毒等。前庭中枢性眼震常见于椎-基底动脉系统血管病、多发性硬化、蛛网膜炎、脑桥小脑脚肿瘤、脑干肿瘤、梅毒等。

22. BCDE【解析】眩晕眼科检查包括视力、视野、复相分析、瞳孔、眼底检查等。必要时，查眼震电图、视网膜电图、视动功能及视觉诱发电位等，以明确或排除眼部疾病及视神经疾病。所以选项 BCDE 正确。

23. ABDE【解析】临床上记忆障碍的类型多是根据长时记忆分类的，包括遗忘、记忆减退、记忆错误、记忆增强。所以选项 ABDE 正确。失认是指患者无视觉、听觉和躯体感觉障碍，在意识正常情况下，不能辨认以往熟悉的事物。

24. ACDE【解析】参见 X 型题第 8 题解析。

25. ABCE【解析】中枢性眩晕是指前庭神经颅内段、前庭神经核、核上纤维、内侧纵束、小脑和大脑皮质病变引起的眩晕，常见于椎-基底动脉供血不足、脑干梗死、小脑梗死或出血等病。中枢性眩晕的眼球震颤幅度大、形式多变、眼震方向不一致；听觉损伤不明显，无严重的耳鸣、耳聋；呕吐、出汗、面色苍白等自主神经症状少有或不明显。所以选项 ABCE 正确。

26. ABDE【解析】上运动神经元瘫痪的跖反射减退或消失。参见 B 型题第 1 题解析。

27. AD【解析】参见 A1 型题第 14 题解析。

28. ABCE【解析】体象障碍临床可表现为偏侧忽视、病觉缺失、手指失认、自体认识不能、幻肢现象。所以选项 ABCE 正确。

29. AD【解析】遗忘根据遗忘的具体表现可分为顺行性遗忘、逆行性遗忘、进行性遗忘、系统成分性遗忘、选择性遗忘和暂时性遗忘等多种类型，其中前两者最为重要。

30. BD【解析】参见 A1 型题第 38 题解析。

六、案例分析题

1~2 B、C【解析】从集性头痛的特点为突然发生一连串密集发作，病程为 4~8 周，间以数月或数年的缓解期，头痛常在夜间发作，常先起于一侧眼部，继之扩展至半个头部，发作时可伴有结膜充血、流泪、流涕，故该患者的头痛为丛集性头痛。一般认为，丛集性头痛为颅内、外血管扩张所致。

3. ABCE【解析】丛集性头痛主要治疗方法如下。①药物治疗：发作时可口服麦角胺或者在每天发作前服用，预防发作或减轻发作时的症状，连服 10~14 天。在丛集发作时，口服泼尼松或甲泼尼龙静脉滴注，自丛集发作停止停药。如果患者精神过度紧张，可使用镇静催眠药。此外还可给予钙通道阻滞药、抗癫痫药，这一些药对部分患者有效。此外，组胺脱敏治疗对部分患者也可有效。②神经阻滞：药物治疗无效者可以试用神经阻滞疗法。③其他：发作时给予面罩吸氧或高压氧疗，对部分患者有效。题中患者的症状较轻，不需要进行手术治疗。所以正确答案为 ABCE。

4~5 B、E【解析】患者临床表现为癫痫大发作，需做脑电图检查以辅助诊断，但是有时结果可呈假阴性，应该重复数次检查以提高阳性率，可以嘱患者做过度换气激发异常脑电波，也可以做睡眠脑电图。

6~7 A、C【解析】若短期内连续 3 次该项检查均为阴性结果，但患者抽搐仍频繁发作，此时应用适当的药物治疗。经药物治疗 1 年后，患者抽搐发作次数明显减少，每年发作

3~4 次，说明抗癫痫药物治疗有效，应该按原剂量继续服用 2~3 年。如短期内停药，可能使癫痫发作难以控制，加重病情，也可能导致药物耐受而失效，如加用另一种作用的药物，会增加药物的不良反应，甚至引起药物中毒，对患者机体和症状控制均不利。

8. B【解析】癫痫患者应该参加比较缓和的运动。不宜参加攻击性、冲撞性、对抗性强的体育活动，不宜参加情绪剧烈波动的活动。所以选项 ACDE 均不宜癫痫患者参与。

神经影像学检查

第三章 神经系统疾病的诊断

一 A1 型题

1. 关于神经电生理检查，叙述错误的是
   A. 神经传导测定检测的是周围神经 Aβ 类纤维的功能
   B. 重复神经电刺激检测的是神经肌肉接头的功能
   C. 躯体感觉诱发电位反映的是周围神经-脊髓后索-丘脑-感觉皮质通路的功能
   D. 视觉诱发电位反映视通路的功能
   E. 脑干听觉诱发电位反映前庭神经功能
2. 关于颅内疾病增强扫描，错误的有
   A. 由于存在血-脑脊液屏障，正常颅脑增强扫描颅内各部位均无强化
   B. 强化程度与病变内血管丰富程度有关
   C. 同一病灶在不同时期可呈现不同的强化方式
   D. 病灶强化程度与扫描时间关系不大
   E. 脑肿瘤强化越明显，恶性程度越高
3. 对有严重头痛和颈项强直的患者应立即进行哪项检查
   A. 末梢血检查
   B. 尿液检查
   C. 脑血管造影
   D. 头颅 CT 和腰椎穿刺
   E. 眼底检查
4. 脑脊液（CSF）是由哪种结构产生的
   A. 星形胶质细胞
   B. 少突胶质细胞
   C. 小胶质细胞
   D. 脉络丛
   E. 松果体
5. 颈部血管的超声检测一般采用的探头频率为
   A. 1.0~3.0MHz
   B. 3.0~4.0MHz
   C. 5.0~10.0MHz
   D. 10.0~12.0MHz
   E. 12.0~15.0MHz
6. 脑脊液蛋白电泳 α_1、α_2球蛋白增加常见于
   A. 脑萎缩
   B. 脱髓鞘病

C. 椎管梗阻
D. 脑血栓形成
E. 急性化脓性脑膜炎

7. 头颅X线片变化中与颅内压增高无关的是
A. 蝶鞍前后突骨质吸收
B. 脑回压迹加深
C. 颅缝增宽
D. 血管沟增宽或枕骨大孔扩大
E. 蛛网膜粒压迹扩大、加深

8. 脑干听觉诱发电位中枢性损害的表现是
A. Ⅰ波潜伏期延长
B. Ⅰ波波幅降低或分化不良
C. Ⅰ波和Ⅱ波波幅明显降低
D. Ⅱ波潜伏期延长
E. Ⅲ波分化不良

9. 脑波的基本成分为
A. 频率
B. 波幅
C. 位相
D. 波形
E. 以上全部

10. 常用的肌肉活检取材部位不包括
A. 肱二头肌
B. 腓肠肌
C. 三角肌
D. 股四头肌
E. 肱三头肌

11. 运动神经传导速度所反映的是
A. 运动神经髓鞘的功能
B. 感觉神经髓鞘的功能
C. 运动神经轴索的功能
D. 神经肌肉接头的功能
E. 锥体束的功能

12. 压颈试验旨在检查
A. 小脑疾病
B. 大脑疾病
C. 脑干疾病
D. 脊髓疾病
E. 周围神经病

13. 脑脊液蛋白电泳 γ 球蛋白增加常见于
A. 急性化脓性脑膜炎
B. 椎管梗阻
C. 脑积水
D. 小脑萎缩
E. 脱髓鞘病

14. CSF放置后有纤维蛋白膜形成，常见于
A. 细菌性脑膜炎
B. 病毒性脑膜炎
C. 结核性脑膜炎
D. 寄生虫性脑膜炎
E. 蛛网膜下腔出血

15. 萎缩性肌强直的特征性肌电图改变是
A. 运动神经传导异常
B. 重复神经电刺激异常
C. 表现为神经源性损害
D. 复合重复放电
E. 肌强直放电
16. 单侧压颈试验 CSF 压力不上升，但压迫对侧上升正常，提示
A. 穿刺部位以上有椎管梗阻
B. 同侧静脉窦（乙状窦、横窦）受阻
C. 穿刺针不在蛛网膜下腔
D. 穿刺针不通畅
E. 颅后窝肿瘤压迫
17. CSF 呈云雾状，常见于
A. 细菌性脑膜炎
B. 化脓性脑膜炎
C. 结核性脑膜炎
D. 寄生虫性脑膜炎
E. 病毒性脑膜炎
18. CSF 呈黄色，离体后不久自动凝固，常见于
A. 结核性脑膜炎
B. 陈旧性出血
C. 椎管梗阻
D. 寄生虫性脑膜炎
E. 化脓性脑膜炎
19. 腰穿 CSF 以大量淋巴细胞或单核细胞增加为主，多为
A. 脑的寄生虫感染
B. 急性化脓性脑膜炎
C. 梅毒性脑膜炎或脑炎
D. 亚急性或慢性感染
E. 椎管梗阻
20. 腰穿脑脊液中蛋白质含量显著增加的疾患是
A. 病毒性脑膜炎
B. 结核性脑膜炎
C. 化脓性脑膜炎
D. 腰脊液漏
E. 良性颅内压增高症
21. 肌颤搐电位可见于
A. 臂丛病变
B. 肌肉病变
C. 重症肌无力
D. 先天性肌强直
E. 感觉神经病变
22. θ 波的频率为
A. 4～7Hz
B. 1～4Hz
C. 8～13Hz
D. 14～20Hz
E. 20～30Hz
23. 正常脑脊液无色透明，连续用 3 个试管接取脑脊液，如前后各管为均匀一致的血色，提示为

A. 穿刺损伤所致
B. 正常脑脊液
C. 蛛网膜下腔出血
D. 脑肿瘤
E. 结核性脑膜炎

24. 关于 F 波，叙述错误的是
A. 有助于周围神经病的早期诊断、病变部位的确定
B. 可以反映运动神经近端的功能
C. 不可弥补运动神经传导速度的不足
D. 对神经根病变的诊断有重要价值
E. 临床可用于遗传性运动感觉神经病的诊断

25. 发病 2 小时内即可显示脑缺血病变的是
A. 头颅 CT
B. 头颅 MRI
C. 磁共振增强扫描
D. 磁共振波谱成像
E. 液体衰减翻转恢复序列 MRI

26. 关于寡克隆区带（OB）检测，叙述正确的是
A. 是检测鞘内 IgM 合成的重要方法
B. 神经梅毒、脑炎可出现脑脊液寡克隆区带
C. 脑脊液寡克隆区带多见于脑梗死
D. 正常脑脊液中也可检测到 OB
E. 常用的检测技术为酶联免疫吸附试验

27. 在神经病理诊断中，为显示星形细胞常选用的抗体是
A. 胶质纤维酸性蛋白（GFAP）的抗体
B. 磷酸化 tau 蛋白的抗体
C. 神经细胞核抗原（NeuN）的抗体
D. 少突胶质细胞转录因子-2（Olig-2）的抗体
E. α-共核蛋白（α-Synuclein）的抗体

28. 巨大动脉瘤时，典型的经颅多普勒超声（TCD）改变不包括
A. 瘤体内呈高阻力低流速频谱
B. 搏动指数（PI）值明显增高
C. 收缩峰呈锯齿样改变
D. PI 值及频谱形态均正常
E. 可闻及水泡样血管杂音

29. 肌电图插入电位的延长或增多，见于
A. 失神经支配的肌肉或炎性肌病
B. 严重的肌萎缩
C. 肌肉纤维化
D. 肌肉脂肪组织浸润
E. 肌纤维兴奋性降低

30. 腰穿 CSF 白细胞明显增多且以多核细胞为主，可见于

A. 急性化脓性脑膜炎
B. 脑的寄生虫感染
C. 梅毒性脑膜炎或脑炎
D. 亚急性或慢性感染
E. 椎管梗阻

31. 运动单位动作电位时限增宽、波幅增高及多相波百分比增高不见于
A. 脊髓前角细胞病变
B. 神经根病变
C. 神经丛病变
D. 周围神经病变
E. 炎性肌病

32. 患者出现持续性的肌无力，对骨骼肌进行肌电图检查的主要目的是
A. 确定骨骼肌病变是多发性肌炎还是肌营养不良
B. 确定骨骼肌病变是周期性麻痹还是重症肌无力
C. 确定骨骼肌病变是神经源性还是肌源性
D. 确定骨骼肌病变是否为吉兰-巴雷综合征
E. 确定骨骼肌病变是肌纤维膜病变还是肌核病变

33. 脑脊液产生的主要部位在
A. 第三脑室脉络丛
B. 第四脑室脉络丛
C. 侧脑室脉络丛
D. 蛛网膜下腔
E. 蛛网膜颗粒

34. 肯尼迪病的致病基因为
A. *Dystrophin*
B. *NOTCH3*
C. *PMP22*
D. *SCN4A*
E. 雄激素受体基因

35. 颅内动脉狭窄的 TCD 变化不正确的是
A. 狭窄段血流速度升高
B. 狭窄远端血流信号正常或相对升高
C. 血流声频粗糙，严重时出现“乐性血管杂音”
D. 血流频谱异常，S_1峰和S_2峰融合，出现湍流或涡流频谱
E. 两侧血流速不对称，双侧同名动脉血流速度比较相差超过 30%

36. 脑脊液检查对于下列哪种疾病的定性诊断意义最大
A. 大面积脑梗死
B. 结核性脑膜炎
C. 脑胶质瘤
D. 脑转移瘤
E. 帕金森病

37. 关于颈内动脉和颈外动脉的超声鉴别，错误的是
A. 前者管径粗，后者管径细
B. 前者阻力低，后者阻力高
C. 前者没有分支，后者有分支
D. 前者在前内侧，后者在后外侧

E. 颞浅动脉震颤试验前者无变化，后者可见震颤传导波形

38. 脑脊液吸收的主要部位是在
   A. 脊髓表面
   B. 脊神经根间隙
   C. 蛛网膜颗粒
   D. 各脑室脉络丛
   E. 腰大池内神经根

39. 关于 CT 与 MRI 在颅内疾病诊断方面的应用，错误的是
   A. 在钙化显示方面，CT 优于 MRI
   B. 颅底骨伪影的影响，MRI 较 CT 大
   C. 在急性脑出血的诊断 MRI 不如 CT
   D. 对微小动脉瘤、先天性脑血管畸形的诊断价值，CT 不如 MRI
   E. 对颅内病变的定位，MRI 较 CT 更为准确

40. 下列为腰穿检查禁忌证的是
   A. 颅后窝肿瘤
   B. 病毒性脑炎
   C. 椎管内肿瘤
   D. 化脓性脑膜炎
   E. 结核性脑膜炎

41. 一般来说，脑梗死在 CT 上表现出密度降低的时间是梗死后
   A. 3 小时
   B. 6 小时
   C. 9 小时
   D. 12 小时
   E. 24 小时

42. 穿刺抽取脑脊液最初数滴为血性，随后逐渐转消，离心后上清液无色透明，属于
   A. 脑出血所致
   B. 蛛网膜下腔出血所致
   C. 陈旧性脑出血所致
   D. 蛛网膜下腔粘连梗阻所致
   E. 穿刺时损伤出血所致

43. 正常肌肉在完全松弛时的肌电图表现是
   A. 电静息状态
   B. 干扰相
   C. 自发纤颤电位
   D. 单纯相
   E. 混合相

44. 关于脑梗死前期 2b 期 CT 灌注表现，叙述正确的是
   A. MTT、TTP 延长，CBF、CBV 下降
   B. MTT 延长，TTP、CBF、CBV 正常
   C. MTT、TTP 延长，CBF、CBV 正常
   D. MTT、TTP 正常，CBF、CBV 下降
   E. MTT、TTP 延长，CBF、CBV 增高

45. 关于脑血管的影像学检查，叙述错误的是
   A. CT 血管成像（CTA）为无创检查
   B. 磁共振血管造影（MRA）为无创检查

C. CTA 较 MRA 对于脑血管显示更为真实
D. 数字减影血管造影（DSA）是脑血管检查最准确的方法
E. DSA 在 3 种血管检查技术中，创伤最大

46. 运动单位动作电位时限缩短，波幅降低及多相波百分比增高见于
A. 脊髓前角细胞病变　B. 进行性肌营养不良
C. 神经丛病变　D. 周围神经病变
E. 神经根病变

47. 下列哪一类中枢神经系统疾病通常不是急性起病
A. 神经变性病　B. 癫痫
C. 脱髓鞘疾病　D. 脑卒中
E. 脑炎

48. 血性 CSF 离心后为黄色提示为
A. 结核性脑膜炎　B. 寄生虫性脑膜炎
C. 穿刺损伤出血　D. 陈旧性出血
E. 化脓性脑膜炎

49. 关于弥散加权成像（DWI）序列的原理，叙述正确的是
A. 病变区域内血流速度改变　B. 病变区域内水分子弥散受限
C. 病变区域内血-脑脊液屏障受损　D. 病变区域内新生毛细血管增多
E. 病变区域内葡萄糖代谢异常

50. 下列哪项是腰穿后头痛典型的表现
A. 直立时加重　B. 恶心和呕吐
C. 闪烁性盲点　D. 畏光
E. 压迫感

51. 不属于腰穿禁忌证的是
A. 颅内压明显升高，或已有脑疝迹象，特别是怀疑颅后窝存在占位性病变
B. 穿刺部位有感染灶、脊柱结核或开放性损伤
C. 有明显出血倾向或病情危重不宜搬动
D. 脊髓压迫症的脊髓功能处于即将丧失的临界状态
E. 怀疑颅内压异常

52. 出血性脑血管病（HCVD）最常见的病因是
A. 烟雾病　B. 高血压
C. 动脉瘤　D. 动静脉畸形
E. 海绵状血管瘤

53. 脑出血后血肿内血红蛋白的代谢变化顺序，正确的是

A. 氧合血红蛋白→含铁血黄素→正铁血红蛋白→脱氧血红蛋白
B. 氧合血红蛋白→正铁血红蛋白→脱氧血红蛋白→含铁血黄素
C. 氧合血红蛋白→脱氧血红蛋白→含铁血黄素→正铁血红蛋白
D. 氧合血红蛋白→脱氧血红蛋白→正铁血红蛋白→含铁血黄素
E. 正铁血红蛋白→氧合血红蛋白→脱氧血红蛋白→含铁血黄素

54. 哪项检查可以确定颅内肿瘤
A. 颅脑 CT
B. 脑电图
C. 肌电图
D. 视觉诱发电位
E. 脑干听觉电位

55. 关于磁共振波谱（MRS），叙述错误的是
A. 正常 MRS 上可见 N-乙酰天冬氨酸（NAA）峰
B. 脑缺血时可出现 NAA 峰降低
C. 正常 MRS 上可见乳酸（Lac）峰
D. Lac 峰出现在 1.33×10^{-6}处
E. NAA 峰出现在 2.02×10^{-6}处

56. 评估脑梗死缺血半暗带的方法是
A. DWI
B. 灌注成像（PWI）
C. DWI+PWI
D. DWI+MRA
E. PWI+MRA

57. 有关糖化血红蛋白（GHb）的检测，叙述正确的是
A. 2010 年糖尿病诊治指南提出 HbAlc≥9.5%是糖尿病诊断标准之一
B. GHb 水平反映近 2~3 个月的平均血糖水平
C. GHb 代谢周期与白细胞寿命基本一致
D. 其生成量与血氧浓度成正比
E. HbAlc 的正常值为 8.0%~9.5%

58. 颅内压增高患者，腰椎穿刺放脑脊液后突然呼吸停止，这是由于诱发了
A. 脑肿瘤继发出血
B. 颞叶海马钩回疝
C. 脑室系统出血
D. 小脑扁桃体疝
E. 脑血管意外

59. 颅脑 CT 扫描的环形增强是哪种病变的特征性表现
A. 急性脑血管病
B. 脑脓肿
C. 室管膜肿瘤
D. 脑水肿
E. 病毒性脑炎

60. 正常脑脊液中不应含有

A. IgA　　B. IgG
C. IgM　　D. 乳酸脱氢酶（LDH）
E. 谷丙转氨酶（ALT）

61. 视神经脊髓炎的特异性血清学检测指标为
A. IgG 鞘内合成率　　B. 水通道蛋白 4 抗体
C. 髓鞘碱性蛋白　　D. 寡克隆区带
E. 抗糖脂抗体

62. 何时做头颅 CT 检查诊断脑梗死阳性率较高
A. 发病 6 小时以后　　B. 发病 12 小时以后
C. 发病 18 小时以后　　D. 发病 48 小时以后
E. 发病 1 周以后

63. 在下列抗糖脂抗体中，表现为阳性可提示为米勒-费希尔（Miller-Fisher）综合征的是
A. 抗 GD1a　　B. 抗 GD1b
C. 抗 GM1　　D. 抗 GQ1b
E. 抗 SGLPG

64. 下列各病中，通常哪项脑脊液的糖含量不减低
A. 急性细菌性脑膜炎　　B. 结核性脑膜炎
C. 真菌性脑膜炎　　D. 糖尿病
E. 脑膜癌病

65. 脑脊液蛋白含量增高少见于
A. 化脓性脑膜炎，结核性脑膜炎　　B. 吉兰-巴雷综合征
C. 脑出血、蛛网膜下腔出血　　D. 双侧基底核钙化
E. 椎管内梗阻

66. 关于脑梗死前期 2a 期 CT 灌注表现，叙述正确的是
A. MTT、TTP 延长，CBF、CBV 增高　　B. MTT 延长，TTP、CBF、CBV 正常
C. MTT、TTP 延长，CBF、CBV 正常　　D. MTT、TTP 正常，CBF、CBV 下降
E. MTT、TTP 延长，CBF 下降，CBV 基本正常或轻度下降

67. 脑脊液蛋白电泳清蛋白增加常见于
A. 化脓性脑膜炎　　B. 结核性脑膜炎
C. 脑膜白血病　　D. 椎管梗阻
E. 脱髓鞘病

68. 表皮样囊肿团块型肿瘤的 CT 征象是
A. 等密度　　B. 低密度
C. 高密度　　D. 混杂密度

E. 以上各种表现

69. 下列哪种疾病不出现脑脊液蛋白含量增高

A. 多发性硬化
B. 颅内肿瘤
C. 神经梅毒
D. 脑脊液漏
E. 脑膜炎

70. 头颅X线片难以观察的是

A. 颅骨的厚度、密度及各部位结构
B. 颅缝的状态
C. 颅底的裂和孔
D. 蝶鞍及颅内钙化灶
E. 脑回的形态

71. 下列肌电图表现不符合多发性肌炎的是

A. 插入电位增多
B. 自发电位
C. 纤颤电位
D. 运动单位电位多相波百分比增多
E. 大力收缩募集电位为高波幅单纯相

72. 关于弗洛因（Froin）综合征正确的是

A. 脑脊液细胞数增多
B. 脑脊液白细胞数增多
C. 脑脊液氯化物增高
D. 脑脊液蛋白增高
E. 脑脊液糖增高

二 A2型题

1. 患者，男性，29岁。2个月来头痛，近2周来呕吐。检查：双侧视盘水肿，CT见左顶叶有一圆形低密度病灶，直径约3.5cm，其周围出现厚度均匀的强化环，左侧脑室受压，中线向对侧移位。最可能的诊断是

A. 脑肿瘤
B. 脑梗死
C. 脑炎
D. 脑脓肿
E. 脑囊虫病

2. 患者，男性，4岁。行走不稳、头痛、呕吐1个月，X线片示颅缝增宽、脑回压迹增多。最可能的诊断是

A. 脑膜炎
B. 颅内肿瘤
C. 血管神经性头痛
D. 头痛型癫痫
E. 动脉瘤

3. 患者，女，26岁。数月来每日连续地出现剧烈头痛，有时呕吐。检查：血压正常，神经系统无特殊所见，仅见双侧视盘边缘不清，视网膜有出血。还应做何检查

A. 甲状腺功能检查
B. 血液学检查
C. 肾上腺功能检查
D. 头颅X线片

E. 头颅 CT

4. 患者，男性，62 岁。以右侧肢体活动不便半小时来诊。查体：神志清晰，运动性失语，右侧鼻唇沟变浅，伸舌右偏，右侧上下肢肌力 2 级，右侧 Babinski 征阳性。左侧肢体肌力及肌张力无异常，左侧 Babinski 征阴性。为迅速做出最可能诊断，首选的检查为

A. 头颅 CT　　B. 磁共振弥散加权成像（DWI）

C. SPECT　　D. 头颅 MRI

E. 腰椎穿刺

5. 患者，女性，30 岁。上睑下垂伴复视。查体：右上睑下垂，眼球外展正常，向内、向上及向下方活动均受限，瞳孔直径右侧 4mm、左侧 2.5mm。下列哪项检查对诊断最有意义

A. 脑干诱发电位　　B. 局部脑血流量检查

C. 脑电图　　D. 脑血管造影

E. 腰穿检查脑脊液

6. 患者，女性，33 岁。右侧偏瘫，Babinski 征阳性，能遵医嘱伸舌和活动左侧肢体，但不能谈话。其常见于以下哪个部位病损

A. 左侧后顶叶　　B. 左侧额叶

C. 左侧顶叶　　D. 左侧颞叶

E. 脑干

7. 患者，男性，62 岁。4 年来进行性四肢肌力减退，并出现双侧舌肌及上下肢肌肉萎缩伴肌纤颤。双膝反射亢进，双侧 Babinski 征阳性，感觉正常。家族史(-)。不饮酒。患者应进行哪项检查

A. 诱发电位　　B. 颈椎 X 线

C. 肌电图　　D. 神经传导速度

E. 血清 CPK

8. 患者，男性，70 岁。一次驾驶汽车时突然出现旋转感，像喝醉了酒一样，停车休息几分钟后即感好转。在此年龄突然发生的神经功能障碍最可能是

A. 肿瘤　　B. 脑血管病

C. 多发性硬化　　D. 感染性疾病

E. 糖尿病

9. 患者，男性，63 岁。近几个月来出现明显的站立不稳，手脚麻木也逐渐加重，现上肢反射及膝反射亢进，跟腱反射消失，双侧 Babinski 征阳性，双下肢震动觉、位置觉减退，痛温觉呈末梢型减退。该患者做哪项检查有助于诊断

A. 脊髓碘油造影　　B. 脊椎 X 线片

C. 肌电图　　D. CT 和 MRI

E. 糖耐量试验

10. 患者，男性，35 岁。1 周前双下肢无力，3 天后双上肢无力，口角流涎，大小便正常。查体：双眼睑闭合不全，鼓腮吹气不能，四肢肌力 4 级。腕、膝以下刺痛觉减退，腱反射普遍消失，双侧跖反射存在。最可能的疾病是

A. 额叶占位病变
B. 横贯性脊髓病变
C. 周围神经病变
D. 肌病
E. 脑干占位

11. 患者，女性，39 岁。半个月来头痛，患者于坐起后头痛明显加剧，平卧或头低位时头痛即可减轻。神经系统检查无异常，头颅 CT 及 MRI 平扫未见异常。为明确诊断应选择的检查为

A. 脑电图
B. 经颅多普勒超声
C. 腰椎穿刺
D. CT 灌注成像
E. SPECT

三 A3/A4 型题

（1~2 题共用题干）

患者，女性，70 岁。全身僵直、大汗。临床和电生理检查提示为僵人综合征、副肿瘤综合征。

1. 进行脑抗体筛查，最可能出现阳性结果的是

A. 抗-AChR
B. 抗-amphiphysin
C. 抗-Hu
D. 抗-mGluR1
E. 抗-Yo

2. 进行肿瘤筛查，最可能的结果是

A. 乳腺癌
B. 胃癌
C. 甲状腺癌
D. 肝癌
E. 结肠癌

（3~5 题共用题干）

患者，男性，65 岁。以右侧肢体活动不灵 2 小时来诊，既往有高血压病史。查体：神清，运动性失语，右侧面神经核上性瘫痪，右侧上下肢肌力 2 级，右侧偏身痛觉减退，右侧 Babinski 征阳性。急诊头颅 CT 未见异常。

3. 如进一步明确诊断首选

A. 头颅 CT 增强
B. MRI 弥散张量成像（DTI）
C. 脑电图
D. MRI 弥散加权成像（DWI）
E. MRI

4. 该患者诊为脑梗死需溶栓治疗，最有价值的检查是

A. CTA 和 MRA

B. CT 薄层扫描和 CTA

C. DWI 和血流灌注成像（PWI）

D. MRI 和 MRA

E. MRI 液体衰减反转恢复序列（FLAIR）

5. 为尽快明确脑血管狭窄或闭塞，最可靠的检查是

A. CTA

B. CT 灌注成像

C. MRA

D. PWI

E. DWI

（6~7 题共用题干）

患者，女性，65 岁。因“右侧肢体活动不利 6 小时”来诊。头颅 CT：脑桥左侧可见卵圆形低密度影，边界清。风湿性心脏病病史 13 年。

6. 最可能的诊断为

A. 脑囊肿

B. 脑脓肿

C. 脑梗死

D. 脑出血

E. 胶质瘤

7. 进一步确诊应进行的检查是

A. 脑电图

B. 头颅 MRI

C. 脑血流图

D. 脑地形图

E. 开颅检查

（8~10 题共用题干）

患者，女性，40 岁，因“头痛、头晕、耳鸣 2 年，左侧肢体活动不利近 1 年”来诊。头颅 CT：右侧中后颅窝卵圆形略高密度影，边界清楚，右侧岩尖部骨质破坏。头颅 MRI：T_1WI 呈等信号，T_2WI 呈高信号。CT 及 MRI 增强扫描呈均一强化。

8. 最可能的诊断为

A. 听神经瘤

B. 胶质瘤

C. 脑膜瘤

D. 三叉神经瘤

E. 脑脓肿

9. 确诊本病最为可靠的 MRI 影像特征是

A. 牛眼征

B. 胡椒盐征

C. 靶征

D. 脑膜尾征

E. 灯泡征

10. 最需要与本病鉴别的是

A. 三叉神经瘤
B. 胶质瘤
C. 听神经瘤
D. 脑膜瘤
E. 脑脓肿

（11~12 题共用题干）

患者，女性，63 岁。近记忆力下降 8 年，言行不一致 5 年，生活不能自理 3 年，无自发语言 1 年。头颅 MRI：双侧海马萎缩，弥漫性皮质萎缩，脑室扩大。

11. 该患者所患疾病常伴有血管壁淀粉样物质沉积，证实其存在所用的特殊染色是
A. Bodian 染色
B. LFB 髓鞘染色
C. PAS 染色
D. 刚果红染色
E. 尼氏染色

12. 关于该病的细胞内包涵体的检测，可以选用针对某种蛋白的抗体进行免疫组织化学染色，这种蛋白是
A. tau 蛋白
B. 神经丝蛋白（NF）
C. 突出核蛋白（Synuclein）
D. 朊蛋白（Prion）
E. 胶质纤维酸性蛋白（GFAP）

（13~14 题共用题干）

患者，男性，21 岁。因“左手肌萎缩 3 年”来诊。3 年前无意发现左手肌萎缩，缓慢进展，自觉前臂肌肉抽搐，无明显无力，不影响书写和提物等。既往体健，否认脊髓灰质炎病史，家族史无特殊。神经系统查体：双前臂肌肉和双手的大、小鱼际肌及骨间肌均匀萎缩，左手明显，肌力正常；四肢腱反射对称引出，双侧深、浅感觉对称、正常，双侧病理反射未引出。神经电生理检测：上、下肢神经传导测定正常；肌电图示双上肢神经源性损害（C_7、C_8水平）。

13. 最可能的诊断是
A. 多灶性运动神经病肌肉病变
B. 肌萎缩侧索硬化
C. 平山病
D. 脊肌萎缩症
E. 颈椎病

14. 对明确诊断最有意义的检查是
A. 空腹血糖
B. 血清肌酸激酶
C. 神经节苷脂抗体检测
D. 脑脊液检测
E. 颈部过度屈曲位 MRI

（15~16 题共用题干）

患者，女性，36 岁。因“视力下降 5 个月，走路不稳 2 个月”来诊。脊柱 MRI：脊髓内多发病变。

15. 为明确诊断，可以选用的特殊染色是
    A. Bodian 染色
    B. 劳克坚牢蓝（LFB）髓鞘染色
    C. PAS 染色
    D. 刚果红染色
    E. 尼氏染色

16. 为显示轴索的情况，可以选用针对下列哪种蛋白的抗体进行免疫组织化学染色
    A. 巢蛋白（Nestin）
    B. 神经丝蛋白（NF）
    C. 胶质纤维酸性蛋白（GFAP）
    D. 少突胶质细胞转录因子-2（Olig-2）
    E. 神经细胞核抗原（NeuN）

（17~19 题共用题干）

患者，男性，63 岁。因“左下肢活动不利 5 天”来诊。头颅 CT：右侧基底核区可见一圆形低密度影，边界欠清，直径约 0.5cm，中线结构居中。

17. 最可能的诊断为
    A. 脑出血
    B. 腔隙性脑梗死
    C. 星形细胞瘤
    D. 脑囊虫病
    E. 脑软化灶

18. 最敏感的检查方法是
    A. 脑电图
    B. 头颅 CT（平扫）
    C. 头颅 CT（增强）
    D. 头颅 MRI
    E. 脑血管造影

19. 最需要与本病鉴别的是
    A. 脑出血
    B. 小脑半球脑梗死
    C. 星形细胞瘤
    D. 脑囊虫病
    E. 脑软化灶

（20~21 题共用题干）

患者，男性，45 岁。“渐进性四肢无力 6 个月”来诊。6 个月前出现右手无力，逐渐出现右上肢肌萎缩，并发展至左上肢，近 4 个月来出现双下肢无力。偶有饮水呛咳，自觉躯体肌肉抽动，无肢体麻木和疼痛。神经系统查体：意识清楚，语言流利，双侧鼻唇沟对称，伸舌居中，舌肌未见明显萎缩和纤颤，双侧咽反射灵敏、对称，双侧掌颌反射（+）；痉挛步态，双上肢肌力 3 级，肌张力减退，腱反射减弱，双下肢肌力 4 级，肌张力增高，腱反射亢

进，双侧霍夫曼征（-），双侧巴宾斯基征（+），全身深、浅感觉正常。尿、粪常规正常。肌电图：右侧胸锁乳突肌、右小指展肌、右伸指总肌、胸段棘旁肌、左胫前肌、右胫前肌等均呈神经源性损害，感觉神经传导正常。

20. 最可能的诊断是
   A. 进行性肌萎缩　　B. 多灶性运动神经病
   C. 肌萎缩侧索硬化　　D. 原发性侧索硬化
   E. 颈椎病

21. 目前最应检查
   A. 感觉神经传导　　B. 颈部 MRI
   C. 肌电图　　D. F 波
   E. 头颅 MRI

（22~24 题共用题干）

患者，男性，33 岁。因“双侧肢体对称性瘫痪 8 天”来诊。无肢体麻木。发病前 2 周曾有腹泻史。查体：双上肢肌力 4 级，双下肢肌力 5 级，四肢肌张力减低，双侧腱反射（++）、对称，全身深、浅感觉正常。实验室检查：尿、粪常规正常；血 GM1-IgG（+）。神经传导测定：上下肢周围神经损害，双侧正中神经、尺神经、腓总神经、胫后神经复合肌肉动作电位明显下降，运动传导速度正常，双侧正中神经、尺神经、腓肠神经、腓总神经感觉传导测定正常；双侧尺神经 F 波出现率下降；肌电图正常。

22. 最可能的诊断是
   A. 吉兰-巴雷综合征（GBS）　　B. 多灶性运动神经病
   C. 运动神经元病　　D. 血管炎性神经病
   E. 多发性肌炎

23. 下一步应检查
   A. 血清钾　　B. 空腹血糖
   C. 脑电图　　D. 复查肌电图和神经传导速度，脑脊液检测
   E. 头颅 MRI

24. 如明确诊断为 GBS，其首选的治疗方案是
   A. 各种维生素　　B. 静脉注射免疫球蛋白
   C. 其他免疫抑制药　　D. 大剂量激素冲击治疗
   E. 血浆置换

（25~27 题共用题干）

患者，男性，32 岁。因“发作性四肢抽搐”2 个月来诊，发作时四肢抽动，意识丧失，

每次发作持续 3~5 分钟，其他情况不详。神经系统检查：神志清醒，脑神经无异常，四肢肌力及肌张力无异常，四肢腱反射存在，病理反射未引出。

25. 为明确痫性发作，需要做的检查是
   A. 脑电图
   B. 头颅 CT
   C. TCD
   D. 脑活检
   E. 腰穿

26. 如确诊为痫性发作，为明确病因进一步应做的最理想的检查是
   A. 头颅 CT
   B. MRI 及增强扫描
   C. 脑活检
   D. DSA
   E. 脑磁图

27. 若此患者颅内存在异常病灶但性质难定，为明确诊断最终应做
   A. 脑组织活检
   B. 诱发电位
   C. PET
   D. 基因诊断
   E. 躯体感觉诱发电位

四 B 型题

（1~4 题共用备选答案）
   A. 化脓性脑膜炎
   B. 结核性脑膜炎
   C. 病毒性脑炎
   D. 病毒性脑膜炎
   E. 新型隐球菌性脑膜炎

1. 脑脊液白细胞轻度或中度增加，且以单核细胞为主，见于
2. 脑脊液出现纤细网膜状凝固物见于
3. 脑脊液糖含量明显降低见于
4. 脑脊液中氯化物显著减少的疾患是

（5~6 题共用备选答案）
   A. 卡马西平
   B. 泼尼松
   C. 丙戊酸钠
   D. B 族维生素
   E. 普萘洛尔

5. 患者，女性，70 岁。3 年来出现发作性右侧面颊部烧灼样疼痛，每次发作持续时间数十秒，发作间期如常人，治疗此患者应使用
6. 患者，男性，20 岁。两天前因吹风着凉后突发左眼流泪，口角歪斜。检查发现左侧额纹消失，左眼闭合不能，左鼻唇沟较浅，口角歪向右侧，四肢运动正常，治疗此患者应使用

（7~9 题共用备选答案）

A. 咽反射亢进
B. 咽反射消失
C. 舌肌萎缩
D. 双上肢肌萎缩及巴宾斯基征阳性
E. 全身肌萎缩及肌束震颤

7. 进行性脊髓性肌萎缩会出现
8. 进行性球麻痹会出现
9. 肌萎缩侧索硬化会出现

（10~12 题共用备选答案）

A. DSA
B. CTA
C. CT
D. 脑脊液检查
E. CTP

10. 有助于超早期（发病 6 小时）脑梗死诊断的是
11. 对确诊颅内动脉瘤意义最大的检查是
12. 确诊蛛网膜下腔出血的检查是

（13~15 题共用备选答案）

A. 肌电图
B. 超声多普勒
C. 脑脊液检查
D. DSA
E. 头颅 X 线片

13. 诊断颅内动脉瘤的最有效的检查方法是
14. 哪项辅助检查对鉴别吉兰-巴雷综合征与脊髓灰质炎有价值
15. 在鉴别神经源性肌萎缩和肌源性肌萎缩时需要的检查是

（16~18 题共用备选答案）

A. 头颅 CT
B. 头颅 MRI
C. 脑血流图
D. 脑电图
E. 腰椎穿刺

16. 患者，男性，65 岁。1 小时前上街买菜时突然出现头痛、呕吐，数分钟后出现右侧偏瘫，双眼向左侧凝视，意识丧失。首先应做的检查是
17. 患者，女性，20 岁。1 周前在健身房运动时突然出现剧烈头痛、呕吐，不能低头，自服镇痛药无效，头颅 CT 未见异常。此时应做的检查是
18. 患者，女性，5 岁。玩耍时突然将玩具摔在地上，两眼向前直视，呼之不应，持续 10 余秒钟症状自行消失，过后对上述情况不知，以后多次出现类似发作。应做的检查是

（19~20 题共用备选答案）

A. 各导联
B. 枕叶
C. 双侧中央区
D. 额叶和颞叶
E. 顶叶

19. 正常成年人的脑电图中，其少量低波幅慢波分布在

20. 实体感觉缺失是由于哪个部位病变引起的

五 X 型题

1. 躯体感觉诱发电位检测的临床应用有
A. 吉兰–巴雷综合征
B. 后侧索硬化综合征
C. 多发性硬化
D. 颈椎病
E. 脑血管病

2. 脑脊液检查的适应证包括
A. 有脑膜刺激征
B. 疑有颅内出血
C. 疑有颅内压显著增高
D. 疑有脑膜白血病
E. 有剧烈头痛、昏迷、抽搐或瘫痪等症状及体征而原因不明者

3. 关于慢性颅内压增高所引起头颅 X 线改变，下列说法正确的是
A. 脑回压迹增多加深
B. 颅缝增宽
C. 蛛网膜粒压迹扩大、加深
D. 枕大孔扩大
E. 蝶鞍扩大，前后床突及鞍背的骨质吸收

4. 轴突病变时的肌电图改变有
A. 运动单位电位数目减少
B. 可有干扰型的减弱
C. 病理性自发电位
D. 运动单位电位形态改变
E. 传导速度正常

5. 下列属于全脑血管造影适应证的是
A. 颅内外血管性病变
B. 颅内占位性病变的血供与邻近血管的关系
C. 某些肿瘤的定型
D. 自发性脑内血肿或蛛网膜下腔出血病因检查
E. 脑疝晚期、脑干功能衰竭者

6. 关于神经系统主要疾病临床特点的描述，下列说法正确的是
A. 脑血管病通常起病急骤，症状在短时间内达到高峰
B. 脱髓鞘疾病常慢性起病，持续进展
C. 代谢和营养障碍性疾病常发病缓慢，病程较长

D. 神经系统中毒性疾病可呈急性或慢性发病

E. 神经系统感染性疾病起病大多呈急性或亚急性

7. 关于 MRI 在中枢神经系统疾病诊断中的应用，下列描述准确的是

A. MRI 可发现多种脑血管异常，不仅可显示血管畸形的部位和大小，有时还能显示其供应动脉及引流静脉

B. MRA 在发现颅内动脉瘤方面有很好的应用，但难于观察到直径不足 0.5cm 的小动脉瘤

C. 在显示急性颅脑损伤、颅骨骨折、急性出血病变和钙化灶等优于 CT

D. 目前临床上磁共振波谱成像可用于代谢性疾病（如线粒体脑病）、脑肿瘤、癫痫等疾病的诊断和鉴别诊断

E. MRI 弥散张量成像（DTI）是活体显示神经纤维束轨迹的方法

8. 以下属于痫性放电的是

A. 三相波　　B. 多棘-慢波

C. 棘波　　D. 尖波

E. 3Hz 棘-慢复合波

9. CT 扫描可发现

A. 6 小时以内的脑梗死　　B. 脑实质出血

C. 蛛网膜下腔出血　　D. 脑脓肿

E. 脑积水

10. 下列哪些疾病，MRI 检查比 CT 更敏感

A. 脑肿瘤　　B. 颅内炎性病变

C. 脑血管病　　D. 脑白质病变

E. 颅骨骨折

11. 肌强直电位的特点包括

A. 针电极刺激后出现　　B. 发放频率逐渐衰减

C. 发放时声音逐渐减低　　D. 发放时突然出现、突然停止

E. 肌肉自主收缩出现

12. 脱髓鞘病变时的肌电图改变是

A. 运动单位电位的参数保持正常　　B. 无病理性自发电位

C. 可有干扰型的减弱　　D. 传导速度减慢

E. 运动单位电位数目减少

13. 关于肌电图重复神经电刺激表述正确的是

A. 是检测神经-肌肉接头功能的重要手段

B. 可根据刺激的频率分为低频（≤5Hz）和高频（10~30Hz）

C. 正常人低频刺激波幅减低在15%以内，高频刺激波幅减低在30%以下
D. 低频波幅减低>15%（部分定为10%）和高频刺激波幅减低>30%为异常
E. 高频刺激波幅增加>50%为异常，称为波幅递增

14. 下列属于腰穿适应证的是
A. 各种原因引起的脑膜炎和脑炎
B. 临床怀疑蛛网膜下腔出血，脑出血破入脑室
C. 脊髓病变和多发性神经根病变的诊断及鉴别诊断
D. 怀疑颅后窝存在占位性病变
E. 脊髓造影和鞘内药物治疗

15. 急性脑梗死的CT征象包括
A. 内囊结构模糊不清
B. 基底核灰质结构密度降低
C. 岛叶皮质结构不清
D. 大脑皮质与邻近白质的密度混淆在一起
E. 大脑皮质与邻近白质分界清楚

16. 躯体感觉诱发电位检测的适应证有
A. 周围神经病损
B. 神经根病损
C. 视神经病损
D. 脊髓病损
E. 脑部疾病

17. 在下列抗糖酯抗体中，表现为阳性可提示为慢性脱髓鞘性感觉运动神经病的有
A. 抗SGPG
B. 抗GD1b
C. 抗GM1
D. 抗GQ1b
E. 抗SGLPG

18. 防止低颅压综合征适当的措施是
A. 使用细针穿刺
B. 放液量一般为2~4ml，不超过10ml
C. 术后至少去枕平卧4小时
D. 熟练掌握穿刺技术
E. 术后即刻起床

19. 腰穿的禁忌证为
A. 小脑肿瘤
B. 病毒性脑膜炎
C. 腰椎外伤畸形并颅内感染
D. 蛛网膜下腔出血
E. 腰部局部皮炎

20. 关于腰穿脑脊液检查，以下情况正常的是
A. 压力180mmH_2O
B. 压颈（Queckenstedt）试验阳性
C. 细胞数5×10^6/L，以单核细胞为主
D. 蛋白质定量0.45g/L
E. 糖定量2.5mmol/L

21. 下列肌电图表现符合神经源性损害的是

A. 运动单位电位的时限增宽和波幅明显升高

B. 运动单位电位多相波百分比增多

C. 束颤电位

D. 大力收缩募集相呈病理干扰相

E. 运动单位时限缩短

22. 在脱髓鞘疾病的病理诊断中，显示髓鞘脱失的染色方法有

A. Bodian 染色　　B. Holzer 染色

C. Luxol Fast Blue 染色　　D. PTAH 染色

E. Weil 染色

23. 躯体感觉诱发电位常用的刺激部位为

A. 上肢的正中神经　　B. 上肢的尺神经

C. 下肢的胫前神经　　D. 下肢的胫后神经

E. 下肢的腓总神经

24. 经颅多普勒超声（TCD）能比较准确地判断侧支循环的开放情况，包括

A. 前交通动脉开放　　B. 后交通动脉开放

C. 眼动脉侧支开放　　D. 椎动脉到锁骨下动脉盗血

E. 皮质软脑膜侧支代偿

25. 一例头痛患者，腰穿为血性脑脊液，要鉴别是蛛网膜下腔出血引起，还是穿刺损伤，应根据

A. 脑脊液的蛋白量　　B. 离心后脑脊液上清液的颜色

C. 脑脊液糖、氯化物的含量　　D. 脑脊液红细胞计数

E. 三管连续接取的脑脊液颜色有无变化

26. 颈椎病可以选用的神经电生理检查包括

A. 神经传导和 F 波测定　　B. 肌电图

C. 重复神经电刺激　　D. 躯体感觉诱发电位

E. 脑干听觉诱发电位

27. 基因诊断的途径主要包括

A. DNA 检测　　B. 基因连锁分析

C. mRNA 检查　　D. 蛋白印迹分析

E. 免疫组织化学

28. 关于动脉瘤，叙述正确的有

A. 脑血管造影是诊断颅内动脉瘤最准确的方法

B. 增强 CT 有助于鉴别动脉瘤内是否有血栓形成

C. 怀疑动脉瘤时首选脑血管造影检查

D. 完全血栓形成型动脉瘤 T_1WI、T_2WI 可见血管流空影

E. 动脉瘤破裂最常见的表现为硬膜下出血

29. 如怀疑为多发性硬化，可选用的诱发电位检查包括

A. 脑干听觉诱发电位　　B. 视觉诱发电位

C. 磁刺激运动诱发电位　　D. 躯体感觉诱发电位

E. 肌电图

30. 关于药物遗传多态性，叙述正确的有

A. 可表现为药物代谢酶的多态性

B. 可表现为药物转运蛋白的多态性

C. 可表现为药物作用受体或靶位的多态性

D. 多态性的存在可能导致了许多药物在治疗中药效和不良反应的个体差异

E. 是药物基因组学的基础

31. 关于脑静脉窦闭塞，叙述正确的有

A. CT 显示脑实质密度减低　　B. 静脉窦闭塞初始脑内静脉压即升高

C. MRI 可显示静脉窦流空影消失　　D. 后期可见脑室增大和室旁水肿

E. 静脉窦闭塞全程血-脑脊液屏障一直保持完好

32. 确诊肌萎缩侧索硬化应做的神经电生理检查包括

A. 肌电图　　B. 神经传导速度

C. 磁刺激运动诱发电位　　D. 视觉诱发电位

E. 躯体感觉诱发电位

33. 对于某种遗传性疾病，检查未知致病基因的方法包括

A. 利用连锁分析和关联分析定位遗传病的致病基因

B. DNA 印迹杂交技术

C. 外显子组捕获技术

D. 全基因组关联分析

E. 原位杂交技术

34. 关于 DWI 的应用，叙述正确的有

A. 是超早期脑梗死的诊断方法　　B. 有助于缺血半暗带的检出

C. 是颅内肿瘤的辅助诊断手段　　D. 可用于脑白质病的研究

E. 可用于评估病变内的组织代谢情况

35. 诊断脑死亡可选用的神经电生理检查包括

A. 肌电图　　B. 神经传导速度

C. 脑干听觉诱发电位　　D. 视觉诱发电位

E. 躯体感觉诱发电位

36. 关于肌电图检查中的瞬目反射，叙述正确的有

A. 右侧刺激，同侧 R1 和 R2 以及对侧 R2 潜伏期延长，而右侧刺激正常，提示右侧三叉神经病变

B. 右侧刺激，同侧 R1 和 R2 以及对侧 R2 潜伏期延长，而左侧刺激正常，提示右侧面神经病变

C. 右侧刺激，同侧 R1 和 R2 潜伏期延长，而对侧 R2 正常；左侧刺激，对侧 R2 延长，提示右侧面神经病变

D. 右侧刺激，同侧 R1 和 R2 潜伏期延长，而对侧 R2 正常；左侧刺激，对侧 R2 延长，提示左侧面神经病变

E. 右侧刺激，同侧 R1 和 R2 潜伏期延长，而对侧 R2 正常；左侧刺激，同侧 R1 和 R2 正常，提示右侧面神经病变

37. 髓鞘脱失可出现的神经电生理改变有

A. 神经传导速度明显减慢　　B. 运动末端潜伏期延长

C. 传导阻滞　　D. 异常波形离散

E. 感觉神经电位波幅改变

38. 脑血管造影的分期包括

A. 动脉期　　B. 静脉期

C. 毛细血管期　　D. 窦期

E. 延迟期

39. 关于脑干听觉诱发电位各波的起源，叙述正确的有

A. Ⅰ波起源于听神经　　B. Ⅱ波起源于蜗神经核

C. Ⅲ波起源于上橄榄核　　D. Ⅴ波起源于大脑皮质

E. 各波的起源不清楚

40. 大脑前动脉的供血范围包括

A. 尾状核头　　B. 胼胝体前 2/3

C. 苍白球　　D. 内囊前肢

E. 脑干

41. 关于亚急性期脑梗死，叙述正确的有

A. 一般来说，脑梗死后 3~10 天内为亚急性期

B. 此期坏死脑组织开始吸收

C. CT 上梗死区域密度逐渐升高

D. 脑水肿一直加重直至慢性期

E. 此期有时可见“迷雾效应”

42. 面肩肱型进行性肌营养不良的肌电图表现为

A. 运动单位时限缩短和波幅降低

B. 病理干扰相

C. 正常

D. 运动单位时限和波幅正常，多相波100%增多

E. 神经传导速度异常

43. 正常脑脊液常规生化检查报告的内容是

A. 无色透明

B. 细胞数（0~5）×10^6/L

C. 葡萄糖2.5~4.4mmol/L

D. 氯化物120~130mmol/L

E. 正常成年人腰池的蛋白质为100~250mg/L

44. 目前认为动脉粥样硬化易损斑块的血清生物学标志物包括

A. 超敏C反应蛋白

B. 氧化型低密度脂蛋白

C. 分泌性磷脂酶A2

D. 血清淀粉样相关蛋白

E. 纤维蛋白原

45. 与重症肌无力发病有关的抗体包括

A. 乙酰胆碱受体结合抗体

B. 乙酰胆碱受体调节抗体

C. 乙酰胆碱受体封闭抗体

D. 肌肉特异性酪氨酸激酶抗体

E. 抗横纹肌抗体

46. 上肢磁刺激运动诱发电位（MEP）临床上主要用于（　　）疾病的诊断。

A. 脑血管病

B. 肌萎缩侧索硬化

C. 帕金森病

D. 脊髓型颈椎病

E. 多发性硬化

47. 关于病毒感染的实验室诊断，叙述正确的有

A. 细胞培养是最常用的病毒分离方法

B. 光学显微镜检查，组织或脱落细胞中可发现特征性病毒包涵体

C. 免疫荧光标记技术检测组织细胞内病毒抗原是一种快速的早期诊断方法

D. 血清学试验，双份血清抗体增高4倍以上才有意义

E. 核酸杂交技术和PCR技术，可检测标本中的病毒核酸

48. 腕管综合征的神经电生理改变包括

A. 正中神经传导异常

B. 拇短展肌神经源性损害

C. 尺神经传导异常

D. 桡神经传导正常

E. 桡侧腕屈肌神经源性损害

49. 肌电图检查的适应证包括

A. 前角细胞病变

B. 神经根病变

C. 神经丛病变

D. 周围神经病

E. 脑干病变

50. 肌电图检查中，H 反射和 F 波的主要鉴别点包括

A. 刺激量不同
B. 检测的通路不同
C. 波形的可重复性不同
D. 两者均反映运动神经功能
E. 两者均反映感觉神经功能

51. 重复神经电刺激检查的常见适应证包括

A. 肌肉病变
B. 重症肌无力
C. 兰伯特-伊顿综合征
D. 周围神经病
E. 臂丛神经炎

52. 肌电图检查中，瞬目反射的临床应用范围包括

A. 三叉神经病变
B. 面神经病变
C. 听神经病变
D. 脑干病变
E. 锥体束病变

53. 关于肌电图中的 F 波，叙述错误的有

A. 反映运动神经近端的功能
B. 是反射
C. 有助于诊断神经根病变
D. 有助于诊断感觉性周围神经病
E. 其潜伏期受运动神经末端传导的影响

54. 关于肌电图检查中瞬目反射各波的意义，叙述正确的有

A. 瞬目反射由同侧 R1 和 R2 以及对侧 R2（R2′）组成
B. R1 称为早电位（或早成分），参与单突触反射
C. R2 称为晚电位，参与多突触反射
D. 刺激的对侧只能记录到 R2 电位而不出现 R1
E. 刺激的对侧只能记录到 R1 电位而不出现 R2

55. 脑干听觉诱发电位检查的适应证包括

A. 听神经病变
B. 蜗神经核病变
C. 脑干病变
D. 锥体束损害
E. 皮质脑干束病变

56. 脑电图常用的诱发试验方法有

A. 视频脑电图
B. 睁闭眼试验
C. 睡眠诱发试验
D. 过度换气
E. 闪光刺激

57. TCD 的临床适应证包括

A. 急性缺血性卒中
B. 头晕
C. 颅内压增高
D. 蛛网膜下腔出血

E. 颈动脉内膜剥脱术或介入治疗中的应用

58. 经颅多普勒超声的检测参数包括

A. 血流速度　　B. 潜伏期

C. 搏动指数　　D. 阻力指数

E. 声频信号

59. 核酸分子杂交技术根据杂交方式不同分为

A. DNA 印迹法　　B. 蛋白质印迹法

C. 原位杂交　　D. 斑点杂交

E. 免疫印迹杂交

60. 梅毒螺旋体感染的确诊试验包括

A. 性病研究所实验室玻片试验（VDRL）

B. 荧光密螺旋体抗体吸附试验（FTA-ABS）

C. 抗梅毒螺旋体微量血凝试验（MHA-TP）

D. 快速血浆反应素环状卡片试验（RPR）

E. 梅毒螺旋体血培养试验

61. 以下临床情况中，可诊断为糖尿病的有

A. 具有糖尿病症状，空腹血糖（FPG）>7.0mmol/L

B. 口服葡萄糖耐量试验（OGTT）血糖峰值>11.1mmol/L

C. OGTT 2 小时血糖>11.1mmol/L

D. 具有临床症状，随机血糖>11.1mmol/L

E. FPG<7.0mmol/L，OGTT 2 小时血糖 7.8~11.1mmol/L

62. 多发性硬化的 MRI 表现包括

A. 大脑半球脑室旁白质区多发　　B. 病变边缘略显模糊

C. 病灶大小多在 3~5mm　　D. 病变边缘清晰

E. 散在椭圆形长 T_1、长 T_2异信号影

63. 脑动脉血流中进行微栓子检测的适应证有

A. 潜在房颤、瓣膜性心脏病　　B. 潜在卵圆孔未闭

C. 潜在颈动脉狭窄　　D. 潜在颅内大动脉狭窄

E. 血管检查或介入治疗

64. 颈部血管超声可以检测

A. 双侧颈总动脉　　B. 颈内动脉颅外段

C. 椎动脉椎间段　　D. 锁骨下动脉

E. 颈外动脉

65. 上肢磁刺激运动诱发电位（MEP）检测时，记录诱发电位的部位有

A. 拇短展肌
B. 小指展肌
C. 伸趾短肌
D. 胫前肌
E. 以上全部

66. 肌肉活组织的化学染色方法中，可以提供绝大多数肌肉病理信息，绝大部分肌肉疾病都可以借此确诊的有
A. 苏木精-伊红（H-E）染色
B. 改良的 Gomori 染色
C. NADH-TR 染色
D. PAS 染色
E. ATP 酶染色

67. 脑干听觉诱发电位波中，临床用途最大的有
A. Ⅰ波
B. Ⅱ波
C. Ⅲ波
D. Ⅳ波
E. Ⅴ波

68. 判断脑干听觉诱发电位异常的主要根据有
A. 波形消失
B. 绝对潜伏期缩短
C. 波（峰）间潜伏期延长
D. 波幅比值异常
E. 两耳之间的波潜伏期或波间潜伏期差异显著

69. 遗传代谢性疾病的病理生理机制包括
A. 主要细胞代谢途径障碍
B. 膜转运功能障碍
C. 结构蛋白异常
D. 酶促反应中辅酶的生成、结合障碍
E. 中间物质缺乏

六 案例分析题

（1~3题共用题干）

患者，女性，57岁。因“反复发作性头晕1个月”来诊。高血压病史17年，未规律服用降压药；因冠状动脉狭窄做冠状动脉支架植入术后1年；否认糖尿病、高血脂病史。吸烟10~20支/日×20年。查体：双侧桡动脉搏动不对称，左侧相对减弱；双上肢血压不对称，右侧165/100mmHg，左侧100/60mmHg。

1. 导致双侧血压不对称的病变血管可能是
A. 大脑中动脉
B. 颈内动脉
C. 椎动脉
D. 基底动脉
E. 锁骨下动脉

2. 能发现该动脉狭窄或闭塞的检查是
A. 颈动脉超声
B. 经颅多普勒（TCD）超声
C. 头颅 MRI
D. 血管造影（DSA）

E. 头颅+颈部磁共振血管造影

3. 因为这条动脉的病变，TCD 有可能检测到的侧支代偿是

A. 前交通动脉　　B. 后交通动脉

C. 眼动脉　　D. 一侧椎动脉到另一侧椎动脉

E. 大脑后动脉向前循环通过皮质软脑膜

（4~7 题共用题干）

患者，女性，45 岁。因“渐进性肢体麻木 8 个月”来诊。8 个月前始出现双侧足趾麻木，此后症状逐渐向上发展，出现双膝麻木、针刺感。2 个月前出现双侧股部和双手麻木感，并出现双手活动不灵活。神经系统查体：脑神经检查未见异常；双足固有肌轻度萎缩，四肢肌力 5 级，肌张力稍低，双侧踝反射消失，双侧膝跳反射降低，双上肢腱反射(++)、对称，双侧膝关节以下振动觉、针刺觉明显减退，双手轻触觉和针刺觉减退，龙贝格（Romberg）征(-)。神经传导测定：运动传导测定，双侧腓总神经、胫后神经复合肌肉动作电位波幅下降，运动传导速度正常，双侧正中神经、尺神经正常；感觉传导测定，示双腓肠神经、腓总神经感觉神经电位未引出，双侧正中神经、尺神经感觉神经电位波幅明显降低。F 波测定：双侧正中神经、尺神经、胫后神经正常。肌电图：双侧胫前肌呈神经源性损害。

4. 根据该患者神经受累的范围，疾病类型属于

A. 单神经病　　B. 多发性单神经病

C. 多发性周围神经病　　D. 多发性神经根神经病

E. 脊髓性肌萎缩

5. 其神经病变最可能的病理基础是

A. 原发性脱髓鞘　　B. 原发性轴索损害

C. 神经元变性　　D. 脱髓鞘继发轴索损害

E. 感觉神经元变性

6. 可能的病因是

A. 缺血性（血管炎性）　　B. 中毒

C. 营养障碍性　　D. 糖尿病性

E. 遗传性

7. 对于明确诊断，价值最小的检查是

A. 血生化　　B. 叶酸、血维生素 B_{12}水平测定

C. 髓鞘相关糖蛋白（MAG）抗体　　D. 毒物筛查

E. 颈椎 MRI

参考答案与解析

一、A1 型题

1. E【解析】①神经传导速度测定：是临床上较常用的辅助检测方法，主要检测大有髓神经纤维（Aα 和 Aβ）的传导功能。所以选项 A 正确。②重复神经电刺激（RNS）：是指超强重复刺激神经干后在相应肌肉记录复合肌肉动作电位，是检测神经肌肉接头功能的重要手段。所以选项 B 正确。③躯体感觉诱发电位（SEPs）：是指刺激肢体末端粗大感觉纤维，在躯体感觉上行通路不同部位记录的电位，主要反映周围神经、脊髓后束和有关神经核、脑干、丘脑、丘脑放射及皮质感觉区的功能。所以选项 C 正确。④视觉诱发电位（VEP）：是了解从视网膜到视觉皮质，即整个视觉通路功能完整性的检测。所以选项 D 正确。⑤脑干听觉诱发电位（BAEP）：是一项脑干受损较为敏感的客观指标，是由声刺激引起的神经冲动在脑干听觉传导通路上的电活动，能客观敏感地反映中枢神经系统的功能。所以，E 选项错误。

2. A【解析】正常脑组织有血-脑脊液屏障，对比剂无法通过，不会产生明显的增强效应，而没有血-脑脊液屏障的组织结构如垂体、脉络丛是可以增强的。所以选项 A 错误。大多数肿瘤，特别是恶性肿瘤破坏血-脑脊液屏障，对比剂能通过破坏的血-脑脊液屏障进入病灶，病灶可见到异常增强。由于肿瘤存在血供异常，因肿瘤因子的作用而产生大量新生的畸形肿瘤血管，这样就使肿瘤的血供异常丰富，而且血液在这样的血管内滞留时间延长。动态增强扫描中，恶性脑肿瘤多显示为血供丰富的病变，在静脉期和实质期表现为持续强化；在良性肿瘤或肿瘤样病变中，动态增强扫描多表现为动脉、静脉和实质期持续低水平强化或不强化；而脑转移瘤的延迟增强扫描对转移灶的检出率更高。

3. D【解析】CT 和腰穿是对有严重头痛和颈强直者应立即进行的检查之一。此时考虑到颅内出血、脑膜炎等紧急情况，需要进行头颅 CT 来排除颅内损伤或出血等情况，并结合腰穿检查以确定是否存在脑脊液感染等问题。其他选项可能对诊断该类疾病的帮助有限。

4. D【解析】脑脊液（CSF）为无色透明的液体，充满在各脑室、蛛网膜下腔和脊髓中央管内，对脑和脊髓具有保护、支持和营养作用。CSF 产生于各脑室脉络丛，主要是侧脑室脉络丛，其产生的量占 CSF 总量的 95%左右。

5. C【解析】颈部血管的超声检测一般采用高频线阵 5.0~10.0MHz 探头。

6. E【解析】脑脊液蛋白电泳 α_1 球蛋白、α_2 球蛋白增加常见于急性化脓性脑膜炎，脑脊液蛋白电泳的变化及临床意义见表 3-1。

表 3-1 脑脊液蛋白电泳的变化及临床意义

指标增高	原因	临床意义
前清蛋白	脑细胞退行性病变	脑萎缩、脑积水和中枢神经系统变性病等
清蛋白	脑组织供血不足或脑血管通透性增高	脑血管病变、椎管梗阻等
α 球蛋白	炎症损伤或占位性病变	急性化脓性脑膜炎、结核性脑膜炎、脑膜肿瘤浸润、脑肿瘤转移
β 球蛋白	脂肪代谢障碍或脑萎缩	动脉硬化、脑血栓、脑萎缩退行性变者
γ 球蛋白	免疫、占位性病变或暂时性脑功能失调	脱髓鞘病（多发性硬化、视神经脊髓炎）、中枢神经系统肿瘤和感染

7. D【解析】颅内压增高所致头颅 X 线片的特点：颅缝裂开；脑回压迹加深；蝶鞍扩大，前后床突骨质吸收；蛛网膜颗粒压迹扩大、加深。所以选项 D 正确。

8. E【解析】脑干听觉诱发电位表现分为以下两型。①内耳型：表现为 I 波分化不良或波形消失，潜伏期及峰间潜伏期延长，相应双耳各波潜伏期差（IDL）增大。②脑干型：表现为 I 波正常，Ⅲ、V 波分化不良或波形消失，Ⅲ、V 波潜伏期、I ~ Ⅲ波及Ⅲ ~ V 波峰间潜伏期延长，相应 ILD 增大。

9. E【解析】脑波与其他任何波如光波、电波一样有频率、波幅、位相和波形四个基本成分。

10. E【解析】肌肉活组织取材时，原则上选择肌肉丰富、操作简便、损伤较轻的肱二头肌作为取材部位，其次是股四头肌、三角肌和腓肠肌等。

11. A【解析】运动神经传导速度（MCV）和感觉神经传导速度（SCV）的主要异常所见是传导速度减慢和波幅降低，前者主要反映髓鞘损害，后者为轴索损害，严重的髓鞘脱失也可继发轴索损害。所以选项 A 正确。

12. D【解析】压颈试验是指在腰椎穿刺时压迫颈部观察脑脊液的压力变化。在压迫颈静脉后，脑脊液压力立即上升，于 10~20 秒内达到 1.5~2.9kPa。压迫解除后，立即降至初压水平。压颈试验旨在检查脊髓疾病有无椎管阻塞。

13. E【解析】参见 A1 型题第 6 题解析。

14. C【解析】CSF 呈云雾状，通常是细菌感染引起细胞数增多所致，见于各种化脓性脑膜炎，严重者可呈米汤样；CSF 放置后有纤维蛋白膜形成，见于结核性脑膜炎。CSF 蛋白含量过高时，外观呈黄色，离体后不久自动凝固，称为弗洛因综合征，见于椎管梗阻等。

15. E【解析】萎缩性肌强直是一种眼、心脏、内分泌、生殖系统等多系统损害的疾病，肌电图具有肌强直放电和肌源性损害的双重特点。

16. B【解析】正常情况下，压颈后 CSF 压力迅速上升 100~200mmH_2O 以上，解除压颈后，压力迅速下降至初压水平。如在穿刺部位以上有椎管梗阻，压颈时压力不上升（完全梗阻），或上升、下降缓慢（部分梗阻），称为压颈试验阳性。如压迫一侧颈静脉，CSF 压力不上升，但压迫对侧上升正常，常指示梗阻侧的横窦闭塞。所以选项 B 正确。

17~18 B、C【解析】参见 A1 型题第 14 题解析。

19. D【解析】脑脊液中白细胞增加多见于脑脊髓膜和脑实质的炎性病变：白细胞明显增加且以多核细胞为主见于急性化脓性脑膜炎；白细胞轻度或中度增加，且以单核细胞为主，见于病毒性脑炎；大量淋巴细胞或单核细胞增加为主多为亚急性或慢性感染；脑的寄生虫感染时，可见较多的嗜酸性粒细胞。所以选项 D 正确。

20. C【解析】蛋白质含量增加一般指腰穿脑脊液中蛋白质含量高于 0.45g/L，见于：①颅内感染，如化脓性脑膜炎、流行性脑脊髓膜炎，此时蛋白质显著增加；结核性脑膜炎，此时蛋白质含量中度增加；病毒性脑炎，此时蛋白质轻度增加。②颅内出血性疾病，如蛛网膜下腔出血、脑出血等。③颅内肿瘤。④椎管内梗阻。⑤神经梅毒、多发性硬化。⑥吉兰-巴雷综合征等。少见于双侧基底核钙化。所以选项 C 正确。蛋白质含量降低是指腰穿脑脊液中蛋白质含量低于 0.15g/L，见于：①大量脑脊液丢失。②良性颅内压增高症。③脑脊液漏等。

21. A【解析】肌颤搐电位在电生理上表现为以一个或数个动作电位节律性或非节律性发放为特征，发放频率为 2~60Hz，肌电图表现为二联、三联或多联发放，为轴索兴奋性增高所致，常见于获得性神经性肌强直、放射性臂丛神经病、脱髓鞘性周围神经病、肌萎缩侧索硬化等。所以选项 A 正确。

22. A【解析】α 波的频率为 8~13Hz；β 波的频率为 14~25Hz；θ 波的频率为 4~7Hz；δ 波的频率在 4Hz 以下。所以选项 A 正确。

23. C【解析】正常脑脊液（CSF）无色透明，如 CSF 为血性或粉红色，可用三管试验法加以鉴别，即连续用 3 个试管接取 CSF，如前后各管为均匀一致的血色提示为蛛网膜下腔出血；前后各管的颜色依次变淡，提示可能为穿刺损伤出血。血性 CSF 离心后如变为无色，可能为新鲜出血或损伤；离心后为黄色提示为陈旧性出血。所以选项 C 正确。

24. C【解析】F 波有助于周围神经病的早期诊断、病变部位的确定。由于 F 波可以反映运动神经近端的功能，对神经根病变的诊断有重要的价值，可弥补运动神经传导速度（MCV）的不足，临床用于吉兰-巴雷综合征（GBS）、遗传性运动感觉神经病、神经根型颈椎病等的诊断。所以，选项 C 的说法是错误的。

25. D【解析】磁共振波谱成像在发病 2 小时内即可显示脑缺血病变。

26. B【解析】寡克隆区带（OB）是检测鞘内 IgG 合成的重要方法。正常脑脊液中不能检测到 OB，脑脊液 OB 见于多发性硬化、脑炎、神经梅毒、脑寄生虫病、疫苗接种等。OB 检测是多发性硬化诊断的重要参考指标。常用的检测方法包括琼脂糖等电聚焦电泳和免疫印迹技术。所以选项 B 正确。

27. A【解析】在神经病理诊断中，为了显示星形胶质细胞，常选用胶质纤维酸性蛋白

（GFAP）抗体。GFAP 是星形胶质细胞的一种特异性标志物，用以区别星形胶质细胞和其他胶质细胞，使用免疫组化技术可以检测其存在。在神经系统疾病的诊断中，GFAP 抗体常被用来区分肿瘤和非肿瘤性神经病变，并对某些神经疾病的类型和程度进行分类和评估。因此，在神经病理学方面，GFAP 抗体是非常重要的指示剂。

28. D【解析】动脉瘤是颅内动脉壁上异常膨出部分，瘤体大多很小，直径在 1cm 以下，经颅多普勒超声（TCD）检测阳性率较低，若巨大动脉瘤时典型的 TCD 改变为：①瘤体内呈高阻力低流速频谱。②搏动指数（PI）值明显增高。③收缩峰呈锯齿样改变。④可闻及水泡样血管杂音。所以选项 D 错误。

29. A【解析】肌电图插入电位减少或消失见于严重的肌萎缩、肌肉纤维化和脂肪组织浸润以及肌纤维兴奋性降低等；插入电位增多或时限延长提示神经源性和肌源性损害，没有特异性。所以选项 A 正确。

30. A【解析】参见 A1 型题第 19 题解析。

31. E【解析】神经源性损害的肌电图表现为运动单位动作电位时限增宽、波幅增高及多相波百分比增高，见于脊髓前角细胞病变、神经根病变、神经丛和周围神经病等。选项 E “炎性肌病”表现为运动单位动作电位时限缩短，波幅降低及多相波百分比增高。

32. C【解析】肌电图检查是记录和分析肌肉电活动的方法，可以帮助医师诊断和区分不同类型的神经肌肉疾病。对于出现持续性肌无力的患者，进行肌电图检查的主要目的是确定骨骼肌病变是神经源性还是肌源性，并为进一步的诊断和治疗提供重要的依据。神经源性肌无力是指由于神经传导障碍引起的肌无力，如重症肌无力等，肌电图示肌纤维振荡、间歇性消失，以及幽门样放电等；而肌源性肌无力则是由于肌肉本身的问题引起的肌无力，如肌营养不良等，肌电图示肌电信号降低、缓慢和弱化等。

33. C【解析】参见 A1 型题第 4 题解析。

34. E【解析】肯尼迪病也称为 X-连锁脊髓延髓肌萎缩症（SBMA），是 X 染色体连锁的遗传性运动神经元病，其致病基因是位于 Xq11-12 的雄激素受体（AR）基因。

35. B【解析】颅内动脉狭窄的 TCD 变化有：①节段性血流速度异常，狭窄段血流速度升高，收缩期血流速度大脑中动脉>140cm/s，大脑前动脉>120cm/s，大脑后动脉和椎-基底动脉>100cm/s，提示被检血管狭窄；狭窄近端血流速度正常或相对降低，狭窄远端血流速度明显降低。②血流频谱异常，S_1 峰和 S_2 峰融合，出现湍流或涡流频谱，基底部“频窗”消失。③血流声频粗糙，严重时出现“乐性血管杂音”。④两侧血流速不对称，当双侧同名动脉血流速度比较相差超过 30%时，应考虑血管狭窄性病变。所以选项 B 错误。

36. B【解析】正常情况下，脑脊液中蛋白质含量大大低于血液中的蛋白质含量。脑膜、大脑或脊髓炎症可使脑脊液中蛋白含量增加，且增加的多为球蛋白。脑脊液蛋白试验阳性，常见于脑实质和脑膜炎，如化脓性脑膜炎、结核性脑膜炎、梅毒性中枢神经系统疾病、脊髓灰白质炎、流行性脑炎等。故脑脊液检查对于上面疾病的定性诊断意义最大。

37. D【解析】颈内动脉和颈外动脉的超声鉴别：①颈内动脉是大脑的主要供血动脉，其颅外段（颈段）无分支，自颈总动脉发出后，垂直上行至颅底，经颈动脉管进入颅腔，其起始部内径较颈外动脉粗；颈外动脉主要供应颅脑外组织的血流，自颈总动脉发出后，先是沿颈内动脉的前内侧走行，而后行至前外侧，主要分支有甲状腺上动脉、舌动脉、面动脉、颞浅动脉、上颌动脉、脑膜中动脉等。所以选项 A、C 均正确。②在生理状态下，颈内动脉主要供应大脑组织，其血流阻力低；颈外动脉血流阻力高。所以选项 B 正确。③解剖位置上，颈外动脉起始部位于颈内动脉的前内侧。所以选项 D 错误。④颞浅动脉震颤试验：由于颞浅动脉是颈外动脉的远端分支，当用手指轻轻叩击颞浅动脉时，颈外动脉的频谱会出现锯齿样改变，而颈内动脉不会出现锯齿状改变。所以选项 E 正确。

38. C【解析】脑脊液经室间孔（Monro 孔）进入第三脑室、中脑导水管、第四脑室，最后经第四脑室正中孔（Magendie 孔）和两个侧孔（Luschka 孔）流到脑和脊髓表面的蛛网膜下腔和脑池。大部分脑脊液经脑穹隆面的蛛网膜颗粒吸收至上矢状窦，小部分经脊神经根间隙吸收。所以选项 C 正确。

39. B【解析】MRI 对脑肿瘤、颅内炎性病变、脑白质病变、脑血管病、先天畸形等的诊断比 CT 更为敏感，可发现早期病变。所以选项 D 正确。MRI 具有密度分辨率高的特点和任意角度扫描的优势，因此对病变的定位也更加准确。所以选项 E 正确。与 CT 相比较，由于没有颅底骨伪影的干扰，MRI 对颅底以及脑干的病变显示更清晰。所以选项 B 错误。CT 对于钙化和出血显影清楚，MRI 对钙化灶和急性期脑出血的诊断不如 CT。所以选项 A、C 均正确。

40. A【解析】腰椎穿刺的禁忌证：①颅内压明显升高，或已有脑疝迹象，特别是怀疑后颅窝存在占位性病变。②穿刺部位有感染灶、脊柱结核或开放性损伤。③明显出血倾向或病情危重不宜搬动。④脊髓压迫症的脊髓功能处于即将丧失的临界状态。所以选项 A 正确。

41. E【解析】一般对于脑梗死，24 小时之后 CT 会出现低密度的表现，主要是脑灰质的密度轻度降低，可以在片子上区别于脑组织，一般可以考虑是脑梗死。脑梗死后 3 天左右，CT 上会明显看见低密度征，但是脑梗死后 2 周左右，会有一段模糊效应的时期，就是在 CT 上不会显影，可以查头部 MRI 进一步明确。

42. E【解析】参见 A1 型题第 23 题解析。

43. A【解析】正常肌肉在完全松弛时的肌电图表现是电静息状态，除终板区外，无任何电位可见。

44. A【解析】脑梗死前期 2b 期 CT 灌注表现：星形细胞足板明显肿胀并造成脑局部微血管受压变窄或闭塞，局部微循环障碍。灌注成像见达峰时间（TTP）、平均通过时间（MTT）延长，局部脑血容量（rCBV）和局部脑血流量（rCBF）下降。

45. A【解析】CT 血管造影（CTA）是一种微创的血管显示技术。所以，选项 A 错误。磁共振血管造影（MRA）为无创检查，通过无创性成像显示脑血管。所以选项 B 正确。

CTA 检查较 MRA 真实，更接近数字减影血管造影（DSA），不仅可以观察血管内情况，且可同时观察血管外情况。所以选项 C 正确。DSA 能动态全面地观察主动脉弓至颅内的血管形态，包括动脉和静脉，是脑血管检查的金标准。所以选项 D 正确。DSA 在血管检查技术中，创伤最大。所以选项 E 正确。

46. B【解析】参见 A1 型题第 31 题解析。其余四个选项均表现为运动单位动作电位时限增宽、波幅增高及多相波百分比增高。

47. A【解析】神经变性病的临床特征为经过长时间的神经功能正常期后，隐匿起病，病程呈慢性进行性加重，可持续数年至数十年。

48. D【解析】参见 A1 型题第 23 题解析。

49. B【解析】弥散加权成像（DWI）是唯一一种可以在无创条件下检测活体内水分子弥散运动的方法。原理：人体一般组织中的水分子弥散属于限制性弥散，常规序列是检测不到这种状态的，需要在任一常规序列添加弥散梯度，这种方式就叫做弥散加权成像。通过检测人体组织中水分子弥散运动受限的方向及程度，来间接反映组织微观结构的变化，从而诊断是否有病变。所以选项 B 正确。

50. A【解析】腰椎穿刺的并发症之一为低颅压综合征，较为常见，表现为患者于坐起后头痛明显加剧，平卧或头低位时头痛即可减轻或缓解。

51. E【解析】怀疑颅内压异常是腰椎穿刺的适应证。腰椎穿刺的禁忌证参见 A1 型题第 40 题解析。

52. B【解析】出血性脑血管病（HCVD）占全部脑卒中病例的 40%左右。常见脑出血病因有：高血压、烟雾病、动脉瘤、动静脉畸形、静脉畸形、血液病、海绵状血管瘤等。高血压脑出血占全部脑出血的 70%～80%。

53. D【解析】脑出血后血肿的病理演变过程为：红细胞悬液→血液浓缩→血凝块构成和延伸→红细胞消融→低蛋白血肿液。血肿内血红蛋白的演变过程为：氧合血红蛋白→脱氧血红蛋白→正铁血红蛋白→含铁血黄素。此中可涌现彼此重叠情形。

54. A【解析】颅内脑瘤检查确诊可通过颅脑 CT、磁共振成像及血管造影等检查方法。所以选项 A 正确。

55. C【解析】磁共振波谱（MRS）与 MRI 结合进行感兴趣区脑组织的代谢和功能研究。脑质子波谱也可用于评价急性脑缺血，主要的评价指标是位于 1.33ppm（1.33×10^{-6}）的乳酸（Lac）和 2.02ppm（2.02×10^{-6}）的 N-乙酰天冬氨酸（NAA）。在正常脑组织中 MRS 不能检出乳酸 Lac 峰，而 NAA 是神经元和轴索内特有的物质，可见于正常的 MRS 波谱中。在脑缺血发作后数小时之内，NAA 水平缓慢下降，当脑组织发生完全梗死时，NAA 可显著下降或完全消失。所以选项 B 错误。

56. C【解析】应用弥散加权成像（DWI）及灌注成像（PWI）对脑梗死缺血半暗带进行评估。PWI 病灶体积>DWI 时，脑组织为血液灌注不足，尚未导致钠钾泵衰竭，提示“脑缺血半暗带”。

57. B【解析】糖化血红蛋白（GHb）检测主要检测HbAlc，GHb水平取决于血糖水平、高血糖持续时间，其生成量与血糖浓度成正比。GHb的代谢周期与红细胞寿命基本一致，故GHb水平反映近2~3个月的平均血糖水平。美国糖尿病协会2010年糖尿病诊治指南提出HbAlc≥6.5%是糖尿病诊断标准之一。HbAlc的正常值为4%~6%。所以选项B正确。

58. D【解析】颅内压增高是腰椎穿刺的禁忌证，因腰穿放脑脊液后易发生小脑扁桃体疝，引起呼吸停止。

59. B【解析】脑脓肿CT平扫显示不规则的低密度区，边界欠清；增强扫描显示脓肿壁呈厚壁环形强化，边缘光整，中央不强化，病灶周围可见明显脑水肿。故选项B正确。

60. C【解析】正常脑脊液免疫球蛋白含量低，IgG平均含量为10~40mg/L，IgA平均为1~6mg/L，IgM含量极微，通常不应含有。脑脊液中谷草转氨酶（GOT）、谷丙转氨酶（ALT）、乳酸脱氢酶（LDH）和肌酸磷酸激酶（CK）明显低于血清中含量。所以选项C正确。

61. B【解析】水通道蛋白4抗体（AQP4-Ab）是视神经脊髓炎（NMO）的特异性血清学检测指标。60%~90%的NMO患者的血清中可检测到AQP4-Ab，在部分孤立的视神经炎或横贯性脊髓炎同样可检测到AQP4-Ab，预示将来可能转化为典型的NMO。

62. D【解析】头颅CT检查脑梗死阳性率最高的时间为发病后的48小时后。而脑梗死的有效治疗时间在发病后的4.5小时。所以CT确诊脑梗死的阳性时间较晚。

63. D【解析】与特异性抗糖脂抗体相关的临床综合征见表3-2。

表3-2　与特异性抗糖脂抗体相关的临床综合征

临床综合征	靶抗原	抗体类型
慢性脱髓鞘性感觉运动神经病	SGPG、SGLPG	IgM（单克隆）
慢性共济失调性神经病	GD1b、GD2、GD3、GT1b、GQ1b	IgM（单克隆）
多灶性运动神经病	GM1、GD1b、asialo-GM1	IgM（多克隆或单克隆）
急性轴索性运动神经病 下运动神经元综合征	GM1、GM1b、GD1a、GalNAc-GD1a	IgG
Miller-Fisher综合征 Bickerstaff脑干脑炎 急性眼外肌麻痹	GQ1b、GT1a	IgG
咽-颈-臂丛型吉兰-巴雷综合征	GT1a（GQ1b）	IgG

64. D【解析】正常成人脑脊液糖含量明显降低见于化脓性脑膜炎，轻至中度降低见于结核性或真菌性脑膜炎（特别是隐球菌性脑膜炎）以及脑膜癌。糖含量增高见于糖尿病。

65. D【解析】参见A1型题第20题解析。

66. E【解析】脑梗死前期 2a 期 CT 灌注表现：脑血流量（CBF）下降，由于缺血造成局部星形细胞足板肿胀，并开始压迫微循环血管。灌注成像见达峰时间（TTP）、平均通过时间（MTT）延长，局部脑血流量（rCBF）下降，局部脑血容量（rCBV）基本正常或轻度下降。

67. D【解析】脑脊液蛋白电泳清蛋白增加常见于脑血管病变、椎管梗阻等。

68. E【解析】表皮样囊肿平扫时，扁平型肿瘤位于蛛网膜下腔或脑室内，表现为形态不规整的低密度影，密度较均匀，边缘尚清楚，偶见钙化；团块型肿瘤位于硬膜外，形态多为球形，密度不均匀，为高、等、低、混杂密度，边缘清晰。所以选项 E 正确。

69. D【解析】脑脊液漏的蛋白质含量降低。参见 A1 型题第 20 题解析。

70. E【解析】头颅 X 线片主要观察颅骨的厚度、密度及各部位结构，颅缝的状态，颅底的裂和孔，蝶鞍及颅内钙化斑等。难以观察脑回的形态。

71. E【解析】多发性肌炎是以骨骼肌炎性受损为特点，肌电图主要表现为肌源性损害，同时静息电位出现大量纤颤正尖波以及肌强直样电位。肌源性损害表现为插入电位增多、自发电位、纤颤电位、运动单位动作电位时限缩短、波幅降低及多相波百分比增高。肌源性损害时，募集电位表现为低波幅的干扰相，即病理干扰相；而神经源性损害时，募集电位表现为高波幅的单纯相或混合相。所以选项 E 不符合多发性肌炎的肌电图表现。

72. D【解析】参见 A1 型题第 14 题解析。

二、A2 型题

1. D【解析】头颅 CT 显示厚度均匀的环形增强多见于脑脓肿。参见 A1 型题第 59 题解析。

2. B【解析】头颅 X 线片检查可显示颅内肿瘤所致的各种颅骨的异常改变，对脑瘤的诊断起很大的作用。较为多见的头颅 X 线片显示为颅内压增高，常见表现参见 A1 型题第 7 题解析。

3. E【解析】年轻患者有颅内压增高症状，神经系统检查有视盘水肿、视网膜出血，考虑为蛛网膜下腔出血，需做头颅 CT 检查及腰穿脑脊液检查。

4. A【解析】患者中老年，以面舌中枢性瘫痪、肢体瘫痪为主要表现，考虑为急性脑血管病，为迅速做出诊断，应首选头颅 CT 检查。

5. D【解析】年轻女性，有右动眼神经麻痹，需做脑血管造影以排除颅内动脉瘤。

6. B【解析】患者有运动性失语，为左侧额叶病变所致。

7. C【解析】根据年龄及临床表现，考虑为运动神经元病，应进行肌电图检查。

8. B【解析】患者出现了头晕，如喝醉酒一样，考虑是前庭系统病变。前庭系统病变可分为周围性和中枢性。中枢性前庭病变常见疾病是脑血管病，包括脑干、小脑的梗死或出血等，可有头晕、走路不稳。

9. C【解析】参见 A2 型题第 7 题解析。

10. C【解析】多发性周围神经病表现为弛缓性四肢瘫，常伴有“手套样”“袜套样”感觉障碍。

11. C【解析】患者有剧烈头痛症状而原因不明，且“神经系统检查无异常，头颅 CT 及 MRI 平扫未见异常”应做腰椎穿刺检查。

三、A3/A4 型题

1. B【解析】僵人综合征（SPS）是一种自身免疫病，主要表现为肌强直、阵发性肌痉挛以及主动肌和拮抗肌持续性同时收缩。通过免疫组织化学，蛋白印迹或放射免疫分析证实血清抗-GAD65（或抗-amphiphysin）抗体阳性。

2. A【解析】抗-amphiphysin 抗体阳性患者最常见的肿瘤为小细胞肺癌和乳腺癌，亦有报道见于结肠癌、卵巢癌等；抗-amphiphysin 抗体阳性患者最常见的临床表现是僵人综合征，亦有表现为副肿瘤性感觉神经病脑脊髓病者。

3. D【解析】患者可初步诊断为脑梗死。所有疑诊短暂性脑缺血发作（TIA）或脑卒中患者，应尽快完成诊断性脑结构影像学检查。头颅 CT 是国内最普及的影像学手段，可以迅速排除脑出血，但是对于后循环脑梗死缺乏敏感度。有条件的医院可以做头颅 MRI（T_1、T_2、FLAIR、DWI 和 SWI/T_2），其中 MRI 弥散加权成像（DWI）最重要。

4. C【解析】DWI 和 PWI 技术可用于诊断早期脑梗塞。结合 DWI 和 PWI，可以确定缺血半暗带，为溶栓治疗提供较直观的影像学诊断资料。

5. A【解析】CTA 对于诊断颅内大血管闭塞及狭窄的准确率及敏感性均较高。CTA 对脑血管病的检查具有敏感性高、快速、简便、安全、可靠等优点，可作为脑血管病诊断及术前的首选检查。

6. C【解析】患者头颅 CT 检查“脑桥左侧卵圆形低密度影，边界清”，可初步怀疑为脑梗死。

7. B【解析】参见 A3/A4 型题第 3 题解析。

8~9 C、D【解析】患者最可能的诊断为脑膜瘤。①CT 平扫：脑膜瘤多为椭圆形稍高密度影，骨窗像多见骨板受压变薄或局限性骨质增生，偶见骨破坏。②CT 增强扫描：见肿瘤均匀一致性中度强化。③MRI 检查：典型的脑膜瘤多数呈质地均匀、边缘清楚的等 T_1 和等 T_2 信号，少数表现为稍长 T_1 以及稍长 T_2 信号。④MRI 增强扫描：脑膜瘤多呈中度或明显强化，瘤体常呈均匀强化，并可见脑膜尾征，即与瘤体相连的硬脑膜呈窄带状强化。

10. A【解析】三叉神经瘤常需与位于颅底的脑膜瘤相鉴别。脑膜瘤内见点状钙化，坏死较少，明显强化，而三叉神经瘤常跨越中、后颅凹，呈哑铃状，部分病例可伴有岩骨破坏。

11. D【解析】患者可初步诊断为阿尔茨海默病（AD）。CT 检查见脑萎缩、脑室扩大；头颅 MRI 检查显示双侧颞叶、海马萎缩。AD 常伴有血管壁淀粉样物质沉积，可用刚果红染色证实其存在。淀粉样物质刚果红染色呈橘红色。

12. A【解析】阿尔茨海默病病理特征之一是细胞内 tau 蛋白沉积形成的神经原纤维缠结（NFTs）和神经元胞体内的 NFTs 等异常蛋白质聚集。因此，针对 tau 蛋白抗体可以使用免疫组织化学染色来检测阿尔茨海默病的细胞内包涵体。其他与阿尔茨海默病病理相关的蛋白质还包括 β 淀粉样蛋白（Aβ），也可以通过类似方法进行检测。

13. C【解析】患者最可能诊断为平山病。平山病又称为青年上肢远端肌萎缩，是一种良性自限性运动神经元疾病。典型表现为青春早期隐袭起病的手及前臂远端肌无力，随病变发展逐渐出现相应肌群萎缩，常为单侧损害，部分表现为不对称双侧损害。

14. E【解析】自平山病发现以来，影像学检查手段就在不断进步，从最初的 X 线脊髓造影，到目前被公认的颈椎屈曲位 MRI 扫描，都极大促进了对平山病诊断及发病机制的研究。屈曲位 MRI 是目前公认的诊断平山病最重要的影像学检查。

15. B【解析】劳克坚牢蓝（LFB）属于铜-酞箐染料，在酒精溶液中具有与髓鞘磷脂结合的染色特性，一般染色脑、脊髓、外周神经。应用 LFB 髓鞘染色可以很好地显示出神经组织的髓鞘结构及病理变化。

16. B【解析】瘤样脱髓鞘病变轴索染色和免疫组织化学标记神经丝蛋白可显示髓鞘脱失区域轴索相对保留。

17. B【解析】患者最可能诊断为腔隙性脑梗死。腔隙性脑梗死的临床表现可有轻偏瘫、偏身感觉异常或障碍等局限性症状。CT 平扫显示基底核区或丘脑区有类圆形低密度灶，边界清楚，直径为 10~15mm，无明显占位表现，可多发。

18. D【解析】腔隙性脑梗死由于病灶小，在急性期病灶密度变化不明显，CT 检查发现病灶困难，发生明显改变一般出现在发病 3 天后。MRI 较 CT 更容易发现病灶，FLAIR 像更优越。所以选项 D 正确。

19. E【解析】腔隙性脑梗死有时难与脑软化灶、血管周围间隙鉴别。必要时应行 CT 增强扫描或行 MRI 予以鉴别。

20. C【解析】患者最可能诊断为肌萎缩侧索硬化。诊断 ALS 必须符合以下 3 点：①临床、肌电图或神经病理学检查有下运动神经元损害的证据；②临床检查有上运动神经元损害的证据；③症状或体征在一个部位内进行性扩展或扩展到其他部位。同时必须排除以下两点：①电生理或病理检查提示患者有可能存在导致上、下神经元病变的其他疾病。②神经影像学提示患者有可能存在导致上述临床或电生理变化的其他疾病。

21. B【解析】肌萎缩侧索硬化的延髓损害征有构音不清、饮水发呛、咽下困难，还可见软腭及咽喉肌力差，咽反射消失；舌肌萎缩早而明显，且可见明显的肌束颤动，似蚯蚓样蠕动；后期胸锁乳突肌萎缩以致不能抬头；双侧皮质延髓束受损时出现强哭、强笑，下颌反射亢进，吸吮反射明显。以上表现均与颈部有关，所以目前最应检查颈部 MRI。

22. A【解析】患者最可能诊断为吉兰-巴雷综合征（GBS）。国际上广泛采用的 Asbury（1990 年）修订诊断标准中，GBS 必备诊断标准：①超过 1 个以上肢体出现进行性肌无力，从轻度下肢肌力弱，伴或不伴共济失调，到四肢及躯干完全性瘫痪，以及延髓麻痹、面肌无力和眼外肌麻痹等；②腱反射完全消失，如具备其他特征，远端腱反射丧失，肱二头肌反射及膝腱反射减低，诊断也可成立。

23. D【解析】该患者考虑为 GBS，一般发病早期可仅有 F 波或 H 反射延迟或消失。F 波改变常代表神经近端或神经根损害，对 GBS 诊断有重要意义。电生理检查神经传导速度（NCV）减慢，近端潜伏期延长，波幅正常或轻度异常，提示脱髓鞘改变，NCV 减慢出现于疾病早期。肌电图最初改变时，运动单位动作电位（MUAP）降低，发病 2~5 周可见纤颤电位或正相波，6~10 周近端纤颤电位明显，远端纤颤电位可持续数月。脑脊液出现蛋白-细胞分离，即蛋白水平升高而细胞数正常；通常第一周末蛋白水平升高，发病后 3~6 周达高峰。

24. B【解析】明确诊断为 GBS，其首选的治疗方案是静脉注射免疫球蛋白（IVIg）。IVIG 能够缩短病程，阻止病情进展，减少需要辅助通气的可能，近期和远期疗效都很好。

25. A【解析】为明确痫性发作，需要进行脑电图检查。大多数的癫痫发作和癫痫综合征有相对特异的脑电图特征。脑电图有助于癫痫发作类型和癫痫综合征类型的区分。

26. B【解析】寻找癫痫潜在病因的检查方法有头颅 CT 和头颅 MRI 检查。头颅 CT 能够发现较为粗大的结构异常，但难以发现细微的结构异常，多在急性癫痫发作时、在发现大脑有可疑钙化和无法进行 MRI 检查的情况下应用；头颅 MRI 具有很高的空间分辨率，能够发现一些细微的结构异常，对于病因有很高的提示价值。

27. A【解析】若此患者颅内存在异常病灶但性质难定，为明确诊断最终应做脑组织活检。脑组织活检是为了确诊脑部病变而进行的一种微创手术。

四、B 型题

1. C【解析】参见 A1 型题第 19 题解析。

2. B【解析】脑脊液出现纤细网膜状凝固物见于结核性脑膜炎。

3. A【解析】参见 A1 型题第 64 题解析。

4. B【解析】脑脊液氯化物含量降低常见于结核性、细菌性、真菌性脑膜炎及全身性疾病引起的电解质紊乱患者，尤以结核性脑膜炎最为明显。高氯血症患者其 CSF 的氯化物含量也可增高。

5. A【解析】患者可诊断为原发性三叉神经痛，治疗首选卡马西平。

6. B【解析】患者可诊断为面神经炎，治疗首选泼尼松。

7. E【解析】进行性脊髓性肌萎缩会出现全身肌萎缩及肌束震颤。肌萎缩可一侧或两侧同时开始，从远端向近端延伸，伴肌束颤动。

8. C【解析】进行性球麻痹会出现单侧或双侧手部肌无力，并带有明显颤动，大小鱼际肌萎缩，上肢肌肉及肩胛肌肉萎缩，抬手困难，梳头无力，下肢呈痉挛性瘫痪，行走缓慢，声音嘶哑，舌肌萎缩。

9. D【解析】肌萎缩侧索硬化表现为早期一侧上肢远端肌萎缩，逐渐出现其他肢体肌萎缩，下肢及躯干偶可受累，最后面肌及舌肌受累才出现萎缩，1~2年才发展到全身肌萎缩。约半数以上有巴宾斯基征，无感觉障碍及大小便失禁，发生压疮者罕见，早期有蚁行感、疼痛等。

10. E【解析】CT灌注（CTP）对颅内疾病特别是脑血管病的诊断有重要价值，可快速评价脑梗死和脑出血患者的病灶周围和全脑血流情况，从而指导脑卒中患者的治疗。

11. A【解析】数字减影血管造影（DSA）是临床明确有无动脉瘤的诊断“金标准”，可明确动脉瘤的大小、位置、与载瘤动脉的关系、有无血管痉挛等解剖学特点。

12. D【解析】有些患者头痛不明显，脑膜刺激征不明显，通过头颅CT检查未发现异常，但是仍然怀疑有蛛网膜下腔出血时，可以通过腰椎穿刺检查来判断，此时腰椎穿刺的结果如提示脑脊液为均匀一致血性，则可以确诊为蛛网膜下腔出血。

13. D【解析】DSA是诊断颅内动脉瘤的最准确的检查方法，检出率远远高于MRA、CTA等。

14. C【解析】脑脊液检查对鉴别吉兰-巴雷综合征与脊髓灰质炎有价值。脑脊液蛋白-细胞分离现象是吉兰-巴雷综合征才有的典型特点。

15. A【解析】神经源性肌萎缩和肌源性肌萎缩是临床上常需要进行鉴别的两类肌萎缩。两者除了借助患者症状、体征、血肌酸激酶等来鉴别外，肌电图是鉴别两者的有力工具。

16. A【解析】患者突然出现头痛、呕吐，数分钟后出现右侧偏瘫，双眼向左侧凝视，考虑为脑出血，首选头颅CT。

17. E【解析】患者为原因不明的头痛、不能低头，自服镇痛药无效，且怀疑颅内压异常，应进行腰椎穿刺检查。

18. D【解析】根据患者症状考虑为癫痫发作，应查脑电图。

19. D【解析】参见A1型题第67题解析。

20. E【解析】其他感觉正常、实体感觉缺失，提示有丘脑以上特别是顶叶皮质的损害。

五、X型题

1. ABCDE【解析】躯体感觉诱发电位（SEPs）临床上用于检测周围神经、神经根、脊髓、脑干、丘脑及大脑的功能状态。主要用于吉兰-巴雷综合征（GBS）、颈椎病、后侧索硬化综合征、多发性硬化（MS）及脑血管病等感觉通路受累的诊断和客观评价，还可用于脑死亡的判断和脊髓手术的监护等。

2. ABDE【解析】脑脊液检查适应证：①有脑脊膜刺激症状时可检查脑脊液协助诊断；②疑有颅内出血时；③有剧烈头痛、昏迷、抽搐或瘫痪等症状和体征而原因不明者；④疑有脑膜白血病者；⑤中枢神经系统疾病进行椎管内给药治疗、手术前腰麻、造影等。所以选项

ABDE 正确。凡疑有颅内压增高者必须进行眼底检查，如有明显视盘水肿或脑疝先兆者，禁忌腰椎穿刺行脑脊液检查。所以选项 C 错误。

3. ABCE【解析】参见 A1 型题第 7 题解析。

4. ACDE【解析】轴突病变时肌电图改变：①运动单位电位数目减少；②病理性自发电位；③运动单位电位形态改变；④传导速度正常。所以选项 ACDE 正确。选项 B 为脱髓鞘病变时的肌电图改变。

5. ABCD【解析】全脑血管造影的适应证：①怀疑血管本身病变或寻找脑血管病病因；②怀疑脑静脉病变；③脑内或蛛网膜下腔出血病因检查；④头面部富血性肿瘤术前检查；⑤了解颅内占位病变的血供与邻近血管的关系及某些肿瘤的定型；⑥实施血管介入或手术治疗前明确血管病变和周围解剖关系；⑦急性脑血管病需动脉溶栓或其他血管内治疗；⑧头面部及颅内血管性疾病的治疗后复查。所以选项 ABCD 正确。脑疝晚期、脑干功能衰竭等生命体征不平稳者是全脑血管造影的禁忌证。

6. ACDE【解析】脑血管病起病急骤，症状在短时间内达到高峰。所以选项 A 正确。脱髓鞘疾病常呈急性或亚急性起病，有缓解和复发倾向，部分病例起病缓慢，呈进行性加重。所以选项 B 错误。代谢和营养障碍性疾病常发病缓慢，病程较长，在全身症状的基础上出现神经症状。所以选项 C 正确。神经系统中毒性疾病可呈急性或慢性发病，其原因有化学品、毒气、生物毒素、食物及药物中毒等。诊断中毒时必须结合病史调查及必要的化验检查方能确定。所以选项 D 正确。神经系统感染性疾病起病呈急性或亚急性，病情多于数天、少数于数周内达高峰，伴有畏寒、发热、外周血白细胞增多和红细胞沉降率增快等全身感染中毒的症状，神经系统症状较广泛弥散。所以选项 E 正确。因此，本题的正确答案为 ACDE。

7. ABDE【解析】磁共振成像（MRI）对脑肿瘤、颅内炎性病变、脑白质病变、脑血管病、先天畸形等的诊断比 CT 更为敏感，可发现早期的病变；此外，MRI 具有密度分辨率高的特点和任意角度扫描的优势，因此对病变的定位也更加准确。与 CT 相比较，由于没有颅底骨伪影的干扰，MRI 对颅底以及脑干病变显示得更清晰。但 CT 对于钙化和出血显影清楚，MRI 对钙化灶和急性期脑出血的诊断不如 CT。所以选项 C 错误。其余四个选项均是正确的。

8. BCDE【解析】痫性放电的脑电图波形有棘波、尖波、3Hz 棘-慢复合波、多棘波、尖-慢复合波、多棘-慢波、高幅失律波。所以选项 BCDE 正确。选项 A 属于常见的异常脑电图波形。

9. BCDE【解析】脑梗死发病当天（24 小时内）CT 检查可阴性，疑为此病时，需行头颅 MRI 检查或 CT 短期随访复查，故 6 小时以内的脑梗死 CT 扫描不能发现。所以选项 A 错误。CT 扫描可发现脑实质出血、蛛网膜下腔出血、脑脓肿、脑积水等疾病。故选项 BCDE 正确。

10. ABCD【解析】参见 A1 型题第 39 题解析。

11. ABCE【解析】肌强直电位是指肌肉自主收缩或受机械刺激后出现的节律性放电，将针电极插入肌肉、移动针电极、叩击肌肉或轻收缩被检肌可引出该电位。波幅通常为 10μV～1mV，频率为 25～100Hz。放电过程中波幅和频率逐渐衰减，声音逐渐减低，扩音器可传出类似“飞机俯冲或摩托车减速”的声音。所以选项 ABCE 正确。

12. ABCD【解析】脱髓鞘病变时肌电图改变：①无病理性自发电位；②运动单位电位的参数保持正常；③可有干扰型的减弱；④传导速度减慢。所以选项 ABCD 正确。选项 E 为轴突病变时的肌电图改变。

13. ABCD【解析】重复神经电刺激（RNS）是指超强重复刺激神经干后，在相应肌肉记录复合肌肉动作电位，是检测神经-肌肉接头功能的重要手段。RNS 可根据刺激的频率分为低频（≤5Hz）RNS 和高频（10～30Hz）RNS。波幅递减是计算第 4 波或第 5 波比第 1 波波幅下降的百分比；波幅递增是计算最高波幅比第 1 波波幅上升的百分比。正常人低频刺激波幅减低在 10%～15%，高频刺激波幅减低在 30%以下，而波幅增加在 50%以下。低频波幅减低>15%（部分定为 10%）和高频刺激波幅减低>30%为异常，称为波幅递减；高频刺激波幅增加>100%为异常，称为波幅递增。所以正确答案为 ABCD。

14. ABCE【解析】腰椎穿刺（腰穿）的适应证：①中枢神经系统感染性疾病，包括各种原因引起的脑膜炎和脑炎。②临床怀疑蛛网膜下腔出血，脑出血破入脑室，尤其是头颅 CT 无明显征象、不能与脑膜炎鉴别时。③有剧烈头痛、昏迷、抽搐或瘫痪等症状和体征而原因不明者。④中枢神经系统血管炎、脱髓鞘疾病及颅内转移瘤的诊断和鉴别诊断。⑤脑膜肿瘤的诊断。⑥脊髓病变和多发性神经根病变的诊断及鉴别诊断。⑦脊髓造影和鞘内药物治疗等。⑧怀疑颅内压异常。所以选项 ABCE 正确。选项 D“怀疑颅后窝存在占位性病变”是腰椎穿刺的禁忌证。

15. ABCD【解析】急性脑梗死的 CT 征象包括：①内囊结构模糊不清。基底核灰质结构密度降低，与内囊密度相似，使内囊结构显示不清。②岛叶皮质结构不清，又称岛带消失，为正常岛叶皮质、灰质密度下降。③大脑皮质与邻近白质的密度混淆在一起，从密度上不能区分两者。所以选项 ABCD 正确。

16. ABDE【解析】参见 X 型题第 1 题解析。

17. AE【解析】参见 A1 型题第 63 题解析。

18. ABCD【解析】低颅压综合征多因穿刺针过粗，穿刺技术不熟练或术后起床过早，使脑脊液自脊膜穿刺孔不断外流。故防止低颅压综合征应熟练掌握穿刺技术，使用细针穿刺，放液量不宜过多，一般为 2～4ml，不超过 10ml。术后至少去枕平卧 4 小时。一旦出现低颅压症状，宜多饮水和卧床休息，严重者可每日静脉滴注生理盐水 1000～1500ml。所以选项 ABCD 正确。

19. ABCE【解析】选项 D“蛛网膜下腔出血”为腰椎穿刺的适应证。腰椎穿刺的禁忌证参见A1型题第40题解析。

20. ACDE【解析】腰穿脑脊液压力正常值一般在80~180mmH_2O（所以选项A正确）；正常CSF白细胞数为（0~5）$\times10^6$/L，主要为单核细胞（所以选项C正确）；蛋白质含量增加一般指腰穿脑脊液中蛋白质含量高于0.45g/L（所以选项D正确）；正常成人CSF糖含量为血糖的1/2~2/3，正常值为2.5~4.4mmol/L，2.25mmol/L以内为异常（所以选项E正确）。腰穿脑脊液检查时，如果患者存在椎管梗阻，则可出现压颈试验阳性。所以选项B错误。故本题的正确答案为ACDE。

21. ABC【解析】神经源性损害的肌电图表现为运动单位动作电位时限增宽、波幅增高及多相波百分比增高。所以选项A、B正确。束颤电位是指一个或部分运动单位支配的肌纤维自发放电，见于神经源性损害。所以选项C正确。“大力收缩募集相呈病理干扰相”见于各种原因导致的肌源性损害。所以选项D错误。“运动单位时限缩短”见于肌源性损害。所以选项E错误。故本题的正确答案为ABC。

22. CE【解析】在原发性脱髓鞘疾病的诊断中，Luxol Fast Blue染色显示神经髓鞘的形态结构及病理变化；Weil髓鞘染色可以显示病理情况下髓鞘是否完整、变性、坏死程度及修复情况。所以选项C、E正确。Bodian染色显示轴索相对保留；Holzer染色显示星形细胞反应性增生；磷钨酸苏木精（PTAH）染色法显示横纹肌的横纹。因此本题的正确答案为CE。

23. ABDE【解析】躯体感觉诱发电位（SEP）常用的刺激部位为上肢的正中神经和尺神经，下肢的胫后神经和腓总神经等。

24. ABCD【解析】经颅多普勒超声（TCD）检查无创又较经济，可直接测量血流速度、判断侧支情况及血管舒缩反应性，可用于评估前交通动脉、后交通动脉、眼动脉、软脑膜动脉等侧支血流及椎动脉到锁骨下动脉盗血。

25. BE【解析】正常脑脊液（CSF）无色透明，如CSF为血性或粉红色，可用三管试验法加以鉴别，连续用3个试管接取CSF，如前后各管为均匀一致的血色提示为蛛网膜下腔出血；前后各管的颜色依次变淡可能为穿刺损伤出血。血性CSF离心后如变为无色，可能为新鲜出血或损伤；离心后为黄色，提示为陈旧性出血。所以选项BE正确。

26. ABD【解析】神经传导和F波测定、肌电图、躯体感觉诱发电位均可以用于颈椎病的检查。重复神经电刺激（选项C）用于了解神经-肌肉接头的功能状态，诊断和鉴别突触前膜和后膜的病变，特别是重症肌无力和兰伯特-伊顿（Lambert-Eaton）综合征的诊断。脑干听觉诱发电位（选项E）适用于听力检查不合作者、癔症和婴儿、重症患者、意识障碍及使用氨基糖苷类药物的患者，可以帮助判断听力障碍的程度。所以选项ABD正确。

27. ABC【解析】基因诊断的途径主要包括DNA检测、基因连锁分析和mRNA检测。

28. AB【解析】脑血管造影是诊断颅内动脉瘤最准确的检查方法。所以选项A正确，选项C错误。增强CT检查有助于鉴别动脉瘤内是否有血栓形成。所以选项B正确。无血栓形成的动脉瘤，T_1WI 和 T_2WI 中呈流空的低信号，周围有搏动伪影；完全血栓形成的动脉瘤可见层状血栓，血管壁血栓内可见含铁血黄素黑环。所以选项 D 错误。动脉瘤破裂最常见的表现为剧烈头痛。所以选项 E 错误。故本题的正确答案为 AB。

29. ABCD【解析】如怀疑为多发性硬化，可选用的诱发电位检查包括脑干听觉诱发电位、视觉诱发电位、磁刺激运动诱发电位、躯体感觉诱发电位。

30. ABCDE【解析】药物基因组学是基于药物反应的遗传多态性提出来的，所以遗传多态性是药物基因组学的基础。药物的遗传多态性可以表现为药物代谢酶的多态性、药物转运体的多态性、药物受体的多态性和药物靶位的多态性等。这些多态性的存在都可能导致许多药物治疗中药物药效和不良反应的个体间差异。所以五个选项均正确。

31. ACD【解析】脑静脉窦闭塞 CT 平扫显示，广泛脑水肿，脑实质密度减低，脑沟、脑池受压变窄，脑室变小。所以选项 A 正确。脑静脉窦闭塞初期，表现为硬膜窦或静脉流空影消失，T_1WI 表现为脑肿胀或异常信号，T_2WI 信号无异常表现。此表现是由于脑静脉窦血栓形成后，脑内血容量增加，脑静脉系统扩张，静脉压无明显上升。所以选项 B 错误，选项 C 正确。后期，当脑室内压力进一步升高，水分可通过室管膜进入脑间质内，出现室旁水肿。当脑室的缓冲作用不足以维持颅内压稳定时，出现颅内压升高，引起脑水肿发生，脑总容量进一步增加造成静脉及脑脊液回流障碍，渐进性地使脑室受压缩小。所以选项 D 正确。硬膜窦闭塞晚期颅内压很高，静脉回流严重受阻，引起脑水肿，脑动脉血流减慢，造成脑缺血、缺氧，脑组织梗死，血-脑屏障破坏，小血管可破裂出血，并可形成血肿。所以选项 E 错误。故本题的正确答案为 ACD。

32. ABC【解析】确诊肌萎缩侧索硬化应做的神经电生理检查有肌电图、神经传导速度和磁刺激运动诱发电位。

33. ACD【解析】对于某种遗传性疾病，检查未知致病基因的方法如下。①利用连锁分析和关联分析定位遗传病的致病基因：选取目的基因区域具有高度多态性的 DNA 作为标记，采用连锁分析的方法，直接或间接地确定致病基因的存在；②外显子组捕获技术：通过全外显子组的扫描，结合生物信息分析技术，找到遗传病患者特异的单核苷酸多态性（SNPs），经过验证即可发现某种单基因病的致病基因。③全基因组关联分析：是指在全基因组层面上，开展多中心、大样本、反复验证 SNPs 与疾病的关联研究，以揭示遗传病的相关基因。

34. ABCD【解析】弥散加权成像（DWI）的应用范围有：①超早期脑梗死的诊断以及缺血半暗带的检出。②颅内肿瘤的辅助诊断。③脑白质病的研究。所以选项 ABCD 正确。

35. CE【解析】用于脑死亡诊断的神经电生理检查包括脑电图、诱发电位和经颅多普勒超声。脑干听觉诱发电位（BAEP）、视觉诱发电位（VEP）和躯体感觉诱发电位（SEP）均属于诱发电位，BAEP 和 SEP 均用于脑死亡的诊断，VEP 不用于脑死亡检查，对多发性硬化（MS）患者可提供早期视神经损害的客观依据。

36. ACE【解析】①三叉神经病变（传入型障碍）：刺激病变侧，同侧记录的 R1 和 R2

及对侧记录的 R2 潜伏期均延长，而病变对侧刺激是正常的。②面神经病变（传出型障碍）：刺激病变侧，同侧记录的 R1 和 R2 异常，而对侧记录的 R2 潜伏期正常；非病变侧刺激，同侧记录的 R1 和 R2 正常，对侧记录的 R2 异常。所以选项 ACE 正确。

37. ABCD【解析】髓鞘是神经传导的基本物质，髓鞘脱失会出现神经传导速度明显减慢，末端潜伏期延长、波形离散或传导阻滞，但一般不伴有混合肌肉动作电位和感觉神经电位波幅改变，而这种异常即使在很严重的轴索损害时也不会出现。所以选项 ABCD 正确。

38. ABCD【解析】脑血管造影可以显示血管异常，观察动脉期、毛细血管期、静脉期、窦期变化，分析血液循环情况，还可显示侧支循环代偿情况、静脉引流代偿情况，观察循环时间变化，动态显示脑血流情况。所以选项 ABCD 正确。

39. ABC【解析】正常的脑干听觉诱发电位（BAEP）由连续出现的 7 个波组成，依次以罗马数字表示，Ⅰ波为听神经外周段的动作电位，Ⅱ~Ⅴ波分别来自蜗神经核、上橄榄核、外侧丘系和下丘，Ⅵ与Ⅶ各代表内侧膝状体和听辐射的电活动。以Ⅰ、Ⅲ、Ⅴ波的临床用途最大，Ⅵ、Ⅶ波的来源仅属一种推测，加之并非恒定出现在正常人群中，因而用途不大。所以选项 ABC 正确。

40. ABCD【解析】大脑前动脉自颈内动脉发出后向前内进入半球纵裂，并向头侧弯曲绕胼胝体膝部和体部后行，沿途发出眶额动脉、眶极动脉、基底核支，分布至额叶的下内面皮质、嗅球、透明隔、胼胝体前 2/3、尾状核头、苍白球、内囊前肢、额叶深部脑白质和大脑皮质的前 2/3 的区域。所以选项 ABCD 正确。

41. ABE【解析】脑梗死发病后 3~10 天为亚急性期。此期坏死组织开始吸收，修复过程逐步从梗死灶的周边向中心发展。表现为小胶质细胞向坏死区增生并吞噬坏死组织，此时星形胶质细胞增生活跃，内皮细胞增生形成新的毛细血管。当梗死区较大时，坏死组织常不能被完全清除，中央凝固性坏死区可长期存在。亚急性期脑梗死水肿被明显吸收，占位效应减弱或消失，多数情况下 CT 表现为低密度，边界较急性期清楚，但是手术患者表现为等密度病变不易被发现，即“迷雾效应”，此时做增强扫描会有助于诊断。故选项 ABE 正确。

42. AB【解析】面肩肱型进行性肌营养不良的肌电图为肌源性损害。表现为肌电图运动电位、动作电位时限缩短，波幅降低及多相波百分比增高。病理干扰相表现为低波幅干扰相，见于各种原因导致的肌源性损害。所以选项 AB 正确。

43. ABCD【解析】正常的脑脊液（CSF）为无色透明的液体。正常 CSF 白细胞数为（0~5）$\times10^6$/L，主要为单核细胞。正常成年人 CSF 糖含量为血糖的 1/2~2/3，正常值为 2.5~4.4mmol/L。正常 CSF 含氯化物 120~130mmol/L，为血氯化物含量的 1.2~1.3 倍。正常成年人腰池的蛋白质为 200~400mg/L，脑池蛋白质为 100~250mg/L，脑室内的蛋白质为 50~150mg/L。所以选项 E 错误。因此本题的正确答案为 ABCD。

44. ABCDE【解析】目前认为，动脉粥样硬化易损斑块的血清生物学标志物包括：超敏 C 反应蛋白、氧化型低密度脂蛋白、分泌性磷脂酶 A2、血清淀粉样相关蛋白、纤维蛋白原。所以五个选项均正确。

45. ABCDE【解析】有 6 种抗体与免疫介导的重症肌无力的发病有关，具有潜在的诊断价值，包括乙酰胆碱受体结合抗体、乙酰胆碱受体调节抗体、乙酰胆碱受体封闭抗体、肌肉特异性酪氨酸激酶抗体、抗横纹肌抗体、抗电压门控性钾通道亚单位 Kv1.4 抗体。所以五个选项均正确。

46. ABDE【解析】上肢磁刺激运动诱发电位（MEP）临床上主要用于运动通路病变的诊断，如多发性硬化、脑血管病、脊髓型颈椎病和肌萎缩侧索硬化等。所以选项 ABDE 正确。

47. ABCDE【解析】细胞培养是最常用的病毒分离方法。最初鉴定可根据临床症状、流行病学特点、标本来源、易感动物范围、细胞病变特征确定为何种病毒。光学显微镜检查组织或脱落细胞中的特征性病毒包涵体、电镜发现病毒颗粒均是早期诊断手段。利用核酸杂交技术和 PCR 技术检测标本中病毒核酸，或用免疫荧光标记技术检测组织细胞内病毒抗原是一种快速的早期诊断方法。血清学试验对病毒感染的诊断和病毒类型的确定取决于宿主对某一病毒感染产生的抗体和抗体增长的情况。有意义的阳性结果必须是抗体增高 4 倍以上。所以五个选项均正确。

48. AB【解析】腕管综合征的神经电生理学特点为正中神经感觉神经动作电位传导速度减慢或感觉神经动作电位波幅降低，运动传导末端潜伏期延长，拇短展肌呈神经源性损害。所以选项 AB 正确。

49. ABCD【解析】肌电图检查的适应证：①脊髓前角细胞和（或）脑干运动核及其以下部位的定位诊断和鉴别，包括脊髓前角细胞、神经根、神经丛、周围神经、神经肌肉接头和肌肉病变部位的定位诊断。②可助于肌肉注射肉毒毒素部位的选择。

50. ABC【解析】①F 波：是以超强电刺激神经干在 M 波（CMAP）后的一个较晚出现的小的肌肉动作电位。测定时，阴极放在近端。通常连续测定 10～20 个 F 波，然后计算其平均值。F 波的出现率为 80%～100%，出现率的减少或潜伏期延长均提示神经传导异常。②H 反射：是利用较小电量刺激神经，冲动经感觉神经纤维向上传导至脊髓，再经单一突触连接传入下运动神经元而引发肌肉电活动。刺激电极置于腘窝胫神经处，记录电极置于腓肠肌肌腹，最佳刺激强度依个人不同反应而定。根据以上可知，肌电图检查中，F 波和 H 反射的主要鉴别点有刺激量不同、检测的通路不同、波形的可重复性不同。所以选项 ABC 正确。

51. BC【解析】重复神经电刺激（RNS）用于了解神经-肌肉接头的功能状态，诊断和鉴别突触前膜和后膜病变，特别是重症肌无力和 Lambert-Eaton 肌无力综合征的诊断。所以选项 BC 正确。

52. ABD【解析】瞬目反射因为其检查的无创性，现已广泛应用于临床，成为临床神经电生理学的重要手段之一，它对三叉神经、面神经和脑干病变的早期诊断具有重要的临床价值，特别是对特发性面神经麻痹的预后判断有重要意义。

53. BD【解析】F波是以超强电刺激神经干在M波（CMAP）后较晚出现的一个小的肌肉动作电位，不是反射。所以选项B错误。F波有助于周围神经病的早期诊断、病变部位的确定，临床用于吉兰-巴雷综合征（GBS）、遗传性运动感觉神经病、神经根型颈椎病等的诊断。所以选项D错误。由于F波可以反映运动神经近端的功能，对神经根病变的诊断有重要价值，可弥补运动神经传导速度（MCV）的不足。所以选项A、C均正确。F波的潜伏期受运动神经末端传导的影响。F波出现率的减少或潜伏期延长均提示神经传导异常。所以选项E正确。因此本题的正确答案为BD。

54. ABCD【解析】瞬目反射由同侧R1和R2以及对侧R2（R2′）组成。R1称为早电位（或早成分），参与单突触反射；R2称为晚电位，参与多突触反射。刺激的对侧只能记录到R2电位而不出现R1。所以选项ABCD正确。

55. ABC【解析】脑干听觉诱发电位临床应用于：听觉神经通路病变的定位诊断；对听神经和耳蜗核的病变的定位诊断；对低位和高位脑干病变的定位诊断；对皮质下和大脑皮质联系结构的病变的定位诊断。所以选项ABC正确。

56. BCDE【解析】脑电图常用的诱发试验方法有睁闭眼试验、过度换气、闪光刺激、睡眠诱发试验以及药物诱发等。所以选项BCDE正确。选项A“视频脑电图”是检查脑电图的常用方法，可同步监测记录患者发作情况及相应脑电图改变，可明确发作性症状及脑电图变化间的关系。因此选项BCDE正确。

57. ACDE【解析】经颅多普勒超声（TCD）检查的适应证：①无卒中事件的血管病高危人群脑动脉狭窄的筛查；②缺血性卒中/短暂性脑缺血发作（TIA）患者，可作为脑动脉狭窄和闭塞的一线筛查方法；③蛛网膜下腔出血（SAH）患者脑动脉痉挛的诊断；④颈动脉内膜剥脱术（CEA）或介入治疗中的应用；⑤颅内压增高和脑死亡的判断。所以选项ACDE正确。

58. ACDE【解析】经颅多普勒超声（TCD）的检测参数主要有：频谱形态、血流方向、血流速度、搏动指数和阻力指数、声频信号。所以选项ACDE正确。

59. ABCDE【解析】核酸分子杂交技术是将分子杂交与组织化学相结合的一项技术，其利用标记的已知核酸探针，与待测样品DNA或RNA片段进行核酸分子杂交，对特定的DNA或RNA序列进行定量或定性检测，是最早应用于基因诊断的基本技术之一。根据杂交方式不同分为DNA印迹法、蛋白质印迹法、原位杂交、斑点杂交和免疫印迹杂交等。

60. BC【解析】梅毒螺旋体感染一般用性病研究所实验室玻片试验（VDRL）或快速血浆反应素环状卡片试验（RPR）对梅毒患者进行过筛试验，出现阳性者再用荧光密螺旋体抗体吸附试验（FTA-ABS）或抗梅毒螺旋体微量血凝试验（MHA-TP）做确诊试验。所以选项BC正确。

61. ABCD【解析】①诊断糖尿病：临床上有以下条件者，即可诊断糖尿病。具有糖尿病症状，FPG>7.0mmol/L；OGTT血糖峰值>11.1mmol/L，OGTT 2小时血糖>11.1mmol/L；

具有临床症状，随机血糖>11.1mmol/L，且伴有尿糖阳性。②判断糖耐量异常：FPG<7.0mmol/L，OGTT 2 小时血糖 7.8~11.1mmol/L，且血糖到达高峰时间延长至 1 小时后，血糖恢复正常的时间延长至 2~3 小时或以后，同时伴有尿糖阳性者。所以选项 ABCD 正确。

62. ABCE【解析】多发性硬化（MS）的 MRI 可见大脑半球脑室旁白质区多发、散在椭圆形长 T_1、长 T_2异信号影，病灶大小多在 3~5mm，病变边缘略显模糊。所以选项 ABCE 正确。

63. ABCDE【解析】脑动脉血流中进行微栓子检测的目的是了解缺血性卒中的栓塞机制，临床适应证包括：①潜在心源性栓塞疾病，如房颤、瓣膜性心脏病、房间隔缺损和卵圆孔未闭等；②潜在动脉-动脉栓塞源性疾病，如颈动脉狭窄、颈内动脉夹层动脉瘤、颈内动脉内膜剥脱术、颅内大动脉狭窄等；③血管检查或介入治疗患者。所以五个选项均正确。

64. ABDE【解析】颈动脉超声检测技术包括二维显像、彩色多普勒血流影像及多普勒血流动力学分析等技术。颈部血管的检测通常包括：双侧颈总动脉（CCA）、颈内动脉（ICA）颅外段、颈外动脉（ECA）、椎动脉（VA）颅外段、锁骨下动脉、无名动脉等。

65. AB【解析】上肢磁刺激运动诱发电位（MEP）检测是将磁刺激器置于上肢对应的大脑皮质运动区、C_7棘突和 Erb 点，在拇短展肌或小指展肌等肌肉上记录诱发电位；下肢 MEP 测定是将磁刺激器置于下肢对应的大脑皮质运动区、T_{12}或 L_1及腘窝，在伸趾短肌和胫前肌上记录诱发电位。

66. ABC【解析】肌肉活组织的冷冻切片可以很好地进行组织化学染色。常规进行苏木精-伊红（H-E）染色、改良的 Gomori 染色和 NADH-TR 染色。以上三种染色可以提供绝大多数肌肉病理信息，绝大部分肌肉疾病都可以借此确诊。除此之外，一般还进行染糖原的 PAS 染色，染脂肪的油红“O”染色，染神经肌肉接头和小角化纤维的非特异性酯酶染色，鉴别肌纤维类型的 ATP 酶染色等。所以选项 ABC 正确。

67. ACE【解析】参见 X 型题第 39 题解析。

68. ACDE【解析】判断脑干听觉诱发电位（BAEP）异常的主要根据有：①波形消失。②绝对潜伏期或波（峰）间潜伏期延长，后者指两个波峰之间的传导时间，以波间潜伏期延长的意义更大。③两耳之间的波潜伏期或波间潜伏期差异显著（耳间差在正常受检者中不超过 0.2 毫秒）。④波幅比值异常（V/Ⅰ不应小于 0.5）。所以选项 ACDE 正确。

69. ABCD【解析】遗传代谢性疾病的病理生理学机制包括：①主要细胞代谢途径发生障碍：某种代谢物前体堆积；经过旁路途径产生有害物质，引起毒性反应；代谢最终产物缺乏；因反馈机制障碍，中间物质大量蓄积。②膜转运功能障碍。③结构蛋白异常。④酶促反应中辅酶的生成与结合发生障碍。所以选项 ABCD 正确。

六、案例分析题

1. E【解析】正常的人群因为生理解剖的因素，两侧上肢的血压可以有细微的差别，一般血压的差值在 5~10mmHg 之内。如果超过这个范围，就提示可能存在有动脉的病变，比如锁骨下动脉或者肱动脉的动脉硬化导致血管狭窄，就会影响到上肢的血液灌注，使血压降低，这是导致两侧血压不对称最常见的原因。所以选项 E 正确。

2. ABDE【解析】对于锁骨下动脉的辅助检查有颈动脉超声、TCD、DSA、磁共振血管造影。颅脑 MRI 用于观察颅脑实质等结构的病变。

3. D【解析】因为锁骨下动脉病变，可引起锁骨下动脉盗血综合征。锁骨下动脉盗血综合征是指在锁骨下动脉或头臂干的椎动脉起始处的近心段有部分的或完全的闭塞性损害，由于虹吸作用，引起患侧椎动脉中的血流逆行，进入患侧锁骨下动脉的远心端，导致椎-基动脉缺血性发作和患侧上肢缺血性的症候。此时 TCD 有可能检测到的侧支代偿是一侧椎动脉到另一侧椎动脉。所以选项 D 正确。

4. C【解析】该患者疾病类型属于多发性周围神经病。多发性周围神经病时出现对称性四肢远端肌肉瘫痪，伴手套-袜套样感觉障碍。

5. B【解析】多发性周围神经病也称为末梢性神经病，是肢体远端多发性的神经损害，它的病理表现主要为周围的神经轴索变性，节段性的脱髓鞘以及神经源变性等。题中患者神经病变最可能的病理基础是原发性轴索损害。

6. BCDE【解析】轴突变性是常见的一种周围神经病理改变，可由中毒、代谢营养障碍以及糖尿病性、遗传性等免疫介导性炎症引起。所以选项 BCDE 正确。

7. C【解析】髓鞘相关糖蛋白（MAG）抗体多见于神经系统脱髓鞘疾病，对于中毒，营养障碍性、糖尿病性、遗传性疾病的诊断价值最小。

第四章　神经系统疾病的治疗新技术、新方法

一　A1 型题

1. 显示神经胶质细胞的染色技术不包括
   A. Holzer 染色
   B. 改良的 Cajal 氯化金升汞染色
   C. Del Rio-Hortega 染色
   D. Penfield 染色
   E. 刚果红染色
2. 关于 TCD 微栓子信号特性，叙述错误的是
   A. 单方向出现在频谱中
   B. 短时程
   C. 气体栓子强度比固体小
   D. 具有哨鸣音
   E. 栓子体积越大，强度越强
3. 关于针极肌电图的结果，叙述正确的是
   A. 当在肌肉上检测到大量束颤电位和正锐波时，说明支配该肌肉的运动神经存在轴索变性
   B. 检测到肌强直放电时，需要高度怀疑僵人综合征
   C. 发现束颤电位时，说明患者存在下运动神经元病变
   D. 在重症肌无力患者中，可以出现运动单位电位不稳定现象，但无异常自发电位
   E. 针极肌电图检查显示运动单位电位时限、波幅、多相波均正常时，可以排除肌病
4. Mallory 磷钨酸苏木素染色（PTAH）中，神经胶质纤维显示为
   A. 黄色
   B. 砖红色
   C. 黑色
   D. 棕红色
   E. 深蓝色
5. 急性横窦血栓形成所造成的脑实质出血常见位置是
   A. 额叶皮质
   B. 颞叶皮质
   C. 顶叶皮质
   D. 顶叶深部白质
   E. 基底核
6. 热带痉挛性截瘫的致病病原体为
   A. 乳多空病毒科 JC
   B. 人类嗜 T 淋巴细胞病毒
   C. EB 病毒
   D. 轮状病毒
   E. 巨细胞病毒

7. 颈动脉内膜剥脱术（CEA）的手术适应证为
   A. 无症状的颈动脉狭窄患者
   B. 难控制的高血压
   C. 慢性肾衰竭、严重肺功能不全、肝功能不全
   D. 责任血管侧大面积脑梗死，对侧肢体严重残疾
   E. 6 个月以内心肌梗死、心绞痛、充血性心力衰竭
8. 功能神经外科的适应证不包括
   A. 药物治疗效果差的帕金森病
   B. 合并有中枢神经系统病变
   C. 难治性癫痫
   D. 微血管减压术能够治疗的疾病
   E. 癌性疼痛及顽固性疼痛
9. 关于伽玛刀治疗癫痫，叙述不正确的是
   A. 适用于颞叶内癫痫、部分性癫痫
   B. 适用于痫性放电广泛而弥散
   C. 致痫灶单一
   D. 定位明确
   E. 致痫灶>4cm
10. rt-PA 静脉溶栓的适应证为
   A. 急性缺血性卒中发病 4.5 小时内（到治疗前）
   B. 症状出现时间不详
   C. 症状迅速改善或者在注射前症状很轻
   D. 脑卒中发作时伴有痫性发作
   E. 血小板计数低于 100×10^9/L
11. 功能神经外科的检测方法为
   A. 神经电生理技术
   B. 实时磁共振成像（iMRI）技术
   C. 功能性磁成像（fMRI）技术
   D. 正电子发射扫描技术（PET）
   E. 以上全部
12. 国际上目前公认的静脉使用重组组织型纤溶酶原激活药（rt-PA），治疗急性脑梗死的药物剂量是
   A. 0.6mg/kg，最大剂量为 60mg
   B. 0.9mg/kg，最大剂量为 90mg
   C. 0.9mg/kg，最大剂量为 60mg
   D. 0.6mg/kg，最大剂量为 90mg
   E. 0.8mg/kg，最大剂量为 90mg

二 A2 型题

1. 患者，女性，34 岁。临床表现为多发性感觉运动性周围神经病，如果周围神经病变在病理上以轴索变性为主，其电生理检查结果应主要表现为
   A. 四肢感觉和运动神经传导速度均明显下降

B. 四肢感觉和运动神经动作电位波幅明显下降

C. 针极肌电图检测运动单位电位波幅和时限正常

D. 在某神经可以发现运动神经部分传导阻滞

E. F 波传导速度明显减慢

2. 患者，男性，38 岁。经颅多普勒超声（TCD）检查时，如果发现一侧大脑中动脉血流速度比同侧大脑前动脉血流速度慢，且各自血流方向正常时，最不可能的是

A. 同侧颈内动脉闭塞　　B. 对侧颈内动脉闭塞

C. 被检大脑中动脉闭塞　　D. 对侧大脑前动脉闭塞

E. 同侧大脑前动脉狭窄

三 A3/A4 型题

（1~4 题共用题干）

患者，女性，24 岁。右眼视力下降 5 年，口角向左歪斜半个月。本次及之前影像学检查结果见下图。

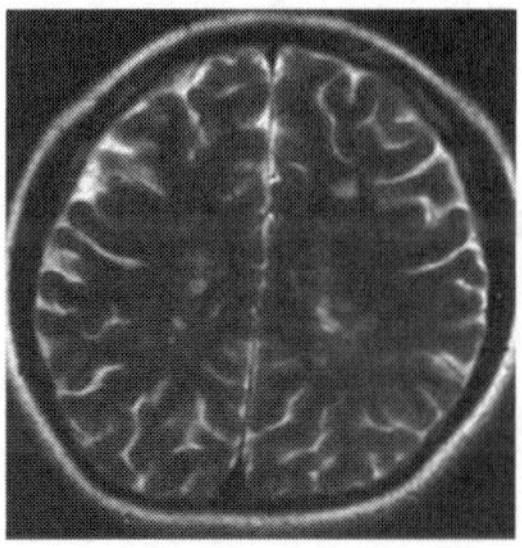

T_2WI（2 年半前）

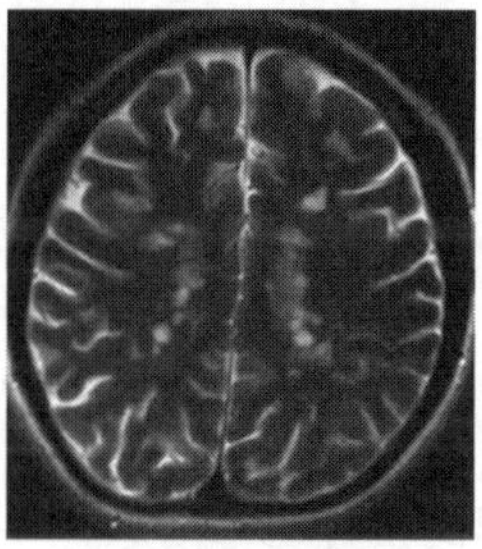

T_2WI（半年前）

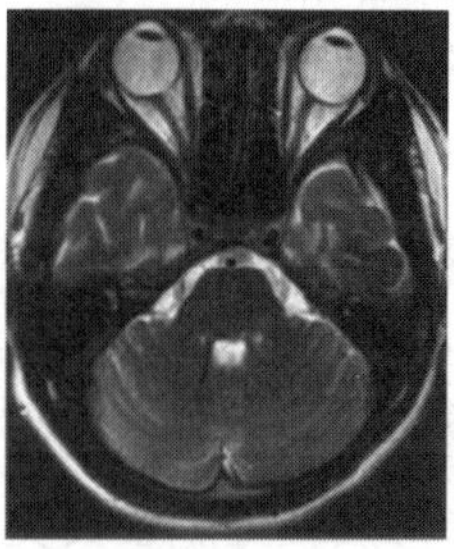

T_2WI（本次）

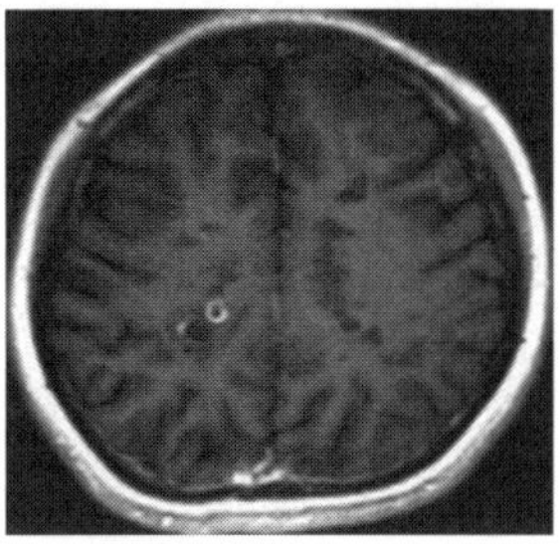

增强扫描（半年前）

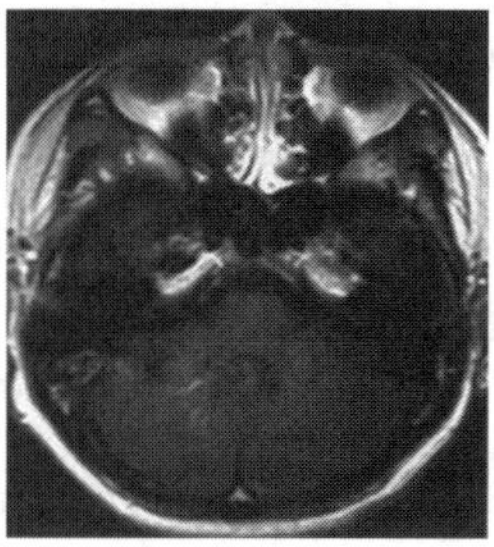

增强扫描（本次）

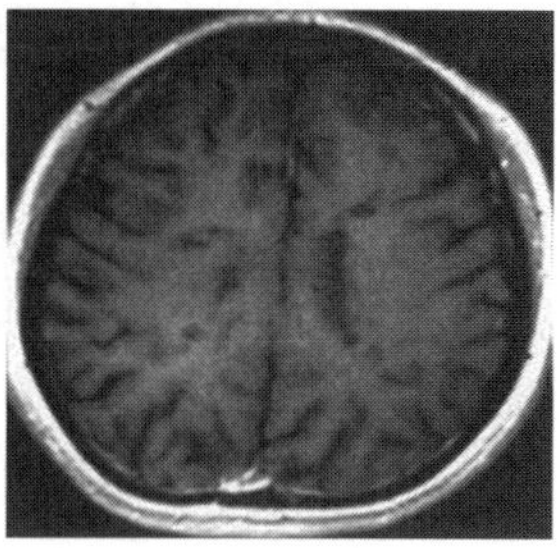

增强扫描（本次）

1. 结合该患者影像学资料，不正确的问诊是

A. 有无既往发作史　　B. 激素治疗是否有效

C. 病程演变是否有规律　　D. 既往是否存在病毒感染史

E. 有无智力低下和面部皮脂腺瘤的临床表现

2. 该患者初步诊断为

A. 结节性硬化症
B. 脑梗死
C. 多发性硬化
D. 视神经脊髓炎
E. 急性播散性脑脊髓膜炎

3. 获得性脱髓鞘疾病不包括

A. 急性播散性脑脊髓炎
B. 同心圆硬化
C. 进行性多灶性白质脑病
D. 海绵状脑病
E. 脑桥中央髓鞘溶解症

4. 对临床分型有意义的影像学检查序列不包括

A. 磁共振波谱成像（MRS）
B. 液体衰减反转恢复序列（FLAIR）
C. T_1WI 和 T_2WI
D. 弥散加权成像（DWI）
E. MR 增强扫描

四 B 型题

（1~2 题共用备选答案）

A. *SMN*1
B. *GFAP*
C. 雄激素受体基因
D. *PMP*22
E. *GJB*1

1. 提示为肯尼迪病的突变基因为
2. 用于显示星形胶质细胞及其突起的抗体为

（3~5 题共用备选答案）

A. 低频刺激波幅递增，高频刺激波幅递增
B. 低频刺激波幅递增，高频刺激波幅递减
C. 低频刺激波幅递减，高频刺激波幅递增
D. 低频刺激波幅递减，高频刺激波幅递减
E. 肌肉无动作电位反应

3. 兰伯特-伊顿（Lambert-Eaton）综合征的电生理改变特点是
4. 重症肌无力的电生理改变特点是
5. 周期性瘫痪完全瘫痪期间的电生理改变特点是

（6~8 题共用备选答案）

A. 小脑和脑桥萎缩

B. 大脑无明显病理改变
C. 中脑神经系统白质局部炎性脱髓鞘
D. 中枢神经系统局部脑组织非炎性坏死
E. 中脑黑质神经细胞缺失

6. 多发性硬化会出现
7. 脑梗死会出现
8. 帕金森病会出现

五 X 型题

1. 颈内动脉内膜剥脱术（CEA）的手术禁忌证包括
A. 血压高于 180/110mmHg
B. 特别肥胖、颈强直者
C. 恶性肿瘤晚期
D. 对侧颈内动脉（ICA）闭塞
E. 在过去的 6 个月内症状性同侧严重颈动脉狭窄的患者
2. 以下关于神经导航（NN），叙述正确的有
A. 术前设计手术方案
B. 主要有立体定向仪神经导航、磁共振影像神经导航两种
C. 术中实时指导手术操作的精确定位技术
D. 意义在于确定病变的位置和边界以保证手术的微创化及完整切除
E. 手术临床可应用于颅内肿瘤的治疗
3. 关于肾上腺脑白质营养不良，叙述正确的是
A. 女性发病多于男性
B. 双侧额叶深部白质对称性蝴蝶样脱髓鞘病灶
C. 双侧顶枕叶深部白质对称性蝴蝶样脱髓鞘病灶
D. 中脑对称性斑块样脱髓鞘病灶
E. 脑桥对称性斑块样脱髓鞘病灶
4. CEA 的并发症包括
A. 局部神经损伤
B. 高灌注综合征
C. 脑梗死或短暂性脑缺血发作（TIA）
D. 气胸
E. 血压异常
5. 肝豆状核变性的影像学表现不包括
A. 双侧丘脑病变
B. 双侧豆状核病变
C. 双侧尾状核头部病变
D. 胼胝体病变
E. 双侧海马结构病变
6. 立体定向技术可以用于治疗

A. 运动障碍性疾病
B. 癫痫
C. 顽固性疼痛
D. 难治性精神病
E. 顽固性三叉神经痛

7. 在使用 rt-PA 进行静脉溶栓治疗过程中或治疗结束后 24 小时内，出现以下哪种情况，应立刻停止 rt-PA 输注，并复查头部 CT
A. 意识障碍加重
B. 视力减弱
C. 语言障碍加重
D. 严重头痛、呕吐
E. 肌力增强

8. 神经干细胞（NSCs）的特性有
A. 可以生成神经组织
B. 来源于神经系统
C. 有自我更新能力
D. 可通过不对称细胞分裂产生新细胞
E. 可通过对称细胞分裂产生新细胞

9. 关于伴皮质下梗死和白质脑病的常染色体显性遗传性脑动脉病（CADASIL），叙述错误的有
A. 双侧皮质下深部白质病变
B. 双侧颞叶白质病变
C. 胼胝体萎缩
D. 双侧额叶皮质萎缩改变
E. 双侧小脑半球萎缩改变

10. 目前神经干细胞移植临床应用较多的疾病有
A. 帕金森病
B. 亨廷顿病
C. 阿尔茨海默病
D. 脑卒中
E. 脑梗死

11. 脑小血管病 MRI 表现包括
A. 腔隙灶
B. 白质高信号
C. 脑微出血
D. 血管周围间隙缩小
E. 脑梗死

12. 神经干细胞的获得途径有
A. 骨髓间质干细胞
B. 多能成体祖细胞
C. 脐血细胞
D. 神经组织
E. 胚胎细胞

13. NeuN 染色阳性的细胞有
A. 大脑锥体神经元
B. 大脑颗粒性神经元
C. 小脑的浦肯野细胞
D. 小脑颗粒细胞
E. 星形胶质细胞

14. 脑死亡的 TCD 频谱改变包括
A. 小尖波
B. 振荡波

C. 高阻力频谱　　D. 低阻力频谱
E. 无血流信号

15. 目前基因治疗所采用的方法有
A. 基因矫正　　B. 基因置换
C. 基因增补　　D. 基因失活
E. 基因疫苗

16. 属于中间丝蛋白的有
A. Nestin　　B. MAP-2
C. GFAP　　D. NF
E. NeuN

17. 基因治疗帕金森病的主要途径有
A. 引入保护基因，使多巴胺能细胞免受损害
B. 导入神经营养因子基因，维持多巴胺能细胞功能和延长寿命
C. 导入调控和（或）分泌基因，表达酪氨酸羟化酶分泌多巴胺
D. 导入多巴胺能神经元，分泌多巴胺
E. 导入多巴胺受体

18. 关于神经干细胞，叙述正确的有
A. 具有自我更新和多向分化潜能
B. 在适当条件下可以分化
C. 可以促进神经元的再生和脑组织的修复
D. 可用于神经系统疾病的基因治疗
E. 可以表达外源性的神经递质、神经营养因子及代谢性酶

19. 下列对应关系正确的有
A. CADASIL 致病基因为 *notch*3
B. 遗传性运动感觉神经病（CMT）-2A 致病基因为 *MFN*2
C. 先天性肌强直致病基因为氯离子通道基因
D. 线粒体脑肌病伴高乳酸血症和卒中样发作（MELAS）为线粒体编码基因突变
E. 脆性 X 综合征致病基因为 *FMR*1

20. 立体定向射频毁损术治疗帕金森病的主要靶点集中在
A. 丘脑腹外侧核　　B. 丘脑腹中间核
C. 尾状核　　D. 内侧苍白球
E. 丘脑底核

21. 深部脑刺激技术的临床应用有
A. 帕金森病　　B. 原发性震颤

C. 癫痫
D. 肌张力障碍
E. 顽固性疼痛

22. 孟德尔遗传方式包括
A. 常染色体隐性遗传
B. X连锁显性遗传
C. 线粒体遗传
D. 基因组印迹
E. 常染色体显性遗传

23. 关于功能神经导航，叙述正确的有
A. 利用多图像融合技术
B. 把靶目标的解剖图像、功能皮质和传导束图像三者融合一起
C. 结合导航定位技术
D. 既要全切病灶，又要保留脑结构和功能
E. 对患者术后肢体有比较大的影响

24. 磁敏感的MRI序列有
A. T_2WI
B. FLAIR
C. 梯度回波脉冲序列（GRE）
D. 磁敏感加权成像（SWI）
E. MRS

25. 关于重复神经电刺激，叙述错误的有
A. 在重症肌无力患者中，可见低频刺激波幅递减现象
B. 重复神经电刺激未见异常时，可以排除重症肌无力
C. 出现低频刺激波幅递减，即可诊断重症肌无力
D. 肉毒毒素中毒时，可见低频刺激波幅递增现象
E. 在兰伯特-伊顿综合征患者中，可见高频刺激时波幅递增现象

26. 颈内动脉内膜剥脱术后高灌注综合征的表现有
A. 头痛
B. 失眠
C. 癫痫
D. 脑水肿
E. 脑出血

27. 神经元移行异常包括
A. 灰质异位
B. 脑裂畸形
C. 巨脑回畸形
D. 无脑回畸形
E. 多小脑回畸形

28. 基因突变包括
A. 错义突变
B. 无义突变
C. 插入突变
D. 移码突变
E. 缺失突变

29. 基因突变的类型中，属于移码突变有

A. 错义突变　　B. 无义突变

C. 插入突变　　D. 重复突变

E. 缺失突变

30. MRI 显示双侧丘脑病变，可能的诊断包括

A. 动静脉瘘　　B. 深静脉血栓形成

C. 胶质瘤　　D. 韦尼克脑病

E. 急性病毒性脑炎

31. 比较颈内动脉内膜剥脱术与内科治疗颈内动脉狭窄的研究是

A. NASCET　　B. SAPPHIRE

C. CREST　　D. ACAS

E. ECST

六 案例分析题

（1~5 题共用题干）

患者，女性，18 岁。反复头痛伴发作性呼之不应 1 年余，发作性癫痫病史。脑电图：右枕颞叶起源癫痫灶。本次及之前影像学检查结果见下图。

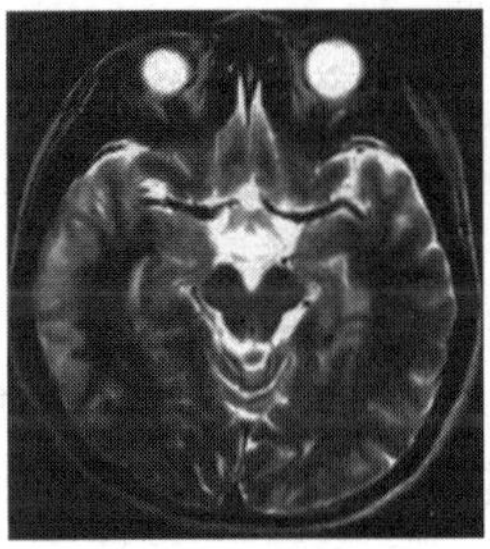

T_2WI（1 年半前）

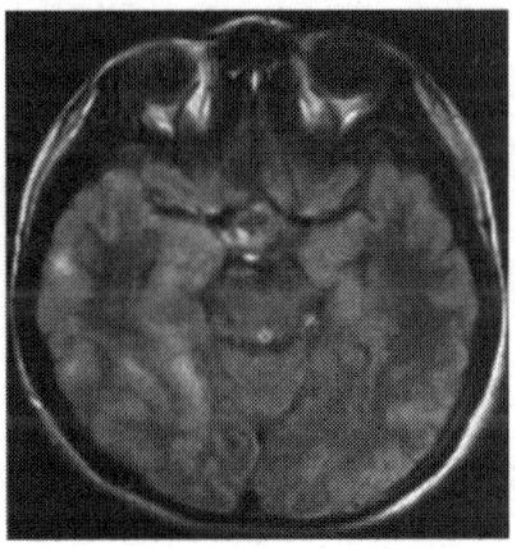

FLAIR（1 年半前）

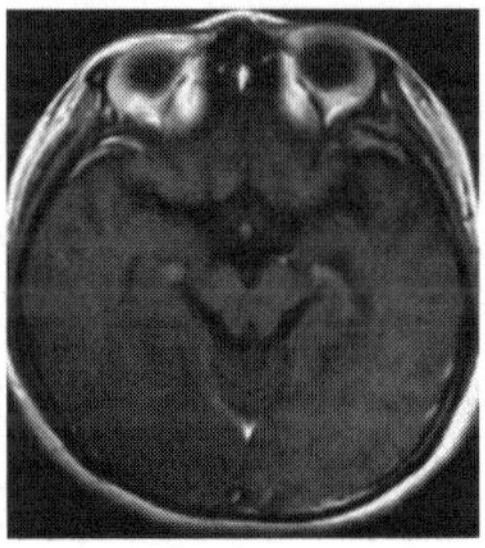

增强扫描（1 年半前）

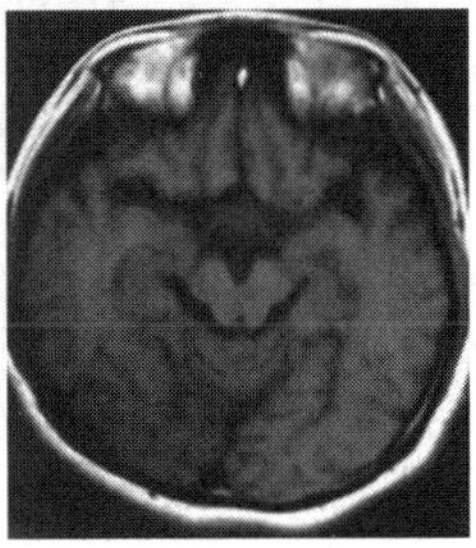

T_1WI（本次）

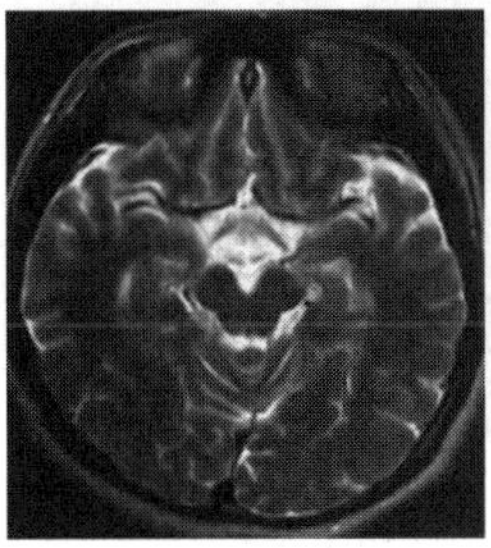

T_2WI（本次）

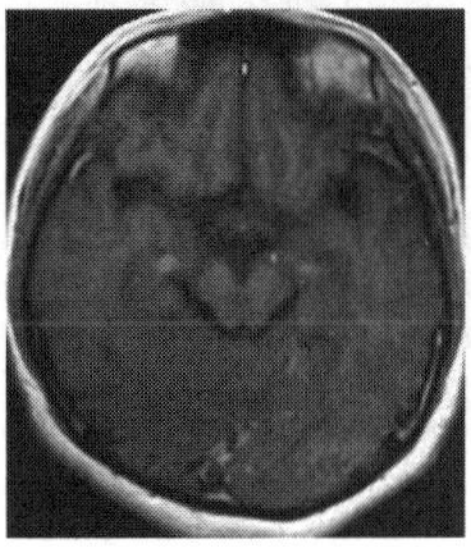

增强扫描（本次）

1. 该患者初步诊断为

A. 脑梗死　　B. 线粒体脑肌病

C. 大脑胶质瘤病　　D. 多灶性胶质瘤

E. 缺氧缺血性脑病　　F. 静脉窦血栓

2. 结合影像学资料，正确的问诊包括

A. 是否有运动不耐受　　B. 病毒感染史

C. 家族遗传史　　D. 病情是否有变化，如何变化

E. 伴随症状或合并症　　F. 血乳酸检测是否正常

3. 线粒体脑肌病可以具有

A. 眼肌麻痹综合征　　B. 高乳酸血症

C. 卒中样发作　　D. 母系遗传类综合征

E. 神经病共济失调　　F. 视网膜色素变性综合征

4. 以下疾病中，多表现为皮质回避的有

A. 转移瘤　　B. 静脉窦血栓

C. 缺血性脑梗死　　D. 线粒体肌病

E. 大脑胶质瘤病　　F. 病毒性脑炎

5. 有助于鉴别诊断的 MR 序列包括

A. SWI　　B. FLAIR

C. MRA　　D. 增强扫描

E. MRS　　F. 颅内动脉高分辨率成像

（6~10 题共用题干）

患者，男性，63 岁。因“发作性头晕 3 年，加重伴记忆力下降、走路不稳近 4 个月”就诊。查体：BP 140/70mmHg；意识清楚，构音障碍，近期记忆力及远期记忆力均减退，以远期为主，计算力、理解力、定向力粗测正常。影像学检查见下图。

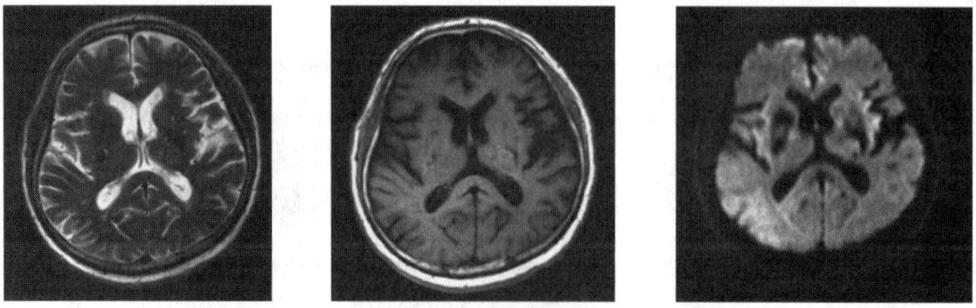

T_2WI　　T_1WI　　DWI

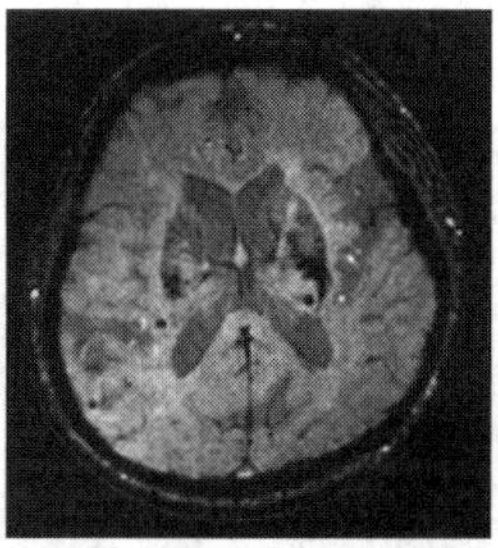
SWI

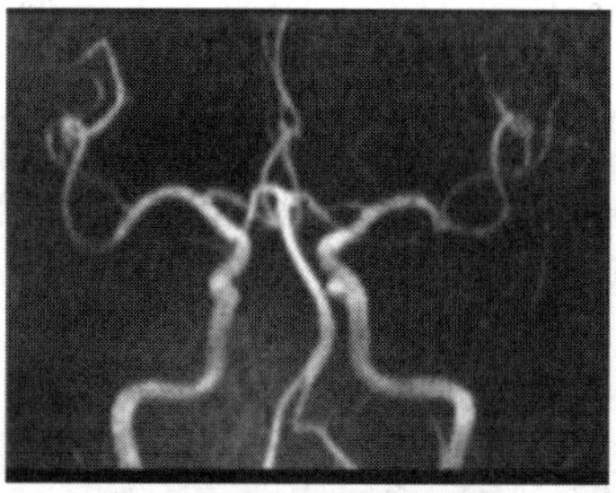
MRA

6. 该患者的影像学诊断包括

A. 脑小血管病　　B. 腔隙性脑梗死灶
C. 脑白质疏松　　D. 血管周围间隙异常扩张
E. 多发微出血灶　　F. 皮质下梗死灶

7. 脑小血管病在影像学上的改变包括

A. 脑白质疏松　　B. 腔隙性脑梗死
C. 多发性微出血　　D. 软化灶
E. 血管周围间隙扩张　　F. 皮质梗死

8. 临床上导致脑小血管病的病因包括

A. 小动脉硬化　　B. 脑淀粉样血管病
C. 动脉粥样硬化　　D. 脂质透明样变性
E. 血管炎　　F. CADASIL

9. 临床上，用于观察白质疏松的最佳序列是

A. T_2WI　　B. T_1WI
C. FLAIR　　D. DWI
E. GRE　　F. SWI

10. 典型的血管周围间隙扩张的影像学表现是

A. 境界清楚，边缘锐利，T_1WI 及 T_2WI 呈脑脊液信号，FLAIR 呈高信号
B. 境界清楚，边缘锐利，T_1WI 及 T_2WI 呈脑脊液信号，FLAIR 完全被抑制
C. 境界较清，边缘模糊，T_1WI 及 T_2WI 呈脑脊液信号，FLAIR 呈高信号
D. 境界较清，边缘模糊，T_1WI 及 T_2WI 呈脑脊液信号，FLAIR 完全被抑制
E. 境界较清，边缘模糊，T_1WI 呈等信号，T_2WI 及 FLAIR 呈高信号
F. 境界清楚，边缘锐利，T_1WI 呈等信号，T_2WI 及 FLAIR 呈高信号

（11~14 题共用题干）

患者，女性，40 岁。因“头痛、头晕伴恶心、呕吐 2 天”就诊。既往有口服避孕药史。

查体：BP 150/100mmHg，神经系统无阳性体征。影像学检查见下图。

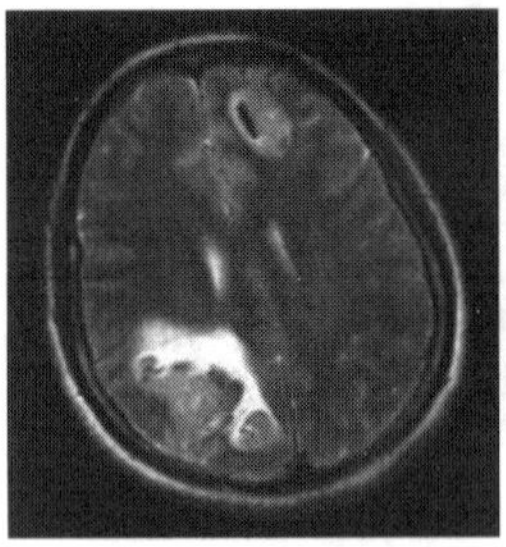

T_2WI

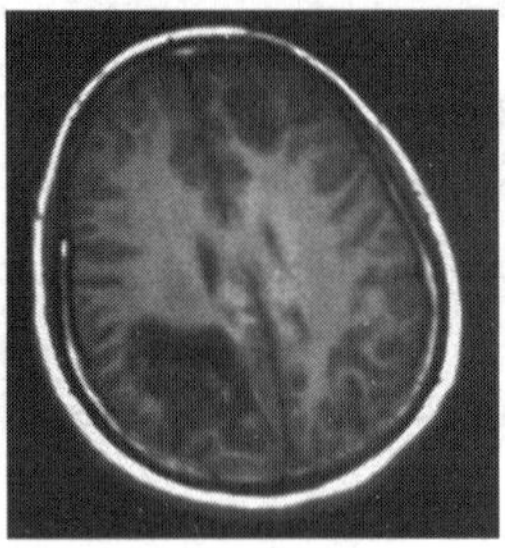

T_1WI

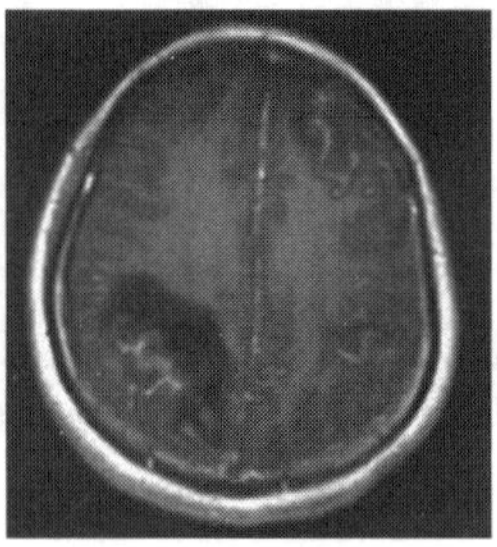

增强扫描

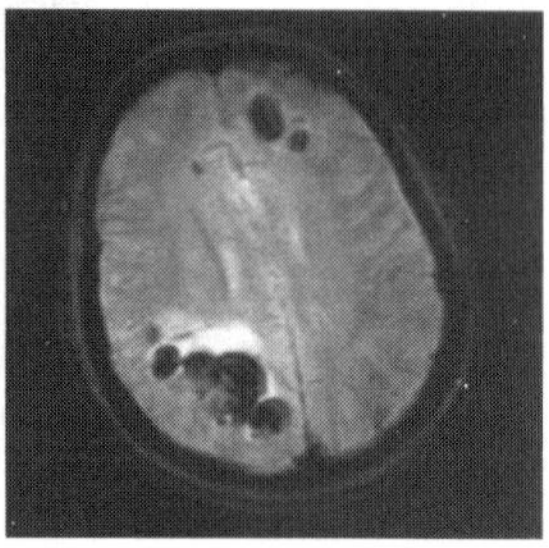

GRE

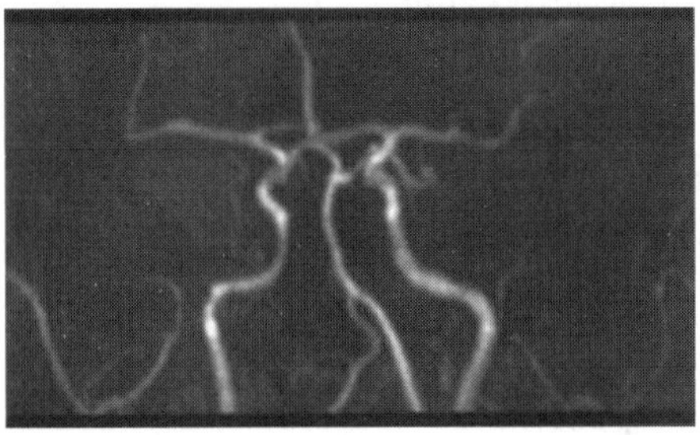

磁共振血管成像（MRA）

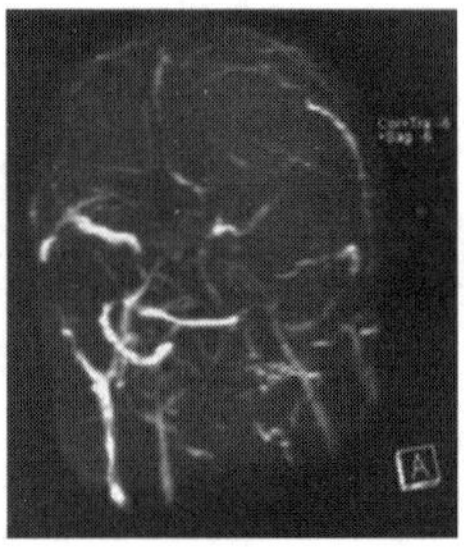

磁共振静脉成像（MRV）

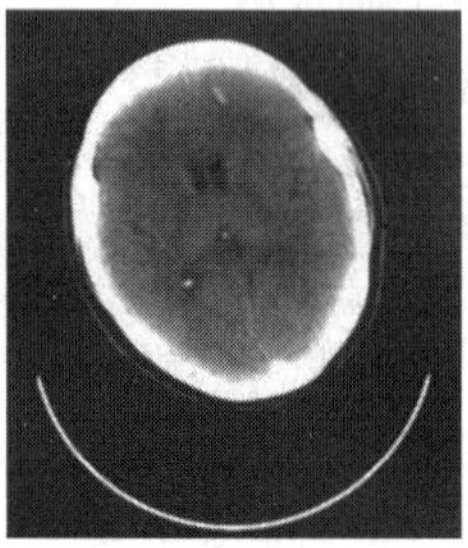

CT

11. 根据病灶所在部位，判断本例患者受累血管是
    - A. 上矢状窦
    - B. 下矢状窦
    - C. 直窦
    - D. 横窦
    - E. 乙状窦
    - F. 大脑大静脉

12. 脑静脉及静脉窦血栓形成影像学表现的一般特点包括
    - A. 硬膜窦、静脉内血栓
    - B. 脑实质水肿
    - C. 脑实质内斑点状出血
    - D. 梗死区域脑回样强化
    - E. “空三角”征
    - F. “蓬乱”不规则的静脉

13. 脑静脉及静脉窦血栓形成早期的影像学表现是指
    - A. 豆状核模糊
    - B. 小静脉迂曲扩张，脑回肿胀
    - C. 脑出血或脑内血肿形成
    - D. T_2WI 信号异常
    - E. 出现血管源性水肿，脑室扩大
    - F. 脑积水

14. 对早期诊断静脉窦闭塞具有重要意义的序列是
    - A. T_1WI
    - B. T_2WI
    - C. GRE
    - D. FLAIR
    - E. DWI
    - F. 增强扫描

（15~20题共用题干）

患者，男性，42岁。因“左侧肢体无力伴言语不清4小时”就诊。1个月内有胃溃疡发作史。美国国立卫生研究院卒中量表（NIHSS）评分为10分。影像学检查结果见下图。

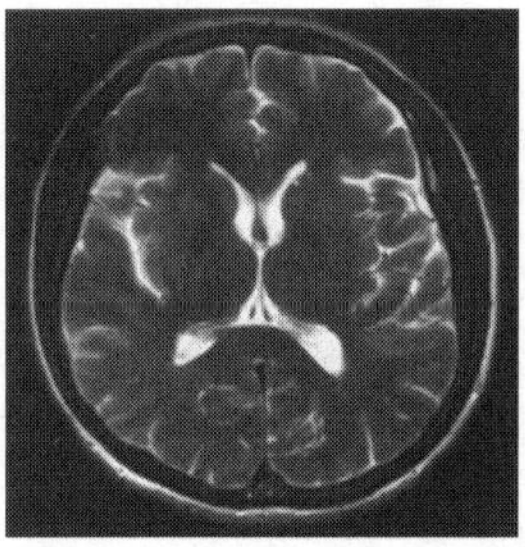

T_2WI

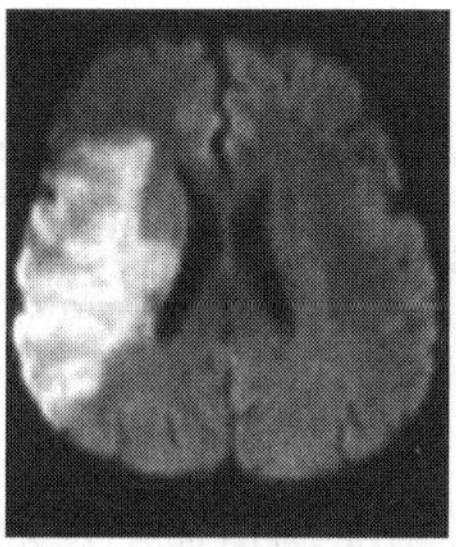

DWI

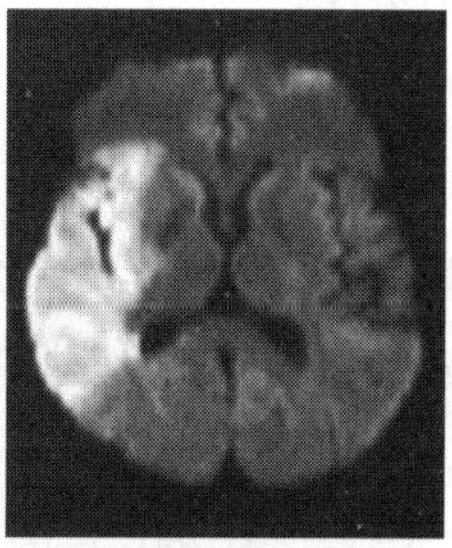

DWI

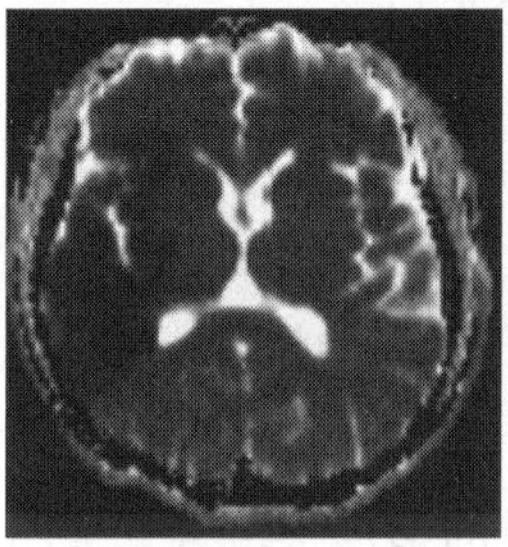

表观弥散系数（ADC）

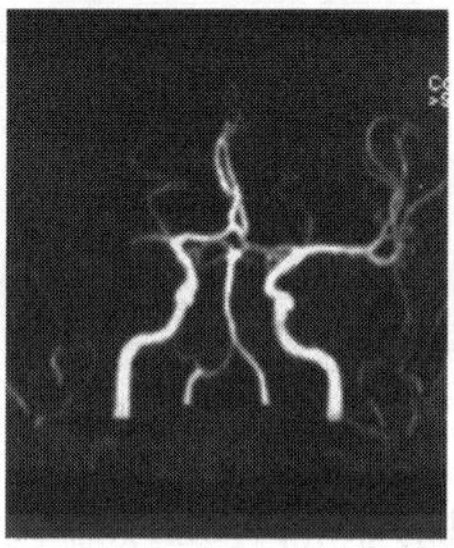

MRA

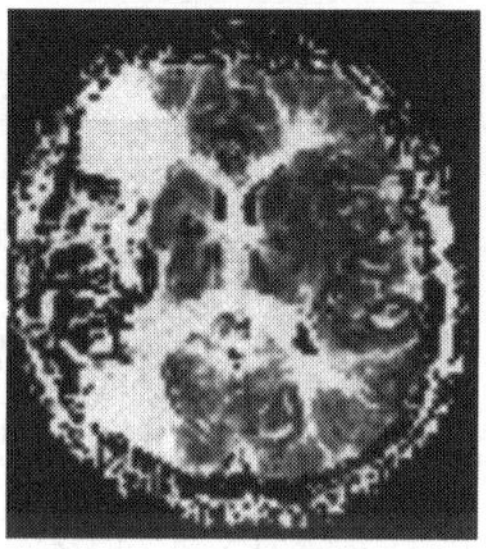

灌注加权成像（PWI）

15. 该患者首先应考虑的诊断为
   A. 超急性期脑梗死　　B. 急性期脑梗死
   C. 亚急性期脑梗死　　D. 慢性期脑梗死
   E. 静脉性梗死　　F. 缺氧缺血性脑病

16. 根据MR影像表现，若发病时行CT平扫，可能会出现的征象有
   A. 局部脑实质内低密度影　　B. 岛带征阳性
   C. 壳核低密度　　D. 脑皮质肿胀伴脑沟变浅
   E. 沿病变边缘的点状微出血　　F. 大脑中动脉条状高密度

17. 缺血半暗带的判别模型（Mismatch）是
   A. MTT/DWI　　B. TTP/DWI
   C. CBF/DWI　　D. CBF/CBV
   E. CTA-SI/CTP　　F. MTT/TTP

18. 对于该患者，当前最佳的治疗方式是
   A. 保守治疗　　B. 静脉溶栓治疗

C. 动脉溶栓治疗　　D. 植入支架
E. 绝对卧床休息　　F. 康复锻炼

19. 采取上述治疗方式的依据是
A. 发病6小时内
B. MR证实无出血灶
C. Mismatch阳性
D. 1个月内有胃溃疡病史，容易出血
E. DWI上异常面积超过大脑中动脉分布区的1/3
F. 本病为动脉受累

20. 一站式MR检查的序列中，用于显示微出血的序列是
A. T_1WI　　B. T_2WI
C. DWI　　D. MRA
E. SWI（或GRE）　　F. PWI

（21～25题共用题干）

患者，女性，50岁。家人发现其昏迷不醒、四肢僵硬15小时。紧急送往当地医院急诊科。2周后，患者经治疗好转出院。发病45天后，患者出现走路缓慢、记忆力差、话少、答非所问的症状，遂到医院就诊。其发病时及本次就诊时的影像学检查见下图。

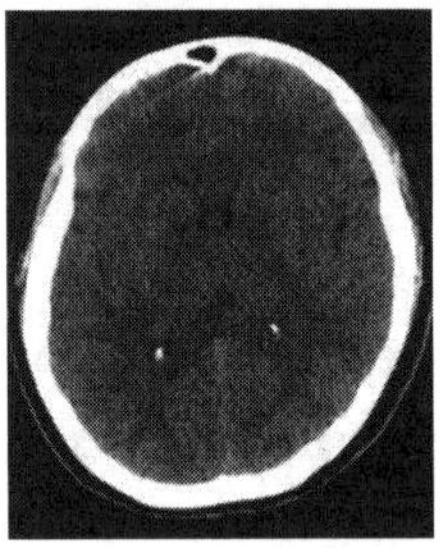
CT（发病时）

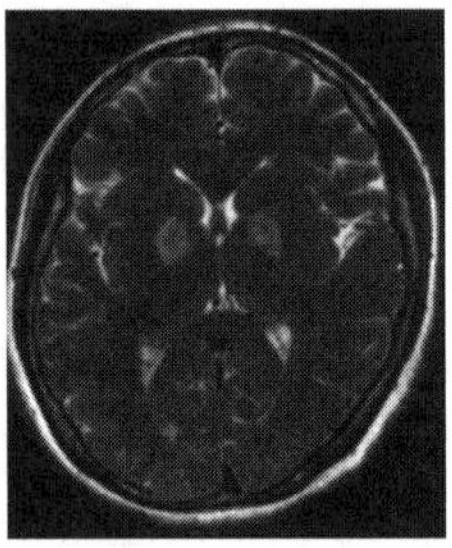
T_2WI（发病时）

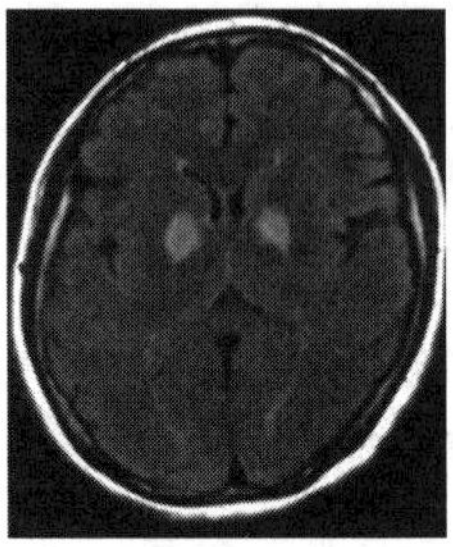
FLAIR（发病时）

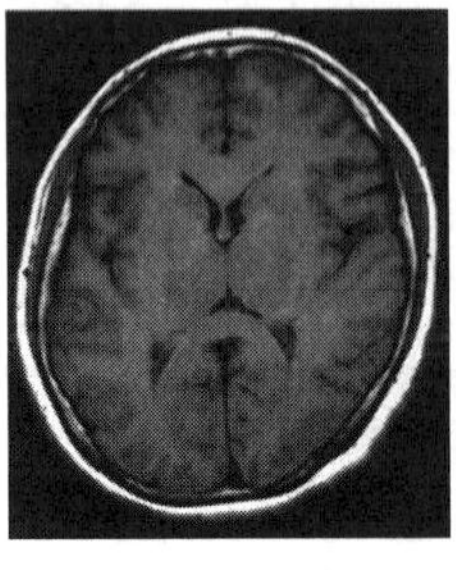
T_1WI（发病时）

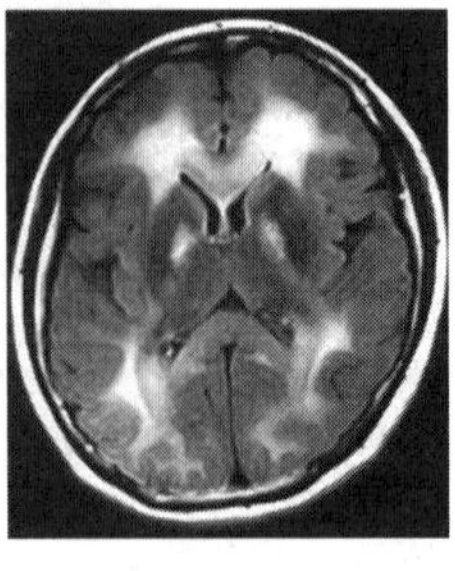
FLAIR（本次）

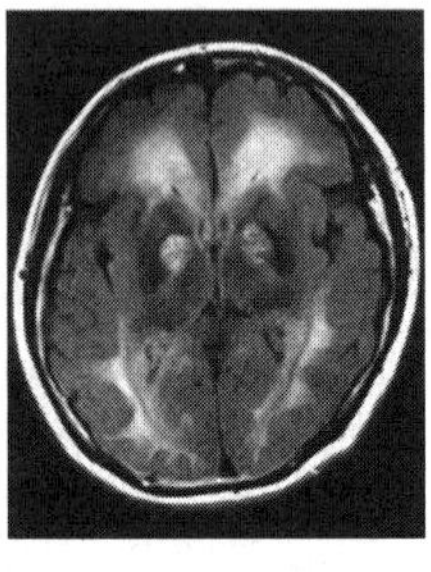
FLAIR（本次）

21. 根据发病时的影像学表现，问诊内容主要应包括
    A. 有无药物、食物或 CO 中毒史
    B. 从事职业
    C. 发病后治疗情况
    D. 既往有无糖尿病、肝炎等病史
    E. 有无饮酒及吸烟

22. 该患者首先应考虑的诊断为
    A. 霉变甘蔗中毒
    B. 一氧化碳（CO）中毒
    C. 药物中毒
    D. 非酮症高渗高糖性昏迷
    E. 低氧血症
    F. 肝豆状核变性

23. 本病还可累及的部位有
    A. 侧脑室周围白质
    B. 壳核
    C. 海马
    D. 下丘脑
    E. 黑质
    F. 胼胝体

24. 须进行鉴别诊断的疾病有
    A. 肝豆状核变性
    B. 乙型脑炎
    C. 脑血管病
    D. 疯牛病
    E. 亚急性坏死性脑脊髓病
    F. 进行性多灶性白质脑病

25. 45 天后，根据患者出现的症状及影像学表现，应考虑为
    A. 再次出现相同物质中毒
    B. 病情复发
    C. 迟发性脑病
    D. 肝性脑病
    E. 脑栓塞
    F. 静脉窦血栓形成

参考答案与解析

一、A1 型题

1. E【解析】神经胶质细胞广泛分布于中枢和周围神经系统。普通染色只能显示胞核，用特殊银染方法才能显示神经胶质细胞整体形态。①神经胶质纤维染色：以 Holzer 磷钼酸结晶紫染色法最为常用，但该染色法的染色效果不佳，影响神经胶质瘤的诊断与鉴别诊断。②Cajal 染色：是一种选择性浸染星形胶质细胞的染色技术。原理是切片经氯化金升汞溶液浸染，然后通过亚硫酸钠溶液使星形胶质细胞着色稳定。但此法对于Ⅱ型阿尔茨海默病引起的星形胶质细胞病变状态难以浸染。改良后的方法使纤维型星形胶质细胞染色均匀、背景浅，染色时间明显缩短。③1930 年 Peufield 采用 Del Rio-Hortega 改良法成功浸染出少突胶质细胞。姚竹秀将 Grino 法进行改进，采用 Penfield 染色所用的固定剂固定组织，得到较好的染色结果。所以选项 ABCD 均可显示神经胶质细胞。选项 E“刚果红染色”特指纤维素的染

色法，刚果红能把纤维素染成红色复合物，不能染色神经胶质细胞。所以本题应选 E。

2. C【解析】TCD 微栓子信号特点：①短时程：持续时间 2~100ms；②相对强度增强：大于背景血流信号 3dB 或以上；栓子体积越大，强度越强；③单方向：在可以显示双相的 TCD 机上以单方向出现在频谱中；④具有哨鸣音，尖锐的噼啪声。选项 C 的叙述是错误的，气体栓子的强度比固体大。故本题应选 C。

3. D【解析】针极肌电图中，当在肌肉上检测到大量束颤电位和正锐波时，说明为严重神经-肌肉接头异常所致。所以选项 A 错误。出现肌强直电位不一定非要伴有临床上的肌强直，可以出现在萎缩性肌强直、先天性肌强直，但也可以出现在低血钾型周期性瘫痪和一些肌病。所以选项 B 错误。束颤电位多见于下运动神经元病，也可见于神经根、周围神经病或甲亢性肌病。所以选项 C 错误。重症肌无力针极肌电图多无自发电位，运动单位电位多正常，肌肉重度收缩时波幅可递减。所以选项 D 正确。针极肌电图检查显示运动单位电位时限、波幅、多相波均正常时，也不能排除肌病。所以选项 E 错误。因此本题的正确答案为 D。

4. E【解析】Mallory 磷钨酸苏木素染色（PTAH）结果：①横纹肌的横纹、纤维素、细胞核、红细胞和神经胶质纤维显示为深蓝色；②胶原纤维、软骨基质显示为棕红色；③粗的弹性纤维显示为紫色。所以选项 E 正确。

5. B【解析】上矢状窦血栓所致脑梗死多见于额叶、顶叶、枕叶；乙状窦、横窦血栓多见于颞叶和小脑；直窦血栓多见于双侧基底核、丘脑、脑干。

6. B【解析】热带痉挛性截瘫，又称嗜 T 淋巴细胞性病毒相关性脊髓病。所以该病的致病病原体为人类嗜 T 淋巴细胞病毒。

7. A【解析】颈动脉内膜剥脱术（CEA）的手术适应证包括：①在过去的 6 个月内症状性同侧严重颈动脉狭窄（70%~99%）的患者。②在过去 6 个月内症状性同侧中度颈动脉狭窄（50%~69%）的患者，要根据患者的具体情况（年龄、性别、肥胖、伴发疾病）决定是否手术。③无症状的颈动脉狭窄患者（脑血管造影>60%，多普勒超声造影>70%）。所以选项 A 正确。

8. B【解析】功能神经外科的适应证有：药物治疗效果差的帕金森病、难治性癫痫、微血管减压术能够治疗的疾病（三叉神经痛、面肌痉挛、舌咽神经体痛）、癌性疼痛及顽固性疼痛、小儿脑瘫等。

9. B【解析】伽玛刀治疗癫痫的适应证和禁忌证如下。①适应证：比较局限，主要是颞叶癫痫、部分性癫痫，致痫灶单一，定位明确，治疗范围不宜>4cm。②禁忌证：痫性放电广泛而弥散；定位不明确；致痫灶>4cm。所以选项 B 叙述不正确。

10. A【解析】rt-PA 静脉溶栓的适应证：①急性缺血性卒中发病 4.5 小时内（到治疗前）。②年龄 18~80 岁。③美国国立卫生研究院卒中量表（NIHSS）评分>4 分（至少有肌力得分）。所以选项 A 符合题意。其余四个选项均为 rt-PA 静脉溶栓的禁忌证。

11. E【解析】功能神经外科的检测方法如下。①电生理技术：神经电生理技术（肌电图、诱发电位及细胞内、外放电记录技术等）使手术靶点更为精确，而且还应用于手术患者的选择和术后疗效的预测和评估，广泛应用于运动障碍性疾病、癫痫、疼痛等疾病手术靶点的选择和确认。应用微电极技术有助于靶点的最终确认。②实时磁共振成像（iMRI）技术：利用开放式磁共振仪进行磁共振成像（MRI）影像实时引导手术，使得操作台上即可以清晰地看到所要定位的手术靶点。③功能性磁成像（fMRI）技术：可以一次成像同时获得解剖与功能影像，被广泛地用于人脑正常生理功能、脑肿瘤和癫痫的术前评价，协助制订手术方案并最大程度地保留神经功能。④正电子发射扫描技术（PET）：PET 扫描技术通过扫描颅内各分区的代谢情况，来判定病变的范围和程度。所以选项 E 正确。

12. B【解析】国际上目前公认的静脉用重组组织型纤溶酶原激活药（rt-PA）治疗急性脑梗死的使用剂量为 0. 9mg/kg，最大剂量为 90mg。将总剂量的 10%，在注射器内混匀，缓慢静脉推注，持续 1 分钟。将剩余的 90%加入液体，以输液泵静脉滴注，持续 1 小时以上。

二、A2 型题

1. B【解析】多发性感觉运动性周围神经病以轴索变性为主，其电生理检查结果应主要表现为四肢感觉和运动神经动作电位波幅明显下降。

2. A【解析】该患者 TCD 检查示一侧大脑中动脉血流速度比同侧大脑前动脉血流速度慢，且各自血流方向正常时，可能为对侧颈内动脉、大脑前动脉闭塞，同侧大脑前动脉狭窄，被检大脑中动脉闭塞等。同侧颈内动脉闭塞一般为一侧大脑中动脉及大脑前动脉血流速度均减慢。

三、A3/A4 型题

1. E【解析】该患者初步诊断为多发性硬化（MS）。问诊时须包括：有无既往发作史，激素治疗是否有效，有无原发-缓解病程演变，有无前驱病毒感染。而有无智力低下和面部皮脂腺瘤的临床表现多见于结节性硬化症。

2. C【解析】患者初步诊断为 MS。MS 的 MRI 可见大脑半球脑室旁白质区多发、散在椭圆形长 T_1、长 T_2异信号影，病灶大小多在 3~5mm，病变边缘略显模糊。

3. D【解析】中枢神经系统（CNS）脱髓鞘疾病是一组脑和脊髓以髓鞘破坏或脱髓鞘病变为主要特征的疾病，脱髓鞘是其病理过程中具有特征性的表现，包括遗传性（髓鞘形成障碍性疾病）和获得性（正常髓鞘为基础的脱髓鞘病）两大类。CNS 脱髓鞘病主要包括 3 类：炎性脱髓鞘病、髓鞘营养不良性疾病（脑白质营养不良）及继发性脱髓鞘疾病。①髓鞘营养不良性疾病：多数与遗传性代谢障碍有关，海绵状脑病属于此类。②CNS 特发性炎性脱髓鞘疾病：包括多发性硬化（MS）、视神经脊髓炎（NMO）、同心圆硬化（Balo 病）、急性播散性脑脊髓炎（ADEM）、临床孤立综合征（CIS）、瘤样炎性脱髓鞘病（TIDD）等。③继发性脱髓鞘疾病：包括脑桥中央髓鞘溶解症、Binswanger 病（缺血性动脉硬化性皮质下脑病）、进行性多灶性白质脑病、放射性脑病等。因此，获得性脱髓鞘疾病不包括海绵状脑病。所以选项 D 正确。

4. A【解析】对于脱髓鞘疾病临床分型有意义的影像学检查包括 FLAIR、T_1WI 和 T_2WI、DWI 以及 MR 增强扫描。MRS 为磁共振波谱成像，可以提供组织的代谢信息，多应用于脑肿瘤、癫痫、线粒体脑肌病等检查，对于本例临床分型无明确意义。

四、B 型题

1. C【解析】肯尼迪病是一种呈 X 连锁隐性遗传性神经系统变性疾病，由雄激素受体（AR）基因第一外显子 CAG 重复序列异常扩增所致。所以提示为肯尼迪病的突变基因为雄激素受体基因。

2. B【解析】胶质纤维酸性蛋白（GFAP）能特异地表达于中枢神经系统星形胶质细胞（AS）胞质内，可以作为星形胶质细胞特异性标志物，用以区别星形胶质细胞和其他胶质细胞。

3~4 C、D【解析】重复神经电刺激（RNS）用于了解神经肌肉接头的功能状态，诊断和鉴别突触前膜和后膜的病变，特别是重症肌无力和 Lambert-Eaton 综合征的诊断，前者表现为低频或高频刺激波幅递减，而后者表现为低频刺激波幅递减，而高频刺激波幅递增。

5. E【解析】周期性瘫痪发作间期常规肌电图正常，在完全瘫痪期间肌肉无动作电位反应。少数患者出现肌源性损害。

6. C【解析】多发性硬化的病理特点为炎性脱髓鞘，进展阶段主要病理为神经元变性。病理可见中枢神经系统白质内多发性脱髓鞘斑块，多位于侧脑室周围，伴反应性神经胶质增生，也可有轴突损伤。

7. D【解析】脑梗死又称缺血性卒中，是指各种原因所致脑部血液供应障碍，导致局部脑组织缺血、缺氧性坏死，而出现相应神经功能缺损的一类临床综合征。

8. E【解析】帕金森病是一种以中脑黑质多巴胺能神经元变性缺失为主要病理变化的渐进性神经系统退行性疾病。

五、X 型题

1. ABCD【解析】CEA 的手术禁忌证包括：①难控制的高血压。血压高于 180/110mmHg 时不宜手术。②6 个月以内心肌梗死、心绞痛、充血性心力衰竭。③慢性肾衰竭、严重肺功能不全、肝功能不全。④特别是肥胖、颈强直者。⑤责任血管侧大面积脑梗死，对侧肢体严重残疾。⑥恶性肿瘤晚期。⑦对侧 ICA 闭塞。选项 E 是 CEA 的手术适应证。故本题应选 ABCD。

2. ACDE【解析】神经导航（NN）是指采用各种技术，术前设计手术方案、术中实时指导手术操作的精确定位技术，意义在于确定病变的位置和边界以保证手术的微创化及完整切除。神经导航主要有立体定向仪神经导航、磁共振影像神经导航和超声波声像神经导航三种。神经导航手术临床应用于颅内肿瘤及神经内科某些疾病的治疗，如帕金森病、肌张力障碍、精神方面疾病等。所以选项 B 错误。故本题应选 ACDE。

3. BCDE【解析】肾上腺脑白质营养不良（ALD）为性连锁遗传，仅累及男性。所以选项 A 错误。ALD 主要表现为大脑白质广泛性、对称性脱髓鞘改变。病程早期首先在顶叶、枕叶白质出现病灶，以后逐渐向前发展并累及颞叶白质，也可经胼胝体压部使两侧病灶融合而表现为“蝴蝶”状。所以选项 BCDE 均正确。

4. ABCE【解析】颈内动脉内膜剥脱术（CEA）的手术并发症如下。①局部神经损伤：不常见，且多为持续数周至数月的可逆性短暂神经功能缺失，常见受损的神经有喉返神经、面神经、舌咽神经、迷走神经等。②高灌注综合征：一般出现在有严重狭窄和长期低灌注的患者。③脑梗死或 TIA：表现为突发的中枢神经受损症状和体征，多为栓塞。④伤口局部血肿：是常见的并发症。⑤高血压：很重要的并发症，能够增加术后并发症的危险。⑥低血压：通常都能在 24～48 小时恢复。⑦狭窄复发：CEA 后可以再次出现有症状或无症状性狭窄，复发的原因可分为局部或全身性因素。所以选项 D 不是 CEA 的手术并发症。故本题应选 ABCE。

5. DE【解析】肝豆状核变性的病变以豆状核最为多见，其次为丘脑、尾状核头部及大脑白质，多数病灶为双侧对称，少数为单侧。肝豆状核变性的脑 CT 扫描可见双侧豆状核区异常低密度影，尾状核头部、小脑齿状核及脑干内也可有密度减低区，大脑皮质和小脑示萎缩性改变。肝豆状核变性的影像学检查不可见胼胝体病变和双侧海马结构病变。所以选项 DE 符合题意。

6. ABCDE【解析】立体定向技术常用来治疗功能性疾病，如运动障碍性疾病、癫痫、顽固性疼痛、难治性精神病、顽固性三叉神经痛等。主要特点是定位精确、创伤性小。

7. ABCD【解析】在使用 rt-PA 进行静脉溶栓治疗过程中或治疗结束后 24 小时内，如发现神经系统症状加重（如意识障碍加重、肌力减弱、视力减弱、语言障碍加重、严重头痛、呕吐或出现新的神经功能缺损等），考虑出血并发症或输注过程中发现出血，则立刻停止 rt-PA 输注，并复查头部 CT。同时复查血常规、PT、APTT 及纤维蛋白原。必要时可输注红细胞、新鲜冷冻血浆、冷沉淀或血小板。

8. ABCD【解析】神经干细胞（NSCs）的特性包括：①其可以生成神经组织或来源于神经系统；②有自我更新能力；③可通过不对称细胞分裂产生新细胞。

9. CE【解析】伴皮质下梗死和白质脑病的常染色体显性遗传性脑动脉病（CADASIL）患者 MRI 显示双侧大脑半球白质内多发的大小不等的斑片状长 T_1、T_2信号病灶，常位于双侧颞叶、顶叶、额叶皮质下及脑室周围基底核区，脑干亦常受累。

10. ABCDE【解析】神经干细胞移植技术在临床应用较多的是成人帕金森病、脑卒中、脑梗死、亨廷顿病、阿尔茨海默病及脑外伤。移植后部分患者出现了神经运动功能的改善，但也有部分患者病情无明显变化。所以五个选项均正确。

11. ABCE【解析】影像学的迅速发展为脑小血管病（CSVD）诊断及治疗打下了坚实的基础，CSVD在磁共振成像（MRI）上的表现包括腔隙性梗死（LI）与腔隙灶、白质高信号（WMH）、血管周围间隙扩张（dVRS）、脑微出血（CMBs）及脑萎缩。所以正确答案为ABCE。

12. ABCDE【解析】神经干细胞（NSCs）来源较多，主要通过以下的途径获得：①来源于骨髓间质干细胞和多能成体祖细胞及脐血细胞，脐带血造血干细胞易分离，为神经干细胞移植较好的细胞来源；②来源于神经组织，已证实，成体哺乳动物中枢神经系统中存在两个神经干细胞聚集区，侧脑室下区和海马齿状回的颗粒下层；③从胚胎细胞和胚胎生殖细胞等经定向诱导分化而来。所以五个选项均正确。

13. ABD【解析】NeuN特异性地与神经元细胞核的抗原结合，在正常脑组织的锥体神经元和颗粒性神经元表达，而小脑蒲肯野细胞不表达。NeuN只在趋于成熟的神经元中表达。NeuN染色阳性的细胞有大脑锥体神经元、大脑颗粒性神经元、小脑颗粒细胞。

14. ABE【解析】脑死亡经颅多普勒超声（TCD）的特征性频谱是：振荡波、小尖波或无血流信号。

15. ABCDE【解析】将某些遗传物质转移到患者细胞内，使其在体内发挥作用，以治疗疾病的方法都可称为基因治疗。目前采用的方法如下。①基因矫正：对致病基因的突变碱基进行纠正；②基因置换：用正常基因通过重组原位替换致病基因；③基因增补：通过被导入的目的基因的非定点整合，使其表达产物补偿缺陷基因的功能或使原有功能加强；④基因失活：将特定序列导入细胞后，在转录或翻译水平阻断致病基因的异常表达；⑤基因疫苗：DNA疫苗将编码外源性抗原的基因插入到真核表达质粒中，直接导入体内，该抗原基因在一定时限内持续表达，不断刺激机体免疫系统达到防病治病目的。

16. ACD【解析】中间丝蛋白只有四种，分别为巢蛋白（Nestin）、波形蛋白（Vimentin）、胶质纤维酸性蛋白（GFAP）及神经丝蛋白（NF）。所以选项ACD正确。微管相关蛋白2（MAP-2）是一种磷蛋白质，神经元特异性核蛋白（NeuN）是RNA相关蛋白。

17. ABC【解析】帕金森病病变部位局限，受累神经元较为单一，被认为是适合进行基因治疗。基因治疗帕金森病主要有3条途径：①引入保护基因，使多巴胺能细胞免受损害；②导入神经营养因子基因，维持多巴胺能细胞功能和延长寿命；③导入调控和（或）分泌基因，表达酪氨酸羟化酶分泌多巴胺。所以选项ABC正确。

18. ABCDE【解析】神经干细胞（NSCs）是具有自我更新和多向分化潜能的一类细胞，在适当条件下可以分化为神经元、星形胶质细胞及少突胶质细胞。NSCs不仅能促进神经元的再生和脑组织的修复，而且通过基因修饰还可用于神经系统疾病的基因治疗，表达外源性的神经递质、神经营养因子及代谢性酶，为许多难以治疗的神经系统疾病提供了新的治疗途径。所以五个选项均正确。

19. ABCDE【解析】伴皮质下梗死和白质脑病常染色体显性遗传性脑动脉病

（CADASIL）作为最常见的遗传性脑小血管病，是人类 *Notch*3 基因突变导致的。所以选项 A 正确。*MFN*2 基因突变占 CMT2 病例中的 20%，是常染色体显性遗传的轴索型 CMT 最常见的致病病因，其临床亚型被归类为 CMT-2A。所以选项 B 正确。先天性肌强直由编码骨骼肌氯离子通道蛋白的 *CLCN*1 基因突变引起。所以选项 C 正确。线粒体脑肌病伴高乳酸血症和卒中样发作（MELAS）系患者线粒体基因（mtDNA）突变所导致。所以选项 D 正确。脆性 X 综合征（FXS）是一种常见的遗传性智力低下疾病，其致病基因为脆性 X 智力障碍 1 基因（*FMR*1）。所以选项 E 正确。因此，五个选项均正确。

20. ABDE【解析】立体定向射频毁损术治疗帕金森病（PD）的主要靶点集中在丘脑腹外侧核（VL）、内侧苍白球（Gpi）和丘脑底核（STN）。VL 也称丘脑运动区，包括丘脑腹中核（Vim）、丘脑腹嘴前核（Voa）和丘脑腹嘴后核（Vop）。VL、Gpi 和 STN 这 3 个区域或核团均可以实施核团毁损或刺激达到控制 PD 症状的目的。故选项 ABDE 正确。

21. ABCD【解析】利用脑立体定向手术在脑内某一个特殊的位置植入电极，通过高频电刺激，抑制异常电活动的神经元，从而起到治病的作用，称为深部脑刺激技术（DBS）。DBS 目前已经广泛应用于帕金森病、原发性震颤、癫痫、肌张力障碍等疾病的治疗。顽固性疼痛使用脊髓和周围神经电刺激进行治疗。所以选项 ABCD 正确。

22. ABE【解析】受一对等位基因（主基因）影响而发生的疾病称为单基因遗传病，其遗传方式遵循孟德尔遗传定律，所以也称为孟德尔遗传病。孟德尔遗传病的遗传方式如下。①常染色体遗传：常染色体显性遗传和常染色体隐性遗传。②X 连锁遗传：X 连锁显性遗传和 X 连锁隐性遗传。③Y 连锁遗传。所以选项 ABE 正确。

23. ABCD【解析】功能神经导航是利用多图像融合技术，把靶目标的解剖图像、功能皮质和传导束图像（经功能影像检查获得）三者融合一起，结合导航定位技术，实现既要全切病灶，又要保留脑功能结构（功能皮质和皮质下传导束）和功能。功能神经导航可保护患者术后肢体活动、语言、视觉等不受影响。所以选项 ABCD 正确。

24. CD【解析】磁敏感加权成像（SWI）是一种重要的磁共振成像技术，采用 3D 的梯度回波脉冲序列（GRE）序列，在三个方向施加流动补偿，利用不同组织间磁敏感度的差异产生图像对比。所以磁敏感的 MRI 序列有 GRE 和 SWI。故选项 CD 正确。

25. BCD【解析】根据 B 型题第 3~4 题解析可知选项 A、E 正确，选项 C 错误。重症肌无力重复神经电刺激有时也可正常。所以选项 B 错误。重复神经电刺激检查显示，对肉毒素中毒者，给予低频电刺激后可见动作电位波幅出现递减，给予高频电刺激（20~50Hz）后可见受累肌出现强直后易化现象。所以选项 D 错误。因此本题应选 BCD。

26. ACDE【解析】高灌注综合征是颈内动脉内膜剥脱术的术后并发症，一般出现在有严重狭窄和长期低灌注的患者，该类患者狭窄的颈内动脉自主调节功能减退，不能根据血压的波动而调节血管的收缩与舒张。表现为头痛、昏睡、癫痫、脑水肿、脑出血等。所以选项 ACDE 正确。

27. ABCDE【解析】神经元移行异常是指在大脑皮质发育过程中，由于各种原因使成神经细胞从胚胎生发基质向大脑表面移行过程中受阻，导致脑组织不同程度的发育畸形，包括无脑回畸形、巨脑回畸形、灰质异位、脑裂畸形、多小脑回畸形、半巨脑畸形和局部皮质发育不良。所以五个选项均正确。

28~29 ABCDE、CDE【解析】基因突变类型如下。①错义突变：是指一个 DNA 碱基对的改变导致编码的氨基酸由原来的一种变成了另一种。②无义突变：同错义突变类似，也是由于一个碱基对的改变导致编码的氨基酸由原来的一种变成了另一种，但不同的是这种改变导致细胞翻译肽链提前终止。③插入突变：通过插入一段 DNA 序列，改变了基因的解读方式。结果，由该基因产生的蛋白质可能完全不能正常运行。④缺失突变：小缺失可以是基因内的一个或几个碱基对丢失，而大的缺失可以删除几个相邻基因甚至是整个基因，从而改变编码蛋白质的功能。⑤重复突变：增加了 DNA 序列重复的次数，导致所得蛋白质不正常地发挥功能。⑥移码突变：编码（氨基酸）的密码发生了错位，从而改变了编码合成氨基酸的种类，最终导致蛋白质的结构功能发生改变。其中，插入、缺失和重复都可以是移码突变。

30. ABCDE【解析】双侧丘脑病变多见于：①血管性病变：椎基底动脉尖综合征（TOBS）、Percheorn 血栓、Galen 静脉血栓、动静脉瘘；②代谢性疾病和中毒：韦尼克脑病（Wernike 脑病）、渗透性脱髓鞘；③感染：多种病毒性脑炎导致，还有克-雅病（CJD）；④可逆性后部白质脑病；⑤肿瘤：胶质瘤等。所以五个选项均正确。

31. AE【解析】颈部动脉狭窄的测量方法在国际上并不统一，包括北美症状性颈动脉内膜剥脱术实验法（NASCET）、欧洲颈动脉外科实验法（ECST）、颈总动脉法（CC）和颈动脉指数测量法（CSI）。比较颈内动脉内膜剥脱术与内科治疗颈内动脉狭窄的研究是 NASCET 和 ECST。所以选项 AE 正确。

六、案例分析题

1. B【解析】根据患者的临床表现及影像学检查，头 MRI 示白质脑病、脑软化灶、脑萎缩和脑室扩大等表现，考虑为线粒体脑肌病可能。

2. ABCDEF【解析】对线粒体脑肌病患者，问诊时应注意：有无家族遗传史、病毒感染史，是否有运动不耐受，病程进展情况，伴随症状或合并症及血乳酸检测是否正常。

3. ABCDEF【解析】线粒体脑肌病包括慢性进行性眼外肌瘫痪、眼肌麻痹综合征（KSS 综合征），以及线粒体脑肌病伴高乳酸血症和卒中样发作，肌阵挛性癫痫伴破碎红纤维、母系遗传类综合征，以及神经病共济失调和视网膜色素变性综合征等。

4. ABEF【解析】皮质回避多见于病毒性脑炎、大脑胶质瘤病、转移瘤、静脉窦血栓。

5. BCDE【解析】SWI 为磁敏感序列，多用于诊断脑微出血。颅内动脉高分辨率成像对该疾病的鉴别诊断没有帮助。故可排除选项 A、F。

6~7 ABCDE、ABCE【解析】T_1加权成像（T_1WI）为低信号，可考虑为腔隙性脑梗死，T_2加权成像（T_2WI）为高信号，可考虑为脑白质疏松；T_1WI 及 T_2WI 呈脑脊液信号，可考虑为血管周围间隙扩张；SWI 示脑内散在低信号影，可考虑为多发微出血灶。以上改变都属于脑小血管病影像学。

8. ABCDEF【解析】脑小血管病是指脑内小血管引起的疾病。常见脑小血管病的病因有脂质透明样变性、小动脉硬化、动脉粥样硬化，其他病因包括脑淀粉样血管病、伴有皮质下梗死和白质脑病的常染色体显性遗传性脑动脉病（CADASIL）、血管炎等。所以所有选项均正确。

9. C【解析】脑白质疏松症（LA）在 MRI 显示两侧基本对称的侧脑室周围脑白质T_1WI 为等、低信号，T_2WI 为高信号的片状、点状影，边界模糊，常累及半卵圆中心、基底核区、放射冠等，液体衰减反转恢复序列（FLAIR）为高信号。由于 FLAIR 可显示较多病灶，故怀疑 LA 的患者宜摄取 FLAIR 像。FLAIR 为用于观察白质疏松的最佳序列。

10. B【解析】扩大的血管周围间隙在 MRI 上表现为圆形、椭圆形及蜘蛛网状，边界清晰光滑，边缘锐利，T_1WI 呈低信号，T_2WI 呈高信号，FLAIR 序列及 DWI 均呈低信号，FLAIR 成像完全被抑制，增强扫描无强化，各序列信号变化与脑脊液变化相似。所以选项 B 正确。

11. A【解析】根据头颅 MRI、MRV 示左侧额、右侧枕颞区混杂信号，考虑出血，周围组织水肿、静脉血管成像未见上矢状窦，考虑受累血管为上矢状窦。

12. ABCEF【解析】脑静脉及静脉窦血栓形成影像学表现的一般特点包括：硬脑窦、静脉内血栓，脑实质水肿，脑实质内斑点状出血，“空三角”征，“蓬乱”不规则的静脉。

13. B【解析】脑静脉及静脉窦血栓形成早期的影像学表现是指小静脉迂曲扩张，脑回肿胀。

14. A【解析】脑静脉窦闭塞初期表现为硬膜窦或静脉流空影消失，T_1WI 表现脑肿胀或异常信号，T_2WI 信号无异常表现。故 T_1WI 对早期诊断静脉窦闭塞具有重要意义。

15. A【解析】患者出现急性神经功能缺损症状，发病时间 4 小时，头颅 MRI 中，DWI 示右侧大脑中动脉供血区高信号，MRA 示右侧大脑中动脉闭塞，考虑为超急性期脑梗死。

16. ABCDF【解析】脑水肿是超急性期脑梗死局部脑肿胀征和低密度征的病理基础。CT 平扫出现以下几种征象可提示脑梗死：脑动脉高密度征；豆状核模糊征；岛带征；脑实质低密度及局部脑肿胀征。

17. ABCDE【解析】缺血半暗带的判别模型是 MTT/DWI、TTP/DWI、CBF/DWI、CBF/CBV、CTA-SI/CTP。

18. AB【解析】脑梗死的超急性期是指脑梗死发病后 2 小时以内。超急性期行头颅 CT 检查一般无异常发现，需行磁共振 DWI 检查才能够发现高信号影。这段时间内，在坏死的脑组织周围尚存在大量的未坏死的脑细胞，称为缺血半暗带，挽救缺血半暗带是急性脑梗塞治疗的关键。因此，建议在脑梗死的超急性期采取保守治疗，给予静脉溶栓，使血管再通，恢复脑灌注。

19. ABC【解析】该患者发病6小时内，MR证实无出血灶，Mismatch阳性，无静脉溶栓禁忌证，符合溶栓指征。故最佳治疗方式为静脉溶栓治疗。

20. E【解析】所有疑诊TIA或卒中患者应尽快完成诊断性脑结构影像学检查。有条件的医院可以做头MRI（T_1、T_2、Flair、DWI和SWI/T_2），其中弥散成像（DWI）最重要。磁敏感加权成像（SWI）或T_2能够敏感探测微量出血的存在，它与高龄、高血压、脑小血管病等因素相关。

21. ABCD【解析】患者中年女性，急性起病，以意识障碍、四肢僵硬为主要表现。头颅CT未见异常，头颅MRI示：双侧基底核区对称异常信号（T_2、FLAIR高信号），需要问诊内容应包括：药物史、中毒史，职业暴露情况，有无慢性病及传染病等情况，发病后治疗情况。

22. B【解析】参见案例分析题第21题解析。考虑CO中毒的可能性大。

23. ABCEF【解析】急性一氧化碳中毒可累及双侧大脑皮质下白质及苍白球或内囊，出现大致对称的密度减低区，后期可见脑室扩大或脑沟增宽。

24. ACDE【解析】根据其发病特点及影像学改变须进行鉴别诊断的疾病包括：肝豆状核变性、脑血管病、疯牛病、亚急性坏死性脑脊髓病。

25. C【解析】对于急性一氧化碳中毒的患者，临床上经过一段时间的清醒期再出现精神异常、智能改变肌张力增高和大小便失禁等症状为主的神经功能障碍时，应考虑发生了迟发性脑病，结合头颅CT或MRI有广泛性脑白质损害可以确诊此病。一般发生在急性中毒后的2个月内。

第五章　头痛、头晕和眩晕

一　A1 型题

1. 偏头痛持续状态是指
   A. 偏头痛发作持续时间≥6 小时
   B. 偏头痛发作持续时间≥12 小时
   C. 偏头痛发作持续时间≥24 小时
   D. 偏头痛发作持续时间≥48 小时
   E. 偏头痛发作持续时间≥72 小时
2. 下列哪种药物属于偏头痛特异性镇痛药
   A. 布洛芬
   B. 萘普生
   C. 哌替啶
   D. 舒马普坦
   E. 氟桂利嗪
3. 偏头痛发病机制的神经血管学说认为头痛期有下列哪种变化
   A. 部分皮质血流减少，但偏头痛对侧脑干（5-羟色胺能中缝背核及肾上腺素能蓝斑核）血流增加
   B. 部分皮质血流增加，但偏头痛对侧脑干（5-羟色胺能中缝背核及肾上腺素能蓝斑核）血流减少
   C. 部分皮质及偏头痛对侧脑干（5-羟色胺能中缝背核及肾上腺素能蓝斑核）血流均增加
   D. 部分皮质及偏头痛对侧脑干（5-羟色胺能中缝背核及肾上腺素能蓝斑核）血流均减少
   E. 部分皮质及偏头痛对侧脑干（5-羟色胺能中缝背核及肾上腺素能蓝斑核）血流均无变化
4. 下列对伴典型先兆的偏头痛性头痛描述错误的是
   A. 先兆表现为完全可逆的视觉、感觉或言语症状
   B. 最常见的有先兆偏头痛类型
   C. 先兆可表现为完全可逆的肢体无力症状
   D. 头痛在先兆同时或先兆后 60 分钟内出现
   E. 符合偏头痛特点
5. 定位于 19p13、1q21 和 1q31 疾病基因位点的头痛是
   A. 眼肌麻痹型偏头痛
   B. 视网膜动脉偏头痛
   C. 家族性偏瘫型偏头痛
   D. 基底型偏头痛

E. 无先兆型偏头痛

6. 严重头痛时不宜选用

A. 普萘洛尔
B. 酒石酸二氢麦角胺
C. 哌替啶
D. 可待因
E. 氯丙嗪

7. 下列哪项属于预防偏头痛发作的药物

A. 非甾体抗炎药
B. 钙通道阻断药
C. 曲普坦类药物
D. 阿片类药物
E. 麦角类药物

8. 有先兆偏头痛最常见的先兆症状为

A. 感觉先兆
B. 视觉先兆
C. 听觉先兆
D. 言语先兆
E. 运动先兆

9. 眼肌麻痹型偏头痛最常累及的脑神经为

A. 滑车神经
B. 动眼神经
C. 面神经
D. 展神经
E. 三叉神经

10. 有先兆偏头痛的头痛发作开始多数位于

A. 双侧眼眶部或额颞部头痛
B. 一侧眼眶部或额颞部头痛
C. 双侧枕部
D. 一侧枕部
E. 整个头部

11. 下列对视网膜性偏头痛描述错误的是

A. 视觉症状仅局限于单眼
B. 视觉症状包括闪烁、暗点或失明
C. 在发作间期眼科检查正常
D. 缺乏起源于脑干或大脑半球的神经缺失或刺激症状
E. 为反复发生的完全可逆的双眼视觉障碍

12. 癌痛三阶梯疗法是

A. 口服→肌内注射→静脉注射
B. 口服→肌内注射→神经阻滞
C. 肌内注射→静脉注射→神经阻滞
D. 药物治疗→神经阻滞→手术治疗
E. 非麻醉性镇痛药→弱麻醉性镇痛药→强麻醉性镇痛药

13. 引起继发性低颅压性头痛最常见的原因为

A. 硬膜或腰椎穿刺术后
B. 脑室分流术
C. 脊柱手术
D. 头颈部外伤

E. 脑膜脑炎

14. 基底动脉型偏头痛与典型偏头痛的区别在于

A. 男性多见　　B. 发作间期神经系统阳性体征

C. 无恶心、呕吐　　D. 先兆持续时间

E. 先兆症状严重

15. 关于头痛的叙述不正确的是

A. 指外眦、外耳道与枕外隆突连线以上部位的疼痛

B. 指外眦、外耳道与枕外隆突连线以下至下颌部的疼痛

C. 不是一种单纯的疾病，是由许多病因引起的综合征

D. 蛛网膜下腔出血是急性头痛的常见原因

E. 巨细胞动脉炎是亚急性头痛的原因

16. 视觉模拟评分法（VAS）评分最高分是

A. 2 分　　B. 4 分

C. 6 分　　D. 8 分

E. 10 分

17. 属于偏头痛等位发作的类型是

A. 头痛发作后伴眼肌麻痹

B. 先偏瘫、麻木和失语数十分钟后发生头痛

C. 发作迅速，持续 1~2 小时可完全缓解

D. 耳鸣、共济失调，也可有嗜睡或跌倒

E. 周期性发生某些症状而无头痛，或与头痛交替出现

18. 良性发作性位置性眩晕（BPPV）持续时间通常是

A. 数秒，不超过 1 分钟　　B. 数分钟，不超过 1 小时

C. 数小时　　D. 数天，不超过 1 周

E. 数天至数周

19. 可引起高血压和肢体坏死的药物是

A. 尼莫地平　　B. 卡马西平

C. 阿米替林　　D. 麦角胺

E. 普萘洛尔

20. 慢性偏头痛是指

A. 偏头痛每月发作超过 15 天，持续 1 个月以上

B. 偏头痛每月发作超过 14 天，持续 2 个月以上

C. 偏头痛每月发作超过 15 天，持续 3 个月以上

D. 偏头痛每月发作超过 14 天，持续 3 个月以上

E. 偏头痛每月发作超过15天，持续2个月以上

21. 无反复发作性特点的眩晕疾患是
A. 良性发作性位置性眩晕（BPPV）
B. 前庭神经元炎
C. 偏头痛相关性眩晕
D. 后循环短暂性脑缺血发作（TIA）
E. 梅尼埃病

22. 我国和国际上的头晕眩晕专科门诊资料显示，精神障碍性病因是
A. 眩晕的次要病因
B. 眩晕的首要病因
C. 包括眩晕的所有头晕的第3位常见病因
D. 包括眩晕的所有头晕的少见病因
E. 非眩晕性头晕的首要病因

23. 无疼痛感觉的部位是
A. 硬脑膜动脉
B. 大脑白质
C. 骨膜
D. 基底动脉
E. 帽状腱膜

24. 偏头痛和高血压性头痛的头痛性质为
A. 胀痛
B. 钝痛
C. 搏动性疼痛
D. 针刺样疼痛
E. 持续性疼痛

25. 从集性头痛的发作持续时间为
A. ≤3小时
B. 2~4小时
C. 4~72小时
D. 72小时
E. >72小时

26. 对疑似良性发作性位置性眩晕（BPPV），推荐的常规检查为
A. 颅脑CT/MRI
B. 颈椎CT/MRI
C. 经颅多普勒超声（TCD）
D. 听力和前庭功能检查
E. 位置诱发试验

27. 传导浅表锐痛的神经纤维是
A. Aα纤维
B. Aβ纤维
C. Aσ纤维
D. B类纤维
E. C类纤维

28. 从集性头痛的头痛发作开始位于
A. 双侧眼眶部或额颞部
B. 一侧眼眶部或额颞部
C. 双侧枕部
D. 一侧枕部

E. 整个头部

29. 关于有先兆偏头痛不正确的是

A. 可出现抑郁、欣快、厌食、腹泻等前驱症状

B. 最常见视觉先兆，其次为躯体感觉性先兆

C. 多为一侧眶后或额颞部搏动性头痛

D. 发作时可出现肌力、肌张力下降

E. 头痛可因活动加重

30. 偏头痛患者应用咖啡因麦角胺片的正确方法是

A. 头痛发展至剧烈时服用

B. 头痛间歇期有规则地服用

C. 头痛刚开始时服用

D. 头痛伴有恶心、呕吐时服用

E. 头痛出现后用一般镇痛药无效时服用

31. 托洛萨-亨特（Tolosa-Hunt）综合征不可能累及

A. 迷走神经

B. 动眼神经

C. 滑车神经

D. 展神经

E. 三叉神经第 1 支

32. 交感神经阻滞不用于

A. 严重风湿性关节痛

B. 灼性神经痛

C. 带状疱疹

D. 雷诺病

E. 肾绞痛

33. 舒马普坦属于

A. 5-HT_{1D}受体激动药

B. 5-HT_{1D}受体拮抗药

C. 5-HT 再摄取抑制药

D. β 受体阻滞药

E. α 受体阻滞药

34. 有关发作性紧张性头痛的说法错误的是

A. 头痛天数>180 天/年（>15 天/月）

B. 头痛持续时间 0. 5~7 小时

C. 日常活动不加重头痛

D. 头痛呈紧箍状

E. 双侧性头痛

35. 颅内的疼痛敏感结构有

A. 颅底硬脑膜

B. 软脑膜

C. 颅骨

D. 脑实质

E. 脉络丛

36. 慢性紧张性头痛为

A. 头痛天数≥180 天/年（≥15 天/月）

B. 一侧性头痛

C. 伴类霍纳（Horner）征

D. 头痛呈搏动性

E. 日常活动加重头痛

37. 晚发型偏头痛指多少岁以后发病

A. 50　　B. 45

C. 30　　D. 60

E. 65

38. 低颅压性头痛指脑脊液压力为

A. 70mmH_2O　　B. <70mmH_2O

C. 70~80mmH_2O　　D. 80mmH_2O

E. 80~180mmH_2O

39. 关于偏头痛，下列说法错误的是

A. 大多呈搏动性头痛　　B. 常有恶心、呕吐

C. 常有视盘水肿　　D. 可有视野缺损

E. 可为双侧头痛或全头痛

40. Tolosa-Hunt 综合征的临床表现是

A. 头痛时或头痛后出现第Ⅲ、Ⅳ、Ⅵ对脑神经麻痹

B. 搏动性头痛

C. 多发于青春期

D. 无周期性复发

E. 对激素治疗无效

41. 普通型和典型偏头痛两者的区别之一，在于后者一定有

A. 搏动性头痛　　B. 恶心、呕吐

C. 畏光、畏声　　D. 单侧性

E. 小于 60 分钟先兆症状

42. 在偏头痛先兆期和头痛期，血小板聚集性的变化分别为

A. 无变化　　B. 下降，增加

C. 增加，下降　　D. 增加，增加

E. 下降，下降

43. 关于丛集性头痛哪一项错误

A. 男性多见　　B. 有先兆症状

C. 有 Horner 征　　D. 夜间发作多见

E. 平均发病年龄较偏头痛晚

44. 偏头痛发作期血中 5-HT 水平

A. 上升　　B. 下降

C. 无变化　　D. 先下降在上升

E. 先升高再下降

45. 最常见的偏头痛类型是

A. 无先兆偏头痛
B. 有先兆偏头痛
C. 偏瘫型偏头痛
D. 基底型偏头痛
E. 视网膜性偏头痛

46. 以下关于偏头痛的病因，叙述不正确的是

A. 可能属于常染色体显性遗传伴有不完全性的外显率
B. 主要发生在中青年女性
C. 至更年期后有自发性加重的趋势
D. 奶酪、腊肉、火腿、巧克力可诱发偏头痛发生
E. 紧张、焦虑、应激等情绪障碍可诱发偏头痛发生

47. 下列哪种行为可减轻头痛的发作

A. 摇头
B. 活动
C. 饮酒
D. 饥饿
E. 睡眠

48. 无先兆偏头痛应该具备的特征不包括

A. 单侧性
B. 搏动性
C. 活动后头痛加重
D. 完全可逆的视觉症状
E. 中至重度头痛，影响日常活动

49. 脑血流研究发现偏头痛先兆期有下列哪种变化

A. 枕部局部血流增加
B. 枕部局部血流减少
C. 枕部局部血流无变化
D. 颅内外血管收缩
E. 颅内外血流无变化

50. 偏头痛发病时可见

A. 血小板中 5-HT 无变化而尿中 5-HT 减少
B. 血小板中 5-HT 增加而尿中 5-HT 无变化
C. 血小板中 5-HT 增加而尿中 5-HT 减少
D. 血小板中 5-HT 减少而尿中 5-HT 增加
E. 血小板中和尿中 5-HT 均无变化

51. 无先兆偏头痛的头痛发作通常位于

A. 双侧眼眶部
B. 整个头部
C. 双侧枕部
D. 一侧枕部
E. 额颞部

52. 关于偏头痛叙述不正确的是

A. 为血管性原发性头痛
B. 有先兆
C. 不可自发性缓解
D. 反复发作
E. 间歇期正常

53. 作用于三叉神经引起血管扩张的最强神经递质是
A. P 物质
B. 肾上腺素
C. 5-HT
D. 去乙酰胆碱
E. 降钙素基因相关肽

54. 下列哪种类型偏头痛可呈常染色体显性遗传
A. 眼肌麻痹偏头痛
B. 基底动脉型偏头痛
C. 有先兆偏头痛
D. 偏头痛等位发作
E. 晚发型偏头痛

55. 无先兆偏头痛伴随的常见症状不包括
A. Horner 征
B. 呕吐
C. 恶心
D. 畏声
E. 畏光

56. 下列对基底型偏头痛描述错误的是
A. 先兆症状明显源自脑干和（或）两侧大脑半球
B. 可见构音障碍、眩晕、耳鸣、听力减退先兆症状
C. 可出现运动无力先兆症状
D. 视觉先兆症状常累及双眼
E. 常伴恶心、呕吐

57. 有偏头痛的患者可以使用的药物为
A. 硝酸甘油
B. 肼屈嗪
C. 阿司匹林
D. 利舍平
E. 甲状腺素

58. 无先兆偏头痛的头痛发作持续时间为
A. <2 小时
B. <4 小时
C. 4~72 小时
D. >72 小时
E. >1 周

59. 下列不属于治疗偏头痛发作期的非特异性药物的是
A. 地西泮
B. 苯巴比妥钠
C. 对乙酰氨基酚
D. 阿司匹林
E. 双氢麦角胺

60. 从集性头痛急性发作时首选的治疗措施是

A. 吸氧疗法
B. 佐米曲普坦经喷鼻吸入
C. 舒马普坦皮下注射
D. 双氢麦角胺静脉注射
E. 4%～10%利多卡因 1ml 经患侧鼻孔滴入

二 A2 型题

1. 患者，女性，23 岁。反复出现左眼闪光、视物模糊，约 20 分钟后出现左额颞部剧烈疼痛，难以忍受，伴恶心、呕吐、畏光、畏声。以往头痛发作时口服布洛芬效果不明显。为终止头痛急性发作，应选用的治疗药物是
A. 萘普生
B. 哌替啶
C. 麦角胺
D. 氟桂利嗪
E. 阿米替林
2. 患者，女性，18 岁。反复出现右眼视物模糊、暗点、闪光，约 30 分钟后出现右额颞部搏动样疼痛，伴恶心、呕吐、畏光、畏声，头痛可持续 1～2 天，休息后可缓解，头颅 CT 正常。考虑诊断为
A. 紧张性头痛
B. 基底型偏头痛
C. 丛集性头痛
D. 有先兆偏头痛
E. 眼肌麻痹性偏头痛
3. 患者，女性，71 岁。右下肢疼痛、乏力半年，睡眠也不减轻，伴间歇性跛行。首选神经阻滞方法是
A. 腰大肌间隙阻滞
B. 蛛网膜下腔阻滞
C. 硬膜外阻滞
D. 腰交感神经阻滞
E. 坐骨神经阻滞
4. 患者，女性，31 岁。近 1 周出现双侧枕部中度钝痛，站立行走时头痛出现并加重，卧床躺下休息时头痛减轻或消失。头痛原因最可能是
A. 病毒性脑膜炎
B. 紧张性头痛
C. 偏头痛
D. 原发性头痛
E. 低颅压性头痛
5. 患者，男性，27 岁。春季和秋季反复发作性右侧眼眶周围疼痛，伴右眼结膜充血、流泪；神经系统查体无阳性体征，头颅 CT 检查正常。考虑诊断为
A. 无先兆偏头痛
B. 丛集性头痛
C. 有先兆偏头痛
D. 紧张性头痛
E. 视网膜性偏头痛
6. 患者，女性，29 岁。有偏头痛史 14 年，近 3 个月来偏头痛发作频繁且程度重至影响工作和生活，为控制症状，急性期应首选

A. 舒马普坦
B. 布洛芬
C. 氟桂利嗪
D. 丙戊酸
E. 普萘洛尔

7. 患者，男性，35 岁。左侧眼球后及眶周持续性胀痛、刺痛 2 天，出现复视，左上眼睑下垂。3 年前有类似发病。体检：左上眼睑下垂，左侧瞳孔扩大，左眼对光反射减弱，左眼球向上、向下、内收活动均不到位，余未见异常体征。头颅 MRI 检查未见异常。糖皮质激素治疗 3 天后症状基本缓解。最可能的诊断是

A. 脑动脉瘤
B. 青光眼
C. Tolosa-Hunt 综合征
D. 海绵窦血栓形成
E. 脑血管畸形

8. 患者，男性，33 岁。13 岁起反复出现发作性右侧偏瘫，时伴言语不清或右侧肢体麻木感，5~10 分钟后出现左侧额颞部搏动样疼痛，偏瘫及头痛 1~2 小时后可完全缓解，每年有 2~3 次发作，每次表现类似。脑电图及脑 CT 均正常。诊断可能为

A. 癫痫
B. 丛集性头痛
C. 偏瘫型偏头痛
D. 紧张性头痛
E. 多发性硬化

9. 患者，男性，38 岁。反复发作性左额颞部搏动性疼痛 3 年。头痛发作同时或之后出现左眼睑下垂、眼球活动受限，常持续 1 周左右可缓解。头颅 MRI 检查未见异常。其父亲也有类似病史。该患者最可能诊断是

A. 重症肌无力（眼肌型）
B. 眼肌麻痹性偏头痛
C. 视网膜性偏头痛
D. 丛集性头痛
E. 无先兆偏头痛

10. 患者，男性，20 岁。反复头痛 5 年，头痛部位不定，多为双侧持续性钝痛，有头部压迫感或紧箍样感。体检：颈肩部肌肉紧张，双侧耳后有固定压痛，按压后减轻。神经系统检查正常。诊断首先考虑

A. 偏头痛
B. 紧张性头痛
C. 丛集性头痛
D. 脑肿瘤
E. 脑血管畸形

11. 患者，女性，22 岁。反复发作性一侧额颞部搏动样疼痛，伴有恶心、呕吐、畏光、畏声、出汗、头皮触痛等症状。月经期时头痛更明显，常因头痛发作不能正常工作。头颅 MRI 检查正常。应诊断为

A. 有先兆偏头痛
B. 基底型偏头痛
C. 丛集性头痛
D. 紧张性头痛
E. 无先兆偏头痛

三 A3/A4 型题

（1~3 题共用题干）

患者，女性，30 岁。发作性右半侧头痛 4 年，每遇劳累后易发作，有时伴呕吐，休息后 2~3 小时缓解，每年发作 1~3 次。近 1 个月来发作时出现复视。查体：除动眼神经麻痹外，余神经系统检查(-)。

1. 该病首先考虑的诊断为

A. 脑肿瘤　　B. 头痛型癫痫

C. 眼肌麻痹性偏头痛　　D. 无先兆偏头痛

E. 紧张性头痛

2. 有助于鉴别诊断的辅助检查是

A. 心电图　　B. 脑脊液检查

C. 头颅 CT、DSA　　D. 肌电图

E. 脑干诱发电位

3. 以下哪种治疗对该患者无效

A. 对乙酰氨基酚　　B. 麦角胺

C. 阿司匹林　　D. 氟哌啶醇

E. 舒马普坦

（4~6 题共用题干）

患者，男性，24 岁，反复发作性右侧眼眶周围剧烈疼痛 2 年。发作时伴有右侧眼结膜充血、流泪、面部出汗、烦躁，每次持续 15 分钟至 1 小时，每日发作十余次，每年头痛连续发作持续 2 个月。其父亲有类似史。头颅 MRI 检查正常。

4. 应考虑的诊断是

A. 发作性偏侧头痛　　B. 眼肌麻痹性偏头痛

C. 无先兆偏头痛　　D. 丛集性头痛

E. 紧张性头痛

5. 头痛急性期应首选的治疗是

A. 舒马普坦皮下注射　　B. 吸入纯氧，流速 7~10L/min

C. 佐米曲普坦经喷鼻吸入　　D. 麦角类制剂双氢麦角胺静脉注射

E. 4%~10%利多卡因 1ml 经患侧鼻孔滴入

6. 为预防头痛发作可选择的治疗药物是

A. 布洛芬　　B. 舒马普坦

C. 曲马多　　D. 双氢麦角胺

E. 维拉帕米

（7~9 题共用题干）

患者，女性，28 岁。反复头痛 10 年。每次发作前约 1 小时可有心烦，眼前有异彩和暗点持续约半小时，之后有搏动性头痛，伴恶心、呕吐、畏光，休息睡眠后多可缓解。有家族史，查体无异常体征，颅脑 CT 检查未见异常。

7. 最可能的诊断是
   A. 三叉神经痛
   B. 丛集性头痛
   C. 偏头痛
   D. 紧张性头痛
   E. 青光眼
8. 若患者近一个月头痛频繁发作，每周发作 3~4 次，且口服奈普生头痛仍不能很好缓解，为终止头痛急性发作应选用
   A. 布洛芬
   B. 哌替啶
   C. 丙戊酸
   D. 吗啡
   E. 麦角胺
9. 为预防头痛发作可选用
   A. 氟桂利嗪
   B. 舒马普坦
   C. 麦角胺
   D. 阿司匹林
   E. 地西泮

（10~11 题共用题干）

患者，女性，25 岁。发作性头痛 2 年，每次发作前有视物模糊，继之出现一侧头部剧烈头痛、畏光，伴有恶心、呕吐、眼结膜和鼻黏膜充血，持续 1~2 小时，自然缓解。数日发作 1 次。MRI、脑电图、腰椎穿刺均正常。

10. 对此最可能的诊断是
    A. 头痛型癫痫
    B. 脑血管畸形
    C. 有先兆偏头痛
    D. 低颅压性头痛
    E. 痛性眼肌麻痹综合征
11. 该患者头痛间歇期预防发作常用的药物是
    A. 麦角胺
    B. 地西泮
    C. 氯氮草（利眠宁）
    D. 氯丙嗪
    E. 尼莫地平

（12～16 题共用题干）

患者，女性，19 岁，反复发作右侧肢体麻木、无力伴右额颞部搏动样疼痛。右侧肢体无力在头痛消失后约 1 小时即可完全缓解。头颅 MRI 检查无异常。家庭中有类似患者。

12. 该患者最可能的诊断是

A. 基底型偏头痛
B. 常为偏头痛前驱的儿童周期性综合征
C. 家族性偏瘫型偏头痛
D. 偏头痛等位发作
E. 遗传性头痛

13. 若患者的一级或二级亲属中无类似患者，则应诊断为

A. 偏头痛等位发作
B. 常为偏头痛前驱的儿童周期性综合征
C. 基底型偏头痛
D. 遗传性头痛
E. 散发性偏瘫型偏头痛

14. 若患者头痛发作程度较轻，则首选非特异性药物是

A. 非甾体抗炎药
B. 阿片类药物
C. 麦角类药物
D. 曲普坦类药物
E. 降钙素基因相关肽（CGRP）受体阻断药

15. 若患者头痛发作程度严重，可直接选用的治疗药物是

A. 麦角类药物
B. 非甾体抗炎药
C. 钙通道阻断药
D. 抗癫痫药
E. 5-HT 受体阻断药

16. 若患者头痛频繁发作，每周发作 3 次以上，为预防发作可选用的药物是

A. 双氯芬酸
B. 醋酸泼尼松
C. 氟桂利嗪
D. 曲马多
E. 佐米曲普坦

（17～18 题共用题干）

患者，男性，36 岁。近 2 年来秋季出现左侧发作性头痛，伴左侧眼眶周围剧烈钻痛、流泪、流涕、眼睑水肿，头痛可在 1～2 小时内完全缓解，每日发作 3 次左右，2～3 周后发作终止。体检均正常。

17. 对此最可能的诊断为

A. 无先兆偏头痛
B. 丛集性头痛
C. 痛性眼肌麻痹综合征
D. 紧张性头痛
E. 癫痫

18. 头痛发作时，下列哪种治疗措施对患者最有效

A. 吸氧
B. 尼莫地平口服

C. 卡马西平口服

D. 普萘洛尔口服

E. 泼尼松口服

四 B型题

（1~2题共用备选答案）

A. 丛集性头痛

B. 有先兆偏头痛

C. 紧张性头痛

D. 药物过度使用性头痛

E. 三叉自主神经头痛

1. 临床最常见的慢性偏头痛是
2. 临床最常见的原发性头痛是

（3~4题共用备选答案）

A. 迷走神经

B. 舌咽神经

C. 第2颈神经

D. 三叉神经

E. 第3颈神经

3. 小脑幕上部的神经支配来自
4. 小脑幕下（后颅窝）支配的神经不包括

（5~6题共用备选答案）

A. 尼莫地平

B. 卡马西平

C. 普萘洛尔

D. 麦角胺

E. 泼尼松

5. Tolosa-Hunt综合征的治疗药物是
6. 中-重度偏头痛首选

（7~11题共用备选答案）

A. 有先兆偏头痛

B. 无先兆偏头痛

C. 偏瘫型偏头痛

D. 紧张性头痛

E. 丛集性头痛

7. 易合并出现药物过度使用性头痛的是
8. 伴有Homer征的疾病是
9. 偏头痛中最常见的类型是
10. 男性患者居多的头痛类型是
11. 慢性偏头痛中最常见的是

（12~14 题共用备选答案）

A. 托吡酯
B. 利扎曲普坦
C. 对乙酰氨基酚
D. 双氢麦角胺
E. 麦角胺咖啡因

12. 下列哪个是偏头痛预防的药物
13. 偏头痛发作期治疗首选
14. 紧张性头痛急性期时宜选用

（15~17 题共用备选答案）

A. 刺痛
B. 钻痛
C. 炸裂样疼痛
D. 搏动样疼痛
E. 紧箍样胀痛

15. 从集性头痛的头痛性质为
16. 紧张性头痛的头痛性质为
17. 偏头痛的头痛性质为

五 X 型题

1. 关于偏瘫型偏头痛说法正确的是
   A. 多在成年期发病
   B. 偏瘫可为偏头痛的先兆症状
   C. 偏头痛消退后偏瘫可持续一段时间
   D. 分为家族型和散发型
   E. 属于特殊类型的偏头痛
2. 下列对低颅压性头痛临床表现的描述，正确的是
   A. 自发性者多见于体弱女性，继发性者无明显性别差异
   B. 立位时头痛出现或加重，卧位时减轻或消失
   C. 可伴有后颈部疼痛或僵硬、恶心、呕吐
   D. 头痛以单侧颞部或额部多见
   E. 部分病例可并发硬膜下出血
3. 紧张性头痛的临床表现包括
   A. 头痛部位不定，可为双侧、单侧、全头部等不同部位
   B. 头痛性质为压迫感或紧箍样（非搏动性）
   C. 可伴有头昏、失眠、焦虑或抑郁等症状
   D. 体检可发现疼痛部位肌肉触痛或压痛点
   E. 头痛期间日常生活与工作常受到严重影响
4. 关于偏头痛的防治，下列说法正确的是

A. 避免过度疲劳和精神紧张
B. 不喝红酒
C. 不食含奶酪的食物
D. 避免食用已知的诱发发作的药物
E. 发作时用血管扩张药

5. 关于偏头痛，以下说法正确的是
A. 多在儿童和青年期发病，女性多见
B. 有或无视觉先兆
C. 可持续4~72小时
D. 头痛缓解后均不留神经系统阳性体征
E. 发作后首选麦角胺咖啡因口服

6. 关于紧张性头痛说法正确的是
A. 女性多见
B. 随年龄的增长，患病率增加
C. 疼痛多位于一侧枕颈部
D. 疼痛部位肌肉可有触痛或压痛点
E. 病程数月至数年

7. 下列属于偏头痛并发症的是
A. 偏头痛性脑梗死
B. 慢性偏头痛
C. 偏头痛诱发的痫性发作
D. 偏头痛持续状态
E. 偏瘫型偏头痛

8. 可引起单侧或双侧眼部疼痛的疾病有
A. 蛛网膜下腔出血
B. 丛集性头痛
C. 高颅压性头痛
D. 青光眼
E. 一氧化碳中毒性头痛

9. 偏头痛预防的药物包括
A. 阿米替林
B. 奋乃静
C. 头痛宁胶囊
D. 氟桂利嗪
E. 普萘洛尔

10. 头痛突然起病的原因有
A. 蛛网膜下腔出血
B. 脑膜炎
C. 颅内占位性病变
D. 高血压脑病
E. 青光眼

11. 无先兆偏头痛可能具有
A. 单侧性
B. 搏动性
C. 活动后头痛
D. 畏光、畏声
E. 认知功能障碍

12. 紧张性头痛和高颅压性头痛的头痛性质为
A. 胀痛
B. 钝痛
C. 持续性疼痛
D. 针刺样疼痛

E. 搏动性疼痛

13. 偏头痛的发病机制学说有

A. 血管学说

B. 神经递质假说

C. 三叉神经血管学说

D. 低镁学说

E. 高钾诱导的血管痉挛学说

14. 评估偏头痛发作期治疗有效性的指标有

A. 2 小时后无痛

B. 2 小时后疼痛改善，由中重度疼痛转为轻度或无痛（或 VAS 评分下降 50%以上）

C. 疗效具有可重复性，3 次发作中有 2 次以上有效

D. 在治疗成功后的 24 小时内无头痛再发或无需再次服药

E. 疗效具有不可重复性

15. 偏头痛的预防性治疗药物包括

A. 曲普坦类药物

B. β 受体阻滞药

C. 钙通道阻滞药

D. 抗癫痫药

E. 抗抑郁药

16. 从集性头痛的预防性治疗药物有

A. 锂制剂

B. 托吡酯

C. 糖皮质激素

D. 双氢麦角胺

E. 维拉帕米

17. 颅内的疼痛敏感结构包括

A. 三叉神经

B. 舌咽神经

C. 帽状腱膜

D. 颅底硬脑膜

E. 静脉窦

18. 下列属于原发性头痛的是

A. 无先兆偏头痛

B. 脑血管疾病引起的头痛

C. 从集性头痛

D. 基底型偏头痛

E. 紧张性头痛

19. 关于偏头痛发作的临床表现，叙述正确的有

A. 通常在白天，少数夜间发作

B. 多数表现为单侧头痛

C. 行走、咳嗽、打喷嚏可加重头痛

D. 常伴有恶心、呕吐、腹泻

E. 不伴有神经功能障碍

20. 下列属于从集性头痛特点的是

A. 一侧眼眶周围发作性疼痛

B. 常伴恶心、呕吐

C. 头痛突然发生，无先兆症状

D. 呈尖锐、爆炸样、非搏动性疼痛

E. 常伴同侧颜面部自主神经功能症状

21. 下列属于特殊类型偏头痛的是
A. 眼肌麻痹性偏头痛
B. 偏瘫型偏头痛
C. 基底型偏头痛
D. 视网膜性偏头痛
E. 丛集性偏头痛

22. 紧张性头痛的临床特点包括
A. 成年男性多见
B. 多有恶心、呕吐
C. 多有失眠、焦虑或抑郁症状
D. 多为一侧性头痛
E. 颈部或肩背部肌肉僵硬感

23. 麦角类药物的禁忌证是
A. 产后子宫出血
B. 产后子宫复原
C. 催产
D. 引产
E. 偏头痛

24. 有先兆偏头痛最常见的先兆症状是
A. 城堡样光谱
B. 闪光幻觉
C. 黑矇
D. 视物变形
E. 失明

25. 下列符合低颅压性头痛特征的是
A. 以双侧枕部或额部多见
B. 与体位有明显关系
C. 多在变换体位后 15~30 分钟内出现
D. 侧卧位腰椎穿刺脑脊液压力<60mmH_2O
E. 头颅 MRI 呈弥漫性硬脑膜强化

26. 颅外的疼痛敏感结构包括
A. 三叉神经
B. 舌咽神经
C. 颅骨骨膜
D. 鼻腔黏膜
E. 颅外动脉

27. 关于不同类型头痛的特征，叙述正确的有
A. 偏头痛：搏动性头痛
B. 紧张性头痛：头紧箍感
C. 神经痛：电击样痛
D. 低颅压性头痛：与体位有关
E. 功能性头痛：弥漫无固定部位的胀痛或钝痛

28. 下列符合丛集性头痛特征的是
A. 女性多见
B. 一侧眼眶周围发作性剧烈疼痛
C. 反复密集发作
D. 同侧颜面部自主神经症状
E. 多在每天固定时间发作

29. 紧张性头痛发作期的治疗药物有

A. 对乙酰氨基酚　　B. 尼莫地平
C. 麦角胺　　D. 舒马普坦
E. 乙哌立松

30. 通过结构性问询，获知头晕、眩晕伴随有听力减退，应考虑
A. 后循环缺血性卒中　　B. 梅尼埃病
C. 前庭神经元炎　　D. 迷路炎
E. 偏头痛相关性眩晕

31. 评估偏头痛预防性治疗的有效性指标有
A. 偏头痛发作频率　　B. 头痛持续时间
C. 头痛程度　　D. 头痛的功能损害程度
E. 急性期对治疗的反应

32. Tolosa-Hunt 综合征的临床表现是
A. 多发于青春期
B. 眼球后及眶周疼痛
C. 头痛时或头痛后出现第Ⅲ、Ⅳ、Ⅵ对脑神经麻痹
D. 周期性复发
E. 对激素治疗无效

33. 常见的导致反复单纯眩晕发作的疾患有
A. 后循环缺血性卒中　　B. 梅尼埃病
C. 前庭神经元炎　　D. 偏头痛相关性眩晕
E. 抑郁障碍

34. 从集性头痛（CH）与偏头痛的鉴别，叙述正确的有
A. CH 多见于女性患者　　B. CH 呈周期性发作
C. CH 无明显节律性　　D. CH 的疼痛呈烧灼样或针刺样
E. CH 在睡眠时发作

35. 关于紧张性头痛，叙述正确的有
A. 多为轻、中度疼痛　　B. 抑郁、焦虑也会引起
C. 不会引起治疗药物过量　　D. 肌松药有一定的疗效
E. 一般呈短暂发作，很少持续

36. 对于良性发作性位置性眩晕（BPPV）患者，有证据支持的治疗包括
A. 氟桂利嗪　　B. Epley 复位
C. 颈托制动　　D. 翻滚治疗
E. 尼莫地平

37. 可引起头痛的疾病有

A. 鼻窦炎
B. 脑膜脑炎
C. 青光眼
D. 高血压脑病
E. 疱疹后神经痛

38. 引起急性头痛的常见原因有
A. 蛛网膜下腔出血
B. 脑炎或脑膜脑炎
C. 眼源性头痛
D. 中毒后头痛
E. 腰穿后头痛

39. 可导致急性眩晕综合征的缺血性梗死类型有
A. 大脑中动脉区梗死
B. 脑桥的腔隙性梗死
C. 小脑梗死
D. 延髓背外侧梗死（Wallenberg 综合征）
E. 中脑梗死

40. 头部的痛敏结构包括
A. 脑实质
B. 迷走神经
C. 颈神经
D. 舌咽神经
E. 面神经

41. 关于颈源性头痛的叙述，正确的有
A. 多见于青年人
B. 头颈转动或前屈后仰时易诱发
C. 颈部活动受限，颈椎旁压痛
D. 颈椎 MRI 检查可发现颈椎间盘脱出
E. 颈椎 X 线片可见骨质增生、颈椎间孔狭窄

42. 以下属于药物过度使用性头痛的有
A. 麦角胺过度使用性头痛
B. 曲普坦类药物过度使用性头痛
C. 镇痛药过度使用性头痛
D. 阿片类药物过度使用性头痛
E. 镇痛药复方制剂过度使用性头痛

43. 提示基底动脉型偏头痛椎-基底动脉缺血的症状有
A. 眩晕、复视、眼球震颤
B. 耳鸣、构音障碍
C. 双侧肢体麻木及无力、共济失调
D. 意识改变
E. 视物模糊

44. 丛集性头痛发作期的治疗药物有
A. 对乙酰氨基酚
B. 尼莫地平
C. 麦角胺
D. 舒马普坦
E. 吸氧

45. 前庭神经元炎的诊断标准有
A. 发病前 1~2 周常有上呼吸道感染史
B. 好发于青壮年
C. 伴耳蜗症状及体征
D. 不伴脑干症状及体征

E. 患耳冷热试验反应减弱或消失

六 案例分析题

(1~4 题共用题干)

患者，女性，42 岁。因“发作性头痛 8 年，加重 2 个月”就诊。有时头痛每月发作 5~6 次，也可数月没有发作。有时头痛在当天复发，或次日快睡醒时复发。头痛为轻中度紧压或挤压样，以后枕部和前额两侧为主。无视觉、运动或感觉障碍，无恶心、呕吐和畏光。大的声响可诱发头痛，饮食或月经不会诱发头痛。单用镇痛药可使头痛在 1 小时内缓解，但如不处理，头痛可持续 8 小时。头痛不会使患者从睡梦中痛醒。在工作或精神压力大时，头痛发作频率增加，程度加重。近 3 个月来，头痛次数增多。最近 1 个月平均每周发作 2 次，每次持续 24 小时。疼痛方式同前，仅有频率和程度上的加重。服用布洛芬，4~8 片，每周 2 次。因担心头痛加重和镇痛药过量就诊。患者有时工作压力大，最近与上司关系紧张，经常考虑辞职。最近有时因焦虑难以入眠，食欲轻度减退。在过去 3 个月，体重减少 4.5kg，比平时易激惹，感到非常困扰。查体：P 82 次/分，节律规整，BP 130/80mmHg；一般检查正常；精神状态检查提示有些焦虑，表现为轻度烦躁不安；除颞部和颈椎椎旁肌有轻度压痛外，神经系统检查正常。

1. 该患者头痛需要初步考虑的疾病有
   A. 偏头痛　　B. 紧张性头痛
   C. 从集性头痛　　D. 低颅压性头痛
   E. 药物过度使用性头痛　　F. 脑肿瘤
2. 头颅 MRI 未见明显异常，该患者拟诊为紧张性头痛，其所属类型为
   A. 偶发性发作性紧张性头痛　　B. 频发性发作性紧张性头痛
   C. 慢性紧张性头痛　　D. 偶发性发作性紧张性头痛伴颅骨膜压痛
   E. 偶发性发作性紧张性头痛不伴颅骨膜压痛　　F. 频发性发作性紧张性头痛伴颅骨膜压痛
3. 该患者可给予的处理为
   A. 布洛芬　　B. 萘普生
   C. 对乙酰氨基酚　　D. 阿米替林
   E. 氟西汀　　F. 放松训练
4. 紧张性头痛预后不佳的影响因素包括
   A. 合并偏头痛　　B. 未婚
   C. 睡眠障碍　　D. 固定的生活方式
   E. 高龄　　F. 非慢性紧张性头痛患者

（5~8 题共用题干）

患者，男性，43 岁。患者于 1 个月前出现发作性头痛，程度较轻，近几天每次发作均不能忍受。疼痛部位一般位于左眼后、眼上方，放射到额部和颞部，可扩散至耳前及颧部，有同侧枕部疼痛。疼痛来势快，为持续性非搏动性，有烧灼感，如同一个锥子插在眼里。患者必须停止正在做的一切事情，须在暗室独处，不能做任何活动或震动。伴左眼流泪、左侧鼻孔流涕，畏光，很少伴恶心。每日发作 1~3 次，至少有一次自午夜开始，可从深睡中痛醒。疼痛大约持续 1 小时后消失，左侧疼痛区遗留轻微不适。少量饮酒可引发头痛。27 岁发作第 1 次头痛，以后几乎每年发生 2 次，每次 6~8 周，多在春秋季发作。自行服药，效果不佳。查体：BP 130/80mmHg；一般体格检查正常；左侧瞳孔略小，左侧眼睑轻度下垂，余神经科检查正常。未曾做过神经影像学检查。

5. 该患者头痛需要初步考虑的疾病是

A. 偏头痛
B. 紧张性头痛
C. 丛集性头痛
D. Raeder 三叉神经交感神经综合征
E. 发作性偏侧头痛
F. 三叉神经痛

6. 丛集性头痛自主神经症状表现为副交感神经兴奋的有

A. 流泪、结膜充血
B. 鼻充血、流涕
C. 眼睑水肿
D. 额部、面部流汗
E. 瞳孔缩小
F. 上睑下垂

7. 关于偏头痛和丛集性头痛的异同点，叙述正确的有

A. 二者均可因饮酒诱发
B. 均可有自主神经症状
C. 前者自主神经症状多为双侧，后者局限于单侧
D. 前者无年周期节律和日周期节律
E. 前者发作时间多超过 4 小时，后者一般不超过 3 小时
F. 前者需安静，避免活动，后者常坐卧不安、激越

8. 该患者可给予的预防性治疗药物有

A. 维拉帕米
B. 锂盐
C. 双氢麦角胺
D. 糖皮质激素
E. 托吡酯
F. 丙戊酸

（9~12 题共用题干）

患者，女性，35 岁。因“直立性头痛 1 个月”就诊。患者于 1 个月前因头痛从睡眠中醒来，头痛持续 9 小时后自行缓解。1 周后出现 1 次相似但更为严重的头痛，持续约 23 小时。头痛表现为全头部的钝痛，经常伴有搏动性疼痛，在站立位或坐位时加重，平卧时减

轻，甚至经常完全缓解。头痛每天发生，持续数小时，伴有疲劳、恶心，无视力改变，无耳鸣、无力、麻木、发热、寒战、呕吐、体重减轻、月经不规律、大小便失禁或步态异常，无近期外伤史，无并发的内科疾病或既往的头痛史。曾到当地急诊室就诊，行头颅 CT 和常规实验室检查，结果均正常。又就诊于当地神经科，行头颅 MRI 检查显示弥漫的脑膜强化。既往有显著的甲状腺功能减退症病史；7 年前由于颈部发育畸形行冷冻手术治疗；4 个月前在交通事故中受伤，头部未受伤，未做处理。无过敏史及传染病史，个人史无特殊，无家族遗传病史。查体：意识清楚，精神可；卧位时没有痛苦面容，站立时出现轻度头痛；头颅无畸形，颈软，浅表淋巴结无肿大，甲状腺无肿大；心、肺、腹部无异常。神经系统专科查体：脑神经无异常，四肢肌力、肌张力正常，深、浅感觉及腱反射正常，双侧病理反射未引出。血、尿常规：正常。血生化：正常。头颅 MRI：弥散性软脑膜强化；强化是对称、平滑的，没有结节性特征；小脑扁桃体下降；无占位效应、占位性病变、出血、梗死或脑实质强化。

9. 该患者头痛需要初步考虑的疾病有
   A. 偏头痛
   B. 紧张性头痛
   C. 丛集性头痛
   D. 低颅压性头痛
   E. 腰椎穿刺后头痛
   F. 继发性阿诺德-基亚里（Arnold-Chiari）畸形
10. 头颅 MRI 呈脑膜弥漫性强化的疾病有
   A. 脑膜癌　　B. 低颅压综合征
   C. 莱姆病　　D. 细菌性脑膜炎
   E. 神经系统结节病　　F. 继发性中枢神经系统淋巴瘤
11. 为明确诊断，进一步给予的辅助检查包括
   A. 脑脊液压力检查　　B. 脑脊液细胞、蛋白、生化检查
   C. 脑脊液细菌、真菌培养　　D. 脑脊液电泳
   E. 脊髓造影　　F. 放射性核素脑池造影
12. 患者侧卧位脑脊液的压力为 $68mmH_2O$，淋巴细胞、蛋白升高，常规培养、真菌培养、军团菌培养无阳性发现；脊髓造影、放射性核素脑池造影无脑脊液漏出证据，此时该患者头痛可给予的治疗为
   A. 非甾体抗炎药　　B. 麦角类药物
   C. 血液填塞治疗　　D. 咖啡因
   E. 卧床休息　　F. 补液

（13～16 题共用题干）

患者，女性，37 岁。因“反复发作性头痛 7 年，加重 2 年”就诊。患者于 7 年前无明显诱因出现发作性头痛，每 6～8 周发作 1 次，持续时间不超过 1 天。近 2 年来，头痛次数增多，每个月平均发作 3 次，每次持续 2 天。有时头痛开始前 1 小时眼前出现波纹状曲线，持续约 15 分钟，有 30～45 分钟无任何症状，接着出现头痛。头痛呈单侧搏动性，从后颈部开始，扩散至整个左侧头部，以左眼周围最显著。常因头痛卧床不起。伴恶心、呕吐，畏光、畏声。月经期间偶尔有头痛发作，但有时与雌激素水平无关，应激时头痛次数增多。自服镇痛药和巴比妥类药物，效果不佳。既往史无特殊，无药物过敏史，无吸烟史，少量饮酒。查体：P 70 次/分，节律规整，BP 126/76mmHg；神经系统查体正常。脑电图无明显异常。头颅 CT（增强）无明显异常。

13. 本例头痛需要初步考虑的疾病有

A. 无先兆偏头痛
B. 典型先兆伴偏头痛性头痛
C. 典型先兆伴非偏头痛性头痛
D. 偏瘫性偏头痛
E. 基底型偏头痛
F. 丛集性头痛

14. 该患者头痛急性发作或先兆期的首选药物为

A. 普萘洛尔
B. 苯噻啶
C. 维拉帕米
D. 麦角胺咖啡因
E. 丙戊酸
F. 地西泮

15. 若给予该患者预防性治疗，可选用的药物有

A. 普萘洛尔
B. 阿米替林
C. 托吡酯
D. 氟桂利嗪
E. 糖皮质激素
F. 苯噻啶

16. 为预防头痛发作，该患者应该

A. 劳逸结合
B. 心情舒畅
C. 少食奶酪、巧克力
D. 多饮红酒
E. 少食熏制品、泡菜
F. 多食橙、柚、柠檬

（17～20 题共用题干）

患者，女性，48 岁。因“头晕 5 个月”就诊。5 个月来，患者始终感到头晕、头昏或头重脚轻。坐或卧位时较轻，行走时明显；每日中午起逐渐加重，傍晚时最重，晨起时最轻或无头晕。

17. 患者的症状最可能是

A. 眩晕
B. 晕厥前
C. 失衡
D. 黑矇

E. 非特异性头晕　　F. 晕厥

18. 依据该患者症状，考虑引起此疾病的病因是
A. 前庭中枢　　B. 前庭周围
C. 心血管系统　　D. 神经感觉系统
E. 精神因素　　F. 脑血管性

19. 针对此患者，进一步的病史问诊重点应包括
A. 发作频率　　B. 持续时间
C. 伴随症状　　D. 诱发因素
E. 个人疾病和用药史　　F. 个人职业史

20. 为明确患者的头晕为精神障碍相关性，应重点问询
A. 心境和兴趣　　B. 运动功能
C. 疼痛和其他感觉不适　　D. 情绪，如紧张、担忧、害怕
E. 认知　　F. 睡眠

（21～25 题共用题干）

患者，男性，67 岁。7 天前晨起时，突发眩晕，不伴随恶心、呕吐、头痛或其他症状。每日多次发作，持续时间不长。有高血压和糖尿病病史，平时规范服药，血压和血糖控制尚佳。

21. 对该患者，进一步的病史了解应重点明确
A. 眩晕发作持续时间　　B. 眩晕发作伴随症状
C. 眩晕发作诱发因素　　D. 内科疾病史
E. 脑卒中病史　　F. 偏头痛病史

22. 进一步病史问询，获知患者的眩晕发作多持续 5～10 秒，抬头、低头、躺下或床上坐起时易发生；无类似发作史，无脑卒中和偏头痛病史。对该患者，临床初步印象是
A. 良性发作性位置性眩晕（BPPV）　　B. 前庭神经元炎
C. 梅尼埃病　　D. 偏头痛相关性眩晕
E. 后循环 TIA　　F. 颈椎病

23. 为明确诊断，首选检查为
A. 听力检查　　B. 前庭功能检查
C. 头颅 CT　　D. 头颅 MRI（DWI）
E. Dix-Hallpike 试验　　F. 转颈试验

24. 对该患者进行右侧 Dix-Hallpike 试验，在 5 秒的潜伏期后，诱发出明显眩晕和旋转性眼震，持续 15 秒，坐起后再次诱发眩晕和眼震。结合病史、查体和检查，患者可以诊断为

A. 良性发作性位置性眩晕（BPPV）（后半规管）
B. 颈椎病
C. 颈性眩晕
D. 椎基底动脉供血不足
E. 良性发作性位置性眩晕（BPPV）（水平半规管）
F. 椎动脉型颈椎病

25. 明确诊断后，首选的治疗方法是
A. Semont 手法
B. Epley 手法
C. Brand-Daroff 锻炼
D. 颈托制动
E. 倍他司汀
F. 颈部牵引

（26~30 题共用题干）

患者，女性，50 岁。20 年内眩晕发作 8 次，近 3 年持续头晕。在非眩晕发作期，神经系统和耳科检查基本正常。有高血压病史 4 年，长期用药，控制良好。有发作性头痛史多年，其他个人疾病、职业、家族史无特殊。曾经多次接受头颅 CT/MRI、经颅多普勒（TCD）、脑电图、纯音测听检查，未见明显异常。多次颈椎 MRI 检查见骨质增生、椎间盘轻度突出并压迫硬膜囊。

26. 依据病史特点，需要考虑的疾患是
A. 颈椎病
B. 椎-基底动脉供血不足
C. 梅尼埃病
D. 偏头痛相关性眩晕
E. 前庭神经元炎
F. 精神障碍

27. 进一步病史问询，获知患者的眩晕发作表现为视物旋转，伴恶心、呕吐，不伴耳鸣、耳聋、耳闷，持续时间不规则，短者持续数分钟，长者持续 24 小时，须卧床安静休息。患者的头痛有 20 年，表现为平均每月 1 次的中重度偏侧搏动性头痛，严重时伴随恶心、呕吐，活动后加重，不服用镇痛药时头痛持续 1 天。依据补充病史，患者眩晕的可能诊断是
A. 颈椎病
B. 梅尼埃病
C. 偏头痛相关性眩晕
D. 前庭神经元炎
E. 后循环 TIA
F. 良性发作性位置性眩晕（BPPV）

28. 如进一步病史问询获知，患者近 3 年头晕表现为几乎每日均有的头重脚轻，头昏，症状时轻时重，不伴随视物旋转、恶心、呕吐、耳鸣、耳聋、耳闷，无明确诱发因素。另有长期失眠、颈背酸痛、全身乏力、体重下降、缺乏兴趣、不开心、不愿参加亲友聚会。近 2 年因病而提前退休。依据病史，该患者头晕可能的诊断是
A. 颈椎病
B. 椎-基底动脉供血不足

C. 梅尼埃病　　D. 偏头痛相关性眩晕
E. 前庭神经元炎　　F. 精神障碍

29. 对该患者，进一步的门诊恰当检查是
A. 汉密尔顿（Hamilton）抑郁焦虑量表检测　　B. 椎动脉多普勒超声
C. 24小时动态脑电图　　D. 全脑血管造影
E. 眼震电图　　F. 颈和椎动脉CTA

30. 对伴随抑郁障碍的偏头痛相关性眩晕患者，可选择的单用治疗药物是
A. 倍他司汀　　B. 文拉法辛
C. 尼莫地平　　D. 阿米替林
E. 舍曲林　　F. 丙戊酸

（31~35题共用题干）

患者，女性，66岁。因“头晕1年，加重4个月”就诊。表现为行走或站立时间长后头晕，有“支持不住和欲跌倒”感，坐位和卧位时无。有过两次由坐位站立时“眼冒金星”、黑矇，但意识尚存，未跌倒。平时间断双手足麻木，食欲可，大小便正常，睡眠好，记忆和反应能力如常，无头痛或肢体无力。退休在家仍然能做家务。高血压病史15年，长期口服硝苯地平，血压欠稳定。糖尿病病史10年，口服二甲双胍，空腹血糖6.8~8.0mmol/L。无其他特殊个人史、家族史，无烟酒嗜好，无长期服用其他药物史。

31. 该患者的症状属于
A. 眩晕　　B. 晕厥前
C. 失衡　　D. 晕厥
E. 非特异性头晕（头重脚轻）　　F. 黑矇

32. 结合患者的症状特点，考虑病变可能累及
A. 前庭中枢　　B. 前庭周围
C. 心血管系统　　D. 神经感觉系统
E. 精神　　F. 脑血管

33. 为明确诊断，体格检查应重点关注
A. 认知功能　　B. 血压和心率
C. 运动功能　　D. 感觉
E. 前庭功能　　F. 听觉检查

34. 对明确诊断，有意义的检查包括
A. 体位性血压和心率测定　　B. 头颅MRI
C. 颈椎MRI　　D. 脑电图
E. 肛周肌电图　　F. 神经传导速度测定

35. 患者的卧位 BP 150/96mmHg，HR 78 次/分；站立 1 分钟后，BP 130/80mmHg，HR 80 次/分。颅脑 MRI 示轻度脑白质病变，个别腔隙灶，轻度脑萎缩。肛周肌电图示未见异常。神经传导速度示四肢周围感觉神经传导速度减慢，运动神经传导速度基本正常。该患者的最后诊断是

A. 夏-德（Shy-Drager）综合征
B. 糖尿病性周围神经病
C. 多发性脑梗死
D. 颈椎病
E. 脑供血不足
F. 药物不良反应

参考答案与解析

一、A1 型题

1. E【解析】偏头痛持续状态是指偏头痛发作持续时间≥72 小时，而且疼痛程度较严重，但其间可有因睡眠或药物应用获得的短暂缓解期。

2. D【解析】曲普坦类药物为 5-羟色胺受体激动剂，能特异性地控制偏头痛的发作，包括舒马普坦（英明格）、佐米曲普坦、利扎曲普坦等。所以选项 D 正确。布洛芬和萘普生属于口服非甾体抗炎药，是治疗偏头痛发作期的非特异性药物。哌替啶对偏头痛急性发作亦有效，因其具有成瘾性，不推荐常规应用。氟桂利嗪是钙通道阻滞药，可用于偏头痛预防性治疗。

3. C【解析】偏头痛发病机制的神经血管假说认为，头痛期部分皮质（扣带回、听觉和视觉相关区）与对侧脑干（5-羟色胺能中缝背核及肾上腺素能蓝斑核）血流增加，有效的药物（舒马普坦、麦角胺）治疗可减少大脑皮质血流但不能改变脑干血流变化，提示血流变化及偏头痛发生可能继发于原发性脑干神经元功能紊乱。在人类刺激脑干导水管周围灰质和中缝背核可产生偏头痛样头痛，中缝背核是 5-羟色胺（5-HT）受体高聚集区，可能是偏头痛的发生器。

4. C【解析】伴典型先兆偏头痛，肢体无力症状不可逆。所以选项 C 错误。伴典型先兆偏头痛的诊断标准如下。

（1）符合下述（2）至（4）项的特征，至少发作 2 次。

（2）至少具备以下 1 项先兆，但没有运动障碍症状：①完全可逆的视觉症状；②完全可逆的感觉症状；③完全可逆的言语功能障碍。

（3）至少具备以下 2 项：①同向视觉症状和（或）单侧感觉症状；②至少一个先兆症状发生超过 4 分钟或数个症状连续出现超过 4 分钟；③先兆症状持续时间不超过 60 分钟。

（4）在先兆症状同时或在先兆症状发生后 60 分钟内出现头痛，头痛符合无先兆偏头痛诊断标准中的（2）~（4）项。

（5）不能归因于其他疾病。

5. C【解析】家族性偏瘫型偏头痛（FHM）系常染色体显性遗传病，是以偏瘫为先兆的偏头痛发作为特征的综合征。FHM 有很强的遗传基础，其遗传异质性至少涉及 3 个染色体 19p、lq21-23 和 lq31，50%的 FHM 家族其基因连锁至染色体 19p13。

6. A【解析】普萘洛尔为偏头痛预防性治疗药物，不适用于急性期治疗。

7. B【解析】钙通道阻滞药为偏头痛发作的预防性治疗药物。非甾体抗炎药、阿片类镇痛药均为发作期非特异性药物，麦角类药物、曲普坦类药物均为发作期特异性药物。所以选项 B 正确。

8. B【解析】有先兆偏头痛的先兆症状有视觉先兆、感觉先兆和其他先兆症状，如出现运动性先兆，一过性失语或精神症状。其中，最常见的先兆症状是视觉先兆，可分为闪光幻觉（占视觉先兆的 75%）、黑曚、视物变形、城堡样光谱。所以选项 B 正确。

9. B【解析】眼肌麻痹型偏头痛较少见，偏头痛发作时或发作后头痛消退之际，头痛侧出现眼肌瘫痪，动眼神经最常见，可同时累及滑车神经和展神经，持续数小时至数周。

10. B【解析】在偏头痛的头痛发作中，虽然头痛的位置可能有所不同，但最常见的情况是头痛从一侧眼眶部或颞部开始，逐渐向头的一侧扩散。这种类型的头痛可在数分钟内或数小时内达到高峰，并伴随搏动性疼痛和局部压痛。因此，选项 B 正确。双侧眼眶或颞部头痛（选项 A）较少见，在偏头痛的诊断中也不是首要考虑的因素。双侧枕部（选项 C）疼痛可能是紧张性头痛的表现，不是偏头痛的特征。而一侧枕部（选项 D）和整个头部（选项 E）的头痛也可以是偏头痛的表现之一，但与一侧眼眶部或颞部头痛相比，其发生频率较低。

11. E【解析】视网膜性偏头痛为反复发生的完全可逆的单眼视觉障碍，包括闪烁、暗点或失明。常伴偏头痛发作，发作间期眼科检查正常。与基底型偏头痛视觉先兆症状常累及双眼不同，视网膜性偏头痛视觉症状仅局限于单眼，且缺乏起源于脑干或大脑半球的神经缺失或刺激症状。所以选项 E 错误。

12. E【解析】癌痛三阶梯治疗的原则就是指癌痛三阶梯疗法。第一阶梯是针对轻度的癌痛，可以使用非麻醉性镇痛药，如阿司匹林。第二个阶梯是针对中度的癌痛，可以采用弱麻醉性镇痛药，如弱阿片类镇痛药。第三阶段是针对重度癌痛，如果弱麻醉性镇痛药效果较差，可以采用强麻醉性镇痛药，如强阿片类镇痛药。

13. A【解析】低颅内压性头痛包括自发性（特发性）和继发性两种。多数自发性低颅内压与自发性脑脊液漏有关。继发性可由多种原因引起，其中以硬膜或腰椎穿刺后最为多见，头颈部外伤及手术、脑室分流术、脊柱创伤或手术等使脑脊液（CSF）漏出增多等也会导致低颅内压性头痛。另外，脱水、糖尿病酮症酸中毒、尿毒症、全身严重感染、脑膜脑炎、过度换气和低血压等可使 CSF 生成减少而引起头痛。所以选项 A 正确。

14. E【解析】基底动脉型偏头痛和典型偏头痛都属于常见的偏头痛类型。与典型偏头痛相比，基底动脉型偏头痛的特点是先兆症状严重。先兆是指偏头痛的前驱症状，可能包括视觉、幻觉、感觉异常、语言障碍等。在基底动脉型偏头痛中，先兆症状通常持续时间较长、强度较强，可能持续数小时或数天，甚至可能成为永久性缺陷。而在典型偏头痛中，先兆症状通常持续时间较短，一般不会超过1小时。所以选项E正确。其他选项中，男性多见（选项A）和发作间期神经系统阳性体征（选项B）并不是基底动脉型偏头痛和典型偏头痛的区别。此外，恶心、呕吐是偏头痛的常见伴随症状，而不是基底动脉型偏头痛和典型偏头痛的区别（选项C）。先兆持续时间虽然比基底动脉型偏头痛和典型偏头痛的先兆持续时间长，但并不能用来区分这两种类型的偏头痛（选项D）。

15. B【解析】头痛是常见的临床症状，一般是指外眦、外耳道与枕外隆突连线以上部位的疼痛，而连线以下至下颌部的疼痛则称为面痛。头痛不是一种单纯的疾病，而是由许多病因引起的综合征，其常见病因见表5-1。所以选项B错误。

表5-1　头痛的常见原因

头痛的发病形式	病因
急性头痛	①常见原因：蛛网膜下腔出血、其他出血性脑血管病、脑炎或脑膜脑炎、眼源性头痛（如青光眼、急性虹膜炎）、头部用力、神经痛（如枕神经炎）；②少见病因：中毒后头痛、腰穿后头痛、高血压脑病等
亚急性头痛	巨细胞动脉炎、颅内占位性病变（肿瘤、硬膜下血肿、脑脓肿等）、疱疹后神经痛、高血压性头痛
慢性头痛	偏头痛、丛集性头痛、紧张性头痛、药物依赖性头痛、颈脊髓病引起的头痛、鼻窦炎、精神性头痛

16. E【解析】视觉模拟评分法（VAS）用于疼痛的评估。在中国临床使用较为广泛，基本的方法是使用一条长约10cm的游动标尺，一面标有10个刻度，两端分别为“0”分端和“10”分端，0分表示无痛，10分表示难以忍受的最剧烈的疼痛。VAS评分最高分是10分。

17. E【解析】偏头痛等位发作表现为反复发作的恶心、呕吐、眩晕、上腹部疼痛，但很少甚至没有头痛。发作持续数小时或长达48小时。所以选项E正确。

18. A【解析】良性发作性位置性眩晕发作呈短暂性，每次眩晕发作一般不超过1分钟。

19. D【解析】麦角胺制剂如麦角胺0.5~1.0mg口服或0.2mg舌下含服或栓剂直肠给药，或者二氢麦角胺0.25~0.5mg肌肉或静脉注射，可有恶心、呕吐、周围血管收缩等不良反应，经常大量服用可引起高血压和肢体缺血性坏死。

20. C【解析】偏头痛每月头痛发作超过15天，连续3个月或3个月以上，并排除药物过量引起的头痛，可考虑为慢性偏头痛。

21. B【解析】前庭神经元炎的主要症状是突发眩晕，伴自发性炎症，可有恶心、呕吐，但无耳鸣、耳聋，发病前多有上呼吸道感染病史，没有反复发作的特征。BPPV 常反复突发，给患者的日常生活、学习、工作和社交活动带来较大影响。偏头痛性眩晕主要以反复发作性眩晕和偏头痛病史为特征。后循环 TIA 有反复发作特点。梅尼埃病的眩晕发作具有反复性，至少 2 次发作。所以选项 B 正确。

22. E【解析】前庭周围性病因和精神障碍性病因是最主要的头晕病因，前者是眩晕的首要病因，后者是非眩晕性头晕的首要病因。

23. B【解析】头痛发病机制复杂，主要是因颅内外痛敏结构内的痛觉感受器受到刺激，经痛觉传导通路传导到大脑皮质而引起。颅内痛敏结构，包括静脉窦、脑膜前动脉及中动脉、颅底硬脑膜、三叉神经（Ⅴ）、舌咽神经（Ⅸ）和迷走神经（Ⅹ）、颈内动脉近端部分及邻近 Willis 环分支、脑干中脑导水管周围灰质和丘脑感觉中继核等；颅外痛敏结构，包括颅骨骨膜、头部皮肤、皮下组织、帽状腱膜、头颈部肌肉和颅外动脉、第 2 和第 3 颈神经、眼、耳、牙齿、鼻窦、口咽部和鼻腔黏膜等。脑组织本身无感觉神经。所以大脑白质无疼痛感觉。故选项 B 正确。

24. C【解析】搏动性疼痛是偏头痛和高血压性头痛的常见表现；烧灼、针刺样疼痛主要见于神经痛；胀痛、钝痛、持续性疼痛是紧张性头痛和颅内压增高的表现。

25. A【解析】从集性头痛常在晚上发作，使患者从睡眠中痛醒。头痛持续 15 分钟至 3 小时不等。发作频度不一，从一日 8 次至隔日 1 次。所以选项 A 正确。

26. E【解析】对疑似良性发作性位置性眩晕（BPPV），推荐的常规检查为位置诱发试验，建议行 Dix-Hallpike 试验，该试验诱发的眩晕和眼震具有发作性，在 10~20 秒由增加到消退（短暂性）。由诱发位置回到坐位时再次出现眩晕和眼震（互换性）。反复多次 Dix-Hallpike 试验后症状减轻（疲劳性）。

27. C【解析】浅表痛性质多为锐痛，比较局限，定位明确，主要由 Aσ 有髓神经纤维传导。深部痛一般为钝痛，不局限，主要由 C 类无髓神经纤维传导。

28. B【解析】从集性头痛开始位于一侧眶周、眶上、眼球后和（或）颞部，呈尖锐、爆炸样、非搏动性剧痛，重者波及整个头部，头痛发作呈密集性，剧烈且无先兆。

29. D【解析】有先兆偏头痛又称典型偏头痛，约占偏头痛患者的 10%，临床上可分以下 4 期。①前驱期：发作前数小时至数日，部分患者可出现抑郁、欣快、不安和嗜睡等精神症状，或畏光、畏声、嗅觉过敏、厌食、腹泻、口渴等症状。②先兆期：最常见为视觉先兆，如闪光、暗点、视野缺损、视物变形和物体颜色改变等；其次为躯体感觉性先兆，如一侧肢体或（和）面部麻木、感觉异常等；运动障碍性先兆较少。先兆症状可持续数分钟至 1 小时。③头痛期：多为一侧眶后或额颞部搏动性头痛或钻痛，可扩展至一侧头部或全头部。如果不治疗或治疗无效，头痛可持续 4~72 小时，儿童持续 2~8 小时；常伴有恶心、呕吐、畏光、畏声、颞动脉突出等症状。头痛可因活动或摇动头颈部而加重，睡眠后减轻。④头痛后期：头痛消退后常有疲劳、倦怠、烦躁、注意力不集中、不愉快感等症状。所以选项D错误。

30. C【解析】咖啡因麦角胺为偏头痛患者常用复方制剂，先兆或头痛刚发生时服用1~2片，半小时无效再服1片，每天用量不超过4片，每周总量不超过12片。

31. A【解析】Tolosa-Hunt综合征，又称痛性眼肌麻痹综合征，为海绵窦段颈内动脉及其附近硬脑膜的非特异性炎症或肉芽肿，脑神经中只有动眼神经、滑车神经、展神经和三叉神经第1、2支通过。所以迷走神经不会受累。故选项A正确。

32. A【解析】交感神经阻滞适用于以疼痛为主的疾病包括肾绞痛、交感性神经疼痛（SMP）如灼性神经痛、幻肢痛、带状疱疹和疱疹后神经痛、胸壁原发或转移性癌痛等。用于治疗血管痉挛性疾病（如雷诺病）、血栓闭塞性脉管炎、糖尿病末梢神经痛、缺血性坏死、下肢溃疡、冻伤后疼痛等。此外亦有用于扩张下肢血管，增加末梢流量，促进末梢静脉回流，改善下肢水肿。交感神经阻滞不用于严重风湿性关节痛的治疗。

33. A【解析】舒马普坦属于5-HT_{1D}受体激动剂，通过激动5-HT_{1D}受体，可引起颅内血管收缩，用于偏头痛及丛集性头痛，是目前治疗偏头痛疗效最好的药物。

34. A【解析】发作性紧张性头痛可分为偶发性和频发性两类。①偶发性发作性紧张性头痛平均每月发作<1天，每年发作<12天；频发性发作性紧张性头痛平均每月发作≥1天而<15天，至少3个月以上，每年发作≥12天而<180天。所以选项A错误。②偶发性和频发性发作性紧张性头痛的持续时间均为30分钟至7天。所以选项B正确。③偶发性和频发性发作性紧张性头痛日常活动（如步行或上楼梯）均不会加重头痛。所以选项C正确。④偶发性和频发性发作性紧张性头痛的性质均为压迫感或紧箍样（非搏动样）。所以选项D正确。⑤偶发性和频发性发作性紧张性头痛均为双侧性头痛。所以选项E正确。

35. A【解析】参见A1型题第23题解析。

36. A【解析】慢性紧张性头痛的诊断标准：①符合②~④特征的至少10次发作；平均每月发作≥15天，3个月以上；每年发作≥180天。②头痛持续30分钟至7天。③至少有下列中的两项头痛特征：双侧头痛；性质为压迫感或紧箍样（非搏动样）；轻或中度头痛；日常活动（如步行或上楼梯）不会加重头痛。④符合下列两项：畏光、畏声、轻度恶心中不超过一项；无中-重度恶心和呕吐。⑤不能归因于其他疾病。所以选项A正确。

37. B【解析】晚发型偏头痛多于45岁后发病，发作性头痛伴反复发作的偏瘫、麻木、失语或构音障碍，每次发作神经功能缺失症状相同，持续数分钟至72小时，须与短暂性脑缺血发作鉴别。

38. B【解析】低颅内压性头痛是由于颅内脑脊液压力降低导致的头痛，成年人正常脑脊液压力卧位为80~180mmHg，若低于70mmHg，就诊断为低颅内压，多因脑脊液分泌减少或脑脊液漏出增多，头颅外伤、手术等造成。

39. C【解析】偏头痛常起病于青春期，女性发病居多；间歇性反复发作，起止突然，间歇期如常人，病程较长；发作时大多以搏动性头痛为主，也可呈胀痛；一侧头痛为主，也可为双侧头痛或全头痛；头痛发作前有或无视觉性、感觉性、运动性、精神性等先兆症状，很少有视盘水肿，若视力减退伴有视盘水肿，提示颅内肿瘤；但偏头痛发作时多数都伴有恶心、呕吐等明显的自主神经症状；饮食、月经、情绪波动、过劳等因素可诱发，压迫颈总动脉、颞浅动脉、眶上动脉或短时休息、睡眠可使头痛减轻；查体一般无异常；一般无头部影像学的改变；家族史阳性有助于诊断。故选项 C 符合题意。

40. A【解析】Tolosa-Hunt 综合征即痛性眼肌麻痹综合征，是一种以头痛和眼肌麻痹为特征，涉及特发性眼眶和海绵窦的炎性疾病。常表现为球后及眶周的顽固性胀痛、刺痛，数天或数周后出现复视，并可有第Ⅲ、Ⅳ、Ⅵ对脑神经受累表现；全眼外肌麻痹，眼球固定；一般经数日或数周好转，但可复发。Tolosa-Hunt 综合征对糖皮质激素的治疗反应较好。各个年龄段均可发病，男、女发病率相似。所以选项 A 正确。

41. E【解析】典型偏头痛又称有先兆偏头痛，最显著的特点就是头痛发作之前有先兆症状，多为视觉先兆。先兆症状持续时间不超过 60 分钟。无先兆（普通型）偏头痛患者常有家族史，头痛性质与典型偏头痛相似，但多无明确的先兆。所以选项 E 正确。选项 A、B、C、D 均为普通型偏头痛的特征。

42. C【解析】偏头痛先兆期血小板聚集性增加，头痛期下降。

43. B【解析】丛集性头痛（CH）的平均发病年龄较偏头痛晚，约为 25 岁，部分患者可有家族史。以男性多见，为女性的 3~4 倍。头痛突然发生，无先兆症状，常在一天内固定时间发作。头痛表现为一侧眼眶周围发作性强烈疼痛，有反复密集发作的特点，呈尖锐、爆炸样、非搏动性剧痛。疼痛时常伴有同侧颜面部自主神经功能症状，表现为结膜充血，流泪，鼻充血，流涕，眼睑水肿，额部、面部流汗等副交感亢进症状，或瞳孔缩小和眼睑下垂等 Horner 征，较少伴有恶心、呕吐。所以选项 B 错误。

44. B【解析】大约 85%的偏头痛患者头痛发作期尿内 5-羟色胺（5-HT）及 5-羟色氨酸增加；血小板结合性及血浆游离的 5-羟色胺降低，并出现血浆 5-羟色胺释放因子。

45. A【解析】无先兆偏头痛、有先兆偏头痛、偏瘫型偏头痛、基底型偏头痛、视网膜性偏头痛均属于偏头痛的类型。无先兆偏头痛又称普通型偏头痛，是偏头痛最常见的类型。

46. C【解析】偏头痛的病因如下。①遗传因素：在偏头痛的发病机制中占有重要地位，从家族成员患病分布上看，可能属于常染色体显性遗传伴有不完全性的外显率。②内分泌功能异常：偏头痛主要发生在中青年女性，且多数在月经期或月经前后发作，至更年期后有自发性缓解的趋势，这些现象提示偏头痛的发生可能与内分泌的改变有关。③饮食与精神因素：某些食物可诱导偏头痛的发生，包括含酪氨酸、苯丙胺的食物（如奶酪）、肉（如腊肉、火腿）、巧克力、红酒以及某些食品添加剂、香料等，利舍平等药物也有诱导偏头痛发作的作用，紧张、焦虑、应激等情绪障碍也可诱发。所以选项 C 错误。

47. E【解析】睡眠可减轻头痛的发作。偏头痛发作急性期，应使患者保持安静，解除心理上的紧张和恐惧，让患者在光线较暗的房间躺下，保持适度睡眠。

48. D【解析】无先兆偏头痛至少具备下列 2 项特征：①单侧性；②搏动性；③中至重度头痛，影响日常活动；④活动后头痛加重。选项 D 属于伴典型先兆偏头痛的诊断标准。故本题应选 D。

49. B【解析】偏头痛先兆期长时间的血流降低易使相应的缺血脑区发生梗死。

50. D【解析】参见 A1 型题第 44 题解析。

51. E【解析】无先兆偏头痛通常呈搏动性，位于额颞部，呈单侧。但在儿童通常为双侧，在青春期后期或成年人早期出现偏头痛的成年人模式——单侧头痛。

52. C【解析】偏头痛是一种常见的反复发作的血管性原发性头痛。其特点是发作性单侧头痛，少数表现为双侧头痛，常伴有恶心、呕吐，有些患者在头痛发作前可有视觉、感觉和运动等先兆，可自发性缓解、反复发作、间歇期正常，可有家族史。所以选项 C 错误。

53. E【解析】偏头痛的三叉神经血管反射学说认为，偏头痛是三叉神经传入纤维末梢释放 P 物质（SP）及其他神经递质，传出神经作用于颅内外血管，引起头痛和血管扩张。与三叉神经系统相关的最主要的神经肽是降钙素基因相关肽（CGRP），其次是 P 物质、神经激肽 A（NKA）。P 物质是传递并降低痛阈的神经递质，与 NKA 有协同作用，而 CGRP 具有较强的扩血管作用，通过扩张血管而引起头痛。

54. B【解析】遗传因素在偏头痛发生中有重要作用，偏头痛为多基因遗传。但基底动脉型偏头痛和家族性偏瘫型偏头痛呈常染色体显性遗传。所以选项 B 正确。

55. A【解析】无先兆偏头痛无明显前驱症状，常有家族史。由于许多病例是由结构性损害引起，疼痛程度多为中或重度。常规体力活动如散步或上楼梯可加重疼痛，并常伴有恶心、呕吐和（或）畏光、畏声。Horner 征表现为畏光，很少恶心、呕吐。所以选项 A 不是无先兆偏头痛的常见症状。

56. C【解析】基底型偏头痛的先兆症状明显源自脑干和（或）两侧大脑半球，临床可见构音障碍、眩晕、耳鸣、听力减退、复视、双眼鼻侧及颞侧视野同时出现视觉症状、共济失调、意识障碍、双侧同时出现感觉异常，但无运动无力症状。在先兆同时或先兆 60 分钟内出现符合偏头痛特征的头痛，常伴恶心、呕吐。所以选项 C 错误。

57. C【解析】有偏头痛的患者尽量避免服用硝酸甘油、肼屈嗪、利舍平、维生素 A、氯米芬、甲状腺素和吲哚美辛。阿司匹林为治疗轻-中度偏头痛的药物，偏头痛患者可以使用。所以选项 C 正确。

58. C【解析】无先兆偏头痛的头痛反复发作，每次头痛发作持续 4~72 小时。儿童发作时间一般为 1~72 小时。

59. E【解析】治疗偏头痛发作期的非特异性药物如下。①巴比妥类及苯二氮䓬类镇静药：可使患者进入睡眠状态，如地西泮 10mg，肌内注射；苯巴比妥钠 100mg，肌内注射。

②口服非甾体抗炎药：如对乙酰氨基酚、阿司匹林、布洛芬、萘普生等药物。③剧烈头痛可应用可待因、吗啡等阿片类镇痛药及曲马多。选项 E“双氢麦角胺”是发作期特异性药物，多用于偏头痛发作期重症患者的治疗。所以选项 E 符合题意。

60. A【解析】吸氧疗法为丛集性头痛发作时首选的治疗措施，给予吸入纯氧，流速7~10L/min，10~20 分钟，可有效阻断头痛发作，约 70%患者有效。

二、A2 型题

1. C【解析】根据题干所述，可考虑患者为先兆偏头痛。为终止头痛急性发作，应选用麦角胺。麦角胺对终止头痛发作有效，但必须在先兆一出现或头痛刚出现时（发作早期）服用，否则无效。所以选项 C 正确。萘普生（选项 A）适有于轻-中度头痛；哌替啶（选项 B）因具有成瘾性，不推荐常规应用；氟桂利嗪（选项 D）和阿米替林（选项 E）均用于偏头痛的预防治疗。

2. D【解析】根据题干所述，患者出现闪光、幻觉等临床症状，约 30 分钟后出现右额颞部搏动样疼痛，伴恶心、呕吐、畏光、畏声，符合有先兆偏头痛的临床特点。

3. D【解析】根据题干所述，可考虑为下肢动脉闭塞性脉管炎，可行腰交感神经阻滞。

4. E【解析】患者头痛原因最可能是低颅内压性头痛。低颅内压性头痛见于各种年龄，自发性者多见于体弱女性，继发性者无明显性别差异。头痛以双侧枕部或额部多见，也可为颞部或全头痛，但很少为单侧头痛，呈轻至中度钝痛或搏动样疼痛。头痛特点是与体位有明显关系，立位时出现或加重，卧位时减轻或消失，头痛多在变换体位后 15~30 分钟内出现。可伴有后颈部疼痛或僵硬、恶心、呕吐、畏光或畏声、耳鸣、眩晕等。部分病例可并发硬膜下出血，极少数病例可出现意识障碍、帕金森样症状、痴呆等。

5. B【解析】中青年男性，春季和秋季反复发作，右侧眼眶周围疼痛，伴右眼结膜充血、流泪，神经影像学排除引起头痛的颅内器质性疾患，可作出丛集性头痛的诊断。

6. A【解析】舒马普坦皮下注射或经喷鼻吸入可迅速缓解偏头痛。

7. C【解析】患者最可能的诊断是 Tolosa-Hunt 综合征。参见 A1 型题第 40 题解析。

8. C【解析】偏瘫为偏瘫型偏头痛先兆，时伴言语不清或右侧肢体麻木感，先兆症状持续 5~10 分钟后，出现左侧额颞部搏动样疼痛等偏头痛的症状。神经影像学排除引起头痛的颅内器质性疾患，患者可诊断为偏瘫型偏头痛。

9. B【解析】该患者最可能诊断为眼肌麻痹性偏头痛。该疾病主要表现为偏头痛和复视。头痛的部位多在单侧额顶部、额颞部或额眶部；头痛的性质为阵发性、搏动性痛或跳痛，常伴有恶心、呕吐；此外还表现为完全性动眼神经麻痹症状，上睑下垂，眼球偏外下方，眼球向上、下、内运动明显受限，伴有瞳孔散大。

10. B【解析】患者诊断首先考虑为紧张性头痛。紧张性头痛多在 20 岁左右发病，发病高峰为 40~49 岁，女性多于男性，病程数月至数年。头痛部位不定，可为单侧、双侧、全头部、颈项部、双侧颞部、双侧枕部等，通常呈持续性钝痛，呈头周紧箍感、压迫感或沉重感。许多患者可伴有头昏、失眠、焦虑或抑郁等症状，也可出现恶心、畏声、畏光等症状。体检可发现疼痛部位肌肉触痛或压痛点，颈肩部肌肉有僵硬感，捏压时肌肉感觉舒适。头痛期间日常生活与工作常不受影响。

11. E【解析】患者应诊断为无先兆偏头痛。无先兆偏头痛无明显前驱症状，常有家族史。头痛反复发作，头痛呈搏动性，位于额颞部，呈单侧。常伴有恶心、呕吐和（或）畏光、畏声。无先兆偏头痛为中至重度头痛，影响日常活动。

三、A3/A4 型题

1. C【解析】参见 A2 型题第 9 题解析。

2. C【解析】怀疑为眼肌麻痹性偏头痛，应做头颅 CT、数字减影血管造影（DSA）检查，有助于鉴别诊断。

3. D【解析】对乙酰氨基酚、阿司匹林是偏头痛发作期的非特异性药物，舒马普坦和麦角胺均是偏头痛发作期的特异性药物，以上药物均可用于治疗偏头痛。氟哌啶醇是抗精神病药物，不可用于治疗偏头痛。所以本题应选 D。

4. D【解析】根据题干所述症状，结合神经影像学排除引起头痛的颅内器质性疾患，患者应考虑为丛集性头痛。

5. B【解析】参见 A1 型题第 60 题解析。舒马普坦皮下注射或经喷鼻吸入、佐米曲普坦经喷鼻吸入，双氢麦角胺静脉注射，可迅速缓解头痛；4%～10%利多卡因 1ml 经患侧鼻孔滴入，可使 1/3 的患者头痛获得缓解。

6. E【解析】治疗丛集性头痛的预防性药物包括维拉帕米、锂制剂和糖皮质激素等。维拉帕米 240～320mg/d 可有效预防丛集性头痛发作，可在用药 2～3 周内发挥最大疗效。

7. C【解析】患者最可能诊断为偏头痛。偏头痛常伴有恶心、呕吐，有些患者在头痛发作前可有视觉、感觉和运动等先兆。头痛呈搏动性。休息睡眠后多可缓解。有家族史。影像检查可排除器质性病变。

8. E【解析】为终止头痛急性发作，应选用麦角胺。麦角胺对终止头痛发作有效。但必须在先兆一出现或头痛刚出现时（发作早期）服用，否则无效。所以选项 E 正确。布洛芬（选项 A）适有于轻-中度头痛；哌替啶（选项 B）因具有成瘾性，不推荐常规应用；丙戊酸（选项 C）用于偏头痛的预防治疗；吗啡（选项 D）用于重度头痛的治疗。

9. A【解析】氟桂利嗪是偏头痛的预防用药，能有效通过血-脑脊液屏障，具有对抗血管平滑肌收缩，减少血小板积聚及释放 5-羟色胺的作用，预防偏头痛发作有效率达 80%。

10. C【解析】患者最可能诊断为有先兆偏头痛。有先兆偏头痛发作前有视觉先兆，然后出现头痛症状，伴有恶心、呕吐、眼结膜和鼻黏膜充血，持续 1～2 小时，自然缓解。影像学检查均正确。

11. E【解析】五个选项中只有选项 E“尼莫地平”是预防用药物。尼莫地平可用于患者头痛间歇期预防发作。

12. C【解析】根据题干所述，结合神经影像学排除引起头痛的颅内器质性疾患，患者可诊断为偏瘫型偏头痛。患者家庭中有类似患者，可进一步诊断为家族性偏瘫型偏头痛。

13. E【解析】偏瘫型偏头痛可分为家族性偏瘫型偏头痛和散发性偏瘫型偏头痛两种。家族型偏瘫型偏头痛多呈常染色体显性遗传，散发性偏瘫型偏头痛表现为典型、普通型与偏瘫型偏头痛交替发作。若患者的一级或二级亲属中无类似患者，故应诊断为散发性偏瘫型偏头痛。

14. A【解析】患者头痛发作程度较轻，可口服非甾体抗炎药，如对乙酰氨基酚、阿司匹林、布洛芬、萘普生等药物。所以选项 A 正确。剧烈头痛可应用可待因、吗啡等阿片类镇痛药（选项 B）。麦角类药物（选项 C）、曲普坦类药物（选项 D）和降钙素基因相关肽（CGRP）受体阻断剂（选项 E）均为发作期特异性药物。

15. A【解析】若患者头痛发作程度严重，可直接选用的治疗药物是麦角类药物。麦角类药物多用于发作期重症患者的治疗。所以选项 A 正确。选项 B 用于轻症患者的治疗；选项 C、D、E 均为预防性用药。

16. C【解析】参见 A3/A4 型题第 9 题解析。其他四项均不是预防性用药。故选项 C 正确。

17. B【解析】丛集性头痛发作期常在每年的春季和（或）秋季，头痛位于一侧眶周、眶上、眼球后和（或）颞部，呈尖锐、爆炸样、非搏动性剧痛。头痛持续 15 分钟至 3 小时不等。发作频度不一，从一日 8 次至隔日 1 次。该患者最可能诊断为丛集性头痛。

18. A【解析】参见 A1 型题第 60 题解析。

四、B 型题

1. B【解析】有先兆偏头痛是慢性偏头痛最常见的类型。

2. C【解析】紧张性头痛（TTH）是原发性头痛中最常见的类型，常为轻度或中度头痛，是双侧枕部或全头部紧缩性或压迫性头痛，不伴有恶心或呕吐，部分患者头部触诊时可有颅周压痛。

3~4 D、D【解析】颅前窝、颅中窝及小脑幕上的组织由三叉神经支配，因此疼痛常表现在前额、眼眶以及颞部。颅后窝的小脑幕下的组织受舌咽神经、迷走神经及第 1~3 颈神经根支配，其疼痛常在枕及颈部。所以小脑幕下（后颅窝）支配的神经不包括三叉神经。

5. E【解析】Tolosa-Hunt 综合征对糖皮质激素的治疗反应较好。故其治疗药物是泼尼松。

6. D【解析】治疗偏头痛的特异性药物主要有曲普坦类和麦角碱类，曲普坦类因为是专门针对偏头痛的发病机制，阻断病理进程，是目前中-重度偏头痛的首选用药，在指南中为Ⅰ级证据 A 级推荐；麦角碱类因为选择性不强，不良反应比较多，在指南中为Ⅱ级证据 B 级推荐。本题中，中-重度偏头痛首选麦角胺。

7. B【解析】无先兆偏头痛无明显前驱症状，头痛反复发作，每次持续 4~72 小时。所以无先兆偏头痛治疗过程中容易应用药物过频，引起药物过量使用性头痛。

8. E【解析】参见 A1 型题第 43 题解析。

9. B【解析】参见 A1 型题第 45 题解析。

10. E【解析】从集性头痛的平均发病年龄较偏头痛晚，约为 25 岁，部分患者可有家族史。以男性多见，为女性的 3~4 倍。

11. A【解析】参见 B 型题第 1 题解析。

12. A【解析】托吡酯是有试验证据支持的对偏头痛进行预防性治疗的抗癫痫药物，对慢性偏头痛有效，每日 25~100mg。利扎曲普坦、双氢麦角胺和麦角胺咖啡因均是治疗偏头痛的发作期特异性药物，对乙酰氨基酚是治疗偏头痛的发作期非特异性药物。

13. E【解析】偏头痛发作期治疗首选麦角胺咖啡因。麦角胺咖啡因主要用于偏头痛发作期的治疗，可有效减轻患者的症状，但不能预防和根治。

14. C【解析】紧张性头痛急性期应选用非甾体抗炎药或对乙酰氨基酚等药物进行治疗。

15. B【解析】从集性头痛是所有头痛当中最严重的一种类型，它属于血管性头痛，表现为剧烈的头部胀痛和钻痛，呈尖锐、爆炸样、非搏动性剧痛，同时伴有球结膜出血、流泪、流涕等症状。

16. E【解析】参见 A2 型题第 10 题解析。

17. D【解析】偏头痛的头痛呈搏动性或敲打性，程度中到重度，行走、咳嗽、打喷嚏等简单活动均可加重头痛。压迫头痛部位的动脉或病侧颈动脉或痛侧眼球可使头痛减轻，解除压迫 3~5 秒后疼痛又恢复至原来程度。

五、X 型题

1. BCDE【解析】偏瘫型偏头痛属于特殊类型的偏头痛，偏瘫可为偏头痛先兆，单独发生，也可伴偏侧麻木、失语，偏头痛消退后偏瘫持续 10 分钟至数周。可分为家族型（多呈常染色体显性遗传）和散发型（表现典型、普通型与偏瘫型偏头痛交替发作）。偏瘫型偏头痛的偏瘫发作大多从儿童期开始，至 20~30 岁时，偏瘫发作停止，并以其他类型的偏头痛代替偏瘫型偏头痛。所以选项 A 错误，本题应选 BCDE。

2. ABCE【解析】参见 A2 型题第 4 题解析。

3. ABCD【解析】参见 A2 型题第 10 题解析。

4. ABCD【解析】防治偏头痛应去除并避免偏头痛发作的诱因。避免患者过度疲劳和精神紧张，避免食用可诱导偏头痛发生的食物，包括含酪氨酸、苯丙胺的食物（如奶酪），肉（如腊肉、火腿）、巧克力、红酒，柑、橘、橙、柚、柠檬等柑橘类水果以及某些食物添加剂、香料等，避免服用利舍平等可诱发偏头痛发作的药物，避免紧张、焦虑、应激等可诱发偏头痛发作的情绪。偏头痛发作时使用血管扩张药可加重头痛发作。所以选项 E 错误，本题应选 ABCD。

5. ABCE【解析】偏头痛多起病于儿童和青春期，中青年期达发病高峰，女性多见，无先兆偏头痛反复发作，每次持续 4~72 小时。有或无视觉先兆，发作后为终止头痛应选用麦角胺，但不宜长期或过量应用。神经性偏头痛缓解后可遗留神经系统阳性体征。所以选项 D 错误，本题应选 ABCE。

6. ABDE【解析】紧张性头痛的头痛部位不定，可为单侧、双侧、全头部、颈项部、双侧颞部、双侧枕部等。所以选项 C 错误。参见 A2 型题第 10 题解析。

7. ABCD【解析】偏头痛并发症包括慢性偏头痛，偏头痛持续状态，无梗死的持续先兆，偏头痛性脑梗死，偏头痛诱发的痫性发作等。所以选项 ABCD 正确。选项 E“偏瘫型偏头痛”属于特殊类型的偏头痛。

8. BCDE【解析】选项 A“蛛网膜下腔出血”引起枕颈部疼痛。常见头痛部位与疾病的可能关系见表 5-2。

表 5-2 头痛部位与疾病的可能关系

疼痛部位	病因
全头	脑肿瘤、颅内出血、颅内感染、紧张性头痛、低颅内压性头痛
偏侧头部	血管性偏头痛、鼻窦炎性头痛、耳源性头痛、牙源性头痛
前头部	后颅窝肿瘤、小脑幕上肿瘤、鼻窦炎性头痛、丛集性头痛
眼部（单侧或双侧）	高颅内压性头痛、丛集性头痛、青光眼、一氧化碳中毒性头痛
双颞部	垂体瘤、蝶鞍附近肿瘤
枕颈部	蛛网膜下腔出血、脑膜炎、后颅窝肿瘤、高颅内压性头痛、高血压头痛、颈性头痛、肌挛缩性头痛

9. ACDE【解析】阿米替林（选项 A）是抗焦虑、抗抑郁药，可对偏头痛进行预防性治疗；氟桂利嗪（选项 D）是钙通道阻滞药，可对偏头痛进行预防性治疗；普萘洛尔（选项 E）是 β 受体阻滞药，可对偏头痛进行预防性治疗。此外，还可选用头痛宁胶囊（选项 C）等药物进行预防性治疗。奋乃静（选项 B）不是预防性用药。故本题应选 ACDE。

10. ABDE【解析】突然起病的头痛可能系蛛网膜下腔出血、脑膜炎、脑外伤、高血压脑病或青光眼；数周到数月内逐渐加重者要考虑颅内占位性病变。所以选项 ABDE 正确。

11. ABCD【解析】无先兆偏头痛的头痛通常呈搏动性，位于额颞部，呈单侧。但在儿童通常为双侧，在青春期后期或成年人早期出现偏头痛的成年模式——单侧头痛。疼痛程度多为中或重度。常规体力活动如散步或上楼梯可加重疼痛，并常伴有恶心、呕吐和（或）畏光、畏声。无先兆偏头痛无认知功能障碍。所以选项 E 错误，本题应选 ABCD。

12. ABC【解析】参见 A1 型题第 24 题解析。

13. ABCDE【解析】偏头痛的发病机制尚不十分明确，目前主要有以下几种学说：血管学说、皮质扩散抑制（CSD）、神经递质假说、三叉神经血管学说、自主功能障碍、离子通道障碍。此外，还有低镁学说、高钾诱导的血管痉挛学说、免疫理论等，都对偏头痛的发病机制有一定的阐释。

14. ABCD【解析】多数大型随机、双盲、对照试验采用的发作期治疗有效性标准包括：①2 小时后无痛；②2 小时后疼痛改善，由中重度疼痛转为轻度或无痛（或 VAS 评分下降 50%以上）；③疗效具有可重复性，3 次发作中有 2 次以上有效；④在治疗成功后的 24 小时内无头痛再发或无需再次服药。

15. BCDE【解析】偏头痛的预防性治疗药物包括 5-羟色胺受体拮抗剂，β 受体阻滞药，抗癫痫药，钙通道阻滞药，抗焦虑、抗抑郁药，活血素等。所以选项 BCDE 正确。选项 A “曲普坦类药物”是发作期特异性药物。

16. ABCE【解析】治疗丛集性头痛（CH）的预防性药物包括维拉帕米、锂制剂和糖皮质激素等。其他用于治疗 CH 的预防药物还包括托吡酯、内戊酸、苯噻啶、吲哚美辛和褪黑素等。所以选项 ABCE 正确。选项 D “双氢麦角胺”属于 CH 急性期的治疗药物。

17. ABDE【解析】参见 A1 型题第 23 题解析。选项 C “帽状腱膜”是颅外的疼痛敏感结构。

18. ACDE【解析】无先兆偏头痛、基底型偏头痛、紧张性头痛、丛集性头痛均属于原发性头痛。选项 B 属于继发性头痛。

19. ABCD【解析】偏头痛发作通常在白天，少数夜间发作，通常是在患者从睡眠中醒后才发生。半数以上患者头痛局限于头的一侧，少数表现为全头痛。头痛发生后逐渐加重，数分钟至数小时达到高峰，持续数小时至数天后逐渐减弱至消失。行走、咳嗽、打喷嚏等简单活动均可加重头痛。头痛发作时常伴有恶心、呕吐、腹泻等胃肠道症状；伴视觉症状、神经功能障碍、自主神经功能紊乱症状及高级神经功能障碍。所以选项 E 错误，本题应选ABCD。

20. ACDE【解析】丛集性头痛较少伴有恶心、呕吐。所以选项 B 错误。参见 A1 型题第 43 题解析。

21. ABCD【解析】特殊类型的偏头痛主要包括偏瘫型偏头痛、基底型偏头痛（也称基底动脉型偏头痛）、眼肌麻痹性偏头痛、儿童周期综合征和视网膜性偏头痛。所以选项 ABCD 正确。

22. CE【解析】参见 A2 型题第 10 题解析。

23. CDE【解析】麦角类药物对子宫作用强而持久，易引起子宫强直性收缩，对子宫体、子宫颈无选择性，故不宜用于催产和引产，临产时或新产后子宫最敏感，主要用于产后子宫出血和子宫复原。同时具有收缩脑血管的作用，用于治疗偏头痛。所以选项 CDE 正确。

24. ABCD【解析】先兆偏头痛最常见的先兆症状是视觉先兆，可分为闪光幻觉（占视觉先兆的 75%）、黑矇、视物变形、城堡样光谱。所以选项 ABCD 正确。

25. ABCDE【解析】低颅内压性头痛的临床表现参见A2型题第4题解析。所以选项ABC正确。脑脊液检查时，腰穿脑脊液压力<70mmH_2O，头颅MRI检查可表现为弥漫性硬脑膜强化、硬膜下积液、脑静脉窦扩大、垂体增大、小脑扁桃体下疝畸形等。所以选项DE正确。

26. CDE【解析】参见A1型第23题解析。

27. ABCDE【解析】偏头痛表现为搏动性头痛；紧张性头痛为紧箍感或重压感；神经痛为电击样、放射状刺痛；低颅内压性头痛多为体位性，患者常在直立15分钟内出现头痛或头痛明显加剧，卧位后头痛缓解或消失；功能性头痛为弥漫而又无定处的胀痛或钝痛。所以五个选项均正确。

28. BCDE【解析】参见A1型题第43题解析。

29. AC【解析】紧张性头痛急性期治疗药物可选用非甾体抗炎药或对乙酰氨基酚等，为终止头痛急性发作则应选用麦角胺。

30. ABD【解析】通过结构性问询，获知头晕、眩晕伴随有听力减退，应考虑为后循环缺血性脑卒中、梅尼埃病、迷路炎。梅尼埃病又称耳性眩晕，其主要症状为发作性眩晕，伴有恶心、呕吐、耳鸣和听力逐渐减退。后循环缺血性脑卒中通常会引起头晕、复视、构音障碍、吞咽困难、姿势步态不稳、共济失调和视野缺损等症状。迷路炎主要表现为头晕、眩晕、恶心呕吐等症状，而且听力也会下降。所以选项ABD正确。前庭神经元炎和偏头痛相关性眩晕均不伴听力减退。所以选项CE不选。

31. ABCDE【解析】评估偏头痛预防性治疗的有效性指标包括偏头痛发作频率、头痛持续时间、头痛程度、头痛的功能损害程度及急性期对治疗的反应。

32. BCD【解析】参见A1型题第40题解析。

33. BD【解析】常见眩晕疾病有良性发作性位置性眩晕（BPPV）、前庭性偏头痛（偏头痛性眩晕）、梅尼埃病、前庭神经元炎、后循环缺血和精神心理性眩晕等。其中最常见的是前三种。

34. BDE【解析】从集性头痛（CH）需要与偏头痛进行鉴别。CH多见于男性，常伴有自主症状和体征，而偏头痛多见于女性患者，发作前可有典型视觉先兆。CH呈周期性发作，而偏头痛无明显节律性。CH的疼痛呈烧灼样或针刺样，而偏头痛则呈搏动性疼痛。CH在睡眠时发作，而偏头痛多在白天发作。大多数CH遗传因素不确切，而偏头痛大多有阳性家族史。所以选项BDE正确。

35. ABD【解析】紧张性头痛常为轻度或中度头痛，通常呈持续性钝痛，呈头周紧箍感、压迫感或沉重感。所以选项A正确，选项E错误。情绪障碍如紧张、焦虑、抑郁、应激等因素可导致持续性头部及颈肩部肌肉收缩，导致肌肉血液循环障碍和缺血，继发性引起钾、乳酸、5-羟色胺、缓激肽等致痛物质的局部贮积，从而产生肌紧张性头痛。所以选项B正确。治疗药物过量也会引起紧张性头痛。所以选项C错误。肌松药可以缓解肌紧张，对紧张性头痛有一定的疗效。所以选项D正确。故本题的正确答案为ABD。

36. BD【解析】对于最常见的后半规管BPPV，应及时予以Epley耳石颗粒复位治疗。对于水平半规管的BPPV，可以进行翻滚治疗。所以选项BD正确。

37. ABCDE【解析】头痛的常见原因参见A1型题第15题解析。

38. ABC【解析】引起急性头痛原因如下。①常见原因：蛛网膜下腔出血、其他出血性脑血管病、脑炎或脑膜脑炎、眼源性头痛（如青光眼、急性虹膜炎）、头外用力、神经痛（如枕神经炎）。②少见病因：中毒后头痛、腰穿后头痛、高血压脑病等。

39. CD【解析】急性眩晕综合征是指突然发生的眩晕、恶心、呕吐等症状，常伴随头痛、眼球震颤、共济失调等表现。在缺血性卒中中，有15%~20%的患者出现急性眩晕综合征，其中又以小脑梗死和延脑背外侧梗死（Wallenberg综合征）最为常见。因此，本题选项为C、D正确。大脑中动脉区梗死（选项A）虽然也可能引起眩晕，但不是急性眩晕综合征的典型表现。脑桥的腔隙性梗死（选项B）多表现为运动障碍和感觉异常，不是眩晕的主要表现。中脑梗死（选项E）通常会有额叶或颞叶功能障碍，而非急性眩晕综合征的表现。

40. BCD【解析】参见A1型题第23题解析。

41. BCDE【解析】颈源性头痛多见于中老年人，常为颈枕部发作性头痛，头颈转动或前屈后仰时易诱发，可伴眩晕，肩臂麻木或疼痛，体格检查颈部活动受限，颈椎旁压痛，颈椎X线片可见骨质增生、颈椎间孔狭窄等。颈椎MRI检查可发现颈椎间盘脱出。所以选项BCDE正确。

42. ABCDE【解析】根据药物种类国际头痛疾病分类第2版第1次修订本（ICHD-ⅡRl）（ICHD-ⅡR1），药物过度使用性头痛（MOH）包括以下8种类型：①麦角胺过度使用性头痛；②曲普坦类药物过度使用性头痛；③镇痛药过度使用性头痛；④阿片类药物过度使用性头痛；⑤镇痛药复方制剂过度使用性头痛；⑥急性头痛用药联合使用所致的药物过度使用性头痛；⑦其他药物过度使用所致的头痛；⑧很可能的药物过度使用性头痛。

43. ABCD【解析】参见A1型题第14题解析。

44. CDE【解析】吸氧疗法为丛集性头痛发作时首选的治疗措施，给予吸入纯氧，流速7~10L/min，10~20分钟，可有效阻断头痛发作，约70%患者有效。舒马普坦皮下注射或经喷鼻吸入、佐米曲普坦经喷鼻吸入，双氢麦角胺静脉注射，可迅速缓解头痛。

45. ABDE【解析】前庭神经元炎的诊断标准：以下第⑤和第⑦为必须项。①发病前1~2周常有上呼吸道感染史。②好发于青壮年。③多为单侧。④良性病程：2天至6周，6个月内症状完全消失。慢性型症状较轻，头晕伴不稳定感在1年期间可反复发作。⑤眩晕：通常急性起病，少数于前兆（不稳感）1~2天后起病。多于夜间发病，醒来时觉察症状；程度多较严重，常伴恶心、呕吐，眩晕可呈持续性，较轻者呈发作性；头部活动可诱发或加重；急性发作期内可伴有自发性水平或旋转性眼震，眼震快相总是指向健侧，7~25天消失。⑥不伴耳蜗症状及体征：如耳鸣、耳聋。⑦不伴脑干症状及体征，如复视、构音障碍。⑧患耳冷热试验反应减弱或消失。

六、案例分析题

1. BEF【解析】根据头痛为轻中度的紧压或挤压样，以后枕部和前额两侧为主。无视觉、运动或感觉障碍，无恶心、呕吐和畏光。大的声响可诱发头痛，饮食或月经不会诱发头痛，患者可考虑为紧张性头痛。患者头痛每天发生或几乎每天发生，患者在发作期过度使用急性对症药物，将促使原有头痛转为慢性，形成药物过度使用性头痛。药物过度使用性头痛患者往往有焦虑、抑郁等情绪障碍或药物滥用史。再根据颞部和颈椎椎旁肌有轻度压痛外，神经系统检查正常，可考虑患者有脑肿瘤。故选项 BEF 正确。

2. BF【解析】频发性发作性紧张性头痛诊断标准：①符合②~④特征的至少 10 次发作；平均每月发作≥1 天且<15 天，至少 3 个月以上；每年发作≥12 天且<180 天。②头痛持续 30 分钟至 7 天。③至少有下列中的 2 项头痛特征：双侧头痛；性质为压迫感或紧箍样（非搏动样）；轻或中度头痛；日常活动（如步行或上楼梯）不会加重头痛。④符合下列 2 项：无恶心和呕吐；畏光、畏声中不超过一项。⑤不能归因于其他疾病。患者颞部和颈椎椎旁肌有轻度压痛可诊断为颅骨膜压痛。

3. ABCDEF【解析】①急性期的治疗：紧张性头痛（TTH）多采用对症治疗，强调个体化综合治疗。用于治疗偏头痛的许多药物也可用于紧张性头痛。口服非甾体抗炎药，如对乙酰氨基酚、阿司匹林、布洛芬、萘普生等药物可用于治疗偏头痛。所以选项 ABC 正确。②预防性治疗：预防头痛可选用 5-羟色胺再摄取抑制剂如氟西汀、舍曲林或阿米替林等。放松训练对 TTH 患者有效。按摩、热水浴也能改善症状。所以选项 DEF 正确。故本题应选 ABCDEF。

4. ABCD【解析】紧张性头痛预后不佳的影响因素有；合并偏头痛、未婚、睡眠障碍和固定的生活方式。预后好的影响因素有：高龄和非慢性紧张性头痛患者。所以选项 ABCD 正确。

5. C【解析】“疼痛部位一般位于左眼后、眼上方，放射到额部和颞部”“每日发作 1~3 次，至少有一次自午夜开始，从深睡中痛醒”“多在春秋季发作”等表现，均符合丛集性头痛的临床表现。

6. ABCD【解析】参见 A1 型题第 43 题解析。

7. ABCDEF【解析】偏头痛和丛集性头痛均可因饮酒诱发，均可有自主神经症状。偏头痛自主神经症状多为双侧，而丛集性头痛则局限于单侧；偏头痛无年周期节律和日周期节律，发作时间多超过 4 小时，但丛集性头痛一般不超过 3 小时；偏头痛需安静，避免活动，但丛集性头痛常坐卧不安、激越。故所有选项均正确。

8. ABCDEF【解析】一旦诊断为丛集性头痛，应立即给予预防性治疗。预防性药物包括维拉帕米、糖皮质激素和锂盐等。双氢麦角胺用于急性期的治疗，所以排除选项 C。其他用于丛集性头痛的预防药物还包括托吡酯、丙戊酸、苯噻啶、吲哚美辛和褪黑素等。

9. DF【解析】根据头痛表现为全头部的钝痛，经常伴有搏动性疼痛，在站立位或坐位时加重，平卧时减轻，甚至经常完全缓解，及相应的影像学表现，可考虑患者为低颅内压性头痛。根据头颅 MRI 表现，可考虑患者为继发性 Arnold-Chiari 畸形。Arnold-Chiari 畸形又称小脑扁桃体下疝畸形，MRI 可见延髓下段、小脑扁桃体下移进入椎管及脑积水改变，并可发现其他颅颈区畸形、脑脊膜膨出、脊髓空洞症等。所以本题应选 DF。

10. ABCDEF【解析】脑膜癌、低颅内压综合征、莱姆病、细菌性脑膜炎、神经系统结节病、继发性中枢神经系统淋巴瘤等疾病，在作头颅 MRI 检查时，均可呈脑膜弥漫性强化。

11. ABCF【解析】初步考虑该患者患有低颅内压性头痛和继发性 Arnold-Chiari 畸形，为明确诊断，进一步给予的辅助检查包括脑脊液压力检查，脑脊液细胞、蛋白、生化检查，以及脑脊液细菌、真菌培养和放射性核素脑池造影等。腰穿测定脑脊液压力降低（<70mmH_2O）可以确诊。所以选项 ABCF 正确。

12. CDEF【解析】患者腰穿测定脑脊液压力降低（<70mmH_2O），可以确诊为低颅压性头痛。低颅内压性头痛头痛可给予的治疗如下。①血液填塞治疗：可压迫硬膜囊和阻塞脑脊液漏出口，迅速缓解头痛。②咖啡因：可阻断腺苷受体，使颅内血管收缩，增加 CSF 压力和缓解头痛。③对症治疗：卧床休息，取平卧或头低脚高位。④静脉补液：生理盐水每天 3500~4000ml；5%葡萄糖液每天 2800~3000ml。所以选项 CDEF 正确。

13. AB【解析】根据 7 年前无明显诱因出现发作性头痛，每 6~8 周发作 1 次，持续时间不超过 1 天，可考虑为无先兆偏头痛。根据头痛开始前 1 小时眼前出现波纹状曲线，持续约 15 分钟，接着出现头痛。头痛呈单侧搏动性，从后颈部开始，扩散至整个左侧头部，以左眼周围最显著，可考虑为典型先兆伴偏头痛性头痛。所以选项 AB 正确。

14. D【解析】参见 A1 型题第 30 题解析。

15. ABCDF【解析】参见 X 型题第 15 题解析。

16. ABCE【解析】参见 X 型题第 4 题解析。

17. E【解析】头晕分为特异性头晕和非特异性头晕两大类。特异性头晕在医学上称为眩晕。非特异性头晕以精神性头晕常见。头晕表现为头昏昏沉沉，这种头晕常持续数年或数十年之久，持续性多见，少为发作性。多数患者合并焦虑-惊恐症状，或者抑郁症状，如做事提不起兴趣、消极无食欲等。在老年人群中，这种头晕非常常见。根据题中症状表现，该患者最可能是非特异性头晕。

18. ACDE【解析】前庭周围性病因和精神障碍性病因是最主要的头晕病因，前者是眩晕的首要病因，后者是非眩晕性头晕的首要病因。依据该患者症状，考虑引起此疾病的病因有前庭中枢、心血管系统、神经感觉系统及精神因素。

19. CE【解析】对非特异性的头晕，应特别注意患者的系统疾病史（高血压、糖尿病、心脏病、体位性血压波动、服用药物、贫血、甲状腺疾病等）、精神状态（抑郁、焦虑、躯体化障碍等）及神经系统疾病（深感觉障碍、共济失调、多系统变性等）。所以，对该患者，进一步的病史问诊重点应包括是否还有其他伴随症状、个人疾病和用药史。所以选项CE正确。

20. ACDF【解析】为明确患者的头晕为精神障碍相关性，应重点问询患者是否有疼痛和其他感觉不适，是否有紧张、担忧、害怕，睡眠如何，心境和兴趣等各项内容。所以选项ACDF正确。

21. ABCF【解析】对该患者，除了解题干所述的各项表现外，还应进一步了解病史，除了解偏头痛病史外，还应明确眩晕发作的伴随症状、持续时间、诱发因素及偏头痛病史等。所以选项ABCF正确。

22. A【解析】良性发作性位置性眩晕（BPPV）又叫耳石病，与内耳平衡器官功能出现障碍有关。眩晕症状会出现在患者改变姿势之后1~2分钟之内，并且会反复出现，跟患者体位的改变有关。所以选项A正确。前庭神经元炎（选项B）多于夜间发病，醒来时觉察症状；程度多较严重，常伴恶心、呕吐，眩晕可呈持续性，较轻者呈发作性，与题中所述不符。梅尼埃病（选项C）常伴恶心、呕吐，与题中所述不符。闪光、暗点、视野缺损、畏声、畏光等通常是偏头痛相关性眩晕（选项D）的伴随症状，题中无此叙述，故选项D不选。有或无伴随症状的眩晕是后循环TIA（选项E）的最常见表现，患者可表现为孤立性头晕，与体位无关，故选项E错误。颈椎眩晕症常见的表现是阵发性眩晕，在体位改变时眩晕的症状加重，同时会伴随眩晕、头重脚轻、下肢发软、恶心、视物模糊、心悸等症状的出现。所以选项F错误。因此，本题的正确答案为A。

23. E【解析】参见A1型题第26题解析。

24. F【解析】患者可以诊断为良性发作性位置性眩晕（BPPV）（后半规管）。后半规管BPPV患者，常在躺下、起床、弯腰及低头位时诱发出短暂的眩晕，Dix-Hallpike试验可诱发出典型的眼震。BPPV（后半规管）的诊断标准：由Dix-Hallpike试验诱发的眩晕，伴有旋转与垂直性的眼震（位置性）。完成Dix-Hallpike试验动作与眩晕、眼震间有1~2秒的潜伏期。诱发的眩晕和眼震具有发作性，在10~20秒由增加到消退（短暂性）。由诱发位置回到坐位时再次出现眩晕和眼震（互换性）。反复多次Dix-Hallpike试验后症状减轻（疲劳性）。

25. B【解析】参见X型题第36题解析。

26. CDF【解析】根据患者20年内眩晕发作8次，可初步诊断为偏头痛相关性眩晕（选项D）、梅尼埃病（选项C）、前庭神经元炎（选项E）。但前庭神经元炎好发于青壮年，病程在2天至6周，6个月内症状完全消失，且通常急性起病，少数于前兆（不稳感）1~2天后起病。故选项E错误。颈椎病（选项A）眩晕和椎-基底动脉供血不足（选项B）均表现为阵发性眩晕，不符合题意。有长期持续性眩晕可考虑为焦虑/抑郁状态，为精神障碍（选项F）。所以本题应选CDF。

27. C【解析】根据上一题需要考虑的疾病为梅尼埃病和偏头痛相关性眩晕，即排除选项 A、D、E、F。眩晕症多是由于脑供血不足引起的眩晕，主要表现头晕、恶心、呕吐、视物旋转等症状。所以题中患者眩晕的可能诊断是偏头痛相关性眩晕（选项 C）。梅尼埃病（选项 B）临床表现为反复发作的旋转性眩晕、波动性听力下降、耳鸣和耳闷胀感，与题中所述不符。因此，本题应选 C。

28. F【解析】精神障碍性眩晕是指与情绪有关的头晕病症，因心理压力与精神上的障碍，而导致反复性或长期性的平衡失调感。患者有长期失眠、缺乏兴趣、不开心、不愿意参加亲友聚会等表现，符合焦虑/抑郁等精神障碍表现。

29. A【解析】汉密尔顿焦虑量表（HAMA）由汉密尔顿（Hamilton）于 1959 年编制。最早是精神科临床中常用的量表之一，包括 14 个项目。《CCMD-3 中国精神疾病诊断标准》将其列为焦虑症的重要诊断工具，临床上常将其用于焦虑症的诊断及程度划分的依据。

30. BDF【解析】对伴随抑郁障碍的偏头痛相关性眩晕患者，可选择的单用治疗药物有文拉法辛、阿米替林、丙戊酸。

31. BC【解析】眩晕（选项 A）是前庭神经系统功能障碍的症状，常以突发性和间歇性的外物和（或）自身按一定方向旋转、翻滚（闭眼不缓解）为主要表现，多于头位体位变动和睁眼时加重。晕厥前（选项 B）以突发一过性意识障碍为主要表现，在发病之初可有眩晕、视物模糊、站立不稳和恶心等不适，由多种原因导致短暂性全脑出血所致，如血管反射性晕厥、心源性晕厥。失衡（选项 C）以间歇性或持续性失去平衡和摇晃不稳感为主要表现，多于行立起坐中或用眼时加重。晕厥（选项 D）是有一过性脑缺血引起的，有短暂的意识丧失，数十秒钟可以自动清醒。头重脚轻（选项 E）是指头或身体有浮动感，也可为漂浮感。黑矇（选项 F）是眼睛视物时不能看到或看清物体，而以眼前发黑为表现的临床症状。题中患者只有选项 B 和选项 C 的表现，故答案为 BC。

32~33 CD、BD【解析】患者有高血压病史 15 年，血压欠稳定，病变可能累及心血管系统，为明确诊断，体格检查应重点关注血压和心率；患者有糖尿病病史 10 年，病变可能累及神经感觉系统，体格检查应重点关注感觉。

34. ABEF【解析】患者有高血压病史 15 年，血压欠稳定，应进行体位性血压和心率测定（选项 A），进行头颅 MRI 检查（选项 B）；患者有糖尿病病史 10 年，应进行肛周肌电图（选项 E）和神经传导速度（选项 F）测定感觉神经病变。故答案 ABEF 正确。

35. B【解析】患者的最后诊断是糖尿病性周围神经病。糖尿病性周围神经病是糖尿病最常见的慢性并发症，是一组以感觉神经和自主神经症状为主要临床表现的周围神经病，运动神经症状较轻。患者电生理检查可有神经传导速度减慢和末端运动潜伏期延长，反映周围神经脱髓鞘损害。

第六章 癫　痫

癫痫

一 A1 型题

1. 关于癫痫，下列哪种情况一经诊断，就应用药
   A. 首次发作
   B. 人生中偶发几次
   C. 一年发作一次
   D. 一年发作两次
   E. 半年内发作两次以上
2. 听觉性特殊感觉性发作的病灶在
   A. 枕叶
   B. 扣带回
   C. 顶叶
   D. 额叶眶部或杏仁核
   E. 颞叶外侧或岛回
3. 全面强直-阵挛发作的治疗过程中突然停药，可以引起
   A. 失神发作
   B. 复杂部分性发作
   C. 单纯部分性发作
   D. 肌阵挛性发作
   E. 癫痫持续状态
4. 对各型癫痫都有一定疗效的药物是
   A. 乙琥胺
   B. 苯妥英钠
   C. 卡马西平
   D. 丙戊酸钠
   E. 苯巴比妥
5. 阵挛性发作多见于
   A. 中年人
   B. 老年人
   C. 青壮年
   D. 儿童期
   E. 婴幼儿
6. 关于儿童失神癫痫，叙述正确的是
   A. 丙戊酸钠是治疗的首选
   B. 12 岁为发病高峰
   C. 男性优势
   D. 常为药物难治性
   E. 患者常有智力障碍
7. 关于儿童良性癫痫伴中央颞部棘波，下面错误的是
   A. 需要早期用抗癫痫药物控制癫痫

B. 通常局灶性发作，极少数可以继发全面性发作
C. 好发于儿童
D. 青春前期有自我缓解的趋势
E. 多在夜间发作，症状轻微

8. 复杂部分性发作可以出现下列哪项症状
A. 感觉性发作
B. 杰克逊癫痫
C. 自主神经性发作
D. 言语自动症
E. 遗忘症

9. 临床上假性癫痫发作与癫痫发作的鉴别关键为前者发作时会出现
A. 全身抽搐
B. 发作形式多样化，具有表演性
C. 呼吸急促，喉中发出叫声
D. 双手紧握，下肢僵直
E. 脑电图上无相应的痫性放电，抗癫痫治疗无效

10. 可直接导致癫痫患者发作的是
A. 脑电图上有痫性放电
B. CT或MRI上有病灶
C. 癫痫病理灶
D. 脑电图上有局灶改变
E. 致痫灶

11. 以下癫痫发作类型中属无意识障碍的是
A. 部分性发作继发泛化
B. 复杂部分性发作
C. 单纯部分性发作
D. 失神发作
E. 强直-阵挛发作

12. West综合征又称
A. 婴儿痉挛症
B. 婴儿失神样发作
C. 高热惊厥
D. 无热惊厥
E. 婴儿癫痫

13. 味觉性发作的病灶在
A. 枕叶皮质
B. 颞顶
C. 岛叶或者周边
D. 额叶眶部
E. 颞叶外侧或岛回

14. 关于全面强直-阵挛发作，错误的是
A. 强直期所有骨骼肌呈持续性收缩
B. 阵挛期每次痉挛都继有短促的肌松弛
C. 痉挛后期可发生尿失禁
D. 痉挛后期呼吸首先恢复
E. 强直期有心率增快、血压高、瞳孔扩大，但对光反射存在

15. West综合征脑电图的典型表现为
A. 多棘慢波
B. 局限性慢波

C. 高峰失律
D. 棘-慢复合波
E. 双侧枕区棘-慢复合波或尖波

16. 抗癫痫药物血浓度监测的主要目的是
A. 判断癫痫持续状态的重要指标
B. 提高用药的有效性和安全性
C. 决定用药的剂量
D. 决定是否停药的依据
E. 决定用药的类型

17. 抗癫痫药对胎儿有危害，传统抗癫痫药物（AEDs）在美国食品药品监督管理局（FDA）妊娠安全分级为
A. A 级
B. B 级
C. C 级
D. D 级
E. X 级

18. 癫痫全面强直-阵挛发作时表现为
A. 发作性头痛
B. 短暂意识不清
C. 神志清楚，一侧肢体抽搐发作
D. 意识丧失，四肢强直，继之阵挛性抽搐
E. 发作性四肢抽搐

19. 关于癫痫发作的表现，下列正确的是
A. 癫痫发作一定要有抽搐
B. 癫痫发作一定要有意识的丧失
C. 不影响自主神经功能
D. 失神发作的患者无意识障碍
E. 可表现为感觉、运动、精神、意识、行为、自主神经功能异常

20. 癫痫手术治疗的最佳适应证是
A. 难治性复杂部分性发作
B. 复杂部分性癫痫
C. 单纯部分性癫痫
D. 失神性癫痫
E. 肌阵挛性癫痫

21. 全面强直-阵挛发作和失神发作合并发生时，药物治疗首选
A. 地西泮
B. 乙琥胺
C. 苯妥英钠
D. 苯巴比妥
E. 丙戊酸钠

22. 脑电图（EEG）检查的重要性在于
A. 确定有无脑萎缩
B. 查出血管阻塞部位
C. 确定有无癫痫可能
D. 确定有无脑瘤
E. 确定是否为血管性头痛

23. 癫痫患者的病理改变多样化，最主要的是
A. 神经元脱失
B. 齿状回颗粒细胞弥散增宽
C. 苔藓纤维出芽
D. 异形神经元

E. 毛细血管增生

24. 抗癫痫药物的选择，最主要的依据是
A. 癫痫发作类型
B. 药物不良反应大小
C. 药物来源
D. 药物价格
E. 药物剂型

25. 关于特发性癫痫的诊断，叙述正确的是
A. 各个年龄段都可以发病
B. 多数为中枢神经系统的离子通道病
C. 远期预后不确定
D. 头颅 MRI 检查正常即可以诊断特发性癫痫
E. 患者常有认知功能损害

26. 下列组合错误的是
A. 杰克逊（Jackson）发作属部分性发作
B. 精神运动性发作属部分性发作
C. West 综合征主要为症状性癫痫
D. 具有枕区放电的良性儿童期癫痫的发作形式为全面性发作
E. 一次发作持续 30 分钟以上为单纯部分性发作持续状态

27. 治疗癫痫持续状态的药物首选是
A. 地西泮静脉推注然后静脉滴注维持
B. 苯妥英钠静脉推注
C. 苯巴比妥肌内注射
D. 甘露醇脱水
E. 水合氯醛灌肠

28. 关于抗癫痫药的应用，不正确的是
A. 增药可适当快，减药要慢，逐一增减
B. 失神发作控制后平稳 2 周即可停药
C. 换药期间应有 5~7 天的过渡期
D. 控制发作后必须坚持长期服用，不宜随意减量或停药
E. 全面强直-阵挛发作完全控制 4~5 年后可考虑停药，停药前应缓慢减量

29. 癫痫持续状态最常见的原因为
A. 饮酒
B. 过度疲劳
C. 感染
D. 不规范 AEDs 治疗
E. 不恰当地停用 AEDs

30. 对于癫痫全面性发作，下面正确的是
A. 不会有肌阵挛发作
B. 可以没有意识障碍
C. 最初的症状学和脑电图提示发作起源于双侧脑部
D. 临床表现一定有强直-阵挛发作

E. 如果仅有强直发作要考虑为部分性发作

31. 癫痫大发作时，首先要

A. 给氧
B. 保暖
C. 防止骨折
D. 注意呼吸道通畅
E. 立即把患者搬到床上

32. 有关特发性癫痫的病因，下列错误的是

A. 有较明显的遗传倾向
B. 无其他明显病因
C. 可能与基因突变有关
D. 没有病因，只是在特定的环境下发病
E. 部分患者需要用分子生物学的方法才能发现病因

33. 全面性强直-阵挛性癫痫持续状态必须从速控制发作，并保持不再复发的时间至少为

A. 6 小时
B. 12 小时
C. 24 小时
D. 48 小时
E. 72 小时

34. 癫痫发病的两个高峰年龄段是

A. 新生儿和儿童
B. 儿童和中年人
C. 青少年和老年
D. 中年人和老年
E. 新生儿和老年

35. 杰克逊（Jackson）发作是

A. 全面性发作
B. 局限性运动性发作
C. 局部抽搐持续不止
D. 发作自一处开始后，按大脑皮质运动区的顺序缓慢地移动
E. 局部反复抽搐动作，大多见于一侧口角、眼睑、手指

36. 内侧颞叶癫痫最多见的病理改变是

A. 门区异形神经元
B. 齿状回结构异常
C. 苔藓纤维出芽
D. 细胞骨架结构异常
E. 海马硬化

37. 典型失神发作的脑电图表现是

A. 尖-慢复合波
B. 高峰失律
C. 多棘慢波
D. 3Hz 棘-慢复合波
E. 局灶性痫性放电

38. 癫痫持续状态是指

A. 精神运动性发作持续数天
B. 一侧肢体间断抽搐
C. 长期用药抽搐仍经常发作
D. 连续小发作

E. 癫痫大发作频繁出现，间歇期仍意识不清

39. 抗癫痫药物治疗后癫痫没有再发作，停止其药物治疗不正确的是
    A. 全面强直-阵挛发作在完全控制 4~5 年后
    B. 强直性发作在完全控制 4~5 年后
    C. 失神发作在完全控制 6 个月后
    D. 阵挛性发作在完全控制 12 年后
    E. 不少于 1~1.5 年无发作者方可停药

40. 对于癫痫的药物治疗剂量最理想的是
    A. 从小剂量开始，逐渐增加，达到既能控制癫痫，又无明显不良反应时为止
    B. 根据血药浓度，即使无发作也要血药浓度达标
    C. 根据医师的经验
    D. 开始用大剂量，快速控制癫痫
    E. 根据患者用药经验

41. 难治性癫痫持续状态的定义是
    A. 持续的癫痫发作，对初期的一线药物如地西泮、氯硝西泮、苯巴比妥、苯妥英钠等无效，连续发作 1 小时以上者
    B. 持续的癫痫发作，对初期的一线药物如地西泮、氯硝西泮、苯巴比妥、苯妥英钠等无效，连续发作 2 小时以上者
    C. 持续的癫痫发作，对初期的一线药物如地西泮、氯硝西泮、苯巴比妥、苯妥英钠等无效，连续发作 3 小时以上者
    D. 持续的癫痫发作，对初期的一线药物如地西泮、氯硝西泮、苯巴比妥、苯妥英钠等无效，连续发作 4 小时以上者
    E. 持续的癫痫发作，对初期的一线药物如地西泮、氯硝西泮、苯巴比妥、苯妥英钠等无效，连续发作 5 小时以上者

42. 关于癫痫发作间期的药物治疗，下列正确的是
    A. 有痫样发作的患者，就应用药
    B. 年龄>60 岁的患者，应该用药
    C. 年龄<10 岁的患者，应该用药
    D. 半年之内发作 2 次以上者，一经诊断明确，就应用药
    E. 一年之内发作 3 次以上者，一经诊断明确，就应用药

43. 抗癫痫药物的正确服用方法是
    A. 每天服用 3 次
    B. 晚上 1 次服用
    C. 清晨 1 次服用
    D. 根据药物的半衰期来决定服药的次数
    E. 根据癫痫发作的频率来决定服药的次数

44. 婴儿严重肌阵挛癫痫（Dravet 综合征）最常见以下哪种基因的遗传学异常

A. *HRNA*4

B. *LCN*2

C. *ABRA*1

D. *KCNQ*2、*KCNQ*3

E. *SCN*1*A*

45. 关于癫痫的治疗原则，错误的是

A. 联合用药原则

B. 个体化用药原则

C. 长期用药原则

D. 停药应遵循缓慢和逐渐减量的原则

E. 增药可适当的快，减药一定要慢

46. 复杂部分性发作也称为

A. 自主神经性发作

B. 特殊感觉性发作

C. 自动症

D. 颞叶发作或精神运动性发作

E. 精神性发作

47. 不能用于治疗全面性癫痫发作的药物是

A. 丙戊酸

B. 托吡酯

C. 左乙拉西坦

D. 卡马西平

E. 拉莫三嗪

48. 不典型失神发作的特点是

A. 用乙琥胺治疗有效

B. 肌张力改变不明显

C. EEG 上 3Hz 棘-慢复合波

D. 每日发作次数较多

E. 意识障碍发生及停止较慢

49. Todd 麻痹指的是

A. 部分运动性发作后遗留暂时性失语

B. 癫痫发作后遗留暂时性共济失调

C. 癫痫发作后遗留暂时性动眼神经麻痹

D. 癫痫发作后遗留暂时性局部肢体麻木或感觉障碍

E. 部分运动性发作后遗留暂时性局部肢体无力或瘫痪

50. 失神癫痫的脑电图表现是

A. 尖-慢复合波

B. 高峰失律

C. 多棘慢波

D. 局灶性痫性放电

E. 3Hz 棘-慢复合波

51. Todd 麻痹的症状一般在发作后多少时间内消除

A. 0.5~36 小时

B. 24 小时内

C. 0.5 小时内

D. 1 小时内

E. 72 小时内

52. 部分感觉（特殊性感觉）性发作的表现中不出现下列哪种情况
A. 幻觉或错觉
B. 视觉性（如闪光或黑朦）
C. 听觉性
D. 嗅觉性
E. 味觉性

53. 卡马西平和奥卡西平会加重
A. 继发全面强直阵挛发作
B. 不对称强直发作
C. 杰克逊发作
D. 肌阵挛发作
E. 复杂部分性发作

54. 以下不属于单纯部分性发作的是
A. 局灶性运动性发作
B. 姿势性发作
C. 旋转性发作
D. 仅有意识障碍或自动症
E. 结构性幻觉

55. 关于强直性发作，下面错误的是
A. 白天发作较多
B. 表现为全身或局部肌肉持续的强直性收缩
C. 多见于弥漫性脑损害的儿童
D. 发作时呈现躯干角弓反张、短暂意识丧失、面部发绀等
E. 发作期的脑电图为暴发性多棘波

56. 诊断癫痫的依据是
A. 神经系统查体
B. 病史和脑电图
C. 头颅 CT 或头颅 MRI
D. 脑脊液检查
E. 头颅 X 线片

57. 关于失张力发作，下面错误的是
A. 意识障碍所致
B. 姿势张力性丧失所致
C. 表现为垂颈、张口、肢体下垂
D. 躯干失张力性跌倒或猝倒发作
E. 发作期的脑电图为多棘-慢波或低电位活动

58. 癫痫的药物治疗，下述用药原则中不正确的是
A. 根据癫痫发作类型选用有效抗癫痫药物
B. 应从小剂量开始，逐渐增加剂量
C. 药物无效时，应立即停药而改为其他抗癫痫药
D. 若出现药物相关变态反应、皮疹、发热，应立即停药
E. 若药物效果不理想，可加用第二种抗癫痫药合并用药

59. 典型失神发作也称为
A. 小发作
B. 精神性发作

C. 单纯部分性发作　　D. 复杂部分性发作

E. 失张力发作

60. 下列发作症状不是起源于边缘系统的是

A. 发作性幻听　　B. 发作性幻觉

C. 发作性记忆障碍　　D. 发作性情感异常

E. 发作性行为异常

61. 源于额叶、顶叶皮质的痫性发作，多数表现为

A. 对侧头部、肢体的局部感觉或运动症状

B. 同侧头部、肢体的局部感觉或运动症状

C. 对侧表现为舞蹈样动作

D. 常见有恐惧、幻觉等表现

E. 对侧上肢的共济运动障碍

62. 癫痫诊断主要依靠详细询问病史，了解发作期的临床表现，在辅助检查中最重要的项目是

A. 脑电图　　B. 头颅 CT

C. 头颅 MRI　　D. 脑脊液穿刺

E. 功能影像学检查如 PET、SPECT

63. 源于颞叶的痫性发作，多数表现为

A. 常见有恐惧感、嗅幻觉、味幻觉、内脏感觉或似曾相识感等表现

B. 对侧头部、肢体的局部感觉或运动症状

C. 对侧表现为舞蹈样动作

D. 对侧上肢的共济运动障碍

E. 常出现管状视野

64. 关于反射性癫痫的治疗方法，关键是

A. 心理治疗　　B. 睡眠疗法

C. 脱离致癫痫的诱因　　D. 抗癫痫药物治疗

E. 服用抗过敏的药物

65. 癫痫患者服用抗癫痫药物最禁忌的是

A. 服药不规则或突然停药　　B. 药物剂量偏小

C. 服用几种药物　　D. 只在晚上服药

E. 药物价格太高

66. 关于难治性癫痫的诊断，以下正确的是

A. 经过 2 年以上正规的抗癫痫治疗，每月仍有 4 次以上的癫痫发作

B. 已经达到有效的治疗剂量或药物有效血浓度仍有癫痫发作

C. 已经达到患者所能够耐受的最大剂量而仍有癫痫发作
D. 每月有4次以上的发作
E. 患者是复杂部分性发作或患者的依从性很差

67. 关于脑电图在诊断癫痫中的价值，下列正确的是
A. 脑电图是癫痫的另一个重要特征，也是诊断癫痫的主要佐证
B. 脑电图上无痫性放电即可以排除癫痫
C. 正常人脑电图没有痫性放电
D. 脑电图上有痫性放电即可诊断癫痫
E. 脑电图是诊断癫痫的唯一辅助手段

68. 最为常见的自动症为
A. 行走自动症
B. 姿势自动症
C. 手部自动症
D. 口咽自动症
E. 言语自动症

69. 癫痫部分运动性发作开始为身体某一部分抽搐，随后按照一定次序逐渐向周围扩散，属于
A. 强直-阵挛发作
B. 癫痫持续状态
C. 复杂部分性发作
D. 典型失神发作
E. 杰克逊（Jackson）癫痫

70. 下列哪种情况不适合考虑癫痫多药联合治疗
A. 有多种发作类型
B. 对部分单药治疗无效
C. 出现药物不良反应
D. 患者有特殊情况（如月经性癫痫）
E. 患者的要求

71. 症状性癫痫的定义是
A. 临床上不能分类的癫痫
B. 脑部有病损或代谢异常的癫痫
C. 抗癫痫药物无法控制的癫痫
D. 脑部无病损或代谢异常的癫痫
E. 从婴儿起始的癫痫

72. 关于全面强直-阵挛发作的描述，不正确的是
A. 每次发作约半小时
B. 是最常见的发作类型
C. 发作时意识丧失
D. 也称大发作
E. 多有尿失禁

73. 与年龄有关的特发性癫痫不包括
A. 良性新生儿惊厥
B. 良性婴儿肌阵挛癫痫
C. 肌阵挛-失张力发作性癫痫
D. 儿童失神癫痫
E. 青少年肌阵挛型癫痫

74. 关于全面强直-阵挛发作持续状态，叙述错误的是
   A. 自主神经和生命体征不改变
   B. 临床最常见、最危险的癫痫持续状态
   C. 强直-阵挛发作反复发生
   D. 电解质紊乱（低钾血症、低钙血症）和肌红蛋白尿
   E. 意识障碍伴高热、代谢性酸中毒、低血糖、休克

75. 关于抗癫痫药的联合治疗，叙述不正确的是
   A. 选择药理作用机制不同的药物联合应用
   B. 合并用药时要注意药物的相互作用
   C. 尽量选用不良反应相同的药物合用
   D. 不能将多种药物联合作广谱抗癫痫药物应用
   E. 合并用药时注意药物的相互作用

76. 下列不是苯妥英钠常见不良反应的是
   A. 共济失调
   B. 眼球震颤
   C. 严重肾损害
   D. 皮疹
   E. 再生障碍性贫血

77. 关于抗癫痫药物联合用药，下列说法不正确的是
   A. 联合用药能明显提高疗效
   B. 单一药物治疗是应该遵守的基本原则
   C. 联合用药可能会增加药物的不良反应
   D. 联合用药会增加患者的经济负担
   E. 一旦出现不良反应，会影响医师对不良反应来源的判断

78. 关于癫痫的说法，错误的是
   A. 是由大脑神经元异常放电引起的
   B. 是以短暂中枢神经系统功能失常为特征的慢性脑部疾病
   C. 临床表现为运动、感觉、意识、行为和自主神经等不同程度的障碍
   D. 正常人由于感冒、发热、药物过量、饮酒戒断或睡眠不足也能引起癫痫
   E. 癫痫分为原发性和继发性两大类

79. 下列抗癫痫药物用法中，错误的是
   A. 苯妥英钠的治疗有效剂量与中毒剂量相近，超过常规剂量很容易产生中毒症状
   B. 丙戊酸钠的治疗有效剂量与中毒剂量相近，超过常规剂量很容易产生中毒症状
   C. 丙戊酸钠的治疗范围大，开始即可给予常规剂量
   D. 卡马西平由于自身诱导作用使代谢逐渐加快，半衰期缩短，需逐渐加量
   E. 拉莫三嗪应该逐渐加量，1 个月左右达治疗剂量，否则容易出现不良反应

80. 提高脑电图痫性放电检出率的方法是
A. 检查前禁食
B. 检查前让患者饱食
C. 检查前运动
D. 检查前充足的睡眠
E. 反复检查或延长脑电图检查的时间，使用过度换气方法、闪光刺激等

81. 卡马西平对下列哪种癫痫类型最有效
A. 强直-阵挛发作
B. 失神发作
C. 间脑发作
D. 单纯部分性发作
E. 复杂部分性发作

82. 癫痫持续状态的治疗关键是
A. 终止癫痫的发作
B. 保持水、电解质的平衡
C. 减轻脑水肿
D. 控制感染
E. 保持呼吸道通畅

83. 癫痫持续状态的定义，正确的是
A. 短时间内有频繁的癫痫发作
B. 30分钟内有2次以上的发作
C. 2次发作之间有定向力障碍
D. 1小时内有2次以上发作
E. 一次发作持续时间超过30分钟或全面性发作在2次发作之间意识不清楚

84. 地西泮治疗癫痫持续状态时，静脉注射速度是
A. ≤1mg/min
B. ≤2mg/min
C. ≤3mg/min
D. ≤4mg/min
E. ≤5mg/min

85. 全面强直-阵挛发作时，强直期瞳孔的改变是
A. 扩大，对光反应存在
B. 扩大，对光反应消失
C. 缩小，对光反应存在
D. 缩小，对光反应消失
E. 瞳孔无变化

86. 关于癫痫的预后，错误的是
A. 80%左右的患者用目前的抗癫痫药物能够完全控制发作
B. 典型失神发作的预后较不典型失神发作的预后差
C. 特发性全面性癫痫发作容易控制
D. 有脑器质性损伤或有神经系统体征者预后差
E. 正规减量后，50%以上患者终身不再发病

87. 癫痫根据发病原因可分为
A. 原发性癫痫和继发性癫痫
B. 全面性发作和失神发作

C. 全面性发作和部分性发作
D. 部分性发作和强直-阵挛性发作
E. 部分运动性发作和失神发作

88. 不属于新型抗癫痫药物的是
A. 拉莫三嗪
B. 乙琥胺
C. 托吡酯
D. 加巴喷丁
E. 氨己烯酸

89. 癫痫患者的病理改变多样化，最主要的是
A. 门区异形神经元
B. 齿状回结构异常
C. 苔藓纤维出芽
D. 细胞骨架结构异常
E. 海马硬化

90. 全面强直发作的典型脑电图表现为
A. 尖-慢复合波
B. 暴发性多棘波
C. 高峰失律
D. 2~3Hz 棘-慢复合波
E. 局灶性痫性放电

91. 0~2 岁发病的癫痫患者病因多为
A. 围生期损伤、先天性疾病或代谢障碍
B. 脑外伤
C. 脑血管疾病
D. 脑肿瘤
E. 神经变性病

92. 检查继发性癫痫病因的最有效方法之一是
A. 头颅 MRI
B. 分析癫痫临床发作类型
C. 24 小时脑电图监测
D. 各种诱发脑电图
E. 经颅超声多普勒

93. 下列不属于癫痫共同特征的是
A. 发作性
B. 短暂性
C. 重复性
D. 刻板性
E. 周期性

94. 癫痫小发作脑电图的典型表现是
A. 一侧偏胜的长段 δ 波或 θ 波
B. 高波幅弥漫性 10Hz
C. 弥漫性慢波
D. 3Hz 棘-慢复合波
E. 高峰失律

95. 继发性癫痫的首选治疗方法为
A. 药物治疗
B. 病因治疗
C. 手术治疗
D. 心理治疗
E. 康复治疗

96. 关于状态关联性癫痫发作，错误的是
A. 患者的发作与特殊状态有关
B. 临床可以诊断为癫痫
C. 常见原因有高热、缺氧、内分泌改变、电解质紊乱、药物过量、睡眠剥夺、酒精戒断等
D. 发作的性质虽为痫性发作，一般不诊断为癫痫
E. 一旦去除有关状态即不再发作

97. 伦诺克斯-加斯托（Lennox-Gastaut）综合征（LGS）脑电图的典型表现是
A. 一侧偏胜的长段δ波或θ波
B. 高波幅弥漫性10次/秒的棘慢波
C. 弥漫性慢波
D. 高度失律
E. 不同步的非典型2~2.5次/秒的棘慢波

98. 癫痫单纯失神发作的特征性表现是
A. 头晕、头痛
B. 恶心、呕吐
C. 全身抽搐
D. 口吐白沫，角弓反张
E. 短暂意识障碍、活动中断、呆滞凝视

99. 原发性癫痫是
A. 从婴儿期开始癫痫发作
B. 因大脑半球病变引起的癫痫发作
C. 大发作及小发作
D. 除局限性发作所有类型的癫痫
E. 癫痫发作，始终未能找到其器质性或代谢性病因者

100. 关于抗癫痫药物的用药治疗原则，下列说法错误的是
A. 药物的选择主要决定于痫性发作的类型
B. 出现不良反应时不论其轻重，任何药物均应马上停用
C. 效果不佳时亦可暂不增量，如不能控制再渐增量
D. 停药必须通过缓慢减量
E. 口服药物剂量均自低限开始

101. 复杂部分性发作最常见的表现为
A. 只有意识障碍
B. 意识障碍和自动症
C. 意识障碍和肢体强直
D. 意识障碍和肌阵挛
E. 意识障碍和特殊姿势

102. 全面性肌阵挛发作的临床表现不包括
A. 快速、短暂、触电样肌肉收缩
B. 肌群受累为主，常成簇发生
C. 暴发新出现的全面性多棘慢复合波
D. 节律规则
E. 复合波与发作具有锁时关系

103. 关于自动症，正确的是

A. 患者有强直、震颤等不自主运动
B. 有精神性发作
C. 表现为舞蹈样动作
D. 是自主神经功能障碍的一种表现
E. 以协调的不自主活动为特征

104. 成年人最常见的全面性发作类型是
A. 失神发作
B. 肌阵挛发作
C. 失张力发作
D. 强直性发作
E. 强直-阵挛发作

105. 部分运动性发作的特征是
A. 身体某部分发作抽搐
B. 轻微的抽搐发作
C. 发作性头痛
D. 发作性多动
E. 发作性瘫痪

106. 癫痫发作最有生命危险的是
A. 全面强直-阵挛发作
B. 癫痫持续状态
C. 复杂部分性发作
D. 部分运动性发作
E. 失神发作

107. 杰克逊发作的病灶部位在
A. 对侧额叶
B. 对侧颞叶
C. 对侧运动区
D. 对侧枕叶
E. 对侧岛叶

108. 有关不典型失神发作的表现哪项是错误的
A. 意识障碍发生与休止较典型失神发作缓慢
B. 双侧对称的 3Hz 棘-慢复合波
C. 脑电图表现 1~2.5Hz 的棘-慢复合波
D. 发作持续时间较典型失神发作长
E. 多见于 L-G 综合征

109. 对于一个怀疑复杂部分性发作的患者，为提高 EEG 的阳性率，常进行哪项操作
A. 加做额骨电极
B. 加做颞骨电极
C. 加做蝶骨电极
D. 服用氟哌啶醇诱发
E. 暗示诱发

110. 单纯部分运动性发作的病理机制是
A. 中央后回破坏
B. 中央后回刺激
C. 中央前回破坏
D. 中央前回刺激

E. 中央前回、中央后回均破坏

111. 癫痫持续状态的发作持续时间是

A. 10分钟
B. 20分钟
C. 30分钟
D. 40分钟
E. 50分钟

112. 苯妥英钠不用于治疗癫痫的类型是

A. 强直-阵挛发作
B. 癫痫持续状态
C. 复杂部分性发作
D. 部分性发作
E. 肌阵挛发作

113. 癫痫综合征的分类是依据

A. 癫痫的病因
B. 发病机制
C. 临床表现及疾病演变过程
D. 治疗效果等综合因素
E. 以上全都是

114. 自主神经发作性癫痫常见的病灶部位是

A. 额叶
B. 顶叶
C. 丘脑
D. 基底核区
E. 杏仁核、岛回

115. 下面高度提示癫痫发作的是

A. 肢体抽搐
B. 发作后意识模糊
C. 尿失禁
D. 精神异常
E. 一过性失语

116. 需与全面强直-阵挛发作鉴别的主要疾病是

A. 舞蹈病
B. 破伤风
C. 去大脑强直
D. 去皮质强直
E. 癔症

117. 目前诊断癫痫最科学的组合是

A. 病史+查体+普通脑电图+CT
B. 病史+查体+普通脑电图+MRI
C. 病史+查体+动态脑电图+CT
D. 病史+查体+动态脑电图+MRI
E. 病史+查体+动态脑电图+SPECT

118. 下列哪项属于精神运动性发作

A. 杰克逊发作
B. 自主神经性发作
C. 自动症
D. 遗忘症
E. 失张力发作

119. 以下哪项是精神运动性发作的特征

A. 发作性精神异常和自动症
B. 持续存在的昏睡
C. 抑郁、幻觉、自制力低下
D. 发作性抽搐伴意识障碍
E. 持续存在的精神异常

120. 关于癫痫的药物治疗，下列错误的是
A. 典型失神发作，首选药物是乙琥胺、丙戊酸钠
B. 特发性 GTCS 首选丙戊酸钠，其次为苯妥英钠或苯巴比妥
C. 单纯部分性发作以及继发的 GTCS，首选苯妥英钠，次选卡马西平或苯巴比妥
D. 复杂部分性发作首选卡马西平
E. Lennox-Gastaut 综合征首选丙戊酸钠

121. 关于与癫痫有关的辅助检查，哪一项是错误的
A. video-EEG 能够鉴别癫痫和假性癫痫发作
B. 正常成年人 EEG 上亦可发现癫痫波
C. PET 发现海马硬化的敏感性高
D. 诊断癫痫时，脑磁图（MEG）不如 EEG 定位准确
E. 症状性癫痫应常规行头颅 MRI 检查

122. 下面哪项发作时意识是清楚的
A. 杰克逊（Jackson）发作
B. 全面强直-阵挛发作
C. 复杂部分发作
D. 失神发作
E. 癫痫持续状态

123. 癫痫持续状态最常见类型是
A. 单纯部分性发作持续状态
B. 阵挛性发作持续状态
C. 全面强直-阵挛发作持续状态
D. 强直性发作持续状态
E. 失神发作持续状态

124. 下列哪些疾病需要与癫痫鉴别
A. 晕厥
B. 癔症
C. 短暂性脑缺血发作
D. 低血糖症
E. 以上都需要

125. 关于癫痫的手术治疗错误的选择是
A. 儿童失神发作
B. 经过长时间正规单药治疗无效
C. 经过一次正规联合治疗无效
D. 难治性复杂部分性发作
E. 先后用两种抗癫痫药达到最大耐受剂量无效

126. 下列不是假性癫痫发作表现的是
A. 舌咬伤，尿失禁，瞳孔散大，对光反射消失
B. 闭眼，含泪，过度换气

C. 常常有人在场发病

D. 四肢强直持续一天

E. 暗示治疗可戏剧般好转

127. 关于癫痫的治疗，不正确的是

A. 首次发作者可以观察，暂不用药

B. 半年内发作两次以上者，一经诊断明确，就应用药

C. 39%的癫痫患者有自发性缓解倾向，故并非每个癫痫患者都需要用药

D. 单一用药 70%~80%癫痫患者可以得到控制

E. 近年来由于功能神经外科的进步，治疗癫痫应首选外科治疗

128. 癫痫发作的病理生理基础是

A. 神经细胞内、外离子含量异常

B. 兴奋性氨基酸或神经递质增多

C. 大脑皮质神经元过度放电

D. 神经细胞膜结构有缺陷

E. 抑制性神经元功能减退

129. 典型失神发作的特征是

A. 很轻的抽搐发作

B. 发作性缄默不语

C. 发作性精神异常

D. 儿童高热时抽搐

E. 发作性短暂意识障碍

130. 抗癫痫药物种类的正确选择主要根据

A. 癫痫发作的次数

B. 患者的年龄

C. 癫痫发作类型和癫痫综合征类型

D. 不良反应的大小

E. 患者及家属的意愿

131. 关于癫痫的说法，错误的是

A. 痫性放电源于一侧大脑半球，不伴有意识障碍的发作，为单纯部分性发作

B. 全面性发作为痫性放电源于两侧大脑半球，同时伴有意识障碍的发作

C. 部分性发作为成年期痫性发作最常见的类型

D. 部分性发作均不伴有意识障碍

E. 部分性发作可扩展为全面性发作

132. 关于抗癫痫药物的不良反应错误的是

A. 大多数抗癫痫药物的都有不良反应

B. 用药前应检查肝肾功能和血尿常规

C. 用药后需每月监测血尿常规，每季度监测肝肾功能

D. 剂量相关性不良反应最常见，减量或停药可消失

E. 极少出现不良反应，不需要监测肝肾功能及血尿常规

二 A2 型题

1. 患者，男性，30 岁。持续性头痛半年伴右侧肢体阵发性抽搐就诊。眼底检查发现双侧视盘水肿，左侧为甚。以下处理不合适的是

A. 给予卡马西平 0.1g，每日 3 次
B. 腰椎穿刺查脑脊液
C. 脑电图检查
D. 收入院进一步检查
E. 头颅 CT 检查

2. 患儿，男性，7 岁。进餐时突发神志丧失，手中夹的菜跌落，几秒钟后即醒。脑电图示 3Hz 棘-慢复合波规律性和对称性发放。最可能的诊断是

A. 复杂部分发作
B. 部分性发作
C. 杰克逊（Jackson）发作
D. 失神发作
E. 不能分类的癫痫发作

3. 患者，男性，39 岁。发作时先觉得胃部一股气体上升，并有咀嚼、吞咽动作，喃喃自语，走动，似在找东西，呼唤反应，持续约 4 分钟。发作类型是

A. 强直-阵挛发作
B. 失神发作
C. 复杂部分性发作
D. 脑缺血发作
E. 假性癫痫发作

4. 患者，男性，25 岁。2 年来反复发作性意识模糊，双手不自主搓动，并有外出游走、奔跑，持续半小时左右清醒，对发作过程不能回忆，最可能的诊断是

A. 部分性发作
B. 全面强直-阵挛发作
C. Lennox-Gastaut 综合征
D. 婴儿痉挛症
E. 复杂部分性发作

5. 患者，女性 30 岁。表现为突然发生左侧手指首先抽搐，逐渐向手腕、前臂、肩部及左侧半身扩展，下列哪项是最可能的诊断

A. 杰克逊发作
B. Lennox-Gastaut 综合征
C. 复杂部分性发作
D. 全面强直-阵挛发作
E. 失神发作

6. 患儿，男性，8 岁。智力低下，发作时出现强烈的点头、屈体样动作，持续此姿势 5~8 秒，常摔伤头部，伴颜面发绀、瞳孔散大。该患儿的发作类型是

A. 肌阵挛发作
B. 强直性发作
C. 复杂部分性发作
D. 全面强直-阵挛发作
E. 发作性睡病

7. 患者，女性，25 岁，突然意识丧失，两眼上翻，口唇发绀，牙关紧闭，大小便失禁、抽搐停止后昏睡 2 小时，醒后对发作无记忆，此前有数次发作。考虑该患者可能是

A. 癔症发作
B. 癫痫大发作
C. 震颤麻痹
D. 癫痫小发作
E. 脑血管意外

8. 患者，男性，13岁。癫痫大发作史4年，服用苯妥英钠治疗后，病情较稳定，现每年发作3~4次，以下哪项是错误的

A. 坚持上课
B. 少看电视
C. 养成规律的生活习惯
D. 不乘坐高空游艺机
E. 暑期天天去游泳，加强体质锻炼

9. 患者，男性，33岁。打球后突发头痛、呕吐，伴右上肢Jackson发作半分钟，先后2次。神经系统检查，颈有阻力，右上肢肌力Ⅲ级，右上肢肱二头肌、肱三头肌腱反射亢进，余无异常。脑脊液均匀血性。镜检红细胞满视野，糖和氯化物正常。为明确病因最佳的检查是

A. 头颅CT
B. 头颅MRI
C. 脑电图
D. 经颅超声多普勒
E. 脑动脉血管造影

10. 患者，男性，38岁。有癫痫史。3个月来有反复发作的右手及上肢抽搐，每次持续1分钟左右，意识清醒。下面哪项是最可能的诊断

A. 复杂部分性发作
B. 单纯部分性发作
C. 失神发作
D. 强直-阵挛发作
E. 自动症

11. 患者，男性，23岁。有全面强直-阵挛发作史，一年来服抗癫痫药物已完全控制发作。他欲申请领取汽车驾驶证，咨询医师的正确回答是

A. 一直不应申领
B. 五年后可申领
C. 四年后可申领
D. 三年后可申领
E. 二年后可申领

12. 患者，女性，24岁。生气后突然哭闹，四肢强直，持续2小时，无大小便失禁，检查闭眼不语，双侧瞳孔2mm，对光反射灵敏，四肢强硬，无锥体束征。最可能的诊断是

A. 癫痫
B. 精神分裂症
C. 癔症
D. 晕厥
E. 小脑出血

13. 患者，男性，18岁。因诊断为失神发作用乙琥胺治疗半年。最近，家人发现其发作形式与既往明显不同。最可能原因是用乙琥胺治疗失神发作时诱发

A. 其他疾病
B. 精神运动性发作
C. 部分性发作
D. 小发作的形式改变

E. 癫痫大发作

14. 患者，女性，21 岁。阵发性意识丧失伴四肢抽搐半年，脑电图示痫性放电，神经系统检查无阳性体征，现拟用抗癫痫药治疗，首选

A. 乙琥胺 B. 地西泮

C. 卡马西平 D. 氯硝西泮

E. 扑米酮

15. 患者，男性，7 岁。既往体健，半年前家长发现其吃饭时突然筷子脱落，两眼凝视，呆立不动，呼之不应，持续 7~8 秒后恢复正常继续吃饭。后一日发作约 10 次，对发作经过无记忆，前往医院检查诊断为癫痫。最有可能的癫痫类型是

A. 大发作 B. 部分性发作

C. 小发作 D. 腹痛性癫痫

E. 复杂部分性发作

16. 患者，女性，12 岁。近 2 个月发作性四肢抽搐 3 次，伴有意识障碍，口吐白沫，大小便失禁，每次持续时间 4~6 分钟。神经系统查体未见异常。下列哪项检查最有助于诊断

A. 头颅 MRI B. 头颅 CT

C. 脑电图 D. 脑脊液检查

E. 脑干诱发电位

17. 患者，男性，5 岁。突然发作瞪视不动，呼之不应，继而两手不断摸索，历时 2 分钟缓解，事后不能回忆。脑电图示双侧颞区慢波，杂有棘波、尖波。应诊断为

A. 失神发作 B. 癔症

C. 精神分裂症 D. 精神运动性发作

E. 精神性发作

18. 患者，女性，15 岁，3 年前开始发作性意识丧失，全身抽动，持续 4~5 分钟恢复，发作时面色青紫，有时伴尿失禁、舌咬伤，常在夜间睡眠中发作；体检及各项检查均正常。患者叔父有相同病史，诊断最可能是

A. 癔症 B. 特发性失神发作

C. 症状性失神发作 D. 特发性全面强直-阵挛发作

E. 症状性全面强直-阵挛发作

19. 患者，女性，7 岁。近 2 个月来间发突然意识不清，发呆，两目瞪视，呼之不应，数秒钟后立即清醒，但对发作无记忆，每天发作几十次。体格检查及神经系统检查未发现异常。该患儿治疗首选药应是

A. 乙琥胺 B. 丙戊酸钠

C. 卡马西平 D. 苯妥英钠

E. 苯巴比妥

20. 患者，男性，66 岁。发作性意识丧失 1 年，每次发作均由左侧肢体不自主抽搐开始，继而意识丧失伴尿失禁，口唇发绀，持续 5 分钟左右。诊断首先考虑的是

A. 癔症
B. 原发性癫痫
C. 继发性癫痫
D. 短暂性脑缺血发作
E. 晕厥

21. 患者，女性，43 岁。近半年来反复发作右上肢抽动，每次发作约半分钟后自行缓解。最可能的诊断是

A. 肌阵挛发作
B. 单纯部分性发作
C. 自动症
D. 小舞蹈病
E. 低钙性手足抽搐

22. 患者，男性，48 岁。既往有脑外伤病史，近期工作紧张，白天经常出现口角至一侧面部抽搐，每天发作 2~3 次，每次发作 30 秒至 1 分钟，发作时意识清醒。最可能的诊断是

A. 失神发作
B. 复杂部分性发作
C. 部分运动性发作
D. 肌阵挛发作
E. 强直性发作

23. 患者，男性，16 岁。在上课中突然站起、挪动桌椅，边挪边喊叫，别人不能打断他的行为，约持续 1 分钟自动停止，对当时的情况毫无记忆。近半年发生 2 次。最可能的诊断是

A. 单纯部分性发作
B. 复杂部分性发作
C. 失神发作
D. 肌阵挛发作
E. 全面强直-阵挛发作

24. 患者，男性，30 岁。近半年来，旁人常发现其发愣，对别人提问无反应，持续 1~2 分钟，同时伴有口唇咀嚼动作，一天出现数次。神经系统检查无异常。脑电图示右侧颞区局灶性尖波活动，可诊断为

A. 短暂脑缺血发作
B. 癫痫小发作
C. 精神运动性发作
D. 神经官能症
E. 局限性阵挛发作

25. 患者，男性，9 岁。既往有脑炎病史，睡眠中发病，眼球上翻，牙关紧闭，四肢伸直，颈部后伸，面部发绀，持续 30 秒后停止。EEG 为暴发性多棘波。最可能的诊断为

A. 单纯部分性发作
B. 复杂部分性发作
C. 肌阵挛发作
D. 强直性发作
E. 全面强直-阵挛发作

26. 患者，女性，35 岁。白天在一般生活及工作中突发全身肌肉软弱无力，张口、垂颈、不能说话、瘫倒在地，持续 30 秒后缓解，发作时无意识障碍，每月发作 1~2 次。最可能

的诊断是

A. 重症肌无力
B. 周期性瘫痪
C. 癔症性瘫痪
D. 失张力发作
E. 发作性睡病

27. 患者，男性，9 岁。发病时表现为发作性一侧面肌抽搐，持续 1~2 分钟，多在夜间发作，2~3 个月发作 1 次。头颅 MRI 检查未见异常，EEG 为背景活动正常基础上，中央-颞区高波幅棘-慢波。口服卡马西平有效，16 岁以后未再发病。最可能的诊断是

A. 颞叶癫痫
B. 顶叶癫痫
C. 额叶癫痫
D. 青少年肌阵挛癫痫
E. 儿童良性癫痫伴中央颞部棘波

28. 患者，男性，7 个月。反复发作性快速点头样痉挛伴双上肢外展，下肢和躯干屈曲。1~2 岁发现有智力低下。EEG 为高度节律失调。4 岁后发作停止。最可能的诊断是

A. 特异性综合征
B. 特殊综合征
C. West 综合征
D. 早期肌阵挛性脑病
E. Lennox-Gastaut 综合征

29. 患者，女性，22 岁。医学生，课间实习观看外科手术，站立 3 小时，突然头晕、恶心、黑矇、意识丧失、跌倒，四肢强直，伴面色苍白、出汗，约持续 10 秒后意识清醒。神经系统查体未见阳性体征。血糖 4mmol/L，头颅 MRI 检查未见异常。最可能的诊断是

A. 假性癫痫发作
B. 晕厥
C. 低血糖症
D. 强直性发作
E. 椎-基动脉供血不足

30. 患者，男性，16 岁。2~3 岁时有过高热惊厥史，在教室上课时突然发愣，推动课桌，由前排推到后排，持续 1 分钟停止。当时同学喊他不予理睬，事后不能回忆。1~2 个月发作 1 次。EEG 为双侧颞叶棘波。最可能的诊断是

A. 青少年期失神癫痫
B. 额叶癫痫
C. 颞叶癫痫
D. 顶叶癫痫
E. 原发性阅读性癫痫

31. 患者，男性，4 岁。发热、躁动伴四肢频繁抽搐 2 小时，入院后诊断为病毒性脑炎，住院 1 个月后出院。出院后仍有发作性意识障碍伴四肢抽搐，每次持续 2 分钟左右，每天发作 2~3 次，发作间期完全正常。治疗首选

A. 地西泮静脉注射
B. 卡马西平口服
C. 乙琥胺口服
D. 硫喷妥钠静脉注射
E. 手术治疗

32. 患者，女性，8 岁。自 3 岁起有发作性四肢抽搐伴意识障碍，一直服用卡马西平，近

4年无抽搐发作。下一步应该

A. 改服丙戊酸钠
B. 改服苯妥英钠
C. 停药观察，症状复发继用卡马西平
D. 逐渐减量，1~1.5年内无发作可停药
E. 保持原剂量，定期复查血药浓度

33. 患者，男性，6岁。其有长期癫痫病史，前日近4小时内有2次发作，到院后又有一次全身性大发作，历时2分钟，现处于发作后状态，用哪种治疗

A. 卡马西平10mg静脉注射
B. 氯氮䓬10mg肌内注射
C. 苯妥英钠250mg肌内注射
D. 地西泮50mg静脉注射
E. 苯妥英钠250mg静脉5分钟以上注射完毕

34. 患者，男性，24岁。癫痫病史13年。主诉半小时前从左侧拇指沿腕部、肘部至肩部抽搐，无意识丧失，持续约2分钟缓解，该患者一线治疗药物选择正确的是

A. 首选丙戊酸钠，次选苯巴比妥
B. 首选卡马西平，次选苯妥英钠
C. 首选苯巴比妥，次选苯妥英钠
D. 首选乙琥胺，次选丙戊酸钠
E. 首选ACTH，次选氯硝西泮

三 A3/A4型题

（1~3题共用题干）

患者，男性，13岁，因“反复发作左手抽动1年”来诊。发作逐渐频繁，持续时间逐渐延长，并出现认知功能衰退和左侧肢体瘫痪。既往体健，家族史无异常。

1. 最可能的诊断是

A. 青少年肌阵挛癫痫
B. 进行性肌阵挛癫痫
C. 颞叶癫痫
D. 拉斯马森（Rasmussen）综合征
E. 儿童良性癫痫伴中央颞部棘波

2. 患者进行了有关检查，最可能的检查结果是

A. 脑电图背景活动正常
B. 脑电图呈现全面性痫性放电
C. 神经影像学检查提示正常
D. 神经影像学检查提示右侧外侧裂、额叶进行性萎缩
E. 神经影像学检查提示右侧额叶血管畸形

3. 应用卡马西平、丙戊酸钠治疗效果不佳，下一步最适宜的治疗方案是

A. 生酮饮食
B. 换用新型抗癫痫药物治疗
C. 换用促肾上腺皮质激素治疗
D. 迷走神经刺激治疗
E. 手术治疗

（4~6 题共用题干）

患者，男性，33 岁。颅脑外伤后出现左上肢发作性抽动，持续 1 分钟左右，逐渐波及下肢和面部，意识清楚。

4. 患者的癫痫发作形式最可能是
   A. 复杂部分性发作
   B. 过度运动发作
   C. 自动症
   D. 部分性运动性发作伴杰克逊发作
   E. 肌阵挛发作

5. 根据发作形式，患者的癫痫发作起源部位可能是
   A. 右侧中央前回
   B. 右侧辅助运动区
   C. 右侧内侧颞叶
   D. 右侧顶叶
   E. 岛叶

6. 首选的治疗药物是
   A. 卡马西平
   B. 丙戊酸钠
   C. 卡马西平+丙戊酸钠
   D. 苯巴比妥
   E. 托吡酯

（7~8 题共用题干）

患者，男性，34 岁。反复发作性四肢抽搐伴意识丧失近 3 年。入院前 6 小时四肢抽搐频繁发作，每次 15~25 分钟，伴尿失禁及舌咬伤；发作间歇期意识不清。既往粪便中曾有白色节片。头颅 CT 可见多发性钙化灶。

7. 诊断应首先考虑
   A. 原发性癫痫
   B. 多发性脑肿瘤继发癫痫
   C. 脑囊虫继发癫痫
   D. 手足搐搦症
   E. 癔症性抽搐

8. 采用的急诊治疗措施是
   A. 静脉注射地西泮
   B. 肌内注射地西泮
   C. 肌内注射氯丙嗪
   D. 肌内注射苯巴比妥钠
   E. 静脉注射山梗菜碱

（9~11 题共用题干）

患者，男性，58 岁。近 2 个月来时有头痛，并有 2 次发作性左手抽搐，每次 2~5 分钟停止，有高血压病史多年，体检均正常。

9. 引起单纯部分性发作的病因，首先考虑
   A. 脑脓肿
   B. 颅内肿瘤

C. 缺血性脑卒中
D. 脑血管畸形
E. 脑变性病变

10. 最适宜控制发作的药物是
A. 苯妥英钠
B. 乙琥胺
C. 地西泮
D. 水合氯醛
E. 扑米酮

11. 需进一步检查
A. 头颅X线片
B. 颈动脉多普勒检查
C. 左手肌电图
D. 脑电图
E. 头颅CT加强

（12~13题共用题干）

患者，男性，6岁。因“逐渐出现言语减少、词义失认，伴多动和注意力障碍4个月”来诊。发病以来，睡眠中强直-阵挛发作1次。既往体健，家族史无异常。

12. 患者脑电图检查最可能的特征性表现是
A. 双侧性慢棘-慢复合波（1.0~2.5Hz）
B. 睡眠中持续颞区为著的痫性放电
C. 不对称、不规则高波幅慢波和多灶性尖-慢/棘-慢复合波
D. 双侧3Hz棘-慢复合波
E. 无特异性改变

13. 最可能的诊断是
A. 颞叶癫痫
B. 额叶癫痫
C. 儿童良性癫痫伴中央颞部棘波
D. 兰道-克勒夫纳（Landau-Kleffner）综合征（LKS）
E. Lennox-Gastaut综合征（LGS）

（14~16题共用题干）

患者，男性，20岁。因突发四肢抽搐伴意识丧失2分钟而入院，神经系统查体无定位体征。意识逐渐恢复后，仍昏睡、头痛、无力，对抽搐全无记忆。

14. 追问病史需特别注意的是
A. 家族史
B. 外伤史
C. 疫苗接种史
D. 药物过敏史
E. 以前有无类似发作

15. 如果检查发现脑电图有棘-慢复合波持续发放，最可能的诊断是
A. 癔症
B. 晕厥
C. 癫痫
D. 发作性低血糖
E. 短暂性脑缺血发作

16. 如果既往 5 年内有同样发作，且未采取治疗，应首选
A. 苯妥英钠
B. 卡马西平
C. 乙琥胺
D. 氯化钙
E. 地西泮

（17~18 题共用题干）

患者，女性，12 岁。因“发作性右侧肢体无力 3 个月”来诊。每次发作持续 30 分钟左右缓解，不伴抽搐及意识障碍。既往体健。

17. 患者发作症状最可能是
A. 全面性癫痫发作
B. 短暂性脑缺血发作（TIA）
C. 失张力发作
D. 负性肌阵挛发作
E. 肌阵挛发作

18. EEG 未发现痫性放电，但在过度换气诱发中，反应性慢波在过度换气停止后重新出现。经颅多普勒（TCD）超声示双侧颈内动脉末端狭窄。患者最可能的诊断是
A. 脑血管畸形
B. 烟雾病
C. 青少年肌阵挛癫痫
D. 进行性肌阵挛癫痫
E. 斯特奇-韦伯（Sterge-Weber）综合征

（19~22 题共用题干）

患者，男性，23 岁。反复发作性四肢抽动伴意识不清 2 年。既往史无特殊。查体及神经系统未发现异常。诊断为特发性大发作，已连续服卡马西平 1 年，近来无发作。

19. 要完全控制多长时间，才能逐渐减量
A. 1 年
B. 1 年半
C. 2~3 年
D. 3~4 年
E. 4~5 年

20. （假设条件）如确诊后服药 1 个月仍不能控制发作，应该
A. 复查脑电图，进一步明确诊断
B. 查血药浓度，酌情加量
C. 换用另一种抗癫痫药
D. 联合用药
E. 停药观察

21. （假设条件）如患者发作频繁，每次持续时间超过半小时，发作间期神志不清，诊断为

A. 癫痫大发作
B. 癫痫小发作
C. 癫痫持续状态
D. 精神运动性发作
E. 癔症

22. 此时首要的处理是
A. 苯妥英钠口服
B. 10%水合氯醛灌肠
C. 地西泮 10~20mg 静脉注射
D. 苯巴比妥钠 0.2g 肌内注射
E. 异戊巴比妥钠 0.5g 静脉注射

（23~24 题共用题干）

患者，男性，64 岁。因“发作性右侧肢体抖动，有时伴有一过性意识障碍 2 个月”来诊。意识障碍持续 2 分钟左右，自行缓解。1 年前左侧大脑中动脉区梗死。

23. 最可能的诊断是
A. 癫痫发作
B. 晕厥
C. 短暂性脑缺血发作（TIA）
D. 帕金森病
E. 低血糖

24. EEG 见发作期左侧额区痫性放电。关于抗癫痫药物治疗的注意事项，错误的是
A. 老年人药物剂量应该减少
B. 应尽可能选择非肝酶诱导或者抑制的药物
C. 应减少或者避免应用对认知功能有影响的药物
D. 避免用可造成或者加重骨质疏松的药物
E. 多药联合治疗

（25~27 题共用题干）

患者，女性，26 岁。1 年来有发作性神志丧失，四肢抽搐，服药不规则。今日凌晨开始又有发作，意识一直不清。来院后又有一次四肢抽搐发作。

25. 首先应选用的治疗药物是
A. 地西泮 10mg 静脉注射
B. 苯妥英钠 0.25g 肌内注射
C. 地西泮 20mg 肌内注射
D. 副醛 5ml 灌肠
E. 苯巴比妥 0.5g 肌内注射

26. 患者目前处于下列哪一种状态
A. 癫痫持续状态
B. 强直-阵挛发作
C. 单纯部分性发作继发全面性发作
D. 复杂部分性发作继发全面性发作
E. 癫痫发作后昏睡期

27. 患者发作控制，清醒后应做何种处理

A. 调换其他抗癫痫药　　B. 询问近期服药情况，嘱正规服药
C. 加大服药剂量，嘱正规服药　　D. 加用另一种抗癫痫药
E. 停药观察 1 周后再考虑用药

（28~29 题共用题干）

患者，男性，5 岁。因“2 年内出现惊厥 2 次”来诊。均为感冒发热时出现，持续 2~3 分钟，伴口唇发绀和四肢抽动。出生史正常，智力、体格发育正常。

28. 关于患儿发作性症状，叙述正确的是
A. 热性发作，属于反射性发作　　B. 热性发作，全面性癫痫
C. 热性发作，但不诊断为癫痫　　D. 非典型热性发作，部分性发作
E. 非典型热性发作，全面性发作

29. 关于热性发作，错误的是
A. 热性惊厥是婴幼儿最常见的发作性疾病，具有年龄依赖性
B. 患病年龄为 3 个月至 5 岁
C. 热性发作患儿成年后会出现癫痫发作
D. 全面强直-阵挛发作是热性发作最常见的类型
E. 热性惊厥需要早期治疗

（30~32 题共用题干）

患者，男性，10 岁。因“发作性四肢对称强直伴躯体前倾 5 年”来诊。每次发作持续 10 秒左右缓解。出生后有窒息，生长发育迟滞。

30. 其发作期的脑电图表现最可能是
A. 1.0~2.5Hz 的全面性棘-慢复合波　　B. 3Hz 的全面性棘-慢复合波
C. 快（8~10Hz）棘波　　D. 一侧额部起源的节律性活动
E. 高度失律

31. 患儿同时有在数秒内逐渐出现目光呆滞，呼之不应，流涎，持续 30 秒左右；EEG 示双侧慢棘-慢波复合节律（1~2.5Hz）。其可能的发作类型是
A. 复杂部分性发作　　B. 非典型失神发作
C. 强直性发作　　D. 肌阵挛发作
E. 肌阵挛-失张力发作

32. EEG 见睡眠中呈现阵发性快波节律活动。最可能的癫痫综合征诊断是
A. 获得性失语癫痫　　B. 内侧颞叶癫痫
C. 肌阵挛失神癫痫　　D. Lennox-Gastaut 综合征
E. Dravet 综合征

（33~35 题共用题干）

患者，女性，27 岁。既往有头部外伤史，近 3 年经常在白天一般日常活动中突然大叫一声、意识丧失、跌倒在地，四肢强直，眼球上翻，口吐白沫，有时带血沫，面色青紫，瞳孔散大，对光反射消失，有尿失禁，先强直后阵挛，然后逐渐停止，意识恢复。每次发作持续 3~5 分钟。每月发作 1~2 次，今日发作一次来诊。神经系统检查未见阳性体征，头面颈部可见烫伤瘢痕。

33. 该患者选择何种检查最恰当

A. EEG
B. EEG+CT
C. EEG+MRI
D. EEG+SPECT
E. EEG+PET

34. 最可能的诊断是

A. 单纯部分性发作
B. 复杂部分性发作
C. 阵挛性发作
D. 强直性发作
E. 强直-阵挛发作

35. 首选的治疗方法为

A. 避免诱因，继续观察
B. 发作时口服抗癫痫药，不发作不吃药
C. 发作时肌内注射地西泮
D. 手术治疗
E. 按抗癫痫药应用原则口服抗癫痫药

（36~38 题共用题干）

患者，女性，17 岁。因“肢体及躯干不自主抖动并偶有全身抽搐发作 3 年”来诊。既往体健，智力发育正常。颅脑影像学检查正常。应用卡马西平（400mg/d）后发作增多，脑电图呈现频繁的双侧性不规则棘-慢复合波。

36. 患者的“抖动”最可能是

A. 震颤
B. 部分性运动性发作
C. 肌阵挛发作
D. 复杂部分性发作
E. 失张力发作

37. 最适宜的处理是

A. 卡马西平加量
B. 停用卡马西平，替换为奥卡西平
C. 停用卡马西平，替换为丙戊酸钠
D. 继续卡马西平治疗，加用丙戊酸钠
E. 继续卡马西平治疗，加用苯妥英钠

38. 患者停用卡马西平后，发作明显减少，脑电图痫性放电显著减少，应用丙戊酸钠后，发作消失。最可能的综合征诊断是

A. 特发性部分性癫痫
B. 进行性肌阵挛癫痫

C. 青少年肌阵挛癫痫
D. 肌阵挛失神癫痫
E. Lennox-Gastaut 综合征

四 B 型题

(1~3 题共用备选答案)

A. 地西泮
B. 苯妥英钠
C. 氨己烯酸
D. 加巴喷丁
E. 丙戊酸钠

1. 肌阵挛发作，首选药物是
2. 在 30 分钟内终止全面惊厥性癫痫持续状态的首选药物是
3. 原发性癫痫大发作，首选药物是

(4~8 题共用备选答案)

A. 乙琥胺
B. 苯妥英钠
C. 卡马西平
D. 丙戊酸钠
E. 地西泮

4. 强直性发作和失张力性发作的首选药物是
5. 癫痫持续状态急救的首选药物是
6. 能治疗癫痫发作而无镇静催眠作用的药物是
7. 癫痫复杂部分性发作的治疗首选
8. 癫痫典型失神发作首选

(9~11 题共用备选答案)

A. 复杂部分性发作伴自动症
B. Jackson 发作
C. Todd 瘫痪
D. 部分性发作继发泛化
E. 全身强直-阵挛发作

9. 患者，男性，24 岁，癫痫病史 10 余年，诉半小时前从左侧拇指沿腕部、肘部至肩部抽搐，持续约 2 分钟缓解，属于
10. 一例癫痫患者，2 天前的一次癫痫发作后，出现左侧肢体无力，肌力 3 级，12 小时后缓解，属于
11. 一例癫痫患者，2 年内常有发愣伴咀嚼吞咽动作或反复搓手，持续数分钟，事后不能回忆，属于

（12~15题共用备选答案）

A. 异戊巴比妥
B. 乙琥胺
C. 扑痫酮
D. 丙戊酸钠
E. 强的松

12. 对强直-阵挛发作及失神发作均有疗效的抗癫痫药物为
13. 治疗 West 综合征（婴儿痉挛症）的首选药物是
14. 可用于不典型失神发作的药物是
15. 难治性癫痫持续状态的标准疗法首选

（16~18题共用备选答案）

A. 颅骨平片
B. 脑电图
C. 腰椎穿刺
D. 头颅 CT
E. 病史和临床发作类型

16. 继发性癫痫首选的检查是
17. 诊断癫痫通常主要依靠
18. 怀疑癫痫但临床症状不典型者，首先应做的检查是

（19~21题共用备选答案）

A. 中央后回
B. 黑质-纹状体
C. 颞叶
D. 枕叶
E. 顶叶

19. 复杂部分性发作的病损在
20. 躯体感觉性癫痫发作的病灶部位在
21. 脑叶出血最常见的部位在

（22~23题共用备选答案）

A. 症状性癫痫
B. 特发性癫痫
C. 隐源性癫痫
D. 妊娠性癫痫
E. 继发性癫痫

22. 根据病因最常见的癫痫类型是
23. 症状性癫痫也称

（24~25题共用备选答案）

A. 强直性发作
B. 阵挛性发作

C. 典型失神发作
D. 肌阵挛发作
E. 部分性运动性发作

24. 脑电图示双侧对称 3Hz 棘-慢波或多棘-慢波提示癫痫发作类型为
25. 杰克逊（Jackson）发作属于

五 X 型题

1. 单纯部分性发作包括
   A. 部分性运动性发作
   B. 部分感觉性发作
   C. 肌阵挛发作
   D. 自主神经性发作
   E. 精神性发作
2. 癫痫综合征包括
   A. 儿童良性癫痫伴中央颞部棘波
   B. Weber 综合征
   C. West 综合征
   D. 伴叶阵发性儿童良性枕叶癫痫
   E. Lennox-Gastaut 综合征
3. Lennox-Gastaut 综合征常见的发作形式包括
   A. 强直阵挛发作
   B. 不典型失神发作
   C. 典型失神发作
   D. 肌阵挛发作
   E. 失张力发作
4. 关于 Lennox-Gastaut 综合征，下列说法正确的是
   A. 好发于 1~8 岁
   B. 临床有多种发作类型
   C. 有精神发育迟滞
   D. 易出现癫痫持续状态
   E. 多数患者对抗癫痫药物有效
5. 难治性癫痫最常用的手术方法有
   A. 前颞叶切除术和选择性杏仁核、海马切除术
   B. 颞叶以外的脑皮质切除术
   C. 癫痫病灶切除术
   D. 大脑半球切除术
   E. 迷走神经刺激术
6. 关于失神发作，下列说法正确的是
   A. 多见于成年人
   B. 持续时间短暂
   C. 突然发作
   D. 突然停止
   E. 发作频率高
7. 关于癫痫单纯部分性发作，下列临床表现正确的是
   A. 见于任何年龄，以成年人较多

B. 常为脑局灶性器质性病变刺激引起

C. 主要表现为单纯的基本运动、感觉或自主神经症状发作

D. 伴有意识障碍

E. 可能有发作后的短暂瘫痪

8. 下列叙述符合癫痫的是

A. 按照病因可分为特发性癫痫、症状性癫痫和隐源性癫痫

B. 遗传因素和环境因素均可影响癫痫发作

C. 每一例癫痫患者只有一种痫性发作类型

D. 女性患者通常在月经期和排卵期发作频繁

E. 癫痫的临床表现可分癫痫性发作和癫痫症两方面

9. 对于癫痫的药物治疗，下面说法正确的是

A. 口服药剂量自低限开始

B. 定期复查，注意毒性反应及不良反应

C. 不能突然停药、换药

D. 先用一种药物，不能控制可加用其他药物

E. 当完全控制和不产生严重毒性反应不能同时兼顾时，应满足完全控制

10. 下列脑电图改变正确的是

A. 小发作，为规律和对称的3Hz 棘-慢波，背景活动正常

B. 不典型失神发作，为较慢而不规则的棘-慢波或尖-慢波，背景活动异常

C. 单纯部分性发作，脑电图变化在症状同侧相应的皮质区域

D. 强直性发作，为低电位10Hz 波，波幅渐增高

E. 婴儿痉挛症，为弥漫性高电位不规则慢活动，杂有棘波和尖波

11. 以下属于症状性癫痫的有

A. 颞叶癫痫

B. 原发性阅读性癫痫

C. 额叶癫痫

D. 顶叶癫痫

E. 儿童慢性进行性部分性癫痫状态

12. 以下属于反射性癫痫患者诱发因素的是

A. 光敏

B. 特定的触觉

C. 睡眠充足

D. 进餐或精神反射

E. 音乐

13. 全面性癫痫伴热性惊厥附加症的致病基因有

A. *SCN1A*

B. *SCN1B*

C. *SCN2A*

D. *AGBAG2*

E. *CHRNA*4

14. 复杂部分性发作应该包括

A. 可以无意识障碍

B. 仅有意识障碍

C. 先有单纯部分性发作，继之出现意识障碍

D. 先有单纯部分性发作，后出现自动症

E. 仅有自动症

15. 癫痫正确的治疗方法是

A. 在晚上服药

B. 迅速停药

C. 合并用抗生素

D. 两种抗癫痫药同时使用

E. 持续服药

16. 关于癫痫的药物治疗原则，下列说法正确的是

A. 早期

B. 联合

C. 足量

D. 规律

E. 长程

17. 下面属于抗癫痫药物严重特异反应的是

A. 卡马西平引起的再生障碍性贫血

B. 苯妥英钠导致的牙龈增生

C. 卡马西平、拉莫三嗪所致的皮疹

D. 丙戊酸钠、卡马西平导致的肝损伤

E. 苯巴比妥导致的行为改变

18. 下列属于癫痫发作影响因素的是

A. 遗传因素

B. 年龄

C. 睡眠

D. 吸烟

E. 饮酒

19. 下面属于脑电图检查范围的是

A. 常规脑电图

B. 动态脑电图（脑电图长时程监测）

C. 脑电地形图

D. 诱发电位

E. 视频脑电图

20. 关于失神发作与复杂部分性发作的鉴别，说法正确的是

A. 意识障碍持续时间前者较后者长

B. 发作终止前者较后者快

C. 神经元放电起始部位不同

D. EEG 表现不同

E. 药物治疗不同

21. 关于癫痫患者的停药原则，以下说法正确的是

A. 全面强直-阵挛发作、强直性发作、阵挛性发作完全控制 4~5 年

B. 失神发作停止半年后

C. 停药前有一个缓慢的减量过程，最少 1 年无发作

D. 有自动症的患者可能需要长期服药
E. 不同的药物停药的时间不同

22. 抗癫痫药物换药时，下面说法正确的是
A. 正规用药，并且已经达到有效血药浓度时，仍然治疗无效
B. 换药时应该先增加新的药物
C. 新老药物应该有 5~7 天的过渡期
D. 新药达到有效的抗癫痫作用时，再逐渐撤换老药
E. 换新药的同时停用老药，避免合并用药时的不良反应

23. 下列属于单纯部分性运动性发作的是
A. Jackson 发作
B. 旋转性发作
C. 姿势性发作
D. 语言性发作
E. 自动症

24. 癫痫持续状态的治疗原则包括
A. 保持生命体征稳定
B. 终止癫痫状态的发作
C. 减少发作对脑部神经元的损害
D. 尽可能根除病因及处理并发症
E. 检测抗癫痫药物浓度，调整药物剂量

25. 失张力发作包括
A. 部分或全身肌张力突然降低
B. 颈垂、张口、肢体下垂或跌倒
C. 有长时意识障碍
D. EEG 上为多棘-慢波
E. 持续 1~3 秒

26. 脑电图在癫痫诊治中的价值有
A. 痫性放电在临床资料提示癫痫的情况下，支持癫痫的诊断
B. 能够较好地反映异常放电的起源和传播
C. 能够较好地终止异常放电
D. 有助于癫痫发作类型和癫痫综合征类型的区分
E. 有助于判断治疗反应，作为减药、停药的参考

27. 下列痫性发作的表述正确的是
A. 痫性发作可分为部分性发作和全面性发作两个主要类型
B. 单纯部分性发作的放电起始于脑局部，不伴意识障碍
C. 全面性发作起始于脑局部，伴意识障碍
D. 部分性发作的痫性放电起源于一侧脑部
E. 全面性发作的痫性放电起源于两侧脑部

28. 下列哪些药物代谢为线性药代动力学，服药过程不需要监测血药浓度
A. 卡马西平
B. 苯妥英钠

C. 拉莫三嗪
D. 托吡酯
E. 加巴喷丁

29. 与剂量相关的不良反应有
A. 皮肤损害
B. 卡马西平、苯妥英钠引起头晕、复视
C. 卡马西平、苯妥英钠引起共济失调
D. 严重的肝毒性
E. 血液系统损害

30. 癫痫的手术适应证为
A. 起源于一侧颞叶的难治性复杂部分性发作
B. 患者有手术的要求
C. 致痫灶位于大脑皮质
D. 手术可以切除且不会遗留严重神经功能缺陷
E. 病因明确的肿瘤、动脉瘤或血管畸形等，在手术可切除区域

31. 主要的癫痫结构性异常病因有
A. 海马硬化
B. 大脑皮质发育不良
C. 肿瘤
D. 血管发育异常
E. 各种原因造成的损伤

32. 临床上假性癫痫发作的患者发作时可以出现的表现有
A. 突然跌倒
B. 全身抽搐或双手紧握，下肢僵直
C. 呼吸急促，喉中发出叫声
D. 舌咬破或自伤
E. 伴瞳孔散大，对光反射消失

33. 全面强直-阵挛发作持续状态患者常可以伴有
A. 高热
B. 酸中毒
C. 水、电解质紊乱
D. 压疮
E. 肺部感染

34. 关于癫痫发作的描述，正确的是
A. 大发作开始为阵挛性抽搐，然后移行为强直性抽搐
B. 部分性发作的患者有时可继发为全面强直-阵挛发作
C. 全面强直-阵挛发作醒后对抽搐多无记忆
D. 杰克逊发作后可以有 Todd 麻痹
E. 典型失神发作的患者不一定都有意识障碍

35. 癫痫发作的本质特征有
A. 是一过性的临床现象
B. 在个体患者中，发作呈现相对的灵活性
C. 发作持续时间通常短于 5 分钟
D. 总是伴有脑电的发作性异常放电
E. 总是可以从头皮电极进行可靠的记录

36. 症状性癫痫的病因包括

A. 遗传代谢性疾病
B. 脑外伤
C. 脑血管病
D. 皮质发育障碍
E. 中枢神经系统感染

37. 关于癫痫的预后，正确的是

A. 80%左右的患者用目前的抗癫痫药物能够完全控制发作
B. 复杂部分性发作的患者多数需要终身服药
C. 特发性全面性癫痫复发的机会较少
D. 有脑器质性损伤或有神经系统体征者预后差
E. 典型失神发作的预后较非典型失神发作的预后差

38. 复杂部分性发作又称为

A. 单纯部分性发作
B. 精神运动性发作
C. 颞叶癫痫
D. 癫痫大发作
E. 癫痫小发作

39. 癫痫持续状态患者的处理应该包括

A. 迅速控制抽搐的发作
B. 保持呼吸道通畅，必要时可以考虑气管插管或气管切开
C. 用大剂量的醒脑药物
D. 脱水减轻脑水肿
E. 高压氧治疗

40. 癫痫诊断的主要依据是

A. 病史
B. EEG
C. 颅骨平片
D. 颈动脉超声
E. TCD

41. 发作间歇期癫痫性放电的波形特点有

A. 尖波
B. 棘波
C. 棘-慢复合波
D. 慢波
E. 多棘-慢复合波

42. 国际抗癫痫联盟神经影像学委员会提出应做神经影像学检查的情况有

A. 任何年龄、病史或脑电图提示为部分性发作
B. 在 1 岁以内或成人未能分型的发作或明显的全面性发作
C. 神经或神经心理证明有局限性损害
D. 一线抗癫痫药物无法控制发作
E. 抗癫痫药不能控制发作或发作类型有变化以及可能有进行性病变者

43. 痫性发作的分类依据是

A. 痫性放电起源于一侧还是双侧大脑半球 B. 意识是否保持

C. 发作时的症状 D. 有无先兆

E. 头颅 MRI 的改变

44. 不典型失神发作的表现为

A. 意识障碍发生与休止较典型失神发作缓慢

B. 肌张力改变较明显

C. 脑电图表现 1~2.5Hz 棘-慢复合波

D. 多有弥漫性脑损害

E. 对丙戊酸类药物反应良好，预后比典型失神发作好

45. 全面性发作的特征为

A. 大部分与遗传关系密切 B. 痫性放电起源于两侧大脑半球

C. 有先兆 D. 可由缺氧性脑病引起

E. 有自动症

46. 下列抗癫痫药物中，属于肝酶诱导药的有

A. 苯妥英钠 B. 卡马西平

C. 苯巴比妥 D. 丙戊酸钠

E. 拉莫三嗪

47. 阵挛性发作的特点是

A. 全身性阵挛性抽动 B. 仅见于婴幼儿

C. 有自动症 D. 有肌张力改变

E. EEG 上为不规则棘-慢波

48. 可能发生特异性皮疹的药物有

A. 苯妥英钠 B. 卡马西平

C. 苯巴比妥 D. 丙戊酸钠

E. 拉莫三嗪

49. 颞叶癫痫是指

A. 发作形式多为复杂部分性发作 B. 病因多为海马硬化

C. EEG 检查有时需加蝶骨电极 D. 表现为各种类型遗忘症

E. 有时为不典型失神发作

50. 脑电图改变呈现暴发-抑制的癫痫综合征有

A. 婴儿痉挛症 B. Lennox-Gastaut 综合征

C. 大田原综合征 D. 进行性肌阵挛

E. 早发性肌阵挛脑病

51. 强直性发作的特点是
A. 肌肉强直性痉挛
B. 一般不伴有意识障碍
C. 无口唇颜面发绀
D. EEG 上为低电位 10Hz 波
E. 睡眠中发作较多

52. 下列癫痫综合征中，禁忌外科切除术的有
A. 进行性肌阵挛癫痫
B. 伴有海马硬化的内侧颞叶癫痫
C. 获得性失语癫痫
D. 婴儿严重肌阵挛癫痫
E. 拉斯马森（Rasmussen）综合征

53. 癫痫患者做脑电图检查可以
A. 明确病因
B. 制定治疗方案
C. 支持临床诊断，但不能否定临床诊断
D. 区别癫痫类型
E. 预测下次发作时间

54. 关于癫痫和癫痫发作，叙述正确的有
A. 癫痫发作是因大脑神经元异常和过度超同步化放电所造成的一过性症状和（或）体征
B. 某些癫痫发作可以不诊断为癫痫
C. 诊断癫痫需要具有反复癫痫发作的倾向
D. 针对个体患者，癫痫发作具有一过性、发作性以及形式多变
E. 癫痫常伴有相应的神经生物、认知、心理及社会等方面的改变

55. 假性癫痫发作与癫痫的鉴别为
A. 有无意识障碍
B. 心理因素
C. 肢体抽动不规则、时间长
D. 症状具有戏剧性、暗示性
E. EEG 上无癫痫波

56. 肌阵挛发作可以选用的药物有
A. 卡马西平
B. 苯妥英钠
C. 丙戊酸钠
D. 乙琥胺
E. 氯硝西泮

57. 肌阵挛发作的特点是
A. 短暂快速的某一肌群收缩
B. 发作时间短、间隔时间长
C. 晨醒或入睡时频繁
D. EEG 上为多棘-慢波
E. 多为遗传性疾病

58. 关于儿童良性癫痫伴中央颞部棘波，叙述正确的有
A. 具有遗传背景
B. 5~10 岁发病
C. 不影响智力发育
D. 发作多出现在睡眠中
E. 青春期有自我缓解的趋势

59. 晕厥与癫痫的鉴别为
A. 短暂意识障碍
B. 常有诱因
C. 抽搐少见
D. 面色苍白、出汗
E. EEG 上无癫痫波
60. Lennox-Gastaut 综合征的特征是
A. 发病年龄小
B. 多种癫痫发作类型
C. 脑电图背景活动异常
D. 脑电图可见广泛性 3Hz 棘-慢波节律
E. 睡眠期脑电图可见暴发性快节律
61. 癫痫的定义是
A. 是一组慢性疾病或综合征
B. 发作性抽搐
C. 中枢神经系统内存在破坏性病变
D. 神经元异常放电所引起的暂时性大脑功能失常
E. 具有突然发生、反复发作的特点
62. 强直发作和失张力发作可以选用的药物有
A. 卡马西平
B. 奥卡西平
C. 拉莫三嗪
D. 丙戊酸钠
E. 托吡酯
63. 原发性癫痫是
A. 具有遗传性
B. 脑内未发现器质性病变
C. 以全面性发作为主
D. 以部分性发作为主
E. 因大脑半球病变引起的癫痫发作
64. 目前某些病因引起的难治性癫痫可以手术治疗，其中常见的病因有
A. 遗传因素
B. 海马硬化
C. 代谢性疾病
D. 大脑皮质发育不良
E. 发育性肿瘤
65. 发作性睡病与癫痫的区别为
A. 不可抑制的睡眠
B. 睡眠瘫痪
C. 入睡前幻觉
D. 猝倒
E. 有抽搐
66. 关于血药浓度监测，叙述正确的有
A. 不需要定期监测
B. 判断患者服药依从性
C. 评价是否存在潜在的中毒
D. 判断药物剂量调整的空间
E. 多药联合使用时判断相互作用

67. 继发性癫痫是
A. 继发于脑部的器质性病变
B. 高热以后发生的痫性发作
C. 一种以上发作类型的癫痫
D. 成年以后的癫痫发作
E. 药物治疗疗效好

68. 儿童良性枕叶癫痫的临床表现叙述正确的有
A. 儿童期发病
B. 多数在19岁自行停止发作
C. 常有癫痫家族史
D. 历时较长
E. 表现为发作性视觉症状

69. 婴儿痉挛症用促肾上腺糖皮质激素（ACTH）或糖皮质激素系统规则治疗无效时，可考虑改用
A. 托吡酯
B. 氨己烯酸
C. 加巴喷丁
D. 拉莫三嗪
E. 非氨酯

70. 癫痫治疗的方法主要有
A. 心理治疗
B. 病因治疗
C. 康复治疗
D. 药物治疗
E. 手术治疗

71. 自主神经性发作表现为
A. 发作性
B. 自主神经障碍的表现
C. 以胃肠道症状为主
D. EEG上为双侧同步θ节律，4~7Hz
E. 病灶在杏仁核、岛回或扣带回

72. 长期服用多种抗癫痫药物的弊端有
A. 容易发生药物慢性中毒
B. 可降低疗效或增强作用导致药物中毒
C. 不能对各个抗癫痫药的疗效作出正确的评价
D. 可使痫性发作增多
E. 缩小了以后选择抗癫痫药物的余地

73. 与卡马西平合用治疗难治性癫痫时，哪些药物应适当增加剂量
A. 拉莫三嗪
B. 托吡酯
C. 非尔氨酯
D. 加巴喷丁
E. 氨己烯酸

74. 根据国际抗癫痫联盟分类，癫痫发作的类型分为
A. 全身性发作
B. 强直性发作
C. 阵挛性发作
D. 部分性发作

E. 不能分类的发作

75. 有肝损害的抗癫痫药物有

A. 非尔氨酯
B. 卡马西平
C. 苯妥英钠
D. 丙戊酸钠
E. 苯巴比妥

76. 可以用于各种类型的全面性发作和全面性癫痫单药治疗的药物有

A. 左乙拉西坦
B. 卡马西平
C. 丙戊酸钠
D. 拉莫三嗪
E. 托吡酯

77. 可产生复视的抗癫痫药物有

A. 苯妥英钠
B. 扑米酮
C. 拉莫三嗪
D. 卡马西平
E. 氨己烯酸

78. 神经结构影像学检查方法包括

A. 头颅 CT
B. 头颅 MRI
C. 单光子发射计算机断层扫描（SPECT）
D. 磁共振波谱（MRS）
E. 正电子发射断层扫描（PET）

79. West 综合征的特征是

A. 好发于青少年
B. 多发于 1 岁以内
C. 有头颈、躯干或全身的频繁肌痉挛
D. 智力不受影响
E. 多有精神发育迟滞

80. 下列哪些方法可以提高脑电图痫性放电的检出率

A. 反复检查或延长脑电图检查的时间
B. 检查前让患者饱食
C. 过度换气
D. 闪光刺激
E. 剥夺睡眠

81. 苯妥英钠的常见不良反应有

A. 恶心、呕吐，胃炎
B. 牙龈增生
C. 毛发脱落
D. 皮疹
E. 体重增加

82. 典型全面性的发作间歇期痫性放电模式有

A. 阵发性棘-慢复合波活动或节律
B. 不典型棘-慢复合波
C. 阵发性快节律
D. 高峰失律
E. 暴发波

83. 下列哪些抗癫痫药物的严重特异性反应需考虑停药或换药

A. 卡马西平所引起的恶心、呕吐、厌食等消化道症状
B. 苯妥英钠导致的牙龈增生
C. 卡马西平、拉莫三嗪所致的严重皮疹
D. 丙戊酸钠、卡马西平导致的肝损伤、血小板减少等
E. 苯巴比妥导致的智力、行为改变

六 案例分析题

（1~6 题共用题干）

患者，男性，60 岁。3 年前患者驾驶汽车时发生事故，汽车自行撞在隔离带上，严重损毁。当目击者打开车门时见患者面色青紫、双目上视、口吐白沫、肢体抽动、对呼叫无反应，约 1 分钟后肢体抽动停止，但意识仍然不清，约 20 分钟后意识转清。被送到医院急诊室。既往有高血压、糖尿病、高脂血症病史，规律服药。家族史无特殊。

1. 可能造成该患者发作的原因有

A. 心律失常
B. 短暂性脑缺血发作
C. 药物
D. 电解质紊乱
E. 癫痫
F. 癔症

2. （提示：询问病史，患者无发热、头痛等不适，发作前无预感，家人未发现患者有性格及认知方面的改变）到达急诊室后应为患者安排的检查有

A. 实验室检查
B. 头颅 MRI/CT
C. 常规脑电图
D. 诱发电位
E. 颈部血管超声
F. 心电图

3. ［提示：血糖（随机）12. 3mmol/L。头颅 MRI 示脑白质点状脱髓鞘改变。常规脑电图未见异常。心电图示窦性心律不齐。颈部血管超声示颈动脉斑块形成］为进一步明确诊断应检查

A. 脑脊液
B. 24 小时脑电图
C. 全脑血管造影
D. 直立倾斜试验
E. 冠状动脉造影
F. 多导睡眠监测（PSG）

4. （提示：24 小时脑电图见右额区散在尖波）该患者诊断考虑为

A. 特发性全面性癫痫
B. 部分性癫痫
C. 颞叶癫痫
D. 晕厥
E. 短暂性脑缺血发作（TIA）
F. 心源性休克

5. （提示：建议患者开始抗癫痫治疗，患者拒绝。2 个月后再次出现发作性意识丧失、抽搐、摔倒，造成多发性脑挫裂伤。来诊后表示接受抗癫痫治疗）适用于该患者单药治疗的药物有

A. 苯妥英钠
B. 丙戊酸钠
C. 卡马西平
D. 拉莫三嗪
E. 托吡酯
F. 左乙拉西坦

6. （提示：患者使用抗癫痫药物单药治疗后，出现不良反应，包括体重明显增加、脱发、双手震颤）患者使用的药物为

A. 苯妥英钠
B. 拉莫三嗪
C. 卡马西平
D. 丙戊酸钠
E. 托吡酯
F. 左乙拉西坦

（7~12 题共用题干）

患者，男性，66 岁。8 个月前患者出现发作性右手麻木，继之出现头眼向右侧偏转，右侧肢体抽搐，意识清楚，持续 2 分钟左右缓解。2 个月内共有 4 次发作，其中 2 次发作继发出现全身强直抽搐，意识丧失。既往高血压病史 12 年，心房颤动病史 8 年，脑梗死病史 3 年，遗留右侧肢体活动不灵活，长期服用硝苯地平、华法林治疗。

7. 推测患者可能的发作类型为

A. 单纯部分性发作
B. 复杂部分性发作
C. 继发强直-阵挛发作
D. 失神发作
E. 肌阵挛发作
F. 阵挛性发作

8. （提示：患者入院后行头颅 MRI 检查，与 3 年前脑梗死时的 MRI 相比无明显变化）与发作相关的诊断包括

A. 症状性部分性癫痫
B. 单纯部分性发作
C. 复杂部分性发作
D. 继发强直-阵挛发作
E. 脑血管病后遗症
F. 高血压

9. 推测患者上次脑梗死的责任血管最可能是

A. 左侧大脑前动脉
B. 左侧大脑中动脉
C. 左侧大脑后动脉
D. 基底动脉
E. 左侧豆纹动脉
F. 左侧椎动脉

10. 适合该患者的抗癫痫药物有

A. 苯妥英钠
B. 丙戊酸钠
C. 卡马西平
D. 拉莫三嗪
E. 左乙拉西坦
F. 奥卡西平

11. （提示：给予患者抗癫痫药物治疗后 6 个月无发作，但患者逐渐出现全身乏力、嗜睡、淡漠，血生化检查提示低钠血症）可能与这种情况相关的药物有

A. 拉莫三嗪
B. 卡马西平

C. 奥卡西平
D. 左乙拉西坦
E. 苯妥英钠
F. 托吡酯

12. （提示：给予奥卡西平治疗后未再发作，但是出现低钠血症，给予对症处理后仍未能纠正，考虑更换抗癫痫药物）可以选择的药物有

A. 卡马西平
B. 拉莫三嗪
C. 左乙拉西坦
D. 托吡酯
E. 苯妥英钠
F. 丙戊酸钠，

（13～17题共用题干）

患者，女性，31岁。24岁时首次癫痫发作，头颅CT检查示左侧顶叶脑膜瘤，行手术切除。术后2年再次癫痫发作，左侧肢体麻木，继发意识丧失、抽搐，1～2分钟缓解。后坚持服用苯妥英钠300mg/d，未再发作。5年后医师建议逐渐减少药物剂量，至100mg/d时发作1次，恢复至300mg/d服用至今。患者目前计划妊娠，故前来医院就诊咨询。既往史无特殊。头颅MRI：左侧顶叶小片状软化灶。EEG：未见明显异常。

13. 患者希望了解自身癫痫病情以及服用目前药物对胎儿的影响，正确的有

A. 胎儿遗传癫痫的可能性很大
B. 癫痫发作可能对胎儿造成潜在影响
C. 抗癫痫药物可能对胎儿造成潜在影响
D. 90%以上的癫痫女性可以生育健康的胎儿
E. 癫痫女性不适合生育
F. 妊娠期间不能服用抗癫痫药物

14. 可能造成妊娠期癫痫发作增加的原因有

A. 雌激素水平升高
B. 孕激素水平升高
C. 妊娠期肝、肾代谢变化
D. 体重增加
E. 妊娠期焦虑和睡眠减少
F. 妊娠期依从性下降

15. 患者要求停药后妊娠，不建议其停用抗癫痫药物的理由有

A. 患者癫痫的病因是局灶性病变
B. 患者是特发性癫痫
C. 患者是部分性癫痫
D. 患者的发作都是强直-阵挛发作
E. 患者曾有药物减量后发作的经历
F. 头颅MRI显示左顶叶软化灶

16. 患者希望在妊娠之前更换为一种对胎儿影响更小的抗癫痫药物，可选择

A. 苯巴比妥
B. 拉莫三嗪
C. 左乙拉西坦
D. 奥卡西平
E. 丙戊酸钠
F. 卡马西平

17. 对该患者孕前、孕期和生产后，正确的建议有

A. 计划妊娠前 3 个月开始补充叶酸（5mg/d）至妊娠后 3 个月

B. 孕期、生产后须定期检查抗癫痫药物的血药浓度

C. 如果有神经管缺陷家族史，建议羊水穿刺检查

D. 胎儿出生后注射 1mg 维生素 K

E. 鼓励母乳喂养，但是要避免睡眠不足

F. 自己照顾孩子

（18～20 题共用题干）

患者，男性，9 岁，因“睡眠中发作性惊醒伴左侧面部麻木，左侧口角抽动，流涎，意识清楚但言语困难，间断发作 1 年”来诊。每次发作持续 1 分钟左右缓解。既往体健，智力体格发育正常。神经影像学检查正常，清醒时脑电图检查正常。

18. 患者的发作症状最可能是

A. 非痫性发作　　　　B. 睡眠障碍

C. 全面性发作　　　　D. 局灶性癫痫发作

E. 复杂部分性发作

19. （提示：行睡眠脑电图检查，见下图：Fp-前额，F-额，C-中央，P-顶，O-枕，T-颞，A-耳极参考，AV-平均参考；奇数提示左侧，偶数提示右侧；定标均为 1mV，1s）最可能的诊断是

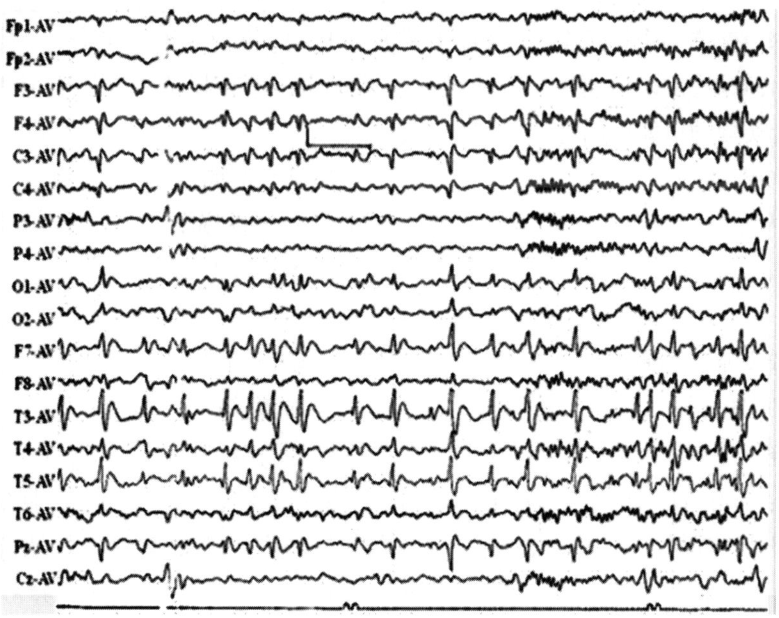

A. 获得性失语癫痫　　　　B. 症状性部分性癫痫

C. 颞叶癫痫
D. 儿童失神癫痫
E. 儿童良性癫痫伴中央颞部棘波
F. Rasmussen 综合征

20. 关于儿童良性癫痫伴中央颞部棘波，叙述正确的有
A. 为年龄依赖性
B. 青春期前趋于自行缓解
C. 常染色体隐性遗传
D. 发作多出现在睡眠中
E. 发作相对稀少
F. 睡眠中脑电图痫性放电频繁

（21~25 题共用题干）

患者，男性，43 岁。患者 22 岁首次发作抽搐、意识丧失，1 分钟缓解，每年发作 1~2 次。24 岁出现发作性愣神、东张西望、吞咽动作、双手摸索，3 分钟左右停止，事后对发作不能回忆；自述发作前有预感，上腹部有热气上升感，每月 4~5 次；一直服用苯妥英钠，300mg/d，记忆力下降。最近 6 年无抽搐发作。出生正常，发育正常，无脑炎及头外伤史。家族史无特殊。以往头颅 MRI：未见异常。EEG：左侧前颞区尖波。

21. 患者的诊断是
A. 特发性全面性癫痫
B. 青少年失神癫痫
C. 颞叶癫痫
D. 额叶癫痫
E. 进行性肌阵挛癫痫
F. Lennox-Gastaut 综合征

22. （提示：2 周前患者去外地出差 1 周，回家后出现 2 次抽搐发作，形式同前，发作后头痛。近 3 天家人发现其时常表现出糊涂，反应迟钝。今日早晨家人发现患者不起床，送来急诊。查体：嗜睡状态，强刺激可睁眼，回答问题不切题，查体不配合；四肢均有自主活动，深浅反射均能引出，病理反射未引出；颈无抵抗，克尼格征阴性）该患者出现不能唤醒的可能原因有
A. 药物中毒
B. 代谢异常
C. 颅内感染
D. 血管性痴呆
E. 癫痫持续状态
F. 老年性痴呆

23. 为尽快明确诊断，应该检查
A. 实验室常规检查
B. 脑电图
C. 头颅 MRI
D. 抗癫痫药物血药浓度
E. 神经心理学
F. 脑脊液

24. （提示：详细询问病史，患者出差期间忘记携带药物，1 周未服药，回家后也没有恢复规律服药。实验室检查：血、尿、粪常规正常，生化检查基本正常，脑脊液常规生化正常，病毒学检查正常，苯妥英钠血药浓度 2μg/ml。头颅 MRI：未见异常。1 小时脑电图检查见下图）患者目前出现意识状态改变的最大可能是

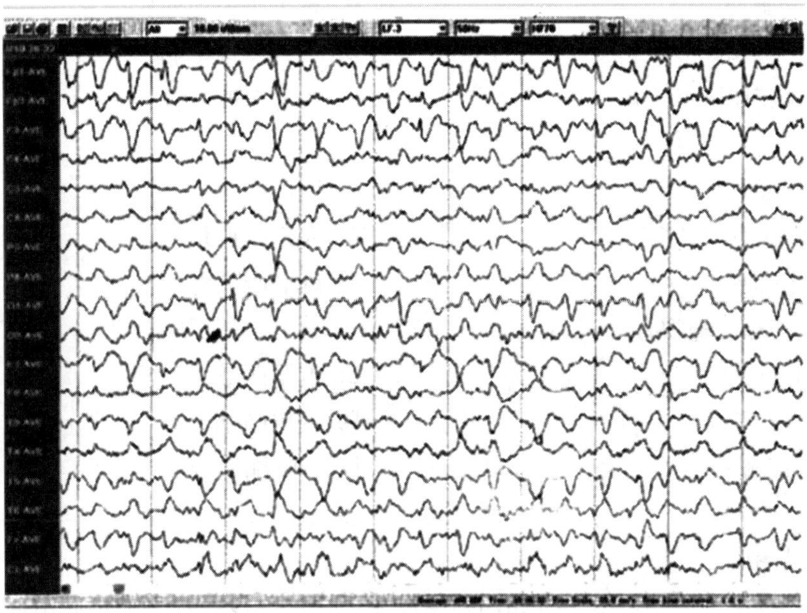

A. 强直-阵挛持续状态

B. 非惊厥性癫痫持续状态

C. 抗癫痫药物中毒

D. 复杂部分性发作

E. 失神发作

F. 病毒性脑炎

25. 为进一步明确诊断须进行的处置有

A. 口服抗癫痫药物

B. 静脉注射0.9%氯化钠溶液

C. 静脉注射地西泮

D. 在脑电图监测同时静脉注射地西泮

E. 复查头颅MRI

F. 复查脑脊液

(26~29题共用题干)

患者，男性，18岁。16岁开始出现清晨起床后突然倒地、意识丧失、肢体抽搐，每次持续2~3分钟，每年发作1~2次，多在疲劳、睡眠不足时出现。晨醒后常有身体不自主抖动，瞬间即过，手中持物会掉落。出生正常，精神运动发育正常，无脑炎及头外伤病史，家族史无特殊。

26. 患者就诊后有必要进行的检查为

A. 头颅CT/MRI

B. 经颅多普勒

C. 脑电图

D. 肌电图

E. 脑干诱发电位

F. 直立倾斜试验

27. (提示：患者无神经系统阳性体征。头颅CT：正常。脑电图：全导暴发的多棘-慢波节律)临床诊断考虑

A. 颞叶癫痫　　B. 青少年失神癫痫
C. 额叶癫痫　　D. 儿童良性癫痫
E. 青少年肌阵挛癫痫　　F. 儿童失神癫痫

28. 可给予的治疗药物有
A. 卡马西平　　B. 丙戊酸钠
C. 苯妥英钠　　D. 左乙拉西坦
E. 拉莫三嗪　　F. 奥卡西平

29. 应避免选择的药物有
A. 奥卡西平　　B. 卡马西平
C. 拉莫三嗪　　D. 丙戊酸钠
E. 苯妥英钠　　F. 托吡酯

（30~35 题共用题干）

患者，男性，18 岁。13 岁开始出现一过性黑矇，数秒缓解。半年后出现发作性意识丧失，双眼上翻，四肢抽搐，2~3 分钟缓解，共有 3 次类似发作。14 岁开始出现身体不自主快速抖动，瞬间即过，手中持物落地，每日均有类似发作。发病后学习成绩下降明显，由班级前 3 名降至倒数第 1 名，记忆力差，并逐渐出现站立、走路及持物不稳，给予药物治疗无缓解。其哥哥 23 岁因病死亡。

30. 患者入院后应进行的检查有
A. 神经系统查体　　B. 脑电图检查
C. 肌电图检查　　D. 头颅 MRI
E. 生化检查　　F. 诱发电位

31. （提示：神经系统查体：意识清楚，言语不清，计算力、理解力、记忆力差；脑神经大致正常；四肢肌力 5 级，腱反射活跃，病理反射未引出；指鼻及跟膝胫试验欠稳准，闭目难立征睁闭眼均不稳。脑电图：背景活动异常，多灶性多棘-慢波、多棘波节律。体感诱发电位：可见大电位）患者初步诊断考虑为
A. 皮质-纹状体脊髓变性（CJD）　　B. 亚急性硬化性全脑炎（SSPE）
C. 路易体痴呆　　D. 进行性肌阵挛癫痫
E. 结节性硬化症　　F. 青少年肌阵挛癫痫

32. 为进一步明确诊断，须进行
A. 乳酸丙酮酸运动试验　　B. 肌肉活检
C. 皮肤活检　　D. 基因检测
E. 神经活检　　F. 正电子发射扫描（PET）

33. 该患者可伴有的综合征有

A. 结节性硬化症

B. 肌阵挛癫痫伴破碎红纤维综合征（MERRF）

C. 拉福拉（Lafora）病

D. Univerricht-Lundborg 病

E. 神经元蜡样褐脂质沉积症

F. 齿状核-红核-苍白球-路易体萎缩

34. 对于该患者可以选择的改善发作的药物有

A. 氯硝西泮
B. 丙戊酸钠
C. 左乙拉西坦
D. 拉莫三嗪
E. 奥卡西平
F. 苯妥英钠

35. 为避免癫痫发作加重，最好不选择的药物有

A. 丙戊酸钠
B. 苯妥英钠
C. 左乙拉西坦
D. 卡马西平
E. 奥卡西平
F. 氯硝西泮

（36~39 题共用题干）

患者，女性，25 岁。15 岁开始在疲劳、睡眠不足或者月经期时出现突然摔倒、意识丧失、抽搐，2~3 分钟缓解，伴舌咬伤或者摔伤，每年发作 1~2 次。患者发育正常。其父亲 10~20 岁曾有数次“抽风”，未予治疗，后痊愈。脑电图：未见异常。头颅 MRI：正常。

36. 诊断可能是

A. 晕厥
B. 短暂性脑缺血发作
C. 非癫痫性心因性发作
D. 癫痫
E. 运动诱发性肌张力障碍
F. 睡眠障碍

37. 根据患者的临床特征，其癫痫综合征分类为

A. 额叶癫痫
B. 颞叶癫痫
C. 特发性全面性癫痫
D. 症状性全面性癫痫
E. Lennox-Gastaut 综合征
F. 儿童良性癫痫伴中央颞前部棘波

38. 对于该类型的癫痫，适合的治疗药物是

A. 丙戊酸钠
B. 拉莫三嗪
C. 卡马西平
D. 左乙拉西坦
E. 苯妥英钠
F. 托吡酯

39. 该患者曾给予苯妥英钠治疗，目前已婚，计划妊娠，需要进行药物调整。适合该患者的药物有

A. 拉莫三嗪
B. 托吡酯

C. 丙戊酸钠　　D. 左乙拉西坦
E. 卡马西平　　F. 苯巴比妥

（40~43题共用题干）

患者，女性，28岁，孕29周。2周前无明确诱因出现发作性意识丧失、双眼上视、四肢强直抽搐，3分钟左右停止，当日再次发作，次日有3次类似发作。清醒后家人发现其反应迟钝，对之前的事情有遗忘。来院后家人希望在不危及母亲安全的情况下保留胎儿。既往史无特殊。

40. 患者的病因可能是
A. 颅内肿瘤　　B. 脑卒中
C. 子痫　　D. 颅内感染
E. 血管畸形　　F. 电解质紊乱

41. 患者来诊后有必要进行的工作包括
A. 详细询问病史　　B. 系统查体
C. 血常规、尿常规、血生化等实验室检查　　D. 头颅MRI
E. 头颅CT　　F. 脑电图

42. （提示：给予对症、补液治疗后，病情稳定，未再发作。患者拒绝脑血管造影及腰椎穿刺。易栓症检查未见异常）根据患者的要求及病情需要，应给予的治疗为
A. 抗凝治疗　　B. 抗病毒治疗
C. 抗癫痫治疗　　D. 激素治疗
E. 抗炎治疗　　F. 脱水降颅压治疗

43. 适合该患者目前选用的药物有
A. 左乙拉西坦　　B. 苯妥英钠
C. 奥卡西平　　D. 丙戊酸钠
E. 卡马西平　　F. 拉莫三嗪

（44~46题共用题干）

患者，男性，1岁，因“频繁出现发作性躯体屈曲强直11个月”来诊。每次发作持续10秒左右，智力体格发育迟缓。出生史正常。睡眠脑电图如下图所示（Fp：前额；F：额；C：中央；P：顶；O：枕；T：颞；A：耳极参考；AV：平均参考。奇数提示左侧，偶数提示右侧；定标均为1mV，1s）。

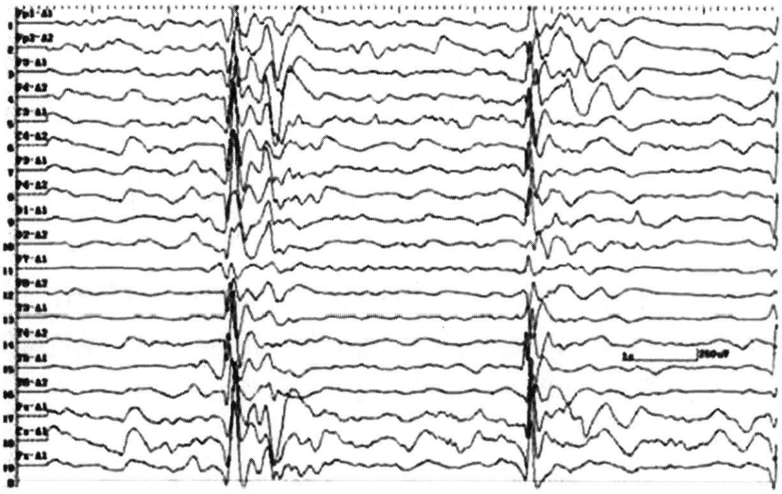

44. 脑电图结果提示为

A. 暴发-抑制波型　　B. 高度失律

C. 多灶性痫性放电　　D. 局灶性痫性放电继发全面化

E. 顶部尖波　　F. 睡眠纺锤

45. （提示：行头颅 MRI 检查，结果如右图）该检查结果提示为

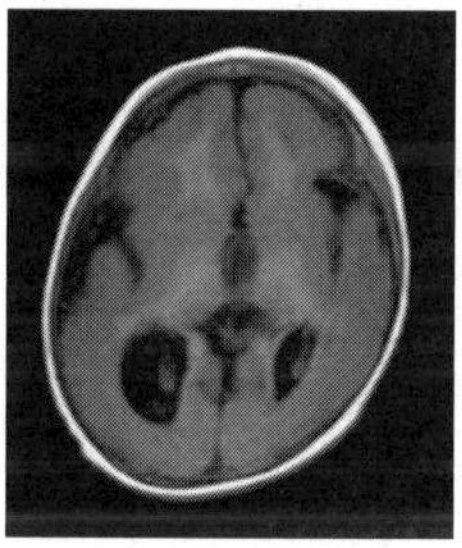

A. 结节性硬化症

B. 局灶性皮质发育不良

C. 无脑回畸形

D. 小脑畸形

E. 偏侧巨脑回

F. 胶质细胞瘤

46. （提示：奇数提示左侧，偶数提示右侧；定标均为 1mV，1s）根据以上特征，该患儿的诊断是

A. 代谢性脑病　　B. 婴儿痉挛症

C. 婴儿严重肌阵挛癫痫　　D. 早发性肌阵挛脑病

E. 大田原综合征　　F. Lennox-Gastaut 综合征（LGS）

参考答案与解析

一、A1 型题

1. E【解析】确定癫痫患者是否用药：半年内发作两次以上，一经诊断明确，就应用

药；首次发作或间隔半年以上发作一次，可不用抗癫痫药物。

2. E【解析】特殊感觉性发作中，听觉性发作多表现为重复的噪声或者单调声音，如蝉鸣、嚷嚷以及咝咝声等，发作起源于颞上回，病灶在颞叶外侧或岛回。所以选项E正确。视觉性发作病灶在枕叶（选项A）；情感异常精神性发作的病灶在扣带回（选项B）；眩晕性发作的病灶在岛回或顶叶（选项C）；嗅觉性发作的病灶多在额叶眶部、杏仁核（选项D）或岛回。

3. E【解析】全面强直-阵挛发作的治疗过程中，不恰当地突然停药，可以引起癫痫强直-阵挛发作在短期频聚发生，以致发作间隙中意识持续昏迷，形成癫痫持续状态。

4. D【解析】丙戊酸钠（VPA）是一种广谱抗癫痫药物（AEDs），对各型癫痫都有一定疗效（见表6-1）。

表6-1 癫痫初始治疗的选药原则（根据发作类型）

发作类型和癫痫综合征	药物
成年人部分性发作	A级：卡马西平、苯妥英钠
	B级：丙戊酸钠
	C级：加巴喷丁、拉莫三嗪、奥卡西平、苯巴比妥、托吡酯、氨己烯酸
儿童部分性发作	A级：奥卡西平
	B级：无
	C级：卡马西平、苯巴比妥、苯妥英钠、托吡酯、丙戊酸钠
老年人部分性发作	A级：加巴喷丁、拉莫三嗪
	B级：无
	C级：卡马西平
成年人全面强直-阵挛发作	A级：无
	B级：无
	C级：卡马西平、拉莫三嗪、奥卡西平、苯巴比妥、苯妥英钠、托吡酯、丙戊酸钠
儿童全面强直-阵挛发作	A级：无
	B级：无
	C级：卡马西平、苯巴比妥、苯妥英钠、托吡酯、丙戊酸钠
儿童失神发作	A级：无
	B级：无
	C级：乙琥胺、托莫三嗪、丙戊酸钠

续 表

发作类型和癫痫综合征	药物
儿童良性癫痫伴中央颞部棘波	A 级：无 B 级：无 C 级：卡马西平、内戊酸钠

注：A、B、C 代表效能/作用的证据水平由高到低排列；A、B 级：该药物应考虑作为该类型的初始单药治疗；C 级：该药物可考虑作为该类型的初始单药治疗。

5. E【解析】阵挛性发作仅见于婴幼儿，以发作时全身肌肉重复阵发抽动而没有强直为特征，往往一开始即有意识障碍和肌张力松弛而导致跌倒。

6. A【解析】儿童失神癫痫（CAE）是儿童期最常见的癫痫类型之一，多在 4~10 岁发病，5~6 岁为发病高峰。女性患者有轻度发病优势。临床以典型失神发作为核心特征，表现为突发突止的短暂意识障碍，未经治疗的病例发作频繁，但缺乏其他的发作类型。充分的过度换气几乎均可以诱发发作，患者体格、智力发育正常，丙戊酸是治疗的首选，预后良好。所以选项 A 正确。

7. A【解析】儿童良性癫痫伴中央颞部棘波（BECTS）是儿童最常见的癫痫类型之一，具有遗传背景。5~10 岁发病最为多见，7~9 岁是发病高峰。临床核心特征是大多数病例仅在睡眠中发作，发作稀疏，经常是单次的局灶性发作，主要为单侧面部运动感觉症状，口-咽-喉表现，语言剥夺以及唾液分泌过多，偶尔全面化。患者智力发育正常，预后良好，青春前期有自我缓解的趋势。脑电图的特征为一侧中央颞部棘波，多为双相形态，并且在睡眠中频繁出现。少部分发作非常稀少的病例，不需要治疗。对于发作相对较多的病例，可以选择丙戊酸或者卡马西平等治疗。所以选项 A 错误。

8. D【解析】复杂部分性发作又称精神运动性发作，常以阵发性精神症状、意识障碍和言语自动症为突出表现。言语自动症表现为自言自语，语言多为重复简单，或者单个词语或者不完整句子，语义不清。所以选项 D 正确。

9. E【解析】假性癫痫发作又称癔症样发作，是一种非癫痫性的发作性疾病，是由心理障碍而非脑电紊乱引起的脑部功能异常。可有运动、感觉和意识模糊等类似癫痫发作症状，难以区分。发作时脑电图上无相应的痫性放电，且抗癫痫治疗无效是鉴别的关键。所以选项 E 正确。

10. E【解析】致痫灶就是导致癫痫发作的病灶，即能够导致脑内神经元异常放电而引起癫痫发作的病灶。从神经电生理角度来说，致痫灶是指在脑电图上痫性放电起始或痫性放电最明显的一个或一个以上的部位。

11. C【解析】单纯部分性发作是指发作起始与结束均较突然，发作时程短，一般不超过 1 分钟，无意识障碍。

12. A【解析】West综合征又称婴儿痉挛症，是婴幼儿时期一种特有的癫痫，多在出生后一年内发病，3~8个月为发病高峰。典型的发作表现为快速点头样痉挛，双上肢外展，下肢和躯干屈曲。偶可表现为伸展性肌痉挛或二者合并存在。预后不佳，约90%的患者有精神运动发育落后。脑电图呈特征性高峰节律失常。

13. C【解析】味觉性发作以苦味或金属味常见。单纯的味觉性发作少见，放电起源于岛叶或者周边。

14. E【解析】全面强直-阵挛发作（GTCS）分为以下三期。①强直期：全身骨骼肌呈强直性持续性收缩，上睑上牵、眼球上翻、喉部痉挛发出尖叫声、四肢伸直、颈及躯干反张、瞳孔散大、对光反射消失。起初皮肤和结膜充血，血压升高，继之呼吸肌强直收缩，呼吸暂停而全身缺氧，面唇和肢体发绀。此期历时10~30秒后，肢端出现细微的震颤。②阵挛期：肢端震颤幅度增大并延及全身，成为间歇的痉挛，随即进入阵挛期。阵挛期每次痉挛都继有短促的肌松弛。③痉挛后期：本期全身肌肉松弛。因括约肌松弛，尿液自行流出可发生尿失禁。呼吸首先恢复，随后瞳孔、血压、心率渐至正常。肌肉松弛，意识逐渐恢复。强直期瞳孔散大，对光反射消失，故选项E错误。

15. C【解析】参见A1型题第12题解析。

16. B【解析】抗癫痫药物血浓度检测的主要目的是以灵敏可靠的方法，检测患者血液或其他体液中的药物浓度，应用药物代谢动力学理论，指导最适个体化用药方案的制定和调整，保证药物治疗的有效性和安全性。

17. D【解析】妊娠期用药美国食品药品监督管理局（FDA）颁布的对妊娠的危险性等级标准如下。A类：对照研究显示无害。已证实此类药物对人胎儿无不良影响，是最安全的。B类：对人类无危害证据。动物实验对胎畜有害，但在人类未证实对胎儿有害，或动物实验对胎畜无害，但在人类尚无充分研究。C类：不能除外危害性。动物实验可能对胎畜有害或缺乏研究，在人类尚缺乏有关研究，但对孕妇的益处大于对胎儿的危害。D类：对胎儿有危害。市场调查或研究证实对胎儿有害，但对孕妇的益处超过对胎儿的危害。X类：妊娠期禁用。在人类或动物研究，或市场调查均显示对胎儿危害程度超过了对孕妇的益处，属妊娠期禁用药。所以选项D正确。

18. D【解析】全面强直-阵挛发作（GTCS）也称大发作，是最常见的发作类型，以突发意识丧失，并序贯出现全身强直、阵挛为特征，典型的发作过程可分为“强直期-阵挛期-痉挛后期”。一次发作持续时间一般小于5分钟，常伴有舌咬伤、大小便失禁等，并容易因窒息而造成伤害。参见A1型题第14题解析。

19. E【解析】癫痫发作的临床表现多种多样，可以是运动、感觉、认知、精神或自主神经，并伴有或不伴有意识或者警觉程度的变化。所以选项E正确。失神发作的患者伴有意识障碍。

20. A【解析】癫痫的手术治疗效果比较理想的多为部分性发作，主要是起源于一侧颞叶的难治性复杂部分性发作，如致痫灶靠近大脑皮质、可为手术所及且切除后不会产生严重的神经功能缺陷者，疗效较好。所以选项 A 正确。

21. E【解析】丙戊酸钠（VPA）是全面性发作，尤其是全面强直-阵挛发作（GTCS）合并典型失神发作的首选药，也用于部分性发作。所以选项 E 正确。地西泮（安定）（选项 A）可在 30 分钟内终止全面性惊厥性癫痫持续状态。乙琥胺（选项 B）仅用于单纯失神发作。苯妥英钠（选项 C）对全面强直-阵挛发作（GTCS）和部分性发作有效，但可加重失神发作和肌阵挛发作，故不可用于失神发作。苯巴比妥（选项 D）常作为小儿癫痫的首选药物，对 GTCS 疗效好，也用于单纯及复杂部分性发作，但不可用于失神发作。

22. C【解析】脑电图（EEG）是诊断癫痫最重要的辅助检查方法，其重要性在于确定有无癫痫可能。EEG 对发作性症状的诊断有很大价值，有助于明确癫痫的诊断及分型和确定特殊综合征。

23. A【解析】癫痫患者的病理改变多样化，海马硬化（HS）是最常见的癫痫性异常病理改变之一，具有一定的代表性。组织学上，海马硬化特征表现为 CA1、CA3、CA4 区神经元脱失和胶质细胞增生，而 CA2 区神经元相对保留。苔藓纤维出芽是海马硬化患者另一重要的病理表现。海马硬化患者还可发现齿状回结构的异常。最常见的是颗粒细胞弥散增宽。所以选项 A 正确。

24. A【解析】70%左右新诊断的癫痫患者可以通过服用单一抗癫痫药物使发作得以控制，所以初始治疗的药物选择非常重要，选药正确可以增加治疗的成功率。根据癫痫发作类型和癫痫综合征类型选择药物种类是癫痫治疗的基本原则。

25. B【解析】特发性癫痫多数为中枢神经系统的离子通道病。有较明显的遗传倾向无其他明显病因，部分患者需要用分子生物学的方法才能发现病因。可能由于基因突变，常在某特殊年龄段起病，有特征性临床表现及脑电图表现，患者无认知功能损害，诊断较明确，远期预后较好。所以选项 B 正确。

26. D【解析】儿童良性枕叶癫痫即儿童良性癫痫伴枕部发放，可以继发复杂部分性发作和全面性发作。所以选项 D 错误。

27. A【解析】癫痫持续状态的药物治疗首选地西泮，起效快，1~3 分钟即可生效，但作用持续时间短。成年人首次静脉注射 10~20mg，注射速度<5mg/min，如癫痫持续或复发，可于 15 分钟后重复给药，或用 100~200mg 溶于 5%葡萄糖溶液中，于 12 小时内缓慢静脉滴注维持治疗。

28. B【解析】增减药物、停药及换药原则如下。①增减药物：增药可适当快，减药一定要慢，必须逐一增减，以利于确切评估疗效和毒副作用。所以选项 A 正确。②AEDs 控制发作后必须坚持长期服用，除非出现严重的不良反应，不宜随意减量或停药，以免诱发癫痫持续状态。所以选项 D 正确。③换药：如果一种一线药物已达到最大可耐受剂量仍然不能控制发作，可加用另一种一线或二线药物，至发作控制或达到最大可耐受剂量后逐渐减掉原有的药物，转换为单药，换药期间应有5~7天的过渡期。所以选项C正确。④停药：应遵循缓慢和逐渐减量的原则，一般说来，全面强直-阵挛发作、强直发作、阵挛发作完全控制4~5年后，失神发作停止半年后可考虑停药，但停药前应有缓慢减量的过程，一般不少于1~1.5年无发作者方可停药。有自动症者可能需要长期服药。所以，选项B错误，选项E正确。

29. E【解析】癫痫持续状态最常见的原因是不恰当地停用AEDs或因急性脑病（如脑卒中、脑炎）、外伤、肿瘤和药物中毒等引起，个别患者原因不明。不规范AEDs治疗、感染、精神因素、过度疲劳、孕产和饮酒等均可诱发。

30. C【解析】癫痫全面性发作最初的症状学和脑电图提示发作起源于双侧脑部，这种类型的发作多在发作初期就有意识丧失。

31. D【解析】癫痫大发作时呼吸道分泌物较多，易造成呼吸道阻塞或吸入性肺炎。故首先应清理呼吸道，注意保持呼吸道通畅，及时吸氧，对呼吸功能不恢复者及时做人工辅助呼吸。抽搐肢体不可用力按压，以免造成骨折或关节脱位。

32. D【解析】参见A1型题第25题解析。

33. C【解析】惊厥性全身性癫痫持续状态最常见，出现于强直-阵挛发作中表现为全身性抽搐一次接一次发生，意识始终不清，必须从速控制发作，并保持不再复发的时间至少为24小时。

34. C【解析】癫痫发作是因脑部神经元异常过度超同步化放电所造成的一过性症状和（或）体征。反复癫痫发作的慢性脑部疾病称为癫痫，青少年和老年为发病的两个高峰年龄段。

35. D【解析】杰克逊发作是运动性发作，属于部分性发作的一种，发作的病灶部位在对侧运动区。开始为身体某一部分抽搐，随后按照一定次序逐渐向周围扩散。其扩散的顺序与大脑皮质运动区所支配的部位有关。如异常放电在原发性运动区由上至下传播，临床发作表现为从拇指向躯体、面部扩散。所以选项D正确。

36. E【解析】颞叶癫痫（TLE）是指发作起源于颞叶的癫痫类型，是最常见的癫痫综合征之一。根据发作起源的解剖部位可以分为内侧颞叶癫痫（MTLE）和外侧颞叶癫痫（LTLE），前者更为多见。MTLE的病因多样，多种损伤性因素，如脑炎、局部肿瘤等都可以导致发病，其中海马硬化是最多见的病理改变。

37. D【解析】典型失神发作，发作时EEG伴规律性的双侧对称的3Hz的棘-慢复合波。不典型失神发作，发作时EEG提示为慢（1.0~2.5Hz）的棘-慢复合波。所以选项D正确。

38. E【解析】癫痫持续状态是指一次癫痫发作持续30分钟以上，或连续多次发作、发作间歇意识或神经功能未恢复至正常水平。多由于突然停用抗癫痫药或因饮酒、合并感染等所致，常伴有高热、脱水和酸中毒等。

39. D【解析】参见 A1 型题第 28 题解析。

40. A【解析】抗癫痫药物（AEDs）一般宜从小剂量开始，逐渐增加剂量，以既能控制发作，又不产生不良反应的最小有效剂量为宜。发作频繁而又难以控制者，不应强求完全控制发作而过分增加药物剂量以致产生不良反应，应考虑患者的生活质量。所以选项 A 正确。

41. A【解析】难治性癫痫持续状态是指持续的癫痫发作，对初期的一线药物地西泮、氯硝西泮、苯巴比妥、苯妥英钠等无效，连续发作 1 小时以上者。

42. D【解析】参见 A1 型题第 1 题解析。

43. D【解析】所有药物都有半衰期，用药的次数是根据药物半衰期而定的。抗癫痫药物也是一样，在体内有维持药物血药浓度的时间，过了这个时间药物就会被代谢掉，所以有的药物 1 天 2 次，有的药物 1 天 3 次等，患者一定要适时的补充药物，规律的服药，避免漏服或少服药物。

44. E【解析】Dravet 综合征又称为婴儿严重肌阵挛癫痫，临床相对少见。大多数 Dravet 综合征由 *SCN1A* 基因的新发严重突变（错义、框移和无义突变）所致。

45. A【解析】根据发作类型和综合征类型选择药物，单药治疗目前依然是开始癫痫治疗的标准。尽量单药治疗是癫痫治疗的重要原则之一。所以选项 A 错误。

46. D【解析】癫痫的复杂部分性发作也称颞叶发作或精神运动性发作，表现为部分性发作伴不同程度意识障碍。

47. E【解析】拉莫三嗪（LTC）为癫痫部分性发作及全面强直-阵挛发作（GTCS）的附加或单药治疗药物，不能用于治疗全面性癫痫发作。

48. E【解析】不典型失神发作的意识障碍发生与结束较缓慢，发作持续时间较典型失神发作长，可伴有轻度的运动症状或者自动症表现，发作时 EEG 提示为慢（1.0~2.5Hz）的棘-慢复合波节律。主要见于 L-G 综合征，也可见于其他多种儿童癫痫综合征。

49. E【解析】一般情况下，癫痫患者在癫痫发作后，肢体功能无明显改变，但有一些部分运动性癫痫患者在癫痫发作后，抽动的肢体不能活动，持续数分钟至数小时后又恢复正常。这种因癫痫发作后暂时性瘫痪称为 Todd 瘫痪，又称 Todd 麻痹。麻痹症状一般持续几分钟到数小时，偶有长达数日才自行恢复的情况。文献报道其持续时间一般为 0.5~36 小时。

50. E【解析】根据发病年龄不同，失神癫痫可以分为儿童失神癫痫（CAE）和青少年失神癫痫（JAE）。两者临床均以失神发作为核心特征，脑电图为 3Hz 的棘-慢复合波。

51. A【解析】参见 A1 型题第 49 题解析。

52. A【解析】部分感觉（特殊性感觉）性发作的表现中，可出现躯体感觉性发作、嗅觉性发作、视觉性发作、听觉性发作、味觉性发作和眩晕性发作，但没有幻觉或错觉。所以选项 A 符合题意。

53. D【解析】卡马西平可加重失神发作和肌阵挛发作。奥卡西平是卡马西平的 10-酮衍生物，适应证与卡马西平相同，故也可加重失神发作和肌阵挛发作。

54. D【解析】①单纯部分性发作：运动性发作，包括局灶性运动性、旋转性、Jackson、姿势性、发音性；感觉性发作，包括特殊感觉（嗅觉、视觉、味觉、听觉），躯体感觉（痛、温、触、运动、位置觉），眩晕；自主神经性发作，包括心慌、烦渴、排尿感等；精神症状性发作，包括言语障碍、记忆障碍、认知障碍、情感变化、错觉、结构性幻觉。②复杂部分性发作：单纯部分性发作后出现意识障碍，即从单纯部分性发作开始继之以意识障碍或自动症；开始即有意识障碍，包括仅有意识障碍或自动症。

55. A【解析】强直性发作多见于弥漫性脑损害儿童，睡眠中发作较多。表现为全身或部分肌肉持续的强直性收缩，不伴阵挛期。使头、眼和肢体固定某一位置，躯干呈角弓反张，伴短暂意识丧失，以及面部发绀、呼吸暂停和瞳孔散大等，如发作时处于站立位，可发生剧烈摔倒。发作持续数秒至数十秒，脑电图可见低电位 10Hz 波，振幅逐渐增高，典型发作期 EEG 为暴发性多棘波。

56. B【解析】脑电图（EEG）是诊断癫痫最重要的辅助检查方法。EEG 对发作性症状的诊断有很大价值，有助于明确癫痫的诊断及分型和确定特殊综合征。但不能单纯依据脑电活动的异常或正常来确定是否为癫痫，而应结合病史综合判断。故诊断癫痫的依据是病史和脑电图。

57. A【解析】失张力发作是一种特殊类型的癫痫发作，发作时意识通常保持清醒，且反应能力较好，不伴有意识障碍。所以选项 A 错误。其他选项均为失张力发作的典型表现。

58. C【解析】参见 A1 型题第 28 题解析。

59. A【解析】典型失神发作曾被称为小发作，是一种非惊厥性的、短暂的全面性癫痫发作类型。

60. A【解析】边缘系统与网状结构和大脑皮质有广泛联系，参与高级神经、精神（情绪和记忆等）和内脏的活动。边缘系统损害时，可出现情绪及记忆障碍、行为异常、幻觉、反应迟钝等精神障碍及饥饿、口渴、性行为异常、胃肠蠕动改变等内脏活动障碍。

61. A【解析】局部感觉或运动症状提示源于对侧额叶、顶叶皮质的复杂性癫痫发作；恐惧感、嗅幻觉、味幻觉、内脏感觉或似曾相识感常为源于颞叶的痫性发作。

62. A【解析】参见 A1 型题第 56 题解析。

63. A【解析】参见 A1 型题第 61 题解析。

64. C【解析】反射性癫痫又称诱发性癫痫，是既往无发作史的人或少数癫痫患者由各种感觉如视觉、听觉、嗅觉、味觉、躯体觉、内脏觉及精神刺激所诱发的癫痫发作。反射性癫痫已查明病因者应首先进行病因治疗。若一时病因未明，则可行药物控制发作。发作次数少者可不行药物治疗，关键是尽量避免诱发因素的刺激而预防其发作即可。

65. A【解析】癫痫患者服用抗癫痫药物最禁忌的是服药不规则或突然停药。抗癫痫药物（AEDs）控制癫痫发作后必须坚持长期服用，除非出现严重的不良反应，不宜随意减量或停药，以免诱发癫痫持续状态。

66. A【解析】难治性癫痫又称顽固性癫痫，通常指无中枢神经系统进行性疾病或占位性病变，但临床迁延，试用主要的抗癫痫药单独或合用，经过 2 年以上正规的抗癫痫治疗，达到患者能耐受的最大剂量，血药浓度达到有效范围，仍不能控制癫痫发作，每月至少有 4 次以上的癫痫发作，影响患者的日常生活。医源性癫痫是复杂部分性发作或患者的依从性很差。所以选项 A 正确。

67. A【解析】脑电图是诊断癫痫最重要的辅助检查方法，对发作性症状的诊断有很大价值，有助于明确癫痫的诊断及分型和确定特殊综合征。部分癫痫患者的脑电图检查可能始终正常，而部分正常人也可偶尔被记录到痫性放电，因此，不能单纯依据脑电活动的异常或正常来确定是否为癫痫。近年来广泛应用的 24 小时长程脑电监测和视频脑电图（video-EEG）使发现痫性放电的可能性大为提高，后者可同步监测、记录患者发作情况及相应脑电图改变，可明确发作性症状及脑电图变化间的关系。所以选项 A 正确。

68. D【解析】常见的自动症包括口咽自动症、姿势自动症、手部自动症、行走自动症、言语自动症。其中，口咽自动症最为常见，表现为不自主的舔唇、咂嘴、咀嚼、吞咽或者进食样动作，有时伴有流涎、清喉等动作。

69. E【解析】参见 A1 型题第 35 题解析。

70. E【解析】大多数类型的癫痫开始都应用单药治疗。在以下情况下可考虑多药治疗：①有多种发作类型。②对难治性癫痫单药治疗无效者以及小发作变异型，也可考虑多药治疗。③针对药物不良反应，如用苯妥英钠治疗部分性发作时出现的失神发作，除选用广谱抗癫痫药物外，也可合用氯硝西泮。④针对患者的特殊情况，如月经性癫痫患者在月经前可加用乙酰唑胺，以提高治疗效果。所以选项 E 错误。

71. B【解析】症状性癫痫是指继发于其他疾病，如多种脑部疾病或代谢异常的癫痫等引起的癫痫。

72. A【解析】参见 A1 型题第 18 题解析。

73. C【解析】与年龄有关的特发性癫痫包括：①良性家族性新生儿惊厥；②良性新生儿惊厥；③慢波睡眠中持续棘-慢复合波癫痫；④良性婴儿肌阵挛癫痫；⑤儿童失神癫痫；⑥青少年失神癫痫；⑦青少年肌阵挛型癫痫；⑧觉醒时全面强直-阵挛发作性癫痫；⑨其他全面性特发性癫痫；⑩特殊活动诱发的癫痫。选项 C“肌阵挛-失张力发作性癫痫”是隐源性和（或）症状性癫痫。所以本题应选 C。

74. A【解析】全面强直-阵挛发作持续状态是临床最常见、最危险的癫痫持续状态，表现为强直-阵挛发作反复发生，意识障碍伴高热、代谢性酸中毒、低血糖、休克、电解质紊乱（低钾血症、低钙血症）和肌红蛋白尿等，可发生脑、心、肝、肺等多脏器功能衰竭，自主神经和生命体征改变。所以选项 A 错误。

75. C【解析】联合药物治疗时应注意以下几点：①选择药理作用机制不同的药物联合

应用；②尽量避开具有相同不良反应的药物合用；③不能将多种药物联合作广谱抗癫痫药物应用；④合并用药时要注意药物的相互作用，如一种药物的肝酶诱导作用可加速另一种药物的代谢。所以选项C错误。

76. C【解析】苯妥英钠的一般血药浓度为10μg/ml时，可有效地控制大发作；而20μg/ml左右则可出现毒性反应。轻症反应包括眩晕、共济失调、头痛和眼球震颤等，以及变态反应（如皮疹较常见），还可见粒细胞减少、血小板减少、再生障碍性贫血、肝损害等，但未见严重肾损害。

77. A【解析】抗癫痫药物单一治疗是应该遵守的基本原则，如果单用一种一线药物已达患者最大可耐受剂量仍然不能很好地控制发作，可联合用药，即尝试加用另外一种一线或二线药物，直到发作控制或最大可耐受剂量后逐渐撤停原有的药物。所谓合理的多药联合治疗，即应当在不增加药物不良反应的基础上使患者获得满意的发作控制。多药治疗有可能使部分单药治疗无效患者的癫痫发作得以缓解，但其疗效也有可能被不良反应的增加所抵消。合用的药物种类越多、相互作用越复杂，对于不良反应的评价就越困难。而且联合用药会增加患者的经济负担。所以选项A错误。

78. D【解析】癫痫是一组由大脑神经元异常放电引起的以短暂中枢神经系统功能异常为特征的慢性脑部疾病。临床表现为突然发生、反复发作的运动、感觉、意识、自主神经、精神等异常。癫痫分为原发性和继发性两大类。正常人由于感冒、发热、水电解质失调、药物过量、饮酒戒断或睡眠不足等也可引起单次发作，但是不能引起癫痫。所以选项D错误。

79. B【解析】抗癫痫药物使用中，要注意药代动力学、剂量、血药浓度的关系。如苯妥英钠治疗剂量与中毒剂量接近，如常规剂量无效，增加剂量极易中毒；丙戊酸钠治疗剂量范围大，开始即可给予常规剂量；卡马西平由于自身诱导作用使代谢逐渐加快，须逐渐加量，约1周作用达到常规剂量。而拉莫三嗪应1个月左右达到治疗剂量，否则易出现皮疹、中枢神经系统（CNS）不良反应。所以选项B错误。

80. A【解析】实际工作中，由于技术和操作上的局限性，常规头皮脑电图仅能记录到49.5%患者的痫性放电，重复3次可将阳性率提高到52%，采用过度换气、闪光刺激等诱导方法还可进一步提高脑电图的阳性率。所以选项A正确。

81. E【解析】卡马西平是部分性发作的首选药物，尤其对复杂部分性发作最有效，疗效优于其他抗癫痫药物，对继发性全面强直-阵挛发作（GTCS）亦有较好的疗效。

82. A【解析】癫痫持续状态的治疗应强调综合治疗，首先应从速终止癫痫发作，选择起效快、作用强、不良反应小的药物静脉给药，及时控制癫痫发作。

83. E【解析】癫痫持续状态（SE）或称癫痫状态，是癫痫连续发作之间意识未完全恢复又频繁再发，或发作持续30分钟以上不自行停止。

84. B【解析】参见A1型题第27题解析。

85. B【解析】参见A1型题第14题解析。

86. B【解析】根据癫痫的类型、药物不良反应大小、药物来源、价格等来选择药物。80%左右的患者用目前抗癫痫药能完全控制发作，正规减量后，50%以上患者终身不再复发。所以选项 A、E 正确。不典型失神发作多见于一些难治性癫痫综合征患者，治疗困难，预后较典型失神发作差。所以选项 B 错误。特发性全面性癫痫发作多容易控制，但停药后容易复发，多需长期或终身治疗。所以选项 C 正确。没有明显脑损伤的大发作预后较好，有器质性脑损伤或神经系统体征的大发作预后差，缓解率为 40%～50%，发病较早、病程较长、发作频繁及伴有精神症状者，预后较差。所以选项 D 正确。

87. A【解析】癫痫根据发病原因可分为原发性癫痫和继发性癫痫；根据临床发作特点可分为全面性发作和部分性发作两大类。全面性发作可分为失神发作、强直性发作、阵挛性发作、强直-阵挛性发作、肌阵挛发作、失张力发作六种类型；部分性发作可分为单纯部分性发作、复杂部分性发作和部分性发作继发全面性发作。

88. B【解析】拉莫三嗪、托吡酯、加巴喷丁、氨己烯酸均属于新型抗癫痫药物，乙琥胺属于传统抗癫痫药物。故选项 B 正确。

89. E【解析】参见 A1 型题第 23 题解析。

90. B【解析】全面强直发作时，EEG 显示双侧的低波幅快活动或者暴发性高波幅棘波节律。

91. A【解析】各个年龄段癫痫的常见原因不同，0～2 岁多为围生期损伤、先天性疾病或代谢障碍。2～12 岁多为急性感染、特发性癫痫、围生期损伤和热性惊厥等。12～18 岁多为特发性癫痫、头颅外伤、血管畸形和围生期损伤等。18～35 岁多为头颅外伤、脑肿瘤和特发性癫痫等。35～65 岁多为脑肿瘤、脑外伤、脑血管病和代谢障碍等。65 岁以后多为脑血管病、脑肿瘤、阿尔茨海默病伴发等。所以选项 A 正确。

92. A【解析】检查继发性癫痫病因的最有效方法之一是脑 MRI 检查。MRI 具有很高的空间分辨率，能够发现一些细微的结构异常，对于病因有很高的提示价值。

93. E【解析】癫痫是多种原因导致的脑部神经元高度同步化异常放电所致的临床综合征，临床表现具有发作性、短暂性、重复性和刻板性的特点。所以选项 E 不属于癫痫的特征。

94. D【解析】癫痫小发作为时短，终止快，常不伴跌倒、抽搐，脑电图示典型 3Hz 棘-慢波。

95. B【解析】继发性癫痫是指有明确病因引起的癫痫，治疗方法首选病因治疗。对于有明确病因，但不能根除病因的患者，应考虑给予药物治疗。

96. B【解析】状态关联性癫痫发作的发作与特殊状态有关，如高热、缺氧、内分泌改变、电解质失调、药物过量、长期饮酒戒断、睡眠剥夺和过度饮水等，正常人也可出现。发作性质虽为痫性发作，但去除有关状态即不再发生，故不诊断为癫痫。故选项 B 错误。

97. E【解析】Lennox-Gastaut 综合征（LGS）曾称小发作变异型癫痫。发作次数频繁，较难控制，预后不良，多有智力障碍。脑电图呈不同步的非典型2~2.5Hz的棘-慢复合波，双侧不对称。

98. E【解析】癫痫单纯失神发作仅有短暂意识障碍，活动停止，两眼呆滞凝视或上翻，短暂呼之不应。

99. E【解析】原发性癫痫是指癫痫发作病因不明者，即患者有癫痫发作，但经反复检查而始终未能找到器质性或代谢性病因。其发病多在儿童及青少年期。

100. B【解析】抗癫痫药物控制发作后必须坚持长期服用，除非出现严重的不良反应，不宜随意减量或停药，以免诱发癫痫持续状态。所以选项B错误。增减药物、停药及换药原则参见A1型题第28题解析。

101. B【解析】复杂部分性发作最常见的表现是意识障碍和自动症。参见A1型题第54题解析。

102. D【解析】全面性肌阵挛发作表现为快速、短暂、触电样肌肉收缩，持续时间短于400~500毫秒，可累及全身肌肉，也可以肌群受累为主，常成簇发生，节律不规则。发作期EEG表现为暴发新出现的全面性多棘慢复合波，与发作具有锁时关系。所以选项D错误。

103. E【解析】复杂部分性发作的运动表现以协调的不自主活动为特征，称为自动症，约75%的患者表现为口颊舌动作，约50%患者可见面部或颈部其他运动，可出现继发泛化。所以选项E正确。

104. E【解析】全面性发作包括失神发作、强直性发作、阵挛性发作、强直-阵挛发作、肌阵挛发作、失张力发作六种类型。强直-阵挛发作（GTCS）是全面性发作中最常见的发作类型，以突发意识丧失，并序贯出现全身强直、阵挛为特征。

105. A【解析】部分运动性发作是指局限于身体某一部位的发作，其性质多为阵挛性，即局灶性抽搐。身体任何部位均可见到局灶性抽搐，但多见于面部或者手部，因其在皮质相应的功能区面积较大。

106. B【解析】癫痫持续状态（SE）是一种以持续的癫痫发作为特征的病理状态，是神经科的常见急症，持续的癫痫发作不仅可导致脑部神经元死亡，还可由于合并感染、电解质紊乱、酸碱平衡失调、呼吸循环衰竭、肝肾功能障碍等导致患者死亡。幸存者也常常遗留严重的神经功能障碍。所以选项B正确。

107. C【解析】参见A1型题第35题解析。

108. B【解析】参见A1型题第48题解析。

109. C【解析】对于一个怀疑复杂部分性发作的患者，为提高EEG的阳性率，常加做蝶骨电极。在使用常规头皮电极记录清醒及睡眠状态下均正常的癫痫患者中，使用蝶骨电极可记录到40.5%的异常，复杂部分性发作的异常率可达80%，也可用针灸的三寸毫针做蝶骨电极记录，简便易行，可作为脑电图检查的常规项目。

110. D【解析】单纯部分运动性发作又称 Jackson 发作，病理机制是对侧中央前回受到刺激。。

111. C【解析】参见 A1 型题第 83 题解析。

112. E【解析】苯妥英钠对全面强直-阵挛发作（GTCS）和部分性发作有效，还可治疗癫痫持续状态，但其可加重失神发作和肌阵挛发作，故不可用于失神发作和肌阵挛发作。因此答案 E 正确。

113. E【解析】癫痫综合征的分类是根据癫痫的病因、发病机制、起病年龄、临床表现、脑电图特征、疾病演变过程、治疗效果等多种因素综合分析后进行的。所以选项 E 正确。

114. E【解析】自主神经发作性癫痫可出现面部及全身苍白、潮红、多汗、立毛、瞳孔散大、呕吐、腹鸣、烦渴和排尿感等，病灶多位于杏仁核、岛回或扣带回，易扩散出现意识障碍，成为复杂部分性发作的一部分。

115. B【解析】发作后意识模糊高度提示癫痫发作，肢体抽动和尿失禁也可见于晕厥，并不一定提示癫痫发作。

116. E【解析】癔症有时表现为全身肌肉的不规则收缩，而且反复发生，须与全面强直-阵挛发作进行鉴别。癔症发作时程一般较长，持续数 10 分钟或数小时，甚至整日整夜发作，无意识丧失，也无撞伤或大小便失禁，常伴感情色彩。

117. D【解析】目前诊断癫痫最科学的组合是病史+查体+动态脑电图+MRI。

118. C【解析】除自动症外，其他均属于单纯部分性发作。而只有自动症属于复杂部分性发作，即精神运动性癫痫发作。参见 A1 型题第 54 题解析。

119. A【解析】参见 A1 型题第 8 题解析。

120. C【解析】部分性发作（单纯及复杂部分性发作，部分性继发全身强直-阵挛发作）首选卡马西平、苯妥英钠、丙戊酸、苯巴比妥，次选拉莫三嗪、托吡酯、加巴喷丁、左乙拉西坦。所以选项 C 错误。

121. D【解析】脑磁图（MEG）脑磁信号在传导过程中介质的影响小，信号没有扭曲，所以空间分辨率高，通过与 MRI 影像融合，可对信号源精确定位。脑电图（EEG）脑电信号受介质的影响大，空间分辨率低，定位能力较差。所以选项 D 错误。

122. A【解析】杰克逊发作开始为身体某一部分抽搐，随后按照一定次序逐渐向周围扩散。杰克逊发作发作时患者一般无意识障碍。

123. C【解析】参见 A1 型题第 74 题解析。

124. E【解析】晕厥、癔症、短暂性脑缺血发作、低血糖症均需要与癫痫进行鉴别。

125. A【解析】患者经过长时间正规单药治疗，或先后用两种抗癫痫药物达到最大耐受剂量，以及经过一次正规的、联合治疗仍不见效，可考虑手术治疗。效果比较理想的多为部分性发作，主要是起源于一侧颞叶的难治性复杂部分性发作，如致痫灶靠近大脑皮质、可为手术所及，而且切除后不会产生严重的神经功能缺陷者，疗效较好。所以选项 BCDE 均可采取手术治疗。选项 A“儿童失神发作”应使用药物进行正规治疗。所以选项 A 符合题意。

126. A【解析】假性癫痫发作是一种非癫痫性的发作性疾病，是由心理障碍而非脑电紊乱引起的脑部功能异常。可出现运动、感觉、自动症、意识模糊等类似癫痫发作的症状。本病多在情绪波动后发生，而且症状有戏剧性、暗示性，发病有精神诱因及常有人在场。表现为全身抽搐或双手紧握，下肢僵直，呼吸急促，喉中发出叫声，可突然跌倒。但自伤行为和尿失禁一般不会在假性发作中表现出来。癫痫发作时瞳孔散大，对光反射消失；假性癫痫发作时瞳孔正常，对光反射存在。假性癫痫发作时，脑电图上无相应的痫性放电，抗癫痫治疗无效是鉴别的关键。

127. E【解析】癫痫治疗以药物治疗为主，故选项 E 错误。

128. C【解析】癫痫发作是因脑部神经元异常过度超同步化放电所造成的一过性症状和（或）体征。癫痫发作的病理生理基础是大脑皮质神经元过度放电。

129. E【解析】典型失神发作表现为动作突然中止，凝视，呼之不应，可有眨眼，不伴有或者仅伴有轻微的运动症状，结束也突然，持续 5~20 秒多见，易为过度换气诱发。发作时 EEG 伴规律性的双侧半球的 3Hz 的棘-慢复合波节律。多发生于儿童和青少年。所以选项 E 正确。

130. C【解析】参见 A1 型题第 24 题解析。

131. D【解析】部分性发作包括单纯部分性发作和复杂部分性发作。单纯部分性发作不伴有意识障碍。复杂部分性发作伴有意识障碍。参见 A1 型题第 54 题解析。

132. E【解析】大多数抗癫痫药物都有不同程度的不良反应，应用抗癫痫药物前应检查肝肾功能和血尿常规，用药后还需每月监测血尿常规，每季度监测肝肾功能，至少持续半年。不良反应包括特异性、剂量相关性、慢性及致畸性。以剂量相关性不良反比较常见，通常发生于用药初始或增量时，与血药浓度有关。多数常见的不良反应为短暂性的，缓慢减量即可明显减少。多数抗癫痫药物为碱性，饭后服药可减轻胃肠道反应。较大剂量于睡前服用可减少白天镇静作用。所以选项 E 错误。

二、A2 型题

1. B【解析】本例病情为右侧肢体阵发性抽搐，提示继发性部分运动性发作，病变位于左侧大脑半球，结合有持续头痛视盘水肿，说明左侧颅内病变较明显，已引起颅内压增高，需进一步查找病因及治疗，在颅内压增高情况下，作腰穿有引起脑疝的危险。所以选项 B 处理不合适。

2. D【解析】根据突发神志丧失，几秒钟后即醒，脑电图示 3Hz 棘-慢波规律性和对称性发放，可考虑患者为失神发作。典型失神发作参见 A1 型题第 129 题解析。

3. C【解析】患者的发作类型是复杂部分性发作，表现为意识障碍和自动症。经典的复杂部分性发作可从先兆开始。先兆是痫性发作出现意识丧失前的部分，患者对此保留意识，以上腹部异常感觉最常见，随后出现意识障碍。自动症是指在癫痫发作过程中或发作后意识模糊状态下出现的具有一定协调性和适应性的无意识活动，均在意识障碍的基础上发生，伴有遗忘。题中患者出现了口咽自动症和言语自动症。

4. E【解析】患者表现符合“复杂部分性发作”的临床表现，表现为意识障碍和自动症（手部自动症和行走自动症）。意识模糊但未丧失。

5. A【解析】根据题干所述，符合杰克逊发作的临床表现，即开始为身体某一部分抽搐，随后按照一定次序逐渐向周围扩散。

6. B【解析】患者的发作类型是强直性发作。参见 A1 型题第 55 题解析。

7. B【解析】癫痫大发作也称全面强直-阵挛发作，以意识丧失和全身抽搐为特征。表现为突然意识丧失、两目上翻、瞳孔散大、牙关紧闭、大小便失禁、面色苍白或青紫，可有猪叫（或羊叫）声，继全身强直、痉挛持续几分钟后自然停止，口吐白沫或血沫（舌和口腔黏膜咬破时），最后肌肉松弛，患者呈昏迷或昏睡状态，脸色渐渐正常，神志逐渐清醒，清醒后对发作无记忆。

8. E【解析】苯妥英钠对全面强直-阵挛发作（GTCS）有效，但可加重失神发作和肌阵挛发作。所以应该避免暑期天天去游泳。故选项 E 错误。

9. B【解析】如明确是继发性癫痫，应行头颅 CT、头颅 MRI、放射性核素脑扫描或脑血管造影等检查，由于 MRI 较 CT 更敏感，因而高度怀疑是继发性癫痫者，尤其有局灶性定位体征的难治性癫痫，应首先考虑头颅 MRI 检查。所以选项 B 正确。

10. B【解析】患者意识清醒，无意识障碍可排除选项 A、C、D、E。故最可能诊断为单纯部分性发作。患者可能为单纯部分性发作中的运动性发作。

11. A【解析】全面强直-阵挛发作的癫痫患者，在完全控制 3~5 年后，可以考虑终止治疗，但有复发的可能。故一直不应申领汽车驾驶证。

12. C【解析】通过临床表现可诊断患者为癔症。癔症与癫痫的鉴别见表 6-2。

表 6-2　癔症与癫痫的鉴别

	癔症	癫痫
性别、年龄	多见于青年女性	各年龄段
发作场合	常有精神创伤诱因、转换障碍	任何情况下
发作形式	多样化、表演性	刻板性
意识障碍	无	有
瞳孔	正常，对光反射存在	散大，对光反射消失
伴随症状	双眼紧闭，眼球乱动，无摔伤、舌咬伤、尿失禁	双眼上翻或斜向一侧，可有摔伤、舌咬伤、尿失禁

续 表

	癔症	癫痫
持续时间	长，可达数小时	多短暂，数分钟
终止方式	安慰、暗示	多自行缓解
EEG	多正常	可见痫性放电

13. E【解析】儿童的失神发作一般首选乙琥胺治疗，多数控制良好，但应用时较易诱发癫痫大发作，临床可加用治疗癫痫大发作的药物。

14. C【解析】本例为年轻女性，可诊断为癫痫大发作，应该给予抗癫痫药物治疗，首选卡马西平（选项C），该药为广谱抗癫痫药物，对大发作效果良好，能做血药浓度监测，患者较易耐受，不良反应相对较轻，可长期口服。乙琥胺（选项A）仅用于单纯失神发作；地西泮（选项B）宜在发作时使用，一般需静脉给药；扑米酮（选项E）可用于大发作的备选药。氯硝西泮（选项D）不予考虑。故本题应选C。

15. C【解析】患者最有可能是小发作，即典型失神发作。参见A1型题第129题解析。

16. C【解析】患者可诊断为复杂部分性发作。脑电图（EEG）对发作性症状的诊断有很大价值，有助于明确癫痫的诊断及分型和确定特殊综合征。

17. D【解析】根据题干所述，可诊断为精神运动性发作，即复杂部分性发作，常以阵发性精神症状、意识障碍和自动症为突出表现。题中患者表现为手部自动症。

18. D【解析】该患者发作时有意识丧失，舌咬伤及尿失禁，四肢抽搐，未提示有精神刺激诱因，故可排除选项A、B、C，可诊断为全面强直-阵挛发作。体检及各项检查均正常，提示无局灶性病变，可排除选项E。患者有相同疾病家族史，提示为特发性病因。故选项D正确。

19. A【解析】患者的表现符合典型失神发作，药物治疗首选乙琥胺，其次为丙戊酸钠、氯硝西泮。

20. C【解析】患者首先考虑为继发性癫痫，表现为部分性发作。继发性癫痫又称症状性癫痫，指由其他疾病导致的癫痫，可见于任何年龄，大多起病于青壮年之后。发作形式多为部分性发作。原发性癫痫指除了遗传因素之外，尚查不出致病原因的癫痫。

21. B【解析】根据患者“近半年来反复发作右上肢抽动，每次发作约半分钟后自行缓解”可初步判断为单纯部分性发作。单纯部分性发作是指发作起始与结束均较突然，发作时程短，一般不超过1分钟，无意识障碍。所以选项B正确。肌阵挛发作表现为快速、短暂、触电样肌肉收缩，持续时间短于400~500毫秒，可累及全身肌肉，也可以肌群受累为主，常成簇发生，节律不规则。题中患者无累及全身肌肉，且持续时间为半分钟，故可排除选项A。自动症是指在癫痫发作过程中或发作后意识模糊状态下出现的具有一定协调性和适应性的无意识活动。题中患者无意识障碍，故可排除选项C。小舞蹈病又称风湿性舞蹈病，属于原因不明的一种脑病。常为急性风湿病的表现之一，多见于5~15岁的儿童，多系亚急性起病，也有因情绪激动而骤然发病。表现为极快的不规则跳动和无意义的舞蹈样动作，肌张力降低和肌无力等，且常伴心理障碍。所以选项D不符合题意。低钙性手足抽搐是指因为血清游离钙降低，引起了神经肌肉兴奋，出现手足抽搐。

22. C【解析】根据白天经常出现口角至一侧面部抽搐，每天发作2~3次，每次发作30秒至1分钟，发作时意识清醒，可诊断为部分运动性发作，属于单纯部分性发作。参见A1型题第105题解析。

23. B【解析】患者最可能诊断为复杂部分性发作，表现为单纯部分性发作后出现意识障碍。

24. C【解析】根据发愣，对别人提问无反应，持续1~2分钟，同时伴有口唇咀嚼动作，一天出现数次，以及脑电示右颞局灶性尖波活动可诊断患者为精神运动性发作，即复杂部分性发作，常以阵发性精神症状、意识障碍和自动症为突出表现。题中患者表现为口咽自动症。

25. D【解析】根据题中症状及脑电图表现，患者最可能的诊断是强直性发作。强直性发作参见A1型题第55题解析。

26. D【解析】失张力发作是由于双侧性身体肌肉张力突然丧失，导致不能维持原有的姿势，出现跌倒、肢体下坠等表现，发作时间较短，往往可立即恢复原态。该患者符合失张力发作的临床表现。故答案D正确。

27. E【解析】患者表现均符合的儿童良性癫痫伴中央颞部棘波。参见A1型题第7题解析。

28. C【解析】婴儿最可能的诊断是West综合征。参见A1型题第15题解析。

29. B【解析】根据患者有长时间站立史，长时间站立后突然出现头晕、恶心、黑矇等先兆，然后意识丧失、跌倒，四肢强直，伴面色苍白、出汗，最可能诊断为晕厥。晕厥为脑血流灌注短暂全面下降，缺血、缺氧所致意识瞬时丧失和跌倒。多有明显的诱因，症状发生前常有先兆。与癫痫发作相比，晕厥跌倒时较缓慢，且多发作于意识丧失10秒钟以后，持续时间短，强度较弱。所以选项B正确。

30. C【解析】患者的症状和心电图表现符合复杂部分性发作，表现为单纯部分性发作后出现意识障碍。复杂部分性发作的病灶多在颞叶，故又称为颞叶癫痫。

31. B【解析】患者为部分性发作，治疗首选卡马西平。参见A1型题第120题解析。

32. D【解析】停药应遵循缓慢和逐渐减量的原则，此患者近4年无抽搐发作，可考虑停药，但停药前应有缓慢减量的过程，一般不少于1~1.5年无发作者方可停药。

33. E【解析】患者属癫痫大发作，需静脉注射苯妥英钠来控制症状。苯妥英钠对大脑皮质运动区有高度选择性的抑制作用，防止了异常放电的传播而抗癫痫，对大发作、部分性发作疗效好、对精神运动性发作次之，对小发作无效。

34. B【解析】患者为杰克逊发作，属于部分性发作中的运动性发作，首选卡马西平，次选苯妥英钠。参见A1型题第120题解析。

三、A3/A4型题

1. D【解析】该患者“发作逐渐频繁，持续时间逐渐延长，并出现认知功能衰退和左侧肢体瘫痪”，初步怀疑是Rasmussen综合征。Rasmussen综合征多起病于1~15岁，突出症状为难以控制的癫痫发作，多为单纯部分性运动性发作起病，易出现部分性运动性发作持续状态（EPC），也可继发其他类型发作。随着病情进展，患者出现轻偏瘫和神经心理恶化和认知、语言缺陷。所以选项D正确。

2. D【解析】Rasmussen综合征影像学可以发现一侧或者局部大脑萎缩，脑电图呈现背景活动异常，一侧为主的痫性放电，病灶处神经外科活检显示慢性脑炎证据。MRI检查可见一侧大脑半球萎缩，额、颞、顶叶长T_2信号或部分脑叶发育不良。早期的手术治疗能够缓解发作，改善预后。所以选项D正确。

3. E【解析】Rasmussen综合征早期进行手术治疗，能够缓解发作，改善预后。

4. D【解析】根据局限于左上肢发作性抽动，可判断为部分运动性发作。然后逐渐波及下肢和面部，可判断为伴杰克逊发作。

5. A【解析】杰克逊发作的病变部位是对侧中央前回，开始为身体某一部分抽搐，随后按照一定次序逐渐向周围扩散。

6. A【解析】患者为杰克逊发作，属于部分性发作中的运动性发作。部分性发作首选卡马西平，次选苯妥英钠。

7. C【解析】患者发作时有意识障碍和括约肌功能障碍，可排除手足搐搦症（选项D），手足搐搦症是由低钙引起的，同时也可排除癔症性抽搐（选项E）。患者症状符合癫痫的特点，头颅CT可见多发性钙化灶，说明存在脑结构异常，继发性可能性大，故可排除选项A。脑肿瘤CT上不如钙化灶的密度高，故可排除选项B。该患者粪便中曾有白色节片，患寄生虫病的可能性大，结合脑部多发钙化灶，支持脑囊虫病的诊断，故本题应选C。

8. A【解析】治疗癫痫持续状态的首选用药是地西泮注射液静脉注射。参见A1型题第27题解析。

9. B【解析】引起单纯部分性发作的原因首先考虑为颅内肿瘤。

10. A【解析】患者可诊断为单纯部分性发作，首选卡马西平、苯妥英钠、丙戊酸、苯巴比妥，其次为拉莫三嗪、托吡酯、加巴喷丁、左乙拉西坦。所以本题应选A。

11. E【解析】怀疑有病变可能的情况下，需要进一步检查头颅CT加强以确诊病变。

12~13 B、D【解析】根据患者的症状表现（言语减少、词义失认）、发作形式（睡眠中强直-阵挛发作），以及脑电图检查结果，最可能的诊断是Landau-Kleffner综合征，又称获得性失语性癫痫综合征。脑电图显示双侧或单侧颞区为主的痫性放电，慢波睡眠期明显增多，可呈电持续状态。发作间期约 80%的患者可有慢波睡眠期持续棘-慢复合波（头皮脑电图往往表现中后颞区为主，也可波及其他部位）。

14. E【解析】患者可初步诊断为部分性发作，追问病史需特别注意以前有无类似发作。

15. C【解析】检查发现脑电图有棘-慢复合波持续发放，说明此部位有脑细胞异常放电，考虑癫痫的可能性较大。

16. A【解析】如果既往 5 年内有同样发作，且未采取治疗，应首选苯妥英钠进行治疗。苯妥英钠是治疗癫痫大发作和部分性发作的首选药物。

17. B【解析】根据发作性右侧肢体无力，每次发作持续 30 分钟左右缓解，不伴抽搐及意识障碍，患者最可能是短暂性脑缺血发作（TIA）。TIA 症状常持续 15 分钟到数小时，脑电图无明显痫性放电。所以选项 B 正确。癫痫多为刺激症状（感觉异常、肢体抽搐），发作持续时间多为数分钟，极少超过半小时，脑电图上多有痫性放电。

18. B【解析】烟雾病 TIA 发作常因吹奏乐器、吃辛辣食物等导致过度换气动作引起。烟雾病患者可在 TCD 上检测到双侧颈内动脉末端、大脑中动脉、大脑前动脉狭窄或闭塞的相应频谱。

19~20 E、B【解析】参见 A1 型题第 28 题解析。

21. C【解析】癫痫持续状态是指癫痫的症状连续发作持续 30 分钟以上未自行停止，或者两次癫痫发作期间，患者的意识不清楚，并再次出现了肢体抽搐。所以选项 C 正确。

22. C【解析】参见 A1 型题第 27 题解析。

23. A【解析】癫痫发作是因脑部神经元异常过度超同步化放电所造成的一过性症状和（或）体征。癫痫发作是一过性的临床现象，绝大多数的癫痫发作持续时间短于 5 分钟。题中患者发作性右侧肢体抖动，有时伴有一过性意识障碍，且意识障碍持续 2 分钟左右，后自行缓解，故可初步判断为癫痫发作。

24. E【解析】老年患者在癫痫药物治疗时应注意：①老年人体内抗癫痫药蛋白结合率减少，药物分布容积减少，同时肝和肾的药物清除率减低，因此药物剂量应该减少至成年人的 1/2 左右。②由于老年人共患病多，应尽可能选择非肝酶诱导或者抑制的药物，减少药物之间的相互作用。③老年人对于抗癫痫药的不良反应更为敏感，应减少或者避免应用对认知功能有影响的药物，同时避免可以造成或者加重骨质疏松的药物。④由于老年人容易出现卡马西平以及奥卡西平导致的低钠血症，也应减少使用相关药物。所以选项 ABCD 均正确。单药治疗目前依然是开始癫痫治疗的标准，70%~80%的癫痫患者可以通过单药治疗控制发作。故选项 E 错误。

25. A【解析】患者可诊断为癫痫持续状态。首选药物是地西泮，成年人首次静脉注射 10~20mg，注射速度<2mg/min。参见 A1 型题第 27 题解析。

26. A【解析】根据题干所述，患者癫痫连续发作之间意识未完全恢复又频繁再发，目前处于癫痫持续状态。

27. B【解析】癫痫持续状态抽搐控制后，应立即给予维持剂量，清醒后改为口服抗癫痫药物。仔细询问近期服药情况，正规用药。

28. C【解析】有病理诱因，如发热、酒精戒断、低血糖或者高血糖等原因造成的癫痫发作，去除以上诱因后，发作也随之消失，不诊断为癫痫。所以选项C正确。

29. E【解析】热性惊厥又称热性发作，是婴幼儿时期最常见的惊厥性疾病之一，具有明显的年龄依赖性，这与小儿脑发育不成熟，神经兴奋易于泛化有关。一般发病年龄是3个月至5岁，首次发病多在6个月至3岁，很少在6个月以下及6岁以上发病。热性惊厥很少引起智力低下，但长时间的热性惊厥可以造成一定的脑损伤或成为日后癫痫发作的原因。全面强直-阵挛发作是热性发作最常见的类型。简单热性惊厥一般不需要治疗，随着年龄的增长（大于6岁），能自行缓解。所以选项E错误。

30. C【解析】根据发作性四肢对称强直伴躯体前倾可诊断患者为强直性发作。强直性发作表现为发作性躯体以及肢体双侧性肌肉的强直性持续收缩，躯体通常轴性伸展、前屈或者背屈，持续时间在2~60秒，多持续10余秒。发作时EEG显示双侧的低波幅快活动或8~10Hz的快棘波节律。主要见于Lennox-Gastaut综合征（L-G综合征）、大田原综合征等。

31. B【解析】患者出现目光呆滞，呼之不应，流涎的症状可考虑为典型失神发作。症状持续时间在30秒左右，长于典型失神发作，可考虑为非典型失神发作。非典型失神发作发作时EEG提示为慢（1.0~2.5Hz）的棘-慢复合波。主要见于Lennox-Gastaut综合征（L-G综合征）。

32. D【解析】Lennox-Gastaut综合征的脑电图显示慢棘-慢复合波（<2.5Hz）以及睡眠中出现的阵发性快波节律爆发（>10Hz）。

33~34 C、E【解析】根据症状表现，患者可诊断为强直-阵挛发作。强直-阵挛发作以突发意识丧失，并序贯出现全面强直-阵挛为特征。强直-阵挛发作诊断后，应做脑电图（EEG）检查和头颅MRI检查，以进一步确诊。

35. E【解析】强直-阵挛性发作，首选的治疗方法是按抗癫痫药应用原则，口服抗癫痫药。

36. C【解析】患者的“抖动”最可能是肌阵挛发作。肌阵挛发作可见于预后良好的癫痫患者，如青少年肌阵挛癫痫。青少年肌阵挛癫痫（JME）为常见的癫痫类型，青少年起病，高峰为14~15岁，智力体格发育正常。脑电图特征为双侧性多棘-慢波或者棘-慢复合波。

37. C【解析】患者应用卡马西平（400mg/d）后发作增多，为避免触发因素，应停用卡马西平，替换丙戊酸钠为首选治疗。

38. C【解析】患者停用卡马西平后，发作明显减少，脑电图痫性放电显著减少，应用丙戊酸钠后，发作消失。最终可诊断为青少年肌阵挛癫痫。参见A3/A4型题第36题解析。

四、B 型题

1. E【解析】参见 A3/A4 型题第 37 题解析。

2. A【解析】在 30 分钟内终止全面惊厥性癫痫持续状态的首选药物是地西泮，起效快，1~3 分钟即可生效。

3. E【解析】治疗癫痫大发作的药物有苯妥英钠、苯巴比妥、扑痫酮、卡马西平和丙戊酸类药物。其中，在原发性癫痫大发作中，临床上比较常用丙戊酸类药物，如丙戊酸钠和丙戊酸镁；而继发性癫痫大发作中，卡马西平的效果比较好，常作为首选药物治疗。

4. D【解析】强直性发作和失张力发作首选丙戊酸钠，一线无效可添加拉莫三嗪，添加治疗无效或不耐受考虑应用托吡酯，不能给予卡马西平、奥卡西平。

5. E【解析】癫痫持续状态急救的首选药物是地西泮。

6. B【解析】苯妥英钠抗癫痫的作用特点是选择性好，抗癫痫的同时并不引起中枢的广泛抑制，因此不出现镇静催眠作用，不影响患者的正常工作和生活。

7. C【解析】卡马西平是治疗癫痫复杂部分性发作的首选药物，且该药对癫痫复杂部分性发作的治疗效果要比其他任何抗癫痫药物的效果都要好。

8. A【解析】参见 A2 型题第 19 题解析。

9. B【解析】参见 A1 型题第 35 题解析。

10. C【解析】参见 A1 型题第 49 题解析。

11. A【解析】参见 A1 型题第 54 题解析。

12. D【解析】丙戊酸钠是一种广谱抗癫痫药物，是全面性发作，尤其是全面强直-阵挛发作合并典型失神发作的首选药，也用于部分性发作。

13. E【解析】治疗 West 综合征（婴儿痉挛症）首选强的松，其次为丙戊酸钠、氯硝西泮、托吡酯。不能给予卡马西平、奥卡西平、苯妥英钠、拉莫三嗪。

14. D【解析】不典型失神发作首选卡马西平或丙戊酸钠，可以加用左乙拉西坦、托吡酯、拉莫三嗪、氯硝安定。

15. A【解析】异戊巴比妥、咪达唑仑、利多卡因等均可用于终止癫痫持续状态。其中，异戊巴比妥是治疗难治性癫痫持续状态的标准治疗药物，对于各种类型的癫痫几乎都有效，使用时因可能降低血压和抑制呼吸，需要严密监控生命指征。

16. D【解析】怀疑癫痫是由脑肿瘤、脑积水、脑发育不全、脑内钙化灶、脑内软化灶等器质性病变引起时，即排除继发性癫痫，要首先做头颅 CT 检查，或头颅 MRI 检查。

17. E【解析】①诊断癫痫的最主要依据是患者的病史和临床发作的表现，详细而准确的病史是诊断癫痫的依据。由于患者发作时大多数伴有意识障碍，故应详细询问患者的亲属或目击者。所以选项 E 正确。②脑电图（选项 B）是诊断癫痫最重要的辅助检查方法，但阳性率仅 50%左右。癫痫发作间歇期行神经系统检查常为阴性，故不能作为主要诊断依据。其他选项，如颅骨平片（选项 A）、腰椎穿刺（选项 C）和头颅 CT（选项 D），在癫痫的诊断上并不是主要依据。

18. B【解析】怀疑癫痫但临床症状不典型者，首先应做脑电图检查。脑电图根据具体情况选用。如脑电图有痫性放电者，就可以确诊为癫痫。

19. C【解析】复杂部分性发作的病灶多在颞叶，也可见于额叶、嗅皮质等部位。

20. A【解析】躯体感觉性发作的性质为体表感觉异常，如麻木感、针刺感、电击感以及烧灼感等。发作可以局限于身体某一部位，也可以逐渐向周围部位扩散（感觉性杰克逊发作）。放电起源于对侧中央后回皮质。

21. E【解析】脑叶是脑的一种结构的简称，分为额叶、顶叶、枕叶、颞叶。所谓的脑叶出血，实际上就是指这些部位的出血，最常见的出血部位在顶叶。

22. C【解析】根据病因，癫痫分为症状性癫痫、特发性癫痫和隐源性癫痫。从癫痫发作类型、临床特征、常见部位推测，隐源性癫痫是继发性癫痫，但病因不明，占全部癫痫的 60%~70%。

23. E【解析】症状性癫痫又称继发性癫痫。

24. C【解析】参见 A1 型题第 37 题解析。

25. E【解析】参见 A1 型题第 35 题解析。

五、X 型题

1. ABDE【解析】选项 C“肌阵挛发作”属于全面性发作类型。单纯部分性发作参见 A1 型题第 54 题解析。

2. ACDE【解析】①与年龄有关的特发性癫痫包括：儿童良性癫痫伴中央颞部棘波；儿童良性枕叶癫痫；原发性阅读性癫痫。所以选项 AD 正确。②隐源性和（或）症状性癫痫包括：West 综合征；Lennox-Gastaut 综合征；肌阵挛-失张力发作性癫痫；伴有肌阵挛失神发作的癫痫。所以选项 CE 正确。Weber 综合征不是癫痫综合征，是表现为同侧动眼神经麻痹和对侧肢体的偏瘫。因此本题的正确答案为 ACDE。

3~4 ABDE、ABCD【解析】Lennox-Gastaut 综合征（LGS）又称为小发作变异型，其特点为发病年龄早，好发于 1~8 岁，发作形式多样，有失张力发作、肌阵挛发作、不典型失神发作、全面强直-阵挛发作或数种形式混合存在。发作次数频繁，较难控制，预后不良，多有智力障碍，易出现癫痫持续状态。本病的治疗非常困难，抗癫痫药物的疗效不满意。80%~90%患者的发作得不到控制。脑电图呈不同步的非典型 2~2.5Hz 的棘-慢波，双侧不对称，睡眠中出现的阵发性快波节律暴发（>10Hz）。

5. ABCD【解析】药物难治性癫痫常用的手术方法有：①前颞叶切除术和选择性杏仁核、海马切除术；②颞叶以外的脑皮质切除术；③癫痫病灶切除术；④大脑半球切除术；⑤胼胝体切开术；⑥多处软脑膜下横切术。除此以外，还有迷走神经刺激术、慢性小脑电刺激术、脑立体定向毁损术等，理论上对于各种难治性癫痫都有一定的疗效。所以本题的正确答案为 ABCD。

6. BCDE【解析】失神发作多见于儿童。表现为动作突然中止，凝视，呼之不应，可有眨眼，不伴有或者仅伴有轻微的运动症状，结束也突然，持续时间短暂，持续 5~20 秒多见，发作频率高。所以选项 A 错误，本题应选 BCDE。

7. ABCE【解析】单纯部分性发作见于任何年龄，以成年人较多，此型常为局灶性器质性病变刺激引起，主要表现为单纯的基本运动、感觉或自主神经症状发作，不伴有意识障碍。部分运动性发作严重者，发作后可能发生短暂性的肢体瘫痪。所以选项 ABCE 正确，选项 D 错误。

8. ABDE【解析】临床上癫痫每次发作或每种发作的过程称为痫性发作，一个患者可有一种或数种形式的痫性发作。所以，选项 C 错误。癫痫可由多种病因引起，包括先天性因素、遗传因素、脑部损伤、感染等，因此可分为特发性癫痫（原发性癫痫）和症状性癫痫。所以选项 A 正确。遗传因素和环境因素都可能对癫痫发作产生影响，有些癫痫类型具有明显的遗传倾向，而环境因素如脑部损伤、感染等也可导致癫痫发作。所以选项 B 正确。在某些女性患者中，癫痫的发作确实可能与月经周期有关，通常在月经期和排卵期发作频繁。所以选项 D 正确。癫痫的临床表现主要包括癫痫性发作（即癫痫发作）和癫痫症状（如认知障碍、情绪问题等）。所以选项 E 正确。

9. ABCD【解析】进行癫痫药物治疗时，口服药剂量应自低限开始，逐渐增加剂量，以既能控制发作，又不产生毒性反应的最小有效剂量为宜。定期复查，注意药物毒性反应及不良反应。使用药物过程中不能突然停药、换药，如果一种一线药物已达到最大可耐受剂量仍然不能控制发作，可加用另一种一线或二线药物，至发作控制或达到最大可耐受剂量后逐渐减掉原有的药物，转换为单药，换药期间应有 5~7 天的过渡期。发作频繁而又难以控制者，不应强求完全控制发作而过分增加药物剂量以致产生不良反应，应考虑患者的生活质量。所以选项 E 错误，本题应选 ABCD。

10. ABDE【解析】单纯部分性发作为大脑皮质局部病灶引起的发作，脑电图变化在症状对侧相应的皮质区域。所以选项 C 错误，其余四项均正确。

11. ACDE【解析】症状性癫痫也称为继发性癫痫，是指由于某种意外原因导致的脑结构或功能异常，神经网络异常放电所产的癫痫发作。包括：①颞叶癫痫；②额叶癫痫；③顶叶癫痫；④枕叶癫痫；⑤儿童慢性进行性部分性癫痫状态；⑥特殊促发方式的癫痫综合征。所以选项 ACDE 正确。选项 B“原发性阅读性癫痫”属于与年龄有关的特发性癫痫。

12. ABDE【解析】反射性癫痫常见的诱发因素如下。①视觉刺激：如由光源强刺激、闪光刺激等引起发作；②听觉刺激：由音乐、受惊吓引起发作；③躯体感觉刺激：即身体某部位受到触觉，或温度觉或关节运动觉受到刺激而引起发作；④精神感觉刺激：如强烈情感刺激、惊吓等引起发作；⑤内脏感觉刺激：如进食后胃的牵张感、腹胀、咳嗽、憋尿、心悸、牙痛、性交等引起发作。睡眠不足有时也会引起反射性癫痫。所以选项 C 错误。故本题应选 ABDE。

13. ABCD【解析】全面性癫痫伴热性惊厥附加症的致病基因有 *SCN1A*、*SCN1B*、*SCN2A* 和 *AGBAG2*。*CHRNA4* 是常染色体显性遗传夜发性额叶癫痫的致病基因。故本题应选 ABCD。

14. BCDE【解析】复杂部分性发作伴有意识障碍。所以选项 A 错误。参见 A1 型题第 54 题解析。

15. ACDE【解析】癫痫在晚上服药，可合并用抗生素，使用药物过程中必须持续服药，不能突然停药，防止引起癫痫持续状态。参见 X 型题第 9 题解析。

16. ACDE【解析】抗癫痫药物治疗的原则是早期治疗、依型选药、尽量单药、小量开始、足量用药、给药规律、疗程要长、停药要慢。尽量单药治疗是癫痫治疗的重要原则之一，故选项 B 错误。因此本题应选 ACDE。

17. ACDE【解析】大多数抗癫痫药物都有不同程度的不良反应，包括剂量相关的不良反应、长期治疗的不良反应、特异体质不良反应等。卡马西平引起的再生障碍性贫血（选项 A），卡马西平、拉莫三嗪所致的皮疹（选项 C），丙戊酸钠、卡马西平导致的肝损伤（选项 D）均属于特异体质不良反应。苯妥英钠导致的齿龈增生（选项 B）属于长期治疗的不良反应，苯巴比妥导致的行为改变（选项 E）属于剂量相关的不良反应。

18. ABCE【解析】癫痫发作的影响因素有年龄、遗传因素、睡眠、饮酒。吸烟与癫痫发作没有关系。故本题应选 ABCE。

19. ABCE【解析】脑电图检查范围有常规脑电图、脑电地形图、动态脑电图、视频脑电图、皮质脑电图。所以选项 ABCE 正确。

20. BCDE【解析】失神发作与复杂部分性发作可通过脑电图进行鉴别。①失神发作的特点是突发、短暂的意识丧失和正在进行动作的中断，茫然呆视或双眼短暂上翻，发作持续数秒至 30 秒以内，然后和开始一样迅速消失。而复杂部分性发作的特点为发作过程中或发作后可出现意识模糊，持续时间相对长一些，一般约为 2 分钟，而完全的意识丧失则少见，发作后常有遗忘。所以选项 A 错误，选项 B 正确。②失神发作时脑电图通常为规则而对称的 3Hz 棘-慢复合波及多棘-慢复合波，异常为双侧性；发作间期脑电图一般正常，可有阵发性活动（如棘波或棘-慢复合波），这种活动一般规则而对称。复杂部分性发作时脑电图为单侧或双侧放电，弥散或局限于颞区或额颞区。发作间期脑电图往往为单侧或双侧不同步的病灶，通常位于颞区或额区。所以选项 C、D 正确。③典型失神发作使用丙戊酸钠、氯硝西泮，不能使用卡马西平、奥卡西平、苯妥英钠这些窄谱抗癫痫药物，因为它们对典型失神发作无效，且可能加重其发作。而复杂部分性发作首选卡马西平、苯妥英钠、丙戊酸钠、苯巴比妥。所以两者药物治疗不同。故选项 E 正确。因此，本题的正确答案为 BCDE。

21~22 ABCD、ABCD【解析】参见 A1 型题第 28 题解析。

23. ABCD【解析】参见 A1 型题第 54 题解析。

24. ABCD【解析】癫痫持续状态的治疗原则：①保持稳定的生命体征和进行心肺功能

支持；②终止呈持续状态的癫痫发作，减少癫痫发作对脑部神经元的损害；③寻找并尽可能根除病因及诱因；④处理并发症。所以选项 ABCD 正确。如果原来抗癫痫药物选择恰当，最好测定血药浓度，依据血药浓度进行个体化剂量调整。如果原来抗癫痫药物治疗效果欠佳或不良反应较大，要换另一种药物，必须新换药物到达维持剂量，且癫痫发作停止，再逐渐撤掉原来的药物。所以选 E 错误。

25. ABDE【解析】失张力发作有短暂意识障碍，故选项 C 错误。参见 A1 型题第 57 题解析。

26. ABDE【解析】脑电图在癫痫诊治中的价值包括：①脑电图发现的痫性放电，在临床资料提示癫痫的情况下，支持癫痫的诊断。②能够较好地反映异常放电的起源和传播。③大多数的癫痫发作和癫痫综合征有相对特异的脑电图特征，脑电图有助于癫痫发作类型和癫痫综合征类型的区分。④有助于判断治疗反应，作为减药、停药的参考。

27. ABDE【解析】参见 A1 型题第 30 题解析。

28. CDE【解析】线性药代动力学的基本特征是给药剂量与血药浓度及体内的药物量（包括各组织间转运的药量）成正比，给予不同剂量或重复给药时，药物的动力学参数不会显著改变。拉莫三嗪、托吡酯、加巴喷丁的药物代谢为线性药代动力学，服药过程不需要监测血药浓度。卡马西平和苯妥英钠的药物代谢为非线性药代动力学，体内代谢的个体差异很大，用药需监测血药浓度。

29. BC【解析】卡马西平、苯妥英钠引起的头晕、复视、共济失调等与剂量有关，是剂量相关的不良反应。所以选项 BC 正确。选项 ADE 均属于特异体质的不良反应。

30. ACDE【解析】由于难治性癫痫可能造成患者智力以及躯体损害，所以起源于一侧颞叶的难治性复杂部分性发作的患者，如果致痫灶靠近大脑皮质可为手术所及，并且切除后不会产生严重的神经功能缺陷，疗效较好，则可以采取手术治疗。若病因明确的肿瘤、动脉瘤或血管畸形等，在手术可切除区域，可采取手术治疗。故正确答案为 ACDE。

31. ABCDE【解析】主要的癫痫结构性异常病因如下。①海马硬化（HS）：是最常见的癫痫性异常病理改变之一。②大脑皮质发育不良（MCD）：是指在子宫内大脑皮质形成障碍而导致的皮质异常。③肿瘤：生长缓慢的低级别脑肿瘤更容易导致癫痫。而神经胶质混合细胞肿瘤属于发育性肿瘤，尽管从肿瘤分级的角度属于Ⅰ~Ⅱ级，但是造成药物难治的一个重要原因。④其他常见病因：包括血管发育异常、各种原因造成的损伤等。

32. ABC【解析】参见 A1 型题第 126 题解析。

33. ABCE【解析】参见 A1 型题第 74 题解析。

34. BCD【解析】大发作即强直-阵挛发作，突发意识丧失，开始为全身强直性抽搐，然后发展为阵挛性抽搐。所以选项 A 错误。单纯部分性发作可发展为复杂部分性发作，单纯或复杂部分性发作可泛化为全面强直-阵挛发作。所以选项 B 正确。全面强直-阵挛发作醒后患者常感头痛、全身酸痛、嗜睡，部分患者有意识模糊，对抽搐多无记忆。所以选项 C

正确。杰克逊发作后可以有 Todd 麻痹。所以选项 D 正确。典型失神发作以意识障碍为主，其特点是没有任何先兆的、突然开始的发作。所以选项 E 错误。因此本题的正确答案为 BCD。

35. ACD【解析】癫痫发作有以下本质特征：①癫痫发作是一过性的临床现象，绝大多数的癫痫发作持续时间短于 5 分钟；②尽管癫痫发作症状多种多样，但是在个体患者，发作呈现相对的刻板性；③癫痫发作总是伴有脑电的发作性异常放电，尽管有时不能从头皮电极可靠地记录。所以选项 ACD 正确。

36. ABCDE【解析】症状性癫痫由各种明确的中枢神经系统结构损伤或功能异常所致，如脑外伤、脑血管病、脑肿瘤、中枢神经系统感染、遗传代谢性疾病、皮质发育障碍、神经系统变性病、药物和毒物中毒等。

37. ABCD【解析】不典型失神发作的特点是开始和停止均较典型失神发作慢、不太突然，常伴有更明显的肌张力改变。不典型失神发作不易为过度换气所诱发，常为弛缓性的脑病变表现，预后较差，多伴有智力低下。所以选项 E 错误。其余四个选项均正确。

38. BC【解析】复杂部分性发作也称为精神运动性发作，病灶多在颞叶，故又称为颞叶癫痫。

39. ABD【解析】癫痫持续状态的治疗应强调综合治疗，①首先应从速终止癫痫发作，选择起效快、作用强、不良反应小的药物静脉给药，及时控制癫痫发作。②抽搐控制后，应立即给予维持剂量，清醒后改为口服抗癫痫药物。③保持呼吸道通畅。头偏向一侧，防止呕吐物引发窒息，尽快清除口腔内分泌物和呕吐物。给予吸氧、吸痰，必要时行气管插管或气管切开。持续心电监护，定期监测血气分析。④纠正酸碱失衡，维持水、电解质平衡。患者伴随频繁发作导致肌肉颤搐、过度呼吸、多汗及高热等都直接影响水、电解质、酸碱平衡，应补充液体及电解质。⑤维持生命体征稳定，预防及治疗并发症，避免发生脑水肿、酸中毒、肺部感染、呼吸循环衰竭等。⑥寻找病因，进行病因治疗。所以选项 ABD 正确。

40. ABC【解析】癫痫的诊断依据主要是通过脑电图（EEG）结合临床表现及病史。癫痫通常伴有牙关紧闭，四肢抽搐，以及口吐白沫等情况。所以选项 ABC 正确。

41. ABCE【解析】发作间歇期痫性放电（IEDs）是与正常脑电活动有明显区别的脑电活动，波形特点包括尖样波或者复合波，如尖波、棘波、棘-慢复合波、多棘-慢复合波等。所以选项 ABCE 正确。

42. ABCDE【解析】国际抗癫痫联盟神经影像学委员会于 1997 年提出以下情况应做神经影像学检查：①任何年龄、病史或脑电图提示为部分性发作；②在 1 岁以内或成人未能分型的发作或明显的全面性发作；③神经或神经心理证明有局限性损害；④一线抗癫痫药物无法控制发作；⑤抗癫痫药不能控制发作或发作类型有变化以及可能有进行性病变者。

43. ABCDE【解析】一般来说，癫痫的发作类型根据临床表现（选项 B、C、D）和发作间期及发作期的 EEG 改变（选项 A）作为分类依据，将癫痫发作分为全面性癫痫发作和部分性癫痫发作及发作类型不明型癫痫。头颅 MRI 的改变也是痫性发作的分类依据之一。

44. ABCD【解析】不典型失神发作多见于弥漫性脑损害的癫痫患者，表现为肌张力改变明显，患者容易出现跌倒。所以选项 B、D 正确。不典型失神发作的意识障碍发生与结束较缓慢，发作持续时间较典型失神发作长，可伴有轻度的运动症状或者自动症表现。所以选项 A 正确，发作时 EEG 提示为慢（1.0~2.5Hz）的棘-慢复合波。所以选项 C 正确。丙戊酸类药物是典型失神发作的首选用药。不典型失神发作预后不如典型失神发作。所以选项 E 错误。故本题应选 ABCD。

45. ABD【解析】全面性发作的特征是发作时伴有意识障碍或以意识障碍为首发症状，神经元痫性放电起源于双侧大脑半球。大部分全面性发作与遗传关系密切。导致大脑弥漫性损害的病因如缺氧性脑病、中毒等也可能导致全面性发作。所以选项 ABD 正确。

46. ABC【解析】苯妥英钠、卡马西平、苯巴比妥都是肝酶诱导药，此外还有灰黄霉素、利福平、地塞米松等。

47. ABDE【解析】阵挛性发作仅见于婴幼儿，以发作时全身肌肉重复阵发抽动而没有强直为特征，往往一开始即有意识障碍和肌张力松弛而导致跌倒。EEG 为快活动、慢波及不规则棘-慢波。所以选项 ABDE 正确。

48. ABCE【解析】变态反应主要表现为胸部、肘部内侧和膝盖处的斑丘疹暴发，逐渐进展可能会威胁生命。然而并非所有抗癫痫药物都可导致变态反应，可导致变态反应的主要为传统抗癫痫药物，如苯巴比妥（选项 C）、苯妥英钠（选项 A）、卡马西平（选项 B）和乙琥胺，以及一些二代抗癫痫药物，如拉莫三嗪（选项 E）、唑尼沙胺和奥卡西平。应用苯妥英钠（选项 A）易发生龋齿。所以本题应选 ABCE。

49. ABC【解析】颞叶癫痫发作形式表现为单纯部分性发作、复杂部分性发作、继发全面性发作或这些发作形式组合，多为复杂部分性发作。所以选项 A 正确。颞叶癫痫起源于大脑的颞叶。除肿瘤、畸型和炎症外，主要的病因为颞叶内侧硬化，其中多为海马硬化。所以选项 B 正确。脑电图检查是对颞叶癫痫定位的主要手段。一般头皮电极的诊断率只可使 1/4 患者得到确诊，故应加用咽部或蝶骨电极以提高诊断的准确率。所以选项 C 正确。颞叶癫痫没有遗忘症的症状表现。所以选项 D 错误。颞叶癫痫属于部分性发作，不具有不典型失神发作的表现。故选项 E 错误。因此本题应选 ABC。

50. CE【解析】早发性肌阵挛脑病（EME）表现为难治性频繁的游走性或节段性肌阵挛发作，脑电图表现为暴发-抑制异常模式。大田原综合征临床表现以强直发作为主要特征，表现为持续 1~10 秒的躯干向前强直性屈曲组成，发作频繁，单独或者丛集出现。脑电图也表现为清醒期和睡眠期的暴发-抑制异常模式。所以选项 CE 正确。

51. ADE【解析】参见 A1 型题第 55 题解析。

52. ACD【解析】进行性肌阵挛癫痫（选项 A）可以通过饮食治疗得到控制，病程是进展性的，手术还有可能加重疾病，故禁忌进行外科切除术。获得性失语癫痫（选项 C）具有严重的认知功能障碍，禁忌行外科切除术。婴儿严重肌阵挛癫痫（选项D），又称Dravet综合征，主要是对症治疗，药物控制癫痫发作，禁忌行外科切除术。故本题应选ACD。

53. CD【解析】参见A1型题第22题解析。

54. ABCE【解析】癫痫发作是因脑部神经元异常过度超同步化放电所造成的一过性症状和（或）体征。所以选项A正确。一般认为只发作一次不能诊断癫痫，至少要有两次以上发作才能考虑诊断为癫痫。所以选项B、C正确。癫痫发作是一过性的临床现象。尽管癫痫发作症状多种多样，但是在个体患者，发作呈现相对的刻板性。所以选项D错误。癫痫是一种脑部疾患，特点是持续存在能产生癫痫发作的易感性，并出现相应的神经生物学、认知、心理学以及社会等方面的后果。所以选项E正确。因此，本题的正确答案为ABCE。

55. BCDE【解析】参见A1型题第126题解析。假性癫痫发作可有运动、感觉和意识模糊等类似癫痫发作症状。所以假性癫痫发作和癫痫均有意识障碍，故选项A不是两者的鉴别点。

56. CDE【解析】肌阵挛发作首选丙戊酸钠，其次为乙琥胺、氯硝西泮。卡马西平和苯妥英钠均可加重肌阵挛发作，故不能给予卡马西平、苯妥英钠。因此本题应选CDE。

57. ABCDE【解析】肌阵挛发作多为遗传性疾病。在发病时期，患者肌肉会出现短促的不自主收缩现象，其基本特征为肌阵挛，一般无意识障碍，发作时表现为头颈、肢体或躯干抽动，可累及肌肉的一部分或整块肌肉，也可累及某些肌群甚至整个肌体。该病往往可以在几秒内反复发作，间隔时间长，并且患者在临睡或者是刚醒的时候发病较多，甚或出现持续状态。发作期EEG表现为暴发新出现的全面性多棘-慢复合波。所以五个选项均正确。

58. ABCDE【解析】参见A1型题第7题解析。

59. BCDE【解析】晕厥与癫痫均具有短暂的意识障碍。所以选项A不是两者的鉴别点。晕厥多有明显的诱因，如久站、剧痛、见血、情绪激动和严寒，以及胸腔内压力急剧增高（如咳嗽、哭泣、大笑、用力、憋气、排便和排尿等）。所以选项B正确。与癫痫发作比较，晕厥跌倒时较缓慢，表现为面色苍白、出汗，有时脉搏不规则，偶可伴有抽动、尿失禁。所以选项C、D均正确。晕厥在EEG上无癫痫波，而癫痫EEG上有癫痫波。所以选项E正确。故本题应选BCDE。

60. ABCE【解析】参见X型题第3～4题解析。Lennox-Gastaut综合征的脑电图呈不同步的非典型2～2.5Hz的棘-慢波，双侧不对称，睡眠中出现的阵发性快波节律暴发（>10Hz）。所以选项D错误。

61. ADE【解析】癫痫是一组由大脑神经元异常放电所引起的短暂中枢神经系统功能失常为特征的慢性脑部疾病，具有突发性、反复发作的特点。癫痫的中枢神经系统不存在破坏性病变。所以本题的正确答案为ADE。

62. CDE【解析】强直性发作和失张力发作首选丙戊酸钠，一线药物无效可添加拉莫三嗪，添加治疗无效或不耐受考虑应用托吡酯，不能给予卡马西平、奥卡西平。故选项CDE

正确。

63. ABCD【解析】原发性癫痫是指有癫痫发作，但经反复检查而始终未能找到器质性或代谢性病因的癫痫。原发性癫痫，脑部虽无明显的器质性病变和代谢性疾病表现，但有一定遗传性。可表现为全身性发作或部分性发作，但全身性癫痫的遗传性因素高于部分性癫痫。所以本题的正确答案为 ABCD。

64. BDE【解析】①海马硬化：是最常见的癫痫异常病理改变之一，可引起难治性癫痫。②大脑皮质发育不良：是指在子宫内大脑皮质形成障碍而导致的皮质异常。遗传因素以及非遗传性因素干扰了神经干细胞增殖、迁移和分化的不同阶段过程，导致了不同类型的皮质异常。大脑皮质发育异常患者多伴有体格发育迟缓、智力发育迟缓和癫痫发作。其中，癫痫发作往往趋于难治性，也是婴幼儿期、儿童期难治性癫痫的主要病因之一。③肿瘤：生长缓慢的低级别脑肿瘤更容易导致癫痫。而神经胶质混合细胞肿瘤属于发育性肿瘤，尽管从肿瘤分级的角度属于Ⅰ~Ⅱ级，但是造成药物难治的一个重要原因。所以选项 BDE 正确。

65. ABCD【解析】发作性睡病伴有面部抽搐，可引起意识丧失和猝倒，易误诊为癫痫。根据突然发作的不可抑制的睡眠、睡眠瘫痪、入睡前幻觉及猝倒症四联征可鉴别。所以选项 ABCD 正确。

66. BCDE【解析】血药浓度监测必要性：①根据血药浓度调整剂量，可充分发挥药物的治疗作用，大大提高单药控制率，避免不合理的联合用药。②监测血药浓度不仅能够及时发现药物过量所致的中毒反应，还能为判断中毒程度、调整用药方案提供科学的依据。③缩短摸索用药剂量的时间，为患者制定更加合理有效的给药方案。④通过监测血药浓度为特殊患者（如婴幼儿、孕产妇、老年人和肝肾功能不全者）制订符合其自身特点的给药方案。⑤不遵循医嘱服药是药物治疗失败的主要原因之一，医师可以通过血药浓度这一客观数值了解患者的依从性。所以选项 BCDE 正确。癫痫患者在就诊时，医师除了建议定期复查脑电图，也要求定期监测血药浓度。所以选项 A 错误。因此本题的正确答案为 BCDE。

67. ABCD【解析】继发性癫痫指有明确病因引发的癫痫，大部分是由明确的中枢系统结构性损伤或者功能性损伤所导致的。常见的原因是脑部的器质性疾病所致的脑细胞损害。后天可因为外伤、高热、惊厥、惊吓等因素引发继发性癫痫。继发性癫痫可见于任何年龄，大多起病于青壮年之后。发作形式多为部分性发作（如单纯部分性发作、复杂部分性发作）和精神运动性发作等，少数患者可发展为全身性发作，在没有去除病因之前，应用抗癫痫药物治疗疗效较差。所以选项 E 错误，本题的正确答案为 ABCD。

68. ABCE【解析】儿童良性枕叶癫痫在儿童期发病，平均发病年龄为 6 岁，多数在 19 岁自行停止发作，常有癫痫家族史，表现为发作性视觉症状如黑矇、闪光、视幻觉、错觉、视物变小等，历时短暂。有的在发作后出现头痛或自动症或一侧阵挛性抽搐。所以选项 ABCE 正确。

69. BE【解析】促肾上腺皮质激素（ACTH）目前被认为是治疗婴儿痉挛症最有效，并较普遍单用的药物。若用以上药物治疗无效时，可考虑改用非尔氨酯和氨己烯酸。非尔氨酯、氨己烯酸在临床上常单用或作为婴儿痉挛症的辅助用药，一开始为小剂量，以后每周增加1次，直至获得疗效而无显著不良反应为止。所以选项BE正确。

70. BDE【解析】癫痫的治疗不仅仅是控制症状发作，更重要的是提高患者生活质量。主要的癫痫治疗方法包括病因治疗、药物治疗和手术治疗。癫痫患者首先应查找病因，进行病因治疗，对于有明确病因，但不能根除病因的患者，应考虑给予药物治疗。抗癫痫药物治疗是目前癫痫治疗中最主要的治疗方案，常作为首选方案。当药物对病情没有明显作用时，部分癫痫患者可采用手术治疗，通过开颅手术直接切除脑皮质病灶，或阻断传导通路。所以选项BDE正确。

71. ABCDE【解析】自主神经性发作是指以头痛、腹痛等自主神经症状为主要表现的发作，表现为发作性，多为不同病因引起的丘脑下部的发作性功能紊乱。青少年为主，临床症状以胃肠道症状多见。病灶在杏仁核、岛回或扣带回，EEG示阵发性双侧同步θ节律，频率为4~7Hz。所以五个选项均正确。

72. ABCDE【解析】长期服用多种抗癫痫药物的弊端有：①容易发生药物慢性中毒；②药物之间存在相互作用，可降低疗效或增强作用导致药物中毒；③不能对各个抗癫痫药的疗效作出正确的评价；④有时可使痫性发作增多；⑤缩小了以后选择抗癫痫药物的余地；⑥加重患者经济负担。所以五个选项均正确。

73. ABCD【解析】卡马西平与拉莫三嗪、托吡酯、非尔氨酯、加巴喷丁合用治疗难治性癫痫时，拉莫三嗪、托吡酯、非尔氨酯、加巴喷丁的血药浓度均降低，故联合应用时应适量增加以上药物的给药剂量。所以选项ABCD正确。

74. ADE【解析】国际抗癫痫联盟（ILAE，1981年）癫痫发作的分类：①全面性发作；②部分性发作；③不能分类的发作。

75. ABCD【解析】在抗癫痫药物中，可造成肝损害的常见药物有丙戊酸钠、卡马西平、苯妥英钠、非尔氨酯等。苯巴比妥没有肝损害的不良反应。所以本题应选ABCD。

76. ACDE【解析】丙戊酸钠、拉莫三嗪、左乙拉西坦、托吡酯可以用于各种类型的全面性发作和全面性癫痫的单药治疗。所以选项ACDE正确。选项B“卡马西平”是部分性发作的首选药物，不用于全面性发作。

77. ABCD【解析】可产生复视的抗癫痫药物有苯妥英钠、扑米酮、拉莫三嗪、卡马西平。

78. AB【解析】神经结构影像学能够可靠地发现大脑的结构性异常，如占位性病变、血管畸形、海马硬化等，寻找癫痫的潜在病因。检查方法包括头颅CT和头颅MRI。所以选项AB正确。SPECT、MRS、PET均属于神经功能影像学检查方法。

79. BCE【解析】参见A1型题第15题解析。

80. ACDE【解析】参见A1型题第80题解析。

81. ABD【解析】苯妥英钠常见的不良反应有牙龈增生（儿童发生率高），长期服用后可能引起恶心、呕吐，甚至胃炎，饭后服用可减轻。可引起变态反应，常见皮疹伴高烧，罕见严重皮肤反应如剥脱性皮炎，多形糜烂性红斑，淋巴系统霍奇金病等。所以选项 ABD 正确。

82. ABCD【解析】典型全面性的发作间歇期癫痫性放电（IEDs）模式包括：阵发性棘-慢复合波活动或节律、不典型棘-慢复合波、阵发性快节律以及高度失律。所以选项 ABCD 正确。

83. CDE【解析】严重的特异性反应：①卡马西平、拉莫三嗪所致的皮疹；②丙戊酸、卡马西平导致的肝损伤、血小板减少等；③苯妥英钠引起的神经系统损害；④苯巴比妥导致智力、行为改变等。一旦发现特异性反应须考虑减量、停药或换药。所以选项 CDE 正确。选项 A、B 均属于剂量相关的不良反应。

六、案例分析题

1. ABCDE【解析】参见 X 型题第 36 题解析。

2. ABCEF【解析】结合病史及患者的临床表现，急诊应安排做头颅 MRI/CT、实验室检查、常规脑电图、颈部血管超声和心电图检查。诱发电位用于各种大脑疾病（包括痴呆、帕金森病、抑郁症、酒精中毒等）引起的认知功能障碍的评价。患者无认知功能障碍，不需要进行诱发电位检查。所以本题应选 ABCEF。

3. B【解析】脑电图（EEG）是诊断癫痫最重要的辅助检查方法，有助于明确癫痫的诊断及分型和确定特殊综合征。尽管常规脑电图未显示异常，但窦性心律不齐和颈动脉斑块形成可能表明存在一些潜在的神经系统问题。通过进行 24 小时脑电图监测，医师可以更全面地评估患者的脑电活动，并寻找任何与症状相关的异常或不规则的脑电图模式，并进一步了解可能的神经系统问题，以便进行准确的诊断和治疗计划制定。故选项 B 正确。

4. B【解析】24 小时脑电图示右额区散在尖波，结合患者发生交通事故引起发作，可诊断为部分性癫痫，属于症状性癫痫。

5. BCDEF【解析】卡马西平、丙戊酸钠、拉莫三嗪、托吡酯、苯巴比妥、左乙拉西坦、左尼沙胺、加巴喷丁和奥卡西平可用于部分性发作和部分性癫痫的单药治疗。苯妥英钠可加重部分性发作的失神发作和肌阵挛发作，故不选用。因此，本题的正确答案为 BCDEF。

6. D【解析】丙戊酸钠的不良反应有震颤、恶心，发生率在 10%以上。此外患者可能出现贫血、血小板减少、体重增加。所以选项 D 正确。

7. AC【解析】单纯部分性发作是指发作起始与结束均较突然，发作时程短，无意识障碍。所以“8 个月前患者出现发作性右手麻木，继之出现头眼向右侧偏转，右侧肢体抽搐，意识清楚，持续 2 分钟左右缓解”可初步判断为单纯部分性发作。故选项 A 正确。全面强直-阵挛发作以突发意识丧失，并序贯出现全身强直、阵挛为特征。所以“2 次发作继发出现全身强直抽搐，意识丧失”可初步判断为继发强直-阵挛发作。所以选项 C 正确。题中无其余选项的症状描述，故可排除。因此本题的正确答案为 AC。

8. ABDE【解析】根据上题，患者可诊断为单纯部分性发作（选项 B）和继发强直-阵挛发作（选项 D）。患者有脑梗死病史，遗留右侧肢体活动不灵活，所以脑梗死是引起症状性癫痫的病因。故患者可诊断为症状性部分性癫痫（选项 A）及脑血管病后遗症（选项 E）。所以选项 ABDE 正确。

9. B【解析】大脑中动脉梗死表现为对侧偏身感觉障碍及对侧肢体偏瘫。所以上次脑梗死的责任血管在患侧肢体对侧，即左侧大脑中动脉。故选项 B 正确。

10. BCDEF【解析】参见案例分析题第 5 题解析。

11. BC【解析】老年人服用卡马西平（选项 B）以及奥卡西平（选项 C）容易出现药物导致的低钠血症，故应减少使用相关药物。

12. BCF【解析】拉莫三嗪（选项 B）以及左乙拉西坦（选项 C）在老年人中的应用有很好的安全性。丙戊酸钠（选项 F）不出现低钠血症，也可以使用。所以选项 BCF 正确。

13. BCD【解析】癫痫在少数情况下，有不定期遗传因素，影响大小主要与病因有关。如果患有原发性癫痫，有一定概率遗传给后代，但如果是继发性癫痫，这种癫痫一般是不会遗传的。本例患者为继发性癫痫，是不会遗传给胎儿的。故选项 A 错误。在妊娠期间出现痫性发作，会影响胎儿的正常发育。所以选项 B 正确。抗癫痫药物会影响胎儿的生长发育，但是继发性癫痫的女性患者是可以生育，不过一定要在专业的医师指导下，通过药物的调整控制癫痫的发作，90%以上的癫痫女性可以生育健康的胎儿。所以选项 C、D 正确，选项 E、F 错误。因此，本题的正确答案为 BCD。

14. ACDEF【解析】妊娠期前 3 个月癫痫发作增加的危险性最高，约 5%分娩时有发作。发作恶化的可能原因是抗癫痫药物（AEDs）血药浓度下降，睡眠不足，因担心不良反应而自行减停药物。妊娠期由于体重增加、血浆容积重新分布、肝代谢和肾清除率升高，部分 AEDs 血药浓度下降，导致癫痫发作频率增加、程度恶化。妊娠期雌激素、孕激素水平明显增高，而雌激素可诱发癫痫发作，孕激素可减少癫痫发作，故二者的激素水平变化可能影响癫痫发作频率。所以选项 B 错误，选项 ACDEF 正确。

15. ADEF【解析】如果患者的癫痫是由于局部脑损伤或病变引起的（选项 A）停用抗癫痫药物后具有高复发风险，强直-阵挛发作患者（选项 D）如突然停药可引起癫痫持续状态，故此类患者不应停用药物。且患者曾有药物减量后发作的经历（选项 E）更不应停用药物。头颅 MRI 显示左顶叶软化灶（选项 F）需要进行药物，更不应停用药物。故本题应选 ADEF。特发性癫痫（选项 B）患者在计划怀孕前应与医师讨论停用抗癫痫药物的风险和益处，并共同制定最适合患者情况的治疗计划。建议患有部分性癫痫（选项 C）并计划怀孕的女性在停药前咨询医师。若癫痫发作控制较好，妊娠前期不至于出现影响妊娠发作的患者，可停用抗癫痫药物。

16. BCD【解析】传统抗癫痫药物，如丙戊酸钠、苯巴比妥、苯妥英钠、卡马西平等致畸率较高，故建议妊娠期不要服用。而新型抗癫痫药物，如拉莫三嗪、左乙拉西坦、奥卡西平、唑尼沙胺、加巴喷丁等可能会改善妊娠期药物的耐受性，较传统抗癫痫药物的致畸性小。所以选项 BCD 正确。

17. ABCDE【解析】服用 AEDs 的女性癫痫患者，应该在孕前 3 个月每天服用叶酸 5mg 至妊娠后 3 个月，并且服用 AEDs 的女性所分娩的新生儿，建议出生后予以肌内注射维生素 K 1mg。孕期、生产后须定期检查抗癫痫药物的血药浓度。如果有神经管缺陷家族史，建议羊水穿刺检查。鼓励母乳喂养，但是要避免睡眠不足。所以选项 ABCDE 正确。

18~20 D、E、ABDEF【解析】患者可诊断为儿童良性癫痫伴中央颞部棘波，发作症状最可能是局灶性癫痫发作。参见 A1 型题第 7 题解析。

21. C【解析】根据发作性愣神、东张西望、吞咽动作、双手摸索，事后对发作不能回忆，可考虑为失神发作，且患者有感觉上腹部有热气上升的自主神经性发作的症状。表现为自主神经症状和（或）精神症状、嗅觉、听觉性（包括错觉）症状的单纯部分性发作（如上腹部胃气上升感）高度提示为颞叶癫痫。颞叶癫痫脑电图显示颞区痫性放电。

22. ABCE【解析】患者出现不能唤醒的可能原因包括药物中毒、代谢异常、颅内感染和癫痫持续状态。

23. ABCDF【解析】为进一步明确诊断，应该做的检查有实验室常规检查（血常规、生化系列）、脑电图、头颅 MRI、抗癫痫药物血药浓度、脑脊液检查。不需要进行神经心理学检查。

24. B【解析】根据提示内容，如果患者目前出现意识状态改变，则可能出现了非惊厥性癫痫持续状态（NCSE）。NCSE 是指脑电图上持续的痫性放电，导致出现临床上的非惊厥性发作，其具体可表现为失语、遗忘、意识障碍或行为改变，包括意识模糊、昏迷、谵妄、躁狂等。脑电图出现痫性放电及对 AEDs 治疗有反应者更加支持 NCSE 的诊断。癫痫持续 30 分钟以上可定义为 NCSE。

25. D【解析】怀疑患者最大可能为非惊厥性癫痫持续状态（NCSE），为进一步明确诊断必须进行脑电图监测，同时选择在 30 分钟内终止药物苯妥英钠，静脉注射地西泮，成年人首次 10~20mg。

26. AC【解析】患者就诊后有必要进行的检查是脑电图检查和头颅 CT/MRI 检查。脑电图（EEG）是诊断癫痫最重要的辅助检查方法，头颅 CT/MRI 可进一步查明病因。

27. E【解析】该患者临床诊断可考虑为青少年肌阵挛癫痫（JME）。JME 以多在觉醒后出现肌阵挛发作为主要特征，波及下肢可以出现跌倒。绝大多数患者会有全面强直-阵挛发作，少部分病例有典型失神发作。疲劳、睡眠剥夺以及饮酒往往是明显的触发因素。脑电图特征为双侧性多棘-慢波或者棘-慢复合波。

28. BDE【解析】丙戊酸钠为青少年肌阵挛癫痫首选的治疗药物。其他还可选择左乙拉西坦和拉莫三嗪。不能给予卡马西平、奥卡西平、苯妥英钠，因为此三种药物可加重肌阵挛发作。所以选项 BDE 正确。

29. ABE【解析】苯妥英钠尽管疗效确切，但由于具有非线性药代动力学特点，容易产生毒副作用；奥卡西平、卡马西平有可能加重肌阵挛发作，所以肌阵挛癫痫应避免选择奥卡西平、卡马西平、苯妥英钠这些药物。

30. ABCDEF【解析】根据题干所述，该患者入院后应安排进行神经系统查体、脑电图检查、肌电图检查、头颅 MRI、诱发电位和生化检查。

31. D【解析】患者初步诊断考虑为进行性肌阵挛癫痫（PME）。进行性肌阵挛癫痫多见于青少年期，患者临床以进行性加重的肌阵挛发作为特征，以及全身强直-阵挛发作，并出现进行性认知功能减退、小脑性共济失调以及锥体束征等。脑电图呈现背景活动异常基础上的全面性以及多灶性棘-慢/多棘-慢复合波。

32. ABCD【解析】对于进行性肌阵挛癫痫具体病因的检查，需要临床表现结合乳酸丙酮酸运动试验，肌肉、皮肤活检。可见血乳酸、丙酮酸增高，肌肉活检显示肌肉内特殊红染肌纤维。所以选项 A、B、C 正确。由于进行性肌阵挛癫痫是一组遗传性疾病引起，因此通常建议行基因检测以明确病因。所以选项 D 正确。

33. BCDEF【解析】进行性肌阵挛癫痫可见于下列疾病：波罗的海肌阵挛（Unverricht-Lundborg 病）、Lafora 病、涎酸沉积病、神经元蜡样脂褐质沉积症、齿状核-红核-苍白球路易体萎缩、肌阵挛癫痫伴破碎红纤维综合征、高雪氏病Ⅱ型等。所以选项 BCDEF 正确。

34. ABC【解析】目前主要针对进行性肌阵挛癫痫可以选择药物治疗，如丙戊酸钠、氯硝西泮、左乙拉西坦等。但无法改变整体疾病进程。

35. BDE【解析】参见案例分析题第 29 题解析。

36. D【解析】癫痫在临床上具有发作性、短暂性、重复性和刻板性的特点。患者的发作形式可表现为感觉、运动、意识、精神、行为、自主神经功能障碍或兼有之。该患者为癫痫发作。

37. C【解析】根据患者的临床特征，其癫痫综合征分类为特发性全面性癫痫。特发性癫痫具有可疑遗传倾向，无其他明显病因，常在某特殊年龄段起病，有特征性临床及脑电图表现，诊断标准较明确。

38. ABD【解析】丙戊酸钠、拉莫三嗪是治疗特发性全面性癫痫的一线药物，左乙拉西坦和托吡酯为可以添加药物，卡马西平、苯妥英钠和奥卡西平均为可能加重发作的药物，不应该选用。

39. AD【解析】根据上题可知，患者适合的治疗药物是丙戊酸钠、拉莫三嗪、左乙拉西坦。该患者曾给予苯妥英钠治疗，目前已婚，计划妊娠，需要进行药物调整。传统抗癫痫药物，如丙戊酸钠（选项 C）、苯巴比妥（选项 F）、苯妥英钠、卡马西平（选项 F）等致畸率较高，故建议妊娠期不要服用。而新型抗癫痫药物，如拉莫三嗪（选项 A）、左乙拉西坦（选项 D）、奥卡西平、唑尼沙胺、加巴喷丁等可能会改善妊娠期药物的耐受性，较传统抗癫痫药物的致畸性小。所以目前适合该患者的药物为拉莫三嗪和左乙拉西坦。故选项 AD 正确。

40. ABCDEF【解析】根据患者的症状描述，可能的病因包括：颅内肿瘤（选项 A）可能引起发作性意识丧失、眼球上视、四肢强直抽搐等症状；脑卒中（选项 B）也可以表现为发作性意识丧失和肢体痉挛；子痫（选项 C）是妊娠后期（孕 29 周）可能发生的一种严重并发症，患者可能出现痫性发作，包括意识障碍和肢体抽搐。颅内感染（选项 D）如脑膜炎或脑炎，也可能引起题中类似的症状。血管畸形（选项 E）指异常形成的血管结构，如动静脉畸形等。某些类型的血管畸形可以导致类似的神经系统症状。某些电解质异常（选项 F），如低钠血症，可能引起抽搐和意识障碍。

41. ABCDF【解析】头颅 CT 能够发现较为粗大的结构异常，但难以发现细微的结构异常，多在急性的癫痫发作时、在发现大脑有可疑的钙化和无法进行 MRI 检查的情况下应用。患者不需要进行此项检查，故排除选项 E。其余几项均为必要检查。所以本题应选 ABCDF。

42. C【解析】由于患者拒绝了脑血管造影和腰椎穿刺，这些检查可能有助于进一步评估病因，但根据现有信息，易栓症检查未见异常，且病情已稳定，抗癫痫治疗是一个合理的选择。

43. AC【解析】患者已妊娠，传统抗癫痫药物，如丙戊酸钠（选项 D）、苯巴比妥、苯妥英钠（选项 B）、卡马西平（选项 E）等致畸率较高，妊娠期不建议服用。而新型抗癫痫药物，如拉莫三嗪（选项 F）、左乙拉西坦（选项 A）、奥卡西平（选项 C）、唑尼沙胺、加巴喷丁等可能会改善妊娠期药物的耐受性，较传统抗癫痫药物的致畸性小。左乙拉西坦和奥卡西平可用于治疗癫痫持续状态，拉莫三嗪不可治疗癫痫持续状态。故本题应选 AC。

44. A【解析】暴发-抑制波型为一种严重的异常脑电现象，表现为高波幅的暴发性活动与低电压或电抑制状态交替出现。主要为高波幅的慢波，有时为复合棘波、尖波及快波，持续 0.5~1 秒。暴发之间为持续 5~20 秒的低电压或电抑制期，波幅低于 10μV。

45. C【解析】无脑回畸形 MRI 显示大脑半球光滑、脑沟缺如、大脑表面仅存数个宽阔、平坦、粗大的脑回。脑灰质增厚、白质变薄、灰白质分界面异常光滑，无白质向灰质内突出，岛叶缺如、脑岛外露。所以选项 C 正确。

46. E【解析】患者的诊断是大田原综合征。大田原综合征最常见病因为脑的发育性异常，如偏侧巨脑回、脑穿通畸形、无脑回畸形等。影像学检查有帮助。脑电图也表现为清醒期和睡眠期的暴发-抑制异常模式。患者可有精神运动发育迟滞。

第七章 身心疾病

一 A1 型题

1. 广泛性焦虑症的症状不包括
   A. 头晕
   B. 胸闷、心悸
   C. 尿频、尿急
   D. 肌肉震颤
   E. 肌强直
2. 抗抑郁药不包括
   A. 三环类药物
   B. 四环类药物
   C. 锂盐
   D. 选择性 5-羟色胺再摄取抑制剂
   E. 单胺氧化酶抑制剂
3. 以下药物中，对惊恐障碍疗效最小的是
   A. 阿普唑仑
   B. 氯丙咪嗪
   C. 丙咪嗪
   D. 帕罗西汀
   E. 丁螺环酮
4. 惊恐发作时长一般不超过
   A. 5 分钟
   B. 10 分钟
   C. 20 分钟
   D. 30 分钟
   E. 60 分钟
5. 心境障碍的混合性发作是指
   A. 抑郁发作和躁狂发作交替出现
   B. 既往有抑郁发作，本次为躁狂发作
   C. 既往有躁狂发作，本次为抑郁发作
   D. 躁狂症状和抑郁症状在一次发作中先后出现
   E. 抑郁发作和躁狂发作之间快速转换
6. 研究阿尔茨海默病的病理时，显示老年斑和神经原纤维缠结的常用染色方法是
   A. 网状纤维染色
   B. 弹力纤维染色
   C. Bodian 蛋白银染色
   D. 刚果红染色
   E. Luxol Fast Blue 染色
7. 广泛性焦虑症的核心症状是
   A. 提心吊胆
   B. 不能静坐

C. 心跳加速
D. 皮肤潮红
E. 注意力难以集中

8. 焦虑症治疗时最常用的药物是
A. 安定类
B. 氯丙嗪
C. 多虑平
D. 阿米替林
E. 奋乃静

9. 对焦虑症患者的心理护理，不恰当的是
A. 建立良好的治疗性护患关系
B. 指导患者进行放松训练
C. 鼓励患者倾诉内心感受
D. 关注患者过多躯体不适的主诉
E. 帮助患者认识症状

10. 选择性 5-羟色胺再摄取抑制剂（SSRI）中的抗抑郁药不包括
A. 马普替林
B. 氟西汀
C. 帕罗西汀
D. 氟伏沙明
E. 西酞普兰

二 A2 型题

1. 患者，男性，40 岁。被诊断为精神性焦虑症，其可能出现的主要临床表现是
A. 紧张担心、惶恐不安为主
B. 情绪低落、自我感觉差为主
C. 发作性暗示、自我暗示在发病中起重要作用
D. 易疲劳、易兴奋为主
E. 敏感多疑为主

2. 患者，男性，40 岁。被诊断为抑郁症，其可能出现的最主要的抑郁发作症状是
A. 自我感觉较差
B. 认知功能损害
C. 思维迟缓
D. 意志活动减退
E. 心境低落

3. 患者，男性，28 岁，既往精神正常，到某地出差刚下火车，突然感到要爆发战争了，因为好多人都往出口处跑。患者最可能的症状是
A. 错觉
B. 幻觉
C. 感知综合障碍
D. 原发性妄想
E. 继发性妄想

4. 患者，女性，14 岁，中学生。外出旅游时，在夜间出室外排尿时突感恐惧紧张，跑步回室内途中，不慎跌倒，双手着地。站立起来时，发现双目失明。患者最可能的诊断是
A. 恐怖性神经症
B. 焦虑性神经症

C. 疑病性神经症
D. 癔症
E. 双目外伤失明

5. 患者，男性，25 岁，问他家住哪里，答“被鱼咬破了，效果好，骑大马的人阿拉贡萨拉。水壶开了”，该患者的临床症状属于
A. 妄想观念
B. 强迫观念
C. 思维奔逸
D. 思维破裂
E. 思维散漫

6. 患者，女性，18 岁。以焦虑症入院，护理措施中最重要的是
A. 深入了解引发患者焦虑的来源
B. 鼓励患者描述焦虑的感受
C. 保护患者安全，降低焦虑程度
D. 指导患者认识个人的焦虑行为
E. 护士应与患者保持一定距离

三 A3/A4 型题

（1~2 题共用题干）

患者，女性，28 岁，因“无明显原因感到紧张、担心近 1 年”来诊。有时烦躁、坐立不安，担心有不好的事情发生，有厄运降临。常有心悸、胸闷、出汗，夜间入睡困难，多梦。

1. 最可能的诊断是
A. 神经衰弱
B. 抑郁症
C. 焦虑症
D. 分离/转换障碍
E. 失眠症

2. 最需要进行的检查是
A. 尿、粪常规
B. 肝、肾功能
C. 心电图
D. 脑电图
E. 事件相关电位

（3~4 题共用题干）

患者，女性，29 岁，因“无明显诱因出现情绪低落 3 年”来诊。出现兴趣减退、精力减退、易疲劳、少语、失眠（以早醒为主），晨重暮轻，认为自己是历史的罪人，多次自杀未遂。汉密顿抑郁量表（HAMD）= 30。

3. 最可能的诊断是
A. 神经衰弱
B. 抑郁症
C. 反应性精神障碍
D. 隐匿性抑郁症
E. 恶劣心境

4. 首选的治疗方法是
A. 丙咪嗪
B. 氟西汀
C. 舒必利
D. 心理治疗
E. 电抽搐治疗

四 B 型题

（1~2 题共用备选答案）
A. 精神运动性兴奋
B. 入睡困难
C. 情感高涨、思维奔逸和活动增多
D. 早醒
E. 意志倒退
1. 躁狂发作的典型临床症状是
2. 抑郁症睡眠障碍最具特征性的特点是

五 X 型题

1. 引起焦虑障碍的生物因素有
A. 血乳酸盐增高
B. 苯二氮䓬类受体缺乏
C. 去甲肾上腺素降低
D. 5-羟色胺释放增加
E. γ-氨基丁酸功能不足
2. 抑郁症的躯体症状群包括
A. 焦虑
B. 自杀观念
C. 睡眠障碍
D. 性功能减退
E. 体重下降
3. 躁狂发作的典型临床症状有
A. 精神运动兴奋
B. 夸大妄想
C. 情感高涨
D. 思维奔逸
E. 活动增多
4. 与心境障碍发病机制相关的神经生化假说包括
A. 5-羟色胺假说
B. 去甲肾上腺素假说
C. 多巴胺假说
D. 谷氨酸假说
E. γ-氨基丁酸假说
5. 在广泛性焦虑症的患者中，属于精神性焦虑的症状有
A. 对日常琐事过度的、持久的不安和担心
B. 身体发抖
C. 对未来不确定性事件的过度担心
D. 害怕有灾难发生

E. 表情紧张、双眉紧锁

6. 惊恐障碍的患者可能出现的躯体症状包括

A. 心跳加快，心悸
B. 出汗
C. 气短，胸部压迫感
D. 身体漂浮感
E. 麻木感

7. 精神分裂症临床常见的分型有

A. 偏执型
B. 紧张型
C. 青春型
D. 单纯型
E. 残留型

六 案例分析题

（1~5题共用题干）

患者，女性，35岁。半年前无明显诱因下，在公交车上突然出现心悸、胸闷、呼吸困难、四肢颤抖，有濒死感，至医院检查，心电图、血压等均正常，约30分钟后自行缓解。3个月前在家中，再次出现心悸、胸闷、气急、呼吸困难、恐惧、紧张、大汗、濒死感，休息后自行缓解。发作间歇期总担心再次发作，整日提心吊胆，担心“再发会不会死”“再发时怎么办”，整日惶恐不安。每天自测血压3次，测脉搏无数次，坐立不安，易激惹。

1. 患者存在的精神症状有

A. 惊恐障碍
B. 兴趣减退
C. 精神性焦虑症
D. 躯体性焦虑症
E. 预期性焦虑症
F. 恐惧症

2. 在诊断精神科疾病之前，为排除躯体疾病须检查

A. 心电图及脑电图
B. 心脏彩超
C. 甲状腺功能
D. 心肌酶谱和肌钙蛋白
E. 血糖
F. 头颅MRI

3. 若以上检查均正常，精神科考虑的诊断可以是

A. 广泛性焦虑症
B. 物质滥用所致精神障碍
C. 抑郁发作
D. 惊恐障碍
E. 社交恐惧症
F. 癔症

4. （提示：进一步询问病史，患者既往体健，否认任何疾病史，否认可卡因、大麻、海洛因等物质滥用史）在治疗上首选的药物包括

A. 帕罗西汀
B. 氟西汀
C. 艾司西酞普兰
D. 氯硝西泮
E. 普萘洛尔
F. 阿普唑仑

5. 心理治疗也是治疗惊恐障碍的重要方法，可以选用
   A. 认知行为治疗　　B. 放松治疗
   C. 呼吸训练　　D. 支持性心理治疗
   E. 森田疗法　　F. 系统脱敏疗法

（6~10 题共用题干）

患者女，32 岁。近 10 个月来逐渐出现觉得活着没意思、想死、烦躁。患者近 10 个月来从搬家之后情绪低落，总觉得活着太累，见什么都烦，总唠叨过去的事情，认为自己过去做的事都不对，经常呆坐在沙发上，什么也不做，悲观厌世，经常想到跳楼。心悸、胸闷，食欲明显减退，入睡时间长，早上醒得很早，上午情绪差更加明显，下午略有好转。

6. 有助于症状评定的量表是
   A. 汉密尔顿抑郁量表（HAMD）　　B. 抑郁自评量表（SDS）
   C. 蒙哥马利抑郁量表（MADRS）　　D. 艾森克人格问卷（EPQ）
   E. 贝克抑郁自评量表（BDI）　　F. 生活事件量表（LES）
7. （提示：患者 17 项汉密尔顿抑郁量表为 25 分；17 项汉密尔顿焦虑量表为 14 分）结合患者的症状，诊断为
   A. 双相障碍　　B. 躁狂发作
   C. 广泛性焦虑症　　D. 抑郁发作
   E. 惊恐障碍　　F. 恐惧症
8. （提示：查体：BP 120/80mmHg。ECG：二度房室传导阻滞）治疗可以选用的药物有
   A. 西酞普兰　　B. 氯米帕明（氯丙咪嗪）
   C. 帕罗西汀　　D. 阿米替林
   E. 马普替林　　F. 氟西汀
9. （提示：患者曾分别服用帕罗西汀 40mg/d 和文拉法辛 150mg/d 各 2 个月，效果不佳。追问病史，患者在 10 个月的病程中曾经有 5 天短暂地出现过兴奋话多、精力旺盛，又是看书，又是读报，觉得自己可以完成很多事情，但真做起来又虎头蛇尾）患者应诊断为
   A. 抑郁发作　　B. 躁狂发作
   C. 广泛性焦虑症　　D. 双相障碍，目前为抑郁发作
   E. 恐惧症　　F. 环性心境
10. 下一步的治疗方案中可考虑
   A. 合用丙戊酸钠　　B. 合用单胺氧化酶抑制药
   C. 合用米氮平　　D. 合用丁螺环酮
   E. 合用非典型抗精神病药物　　F. 合用锂盐

（11~15题共用题干）

患者，女性，30岁，淘宝店主。1年前因生意压力大渐出现莫名担心、烦躁，容易发脾气，自感紧迫，担心生意被别的店抢走，夜间睡眠差，上床后辗转反侧，常常彻夜难眠，白天乏力、困倦。服用中药后缓解不明显。近半年进一步加重，出现坐立不安、心神不宁，有时手抖，入睡困难。总是担心有不好的事情发生，具体会发生什么事情自己也不知道。

11. 就精神科疾病来说，患者可能为

A. 抑郁发作
B. 抑郁发作伴有焦虑
C. 躁狂发作
D. 广泛性焦虑症
E. 恐惧症

12. （提示：继续询问病史，患者无情绪低落，无闷闷不乐，对做家务、看电视都有兴趣，思维反应较正常，没有过快，也没有过慢）患者须完成的精神检查量表有

A. 90项症状自评量表（SCL-90）
B. SDS
C. 焦虑自评量表（SAS）
D. HAMD
E. HAMA
F. EPQ

13. 该患者可以使用的治疗药物包括

A. 文拉法辛
B. 丁螺环酮
C. 阿米替林
D. 阿普唑仑
E. 普萘洛尔
F. 帕罗西汀

14. （提示：患者选用了阿米替林、阿普唑仑和普萘洛尔进行治疗，病情好转。但是患者出现明显的恶心、口干、便秘）在以上药物中，引起这些不良反应的是

A. 奥氮平
B. 丁螺环酮
C. 阿米替林
D. 阿普唑仑
E. 普萘洛尔
F. 帕罗西汀

15. 可以替换阿米替林的药物是

A. 奥氮平
B. 文拉法辛
C. 阿普唑仑
D. 普萘洛尔
E. 帕罗西汀
F. 阿立哌唑

（16~19题共用题干）

患者，男性，75岁，退休工人。患者于3年前无明显诱因出现近记忆力下降，做事丢三落四，记不住熟人的名字，有些事情如刷牙、洗脸经常做2次，言语渐渐变少，做事缺乏主动。随着时间推移，病情逐渐加重。

16. 根据患者目前的症状，可以考虑到的诊断有

A. 阿尔茨海默病
B. 血管性痴呆

C. 老年抑郁症 D. 躁狂发作

E. 焦虑症 F. 双相障碍

17. （提示：2 年前家属突然发现患者出现讲话词不达意、乱七八糟，心情差，总是高兴不起来，晚上偶尔凭空看见家里有外人，凭空听到门外有一个小广播在讲新闻等。怀疑自己得了不治之症）患者存在的精神和躯体症状有

A. 记忆力减退 B. 幻听

C. 情绪低落 D. 幻视

E. 语言障碍 F. 被害妄想

18. 患者最需要做的检查包括

A. 脑电图 B. 简易精神状况检查量表（MMSE）

C. 头颅 MRI D. TCD

E. 胸部 X 线片 F. P300

19. （提示：头颅 MRI 示两侧额顶叶皮质下、基底核区多发性缺血，脑萎缩，轻度脑白质变性，双侧大脑后交通动脉未见开放。MMSE 评分 12 分。病程中，曾有病情突然波动，记忆力突然下降更加明显）根据进一步询问的病史和检查结果，诊断为

A. 阿尔茨海默病 B. 血管性痴呆

C. 老年抑郁症 D. 躁狂发作

E. 焦虑症 F. 双相障碍

（20~23 题共用题干）

患者，男性，53 岁。1 年前无明显诱因渐出现右侧肢体抖动，感右上肢发僵、发硬，走路时感到拖拉，小步向前冲。

20. 在神经内科就诊后，最可能的诊断是

A. 抽动障碍 B. 帕金森病

C. 脑炎 D. 老年痴呆

E. 进行性核上性瘫痪（PSP） F. 癫痫

21. （提示：患者在神经内科确诊“帕金森病”后渐出现情绪差、紧张、担心，无法继续工作，请假未上班。自诉精神不济、精力较差，感到非常疲劳，时有眼睛酸涩，注意力不能集中，诉“看书看半天不知道看了什么，就像没有进到脑子里一样”，未引起特殊重视。3 个月前患者发现口腔、鼻腔不适，似“感到液体在上颌窦里流动，鼻翼有压痛，脖子好像也能摸到淋巴结肿大”；入睡时感鼻塞、口干，上网查询后，担心是“癌症”；在外院及我院相关科室反复就医，3 个月内更换超过 3 家医院，就诊次数多于 10 次，行多项检查后均无明显异常。但患者仍担心，觉得“活不长了”“快不行了”“检查有盲点，CT 是无法区别炎症和癌症的”等。患者症状进一步加重，烦躁、坐立不安，夜间

入睡困难，常凌晨3点醒后再无法入睡；时感到腹部非常累，就像“似饿非饿的感觉”）根据患者的病史，还可以进行的精神科量表检查有

A. 90项症状自评量表（SCL-90） B. 宗氏抑郁量表
C. 宗氏焦虑量表 D. 汉密尔顿抑郁量表
E. 汉密尔顿焦虑量表 F. 艾森克人格测试量表

22. （提示：部分量表结果为SDS 71.25分；SAS 37.5分。头颅MRI未见异常）患者应诊断为

A. 帕金森病 B. 帕金森病所致精神障碍
C. 抑郁发作 D. 焦虑症
E. 躁狂发作 F. 双相障碍

23. 可以用于治疗的药物包括

A. 多巴丝肼 B. 普拉克索
C. 氟伏沙明 D. 阿普唑仑
E. 氯硝西泮 F. 西酞普兰

参考答案与解析

一、A1型题

1. E【解析】广泛性焦虑症是以慢性、弥散性的对一些生活情景不现实的过度担心紧张为特征。常表现为持续性精神紧张伴有头晕、胸闷、心悸、呼吸困难、口干、尿频、尿急、出汗、肌肉震颤及运动性不安等。症状并非由实际的威胁或危险所引起，其紧张的程度与现实事件不相称。故本题应选E。

2. C【解析】选择性5-羟色胺再摄取抑制剂、三环类抗抑郁药、四环类抗抑郁药、单胺氧化酶抑制剂均属于抗抑郁药。锂盐不属于抗抑郁药。故本题应选C。

3. E【解析】选项A“阿普唑仑”是苯二氮䓬类药，能控制惊恐发作，具有疗效好、显效快、无抗胆碱不良反应等优点。选项B“氯丙咪嗪”和选项C“丙咪嗪”是三环类抗抑郁药（TCAs），是最能有效的控制惊恐障碍的药物。选项D“帕罗西汀”是选择性5-羟色胺再摄取抑制剂（SSRI），是有效的抗惊恐药，是目前治疗心境障碍和焦虑障碍的主要药物。选项E“丁螺环酮”是非苯二氮䓬类抗焦虑药。服用此药的患者可使焦虑明显缓解，但丁螺环酮主要对广泛性焦虑有效，对惊恐障碍和恐怖障碍无明显疗效。故本题应选E。

4. E【解析】惊恐发作是一种突然发作的、不可预测的强烈焦虑、恐惧，濒死感或失控感，症状在发病后约10分钟达到高峰，持续时间短，一般每次发作持续的时间不会超过1小时，大部分患者体验到明显的躯体症状而情绪症状不突出，绝大多数患者首次就诊于急

诊室。所以选项 E 正确。

5. E【解析】心境障碍的混合性发作是指在躁狂发作的同时伴有抑郁症状。躁狂和抑郁两类症状可以同时出现，也可以在一段时间内交替出现。国际疾病分类-10（ICD-10）中所描述的混合性发作的标准为：①发作以轻躁狂、躁狂和抑郁症状的混合或迅速交替（即在数小时内）为特点。②在至少 2 周发作期内，躁狂和抑郁两种症状在多数时间都必须突出。③既往至少有过一次确定无疑的轻躁狂或躁狂发作、抑郁发作或混合性情感发作。因此本题的正确答案为 E。

6. C【解析】Bodian 蛋白银染色和 Bielschowsky 染色显示神经细胞内的神经原纤维、神经细胞及神经细胞突起，也可显示病理情况下的神经原纤维缠结、老年斑和变性轴索小球。

7. A【解析】广泛性焦虑症是以慢性、弥散性的对一些生活情景不现实的过度担心紧张为特征。典型表现为任何时候均体验到一种对各种各样情况的持续担心。所以提心吊胆是广泛性焦虑症的核心症状，患者不能明确意识到他担心的对象或内容，而只是一种提心吊胆、惶恐不安的强烈的内心体验。

8. A【解析】苯二氮䓬类对广泛焦虑障碍的躯体症状效果较其他药物为佳，使用广泛，有效。常用的药物有地西泮、阿普唑仑、劳拉西泮、氯硝西泮。

9. D【解析】建立良好的治疗性护患关系是对焦虑症患者心理护理的重要措施之一，可帮助患者产生信任感，增强治疗的效果（选项 A 正确）。指导患者进行放松训练有助于缓解焦虑症状，促进身心放松（选项 B 正确）。鼓励患者倾诉内心感受可帮助患者宣泄情绪，并且具有情感支持的作用（选项 C 正确）。帮助患者认识症状是对焦虑症患者心理护理的重要内容之一，可帮助患者认识和理解自己的症状，减轻对症状的恐惧感（选项 E 正确）。但是，焦虑症患者往往会出现躯体不适的主诉，这些主诉通常没有明确的器质性基础，是由焦虑症状所致。过度关注和强调躯体不适的主诉可能会加重患者的焦虑感和症状（选项 D 错误）。

10. A【解析】选择性 5-羟色胺再摄取抑制剂（SSRI）中，常用的抗抑郁药有氟西汀、帕罗西汀、舍曲林、氟伏沙明、西酞普兰。选项 A“马普替林”为四环类抗抑郁药。故本题应选 A。

二、A2 型题

1. A【解析】精神性焦虑症表现为对日常琐事的过度、持久的不安、担心，焦虑的痛苦在精神上体验为对一些指向未来的或不确定的事件过度担心、害怕。所以选项 A 正确。

2. E【解析】抑郁症是最常见的抑郁障碍，以显著而持久的心境低落为主要临床特征，是心境障碍的主要类型。抑郁症常见的症状有心境低落、思维迟缓、意志活动减退、认知功能损害和躯体症状。所以选项 E 正确。

3. D【解析】原发性妄想的特点是既往正常，突然发生内容不可理解，与既往经历、当前处境无关，也不来源于其他异常心理活动的病态信念。原发性妄想是精神分裂症的特征性症状。所以选项 D 正确。选项 B“幻觉”是指无现实刺激作用下，感觉器官出现的知觉体验，是一种虚幻的知觉，一种无中生有的、主观的知觉体验。

4. D【解析】此患者出现跌倒但未有眼外伤，可排除选项 E“双目外伤失明”；患者虽然有紧张、恐惧，但有双目失明，可排除恐怖、焦虑、疑病性神经症（选项 A、B、C）。癔症性感觉障碍临床表现为躯体感觉障碍的各种情况，如失音、耳聋、失明或躯体部分或全部浅感觉丧失等。此患者属上述诊断。故选 D。

5. D【解析】患者的临床症状属于思维破裂。思维破裂是指概念之间联想的断裂，建立联想的各种概念内容之间缺乏内在联系，故所说的话没有连贯性，别人完全无法理解。属于思维联想障碍的临床表现。

6. A【解析】在焦虑症临床护理中深入了解引发患者焦虑的来源，给予治疗是非常重要的。故本题应选 A。

三、A3/A4 型题

1. C【解析】患者可诊断为广泛性焦虑症。参见 A1 型题第 1 题解析。

2. C【解析】患者症状与焦虑症的特征相符，最需要进行的检查是心电图（选项 C）。心电图用于评估心脏的电活动，可排除其他可能导致类似症状的心脏问题，如心律失常等。焦虑症一般不会在心电图上显示明显异常结果，但通过进行心电图检查，可以确保症状不是由心脏问题引起，从而更准确地诊断患者情况并制定适当的治疗计划。

3. B【解析】根据题干所述，患者属于典型的心境障碍抑郁发作。患者抑郁症状较重，可排除恶劣心境（选项 E）；患者没有明显的躯体症状，也可排除隐匿性抑郁症（选项 D）。故本题正确答案为 B。

4. E【解析】患者首选的治疗方法是电抽搐治疗。电抽搐治疗是有严重消极自杀言行患者首选的治疗，也可用于对使用抗抑郁药治疗无效的患者。

四、B 型题

1. C【解析】躁狂发作的典型临床症状是情感高涨、思维奔逸和活动增多。患者自我感觉良好、精力充沛，故很少有躯体不适主诉。患者的主动和被动注意力均有增强，但不能持久，易为周围事物所吸引。在急性发作期，这种随境转移的症状最为明显。多数患者在疾病的早期即丧失自知力。

2. D【解析】抑郁症睡眠障碍特点如下。①早醒：是抑郁症睡眠障碍最具特征性的症状，患者表现为凌晨 2~3 点提前醒来，且不能再入睡。②睡眠感缺失：即缺乏真实的睡眠感，患者虽然能酣然入睡，甚至其家属听到患者有打呼噜，认为其处于熟睡状态，但第二天患者自我感觉睡眠质量差。③入睡困难：表现为躺在床上后 30 分钟以上无法入睡，辗转反侧，甚至 2~3 小时还难以入睡。

五、X 型题

1. ABDE【解析】焦虑障碍的发病与机体的素质、所处的环境有关，并且与心理-社会因素、遗传、血乳酸盐增高、去甲肾上腺素增高、5-羟色胺释放增加和γ-氨基丁酸功能不足以及苯二氮䓬类受体缺乏等生物因素有关。所以选项 ABDE 正确。

2. CDE【解析】抑郁症临床表现主要包括核心症状、心理症状群和躯体症状群。睡眠障碍、与自主神经功能紊乱相关的症状、进食紊乱引起的体重下降、精力下降、性功能障碍是最常见的躯体症状群。所以选项 CDE 正确。焦虑和自杀观念是心理症状群。

3. CDE【解析】参见 B 型题第 1 题解析。

4. ABCE【解析】心境障碍发病机制的神经生化假说主要包括 5-羟色胺假说、去甲肾上腺素（NE）假说、多巴胺（DA）假说、γ-氨基丁酸假说、乙酰胆碱假说。

5. ACD【解析】精神性焦虑症表现为对日常琐事过度的持久不安、担心，焦虑的痛苦在精神上体验为对一些指向未来的或不确定的事件过度的担心、害怕，怕有不洁或灾难、意外或不可控制的事件发生。内容可以变化不定，精神焦虑可同时伴有睡眠的改变、失眠、多梦、注意力集中困难、工作效率下降、易激惹等。所以选项 ACD 正确。选项 BE 为躯体性焦虑运动方面的症状表现。

6. ABCDE【解析】典型惊恐发作的躯体表现如下：①心跳加快、心悸；②出汗；③震颤；④气短、胸部压迫感；⑤胸痛不适；⑥喉部堵塞感；⑦恶心、腹部不适；⑧头晕、身体漂浮、眩晕；⑨发热或发冷感；⑩人格解体或现实解体的感觉；⑪麻木、皮肤刺痛感。

7. ABCDE【解析】精神分裂症临床常见的分型有偏执型、紧张型、青春型、单纯型、残留型及精神分裂症后抑郁。

六、案例分析题

1. ACDE【解析】患者存在的精神症状如下。①精神性焦虑症：表现为对日常琐事的过度的持久的不安、担心，焦虑的痛苦在精神上体验为对一些指向未来的或不确定的事件过度的担心、害怕，怕有不洁或灾难、意外或不可控制的事件发生。②躯体性焦虑症：主要表现为自主神经功能异常，患者可表现手心出汗、恶心、心慌、心率加快、口干、咽部不适、异物感、腹泻、多汗等。③惊恐障碍：又称为急性焦虑发作，是一种突然发作的、不可预测的强烈的焦虑、躯体不适和痛苦。④预期性焦虑症：是指对未来可能发生、难以预料的某种危险或不幸事件的担心，其担心和烦恼的程度与现实不相称。所以选项 ACDE 正确。

2. ABCDEF【解析】在诊断精神科疾病之前，需排除躯体疾病，因此要做的检查包括心电图及脑电图、心脏彩超、头颅 MRI，以及甲状腺功能、心肌酶谱和肌钙蛋白、血糖等检查。

3. BD【解析】若以上检查均正常，精神科考虑的诊断可以是物质滥用所致精神障碍和惊恐障碍。

4. ABCDEF【解析】患者既往体健，否认任何疾病史，否认可卡因、大麻、海洛因等物质滥用史，可排除物质滥用所致精神障碍，可考虑为惊恐障碍。惊恐障碍的治疗可选用的药物包括：①选择性5-羟色胺再摄取抑制剂（SSRI）是目前治疗心境障碍和焦虑障碍的主要药物。其中，氟西汀（选项B）、帕罗西汀（选项A）、舍曲林、西酞普兰（选项C）是有效的抗惊恐药。②苯二氮䓬类药：控制惊恐发作具有疗效好、显效快、无抗胆碱不良反应等优点。一般包括阿普唑仑、地西泮、氯硝西泮（选项D、E、F）。

5. ABCD【解析】心理治疗也是治疗惊恐障碍的重要方法，可以选用认知行为治疗、放松治疗、呼吸训练、支持性心理治疗。

6. ABCE【解析】根据症状描述可考虑为抑郁症。抑郁症评定量表一般包括自评量表和他评量表。自评量表常用的有抑郁症自评量表，如抑郁自评量表（SDS）、贝克抑郁自评量表（BDI）、抑郁症筛查量表（PHQ9），还有SCl90症状自评量表。他评量表常用的有汉密尔顿抑郁量表（HAMD）、蒙哥马利抑郁量表（MADRS）、医院用焦虑抑郁量表（HADS）、老年抑郁调查量表（GDS）。所以选项ABCE正确。

7. D【解析】抑郁发作通常以典型的心境低落、思维迟缓、意志活动减退和躯体症状为主。17项汉密尔顿抑郁量表总分超过24分为严重抑郁，超过17分为轻或中度抑郁，小于7分无抑郁症状。17项汉密尔顿焦虑量表总分能较好的反映焦虑症状的严重程度，总分≥29分，可能为严重焦虑；≥21分，肯定有明显焦虑；≥14分，肯定有焦虑；超过7分，可能有焦虑；如小于7分，便没有焦虑症状。根据题中所述，患者诊断为严重抑郁发作。故选项D正确。

8. ACF【解析】患者为二度房室传导阻滞，可用选择性5-羟色胺再摄取抑制剂（SSRI）。SSRI中，常用的抗抑郁药有氟西汀、帕罗西汀、舍曲林、氟伏沙明、西酞普兰。所以选项ACF正确。

9. D【解析】双相障碍的临床特点是反复（至少两次）出现心境和活动水平明显紊乱的发作，有时表现为心境高涨、精力充沛和活动增加（躁狂或轻躁狂），有时表现为心境低落、精力减退和活动减少（抑郁）。发作间期通常以完全缓解为特征。患者符合双相障碍的特征。所以选项D正确。

10. AEF【解析】中至重度双相障碍考虑联合治疗，使用心境稳定药（锂盐、丙戊酸钠、奥氮平、卡马西平、拉莫三嗪）+抗抑郁药（SSRI、SNRI、安非他酮、MAOI）。伴精神病性症状考虑联合治疗，使用心境稳定药+抗抑郁药+第二代（非典型）抗精神病药物。所以选项AEF正确。

11. BD【解析】抑郁发作通常以典型的心境低落、思维迟缓、意志活动减退和躯体症状为主。广泛性焦虑症是以慢性的、弥散性的对一些生活情景的不现实的过度担心紧张为特征，常表现为持续性精神紧张伴有头晕、胸闷、心悸、呼吸困难、口干、尿频、尿急、出汗、肌肉震颤及运动性不安等。患者所表现的一些症状符合抑郁发作伴有焦虑和广泛性焦虑症的临床表现。所以选项 BD 正确。

12. ACEF【解析】根据症状表现，患者为广泛性焦虑症。须完成的精神检查量表有 90 项症状自评量表 SCL-90、焦虑自评量表（SAS）、汉密尔顿焦虑量表（HAMA）和艾森克人格问卷（EPQ）。抑郁自评量表（SDS）和汉密尔顿抑郁量表（HAMD）是抑郁症的症状评定量表。故本题应选 ACEF。

13. ABCDEF【解析】文拉法辛、丁螺环酮、阿米替林、阿普唑仑、普萘洛尔和帕罗西汀均可以用于抑郁发作伴有焦虑和广泛性焦虑症的治疗。

14. C【解析】阿米替林是临床上常用的三环类抗抑郁药，此类药物的不良反应较多，主要是抗胆碱能和心血管等不良反应，常见有口干、嗜睡、便秘、视物模糊、排尿困难、心动过速、直立性低血压和心率改变等。所以选项 C 正确。

15. BE【解析】文拉法辛和帕罗西汀可以作为替换阿米替林的药物。

16. ABC【解析】①阿尔茨海默病：轻度时，近记忆障碍常为首发及最明显的症状，如经常遗落物品，忘记重要的约会及已许诺的事，记不住新来同事的姓名；学习新事物困难，看书读报后不能回忆其中的内容。②血管性痴呆：起病比阿尔茨海默病急，病程可呈阶梯式恶化且波动较大，较多出现夜间精神紊乱，人格改变较少见，早期自知力存在，可伴发抑郁、情绪不稳和情感失控等症状。③抑郁症：通常具有心境低落、兴趣和愉快感丧失、精力不济或疲乏感等典型症状。该患者均符合以上各疾病的临床表现。所以正确答案为 ABC。

17. ABCDE【解析】该患者存在的精神和躯体症状包括记忆力减退、语言障碍、情绪低落、幻听和幻视。

18. BC【解析】该患者最需要做的检查是简易精神状况检查量表（MMSE）和头颅 MRI。MMSE 是目前国际上使用最普遍的认知功能障碍筛查工具之一。然后结合临床表现和头颅 MRI 检查结果综合得出判断。

19. B【解析】血管性痴呆头颅 MRI 可见双侧基底核、脑皮质及白质内多发性长 T_1、长 T_2病灶，病灶周围可见脑萎缩。

20. B【解析】患者最可能的诊断是帕金森病。帕金森病的首发症状通常是一侧肢体的震颤或活动笨拙，进而累及对侧肢体。临床上主要表现为静止性震颤、运动迟缓、肌强直和姿势步态障碍。

21. ABCDEF【解析】患者可考虑为焦虑症和抑郁症。可以进行的精神科量表检查有 90 项症状自评量表（SCL-90）、宗氏抑郁量表、宗氏焦虑量表、汉密尔顿抑郁量表、汉密尔顿焦虑量表、艾森克人格测试量表。

22. AB【解析】抑郁自评量表（SDS）分界值为 53 分，53~62 分为轻度抑郁，63~72 分为中度抑郁，72 分以上为重度抑郁。患者 SDS 为 71.25 分，为中度抑郁。焦虑自评量表（SAS）分界值为 50 分，50~59 分为轻度焦虑，60~69 分为中度焦虑，69 分以上为重度焦虑。患者 SAS 为 37.5 分，不属于焦虑症。根据题中症状，患者可诊断为帕金森病和帕金森病所致精神障碍。帕金森病所致精神障碍的诊断标准，即患者至少存在以下症状中之一：幻觉、错觉、假性幻觉或妄想，这些症状至少持续大于 1 个月或者反复发作，并排除其他帕金森病病因和精神疾患所导致的精神障碍。所以选项 A、B 正确。

23. ABCDEF【解析】多巴丝肼、普拉克索、氟伏沙明、阿普唑仑、氯硝西泮、西酞普兰均可以用来进行治疗。

第八章　营养缺乏和中毒性疾病

一　A1 型题

1. 医源性疾病的发病因素不包括
   A. 生物因素　　B. 物理因素
   C. 化学因素　　D. 医疗服务因素
   E. 患者家属因素
2. 下列疾病中，不属于医源性疾病的是
   A. 抗生素滥用引发的耐药菌感染　　B. 胃肠道术后维生素缺乏性疾病
   C. 慢性酒精中毒性脑病　　D. 透析后脑病
   E. 过快纠正低钠血症引起的脑桥中央髓鞘溶解
3. 酒精中毒可引起哪种维生素缺乏
   A. D 族维生素　　B. B 族维生素
   C. E 族维生素　　D. C 族维生素
   E. K 族维生素
4. 以下药物可引起前庭和耳蜗神经损害的是
   A. 链霉素　　B. 顺铂
   C. 氮芥　　D. 阿司匹林
   E. 呋塞米
5. 以下药物大剂量可引起感音性耳聋，但停药后可缓解的是
   A. 链霉素　　B. 顺铂
   C. 氮芥　　D. 阿司匹林
   E. 呋塞米
6. 肌肉损害的类型中，临床上较危重的是
   A. 横纹肌溶解综合征　　B. 类固醇肌病
   C. 低钾性肌病　　D. 炎症性肌病
   E. 线粒体肌病
7. 最易导致横纹肌溶解综合征的病毒为
   A. 流感病毒 A 和 B　　B. 单纯疱疹病毒

C. EB 病毒
D. 柯萨奇病毒
E. HIV 病毒

8. 引起横纹肌溶解综合征的最常见细菌为
A. 军团菌属
B. 链球菌属
C. 弗朗西斯菌属
D. 沙门菌属
E. 曲霉菌属

9. 维生素 B_{12}缺乏引起恶性贫血神经症状的原因是
A. 神经髓鞘脂质合成障碍
B. 四氢叶酸缺乏致神经细胞生成障碍
C. 同型半胱氨酸接受甲基受阻
D. 神经递质的释放受阻
E. 神经细胞糖代谢障碍

二 A2 型题

1. 患者，男性，46 岁。维生素 B_{12}缺乏。可能引起的经典神经系统疾病是
A. 吉兰-巴雷综合征
B. 异染性脑白质营养不良
C. 强直性肌营养不良
D. 韦尼克（Wernicke）脑病
E. 亚急性联合变性

2. 患者，男性，50 岁。长期饮酒，因酗酒造成胃肠道营养吸收障碍，使 B 族维生素大量缺乏。其中缺乏最多的是
A. 维生素 B_1
B. 维生素 B_2
C. 维生素 B_6
D. 维生素 B_{12}
E. 烟酸

三 A3/A4 型题

（1~2 题共用题干）

患者，男性，34 岁，因“进行性右下肢跛行 2 年，右手运动性震颤 6 个月”来诊。既往有大量饮酒史（白酒每次 250~500ml，4 次/周）。神经系统查体：上下视复视，掌颌反射（+），双下肢肌力 5 级，双下肢腱反射活跃，双侧踝、髌阵挛，双侧查多克征(+)。腰椎穿刺脑脊液常规、生化检查正常，髓鞘碱性蛋白（MBP）（-），寡克隆区带（OB）（-）。头颅 MRI：双侧脑室旁、胼胝体多处异常信号；颈椎 MRI：未见异常。

1. 无须进行的检查是
A. 血、尿筛查及毒物筛查
B. 心肌酶谱
C. *Notch*3 基因
D. 脑代谢
E. 皮肤活检（嗜锇颗粒）

2. 上述检查结果均为阴性，经大量B族维生素治疗，病情有所好转。该患者最可能的诊断是
   A. 常染色体显性遗传性脑动脉病伴皮质下梗死和白质脑病（CADACIL）
   B. 宾斯旺格病
   C. 胼胝体梗死
   D. 慢性酒精中毒性脑病
   E. 脊髓亚急性联合变性

（3~4题共用题干）

患者，男性，60岁，因“四肢麻木和走路不稳近1年，双下肢无力半年”来诊。近1年体重下降约5kg；胃溃疡病史10年。神经系统查体：计算力、记忆力和定向力均减退；双下肢肌力3级，腱反射(++)，跟-膝-胫试验不稳；龙贝格（Romberg）征睁、闭目均(+)；双下肢末梢型痛觉减退，伴有关节位置觉和音叉震动觉差，双侧查多克征(+)。实验室检查：Hb 86g/L，WBC 5.4×10^9/L；粪潜血试验(+)。颈胸段脊髓MRI：脊髓后索等T_1、长T_2长条状异常信号。

3. 最可能的诊断是
   A. 中毒
   B. 多发性硬化
   C. 脊髓肿瘤
   D. 脊髓亚急性联合变性
   E. 脊髓血管病
4. 对诊断该疾病帮助最大的是
   A. 血毒物检测
   B. 血叶酸和B族维生素检测
   C. 脊髓血管造影
   D. 头颅MRI（增强）
   E. 腰椎穿刺，脑脊液OB、24小时的IgG合成率等免疫相关检查

（5~7题共用题干）

患者，女性，18岁，因“双下肢力弱、精神行为异常3个月”来诊。发病前4天曾呕吐、腹泻。自幼学走路及说话晚，学习成绩差。查体：双下肢肌力4级，肌张力增高，腹壁反射减弱，双下肢生理反射亢进，踝阵挛，双侧病理反射阳性。腰椎穿刺脑脊液常规、生化检查结果正常。EMG：未见异常；EEG：轻度异常。头颅MRI：双侧额顶叶多发缺血灶。

5. 最可能的临床诊断是
   A. 遗传代谢性疾病
   B. 痉挛性截瘫
   C. 癔症
   D. 脑脊髓病变

E. 脑发育不全

6. 对明确诊断最有帮助的检查是

A. 血乳酸

B. 尿筛查

C. 血清维生素 B_{12}、叶酸

D. 复查脑电图

E. 胸段脊髓 MRI

7. 根据尿筛查结果，明确诊断为甲基丙二酸血症。药物治疗首选

A. 左卡尼丁

B. 复合辅酶

C. 丁苯酞

D. 维生素 B_1

E. 叶酸、维生素 B_{12}、甜菜碱

四 B 型题

（1~3 题共用备选答案）

A. 面色潮红、有欣快感

B. 动作笨拙、身体平衡障碍

C. 呕吐、大小便失禁、昏迷

D. 出现幻觉，有幻听、幻视

E. 没有任何症状

1. 急性中毒一般可分为三期，兴奋期表现为
2. 急性中毒一般可分为三期，共济失调期表现为
3. 急性中毒一般可分为三期，昏迷期表现为

五 X 型题

1. 维生素 B_{12}缺乏可导致

A. 血液系统、神经系统、消化系统、泌尿生殖系统等多个系统的损害

B. 贫血

C. 中枢神经系统损害，造成脑血管病、脊髓亚急性联合变性、痴呆、帕金森综合征

D. 新生儿神经管畸形

E. 对神经系统只会造成脊髓亚急性联合变性

2. 长期饮酒易引起的疾病包括

A. Wernicke 脑病

B. 科萨科夫（Korsakoff）综合征

C. 营养性球后视神经病

D. 脊髓亚急性联合变性

E. 脑桥中央髓鞘溶解

3. 可引起周围神经病的药物有

A. 汞

B. 长春新碱

C. 异烟肼

D. 青霉素

E. 阿卡波糖

4. 酒精中毒所致维生素 B_1 缺乏，最常引起的疾病有

A. Wernicke 脑病
B. 癫痫
C. 周围神经病
D. Korsakoff 综合征
E. 烟酸缺乏症（糙皮病）

5. 关于维生素 B_{12}，叙述错误的有

A. 又称硫胺
B. 主要贮存于肝
C. 是正常血细胞生成、核酸及核蛋白合成与髓鞘形成等生化代谢中必需的辅酶
D. 如能及时诊断维生素 B_{12} 缺乏，并及早给予补充维生素 B_{12} 治疗，则可阻止病情进展，甚或逆转病情
E. 其摄取、吸收、结合及转运的全部环节同时出现障碍才可致病

6. 以下药物可引起不可逆感音性耳聋的有

A. 链霉素
B. 顺铂
C. 氮芥
D. 阿司匹林
E. 呋塞米

7. 以下药物可引起耳蜗神经损害的有

A. 链霉素
B. 多黏菌素 B
C. 万古霉素
D. 奎宁
E. 呋塞米

8. 肌肉损害的类型有

A. 坏死性肌病
B. 类固醇肌病
C. 低钾性肌病
D. 炎症性肌病
E. 线粒体肌病

9. 非外伤性横纹肌溶解综合征的常见病因有

A. 药物性
B. 昏迷
C. 重症感染
D. 非代谢性
E. 急性中毒

10. 能够引起横纹肌溶解综合征的药物有

A. 抗精神病药和抗抑郁药
B. 镇静催眠药
C. 抗组胺药
D. 降脂药
E. 成瘾药

六 案例分析题

（1~4题共用题干）

患者，男性，47岁。因“行走不稳3年，间断幻视1年，进行性加重伴肌无力、肌萎缩6个月”就诊。患者4年前出现行走不稳，间断出现复视，四肢远端麻木。1年前出现间断幻觉、脾气烦躁、有暴力倾向，于精神病医院治疗不见好转；间断出现活动时手抖，饮酒后减轻，走路不稳进行性加重，自觉双下肢无力。6个月前，家属发现患者双下肢肌肉明显萎缩，肌无力进行性加重，肢体僵硬不能行走。口服B族维生素，并开始戒酒。戒酒期间曾出现烦躁、幻觉，不认识家人，大小便失禁及胡言乱语现象，后逐渐好转；但肌无力及肢体僵硬仍加重。近2个月来卧床，双下肢僵硬屈曲状态，口服维生素 B_1 无好转。饮酒史（白酒）250~500ml/d×25年，饮酒时食量小。查体：构音欠清，计算力和记忆力下降，有幻觉和虚构，双侧瞳孔等大正圆，直径3mm，对光反射稍迟钝，可见水平眼震；双下肢肌力3级，双下肢及右上肢肌张力增高，四肢腱反射亢进，病理反射阳性，双下肢膝关节以下针刺觉减退，双侧髋关节以下音叉振动觉、关节位置觉消失，双侧指鼻轮替试验欠协调。

1. 该患者可能的病变部位在
   A. 小脑
   B. 大脑皮质
   C. 脊髓后索
   D. 脊髓侧索
   E. 周围神经
   F. 肌肉
2. 对以上症状，可能的诊断是
   A. Wernicke-Korsakoff综合征
   B. 肌萎缩侧索硬化
   C. 脊髓亚急性联合变性
   D. 营养缺乏及酒精中毒性周围神经病
   E. 副肿瘤综合征
   F. 吉兰-巴雷综合征
3. 应该完善的辅助检查有
   A. 头颅MRI
   B. 生化全项
   C. 维生素 B_{12} 和叶酸
   D. 血常规
   E. 肿瘤全项
   F. 肌电图
4. ［提示：实验室检查示维生素 B_{12} 正常；肿瘤全项(-)。头颅MRI示皮质、小脑及乳头体萎缩。EMG示广泛神经源性损害（轴索+髓鞘），以轴索为主］该患者最可能的诊断为
   A. Wernicke-Korsakoff综合征
   B. 酒精中毒性神经系统损害
   C. 脊髓亚急性联合变性
   D. 营养缺乏及酒精中毒性周围神经病
   E. 副肿瘤综合征
   F. 吉兰-巴雷综合征

（5~8题共用题干）

患者，男性，78岁。因“双下肢疼痛、无力一周”就诊。无明显诱因发病，发病过程

中出现深色尿。查体：意识清楚，言语流利，双上肢肌力 4 级，双下肢肌力 2 级，四肢腱反射减弱，四肢肌肉压痛，双侧病理反射未引出，感觉及共济检查未见异常。实验室检查：肌酸激酶（CK）36320U/L（正常 24~195U/L），肌酸激酶同工酶（CK-MB）1649U/L（正常 0~25U/L）；血肌酐（SCr）229μmol/L，尿素氮（BUN）29.42mmol/L；血钾 5.45mmol/L。

5. 该患者最可能的诊断是
   A. 脑梗死　　B. 周围神经病
   C. 肌炎　　D. 横纹肌溶解综合征
   E. 肌营养不良症　　F. 腰椎病

6. 针对此病，下一步应进行
   A. 肌电图　　B. 肌酶
   C. 追问病史　　D. 头颅 MRI
   E. 肌肉 MRI　　F. 监测肾功能

7. 鉴别诊断中最应考虑的是
   A. 脑梗死　　B. 肌炎
   C. 颈椎病　　D. 周围神经病
   E. 脊髓亚急性联合变性　　F. 肌营养不良症

8. 该患者的病因诊断应考虑
   A. 药物引起的横纹肌溶解综合征　　B. 肌炎
   C. 脑梗死　　D. 周围神经病
   E. 颈椎病　　F. 外伤引起的横纹肌溶解综合征

（9~12 题共用题干）

患者，男性，42 岁。因“意识障碍 3 小时”就诊。查体：昏迷，双侧瞳孔针尖样大小，四肢无自主活动，双侧病理反射未引出。

9. 为明确诊断，应检查
   A. 头颅 CT 或 MRI　　B. 血糖
   C. 监测生命体征　　D. 心电图
   E. 肌电图　　F. 血生化

10. 以下诊断中可能性最小是
   A. 脑干梗死　　B. 脑出血
   C. 低血糖昏迷　　D. 药物中毒
   E. 周围神经病　　F. 蛛网膜下腔出血

11. （提示：追问病史，患者发病前有吸毒史）针对此病史，为明确病因应检查
   A. 心电图　　B. 心肌酶

C. 血气分析
D. 头颅 MRI
E. 血、尿毒物筛查
F. 血常规

12. （提示：血、尿毒物筛查示血液中吗啡含量增高）正确的处置是
A. 应用苯二氮䓬类药物
B. 补液等促进毒物排出
C. 对症支持治疗
D. 纳洛酮治疗
E. 监测呼吸变化
F. 监测血压变化

（13~16题共用题干）

患者，男性，67岁。因“记忆力下降1年，加重伴行走不稳3个月”就诊。1年前患者出现记忆力下降，缓慢加重，3个月前症状加重并出现行走不稳，伴头晕，双下肢肌力弱、发麻。1周前剪指甲时剪伤右侧踇趾。饮酒史（白酒）250ml/d×30年。查体：卧立位血压无差异；计算力、近记忆力减退；双侧下肢肌力 5^- 级，肌张力正常，双侧肱二头肌反射、肱三头肌反射、膝反射均(+++)，双侧跟腱反射(+)；双侧霍夫曼征(+)，右侧巴宾斯基征(+)，左侧查多克征(+)；双侧小腿中段以下痛觉减退，双侧踝部振动觉减退，关节位置正常，龙贝格征(-)。

13. 该患者最可能的诊断是
A. 慢性酒精中毒性神经系统损害
B. 脊髓亚急性联合变性
C. 多系统萎缩
D. 副肿瘤综合征
E. 脊髓病变
F. 周围神经病

14. 如果该患者神经系统查体关节位置觉消失，龙贝格征(+)，则最应该考虑的诊断为
A. 慢性酒精中毒性周围神经病
B. 脊髓亚急性联合变性
C. 多系统萎缩
D. 副肿瘤综合征
E. 脊髓病变
F. 周围神经病

15. 对诊断和鉴别诊断上述疾病有帮助的是
A. 肌电图
B. 毒物筛查
C. 叶酸+维生素 B_{12}
D. 内因子抗体
E. 头颅 MRI
F. 血常规

16. （提示：实验室检查示维生素 B_{12} 120pg/ml，叶酸正常。经肌内注射维生素 B_1 及维生素 B_{12} 治疗，临床症状明显缓解）此患者最终诊断应考虑
A. 周围神经病
B. 慢性酒精中毒性神经系统损害
C. 多系统萎缩
D. 副肿瘤综合征
E. 脊髓亚急性联合变性
F. 吉兰-巴雷综合征

（17~20题共用题干）

患者，男性，36岁。因“头部不自主向一侧扭转2小时”就诊。2小时前患者自觉受凉后出现头部不自主向一侧扭转，张口略困难。查体：意识清楚，言语流利，张口略困难，颈部肌张力增高，不自主向一侧扭转，四肢肌力正常。

17. 该患者最可能的诊断是

A. 脑梗死　　B. 周围神经病
C. 肌张力障碍　　D. 帕金森病
E. 肌营养不良症　　F. 肌炎

18. 对诊断上述疾病帮助最大的是

A. 肌电图　　B. 肌酶
C. 服药史　　D. 肌肉MRI
E. 头颅MRI　　F. 颈椎MRI

19. 该患者最可能的诊断是

A. 周围神经病　　B. 脑梗死
C. 药物引起的急性肌张力障碍　　D. 肌炎
E. 颈椎病　　F. 急性脑梗死

20. 正确的处置为

A. 停用甲氧氯普胺　　B. 多饮水，促进药物排出
C. 应用苯海索等药物对症处理　　D. 应用氟哌啶醇
E. 临时使用地西泮　　F. 患者休息，避免过度紧张

（21~25题共用题干）

患者，女性，42岁。因“消瘦、四肢无力伴精神异常4个月”就诊。患者4个月前缓慢出现双下肢无力，逐渐进展为四肢无力，并伴有表情淡漠、记忆力减退，偶有言语错乱。患者6个月前因胆囊结石伴胰腺炎行胆囊切除术，术后一直进食欠佳，恶心、呕吐明显，并未予特殊营养支持治疗。查体：嗜睡，表情淡漠，偶有言语错乱，记忆力减退，四肢肌容积明显减小，四肢肌力2级，肌张力减低，腱反射消失，病理反射未引出，感觉、共济不配合。

21. 该患者可能的病变部位在

A. 大脑皮质　　B. 脊髓
C. 周围神经　　D. 神经肌肉接头
E. 肌肉　　F. 小脑

22. ［提示：腰椎穿刺示WBC（-），糖及氯化物正常，蛋白151mg/dl，OB（+）］为明确损伤部位或性质，最应做的检查为

A. 肌电图
B. 脑电图
C. 血常规
D. 肿瘤标志物
E. 头颅 MRI
F. 脑干诱发电位

23. （提示：肌电图示四肢运动及感觉神经波幅减低，传导速度正常。头颅 MRI 示 Flair 相中脑导水管周围、双侧丘脑内侧高信号，小脑上蚓部萎缩）此时为明确诊断最应检查

A. 维生素 B_{12}
B. 血常规
C. 血生化
D. 毒物筛查
E. 脑电图
F. 维生素 B_1

24. 根据以上临床资料，最可能的诊断是

A. 吉兰-巴雷综合征
B. 中毒
C. 多灶性运动神经病
D. 脑炎
E. 副肿瘤综合征
F. 营养不良性周围神经病及 Wernicke-Korsakoff 综合征

25. 错误的治疗措施有

A. 维生素 B_1 肌内注射
B. 腺苷钴胺肌内注射
C. 胃肠及静脉营养支持
D. 注射葡萄糖
E. 叶酸口服
F. 激素

（26~29 题共用题干）

患者，男性，40 岁。因“四肢无力、疼痛 2 周”就诊。查体：意识清楚，言语流利，脑神经检查正常，双上肢肌力 4 级，双下肢肌力 3 级，四肢腱反射减弱，四肢末梢针刺觉过敏，双侧病理反射未引出。

26. 该患者最可能的诊断是

A. 脑梗死
B. 周围神经病
C. 颈椎病
D. 帕金森病
E. 肌营养不良
F. 肌炎

27. 为进一步明确诊断，应进行

A. 肌电图
B. 肌酶
C. 询问服药史和毒物接触史
D. 头颅 MRI
E. 腰椎穿刺脑脊液检查
F. 周围神经活检

28. （提示：追问病史，患者发病前有服用中药史）针对此病史应进行的检查为

A. 肌电图
B. 肌酶

C. 肌肉 MRI
D. 头颅 MRI
E. 血、尿毒物筛查
F. 血生化检查

29. （提示：血、尿毒物筛查示血、尿中汞含量明显增高）关于该患者的诊断和处置，叙述正确的有
A. 考虑诊断汞中毒引起的周围神经病
B. 停服该中药
C. 周围神经活检进一步明确诊断
D. 应用神经营养药物
E. 驱汞治疗
F. 避免应用可引起周围神经损害的药物

参考答案与解析

一、A1 型题

1. E【解析】医源性疾病的发病因素主要包括生物因素、物理因素、化学因素、医疗服务因素及机体因素五个方面。所以选项 E“患者家属因素”不属于医源性疾病的发病因素。故本题应选 E。

2. C【解析】医源性疾病是指在诊治或预防疾病过程中，由于医护人员各种言行、措施不当而造成不利于患者身心健康的疾病。选项 ABDE 均属于医源性疾病，选项 C“慢性酒精中毒性脑病”是长期大量饮酒引起的营养性神经精神疾病，与医源性无关。故本题应选 C。

3. B【解析】酒精中毒多由于一次大量饮酒或长期过量饮酒所致。酒精及其代谢产物可对神经系统产生直接毒害作用，同时可抑制心脏及呼吸。由于长期饮酒者摄食减少，加之酒精损害胃黏膜后导致胃肠道营养吸收障碍，致使以 B 族维生素尤其是维生素 B_1 为主的营养素严重缺乏，引起神经组织结构和功能上的异常。

4. A【解析】引起听力损害的药物：①氨基糖苷类抗生素，如链霉素可引起前庭和耳蜗神经损害。②抗肿瘤药物，如顺铂、氮芥等可导致不可逆感音性耳聋。③大剂量阿司匹林可引起感音性耳聋，但停药后可缓解。④其他药物，如呋塞米、奎宁、重金属、抗生素（如万古霉素、多黏菌素 B 等）均可引起耳蜗神经损害。

5. D【解析】参见 A1 型题第 4 题解析。

6. A【解析】肌肉损害的类型有：①坏死性肌病，如横纹肌溶解综合征；②类固醇肌病；③低钾性肌病；④炎症性肌病；⑤线粒体肌病。其中横纹肌溶解综合征是临床上较危重的情况。

7~8 A、A【解析】许多细菌、病毒、真菌或原虫感染均可导致横纹肌溶解综合征（RML）的发生，其中病毒感染尤其是流感病毒 A 和 B 最易导致 RML。另外，单纯疱疹病

毒、EB病毒、柯萨奇病毒及HIV感染也会引起RML。细菌中军团菌是引起RML的最常见细菌，链球菌属、弗朗西斯菌属、沙门菌属、曲霉菌属、疟疾、衣原体等也能引起RML。

9. A【解析】维生素B_{12}在体内不仅能促进叶酸的循环利用，还能促进甲基丙二酰辅酶A转化为琥珀酰辅酶A，这一过程在神经髓鞘脂质的合成中起重要作用。缺乏维生素B_{12}时，神经髓鞘脂质合成障碍，出现神经疼痛、麻木等神经系统症状。

二、A2型题

1. E【解析】维生素B_{12}对神经系统有很重要的作用，缺乏可能导致神经系统损害，最常见的是周围神经、脊髓后侧索受损，表现为四肢末端感觉障碍、感觉性共济失调、下肢痉挛性瘫痪，即亚急性联合变性。

2. A【解析】参见A1型题第3题解析。

三、A3/A4型题

1. B【解析】根据题干内容所述，初步怀疑该患者为酒精中毒，暂时无须进行心肌酶谱检查，因为该项检查是测定血清中心肌酶，对诊断急性心肌梗死和评价溶栓后效果有一定的价值。

2. D【解析】慢性酒精中毒性脑病的主要临床表现有：①精神或意识障碍，定向力障碍，计算困难，注意力不集中，反应迟钝、幻觉、妄想，躁动或抑郁，近事遗忘或有虚构记忆力障碍及震颤性谵妄等。意识障碍为意识模糊或昏迷。②眼球运动障碍，如眼球震颤、双眼外直肌麻痹、各种类型的凝视麻痹。③共济失调，以躯干性共济失调为主。④多发性神经炎，表现为四肢乏力与肌痛，感觉异常呈电击样或灼痛，有“手套样”“袜套样”深浅感觉障碍，亦可有四肢自主神经症状。⑤大量B族维生素和烟酸治疗有效。

3. D【解析】最可能的诊断是脊髓亚急性联合变性。脊髓亚急性联合变性（SCD）是由于某种生血因子和维生素B_{12}缺乏引起的脊髓后索、侧索的神经变性病，有时亦累及周围神经。临床表现为双下肢深感觉缺失、感觉性共济失调、痉挛性截瘫及周围神经病变等。MRI示脊髓病变部位呈条形、点片状病灶，T_1低信号，T_2高信号。

4. B【解析】对诊断脊髓亚急性联合变性帮助最大的是血叶酸和B族维生素检测。周围血象及骨髓涂片检查提示巨细胞低色素性贫血，血网织红细胞数减少，维生素B_{12}含量减低（正常220~940μg/ml），注射维生素B_{12} 1000μg/d，10日后网织红细胞增多有助于诊断。血清维生素B_{12}含量正常者应做Schilling试验（口服放射性核素^{57}钴标记维生素B_{12}，测定其在尿、便中的排泄量），可发现维生素B_{12}吸收障碍。

5. A【解析】遗传代谢性疾病又称遗传代谢异常或先天代谢缺陷，是指有代谢功能缺陷的一类遗传病，多为单基因遗传病。题中患者自幼学走路及说话晚，双下肢肌力弱，精神行为异常，最可能诊断为遗传代谢性疾病。

6. B【解析】尿筛查对明确诊断遗传代谢性疾病最有帮助。遗传代谢性疾病检测是指对新生儿遗传代谢性疾病进行简单、快速、廉价的血斑检测。通过这种筛查，可以尽早了解新生儿是否患有某些先天性遗传病，并及时进行治疗，从而更早的缓解症状，避免治疗不及时而引起的病症。

7. E【解析】甲基丙二酸血症诊断依靠串联质谱检测血中的酰基肉碱和气相质谱检测尿甲基丙二酸。对伴有同型半胱氨酸血症患者，目前使用维生素 B_{12}、甜菜碱、叶酸、维生素 B_6及左旋肉碱综合治疗。所以选项 E 正确。

四、B 型题

1~3 A、B、C【解析】急性中毒一般可分为三期。①兴奋期：面色潮红、有欣快感，有时说话滔滔不绝，有时寂静入睡。②共济失调期：兴奋期后出现动作笨拙、身体平衡障碍，说话含糊不清、步态不稳、中毒性脑病。③昏迷期：呕吐、大小便失禁、昏迷、皮肤发凉、心动过速、呼吸抑制等。

五、X 型题

1. ACD【解析】维生素 B_{12}缺乏可造成多个系统损害，包括血液系统、神经系统、消化系统和泌尿生殖系统，因为维生素 B_{12}在这些系统的正常功能中起着重要作用（选项 A 正确）。但是，并非所有维生素 B_{12}缺乏都伴随贫血表现（选项 B 错误）。维生素 B_{12}缺乏对中枢神经系统有不良影响，可导致脑血管病、脊髓亚急性联合变性、痴呆和帕金森综合征等疾病（选项 C 正确、选项 E 错误）。因为维生素 B_{12}在胎儿神经系统发育过程中很重要，故维生素 B_{12}缺乏可在新生儿时期引发神经管畸形（选项 D 正确）。

2. ABCE【解析】韦尼克（Wernicke）脑病和科萨科夫（Korsakoff）综合征是指由于长期饮酒导致营养不良，特别是 B 族维生素缺乏产生的一系列脑部损害表现。酒精中毒和营养不良是脑桥中央髓鞘溶解的发病原因。长期饮酒也可导致 B 族维生素缺乏引起营养性球后视神经病。脊髓亚急性联合变性是由于某种生血因子和维生素 B_{12}缺乏引起的脊髓后索、侧索损害的神经变性病，与长期饮酒无关。所以选项 D 错误。

3. ABC【解析】引起周围神经病的药物：①化疗药物，治疗肿瘤的多种化疗药物可引起周围神经损害，常见的药物如长春新碱、长春碱、顺铂、卡铂、5-氟尿嘧啶、甲氨蝶呤等。②抗感染药物（呋喃唑酮和异烟肼等），心血管药物（如胺碘酮、洋地黄等药物）可引起周围神经病。③一些重金属，如砷、锰、汞及铊等中毒可引起周围神经损害。所以选项 ABC 正确。

4. ACD【解析】Wernicke 脑病和 Korsakoff 综合征是指由于长期饮酒导致营养不良，特别是 B 族维生素缺乏导致的脑部损害疾病。酒精中毒性周围神经病是慢性酒精中毒者累及神经系统最常见的疾病之一，也是临床工作中最易遇到的周围神经病中病因最为明确的一种神经系统疾病。癫痫与烟酸缺乏症（糙皮病）与维生素 B_1缺乏无关。故本题应选 ACD。

5. AE【解析】维生素 B_{12}又称为钴胺素，是唯一含金属元素的维生素。维生素 B_{12}是正常血细胞生成、核酸及核蛋白合成与髓鞘形成等生化代谢中必需的辅酶，其吸收过程中任何环节发生障碍均可引起其缺乏。维生素 B_{12}缺乏会导致贫血、胃肠道症状以及神经轴突变性。如能及时诊断维生素 B_{12}缺乏，并及早给予补充维生素 B_{12}治疗，则可阻止病情进展，甚或逆转病情。所以选项 AE 叙述错误。

6~7 BC、ABCDE【解析】参见 A1 型题第 4 题解析。

8. ABCDE【解析】参见 A1 型题第 6 题解析。

9. ABCE【解析】非外伤性横纹肌溶解征的常见病因有：药物性、昏迷、重症感染、代谢性、急性中毒、遗传因素等。所以选项 ABCE 正确。

10. ABCDE【解析】能够引起横纹肌溶解综合征的药物有：①抗精神病药和抗抑郁药；②镇静催眠药；③抗组胺药；④降脂药，如羟甲戊二酰辅酶 A（HMG-CoA）还原酶抑制剂(他汀类等)；⑤成瘾药，如可卡因、阿片类药物等；⑥其他，如环孢素、水杨酸类、苯妥英钠、两性霉素 B、苯丙醇胺、硫唑嘌呤、奎尼丁、噻嗪类利尿药、秋水仙碱、复方新诺明等。

六、案例分析题

1. ABCDE【解析】长期大量饮酒可引起慢性酒精中毒。酒精具有亲神经性，主要侵犯神经系统。慢性酒精中毒对神经系统的损害是多方面的，主要包括对大脑、脑干、小脑、脊髓及周围神经的损害。

2. ACD【解析】根据患者有饮酒史，且长期过量饮酒，有营养摄入不足的可能，结合题干中提到的临床表现，且并口服 B 族维生素症状无好转，推测患者可能的诊断是 Wernicke 脑病、Korsakoff 综合征、脊髓亚急性联合变性和营养缺乏及酒精中毒性周围神经病。

3. ABCDEF【解析】酒精中毒性周围神经病应做的检查如下。①实验室检查：血常规，维生素 B_{12}和叶酸。②肌电图检查：可出现感觉及运动神经波幅和传导速度减慢甚至消失。③神经活检：可见远端神经轴索变性，呈继发性节段性脱髓鞘改变。为明确诊断，还需进行头颅 MRI、生化全项、肿瘤全项等检查。

4. B【解析】酒精中毒可引起大脑弥漫性脑萎缩，以皮质萎缩为主，脑室可无明显增大，亦可累及小脑，MRI 还可显示乳头体明显缩小。酒精中毒性周围神经系统损害经典的病理所见为轴索变性和脱髓鞘。它首先累及较少的感觉纤维，以轴索变性为特征，早期在肌电图上常先呈现失神经而神经传导速度正常，而后附加的营养性改变可能导致神经传导减慢。所以患者最可能的诊断为酒精中毒性神经系统损害。

5. D【解析】横纹肌溶解的特点是肌肉组织受损释放出 CK 等肌肉细胞内物质进入血液中。根据题干所述，患者有深色尿、CK 和 CK-MB 水平明显升高以及四肢肌肉压痛等体征，可怀疑横纹肌溶解。患者双下肢疼痛、无力以及双下肢肌力 2 级提示了肌肉受累。同时，实验室检查显示 CK 和 CK-MB 明显升高，提示有大量肌肉细胞损伤，并释放出肌酸激酶进入血液。此外，由于肌肉损伤，血液中的肌红蛋白会被释放出来，在肾脏中代谢产生大量肌红蛋白尿，导致深色尿。其他选项的一些特征与患者的症状和检查结果不相符。如脑梗死通常表现为神经功能缺损，而周围神经病、肌炎、肌营养不良和腰椎病通常不会引起明显的 CK 升高和深色尿。

6. ABCEF【解析】临床主要通过追问病史并结合临床表现及相关实验室检查，从病因诊断、横纹肌溶解的诊断及并发症诊断三方面综合判断。针对横纹肌溶解综合征需要进行的检查有：①肌酸激酶、肌酸激酶同工酶、心电图：肌酸激酶是用于诊断横纹肌溶解综合征的主要指标。发生横纹肌溶解综合征时，血中的肌酸激酶水平通常会达到正常值上限的 5 倍及以上。肌酸激酶同工酶、心电图用于排除引起肌酸激酶升高的其他原因，如急性心肌梗死等。②肌电图：可见不同程度的肌源性损害。③肌肉 MRI：可以明确显示横纹肌损伤的大小范围，受累肌肉可见弥散肿胀。④肾功能：用于评估是否存在横纹肌溶解综合征导致的肾损伤。所以选项 ABCEF 正确。

7. B【解析】横纹肌溶解综合征需要与多发性肌炎鉴别。多发性肌炎通常亚急性起病，亚急性至慢性进展，表现为近端肌无力和肌萎缩，常伴有肌肉自发疼痛和触痛，肌电图示显著的肌源性损害，临床上很容易和横纹肌溶解综合征混淆。但多发性肌炎病前有发热或感染史，引起肌红蛋白尿少见，病程中可有低热，而横纹肌溶解综合征，在发病前有明确的药物服用史或外伤史，无发热等感染证据，起病急，进展快，多合并肌红蛋白尿，并且肌电图往往不如肌炎改变显著，多为正常或轻度异常的肌源性改变。临床上鉴别困难时，可行肌肉活检，即可明确诊断。

8. A【解析】题中患者无外伤史，可排除外伤性横纹肌溶解综合征。非外伤性横纹肌溶解综合征的病因常见药物性、昏迷、重症感染、代谢性、急性中毒和遗传因素等。题中患者的病因诊断应考虑为药物引起的横纹肌溶解综合征。故选项 A 正确。

9. ABCDF【解析】为明确诊断，需要进行头颅 CT 或 MRI 检查、血糖检查、监测生命体征、心电图检查和血生化检查。患者四肢无自主活动，双侧病理反射未引出，不需要做肌电图检查。肌电图主要是记录肌肉静止或收缩时的电活动，及应用电刺激检查神经、肌肉兴奋及传导功能的方法。

10. E【解析】周围神经病临床上以感觉症状为突出表现，如麻木、感觉过敏、手足烧灼感，四肢末梢对称分布，查体可见腱反射减弱，严重时可有肌萎缩和运动障碍。题中患者四肢无自主活动，双侧病理反射未引出，所以周围神经病的诊断可能性最小。

11. E【解析】患者发病前有吸毒史。为明确病因应检查血、尿毒物筛查。

12. BCDEF【解析】苯二氮䓬类药物禁止与吗啡同时使用，同时使用会增强吗啡毒性。所以选项 A 的处理不正确。其余几项均正确。

13. A【解析】该患者最可能的诊断是酒精中毒性周围神经系统损害。该病表现为肢体远端麻木、疼痛及无力，病症呈缓慢进展。临床检查中可有肢体深反射消失或减弱，还可有根性刺激症状，存在末梢感觉障碍或“手套样”“袜套样”感觉障碍。

14. B【解析】双下肢位置觉、振动觉消失，龙贝格征阳性，余神经系统检查正常，提示病变可能在脊髓后索。脊髓亚急性联合变性是由于某种生血因子和维生素 B_{12} 缺乏引起的脊髓后索、侧索病变的神经变性疾，有时亦累及周围神经。

15. ABCDEF【解析】肌电图（EMG）可帮助诊断慢性酒精中毒性神经系统损害和脊髓亚急性联合变性。在酒精中毒性神经系统损害中，EMG 可显示肌萎缩、神经传导速度减慢以及神经病理性放电；在脊髓亚急性联合变性中，EMG 可显示下肢腓肠肌的感觉运动神经传导异常。毒物筛查有助于确定是否存在其他引起神经系统损害的毒物，如重金属中毒或药物过量等，并有助于鉴别诊断。叶酸和维生素 B_{12} 不足可导致包括脊髓亚急性联合变性等神经系统问题，检查可评估是否存在这些缺乏，并帮助诊断。内因子抗体检查用于诊断恶性贫血（是维生素 B_{12} 吸收不良的原因之一）和相关的巨幼细胞贫血，而维生素 B_{12} 缺乏可能与脊髓亚急性联合变性有关。故内因子抗体检查有助于排除恶性贫血作为导致神经系统症状的原因。头颅 MRI 可评估大脑和脊髓的结构和异常情况，有助于发现与脊髓亚急性联合变性相关的脊髓变性征象和其他潜在的神经系统病变。血常规可提供如血红蛋白、红细胞计数和平均红细胞体积等重要指标，这些指标可能有助于评估贫血和可能与神经系统症状相关的任何血液异常。

16. B【解析】患者经肌内注射维生素 B_1 及维生素 B_{12} 治疗，临床症状明显缓解。患者最终诊断应考虑为慢性酒精中毒性神经系统损害。

17. C【解析】该患者最可能的诊断是肌张力障碍，扭转痉挛。扭转痉挛又称变形性肌张力障碍，表现为以躯干为长轴，身体向一个方向缓慢而强力扭转的一种不自主动作。常伴有四肢不自主痉挛。

18～19 C、C【解析】对诊断疾病帮助最大的是服药史。抗精神病药物如吩噻嗪类和丁酰苯类（氯丙嗪、奋乃静、氟哌啶醇）等可引起急性肌张力障碍，如局部和全身肌痉挛，以口面部、颈部多见。

20. ABCEF【解析】甲氧氯普胺可引起痛性急性肌张力障碍，所以停用甲氧氯普胺后，急性肌张力障碍不会再发作。所以选项 A 正确。由药物不良反应引起的急性肌张力障碍，建议患者多饮水，促进药物排出，必要时洗胃。所以选项 B 正确。氯丙嗪引起的急性肌张力障碍可以用苯海索来缓解。所以选项 C 正确。氟哌啶醇可引起急性肌张力障碍，故选项 D 错误。药物引起的急性肌张力障碍者，可予以苯海拉明治疗。如对苯海拉明过敏，可使用抗胆碱能药物如东莨菪碱、山莨菪碱、阿托品或苯二氮䓬类药物如地西泮等。所以选项 E 正确。患者应注意休息，避免过度紧张，从而加重急性肌张力障碍。所以选项 F 正确。

21. AC【解析】记忆力减退是大脑皮质损害的表现；周围神经损害可出现神经根型和神经末梢型感觉障碍，或出现疼痛及麻木，还可有皮肤营养代谢障碍。所以根据题干信息，该患者可能的病变部位在大脑皮质及周围神经。

22. A【解析】为明确损伤部位或性质，最应做的检查为肌电图。肌电图（EMG）是应用电子学仪器记录肌肉静止或收缩时的电活动，以及应用电刺激检查神经、肌肉兴奋及传导功能的方法。通过肌电图检查可以确定周围神经、神经元、神经肌肉接头及肌肉本身的功能状态。

23~24 F、F【解析】根据提示，可以怀疑该患者为 Wernicke-Korsakoff 综合征。该病是由于硫胺（维生素 B_1）缺乏造成的急性或亚急性的以中脑和下丘脑损害为主的疾病，表现为记忆障碍、眼肌麻痹、共济失调及精神障碍。头颅 MRI 表现具有特异性，主要包括乳头体和小脑蚓部萎缩，同时在中脑导水管及双侧丘脑内侧出现对称性长 T_2信号。所以为明确诊断最应检查维生素 B_1。

25. DF【解析】Wernicke 脑病治疗在未补充维生素 B_1之前禁用葡萄糖及皮质激素，因为二者可使丙酮酸氧化脱羧基减慢，导致硫胺缺乏状态，使病情急剧恶化。所以选项 D、F 错误。其余几项均是患者正确的治疗措施。

26. B【解析】该患者最可能的诊断是周围神经病。周围神经病临床上以感觉症状为突出表现，如麻木、感觉过敏、手足烧灼感，四肢末梢对称分布，查体可见腱反射降低，严重时可有肌萎缩和运动障碍。

27. ABCEF【解析】为进一步明确诊断，应进行肌电图、肌酶检查、腰椎穿刺脑脊液检查、周围神经活检，询问服药史和毒物接触史。患者意识清楚，脑神经检查正常，无须进行头颅 MRI 检查，故可排除选项 D。

28. E【解析】患者发病前有服用中药史，故应做血、尿毒物的筛查检查。

29. ABDEF【解析】血、尿中汞含量明显增高，说明该患者是汞中毒引起的周围神经损害。可考虑诊断为汞中毒引起的周围神经病，应马上停服中药，应用神经营养药物，进行驱汞治疗，同时还应避免应用可引起周围神经损害的药物。所以选项 ABDEF 正确。

脑出血

脑梗死

第九章 脑血管疾病

一 A1 型题

1. 关于脑淀粉样血管病（CAA）的表述不正确的是

A. 由淀粉样物质在软脑膜和大脑皮质小动脉中层沉积导致的脑血管疾病

B. 以反复发生的多发性脑叶出血最为多见

C. MRI 梯度回波发现陈旧的点状出血灶可能提示 CAA

D. 好发部位是基底核区

E. 脑活检可见动脉壁内淀粉样物质广泛沉积

2. 关于短暂性脑缺血发作（TIA）的病因和发病机制，下列说法不正确的是

A. 微栓塞

B. 脑血管痉挛

C. 血流动力学改变，如低血压、心律失常、脑外盗血综合征等

D. 血液成分改变，如真性红细胞增多症、血小板增多症、白血病等

E. 脑血管畸形

3. 椎-基底动脉血栓形成可出现的症状不包括

A. 交叉性瘫痪

B. 吞咽困难

C. 眼球运动障碍

D. 失语

E. 眩晕

4. 下列脑出血治疗的表述正确的是

A. 收缩压维持在 120~130mmHg

B. 每日静脉补液量 3500ml 以上

C. 大剂量应用氨甲苯酸（止血芳酸）

D. 保持安静，积极控制脑水肿

E. 发病后不能进食者立即给予鼻饲

5. 下列不属于脑血栓形成溶栓治疗适应证的是

A. 发病年龄小于 75 岁，发病时间未超过 6 小时，无出血性疾病及出血素质，并征得患者及家属同意

B. 无意识障碍，但如为椎-基底动脉系统血栓形成，即使昏迷较深也可考虑溶栓

C. 治疗前收缩压<200mmHg 或舒张压<120mmHg

D. CT 排除颅内出血，且本次病损的低密度梗死灶尚未出现，证明确为超早期

E. TIA

6. 发病 1 小时内，脑出血与蛛网膜下腔出血的主要鉴别依据是

A. 有无剧烈头痛

B. 有无脑水肿

C. 有无高血压病史

D. 有无神经系统定位体征

E. 头颅 MRI 表现

7. 颈内动脉系统 TIA 最常见的症状是

A. 对侧偏瘫

B. 对侧偏身感觉障碍

C. 失语

D. 同侧单眼失明

E. 对侧上肢或下肢无力或轻偏瘫

8. 有关多发梗死性痴呆的临床表现，正确的是

A. 大脑前动脉影响了额叶内侧部，表现为淡漠和执行功能障碍

B. 进行性、隐匿性病程，表现为伴有反复发作的局限性神经功能缺损的痴呆

C. 常表现为反复多次突然发病的脑卒中，阶梯式加重、波动病程的认知功能障碍

D. 属于低灌注性血管性痴呆

E. 是一种遗传性血管病，晚期发展为血管性痴呆

9. 有头痛病史的患者，可高度提示蛛网膜下腔出血的是

A. 性别

B. 年龄

C. 突发的头痛

D. 头痛的程度

E. 颈部疼痛

10. 蛛网膜下腔出血患者卧床休息至少

A. 4~6 周

B. 10 天

C. 2 周

D. 10~14 天

E. 8 周

11. 脑栓塞最多发生于

A. 大脑前动脉

B. 大脑中动脉

C. 大脑后动脉

D. 基底动脉

E. 椎动脉

12. 关于跌倒发作的情况，下列正确的是

A. 大脑中动脉缺血的特征性症状

B. 因脑干下部网状结构缺血导致

C. 主要病变在大脑半球

D. 经常伴有意识丧失

E. 肢体瘫痪持续时间较长

13. 关于颅内出血（ICH）的早期表现，叙述正确的是

A. ICH 发生的几分钟之内症状表现最显著

B. 出血最初 24 小时内的神经功能恶化主要归因于脑水肿进展

C. ICH 后血肿扩大最常见于发病最初 24 小时内
D. 早期血肿体积的增大不会引起神经功能恶化
E. 出血部位是预测出血体积早期改变的最重要因素

14. 下列哪项检查为确诊蛛网膜下腔出血的首选方法
A. 头颅 CT
B. 经颅多普勒
C. 数字减影血管造影（DSA）
D. 头颅 MRI 或 MRA
E. 脑脊液检查

15. 临床治疗主动脉弓综合征的主要药物是
A. 血管扩张药
B. 抗血小板聚集药
C. 抗凝药物
D. 免疫抑制剂
E. 皮质类固醇

16. 左大脑前动脉皮质支病变的主要临床表现为
A. 右侧小腿和足部瘫痪和感觉障碍
B. 右侧上、下肢瘫痪，以上肢明显
C. 右侧上、下肢瘫痪，伴偏盲
D. 失语
E. 左眼失明

17. 颈内动脉系统 TIA 的常见症状包括
A. 眩晕、平衡障碍
B. 交叉性瘫痪
C. 跌倒发作
D. 吞咽困难、构音障碍和共济失调
E. 对侧单肢无力或轻偏瘫，可伴有对侧面部轻瘫

18. 最重要的可控制的脑卒中（中风）危险因素是
A. 高胆固醇血症和高脂血症
B. 糖尿病
C. 吸烟
D. 高血压
E. 高血黏度

19. 腔隙性脑梗死的最常见病因是
A. 血液高凝状态
B. 血流动力学异常
C. 红细胞增多症
D. 血小板增多症
E. 高血压

20. 脑栓塞治疗的正确目标是
A. 控制脑水肿和预防脑疝
B. 应用抗生素，防止并发症
C. 控制脑水肿，并治疗原发病
D. 外科手术摘除栓子
E. 预防脑栓塞再发

21. 对再灌注损伤的描述，下列正确的是
A. 兴奋性氨基酸的毒性参与了该损伤
B. 该损伤是无法进行干预的
C. 其机制主要是细胞内钙离子减少
D. 血管早期再通的必然反应

E. 在该损伤中自由基明显减少

22. 脑栓塞栓子主要来源是

A. 动脉粥样硬化斑块脱落　　B. 血液的高凝状态

C. 肺静脉血栓或血凝块　　D. 心源性栓塞

E. 脂肪栓塞

23. 蛛网膜下腔出血的患者应用尼莫地平的目的主要是

A. 降低血压　　B. 预防再出血

C. 预防抽搐发作　　D. 预防脑血管痉挛

E. 减轻心肌的损伤

24. 脑梗死临床表现中，不应有的症状或体征是

A. 意识不清　　B. 肢体瘫痪

C. 脑膜刺激征　　D. 抽搐

E. 头痛

25. 脑出血最重要的内科治疗是

A. 吸氧　　B. 止血剂

C. 迅速降血压　　D. 抗血素治疗

E. 控制脑水肿

26. 发病最急的脑卒中是

A. 脑静脉血栓形成　　B. 脑血栓形成

C. 脑出血　　D. 脑栓塞

E. 蛛网膜下腔出血

27. 关于蛛网膜下腔出血患者的 Hunt-Hess 分级，叙述正确的是

A. Ⅰ级：经常出现双侧巴宾斯基征阳性

B. Ⅰ级：头颅 CT 经常显示蛛网膜下腔血肿

C. Ⅳ级：大部分头颅 CT 显示出血仅限于蛛网膜下腔

D. Ⅳ级：有昏迷和（或）偏瘫

E. Ⅳ级和Ⅴ级：急性期头颅 CT 可能正常

28. 脑梗死的病因中，最重要的是

A. 真性红细胞增多症　　B. 高血压

C. 动脉壁炎症　　D. 动脉粥样硬化

E. 血液高凝状态

29. 脑梗死与脑出血的鉴别要点是

A. 起病状态、起病速度、CT 扫描　　B. 高血压

C. 年龄、性别　　D. 脑脊液检查

E. 意识障碍、肢体瘫痪

30. 大脑前动脉梗死时出现尿失禁，是由于损害了

A. 额极
B. 旁中央小叶
C. 胼胝体前 4/5
D. 扣带回
E. 额叶底部

31. 小动脉闭塞型脑梗死的小动脉病变中，最常见引起小穿通动脉闭塞或狭窄的病变是

A. 纤维素样坏死
B. 脂质透明变性
C. 分水岭梗死
D. 微动脉瘤
E. 微粥样硬化斑

32. 颈内动脉系统主要供应

A. 眼部和大脑半球前 3/5
B. 大脑半球后 2/5 部分
C. 脑干
D. 小脑
E. 丘脑

33. 颈内动脉系统 TIA 和表现为一过性黑矇的椎-基底动脉系统 TIA 最易发生

A. 脑梗死
B. 脑出血
C. 出血性脑梗死
D. 脑血栓形成
E. 分水岭梗死

34. 壳核出血主要是由于哪一支动脉破裂引起

A. 丘脑膝状动脉
B. 丘脑穿通动脉
C. 后交通动脉
D. 豆纹动脉
E. 基底动脉

35. 皮质前型脑梗死是分水岭梗死的一种，该病是下列哪两条血管供血区之间边缘带的局部缺血

A. 大脑前动脉和大脑后动脉
B. 大脑前动脉和大脑中动脉
C. 大脑中动脉和大脑后动脉的皮质支
D. 大脑中动脉和大脑后动脉的深穿支
E. 大脑后动脉和小脑上动脉

36. 脑桥出血主要是由于哪一支动脉破裂引起

A. 丘脑膝状动脉
B. 丘脑穿通动脉
C. 基底动脉脑桥支
D. 后交通动脉
E. 豆纹动脉

37. 蛛网膜下腔出血患者防止再出血的最可靠方法是

A. 卧床 4~6 周
B. 保持排便通畅
C. 避免活动和激动
D. 保持血压
E. 脑动脉瘤或血管畸形手术

38. 颈动脉支架植入术（CAS）的手术适应证是
    A. 症状性颈内动脉狭窄（>70%），不适合进行颈动脉内膜剥脱术（CEA）治疗
    B. 症状性颈内动脉狭窄（>70%）
    C. 症状性颈内动脉狭窄（>60%）
    D. 症状性颈内动脉狭窄（>50%）
    E. 颈内动脉狭窄（>50%）
39. 原发性脑室出血主要是由于哪一支动脉破裂引起
    A. 丘脑膝状动脉　　B. 丘脑穿通动脉
    C. 脑室内脉络丛动脉　　D. 豆纹动脉
    E. 基底动脉脑桥支
40. 属于血管性认知障碍的是
    A. 轻度认知障碍　　B. 额颞叶痴呆
    C. 路易体痴呆　　D. 阿尔茨海默病
    E. 阿尔茨海默病合并脑血管病
41. 高血压并发脑出血的常见部位是
    A. 大脑皮质　　B. 内囊及基底核区
    C. 小脑　　D. 脑桥
    E. 延髓
42. 脑出血的确诊依据是
    A. 争吵后头痛、呕吐
    B. 偏瘫、偏盲、偏身感觉者
    C. 急性偏瘫者，伴 CT 中对应区域有低密度病灶
    D. 急性偏瘫者，伴 CT 中对应区域有高密度病灶
    E. 持续昏迷者
43. 脑出血患者 CT 扫描图像为
    A. 发病 24 小时后可见异常高密度影　　B. 发病 48 小时后可见异常高密度影
    C. 发病 1 周后可见异常低密度影　　D. 发病即可见异常高密度影
    E. 发病 48 小时后可见异常低密度影
44. 基底动脉尖综合征（TOBS）可以出现反复发作的意识障碍，该症状的出现主要是因为病变累及了
    A. 颞叶内侧　　B. 顶盖前区
    C. 上丘　　D. 中脑和（或）丘脑的网状激活系统
    E. 脑桥的上行网状激活系统
45. 先天性粟粒样动脉瘤破裂频率最高的部位是

A. 颈内动脉及其分叉处
B. 大脑前动脉及前交通动脉
C. 大脑中动脉及其分叉
D. 椎-基底动脉及其分支
E. 小脑后下动脉

46. TIA 的临床表现为
A. 血压突然升高，抽搐
B. 眩晕、呕吐，持续数日
C. 一侧轻偏瘫，历时数日渐恢复
D. 昏迷、清醒、再昏迷
E. 发作性神经功能缺损，最长不超过 24 小时，且无责任病灶的证据

47. 诊断蛛网膜下腔出血具有决定性意义的表现是
A. 眼底出血
B. 意识障碍
C. 侧肢体瘫痪
D. 脑膜刺激征
E. 血性脑脊液

48. 因血管畸形引起的蛛网膜下腔出血最多发生于
A. 大脑前动脉
B. 大脑中动脉
C. 大脑后动脉
D. 基底动脉
E. 椎动脉

49. 腔隙性脑梗死病灶发病率最高的位置是
A. 基底核区
B. 小脑
C. 脑桥
D. 中脑
E. 大脑半球

50. 蛛网膜下腔出血，针对病因诊断首选的检查是
A. 腰椎穿刺
B. 脑电图
C. 全颅彩色多普勒
D. 全脑血管造影
E. 凝血功能

51. 脑桥出血可出现
A. 深昏迷
B. 双侧针尖样瞳孔
C. 高热
D. 四肢中枢性瘫痪
E. 以上全部体征

52. 重症脑出血，在内科治疗中首选的治疗原则是
A. 预防休克
B. 立即输血
C. 控制血肿感染
D. 应用脱水药
E. 给予苏醒剂

53. 脑血栓形成后，神经系统的局灶性症状多逐渐加重，一般情况下症状达到高峰在发病后
A. 10 余小时或 1~2 天
B. 6 小时
C. 3~4 天
D. 6 天

E. 5~6 天

54. 再出血是蛛网膜下腔出血的急性并发症，再出血时间为发病后

A. 3 天以内
B. 3~7 天
C. 7~10 天
D. 10~14 天
E. 14 天以上

55. 脑出血的预后与下列哪些因素有关

A. 出血量、出血部位、并发症严重程度
B. 并发症严重程度
C. 出血部位
D. 出血量、出血部位
E. 出血量

56. 急性大面积脑梗死的患者处于昏迷状态，此时正确的处理不包括

A. 给予甘露醇
B. 密切注意瞳孔、呼吸和血压变化
C. 给予扩血管药物
D. 吸氧
E. 给予脑保护剂

57. 高血压脑病导致一过性急性全脑功能障碍，成年人一般舒张压

A. >100mmHg
B. >120mmHg
C. >130mmHg
D. >140mmHg
E. >150mmHg

58. 心房颤动合并 TIA 易发生

A. 脑血栓形成
B. 栓塞性脑梗死
C. 脑出血
D. 腔隙性脑梗死
E. 分水岭梗死

59. 椎-基底动脉系统 TIA 最常见的临床表现为

A. 眩晕和呕吐
B. 耳鸣和耳聋
C. 跌倒发作
D. 吞咽困难
E. 复视

60. 在下列颅内动脉出血的原因中，再出血风险由高到低进行排列，正确的是

A. 脑淀粉样血管病（CAA），先天静脉发育异常（DVA），海绵状血管畸形
B. CAA，高血压，DVA
C. 动静脉血管畸形（AVM），DVA，CAA
D. 高血压，CAA，颅内动脉瘤
E. 海绵状血管畸形，DVA，高血压

61. CT 显示血肿为下列哪种变化容易再发出血

A. 血肿边缘不整、密度不均、形状不规则
B. 血肿边缘整齐、密度均匀、形状规则
C. 血肿太大
D. 血肿边缘不整、密度均匀、形状规则

E. 血肿密度太深

62. 眼动脉为下述哪一动脉的分支

A. 颈内动脉
B. 大脑中动脉
C. 大脑后动脉
D. 大脑前动脉
E. 脉络膜前动脉

63. 关于脑梗死，最早能显示缺血病灶的检查是

A. CT
B. TCD
C. MRA
D. MRI
E. CTA

64. 蛛网膜下腔出血最常出现

A. 交叉性瘫痪
B. 脑膜刺激征
C. 偏瘫
D. 单瘫
E. 截瘫

65. 脑卒中最常见的血管壁病变是

A. 动脉粥样硬化和高血压性动脉硬化
B. 结缔组织疾病所致动脉炎
C. 结核性动脉炎
D. 动脉瘤
E. 血管畸形

66. 防治再发脑出血最重要的是

A. 避免活动
B. 调整血压
C. 避免情绪紧张
D. 应用止血药物
E. 改善血管壁功能

67. 下列哪支血管闭塞最容易导致偏瘫

A. 小脑后下动脉
B. 大脑中动脉
C. 脊髓前动脉
D. 小脑下前动脉
E. 大脑前动脉

68. 蛛网膜下腔出血最常见的脑神经损害是

A. 舌咽神经和迷走神经损害
B. 展神经麻痹
C. 面神经麻痹
D. 动眼神经麻痹
E. 舌下神经麻痹

69. 闭锁综合征病变部位是

A. 双大脑皮质
B. 脑干上部和丘脑网状激活系统
C. 间脑和脑干
D. 基底核
E. 脑桥基底部

70. 急性缺血时大脑皮质可发生

A. 缺血性脑梗死
B. 出血性脑梗死
C. 混合性脑梗死
D. 脑组织过度灌注
E. 脑血管痉挛

71. 蛛网膜下腔出血患者不常见的症状是
A. 剧烈头痛
B. 一侧肢体瘫痪
C. 频繁呕吐
D. 一过性意识障碍
E. 脑膜刺激征

72. TIA 持续时间通常为
A. 12 小时内
B. 2 小时内
C. 24 小时内
D. 30 小时内
E. 48 小时内

73. 最易发生脑血栓形成的动脉为
A. 大脑前动脉
B. 椎-基底动脉
C. 基底动脉
D. 大脑后动脉
E. 颈内动脉及大脑中动脉

74. 由颅内动脉瘤引起蛛网膜下腔出血时出现一侧上睑下垂，该动脉瘤的部位在
A. 大脑中动脉
B. 前交通动脉
C. 后交通动脉
D. 椎动脉
E. 基底动脉

75. 椎-基底动脉系统的血液供应范围为
A. 大脑半球后 2/5，丘脑、内囊后肢后 1/3，全部脑干、小脑
B. 大脑半球后 3/5，丘脑、内囊后肢后 1/3，全部脑干、小脑
C. 大脑半球后 3/5，丘脑、内囊后肢后 2/3，全部脑干、小脑
D. 大脑半球后 2/5，丘脑、内囊后肢后 1/3，脑干后 2/3、小脑
E. 大脑半球后 3/5，丘脑、内囊后肢后 1/3，脑干后 2/3、小脑

76. 对缺血、缺氧性损害耐受性最高的部位是
A. 纹状体
B. 小脑 Purkinje 细胞
C. 脑干运动神经核
D. 大脑皮质神经元
E. 海马神经元

77. 属于 TIA 的症状有
A. 闪光暗点
B. 躯体多处持续进展性症状
C. 强直性和（或）阵挛性发作
D. 短暂性全面性遗忘
E. 意识丧失，不伴有后循环障碍其他体征

78. 下列关于 TIA 的描述，错误的是

A. 症状可反复发作
B. 症状24小时内完全恢复
C. 症状持续数分钟到1小时
D. 常遗留严重神经功能缺损表现
E. 是缺血性卒中重要的独立危险因素

79. 一侧颈内动脉闭塞不出现临床症状，是由于
A. 同侧颈外动脉未闭塞
B. 对侧颈内动脉未闭塞
C. 颅内血管变异
D. 双侧椎动脉末端闭塞
E. 正常的脑底动脉环可迅速建立侧支循环

80. 患者脑脊液呈血性，区分穿刺损伤和蛛网膜下腔出血的根据是
A. 脑脊液中的糖含量
B. 脑脊液的蛋白含量
C. 脑脊液中的红细胞数
D. 脑脊液中的白细胞数
E. 离心后脑脊液上清液的颜色

81. 蛛网膜下腔出血不用
A. 甘露醇
B. 止血药
C. 尼莫地平
D. 血管扩张药
E. 润肠通便药

82. 脑出血合并下肢深静脉血栓形成可选用
A. 阿司匹林
B. 抗纤溶药
C. 血管扩张药
D. 低分子量肝素
E. 溶栓药物

83. 蛛网膜下腔出血急性期治疗可选用
A. 低分子右旋糖酐
B. 新斯的明
C. 尼莫地平
D. 罂粟碱
E. 尿激酶

84. 由两侧大脑内静脉合成一条粗短的深静脉干，最后注入直窦的静脉是
A. Labbe 静脉
B. Trolard 静脉
C. 大脑中浅静脉
D. 大脑上静脉
E. Galen 静脉

85. 血栓形成性脑梗死的特点不正确的是
A. 多在安静时发病
B. 起病较缓慢
C. 无头痛及呕吐
D. 意识清楚
E. 有脑膜刺激征

86. 颈内动脉血栓形成时，不出现
A. 同侧注视麻痹
B. 对侧感觉障碍
C. 同侧失明
D. 同侧 Horner 征

E. 对侧偏瘫

87. TIA 的临床表现最常见的是

A. 肢体一部分或一侧面部感觉障碍
B. 视觉丧失
C. 失语
D. 运动障碍
E. 跌倒发作

88. DSA 检查可见烟雾病的典型表现为

A. 一侧或双侧颈内动脉、大脑中动脉及大脑前交通动脉狭窄或闭塞，脑底部及大脑半球深部的异常血管网及部分代偿性增粗的血管
B. 一侧或双侧颈内动脉虹吸段、大脑中动脉及大脑前动脉狭窄或闭塞，脑底部及大脑半球深部的异常血管网及部分代偿性增粗的血管
C. 一侧或双侧大脑中动脉及大脑前动脉起始段狭窄或闭塞，脑底部及大脑半球深部的异常血管网及部分代偿性增粗的血管
D. 一侧或双侧颈内动脉虹吸段、大脑中动脉及大脑前动脉起始段狭窄或闭塞，脑底部及大脑半球深部的异常血管网及部分代偿性增粗的血管
E. 一侧或双侧颈内动脉虹吸段、大脑中动脉及大脑前交通动脉起始段狭窄或闭塞

89. 脑梗死急性期主张不用血管扩张药，是因为可引起

A. 脑水肿
B. 脑内盗血现象
C. 血管痉挛
D. 出血
E. 肺炎

90. 关于影响缺血事件严重程度的因素，叙述不正确的是

A. Willis 环侧支代偿不足会影响缺血程度
B. 若血管闭塞是逐渐缓慢形成的，接受其供血的脑组织会发生严重缺血
C. 低氧血症可使脑损害加重
D. 血黏度增高可能降低脑血流量
E. 责任动脉或被栓塞动脉内局部变化会影响缺血程度

91. TIA 发作每次持续时间

A. 数秒钟
B. 数分钟
C. 数分钟至 1 小时
D. 数小时
E. 1~24 小时

92. 血管闭塞后患者出现“三偏”，可能受累的动脉为

A. 大脑前动脉主干
B. 大脑中动脉主干
C. 大脑后动脉主干
D. 内听动脉
E. 椎-基底动脉

93. 颈椎外伤或骨质增生可产生

A. 一眼视力障碍
B. 椎动脉供血不足的症状
C. 颈外动脉供血不足的症状
D. 颈内动脉供血不足的症状
E. 颈总动脉供血不足的症状

94. 针尖样瞳孔在临床上多见于
A. 脑桥出血破入脑室
B. 基底核区出血
C. 小脑出血
D. 脑叶出血
E. 中脑出血

95. 大脑中动脉皮质支闭塞的临床特点是
A. 对侧偏瘫，不伴脑神经瘫
B. 以下肢为重的对侧偏瘫
C. 以上肢为重的对侧偏瘫
D. 对侧均等性轻偏瘫
E. 对侧偏瘫，肌力0级

96. 脑血栓形成的治疗为
A. 溶栓或抗凝治疗
B. 钙通道阻滞药
C. 扩充血容量
D. 中药活血化瘀治疗
E. 以上全部

97. 临床发生脑梗死的血管由多到少依次为
A. 大脑中动脉、颈内动脉、大脑后动脉、大脑前动脉、椎-基底动脉
B. 颈内动脉、椎-基底动脉、大脑中动脉、大脑后动脉、大脑前动脉
C. 大脑中动脉、颈内动脉、大脑后动脉、大脑前动脉、椎-基底动脉
D. 颈内动脉、大脑中动脉、大脑后动脉、大脑前动脉、椎-基底动脉
E. 颈内动脉、大脑前动脉、大脑中动脉、大脑后动脉、椎-基底动脉

98. 脑血栓形成患者服用阿司匹林的目的多是
A. 抗炎
B. 抗血小板聚集
C. 抗水肿
D. 预防体温升高
E. 溶解血栓

99. 我国脑卒中发病率总体分布特点是
A. 无规律可循
B. 南高北低，西高东低
C. 南高北低，东高西低
D. 北高南低，西低东高
E. 北高南低，西高东低

100. 青壮年脑栓塞最常见的来源是
A. 心肌梗死室壁瘤
B. 风湿性心脏病伴心房颤动
C. 亚急性细菌性心内膜炎
D. 冠状动脉硬化性心脏病伴心房颤动
E. 心脏黏液瘤

101. 病理可见脑缺血区大量神经细胞消失，胶质细胞坏变，中性粒细胞、淋巴细胞及巨噬

细胞浸润，脑组织明显水肿。该患者脑缺血性病变的病理分期是

A. 超早期
B. 急性期
C. 坏死期
D. 软化期
E. 恢复期

102. 右利手患者左颈内动脉闭塞，可出现

A. 左侧偏瘫
B. 左侧同向性偏盲
C. 跌倒发作
D. Weber 征
E. 失语

103. 脑出血患者表现为头痛、呕吐、轻度脑膜刺激征，颇似蛛网膜下腔出血，其出血部位是

A. 脑干
B. 丘脑
C. 尾状核
D. 小脑
E. 壳核

104. 突然出现剧烈头痛、呕吐、颈项强直等脑膜刺激征，高度提示

A. 大面积脑梗塞
B. 蛛网膜下腔出血
C. 基底核出血
D. 壳核出血
E. 脑炎

105. TIA 最多见的病因是

A. 脑动脉硬化、管腔狭窄
B. 二尖瓣脱垂
C. 冠心病、心律不齐
D. 高血压
E. 风湿性心脏病

106. 软化期脑缺血病变发生在

A. 脑缺血后 1 小时内
B. 脑缺血后 1~6 小时
C. 脑缺血后 6~24 小时
D. 脑缺血后 24~48 小时
E. 脑缺血后 3 天至 3 周

107. 脑出血最确切的诊断依据是

A. 多在 65 岁以上发病
B. 均出现偏瘫
C. 脑脊液均为血性
D. 突有偏瘫，头部 CT 见基底核区附近高密度影
E. 均有脑膜刺激征

108. 蛛网膜下腔出血恢复期患者，因近 2 个月头痛逐渐加重并频繁喷射性呕吐入院就诊。查体发现两侧视盘水肿。如果要对其进行腰穿检查，其可能的颅内压是

A. $160mmH_2O$
B. $90mmH_2O$

C. 180mmH_2O
D. 110mmH_2O
E. 320mmH_2O

109. 后循环动脉瘤常见于
A. 脑桥动脉
B. 小脑后下动脉和基底动脉尖
C. 小脑上动脉
D. 枕动脉
E. 小脑前下动脉

110. 以下治疗蛛网膜下腔出血的措施不正确的是
A. 低分子量肝素注射
B. 卧床休息 4~6 周
C. 应用止血药物
D. 静脉滴注 20%甘露醇
E. 口服尼莫地平

111. 脑动脉闭塞致供血区缺血超过多长时间后可出现脑梗死
A. 30 秒
B. 1 分钟
C. 5 分钟
D. 10 分钟
E. 6 小时

112. 腔隙性梗死最好发的部位是
A. 小脑皮质
B. 脑桥
C. 中脑
D. 基底核
E. 大脑皮质

113. 供给大脑半球前 3/5 血液的血管是
A. 椎-基底动脉系统
B. 颈内动脉系统
C. 颈外动脉系统
D. 大脑前动脉
E. 前交通动脉

114. 右侧大脑中动脉狭窄，急性梗死灶发生在右侧内分水岭区，根据目前理论，最可能的发病机制是
A. 低灌注
B. 动脉到动脉栓塞
C. 不能确定
D. 低灌注或动脉到动脉栓塞，或两者共同作用
E. 大脑中动脉原位血栓形成

115. 脑血管疾病最常见的病因是
A. 脑动脉炎
B. 动脉粥样硬化
C. 凝血功能异常
D. 低血压
E. 红细胞增多症

116. 脑出血患者无高热、多汗、呕吐或腹泻等症状的前提下，每天的入液量一般是

A. 3000ml
B. 2000～2500ml
C. 尿量+1000ml
D. 800～1000ml
E. 尿量+500ml

117. 目前普遍把脑缺血的超早期治疗时间窗定为
A. 1 小时
B. 2 小时
C. 4 小时
D. 6 小时
E. 8 小时

118. 分水岭梗死多由于下列哪种原因所致
A. 动脉粥样硬化
B. 血流动力学改变
C. 脑血管痉挛
D. 微栓子
E. 脑外盗血综合征

119. 保护下列哪些区域的神经元是急性脑梗死治疗成功的关键
A. 梗死病灶区
B. 缺血“半暗带”区
C. 病灶中心坏死区
D. 梗死周围正常脑区
E. 脑缺血敏感带

120. 脑栓塞的治疗原则为
A. 改善循环、减轻脑水肿和预防脑疝
B. 改善循环、减轻脑水肿和治疗原发病
C. 预防脑栓塞再发
D. 手术摘除栓子
E. 防治并发症

121. 如果儿童和青年患者反复出现不明原因的 TIA、急性脑梗死、脑出血和蛛网膜下腔出血，而无高血压及动脉硬化症，据此应考虑
A. 脑动脉盗血综合征
B. 脑动脉炎
C. 主动脉弓综合征
D. 烟雾病
E. 脑动脉瘤

122. 脑出血与蛛网膜下腔出血最主要的区别点是
A. 发病年龄
B. 起病缓急
C. 昏迷程度
D. 血压高低
E. 有无局灶性定位体征

123. 脑血栓形成后应用阿司匹林治疗可降低病死率和复发率，但不要与哪些治疗同时进行，以免增加出血的风险
A. 抗凝及溶栓治疗
B. 扩血管改善脑循环治疗
C. 脑保护治疗
D. 降纤治疗
E. 脑细胞活化剂

124. 动脉瘤性蛛网膜下腔出血急性期主要的死亡和致残原因为

A. 电解质紊乱
B. 再出血和迟发性脑血管痉挛
C. 感染
D. 脑积水
E. 癫痫发作

125. 高血压脑病的血压突然升高通常在
A. 成年人舒张压>140mmHg，儿童、孕妇或产妇血压>180/120mmHg
B. 成年人舒张压>110mmHg，儿童、孕妇或产妇血压>140/90mmHg
C. 成年人舒张压>120mmHg，儿童、孕妇或产妇血压>160/100mmHg
D. 成年人舒张压>120mmHg，儿童、孕妇或产妇血压>150/90mmHg
E. 成年人舒张压>130mmHg，儿童、孕妇或产妇血压>170/110mmHg

126. 颅内动脉瘤最好发的部位是
A. 颅底动脉环（Willis 环）上
B. 椎-基底动脉系统的分叉部
C. 后交通动脉
D. 前交通动脉
E. 海绵窦

127. 关于出血性脑梗死，下列叙述正确的是
A. 是由于脑梗死供血区内动脉坏死后血液漏出继发出血，常发生于皮质下脑梗死之后
B. 是由于脑梗死供血区内动脉坏死后血液漏出继发出血，常发生于小面积脑梗死之后
C. 是由于脑出血后血管痉挛继发脑梗死
D. 是由于脑梗死供血区内动脉坏死后血液漏出继发出血，常发生于大面积脑梗死之后
E. 是由于脑出血后压迫周围血管致血管供血区继发脑梗死

128. 腰椎穿刺和脑脊液（CSF）检查，呈均匀一致血性脑脊液，压力明显增多，提示
A. 脑栓塞
B. 脑梗死
C. 蛛网膜下腔出血
D. 脑实质出血
E. 脑炎

129. SAH 患者于病后几天为迟发性血管痉挛高峰期
A. 1~2 天
B. 2~3 天
C. 3~4 天
D. 5~14 天
E. 15~20 天

130. 急性脑梗死发病后，临床上脑水肿的高峰期在
A. 24 小时内
B. 24~48 小时
C. 3~5 天
D. 7~14 天
E. 10~14 天

131. 高血压脑病使血压突然升高，造成脑血流自动调节机制障碍，此时平均动脉压应高于
A. 160mmHg
B. 170mmHg
C. 180mmHg
D. 190mmHg

E. 200mmHg

132. 脑梗死患者神经缺损症状较轻，但持续 24 小时以上，并能在 3 周内恢复，此类型临床上称为

A. 可逆性缺血性神经功能缺失
B. 完全性卒中
C. 进展性卒中
D. TIA
E. 以上都不是

133. 引起高血压脑病最常见的原因为

A. 急进型恶性高血压
B. 急性或慢性肾小球肾炎
C. 嗜铬细胞瘤
D. 原发性醛固酮增多症
E. 主动脉狭窄

134. 基底动脉尖端分出的动脉为

A. 小脑后下动脉
B. 小脑前下动脉
C. 大脑前动脉
D. 枕动脉
E. 小脑上动脉和大脑后动脉

135. 头颅 CT 检查诊断脑梗死阳性率较高的时间是

A. 发病 6 小时以后
B. 发病 12 小时以后
C. 发病 48 小时以后
D. 发病 18 小时以后
E. 发病 1 周以后

136. 高血压脑病的主要病理表现为

A. 脑水肿和脑小动脉管壁纤维素样坏死
B. 神经元坏死
C. 神经胶质细胞增生
D. 巨噬细胞浸润
E. 神经细胞变性

137. 高血压脑病 CT 的特征性变化为

A. 额叶软化灶
B. 基底核低密度灶
C. 脑室扩大
D. 顶叶、枕叶水肿
E. 脑内混合密度灶

138. 动脉粥样硬化导致的脑血栓形成最常发生在

A. 豆纹动脉
B. 大脑后动脉
C. 小脑上动脉
D. 颈内动脉和大脑中动脉
E. 基底动脉

139. 基底动脉尖综合征的典型 CT 或 MRI 表现为

A. 中脑及双侧枕叶病灶
B. 中脑及双侧颞叶病灶
C. 中脑、双侧丘脑、枕叶、颞叶病灶

D. 中脑、双侧丘脑、枕叶、颞叶、顶叶病灶

E. 中脑、双侧枕叶、颞叶病灶

140. 基底动脉脑桥支闭塞可出现

A. 韦伯（Weber）综合征

B. 本尼迪特（Benedit）综合征

C. 瓦伦贝格（Wallenberg）综合征

D. 米亚尔-居布勒（Millard-Gubler）综合征和福维尔（Foville）综合征

E. Foville 综合征

141. 脑梗死与脑出血临床表现颇为相似，在所有鉴别要点中，最具有鉴别意义的是

A. 起病状态和起病速度

B. 高血压病史和起病状态

C. 高血压病史和起病速度

D. 发病年龄和起病速度

E. 起病状态和是否伴有意识障碍

142. 海绵窦血栓形成不累及的脑神经有

A. 第Ⅱ对脑神经

B. 第Ⅲ对脑神经

C. 第Ⅳ对脑神经

D. 第$\text{V}_{1\sim2}$对脑神经

E. 第Ⅵ对脑神经

143. 脑出血与 SAH 的主要区别是

A. 年龄大小

B. 有否高血压

C. 脑脊液改变

D. 有无头痛

E. 有无偏瘫

144. 双侧脑桥基底部梗死可出现

A. Wallenberg 综合征

B. Millard-Gubler 综合征

C. Foville 综合征

D. 闭锁综合征

E. Weber 综合征

145. 高血压性脑出血急性期最威胁患者生命的是

A. 出血后血肿形成

B. 出血后并发脑疝

C. 昏迷后肺感染

D. 出血后并发脑水肿

E. 昏迷后水、电解质紊乱等并发症

146. 脑出血最重要的治疗是

A. 降低颅内压，减轻脑水肿

B. 给予止血剂

C. 降低血压

D. 抗生素治疗

E. 吸氧

147. 大脑半球内侧面前 3/4 的主要供血动脉是

A. 脉络膜前动脉

B. 大脑中动脉

C. 大脑后动脉　　D. 大脑前动脉
E. 前交通动脉

148. 主动脉弓综合征是主要累及主动脉及其分支大动脉的全层性血管炎，其较少累及
A. 颈内动脉及大脑中动脉　　B. 无名动脉及锁骨下动脉
C. 胸主动脉及腹主动脉　　D. 升主动脉及主动脉弓
E. 肾动脉和颈总动脉

149. 下列哪个解剖结构的供血动脉为脉络膜前动脉
A. 内囊前肢　　B. 豆状核前部
C. 大脑脚底的中 1/3　　D. 尾状核
E. 内囊后肢的前下部

150. 小脑梗死除表现为眩晕、呕吐、眼球震颤、共济失调、站立不稳和肌张力降低外，还可表现为
A. 对侧偏瘫　　B. 同侧视力障碍
C. 脑干受压和颅内压增高症状　　D. 运动性失语
E. 对侧痛温觉障碍

151. 脑出血患者出现瞳孔不等大、昏迷加深，常可提示
A. 颞叶钩回疝　　B. 小脑扁桃体疝
C. 脑室出血　　D. 小脑出血
E. 脑叶出血

152. 脑梗死急性期宜慎用或不用的是
A. 抗凝治疗　　B. 扩血管治疗
C. 脑保护治疗　　D. 降纤治疗
E. 溶栓治疗

153. 下列哪项检查对诊断烟雾病最具有价值
A. 头颅 CT　　B. 头颅 MRI
C. 头颅 MRA　　D. DSA
E. TCD

154. TIA 合并糖尿病和高血压，若患者心血管事件风险较低血压控制目标为
A. BP<140/90mmHg　　B. BP<130/85mmHg
C. BP<150/95mmHg　　D. BP<120/80mmHg
E. BP<160/95mmHg

155. 老年人 SAH 的临床特点是
A. 意识障碍多见，头痛不明显　　B. 常有抽搐发作
C. 脑膜刺激征明显　　D. 头痛、呕吐严重

E. 常伴眼底视网膜出血

156. 大多数脑梗死于发病后多长时间才逐渐显示与闭塞血管供应区一致的低密度梗死灶

A. 4~6 小时
B. 6~12 小时
C. 12~24 小时
D. 24~48 小时
E. 48~72 小时

157. 脑出血后显示典型 CT 图像和时间为

A. 病后 24~48 小时示高密度病灶
B. 病后即示高密度病灶
C. 病后即示低密度病灶
D. 病后 24~48 小时示低密度病灶
E. 病后 2~3 周示高密度病灶

158. 脑出血与 SAH 最重要的鉴别点为

A. 活动中发病
B. 头痛、呕吐
C. 脑脊液含血量多少
D. 脑膜刺激征
E. 头颅 CT 检查发现脑实质内高密度影

159. 脑梗死患者发病后多长时间梗死区处于吸收期，可有“模糊效应”

A. 4~6 天
B. 1~2 周
C. 2~3 周
D. 3~4 周
E. 4~6 周

160. 最新的临床及试验证明，脑卒中急性期不宜使用的是

A. 抗凝治疗
B. 影响能量代谢的药物
C. 影响氨基酸及多肽类的药物
D. 影响神经递质及受体的药物
E. 降纤治疗

161. 蛛网膜下腔出血最常见的病因是

A. 烟雾病
B. 静脉畸形
C. 垂体卒中
D. 颅内静脉系统血栓
E. 颅内动脉瘤

162. 大脑中动脉慢性进行性闭塞性脑梗死，其梗死灶在头颅 MRI 弥散成像（DWI）上的分布不包括

A. 基底核单发梗死
B. 皮质多发小梗死
C. 基底核和皮质多发梗死
D. 半卵圆中心多发梗死
E. 皮质大面积流域性脑梗死

163. 关于脑血管疾病（CVD）病因，表述不正确的是

A. 脑出血最常见的病因是高血压和动脉硬化
B. 脑血栓形成最常见病因是动脉炎
C. 脑栓塞最常见的病因是风湿性心脏病合并房颤的心源性栓子脱落

D. 蛛网膜下腔出血最常见病因是先天性颅内动脉瘤

E. 短暂性脑缺血发作最常见病因是动脉粥样硬化

164. 治疗脑血管痉挛性疾病宜选用

A. 尼莫地平
B. 普奈洛尔
C. 维拉帕米
D. 硝苯地平
E. 地高辛

165. 乙状窦血栓形成主要是由下列哪种疾病引起

A. 葡萄球菌败血症
B. 铜绿假单胞菌败血症
C. 肺炎球菌败血症
D. 溶血性链球菌败血症
E. 大肠埃希菌败血症

166. 最重要和独立的脑卒中危险因素是

A. TIA 和脑卒中史
B. 心脏病
C. 糖尿病
D. 高血压
E. 高脂血症

167. 诊断 TIA 主要依据

A. 病史
B. 体检结果
C. 脑电图
D. 头颅 CT
E. 头颅 MRI

168. 脑部病变的患者出现运动性失语是病变损害了

A. 优势半球额中回后部
B. 优势半球中央前回下部
C. 优势半球额下回后部
D. 优势半球角回
E. 颞上回后部

169. 对烟雾病的治疗主要是针对病因治疗，对原因不明者一般不用

A. 血管扩张药
B. 钙通道阻滞药
C. 皮质类固醇
D. 中药如丹参等
E. 抗血小板聚集药

170. 脑血栓形成的超早期溶栓治疗，应在起病后多长时间内进行

A. 1 小时
B. 3 小时
C. 6 小时
D. 12 小时
E. 24 小时

171. 高血压性脑出血的最好发部位是

A. 丘脑
B. 脑桥
C. 小脑
D. 脑室
E. 基底神经节

172. 大脑大静脉汇集大脑半球白质、基底核、间脑及脑室脉络丛等处静脉血后注入

A. 直窦
B. 海绵窦
C. 乙状窦
D. 横窦
E. 下矢状窦

173. TIA 时，下列不符合的是

A. 没有后遗症
B. 常反复发作
C. 症状、体征持续超过 24 小时，但在 2~3 周内完全恢复，不留后遗症
D. 每次发作常涉及相同的某动脉供应的脑功能区
E. 持续时间通常在数分钟至 1 小时

174. SAH 最可靠的诊断依据是

A. 头痛、呕吐
B. 脑膜刺激征
C. 偏瘫
D. 一侧动眼神经麻痹
E. 腰椎穿刺时发现均匀一致血性脑脊液

175. TIA 或脑梗死患者服用阿司匹林的目的是

A. 治疗神经功能缺损
B. 保护神经细胞
C. 预防复发
D. 扩张脑血管
E. 减少自由基损害

176. t-PA 溶栓治疗脑血栓形成，宜在发病后多长时间内进行

A. 1 小时
B. 3 小时
C. 6 小时
D. 12 小时
E. 24 小时

177. 儿童烟雾病患者的主要表现是

A. 蛛网膜下腔出血
B. 缺血性脑卒中
C. 头痛
D. 脑出血
E. 癫痫

178. 供应大脑半球背侧外侧面 2/3 的血管为

A. 大脑后动脉
B. 大脑前动脉
C. 大脑中动脉
D. 后交通动脉
E. 前交通动脉

179. 蛛网膜下腔出血最常见的病因为

A. 脑动脉粥样硬化
B. 粟粒样动脉瘤
C. 动静脉畸形
D. 高血压
E. 血液病

180. 关于 TIA 的预后，下列说法正确的是
A. 约 1/2 发展为脑梗死，1/2 可自行缓解
B. 约 1/2 发展为脑梗死，1/2 继续发作
C. 约 1/3 发展为脑梗死，1/3 继续发作，1/3 可自行缓解
D. 约 40%发展为脑梗死，30%继续发作，30%可自行缓解
E. 约 20%发展为脑梗死，30%继续发作，40%可自行缓解

181. 病灶侧单眼一过性黑矇、失明见于
A. 椎-基底动脉系统 TIA
B. 颈内动脉系统 TIA
C. 大脑中动脉血栓形成
D. 大脑前动脉血栓形成
E. 大脑后动脉血栓形成

182. 脑血栓形成的最常见病因是
A. 血压偏低
B. 脑动脉粥样硬化
C. 红细胞增多症
D. 各种脑动脉炎
E. 高血压

183. 蛛网膜下腔出血后脑血管痉挛出现于
A. 病后 1~2 天开始发生、10~14 天为迟发性血管痉挛高峰期
B. 病后 3~5 天开始发生、5~14 天为迟发性血管痉挛高峰期
C. 病后 12~24 小时开始发生，15~21 天为迟发性血管痉挛高峰期
D. 病后 12~24 小时开始发生，5~10 天为迟发性血管痉挛高峰期
E. 病后 5~7 天开始发生，21~28 天为迟发性血管痉挛高峰期

184. 脑血栓形成患者血糖水平宜控制在
A. 5.7~7.8mmol/L
B. 6.0~10.0mmol/L
C. 6.0~9.0mmol/L
D. 7.0~11.1mmol/L
E. 7.8~11.1mmol/L

185. 眩晕、平衡障碍多见于
A. 椎-基底动脉系统 TIA
B. 颈内动脉血栓形成
C. 大脑前动脉血栓形成
D. 大脑中动脉血栓形成
E. 大脑后动脉血栓形成

186. 内科治疗脑出血时，最重要的是
A. 气管切开，吸氧
B. 控制脑水肿，预防脑疝
C. 注意水电解质平衡
D. 控制出血
E. 降低血压

187. 颈内动脉系统 TIA 的症状最可能是
A. 阵发性眩晕
B. 运动性失语

C. 复视　　D. 交叉性瘫痪
E. 吞咽困难

188. 椎-基底动脉系统 TIA 的一过性特征性症状是
A. 失语　　B. 偏瘫或单肢瘫
C. Horner 征、交叉瘫　　D. 颞侧偏盲
E. 吞咽困难、构音障碍

189. 跌倒发作是下列哪种疾病的表现
A. 椎-基底动脉系统 TIA　　B. 颈内动脉血栓形成
C. 大脑前动脉血栓形成　　D. 大脑中动脉血栓形成
E. 大脑后动脉血栓形成

190. SAH 急性期，下列哪些药物在治疗上无价值
A. 低分子右旋糖酐　　B. 6-氨基己酸
C. 甘露醇　　D. 镇静药（地西泮等）
E. 尼莫地平

191. 适合手术治疗的高血压脑内血肿是
A. 内囊型血肿，深昏迷　　B. 外侧型血肿，病情加重
C. 脑桥出血，深昏迷　　D. 丘脑出血，深昏迷
E. 外侧型血肿，病情稳定

192. 脑出血患者，很快呈昏迷状态、双侧瞳孔极度缩小、四肢瘫痪、中枢性高热、呼吸障碍，出血部位应考虑
A. 内囊内侧扩延至外囊附近　　B. 内囊和丘脑附近
C. 脑桥　　D. 外囊附近
E. 小脑

193. 下列哪项对诊断 SAH 无价值
A. 颈强直　　B. 剧烈头痛
C. 血性脑脊液　　D. 眼底检查玻璃体下片状出血
E. 偏瘫

194. 对脑梗死预防性治疗疗效比较肯定的为
A. 降纤药　　B. 血管扩张药
C. 脑保护剂　　D. 神经细胞营养剂
E. 阿司匹林和噻氯匹定

195. 脑出血患者出现病灶侧瞳孔散大、昏迷加深，提示
A. 脑室出血　　B. 枕骨大孔疝
C. 海马沟回疝　　D. 小脑幕裂孔上疝

E. 以上都不是

196. 对 SAH 诊断具有提示作用的体征为

A. 视盘水肿
B. 感觉障碍
C. 脑神经麻痹
D. 脑膜刺激征
E. 玻璃体下出血

197. 供应延髓脊外侧面血液的血管为

A. 颈内动脉
B. 大脑中动脉
C. 小脑后下动脉
D. 大脑前动脉
E. 后交通动脉

198. 关于海绵窦血栓形成，临床表现正确的是

A. 第Ⅸ、Ⅹ、Ⅺ对脑神经受累
B. 耳后乳突红肿热痛、发热、寒战及外周血白细胞增多
C. 第Ⅲ、Ⅳ、Ⅵ、$Ⅴ_{1\sim2}$对脑神经受累
D. 头皮及乳突周围静脉怒张
E. 腰椎穿刺时压颈试验患侧压力不升，健侧压力迅速升高

199. 颅内压增高患者，腰穿易出现

A. 脑出血
B. 脑疝
C. 感染
D. 癫痫
E. 脑梗死

200. 病理解剖时最常见的一种高血压性脑血管病变是

A. 脑血栓形成
B. 脑出血
C. 脑栓塞
D. 腔隙性脑梗死
E. 脑静脉血栓形成

201. 基底核内囊区出血引起

A. 交叉瘫
B. 偏瘫
C. 单瘫
D. 截瘫
E. 合瘫

202. 下列哪支动脉不组成 Willis 环

A. 两侧大脑前动脉
B. 后交通动脉
C. 前交通动脉
D. 两侧大脑中动脉
E. 两侧大脑后动脉

203. 可导致脑栓塞的非心源性栓子中最常见的原因是

A. 肺部感染
B. 大动脉粥样硬化斑块脱落
C. 肺静脉血栓和血凝块
D. 颈动脉纤维肌肉发育不良

E. 血管内治疗时的血凝块和血栓脱落

204. 大脑动脉环在脑循环中起着非常重要的作用，能沟通脑前、后、左、右的血液供应，下列哪条动脉不参与大脑动脉环的组成

A. 大脑前动脉　　B. 前交通动脉
C. 颈内动脉　　D. 椎动脉
E. 大脑后动脉

205. 脑桥病变的最特征性临床表现为

A. 上下肢瘫痪在面瘫的对侧　　B. 常有剧烈面痛
C. 瞳孔常散大　　D. 受损范围广泛
E. 多有昏迷或抽搐

206. 延髓空洞症累及哪个脑神经核，可引起吞咽困难、饮水呛咳

A. 疑核　　B. 面神经核
C. 舌下神经核　　D. 三叉神经脊束核
E. 前庭小脑通路

207. 多发性腔隙性脑梗死的主要易患因素是

A. 收缩压增高　　B. 舒张压增高
C. 血压突然下降　　D. 血黏度增高
E. 血小板聚集性增强

208. 缺血性卒中最重要的危险因素是

A. 高血压　　B. 糖尿病
C. 高脂血症　　D. TIA
E. 吸烟

209. 延髓空洞症累及哪个脑神经核，可出现面部洋葱皮样痛温觉缺失

A. 疑核　　B. 舌下神经核
C. 面神经核　　D. 三叉神经脊束核
E. 以上均不是

210. 脑血管病的流行病学特点是

A. 发病率高，死亡率适中，伤残率高　　B. 发病率高，死亡率高，伤残率高
C. 发病率高，死亡率适中，伤残率低　　D. 发病率高，死亡率低，伤残率低
E. 发病率低，死亡率低，伤残率低

211. 脑缺血后脑组织开始明显水肿并且出现大量炎症细胞浸润发生在

A. 急性期　　B. 坏死期
C. 软化期　　D. 超早期
E. 恢复期

212. 脑血管病中，证据不充分或潜在可干预的危险因素不包括
A. 代谢综合征
B. 镰状细胞病
C. 高同型半胱氨酸血症
D. 睡眠呼吸紊乱
E. 脂蛋白相关性磷脂酶 A_2 升高

213. 大脑微栓子最主要的来源是
A. 锁骨下动脉粥样硬化病变
B. 椎-基底动脉系统动脉粥样硬化病变
C. 颈动脉系统颅外动脉粥样硬化病变
D. 真菌性动脉炎
E. 心脏栓子

214. 颈内动脉闭塞的特征性症状是
A. 偏盲
B. 失语
C. 一过性黑朦
D. 偏身感觉障碍
E. 吞咽困难

215. 颈内动脉的终支是
A. 大脑后动脉
B. 大脑前动脉
C. 大脑中动脉
D. 前交通动脉
E. 眼动脉

216. 小脑后下动脉闭塞出现饮水呛咳、吞咽困难，其受损部位
A. 红核
B. 疑核
C. 黑质
D. 交感神经
E. 前庭神经

217. 烟雾病脑梗死病灶多位于
A. 皮质及皮质下
B. 基底核
C. 脑叶
D. 内囊
E. 脑干

218. 乙状窦血栓形成主要见于
A. 青年
B. 青少年
C. 婴儿及儿童
D. 青壮年
E. 老年人

219. 对脑动脉瘤破裂预后的估计，最重要的是
A. 偏瘫的有无
B. 血压上升的程度
C. 脑动脉瘤的大小
D. 意识障碍的程度
E. 脑动脉瘤的多少

220. 供应内囊前肢及部分膝部、尾状核、豆状核前部血流的是
A. 大脑后动脉
B. 后交通动脉

C. 前交通动脉　　D. 大脑前动脉
E. 椎动脉

221. 有关上矢状窦血栓形成的病因下列表述正确的是
A. 多见于眶部、鼻窦及上面部化脓性感染或全身性感染
B. 常由化脓性乳突炎或中耳炎引起
C. 最常见于脱水和衰弱的婴儿
D. 由脑底异常血管网病引起
E. 由高血压和动脉粥样硬化引起

222. 对发病2~3小时内的心源性脑栓塞患者，首先选用下列哪项治疗可收到较好的效果
A. 降纤酶　　B. 罂粟碱或亚硝酸异戊酯
C. 脑保护剂　　D. 尿激酶
E. rt-PA

223. 颈内动脉直接延续成
A. 大脑后动脉　　B. 前交通动脉
C. 大脑前动脉　　D. 后交通动脉
E. 大脑中动脉

224. 出血性卒中与缺血性卒中的鉴别，除临床表现外，最有鉴别价值的辅助检查为
A. 血常规　　B. 头颅CT
C. 腰穿　　D. 经颅多普勒超声
E. 脑电图

225. 腔隙性脑梗死最主要的病因是
A. 低血压　　B. 心房颤动
C. 高脂血症　　D. 血管痉挛
E. 高血压性动脉硬化

226. 成年人烟雾病患者的主要临床表现是
A. 癫痫　　B. 脑出血
C. 头痛　　D. 缺血性脑卒中
E. 蛛网膜下腔出血

227. 供应大脑半球后2/5、丘脑、内囊后支后1/3，以及全部脑干和小脑血流的是
A. 前交通动脉　　B. 大脑前动脉
C. 椎-基底动脉系统　　D. 大脑后动脉
E. 大脑中动脉

228. 目前缺血性脑卒中最主要的预防性用药是
A. 阿司匹林　　B. 噻氯匹啶

C. 氯吡格雷
D. 双嘧达莫
E. 尼莫地平

229. 颞动脉炎治疗期间可用以监测病情和疗效的实验室指标是
A. C 反应蛋白
B. 红细胞沉降率
C. 碱性磷酸酶
D. β-球蛋白
E. 同型半胱氨酸

230. 下列哪条动脉不是来源于颈内动脉
A. 眼动脉
B. 大脑后动脉
C. 大脑前动脉
D. 大脑中动脉
E. 前脉络膜动脉

231. 烟雾病的临床类型中，最多见的是
A. TIA 型
B. 梗死型
C. 癫痫型
D. 脑出血型
E. 头痛型

232. 蛛网膜下腔出血的最主要体征是
A. 视盘水肿
B. 感觉障碍
C. 动眼神经麻痹
D. 玻璃体下片状出血
E. 脑膜刺激征

233. 颞动脉炎是一种颅外肉芽肿性动脉炎，主要侵犯
A. 颈内动脉
B. 颞深动脉
C. 面动脉
D. 大脑中动脉
E. 颞浅动脉及眼动脉

234. 治疗颞动脉炎的首选药是
A. 糖皮质激素
B. 环磷酰胺
C. 硫唑嘌呤
D. 甲氨蝶呤
E. 非甾体抗炎药

235. 下述哪一项是脑出血的主要死因
A. 应激性溃疡出血
B. 颅内压增高导致脑疝
C. 合并感染
D. 痫性发作
E. 中枢性高热

236. 高血压性脑出血最常见的发病部位是
A. 脑叶
B. 丘脑
C. 脑干
D. 小脑齿状核
E. 壳核及内囊

237. 最常见表现为“三偏征”的是
A. 基底动脉梗死
B. 大脑中动脉梗死
C. 大脑前动脉梗死
D. 大脑后动脉梗死
E. 椎动脉梗死

238. 脑血管病的类型不包括
A. 血流动力学异常导致全脑缺血或缺氧引发的弥漫性脑功能障碍
B. 血管腔闭塞或狭窄引发的局限性或弥漫性脑功能障碍
C. 血管破裂引发的局限性或弥漫性脑功能障碍
D. 血管畸形引发的局限性或弥漫性脑功能障碍
E. 血管壁损伤或通透性改变引发的局限性或弥漫性脑功能障碍

239. 关于脑卒中发病的特点叙述正确的是
A. 发病率女性高于男性
B. 我国发病率为（719~746）/10 万
C. 发病与环境、饮食和气候关系不大
D. 发病率、患病率和病死率随年龄增长而增加
E. 纬度每增高 5°，脑卒中发病率则下降 64/10 万

240. 颞动脉炎患者动脉各层均可受累，主要是炎症细胞浸润，其病变血管的主要病理标志为
A. 淋巴细胞浸润
B. 浆细胞浸润
C. 巨噬细胞浸润
D. 嗜酸性粒细胞浸润
E. 巨细胞浸润

241. 小脑上动脉梗死的临床表现不正确的是
A. 同侧辨距不良
B. 同侧面瘫
C. 同侧 Horner 征
D. 对侧偏身痛温觉减退
E. 对侧滑车神经麻痹

242. 脑出血的并发症不包括
A. 高钾血症
B. 应激性溃疡
C. 稀释性低钠血症
D. 痫性发作
E. 中枢性高热

243. 腰穿最常见的致命风险是
A. 心搏骤停
B. 感染
C. 出血
D. 脑疝
E. 呕吐

244. 大脑大静脉血栓形成早期可出现的症状为

A. 昏迷
B. 颅内压增高
C. 高热
D. 痫性发作
E. 大脑强直

245. 对诊断颞动脉炎价值最大的检查是
A. 颞动脉造影
B. 颞动脉活检
C. 颞动脉 TCD 检查
D. 红细胞沉降率检查
E. C 反应蛋白和碱性磷酸酶检查

246. 脑缺血性病变的病理分期中，坏死期在
A. 24~48 小时
B. 2 小时内
C. 6~24 小时
D. 48~72 小时
E. 1~6 小时

247. 下列哪项不是脑出血的手术治疗适应证
A. 出现颅内压增高伴脑干受压的体征
B. 小脑半球出血>10ml，蚓部血肿>6ml
C. 脑室出血致梗阻性脑积水
D. 脑叶出血血肿>30ml，有中线移位
E. 脑桥出血

248. 椎-基底动脉系统 TIA 最常见的症状是
A. 眩晕和平衡障碍
B. 吞咽障碍，构音不清
C. 偏瘫
D. 耳鸣
E. 短暂性全面遗忘

249. 腔隙性脑梗死最常见的临床表现之一为
A. 纯感觉性卒中
B. 纯运动性轻偏瘫
C. 共济失调性轻偏瘫
D. 感觉运动性卒中
E. 构音障碍-手笨拙综合征

250. 海绵窦血栓形成较少累及
A. 动眼神经
B. 滑车神经
C. 视神经
D. 三叉神经
E. 展神经

251. 腔隙性脑梗死的临床表现不包括
A. 纯运动性轻偏瘫
B. 纯感觉性卒中
C. 感觉运动性卒中
D. 大脑皮质受累
E. 构音障碍-手笨拙综合征

252. 收治脑卒中急性期的患者，通常是发病 1 周内患者的卒中单元为
A. 康复卒中单元
B. 急性卒中单元
C. 联合卒中单元
D. 移动卒中单元

E. 综合卒中单元

253. 导致动脉瘤破裂发生蛛网膜下腔出血最常见的部位是

A. 颈内动脉及分叉处
B. 椎-基底动脉及分支
C. 大脑中动脉及分支
D. 大脑前动脉及前交通动脉
E. 小脑后下动脉

254. 可表现为眩晕、共济失调的是

A. 椎-基底动脉系统梗死
B. 大脑中动脉梗死
C. 大脑前动脉梗死
D. 大脑后动脉梗死
E. 眼动脉梗死

255. 下列关于分水岭梗死的描述，不正确的是

A. 多无意识障碍
B. 是相邻血管供血区之间的边缘带缺血
C. 动脉源性栓塞也可引起该病
D. 主要是由于血流动力学异常所致
E. 临床上呈卒中样发病，多由血流动力学障碍所致

256. 海绵窦血栓形成最常见的原因为

A. 其他硬脑膜窦扩散而来
B. 妊娠、口服避孕药等
C. 肿瘤、外伤、动静脉畸形阻塞
D. 眶部、鼻窦、上面部化脓性感染
E. 严重脱水

257. 大脑后动脉闭塞出现记忆受损是累及

A. 枕叶
B. 额叶
C. 岛叶
D. 顶叶
E. 颞叶

258. 60岁以上老年人蛛网膜下腔出血特点为

A. 头痛、脑膜刺激征不显著而意识障碍和脑实质损害症状较重
B. 头痛、脑膜刺激征显著而意识障碍和脑实质损害症状较重
C. 头痛、脑膜刺激征显著而意识障碍和脑实质损害症状不重
D. 头痛、脑膜刺激征、意识障碍和脑实质损害症状均较重
E. 无明显症状

259. 颅内静脉和静脉窦血栓形成的常见病因不包括

A. 抗凝血酶Ⅲ缺乏
B. 蛋白C缺乏和蛋白S缺乏
C. 脑膜附近部位感染
D. 凝血因子Ⅴ Leiden突变阳性
E. 高同型半胱氨酸血症

260. 左侧偏瘫、右侧展神经麻痹和右侧面神经周围性麻痹时，病变部位在

A. 右内囊
B. 右中脑
C. 右脑桥
D. 右延髓

E. 左延髓

261. 重组Ⅶa因子治疗颅内出血（ICH）的时间窗是

A. 1 小时
B. 4 小时
C. 6 小时
D. 12 小时
E. 24 小时

262. 大面积脑梗死可致以下反应，除外

A. 进行性加重
B. 对侧偏身感觉障碍
C. 病灶对侧完全性偏瘫
D. 向病灶对侧凝视麻痹
E. 四肢瘫

263. 运动性失语患者与闭锁综合征最主要的区别在于

A. 前者一侧偏瘫，后者双侧偏瘫
B. 前者发音器官肌肉无瘫痪，后者则瘫痪
C. 前者可用手势表达，后者用眼球上下运动表达
D. 意识状态不同
E. 以上都不是

264. 表现为交叉瘫的脑出血部位是

A. 壳核
B. 丘脑
C. 脑桥
D. 小脑
E. 脑叶

265. 甘露醇从肾脏排泄时可以带走大量水分，因此可以用来降低脑水肿，大约每 8g 甘露醇可以带出水分量为

A. 100ml
B. 50ml
C. 25ml
D. 200ml
E. 150ml

266. 诊断上矢状窦血栓形成最常见的辅助检查手段为

A. 头颅 CT
B. 头颅 MRI
C. TCD
D. MRA
E. 彩色多普勒

267. 脑出血后脑水肿的高峰期一般出现在发病后的

A. 7 天
B. 24 小时
C. 48 小时
D. 72 小时
E. 2 小时

268. 动脉瘤手术治疗通常在发病后多长时间内进行

A. 24 小时内
B. 24~72 小时

C. 3~5 天　　D. 5~7 天
E. 7~10 天

269. 表现为精神异常、摸索、强握的脑出血部位是
A. 壳核　　B. 丘脑
C. 脑桥　　D. 小脑
E. 额叶

270. 脑血管病中不可干预的危险因素是
A. 高血压　　B. 年龄
C. 吸烟　　D. 糖尿病
E. 心脏病

271. 颈内动脉和椎-基底动脉通过几组吻合支形成丰富的侧支循环，其中最重要的是
A. 大脑前动脉　　B. 后交通动脉
C. Willis 环　　D. 大脑后动脉
E. 前交通动脉

272. 完全性卒中症状达到高峰的时间一般不会超过
A. 6 小时　　B. 12 小时
C. 24 小时　　D. 18 小时
E. 16 小时

273. 对鉴别颈内动脉系统和椎-基底动脉系统 TIA 最有意义的症状是
A. 感觉障碍　　B. 运动障碍
C. 跌倒发作　　D. 视觉障碍
E. 痫性发作

274. 主动脉弓综合征主要发病年龄为
A. 儿童　　B. 青少年
C. 青年女性　　D. 青年男性
E. 老年人

275. TIA 患者行颈动脉内膜剥脱术（CEA）和颈动脉支架植入术（CAS）术前评估的金标准是
A. 数字减影血管造影（DSA）　　B. CT 血管成像（CTA）
C. 磁共振血管成像（MRA）　　D. 颈动脉血管超声
E. 经颅多普勒超声（TCD）

276. 支持 TIA 诊断的临床特点不包括
A. 症状突然出现　　B. 发病时即出现最大神经功能缺损
C. 不可快速缓解　　D. 符合血管分布的局灶性症状

E. 发作时为神经功能缺损症状

277. 脑梗死患者头颅 CT 的改变，正确的是

A. 发病 24 小时内就可见异常低密度影
B. 发病 24~48 小时后可见异常低密度影
C. 发病 24~48 小时后可见异常高密度影
D. 发病 3 天后才可见异常低密度影
E. 发病后就可见异常低密度影

278. 根据 TOAST 分型标准，脑梗死的病因分型不包括

A. 大动脉粥样硬化型
B. 完全前循环梗死型
C. 心源性栓塞型
D. 小动脉闭塞型
E. 不明原因型

279. 对于高血压患者，当平均动脉压在多少范围内时，小动脉可随血压波动自动调节保持充足的脑血流量

A. 50~210mmHg
B. 60~210mmHg
C. 60~180mmHg
D. 70~180mmHg
E. 80~180mmHg

280. 蛛网膜下腔出血最具诊断价值和特征性的检查是

A. 腰椎穿刺脑脊液检查
B. 脑血管造影
C. MRL 检查
D. 经颅超声多普勒（TCD）
E. CT 检查

281. 大脑浅静脉分为

A. 大脑上、中、下静脉
B. 大脑内静脉
C. 大脑大静脉
D. 基底静脉
E. 丘脑纹状体静脉

282. 大脑深静脉包括

A. 大脑上、中、下静脉
B. 基底静脉
C. 大脑中浅静脉和大脑中深静脉
D. 丘脑纹状体静脉
E. 大脑内静脉和大脑大静脉

283. 血管性认知障碍（VCI）神经心理检查的常见特征不包括

A. 额叶-皮质下功能损害
B. 记忆力降低
C. 抽象思维功能损害突出
D. 概念形成和转换功能损害突出
E. 信息处理速度功能损害突出

284. 依据病灶特点和病理机制的不同，临床上可将血管性痴呆（VaD）分为

A. 多发梗死性痴呆（MID）
B. 路易体痴呆
C. 关键部位梗死性痴呆（SID）
D. 分水岭梗死性痴呆
E. 出血性痴呆

285. 锁骨下动脉盗血综合征的主要原因为
A. 动脉粥样硬化
B. 特异性动脉炎
C. 非特异性动脉炎
D. 先天性动脉狭窄
E. 动脉外伤

286. 脑出血患者使用白蛋白的主要目的是
A. 补充营养
B. 降低颅内压
C. 增强机体的免疫
D. 促进脑细胞能量代谢
E. 预防感染

287. 脑出血时 MRI 影像变化规律不正确的是
A. 超急性期（<24 小时）为短 T_1、短 T_2信号
B. 超急性期（<24 小时）为长 T_1、长 T_2信号
C. 急性期（2~7 天）为等 T_1、短 T_2信号
D. 亚急性期（8 天至 4 周）为短 T_1、长 T_2信号
E. 慢性期（>4 周）为长 T_1、长 T_2信号

288. 脑卒中指
A. 各种脑血管病变
B. 颅内出血
C. 脑梗死
D. 短暂性脑缺血发作
E. 急性起病、迅速出现脑功能缺损的脑血管病变

二 A2 型题

1. 患者，男性，57 岁。脑梗死病后第 3 天，意识不清，血压 170/100mmHg，左侧偏瘫。颅内压 280mmH_2O，宜首先选用
A. 尿激酶静脉滴注
B. 降血压治疗
C. 20%甘露醇静脉滴注
D. 肝素静脉滴注
E. 扩血管治疗

2. 患者，男性，36 岁。以“视物双影 3 天”为主诉来诊，既往健康。查体：神清语利，右上睑下垂，眼球外展正常，向内、向上及向下均受限，右瞳孔 4mm，左瞳孔 2.5mm。为明确诊断，首选的检查是
A. CTA
B. TCD
C. EEG
D. DSA
E. MRI

3. 患者，男性，32 岁。劳动中突感剧烈头痛、呕吐，一度意识不清，醒后颈枕部疼痛，右上睑下垂、瞳孔散大，颈强直(++)，克尼格征(+)。最可能的诊断是
A. 急性脑膜炎
B. 脑出血合并脑疝

C. 小脑出血　　D. 脑干出血

E. 蛛网膜下腔出血

4. 患者，男性，65 岁。以“右上肢无力 1 天，加重 3 小时”为主诉来诊，既往有高血压病史。查体：右侧面舌中枢性瘫痪，右上肢肌力 1 级，下肢肌力 2 级。受累血管及病理改变最可能是

A. 大脑中动脉深穿支闭塞　　B. 大脑前动脉皮质支闭塞

C. 大脑前动脉深穿支闭塞　　D. 大脑中动脉皮质支闭塞

E. 大脑中动脉主干闭塞

5. 患者，男性，60 岁。突发眩晕，伴恶心、呕吐、心悸、出汗，既往有高血压病史，急诊头颅 CT 未见异常，1 天后查体见左侧周围性面瘫，右侧上下肢肌力 4 级，1 周后查体正常。神经科诊断考虑

A. 颈内动脉系统 TIA　　B. 椎-基底动脉系统 TIA

C. 可逆性缺血性脑疾病（RIND）　　D. 脑桥出血

E. 脑干梗死

6. 患者，女性，70 岁。以“右眼一过性黑矇、左侧肢体无力 3 天，伴头痛、呕吐 2 次”来诊，既往有高血压病史。查体：昏睡，右瞳孔 1.5mm，左瞳孔 2.5mm，右颈动脉搏动减弱，左侧面舌中枢性瘫痪，左肢体完全偏瘫。最可能的疾病是

A. 右内囊出血　　B. 脑干出血

C. 右大脑中动脉主干闭塞　　D. 右颈内动脉闭塞

E. 椎-基底动脉闭塞

7. 患者，女性，27 岁，后仰摔倒左枕部着地，伤后昏迷，检查发现患者左枕部头皮血肿，右侧瞳孔 5mm，对光反射消失，左侧瞳孔 2mm，左侧肢体偏瘫，右侧肢体有自主动作，正确诊断是

A. 左枕头皮血肿并右额颞硬膜外血肿　　B. 左枕头皮血肿并左额颞硬膜下血肿

C. 左额颞硬膜外血肿并脑疝　　D. 右额颞硬膜下血肿并脑疝

E. 左额颞硬膜下血肿并脑疝

8. 患者，女性，57 岁。糖尿病病史 3 年，血糖控制不理想，晨起时突感左眼视物模糊，右侧肢体活动不灵，睡前症状消失，神经科最可能的诊断是

A. 颈内动脉系统 TIA　　B. RIND

C. 椎-基底动脉系统 TIA　　D. Weber 综合征

E. Foville 综合征

9. 患者，男性，63 岁。以“头痛、呕吐，右侧肢体无力 1 小时，昏迷 10 分钟”为主诉来急诊。查体：血压 220/130mmHg，中度昏迷，左瞳孔 5mm、右瞳孔 2.5mm，对光反射消失，右鼻唇沟变浅，右侧肢体肌力 0 级，右侧 Babinski 征阳性。头颅 CT 示左基底核区椭

圆形高密度影。可能的诊断是

A. 脑血栓形成合并脑疝
B. 脑栓塞合并脑疝
C. 脑出血合并脑疝
D. SAH
E. 脑出血

10. 患者，男性，67 岁。高血压昏迷发生快而深，吐出咖啡样胃内容物。检查有一侧上、下肢瘫痪。最可能的诊断是

A. 多发性脑栓塞
B. 脑血栓形成
C. 脑出血
D. 短暂性脑缺血发作
E. 癫痫持续状态

11. 患者，男性，62 岁。晨起时发现右侧肢体麻木乏力。次日下午又出现言语不清，头颅 CT 显示左侧内囊区低密度影。该患者最有可能的诊断是

A. 脑栓塞
B. TIA
C. 脑血栓形成
D. 脑出血
E. 蛛网膜下腔出血

12. 患者，女性，64 岁。以“头痛、呕吐 1 小时”为主诉来诊。查体：神清语利，四肢活动自如，脑膜刺激征阳性。腰椎穿刺脑脊液压力 290mmH_2O，呈均匀一致血性。最重要的检查是

A. EEG
B. MRI
C. CT
D. DSA
E. TCD

13. 患者，女性，68 岁。高血压病史 26 年，2 小时前出现右侧偏瘫、偏身感觉障碍、偏盲和失语，并伴有意识模糊。经 CT 检查未发现出血性病灶。该患者最可能的诊断为

A. 大脑中动脉深穿支闭塞
B. 大脑中动脉主干闭塞
C. 大脑中动脉皮质支闭塞
D. 颈内动脉闭塞
E. 椎-基底动脉闭塞

14. 患者，女性，80 岁。无明显诱因突发意识障碍，持续 3 小时后意识逐渐清醒，感头痛。查体：嗜睡，颈抵抗，肢体活动尚可，头颅 CT 除脑萎缩外未见明显异常。为明确诊断，目前最好做

A. 腰穿脑脊液检查
B. 头颅多普勒检查
C. 脑电图检查
D. DSA 或 CTA
E. 视觉诱发电位

15. 患者，男性，60 岁。以“右侧肢体无力伴头痛、呕吐 3 小时，意识不清 1 小时”来诊。查体：血压 192/100mmHg，左侧瞳孔散大，右侧肢体瘫痪，双侧 Babinski 征阳性。首要的治疗措施为

A. 补充血容量　　B. 立即给降血压药
C. 给予血管扩张药　　D. 迅速给脱水药、降低颅内压
E. 给予促进清醒药物

16. 患者，女，76 岁。以“头痛、呕吐 3 小时，昏迷 1 小时”来诊。查体：血压 200/120mmHg，浅昏迷，四肢均无自主活动，双侧 Babinski 征(+)。做头颅 CT 检查确诊为脑出血。应迅速采取的治疗是
A. 止血　　B. 降血压
C. 降颅压　　D. 维持生命体征
E. 防治血管痉挛

17. 患者，女性，66 岁。晨起出现讲话不清，右侧肢体麻木无力，2 天后因病情渐加重就诊。血压 145/85mmHg，心率 75 次/分，律齐，意识清楚，运动性失语，右侧肢体肌力 2 级，右侧偏身痛觉减退。最有可能的诊断是
A. 脑栓塞　　B. 脑血栓形成
C. 短暂性脑缺血发作　　D. 脑出血
E. 腔隙性脑梗死

18. 患者，男性，59 岁。以“口齿不清、口角歪斜，左侧肢体无力 3 天”来诊，高血压病史 3 年。查体：神清，不完全运动性失语，左侧面舌中枢性瘫痪，左侧肢体肌力 1 级，左侧 Babinski 征阳性。应进行的检查为
A. 腰椎穿刺　　B. DSA
C. EEG　　D. CT
E. TCD

19. 患者，男性，57 岁。活动中突然出现眩晕、呕吐、左枕部剧烈疼痛，不能走路。查体：意识清，水平性眼球震颤，右手指鼻不准，颈强直。无肢体瘫痪。病理征未引出。患者既往有高血压病史。该患者最可能的诊断是
A. 脑栓塞　　B. 小脑下后动脉血栓形成
C. 小脑出血　　D. 脑桥出血
E. 脑室出血

20. 患者，男性，36 岁。头痛、呕吐 5 小时来诊。查体：血压 170/100mmHg，浅昏迷，肢体无瘫痪，脑膜刺激征阳性。头颅 CT 可见右大脑外侧裂高密度影。应立即给予的紧急治疗是
A. 氨基己酸　　B. 依那普利
C. 甘露醇　　D. 尼莫地平
E. 青霉素

21. 患者，女性，34 岁。洗衣时突发右侧肢体活动不利。查体：神志清楚，失语，二尖瓣区

可闻及双期杂音，心律不齐，右侧上肢肌力2级，右下肢肌力3级，右侧偏身痛觉减退。首先考虑的诊断是

A. 脑血栓形成
B. 脑栓塞
C. 脑出血
D. 蛛网膜下腔出血
E. 短暂性脑缺血发作

22. 患者，男性，72岁。以“右侧肢体无力，伴头痛1小时”为主诉来诊，有高血压病史。查体：神清语利，右侧面舌中枢性瘫痪，右侧肢体偏瘫，右侧 Babinski 征阳性。为帮助诊断，首选的检查是

A. EEG
B. DSA
C. CT
D. 腰椎穿刺
E. TCD

23. 患者，男性，62岁。以“劳动中突然出现头晕，随后出现右半身活动不灵，左眼闭合不全，10余分钟后昏迷”为主要表现入院。查体：高热，深昏迷，双眼向右侧凝视，双侧瞳孔等大正圆、直径约为1.0mm，四肢肌力0级，肌张力减低，腱反射(-)。首先考虑的诊断为

A. 小脑出血
B. 脑桥出血
C. 基底核脑出血
D. 中脑出血
E. 脑叶出血

24. 患者，女性，62岁。以“言语不清，吞咽困难、饮水呛咳8天”为主诉来诊。既往曾2次患脑梗死，有高血压病史。查体：神清，构音障碍，强哭，伸舌受限，无舌肌萎缩，四肢肌力3级，腱反射亢进，双侧 Babinski 征阳性。诊断考虑为

A. 进行性延髓麻痹
B. 假性延髓麻痹
C. 吉兰-巴雷综合征
D. 延髓空洞症
E. 小脑后下动脉血栓形成

25. 患者，男性，63岁。3天前睡觉醒后发现视野范围缩小。神志清楚，血压正常，心脏正常，右侧同向性偏盲，言语正常，肢体肌力正常，感觉正常。首先考虑的诊断为

A. 脑血栓形成
B. 脑出血
C. 脑膜炎
D. 脑栓塞
E. 蛛网膜下腔出血

26. 患者，男性，62岁。高血压病病史12年，晨起突然头痛、呕吐，2小时后出现神志不清、鼾声呼吸和大小便失禁。查体：血压180/97mmHg，中度昏迷，双瞳孔缩小，左侧鼻唇沟变浅，左侧下肢外旋位，左侧 Babinski 征阳性。抢救该患者首选的程序为

A. 静脉滴注低分子右旋糖酐补充血容量

B. 肌内注射地西泮预防抽搐，急查心电图
C. 肌内注射利血平降血压，急行腰椎穿刺
D. 静脉推注甘露醇降低颅内压，急查头颅 CT
E. 静脉补钾，防止电解质紊乱

27. 患者，男性，80 岁。晨起四肢乏力，3 小时前行走中跌倒，不能起立。查体：意识清楚，只能以眼球上下运动示意。双侧周围性面瘫，不能张口、伸舌和吞咽。四肢肌力 0 级，腱反射（+），双侧 Babinski 征（+）。感觉无异常。脑梗死部位在
A. 中脑　　B. 丘脑底部
C. 内囊后肢　　D. 脑桥基底部
E. 基底核区

28. 患者，男性，30 岁。以“头痛，伴恶心、呕吐 2 小时”为主诉来诊。查体：神清，运动性失语，右瞳孔 3mm，左瞳孔 5mm，对光反射迟钝，右侧肢体偏瘫。下列处理错误的是
A. 立即 CT 检查
B. 静脉推注 20% 甘露醇 250ml，同时做手术前准备
C. 保持患者呼吸通畅，防治窒息
D. 若情况允许，则行脑血管造影
E. 腰椎穿刺进行脑脊液常规检查

29. 患者，女性，55 岁。劳动后突感枕部疼痛、眩晕、呕吐、行走不稳，1 小时后昏迷、呼吸节律不稳，临床诊断脑出血。最可能的出血部位是
A. 小脑　　B. 基底核区
C. 脑桥　　D. 颞叶
E. 枕叶

30. 患者，男性，63 岁，晨起发现言语不清，右侧肢体活动不适。既往体健，发病后 5 小时体检神志清楚，血压 120/80mmHg，右侧中枢性面瘫、舌瘫，右侧上、下肢肌力 2 级，右半身痛觉减退，头颅 CT 未见异常。应选择的治疗方法是
A. 调整血压　　B. 溶栓治疗
C. 应用止血药　　D. 手术治疗
E. 应用脑保护剂

31. 患者，男性，42 岁。曾患风湿性心内膜炎，近日发热，血白细胞增多，皮肤黏膜有出血点，住院治疗，嘱其绝对卧床休息。今晨患者自行起床，突感头痛、呕吐、左下肢麻木，倒地死亡。该患者最可能的死因是
A. 心肌梗死　　B. 脑出血
C. 肺动脉栓塞　　D. 肺炎

E. 脑动脉栓塞

32. 患者，男性，63 岁。在打麻将时突感剧烈头痛、视物成双，同时颈部明显僵硬，急诊头颅 CT 提示脑池内高密度影。该患者的临床诊断最有可能为

A. 脑血栓形成
B. 脑栓塞
C. 蛛网膜下腔出血
D. 椎-基底动脉系统 TIA
E. 颈内动脉系统 TIA

33. 患者，女性，39 岁。表现为一侧眼球不能内收和外展，对侧眼球不能内收只能外展，外展时有眼震，但两眼球的聚合功能正常。属下列哪个综合征

A. Weber 综合征
B. Foville 综合征
C. 一个半综合征
D. 帕里诺（Parinaud）综合征
E. Millard-Gubler 综合征

34. 患者，男性，68 岁。因内囊出血急诊入院。查体：对侧偏身感觉丧失、对侧肢体运动障碍，对侧偏盲，其中对侧肢体运动障碍主要是损伤了

A. 皮质红核束
B. 皮质脊髓束
C. 顶枕颞桥束
D. 丘脑中央辐射
E. 额桥束

35. 患者，男性，59 岁。突发头痛、呕吐 3 天。体检：左侧动眼神经麻痹、颈僵直、克尼格征阳性。腰穿为均匀一致血性脑脊液，脑血管造影示颈内动脉瘤破裂。本病何时复发率最高

A. 2 周以内
B. 2~3 周
C. 4~7 周
D. 5~6 周
E. 6~7 周

36. 患者，女性，63 岁。3 年来逐渐出现记忆力减退，逐渐加重，近半年来生活渐渐不能自理。既往曾有过 2 次脑梗死和 1 次脑出血病史。查体：神清，表情淡漠、少语，思维能力下降，近记忆力和计算力下降，四肢肌力 4 级，肌张力增高，腱反射活跃，双侧 Babinski 征阳性。该患者诊断为

A. 血管性痴呆
B. 阿尔茨海默病
C. 皮克（Pick）病
D. 路易体痴呆
E. 帕金森病痴呆

37. 患者，男性，68 岁。高血压病史 12 年，糖尿病病史 7 年，3 天前，清晨昏迷，右侧肢体不能动。查体：血压 180/90mmHg，中度昏迷，瞳孔正常，右侧鼻唇沟变浅，压眶右侧上下肢未见运动，四肢腱反射未引出，双侧病理征阳性，病后 7 小时，头颅 CT 检查未见异常，3 天后复查 CT，见左侧额颞顶区大片低密度影。最可能的诊断为

A. 脑栓塞
B. 脑血栓形成
C. 脑叶出血
D. 基底核出血
E. 蛛网膜下腔出血

38. 患者，女性，36 岁。生气后突然剧烈头痛，并呕吐 2 次，2 小时后来院急诊。平时身体健康，无高血压史。体检最可能发现的是
A. 偏瘫
B. 偏身感觉障碍
C. 失语
D. 动眼神经麻痹
E. 脑膜刺激征

39. 患者，男性，71 岁。8 小时前于日常活动中出现右侧肢体无力，且逐渐加重，查体：血压 160/98mmHg，意识清楚，右鼻唇沟变浅，右侧肢体肌力 4 级，右侧 Babinski 征阳性，右偏身痛觉减退，头颅 CT 未见异常。对该患者最适宜的治疗措施是
A. 溶栓治疗
B. 抗血小板治疗
C. 积极降血压
D. 止血治疗
E. 加强脱水

40. 患者，男性，16 岁。突然剧烈头痛、呕吐。查体：颈强直，克尼格征阳性，CT 示侧裂池、环池内高密度影。诊断首先考虑为
A. 脑炎
B. 脑膜炎
C. 脑肿瘤
D. 蛛网膜下腔出血
E. 脑脓肿

41. 患者，男性，30 岁。因蛛网膜下腔出血经检查发现颅内动脉瘤。为了预防再出血，最根本措施是
A. 应用脱水药
B. 及时进行动脉瘤手术
C. 应用止血药
D. 避免情绪激动及突然用力
E. 控制血压在正常水平

42. 患者，男性，66 岁。右利手。反复发作性左眼失明 1 个月余，每次持续 5 分钟左右。2 天来言语表达困难伴有左侧头痛，右侧肢体肌力减弱。最可能的诊断是
A. 左侧大脑中动脉血栓形成
B. 左侧大脑后动脉血栓形成
C. 左侧颈内动脉血栓形成
D. 左侧大脑前动脉血栓形成
E. 偏瘫型偏头痛

43. 患者，女性，29 岁。跳舞时突感剧烈头痛，伴呕吐。查体：脑膜刺激征(+)，临床诊断蛛网膜下腔出血。为确诊应首选的辅助检查是
A. 脑电图
B. 经颅多普勒超声
C. 脑动脉造影
D. 头颅 CT
E. 腰穿

44. 患者，男性，31 岁。半天前在农田劳动中突然剧烈头痛，恶心。体检：体温 37℃，颈部抵抗，克尼格征阳性，无偏瘫。头颅 CT 血管畸形，心电图示心肌缺血。首要的措施是

A. 绝对卧床　　B. 止血药

C. 脑代谢活化剂　　D. 抗生素

E. 改善心肌缺血

45. 患者，男性，58 岁。外出途中突然头痛，眩晕伴呕吐，走路不稳。查体：血压 180/105mmHg，心率 72 次/分，双眼向右震颤，右侧指鼻欠稳准，右侧跟膝胫试验差。患者最可能的诊断是

A. 小脑出血　　B. 脑桥出血

C. 基底核出血　　D. 大脑中动脉梗死

E. 脑血栓形成

46. 患者，男性，64 岁。突起右上肢麻木、乏力，5 分钟后缓解。3 天后再发右上肢麻木、乏力，并且左眼视物模糊，30 分钟后缓解。查体无异常。该患者的诊断最可能是

A. 偏头痛等位发作　　B. 癫痫发作

C. 左侧大脑前动脉 TIA　　D. 右侧大脑前动脉 TIA

E. 左侧大脑中动脉 TIA

47. 患者，女性，45 岁。晨起突然出现嘴歪、视物双影来诊。查体：神清语利，右侧眼球外展不能，示齿时口角左偏，右侧额纹、鼻唇沟消失，伸舌左偏，舌肌无萎缩，左侧肢体中枢性偏瘫，左侧偏身深浅感觉障碍。其病变部位可能是

A. 左侧脑桥　　B. 右侧内囊

C. 右侧脑桥　　D. 左侧延髓

E. 右侧脑桥及左侧延髓

48. 患者，女性，68 岁。发现左侧肢体活动不能 3 小时，患者意识清楚，瞳孔等大等圆，肌力 2 级，头颅 CT 检查正常，诊断为急性脑梗死。目前下列哪项处理最应该考虑

A. 抗血小板治疗和抗凝治疗　　B. 甘露醇等药物降颅压，抗脑水肿治疗

C. 蛇毒类降纤药物治疗　　D. 钙通道阻滞药等神经保护药治疗

E. 尿激酶等溶栓药物治疗

49. 患者，女性，40 岁。风湿性心脏病 16 年，心房颤动 1 年半。1 天前看电视时突然发现右眼失明，左上下肢肌无力。查体：神志清楚，血压正常，心房颤动、右眼无光感，左上下肢肌力 3 级，左 Babinski 征(+)，左侧偏身感觉减退。最可能的诊断是

A. 风湿性脉管炎　　B. 右颈内动脉栓塞

C. 右大脑后动脉栓塞　　D. 烟雾病

E. 右侧基底核出血

50. 患者，女性，65 岁。脑卒中后出现情绪反常，激动、易激惹。其受损区域可能在

A. 左侧颞叶
B. 左侧前额部皮质
C. 中脑
D. 右侧额叶
E. 丘脑

51. 患者，男性，60 岁。行走不稳，夜晚黑暗时加重，行走时双目注视地面，跨步阔大、举足过高、踏步作响，应考虑为

A. 小脑性共济失调
B. 前庭功能障碍
C. 感觉性共济失调
D. 下肢痉挛性轻瘫
E. 鸭步

52. 患者，男性，63 岁。以“晨醒时感右上肢无力，中午病情加重致右上肢不能活动”为主要表现来诊，既往有高血压病史。查体：右侧轻度中枢性面舌瘫，右上肢肌力 1 级，下肢 3 级。最可能的诊断是

A. 大脑中动脉深穿支闭塞
B. 大脑前动脉皮质支闭塞
C. 大脑前动脉深穿支闭塞
D. 大脑中动脉皮质支闭塞
E. 大脑中动脉主干闭塞

53. 患者，男性，70 岁。因 2 小时前突发左侧肢体无力前来就诊。首先应进行的检查是

A. 头颈部 CTA
B. 头颅 CT 平扫
C. 头颅 MRI
D. 头颅 MRI+MRA
E. 头颅 CT 增强

54. 患者，男性，30 岁。体力劳动时突然出现剧烈头痛，难以忍受，急送医院。体检：神清，脑神经正常，四肢活动正常，颈有抵抗，克尼格征阳性，最可能的诊断为

A. 蛛网膜下腔出血
B. 偏头痛
C. 脑血栓形成
D. 神经官能症
E. 头痛性癫痫

55. 患者，男性，55 岁。因突发左侧肢体无力前来就诊。患者在 1 天前还曾出现言语困难，持续约 15 分钟。CTA 发现其左侧颈内动脉及右侧大脑中动脉狭窄，狭窄程度分别为 50%及 70%。患者尚未开始服用任何药物。除了评估相关危险因素外，目前最合适的处理是

A. 阿司匹林
B. 阿司匹林+CEA
C. 氯吡格雷+CAS
D. 华法林
E. CAS

56. 患者，女性，50 岁。平素健康。因“头痛、呕吐 1 天”来诊。查体：颈强直，余神经系统无阳性体征。辅助检查：头颅 CT 示大脑外侧裂有高密度影。经治疗 4 周后病情平稳，此时最应进行的检查是

A. DSA
B. CTA
C. MRA
D. 腰椎穿刺
E. TCD

57. 患者，女性，38 岁。在登山时突起爆裂样枕部头痛，难以忍受，伴喷射状呕吐。2 小时后项背部和下肢疼痛，头颈不敢活动，四肢活动无明显受限。根据以上最可能的诊断是
A. 脑炎
B. 脑栓塞
C. 蛛网膜下腔出血
D. 脑血栓形成
E. 脊髓出血

58. 患者，女性，68 岁。以“晨起言语不清、右侧肢体无力 3 天，加重 2 天”为主诉来诊。查体：血压 148/80mmHg，神清，Broca 失语，右侧肢体偏瘫。可排除的疾病是
A. 脑栓塞
B. 脑梗死
C. TIA
D. 脑出血
E. 血管性痴呆

59. 患者，男性，68 岁。1 天前上午发现口角右偏，左手不能持物，左上肢不能上举，左下肢不能行走，说话吐字不清，下午检查发现左侧鼻唇沟变浅，伸舌稍向左偏，左侧上下肢肌力 4 级。今晨醒来说话正常，鼻唇沟对称，伸舌居中，四肢运动灵活有力。最可能的诊断是
A. 右侧大脑中动脉血栓形成
B. 椎-基底动脉血栓形成
C. 短暂性脑缺血发作
D. 右侧基底核出血
E. 蛛网膜下腔出血

60. 患者，男性，66 岁。以“不能说话、左侧肢体无力，5~6 分钟恢复，反复发作 3 天”为主诉来诊。神经系统检查无阳性体征。诊断考虑为
A. 部分性癫痫发作
B. 脑栓塞
C. 癔症
D. 颈内动脉系统 TIA
E. 椎-基底动脉系统 TIA

61. 患者，男性，53 岁。有高血压病史，因突然右侧肢体活动不灵，进而意识不清 2 小时送医院。头颅 CT 证实为左侧基底核区出血。现患者出现双侧瞳孔不等大，左侧大于右侧，左侧对光反射迟钝。急需采取的治疗为
A. 静脉滴注止血药物
B. 20%甘露醇快速静脉滴注
C. 保持安静，使用适量镇静药
D. 调控血压
E. 补钾

62. 患者，女性，61 岁。以“左侧肢体活动不灵 3 天”为主诉来诊。查体：神清语利，双眼左侧同向偏盲，左侧面舌中枢性瘫痪，左侧肢体偏瘫、偏身感觉障碍。最有可能受累的血管是

A. 大脑前动脉　　B. 小脑后下动脉
C. 大脑中动脉　　D. 大脑后动脉
E. 椎-基底动脉

63. 患者，男性，72 岁。以“左眼失明，右上肢无力 2 天”为主诉入院。查体：血压 140/90 mmHg，神清，不完全运动性失语。右侧面舌中枢性瘫痪、肢体肌力 2 级，右侧偏身感觉障碍。病变损害的血管是
A. 左侧大脑中动脉皮质支　　B. 左侧大脑中动脉深穿支
C. 左侧大脑中动脉主干　　D. 左侧大脑前动脉深穿支
E. 左侧颈内动脉

64. 患者，女性，30 岁。看电视时突觉右侧上下肢不能活动，不能言语，无呕吐，无抽搐，有风湿性心脏病病史 10 年。最可能的诊断是
A. 脑出血　　B. TIA
C. 蛛网膜下腔出血　　D. 脑血栓形成
E. 脑栓塞

65. 患者，男性，74 岁。以“工作中突然出现左肢无力，伴头痛 1 小时”为主诉来诊，既往有高血压病史。查体：神清、语利，左侧面舌核上性瘫痪，左侧肢体偏瘫，左侧 Babinski 征(+)，颈强直(-)、双侧 Kernig 征(-)。为帮助诊断，首选的辅助检查是
A. 脑电图　　B. 脑血管造影
C. 头颅 CT　　D. 脑脊液
E. 经颅多普勒超声

66. 患者，男性，62 岁。高血压病史 20 年，右利手。急性发病，说话困难，只能说 1~2 个单词，但可以听懂别人说话。最可能的诊断是
A. 完全性失语　　B. 命名性失语
C. 感觉性失语　　D. 运动性失语
E. 皮质下失语

67. 患者，男性，32 岁。在农田劳动中突然剧烈头痛、恶心、呕吐，并有一过性神志不清，病后 3 天来急诊室。体检：体温 38℃，右上睑下垂，眼球外斜，瞳孔散大，四肢活动良好，颈强直，克尼格征阳性。头颅 CT 未见异常，腰穿脑脊液均匀一致血性。下列治疗应选用
A. 足量的镇痛、镇静药　　B. 抗纤维蛋白溶解剂
C. 抗血小板聚集药　　D. 脱水药
E. 尼莫地平

68. 患者，女性，59 岁。8 小时前突然不能说话，右侧肢体无力，持续约 30 分钟后症状完全消失、1 小时前又出现不能讲话，右侧上下肢不能活动，送来急诊。检查：神志清楚，

血压正常，说话流利，面纹对称，伸舌居中，四肢肌力、腱反射正常，无病理反射，感觉正常。最可能的诊断是

A. 癫痫发作　　B. 短暂性脑缺血发作
C. 左侧大脑中动脉血栓形成　　D. 左侧基底核区出血
E. 癔症

69. 患者，男性，76岁。以“眩晕、呕吐、言语不清20小时”为主诉来诊。查体：构音障碍、吞咽困难，右眼裂小、瞳孔小，右侧面部及左半身痛觉减退，右侧指鼻试验不准。诊断考虑为

A. 右侧大脑前动脉血栓形成　　B. 左侧小脑上动脉血栓形成
C. 右侧小脑上动脉血栓形成　　D. 左侧小脑下后动脉血栓形成
E. 右侧小脑下后动脉血栓形成

70. 患者，男性，55岁。上班突然晕倒，呼之不应，急送医院。查体：昏迷，左侧瞳孔5mm，右侧瞳孔3mm，右侧肢体无力，呼吸深慢，血压195/120mmHg。下列处理不妥的是

A. 20%甘露醇静脉滴注　　B. 保持呼吸道通畅
C. 为明确诊断，立即行腰穿检查　　D. 调整血压
E. 观察生命体征

71. 患者，男性，59岁。高血压病史13年，左偏身痛觉减退1周来诊。头颅CT示右基底核区小低密度灶（0.5cm）。诊断考虑为

A. 腔隙性脑梗死　　B. 短暂性脑缺血发作
C. 高血压脑病　　D. 壳核出血
E. 脑栓塞

72. 患者，男性，80岁。有高血压病史20年。突发睡眠增多，口角歪斜，右上下肢无力入院。查体：左上睑下垂，左眼向上视、下视及内收不完全，右侧面舌中枢性瘫痪，右上下肢肌力0级，双侧Babinski征阳性。右面及右半身痛觉减退。头颅MRI示左中脑及双侧丘脑长T_1长T_2信号。该患者最可能的诊断是

A. 脑出血　　B. 基底动脉尖综合征
C. Wallenberg综合征　　D. 蛛网膜下腔出血
E. TIA

73. 患者，男性，70岁。有糖尿病病史10年，中午睡觉醒后发现右侧肢体无力，8小时后仍在加重。体查：右鼻唇沟变浅，伸舌偏右，右上肢肌力2级，右下肢肌力3级，右侧上肢和面部感觉减退，血压135/80mmHg，心电图示房性期前收缩。该患者最可能的诊断是

A. 脑出血　　B. 脑栓塞

C. 颅内硬膜外血肿　　D. 脑血栓形成
E. 脑炎

74. 患者，女性，58 岁。有糖尿病病史 8 年，高血压病史 12 年，因急性右侧肢体无力 6 小时入院。查体：神清，言语欠清，左眼内收不能，瞳孔左侧大于右侧，左侧对光反射消失，右侧鼻唇沟变浅，伸舌偏右，右侧上下肢肌张力高，肌力 2 级，右侧 Babinski 征阳性，查多克征阴性。该患者病变部位在
A. 右侧脑桥　　B. 中脑
C. 大脑　　D. 左侧脑桥
E. 延髓

75. 患者，女性，50 岁。以“头痛、呕吐 5 次”为主要表现来诊。查体：血压 200/110mmHg，神清语利，左侧面舌中枢性瘫痪，左侧肢体肌力 2 级，左侧偏身痛觉消失，颈强直。诊断考虑为
A. SAH　　B. TIA
C. 脑梗死　　D. 高血压脑病
E. 脑出血

76. 患者，女性，73 岁。2 天前突然出现剧烈头痛和呕吐。查体：颈强直，Kernig 征阳性。全脑血管造影见前交通动脉有一梨形带蒂影。最可能的诊断是
A. 动静脉畸形　　B. 动静脉瘘
C. 动脉瘤　　D. 蛛网膜囊肿
E. 烟雾病

77. 患者，男性，72 岁。清晨醒后发现左侧肢体活动不能，急送医院诊断为脑出血。既往有高血压病史，无出血倾向。下列处理不正确的是
A. 保持呼吸道通畅　　B. 降颅压，减轻脑水肿
C. 控制血压　　D. 维持水电解质平衡
E. 静脉滴注止血药物

78. 患者，男性，70 岁。发现左侧肢体活动不便 4 天，今晨嗜睡。查体：昏睡，左侧肢体偏瘫。头颅 CT 扫描发现右侧基底核区、额叶和颞叶大片楔形低密度灶。应首选的治疗措施是
A. 甘露醇　　B. 低分子右旋糖酐
C. 脑血管扩张药　　D. 抗凝药
E. 脑细胞活化剂

79. 患者，男性，70 岁。在打麻将时突然言语不清，并摔倒在地，大小便失禁，并随即出现意识不清、短暂性肢体抽搐、频繁呕吐。查体：血压 200/105mmHg，瞳孔右侧大于左侧。此时应立即采取的措施是

A. 甘露醇 125ml 加压静滴　　B. 脑电图检查
C. 经颅多普勒超声　　D. 降血压治疗
E. 立即行 MRI 检查，明确是出血还是梗死

80. 患者，男性，59 岁。高血压病史 6 年，2 天前在劳动时突然出现说不出话及右侧肢体无力，大约 10 分钟恢复正常，在送往医院的途中又出现类似发作 2 次。查体：血压 150/95mmHg，神经系统检查正常。下列防治措施最合适的是
A. 抗血小板治疗　　B. 扩张血管
C. 脱水　　D. 降压治疗
E. 改善微循环

81. 患者，女性，39 岁。反复发作性一侧上肢活动后出现头晕、对侧肢体无力，对该患者可进一步行哪一项检查可确诊该患者所患疾病
A. 头颅 CT　　B. 头颅 MRI
C. DSA　　D. TCD
E. 颈动脉彩色多普勒

82. 患者，男性，30 岁。突发头部剧烈疼痛，随即出现意识丧失，伴抽搐，醒后仍有头部剧烈疼痛并呕吐。查体：体温 37℃，血压 145/85mmHg。神志清楚，右侧瞳孔 3mm，左侧瞳孔 6mm，颈抵抗，左侧眼底玻璃体下片状出血。临床诊断首先考虑为
A. 脑出血　　B. 脑膜炎
C. 原发性癫痫　　D. 蛛网膜下腔出血
E. 血管性头痛

83. 患者，男性，63 岁。6 个月内出现 3 次突然不能言语，每次持续 20 分钟左右，第 3 次伴右侧肢体麻木，既往有房颤病史，神经系统检查正常。诊断考虑为
A. 癫痫　　B. 偏头痛
C. 晕厥　　D. TIA
E. 顶叶肿瘤

84. 患者，女性，76 岁。以“意识不清 1 小时”为主诉来急诊入院，头颅 CT 显示右侧基底核区肾形高密度影。诊断考虑为
A. 晕厥　　B. 脑出血
C. 脑栓塞　　D. 脑梗死
E. TIA

85. 患者，男性，60 岁。突然不能说话，右侧肢体无力，5~6 分钟恢复，反复发作，发作后检查无神经系统体征。首先应考虑的诊断是
A. 部分性癫痫发作　　B. 脑栓塞
C. 癔症　　D. 颈内动脉系统 TIA

E. 椎-基底动脉系统 TIA

86. 患者，男性，35 岁。以“意识不清、四肢不能活动 1 小时”为主诉入院。查体：深昏迷，双侧瞳孔“针尖样”缩小，四肢瘫痪。最可能的疾病是

A. 额叶出血　　B. 脑桥出血
C. 小脑出血　　D. 基底核出血
E. SAH

87. 患者，男性，38 岁。在大便时突感头炸裂样痛，伴呕吐。检查：神志清楚，瞳孔右侧大于左侧，右侧眼球活动欠灵活，明显不能内收，颈强直，Kernig 征（-）、Brudzinski 征（-），余神经系统检查（-）。为了解发病的原因，最好做下列哪项检查

A. 腰穿脑脊液检查　　B. 脑电图
C. 头颅 CT 扫描　　D. 脑血管造影
E. 磁共振

88. 患者，男性，56 岁。以“头痛、呕吐 12 小时”为主诉来诊，既往健康。查体：体温 37℃，血压 120/80mmHg，无偏瘫，颈强直(+)，Kernig 征(+)。腰椎穿刺均匀一致血性脑脊液，心电图示心肌缺血，DSA 提示后交通动脉瘤。此时应采用的重要措施是

A. 脑代谢活化剂　　B. 止血药
C. 手术治疗　　D. 抗生素
E. 改善心肌缺血

89. 患者，男性，58 岁。高血压病史 15 年，演讲时突发头痛、呕吐、右侧偏瘫。急诊检查患者昏迷，左侧瞳孔大，对光反射消失。最可能的诊断是

A. 脑出血，左颞叶钩回疝　　B. 蛛网膜下腔出血
C. 脑出血，小脑扁桃体疝　　D. 脑出血，右颞叶钩回疝
E. 颈内动脉血栓形成

90. 患者，男性，58 岁。突然右眼失明，左上肢无力，2 天后视力略好转，但左侧肢体无力加重。查体：血压 140/90mmHg，意识清，左侧面舌中枢性瘫痪、肢体瘫和偏身感觉障碍。阻塞的血管是

A. 右侧大脑中动脉皮质支　　B. 右侧大脑中动脉深穿支
C. 右侧大脑中动脉主干　　D. 右侧大脑前动脉深穿支
E. 右侧颈内动脉

91. 患者，女性，64 岁。以“言语不清，呕吐 1 小时，昏迷 20 分钟”为主诉入院。查体：血压 200/120mmHg，双眼球向右凝视，左侧鼻唇沟变浅，左侧肢体坠落试验阳性。诊断脑出血，其部位是

A. 右侧基底核　　B. 左侧基底核
C. 右侧脑桥　　D. 左侧脑桥

E. 右侧顶叶

92. 患者，女性，74 岁。高血压病史 10 年。3 天前进早餐时发现右手无力，拿不住筷子，中午则说话不清，不能下地行走。查体：血压 160/90mmHg，右侧上肢肌力 2 级，下肢肌力 3 级，右侧 Babinski 征阳性。诊断考虑为

A. 脑血栓形成　　B. 脑肿瘤

C. 脑栓塞　　D. TIA

E. 脑出血

93. 患者，男性，59 岁，脑血管患者。病变同侧展神经、面神经麻痹，对侧肢体瘫痪，患者的眼肌麻痹属于

A. 前核间性眼肌麻痹　　B. 核性眼肌麻痹

C. 后核间性眼肌麻痹　　D. 一个半综合征

E. 中枢性眼肌麻痹

94. 患者，女性，39 岁。患风湿性心脏病二尖瓣狭窄，突然出现偏瘫、失语。查体：神志清楚。脑脊液正常，心电图提示心房颤动，最可能的诊断是

A. 脑出血　　B. 脑栓塞

C. 脑血栓形成　　D. 蛛网膜下腔出血

E. 短暂性脑缺血发作

95. 蛛网膜下腔出血患者病情稳定 1 周后，神志由嗜睡到昏睡，左侧偏瘫和偏身感觉障碍。复查头颅 MRI 无明显脑室扩大，脑脊液检查无新鲜红细胞。可能的原因为

A. 蛛网膜下腔出血再发　　B. 脑血管痉挛

C. 脑积水　　D. 脑动脉瘤破裂

E. 脑内继发感染

96. 患者，男性，62 岁。吸烟 30 年，高血压病史 10 年。晨起左侧肢体轻偏瘫、意识清楚、无失语，下午查体发现瘫痪肢体的肌力已恢复正常。为防止再次发作，下列各项措施中不正确的是

A. 口服小剂量阿司匹林　　B. 戒烟

C. 控制血压　　D. 做颈部血管彩超

E. 绝对卧床休息

97. 患者，女性，33 岁。出现剧烈头痛和呕吐 24 小时，经过检查诊断为蛛网膜下腔出血。下述不是该病常见临床表现的是

A. 无明显的偏瘫和偏身感觉障碍　　B. 明显的偏瘫和偏身感觉障碍

C. 有脑膜刺激征　　D. 血性脑脊液

E. 可以出现意识障碍

98. 患者，男性，74 岁。高血压病史 16 年，1 周前出现视物模糊。查体：左侧同向偏盲，

两侧额纹对称，眼睑闭合有力，左侧鼻唇沟变浅，伸舌左偏，无舌肌萎缩，左侧肢体中枢性瘫痪，左侧偏身感觉障碍。病变部位是

A. 右侧枕叶皮质
B. 左侧脑桥
C. 右侧脑桥
D. 左侧内囊
E. 右侧内囊

99. 患者，男性，62 岁。于一天内逐渐出现右侧上下肢无力及讲话不能。神经系统检查：右侧偏瘫，右偏身感觉减退，右侧偏盲，失语。临床诊断为脑血栓形成。闭塞的血管是

A. 左侧大脑中动脉主干
B. 左侧大脑中动脉豆纹动脉
C. 左侧椎动脉
D. 左侧颈外动脉
E. 右侧大脑中动脉豆纹动脉

100. 患者，男性，77 岁。以“头痛、呕吐、意识不清 1 小时”为主诉入院。查体：血压 210/120mmHg，浅昏迷，右侧瞳孔大，左侧偏瘫。此时最主要的治疗为

A. 外科手术
B. 降压治疗
C. 应用糖皮质激素
D. 应用甘露醇
E. 应用止血药

101. 患者，男性，64 岁。高血压病史 6 年，晨起出现复视，右侧肢体活动不灵。查体：血压 150/95mmHg，左上睑下垂，外斜位，眼球向上、向下和向内活动受限，右侧偏瘫。住院 2 天无明显好转。最可能的诊断是

A. 脑出血（基底核区）
B. TIA
C. 脑栓塞
D. 椎-基底动脉系统血栓形成
E. 颈内动脉系统血栓形成

102. 患者，男性，65 岁。急性发病，昏迷，左侧肢体瘫痪，呼吸深大，体温 40℃，心率 85 次/分，血压 200/105mmHg，皮肤无汗，下列哪项比较符合该患者的诊断

A. 休克
B. 甲状腺功能减退症
C. 中枢性高热
D. 镇静催眠药过量
E. 冻伤

103. 患者，男性，58 岁。有心房颤动病史，突然出现命名困难。2 周来共发生 5 次，每次持续 2~15 秒。查体无神经系统异常。脑 CT 无异常。可能的诊断是

A. 脑动脉瘤
B. 脑血栓形成
C. 脑血管畸形
D. 脑出血
E. 短暂性脑缺血发作

104. 患者，男性，62 岁。2 小时前与人争吵后突发头痛，呕吐咖啡色液体。查体：血压 190/120mmHg，深昏迷，双侧瞳孔缩小，四肢瘫，颈抵抗（+），四肢有阵发性强直出

现，诊断为高血压性脑出血。出血部位可能为

A. 内囊
B. 额叶
C. 小脑
D. 脑室
E. 枕叶

105. 患者，男性，50 岁。以“头痛、恶心、呕吐 30 分钟”为主诉来诊。查体：神清语利，肢体无明显瘫痪，脑膜刺激征阳性。脑脊液呈均匀一致血性。最不可能的诊断是

A. SAH
B. 脑叶出血
C. 壳核出血
D. 尾状核头出血
E. 小脑出血

106. 患者，女性，60 岁。以“头痛、说话不清楚、右侧肢体无力 4 小时”为主诉来诊，随即昏迷。查体：血压 180/120mmHg，中昏迷，右侧肢体偏瘫。血糖 7.5mmol/L，头颅 CT 示左侧丘脑高密度影。其病因应首先考虑为

A. 糖尿病
B. 高血压和动脉硬化
C. 脑动脉瘤破裂
D. 脑血管畸形
E. 血液病

107. 患者，男性，60 岁。“发作性左眼黑矇 2 天，再次发作伴右侧肢体无力 12 小时”来诊。有高血压、糖尿病、颈动脉粥样硬化伴斑块形成病史。查体：BP 160/95mmHg；意识清楚，言语不流利；粗测视力、视野未见异常；右侧面舌中枢性瘫痪，右侧肢体肌力 4 级，右侧腱反射较左侧活跃，右侧巴宾斯基征(+)。头颅 CT 未见出血。其最可能的诊断以及病变血管是

A. TIA（左侧颈内动脉）
B. TIA（左侧大脑中动脉）
C. TIA（右侧大脑中动脉）
D. 脑梗死（左侧颈内动脉）
E. 脑梗死（右侧颈内动脉）

108. 患者，男性，57 岁。高血压病史 10 年。2 小时前生气后突然头痛、呕吐、右侧肢体不能动，5 分钟后患者意识不清。查体：血压 180/120mmHg，中度昏迷，瞳孔 2mm，对光反射存在，右侧鼻唇沟变浅，右侧上下肢对痛刺激无反应，右侧病理征阳性。急查头颅 CT，见左侧豆状核区有一高密度影，左侧脑室体部和枕角内有高密度影。来院 2 小时后，瞳孔左侧 5mm，右侧 2mm，左侧对光反射消失，右侧存在。最可能的诊断为

A. 基底核出血
B. 基底核出血，颞叶钩回疝
C. 基底核出血，继发性脑室出血
D. 基底核出血，继发性脑室出血，颞叶钩回疝
E. 脑梗死，脑疝形成

109. 患者，男性，63 岁。突发右侧肢体活动不灵半天来院急诊。查体：神清，右侧面舌中枢性瘫痪，右侧肢体上运动神经元瘫痪。最有助诊断的辅助检查为

A. 头颅 X 线片　　B. 经颅多普勒超声

C. 头颅 CT　　D. 颈椎 X 线片

E. 测血压

110. 患者，男性，44 岁。以“头痛、呕吐 2 小时”为主诉来诊。查体：体温正常，神清语利，四肢肌力 5 级，脑膜刺激征阳性。诊断考虑为

A. 脑血栓形成　　B. 脑出血

C. SAH　　D. 脑栓塞

E. 脑膜炎

111. 患者，男性，65 岁。突然右侧肢体活动不灵，历时 10 分钟缓解。次日晨起出现右侧偏瘫。病后 3 天来诊，血压 150/90mmHg。为确诊而首选的检查是

A. 腰椎穿刺　　B. 头颅 CT

C. 脑电图　　D. 经颅多普勒超声

E. 脑血流量

112. 患者，男性，25 岁。3 小时前活动时突然感剧烈头痛和呕吐，出现全面强直-阵挛发作一次，脑膜刺激征(+)。最可能的诊断是

A. 小脑出血　　B. 脑干出血

C. 蛛网膜下腔出血　　D. 基底核出血

E. 流行性脑脊髓膜炎

113. 患者，女性，55 岁。劳动中突感头晕，随即左半身无力，右眼闭合不全，双眼向左侧凝视，10 分钟后昏迷。有高热、双瞳孔小、四肢软瘫。应考虑的诊断是

A. 小脑出血　　B. 脑叶出血

C. 脑桥出血　　D. 中脑出血

E. 基底核出血

114. 患者，男性，55 岁。晨起出现右侧偏瘫、言语不清，持续 20 分钟。神经系统检查无阳性体征，头颅 CT 检查正常。诊断考虑为

A. 腔隙性脑梗死　　B. TIA

C. 高血压脑病　　D. 壳核出血

E. 脑栓塞

115. 患者，男性，66 岁。因椎-基底动脉系统血栓形成入院，其临床表现中不应出现的是

A. 交叉性瘫痪　　B. 多个脑神经麻痹

C. 交叉性感觉障碍　　D. 眩晕

E. 运动性失语

116. 动脉瘤性蛛网膜下腔出血患者，进行升高血压、提高血容量和稀释血液的“3H”治疗时，最常见的并发症是

A. 动脉瘤再出血　　B. 脑积水

C. 迟发性脑梗死　　D. 心力衰竭

E. 深静脉血栓形成

117. 患者，男性，68岁。以“右侧肢体不能活动，言语不清2天，昏迷30分钟”为主诉来诊。查体：浅昏迷，瞳孔左侧5mm，右侧3mm，右侧肢体偏瘫。辅助检查：头颅CT示左侧额、顶叶大片低密度改变。最重要的治疗是

A. 外科治疗　　B. 抗凝治疗

C. 溶栓治疗　　D. 降纤治疗

E. 脱水治疗

118. 患者，女性，65岁。以“右侧肢体活动不灵2天”为主诉来诊。查体：血压180/120mmHg，神清语利，右侧肢体肌力4级，肌张力正常。头颅CT示左基底核区见小低密度灶。诊断考虑为

A. 腔隙性脑梗死　　B. TIA

C. 高血压脑病　　D. 壳核出血

E. 脑栓塞

119. 患者，女性，67岁。近半年内出现3次突发右侧肢体无力，流涎，每次持续7~10分钟，神经系统检查正常，EEG正常，最可能诊断是

A. 癫痫小发作　　B. 颈椎病

C. 偏头痛　　D. 晕厥

E. TIA

120. 患者，男性，66岁。讲课时突然昏倒，呼之不应急送医院。查体：呼吸深慢，血压195/75mmHg，昏迷，左侧瞳孔5mm，右侧瞳孔3mm，右侧上肢坠落试验阳性，下肢外旋位。下列处理欠妥的是

A. 甘露醇静脉滴注　　B. 保持呼吸道通畅

C. 调整血压　　D. 观察生命体征

E. 为明确诊断，立刻行腰椎穿刺检查

三 A3/A4 型题

（1~3题共用题干）

患者，男性，64岁。1小时前闲聊时，突然言语不清，跌倒在地，神志不清，小便失禁，呕吐数次。查体：浅昏迷，烦躁不安，左侧瞳孔4.5mm，右侧瞳孔4.0mm，血压180/110mmHg，心率57次/分，律齐。

1. 对判断患者有无偏瘫没有意义的检查是
   A. 肌营养
   B. 两侧足外旋是否对称
   C. 肢体坠落试验
   D. 腱反射
   E. 病理反射
2. 该患者治疗应立即采取的措施是给予
   A. 降低血压
   B. 促进清醒药物
   C. 镇吐药
   D. 提高心率药物
   E. 甘露醇静脉滴注
3. 如头颅 CT 报告一侧基底核区高密度影，诊断为
   A. 脑瘤
   B. 脑脓肿
   C. 癌肿脑内转移
   D. 脑出血
   E. 脑梗死

（4~8 题共用题干）

患者，男性，60 岁。昏迷状态，送到急诊室。对外界刺激无反应，处于去大脑强直状态，伴有针尖样瞳孔。既往高血压病史多年。

4. 最可能的诊断是
   A. 麻醉药过量
   B. 高血压危象
   C. 脑桥出血
   D. 心搏骤停
   E. 蛛网膜下腔出血
5. 为明确诊断，应进行的检查是
   A. 脑脊液
   B. 心电图
   C. 数字减影血管造影（DSA）
   D. 头颅 CT
   E. 头颅 MRI
6. 如检查发现肾功能不全，血压为 220/110mmHg，降压药物应选用
   A. 拉贝洛尔
   B. 艾司洛尔
   C. 非诺多泮
   D. 尼卡地平
   E. 依那普利
7. 关于甘油治疗脑水肿，叙述正确的是
   A. 甘油不通过血-脑脊液屏障
   B. 甘油降低血脂
   C. 甘油快速降低颅内压（ICP），作用持续 60 分钟
   D. 甘油降低颅内压，30~60 分钟起效，作用持续 6~8 小时
   E. 甘油经口服进入体内，在血容量增加的情况下应用也不加重脑水肿

8. 防治该患者呼吸道梗阻最有效的措施是
A. 用开口器侧卧位引流
B. 通过鼻腔或口腔导管吸痰
C. 气管内插管、呼吸机辅助通气
D. 环甲膜穿刺
E. 气管切开

（9~11题共用题干）

患者，男性，51岁。以“工作中突然头痛、呕吐，左侧肢体不能活动2小时”为主诉入院。既往高血压病史5年。查体：血压200/120mmHg，神清语利，双眼向右凝视，左侧面、舌中枢性瘫痪，左侧肢体偏瘫，颈强直(+)，双侧Kernig征(+)。

9. 其病变部位可能在
A. 右侧额叶
B. 左侧额叶
C. 右侧内囊
D. 左侧内囊
E. 左侧顶叶

10. 为明确病变性质，首先应进行的检查是
A. 头颅MRI
B. 头颅CT
C. 腰穿
D. 脑电图
E. 脑血管造影

11. 入院后虽经及时治疗，病情继续加重，出现神志恍惚、双侧瞳孔不等大。诊断考虑为
A. 脑栓塞
B. 脑血栓形成
C. 蛛网膜下腔出血
D. 脑出血
E. 多发性腔隙性脑梗死

（12~14题共用题干）

患者，女性，58岁。以“突然头痛，意识不清30分钟”为主诉送到医院。既往高血压18年，不规则服药。查体：血压210/120mmHg，浅昏迷，双眼向右侧凝视，左侧上肢坠落试验(+)，左足外旋位，左侧Babinski征(+)。

12. 诊断考虑为
A. 晕厥
B. 脑出血
C. 脑血栓形成
D. 蛛网膜下腔出血
E. 心肌梗死

13. 最可能的病变部位在
A. 右侧脑干
B. 右侧半球表面
C. 右侧半球深部
D. 左侧半球表面
E. 左侧半球深部

14. 下列辅助检查中对明确诊断最有价值的是

A. 腰穿
B. 脑电图
C. 经颅多普勒超声
D. 头颅 CT
E. 开颅探查

(15~17 题共用题干)

患者，女性，61 岁。右侧额叶有血肿。既往高血压病史 21 年，体内有机械性左房室瓣瓣膜。由于混合用药，国际标准化比值（INR）达 5.8。入院后神经症状逐步好转。头颅 CT 显示血肿没有扩大。

15. 再次使用华法林治疗的时机是

A. INR 值恢复到合适范围时
B. 1 周内
C. INR 值降至治疗范围时
D. 1~2 个月
E. 不能再用华法林治疗

16. 华法林的药理机制为

A. 减少肝凝血因子的生成
B. 减少凝血因子羧基化，从而减弱其活性
C. 减少凝血因子的生成和羧基化
D. 减少凝血因子的生成和羧基化，同时干扰循环中凝血因子的活性
E. 抑制血液循环中凝血因子的活性

17. 受华法林影响的凝血因子中，半衰期最短的是

A. 凝血因子Ⅱ
B. 凝血因子Ⅲ
C. 凝血因子Ⅶ
D. 凝血因子Ⅸ
E. 凝血因子Ⅹ

(18~19 题共用题干)

患者，男性，60 岁。发生运动性失语及右侧肢体无力 2 次，每次持续约 15 分钟。查体：颈动脉听诊未闻及杂音。颈动脉超声：右侧颈内动脉狭窄 60%，左侧颈内动脉狭窄 30%。

18. 最可能的诊断是

A. 偏头痛
B. 癫痫
C. 短暂性脑缺血发作（TIA）
D. 脑卒中
E. 颅内肿瘤

19. 正确的处置是

A. 建议行左侧颈内动脉支架置入术

B. 建议行左侧颈内动脉剥脱术
C. 建议行右侧颈内动脉剥脱术
D. 建议抗血小板及危险因素控制，暂不行手术治疗
E. 在未发生明确脑卒中前，不进行抗血小板治疗

（20～22 题共用题干）

患者，女性，49 岁，因“突发剧烈头痛、颈痛和呕吐 8 小时”来诊。无发热。无高血压病史。查体：体温正常，血压正常；意识清楚，右侧瞳孔散大，对光反射消失，右侧上睑下垂，眼球向上、向下、向内运动不能；颈强直，克尼格征（+）。头颅 CT：脑正中裂、大脑外侧裂和环池呈高密度影。

20. 受累的脑神经为
A. 右侧视神经
B. 右侧动眼神经
C. 右侧三叉神经
D. 右侧展神经
E. 右侧面神经

21. 最可能的诊断为
A. 脑干出血
B. 脑室出血
C. 蛛网膜下腔出血
D. 小脑出血
E. 内囊出血

22. 为了预防再出血，最重要的检查是
A. 腰椎穿刺检查脑脊液
B. 脑电图
C. 胸部 X 线透视
D. 头颅平片
E. 全脑血管造影

（23～25 题共用题干）

患者，男性，62 岁，因“突发言语不能 2 小时”来诊。2 小时前突发言语不利，表达困难，能理解，逐渐加重，伴右侧肢体无力。有高血压病史。查体：BP 145/85mmHg；心律齐；意识清楚，言语不利，表达困难，仅能表达“我是……，我叫……”，理解可，查体合作；右侧鼻唇沟浅，伸舌右偏，右侧肢体肌力 3 级，右侧病理征阳性，右侧肢体痛觉减退。

23. 为明确诊断，最需要的检查是
A. 血常规
B. 血糖
C. 心电图
D. 头颅 CT
E. CT 血管造影（CTA）

24. 首先考虑的诊断是
A. 心脏病
B. 颅内感染

C. 脑血管病 D. 脑出血

E. CADASIL

25. 关于患者的失语，叙述正确的是

A. 为 broca 失语，多见于额中回后部受累

B. 为 broca 失语，多见于额下回后部受累

C. 为 wernick 失语，多见于颞上回后部受累

D. 为 wernick 失语，多见于颞中回后部受累

E. 为命名性失语，多见于颞中回后部受累

（26~28 题共用题干）

患者，女性，62 岁。因活动时突然右侧肢体活动不灵入院。既往有糖尿病、房颤病史。查体：患者不能表达，但能理解他人言语；血压正常，心肺检查无异常，神志清醒，能配合查体，但不能讲话，右侧鼻唇沟浅，额纹对称，伸舌右偏，右侧肢体肌力 3 级，右侧病理征阳性。

26. 患者的语言障碍属于

A. 感觉性失语 B. 运动性失语

C. 混合性失语 D. 构音障碍

E. 传导性失语

27. 本患者最可能的诊断是

A. 脑血栓形成 B. 脑出血

C. 蛛网膜下腔出血 D. 脑栓塞

E. 脑肿瘤

28. 确诊本病最好做何检查

A. 头颅 CT B. 腰穿

C. 脑血管造影 D. 脑电图

E. 头颅 MRI

（29~31 题共用题干）

患者，男性，73 岁。因“左侧肢体无力半年，记忆力减退、反应迟钝 4 个月”来诊。半年前突发左侧肢体无力到院就诊，行头颅 CT/MRI 检查。

29. （提示：右侧内囊、丘脑、基底核等缺血性病变，经改善脑循环等治疗，症状改善。后家属逐渐发现其记忆力减退、反应迟钝，迄今约 4 个月，其他症状稳定，来门诊就诊。既往史：高血压，现血压控制平稳）此时应首先完成的检查是

A. 血生化检查，排除内科疾病 B. 腰椎穿刺脑脊液检查

C. 头颅 MRI，明确有无新发梗死　　D. PET

E. 认知功能评测

30. 认知功能评测结果：简易精神状态检查（MMSE）= 25，蒙特利尔认知评估量表（MoCA = 21）。其认知功能为

A. 认知状态正常　　B. 非痴呆的认知障碍

C. 痴呆　　D. 混合型痴呆

E. 谵妄

31. 防止该患者认知障碍发展的首选治疗方法是

A. 脑复康类药物　　B. 神经营养药物

C. 胆碱酯酶抑制药　　D. 改善脑循环，预防控制脑血管病危险因素

E. 维生素 E 等药物

（32～33 题共用题干）

患者，男性，79 岁。退休教师，家人发现其精神差、说话少半天。查体：计算力差，写自己名字困难，读报纸困难，不辨左右，不辨手指。CT 示左额叶及左顶、枕、颞交界区低密度灶。抗血小板、神经营养药治疗 1 周后明显好转。

32. 该患者诊断首先考虑

A. 可逆性缺血性脑疾病（RIND）　　B. 脑出血

C. 分水岭梗死　　D. 脑栓塞

E. 短暂性全面性遗忘（TGA）

33. 该患者临床表现符合

A. 韦伯（Weber）综合征　　B. 米亚尔-尼布勒（Millard-Gubler）综合征

C. 福维尔（Foville）综合征　　D. 瓦伦贝格（Wallenberg）综合征

E. 格斯特曼（Gerstmann）综合征

（34～38 题共用题干）

患者，男性，69 岁。晨起后感右侧肢体无力 3 小时入院。有高血压及糖尿病史。查体：BP 160/90mmHg，右侧鼻唇沟浅，伸舌偏右，右上、右下肢肌力 3 级，腱反射右侧<左侧，Babinski 征（-）。头颅 CT 未见异常。

34. 该患者临床最可能的诊断为

A. 左半球脑出血　　B. 右半球脑血栓形成

C. 右半球脑出血　　D. 左半球脑血栓形成

E. 脑栓塞

35. 该病发病最早多长时间以后可出现较典型的头颅 CT 的异常

A. 6 小时
B. 12 小时
C. 24 小时
D. 48 小时
E. 72 小时

36. 该患者最好的治疗方法为
A. 血管扩张药治疗
B. 降纤治疗
C. 溶栓治疗
D. 脑保护治疗
E. 脑细胞活化剂治疗

37. 该病与脑出血最好的鉴别方法为
A. 经颅多普勒超声
B. 腰穿检查
C. 头颅 CT 检查
D. 头颅 MRI 检查
E. 头颅 X 线片

38. 该病与脑栓塞鉴别，最重要的是
A. 发病速度与是否有房颤病史
B. 是否有高血压及糖尿病史
C. 是否有昏迷
D. 临床神经体征
E. 发病年龄

（39~41 题共用题干）

患者，女性，62 岁。2 小时前看电视时突感右侧肢体麻木、无力，继之不能活动，急来医院。查体：血压 140/80mmHg，心律绝对不齐，神清，不完全运动性失语，右侧面舌中枢性瘫痪，右侧肢体偏瘫。

39. 诊断可能为
A. 脑出血
B. SAH
C. 脑血栓形成
D. 脑栓塞
E. TIA

40. 下列最支持诊断的体征是
A. 右侧中枢性面舌瘫
B. 心律绝对不齐
C. 眼底动脉硬化Ⅱ度
D. 脑膜刺激征阳性
E. 运动性失语

41. （提示：此患者住院治疗 5 天时突然出现抽搐，血压 180/110mmHg，意识不清，右侧瞳孔散大，对光反射消失。）可能出现的情况是
A. 出血性梗死
B. 脑出血再出血
C. SAH
D. 小脑幕切迹疝
E. 癫痫持续状态

（42~46 题共用题干）

患者，女性，40 岁。既往体健。当日晚间在听电话时，突诉剧烈头痛，电话从手中落下，倒地不语，随被送入急诊。

42. 根据病史，患者可能的诊断是

A. 偏头痛发作
B. 颅内出血
C. 颅内脑膜瘤
D. 脑栓塞
E. 急性心肌梗死

43.（提示：入院时体检，患者意识不清，定向力丧失。颈部极度强直，克尼格征阳性。脑神经检查正常，四肢均能活动，腱反射正常，无病理反射。）该患者的进一步定位诊断可能是

A. 一侧大脑半球皮质
B. 一侧大脑半球深部
C. 双侧小脑半球
D. 蛛网膜下腔
E. 脑桥

44. 为确定诊断应立即考虑进行的检查是

A. 血细胞计数
B. 头颅平片
C. 脑电图
D. 血糖
E. 腰椎穿刺

45.（提示：若给患者进行了腰椎穿刺，压力增高，脑脊液呈均匀一致血性。）该患者最可能的病因是

A. 脑动脉硬化
B. 血小板减少性紫癜
C. 烟雾病
D. 先天性颅内动脉瘤
E. 血友病

46. 据上述推断，应首先考虑进行的检查是

A. 气脑造影
B. 脑电图
C. 全脑动脉系统 DSA
D. 头颅 CT
E. 凝血功能

（47~49 题共用题干）

患者，男性，56 岁。以“头痛、呕吐、意识不清 2 小时”为主诉入院。查体：血压 195/90mmHg，浅昏迷，左瞳孔稍大，右鼻唇沟浅，右侧上、下肢肌力 3 级，肌张力减低，腱反射消失，右侧 Babinski 征阳性。

47. 最合适的检查是

A. EEG
B. CT
C. 腰椎穿刺
D. TCD

E. MRI

48. 诊断考虑为

A. 腔隙性脑梗死　　B. TIA

C. SAH　　D. 脑出血

E. 脑栓塞

49. 最重要的治疗是

A. 安静勿搬动　　B. 保持呼吸道通畅

C. 肌内注射降压药　　D. 给予抗生素

E. 应用脱水药

（50~51 题共用题干）

患者，男性，63 岁。入院前 3 天晨起发现右侧上、下肢肌力弱，尚能行走。入院前 2 天右侧上、下肢肌无力加重，不能行走。

50. 该患者诊断应考虑

A. 腔隙性脑梗死　　B. 进展性卒中

C. 完全性卒中　　D. TIA

E. 分水岭梗死

51. 治疗可考虑

A. 溶栓　　B. 抗凝

C. 脑活素　　D. 开颅减压术

E. 止血药

（52~54 题共用题干）

患者，男性，70 岁。以“头痛、呕吐、左侧肢体无力 6 小时，昏迷 5 小时”为主诉入院。查体：血压 180/120mmHg，浅昏迷，左鼻唇沟浅。左侧上、下肢不能活动，左侧 Babinski 征阳性。辅助检查：头颅 CT 示右基底核区有一类圆形高密度影。

52. 观察病情变化中的最重要项目为

A. 双肺干湿啰音　　B. 呕血或便血

C. 神志、瞳孔、血压、呼吸、脉搏　　D. 肢体肌力

E. 呕血

53. 此时最重要的治疗是

A. 止血药　　B. 脱水药

C. 血管扩张药　　D. 抗生素

E. 降血压药

54. 除了以下哪项护理，其他都必须做到

A. 绝对卧床，不能翻身
B. 绝对卧床，定时翻身
C. 留置导尿
D. 肢体应注意保持于功能位置
E. 拍背

（55~57题共用题干）

患者，男性，33岁。头痛、呕吐6小时。既往健康。查体：血压125/75mmHg，神清，右侧瞳孔直径3.5mm，对光反射消失，上睑下垂，眼球向上、向下及内侧运动不能，脑膜刺激征阳性。

55. 为明确诊断，首选的检查为

A. MRI
B. DSA
C. CT
D. TCD
E. 腰椎穿刺

56. 如果腰椎穿刺，脑脊液的成分改变为

A. 以大量白细胞增多为主
B. 以大量蛋白质增多为主
C. 正常
D. 以葡萄糖减少为主
E. 以大量红细胞增多为主

57. 若明确诊断，目前预防再复发的最有效的治疗手段为

A. 放射治疗
B. 保守治疗
C. 放脑脊液治疗
D. 血管内治疗
E. 手术治疗

（58~60题共用题干）

患者，女性，42岁。突然右侧偏瘫5小时。查体：血压140/80mmHg，心率88次/分，心尖区闻及Ⅲ级收缩期杂音。神经科查体：运动性失语，双眼向左凝视，右侧鼻唇沟浅，右侧肌力1级。跖反射右侧无反应，双侧Babinski征（-）。心电图示房颤。

58. 该患者最可能的诊断为

A. 左半球脑栓塞
B. 右半球脑栓塞
C. 左半球脑出血
D. 右半球脑出血
E. 脑血栓形成

59. 该病最常见的栓子来源为

A. 癌栓
B. 心源性
C. 肺静脉血栓
D. 动脉粥样硬化斑块脱落
E. 骨折或手术时脂肪栓或气栓

60. 预防该病主要是
A. 预防性溶栓
B. 抗血小板聚集
C. 扩血管预防
D. 预防性抗凝治疗
E. 预防动脉硬化

(61~62 题共用题干)

患者，女性，50 岁。高血压史 8 年，突然出现说话声音不清，吞咽困难 2 天，查体：右侧中枢性面舌瘫，右手无力，右手指鼻不准。MRI 示左侧脑桥点状长 T_1长 T_2信号。

61. 该患者最可能的诊断为
A. 分水岭梗死
B. 手笨拙-构音障碍综合征
C. RIND
D. 出血性梗死
E. TIA

62. 该病的预后
A. 病死率 100%
B. 病死率 30%~50%
C. 病死率 10%
D. 预后良好
E. 致残率 50%

(63~65 题共用题干)

患者，男性，33 岁。因右眼上睑下垂伴眼球固定 7 天入院。入院第 4 天洗澡时突然剧烈头痛、恶心、呕吐，随即出现嗜睡。查体：颈强直，右眼上睑下垂，有眼球向上、向下、向内运动障碍，克尼格征（+）。余神经系统无明显阳性体征。

63. 最可能的诊断为
A. 颅神经炎
B. 脑梗死
C. 蛛网膜下腔出血
D. 急性脑炎
E. 脑出血

64. 为明确该患者动眼神经麻痹的病因，对诊断价值最大的检查为
A. 腰椎穿刺
B. 头颅 CT
C. 头颅 MRI
D. 数字减影血管造影（DSA）
E. 头颅平片

65. 该患者最可能的病因为
A. 动静脉畸形
B. 脑膜脑炎
C. 前交通动脉瘤
D. 高血压动脉硬化性动脉瘤
E. 后交通动脉瘤

（66～70 题共用题干）

患者，男性，57 岁。既往有高血压病史 12 年。本次因“排便后突发头痛、偏瘫 3 小时伴呕吐 2 次”送入急诊室。体检：BP 200/110mmHg，左侧上下肢肌力 0 级，肌张力低下。左侧偏身痛觉减退。

66. 对该患者诊断和鉴别诊断最有价值的辅助检查为
   A. 头颅平片
   B. 脑电图
   C. 肌电图
   D. 头颅 CT
   E. 脑组织活检

67. 该患者最为可能的诊断是
   A. 右侧大脑中动脉主干血栓形成
   B. 左侧大脑中动脉主干血栓形成
   C. 右侧内囊基底核区出血
   D. 左侧内囊基底核区出血
   E. 小脑出血

68. 下列治疗原则不适用于该患者的是
   A. 保持大小便通畅
   B. 平稳控制血压
   C. 保持呼吸道通畅
   D. 大量静滴高渗葡萄糖溶液，维持高水平血糖，降低颅内压
   E. 请神经外科会诊，协助治疗

69. （假设信息）若该患者于住院 8 小时后突然意识不清，体检：BP 200/110mmHg，昏迷状态，压眶无反应，瞳孔直径：右侧 3.5mm，左侧 2.5mm，对光反射消失，双侧巴宾斯基征(+)，可能诊断和预后判断为
   A. 小脑幕裂孔疝形成，预后极差
   B. 枕骨大孔疝形成，预后极差
   C. 再次出血，预后一般
   D. 继发脑干缺血，预后较差
   E. 资料不全，不能作预后判断

70. 根据假设信息中的病情变化，以下处理错误的是
   A. 20%甘露醇 250ml 立即静脉推注
   B. 立即腰穿，放出适量脑脊液，降低颅内压
   C. 利血平 1mg 肌内注射
   D. 西咪替丁静脉滴注，预防上消化道出血
   E. 保持呼吸道通畅

（71～73 题共用题干）

患者，男性，59 岁。糖尿病病史 8 年。6 天前左手麻木、无力，发作 2 次，每次发作均在 30 分钟内完全缓解；2 天前左下肢感乏力、继之渐出现左侧肢体无力，今晨醒后逐渐加重，但神志尚清，送来急诊。血压 165/100mmHg。

71. 临床初步诊断考虑为

A. 脑出血
B. 高血压脑病
C. 脑血栓形成
D. 脑肿瘤并脑卒中
E. 脑栓塞

72. 为明确诊断，首选的辅助检查为
A. CT
B. 血液流变学检查
C. TCD
D. 超声心动图
E. DSA

73. 该患者此时比较适当的治疗是
A. 止血药加甘露醇
B. 长春西汀
C. 尿激酶
D. 尽早开颅手术
E. 阿司匹林

（74~79 题共用题干）

患者，女性，56 岁。有高血，糖尿病压、血糖控制不理想，晨起时突感左侧身体不能活动，伴言语含混半小时后，急送入院。查体：血压 160/95mmHg，精神及语言略含混，右上肢肌力 4 级，右下肢肌力 5 级。

74. 神经科最有可能的诊断是
A. 脑血栓形成
B. TIA
C. RIND
D. 脑出血
E. 高血压脑病

75. 患者受累血管最有可能是
A. 左侧颈内动脉
B. 右大脑中动脉
C. 左大脑前动脉
D. 右大脑前动脉
E. 左大脑后动脉

76. B 超发现左颈内动脉高度狭窄，患者病因是
A. 脑血管痉挛
B. 微栓塞
C. 脑外盗血
D. 血流动力学改变
E. 血黏度增高

77. 对于该类患者，长期服用阿司匹林的剂量一般是
A. 300~375mg/d
B. 225~300mg/d
C. 150~225mg/d
D. 75~150mg/d
E. 25~75mg/d

78. 下列不适合该患者的药物是
A. 阿司匹林
B. 华法林

C. 凝血酶
D. 低分子右旋糖酐
E. 蚓激酶

79. 下列检查对该患者最有意义的是
A. 腰穿脑脊液检查
B. 经颅多普勒超声
C. 脑电图
D. DSA 或 CTA
E. 视觉诱发电位

（80~82 题共用题干）

患者，女性，73 岁。以“说话欠清，右侧肢体肌无力 3 天”来诊。查体：血压 140/90mmHg，神清，不完全运动性失语，右侧面舌中枢性瘫痪，右上、右下肢肌力 3 级，肌张力减低，腱反射减弱，右侧 Babinski 征阳性。

80. 如果上述症状持续 1 小时恢复正常，应诊断为
A. 癫痫
B. 脑栓塞
C. 脑血栓形成
D. SAH
E. TIA

81. 如果住院 36 小时后症状、体征仍不缓解，应诊断为
A. 脑供血不足
B. 出血性脑梗死
C. 脑血栓形成
D. 脑血管痉挛
E. 脑出血

82. 如为脑血管病，最有可能损害的血管是
A. 大脑前动脉
B. 大脑中动脉
C. 大脑后动脉
D. 椎动脉
E. 基底动脉

（83~86 题共用题干）

患者，女性，53 岁。突然出现一侧上肢麻木伴无力，30 分钟后缓解，次日再次出现，并伴有一侧视物模糊，30 分钟再次缓解。查体：神经系统未见异常。

83. 最可能的诊断为
A. 椎动脉系统 TIA
B. 颈内动脉系统 TIA
C. 癫痫小发作
D. 脑栓塞
E. 脑血栓形成

84. 患者仍须与下列疾病进行鉴别诊断，除外
A. 部分性癫痫
B. 偏头痛
C. 青光眼
D. 脑血栓形成

E. 脑栓塞

85. 下列说法中错误的是

A. 多次发作的患者可手术治疗（CEA）
B. 患者和医师均应高度重视
C. 积极治疗各种危险因素
D. 不必顾虑，因为可以缓解
E. 抗血小板聚集治疗

86. （提示：若患者 10 小时后症状未缓解，且进行性加重，经治疗 2 周内症状、体征才消失），最可能的诊断为

A. TIA
B. RIND
C. 脑血栓形成
D. 脑出血
E. 脑栓塞

（87~88 题共用题干）

患者，男性，64 岁。以“头痛、呕吐，右侧肢体无力 3 小时，昏迷 1 小时”入院。既往高血压病史 12 年。查体：血压 210/120mmHg，浅昏迷，左瞳孔 5mm，右瞳孔 2.5mm，眼底无出血，右侧肢体偏瘫，右侧 Babinski 征阳性。

87. 为明确诊断，首选的辅助检查是

A. 心电图
B. 腰椎穿刺
C. TCD
D. CT
E. DSA

88. 经证实为脑出血，此时不可采取下列哪项措施

A. 降血压
B. 降低颅内压
C. 止血
D. 手术
E. 送条件好的医院

（89~92 题共用题干）

患者，男性，65 岁。突发性右侧肢体无力、麻木 7 小时，午休时发病，无恶心及呕吐，无头痛。有高血压及糖尿病病史 12 年。查体：体温 37.1℃，呼吸 16 次/分，脉搏 73 次/分，血压 150/95mmHg，神志清楚，双眼底视盘边界清楚，双瞳孔等大正圆，对光反射灵敏，右侧面舌中枢性瘫痪，右侧肢体肌力 0 级，右侧偏身痛觉减退，右侧巴宾斯基征阳性。

89. 该病病变部位位于

A. 左侧基底核区
B. 右侧基底核区
C. 脑桥
D. 延髓
E. 小脑

90. 该病最有可能的诊断是

A. 左侧基底核区脑出血
B. 右侧基底核区脑出血
C. 左侧基底核区脑梗死
D. 右侧基底核区脑梗死
E. 脑干梗死

91. 对诊断该病最有价值的检查项目是
A. 经颅多普勒超声
B. 脑电图
C. 头颅 CT
D. 腰椎穿刺
E. 超声心动图

92. 如果头颅 CT 未见高密度信号，应采取的治疗措施是
A. 降低血压
B. 静脉溶栓
C. 动脉溶栓
D. 脱水治疗
E. 应用血管扩张剂

（93~95 题共用题干）

患者，男性，68 岁。以“眩晕，呕吐，喝水呛咳，步态不稳 3 天”为主诉来诊。既往有糖尿病病史。查体：神清，构音障碍，右侧睑裂小、瞳孔小、对光反射存在，右侧软腭运动障碍、咽反射消失，右侧轮替运动笨拙、指鼻不准，右侧面部及左侧偏身痛觉消失，肢体无瘫痪，双侧 Babinski 征阴性。

93. 该患者病变部位在
A. 左侧脑桥
B. 右侧脑桥
C. 左侧延髓
D. 右侧延髓
E. 小脑及延髓

94. 该患者可诊断为
A. Weber 综合征
B. Wallenberg 综合征
C. Millard-Gubler 综合征
D. Foville 综合征
E. 帕里诺（Parinaud）综合征

95. 治疗上最宜采用
A. 抗血小板治疗
B. rt-PA 静脉溶栓
C. 脑代谢活化剂
D. 钙通道阻滞药
E. 高压氧舱

（96~98 题共用题干）

患者，男性，33 岁。面部疖肿挤压后出现发热、复视、右眼睁眼困难 3 天来诊。查体：右侧球结膜水肿、眼球突出，右侧上睑下垂、眼球运动固定、瞳孔扩大、对光反射消失，角膜反射消失，眼底可见视盘水肿。

96. 受累的脑神经是

A. 第Ⅸ、Ⅹ、Ⅺ对脑神经
B. 第Ⅱ、Ⅲ、Ⅳ、$V_{1\sim2}$对脑神经
C. 第Ⅲ、Ⅳ、Ⅵ对脑神经
D. 第Ⅲ、Ⅳ、Ⅵ、$V_{1\sim2}$对脑神经
E. 第Ⅸ、Ⅹ、Ⅺ、Ⅻ对脑神经

97. 临床诊断考虑为

A. 上矢状窦血栓形成
B. 直窦血栓形成
C. 大脑大静脉血栓形成
D. 横窦和乙状窦血栓形成
E. 海绵窦血栓形成

98. 为明确诊断，首选的检查为

A. EEG
B. MRI
C. 腰椎穿刺
D. TCD
E. SPECT

(99~102 题共用题干)

患者，女性，39 岁。突然剧烈头痛 3 小时，伴多次呕吐。查体：体温 37.4℃，血压 140/85mmHg，颈部抵抗感明显，Kernig 征（+），其他神经系统体征阴性。

99. 诊断应首先考虑为

A. 蛛网膜下腔出血
B. 脑炎
C. 偏头痛发作
D. 脑栓塞
E. 脑出血

100. 该病最常见的原因为

A. 脑血管炎
B. 脑血管畸形
C. 先天性动脉瘤
D. 颅内肿瘤
E. 高血压动脉硬化性动脉瘤

101. 下列哪项检查结果对诊断具有提示意义

A. 颈抵抗
B. 眼底检查发现玻璃体下片状出血
C. 偏瘫体征
D. 失语症
E. Babinski 征（+）

102. 该病治疗后曾一度好转，但发病 7 天后又出现意识障碍，临床考虑最可能的原因为

A. 再出血
B. 发生低钠血症
C. 脑积水
D. 脑血管痉挛
E. 脑血栓形成

（103～104题共用题干）

患者，男性，43岁。心脏病18年，房颤2年。1天前突发意识丧失，四肢抽搐3分钟左右，10分钟后清醒，左侧上下肢不能活动。神志清，血压正常，房颤。右眼无光感，左上下肢肌力0级，左侧偏身感觉丧失，左侧病理征阳性。

103. 确诊该病首选的检查是

A. 腰椎穿刺

B. 脑电图

C. 经颅多普勒超声

D. 超声心动图

E. 头颅CT

104. 该病最有可能的诊断是

A. 脑栓塞

B. 脑血栓形成

C. 短暂性脑缺血发作

D. 蛛网膜下腔出血

E. 脑出血

（105～107题共用题干）

患者，女性，72岁。有高血压病史16年，平时坚持服用抗高血压药物。入院前6小时，在看电视时突感右上下肢麻木、乏力、说话口齿不清、流涎、头痛，呕吐1次后呈嗜睡状态，送入急诊。入院时血压195/105mmHg。

105. 此时最有助于诊断的检查方法是

A. 空腹血糖

B. 胸部X线片

C. 心电图

D. 头颅CT

E. 头颅平片

106. 当诊断明确后，此时最合适的处理是

A. 应用降血糖药物

B. 应用扩血管药物

C. 应用降颅内压药物

D. 应用降脂药物

E. 应用抗菌药物

107. 3个月后，患者病情稳定，右侧偏瘫基本恢复，生活自理，血压仍偏高。此时最佳的处理方法是

A. 可中断抗高血压药

B. 常用抗生素

C. 继续服用止血药

D. 继续服用抗高血压药

E. 常用降颅内压药

（108～109题共用题干）

患者，男性，60岁。突发头痛、呕吐、视物旋转伴行走不稳3小时。查体：一侧肢体共济失调、眼球震颤、构音障碍。

108. 最可能的诊断是
A. 小脑出血
B. 脑栓塞
C. 脑叶出血
D. 蛛网膜下腔出血
E. 壳核出血

109. 确诊的首选检查是
A. 腰椎穿刺
B. 头颅 CT
C. TCD
D. 头颅平片
E. B 超

(110~113 题共用题干)

患者，女性，63 岁。长期头晕不适，未就诊。本次突然发病，意识不清 2 小时，送医院诊断为脑出血。

110. 脑出血最常见的病因为
A. 脑内先天性动静脉畸形
B. 脑动脉炎管壁坏死
C. 脑瘤出血
D. 血液病并发脑出血
E. 高血压动脉硬化

111. 脑出血最常见的动脉为
A. 豆纹动脉
B. 大脑前动脉
C. 椎-基底动脉
D. 后交通动脉
E. 前交通动脉

112. (提示：若住院第 3 天查体：深昏迷，左侧瞳孔直径 3.5mm，右侧瞳孔直径 2.0mm，对光反射消失。双侧巴宾斯基征阳性。呼吸 14 次/分，节律匀称，平稳。) 该患者可能并发
A. 小脑幕切迹疝
B. 小脑扁桃体疝
C. 小脑蚓部疝
D. 大脑镰疝
E. 丘脑中间块疝

113. 上述患者出现脑疝后，正确的体位应为
A. 头低足低位
B. 头低足高位
C. 头及上半身高 30°，足低位
D. 头及上半身高 15°，足低位
E. 平卧位

(114~117 题共用题干)

患者，男性，60 岁。突发右侧肢体无力 3 小时入院。既往有高血压、糖尿病病史 4 年。检查意识清楚，右侧肢体肌力 2 级，右侧病理征(+)。

114. 为明确诊断，该患者最有价值的辅助检查为

A. DSA
B. 腰穿检查
C. 头颅 CT
D. 头颅 MRI
E. SPECT

115. 该患者入院后确诊为急性脑出血，查血压 230/120mmHg。其主要的病因及处理措施应首先考虑的是

A. 原有高血压升高，立即给予降压药降压
B. 脑出血急性期脑水肿，颅内压升高，给予脱水降颅压治疗后，再观察
C. 脑血管痉挛，立即给予解痉药物
D. 原因不明，继续观察
E. 复查头颅 CT 观察

116. 上述患者的血压处理，按目前对脑血管的认识，较为准确的为

A. 不降压，观察
B. 降到 180/110mmHg 左右，根据病情变化再处理
C. 药物首选作用强、起效快的降压药物，如硝苯地平等
D. 血压降低得越低越好，但不低于 90/60mmHg
E. 急性期一般首选作用缓慢的脱水药

117. 患者经过治疗后，病情稳定，意识清楚，无发热，住院期间未排便。住院 7 天时，出现意识障碍。头颅 CT 示明显出血吸收。血常规示：WBC 总数及分类正常，Hb 63g/L。查体：贫血貌，浅昏迷，肢体瘫痪无明显加重。患者的病情变化，最有可能的原因为

A. 低蛋白血症
B. 合并严重感染
C. 合并应激性溃疡，导致消化道出血
D. 合并肠梗阻
E. 凝血功能障碍

（118~120 题共用题干）

患者，男性，60 岁。3 天前晨起出现眩晕、呕吐，饮水呛咳，频繁呃逆，右眼裂缩小，右侧面部及左侧上下肢、躯干痛觉减退，走路不稳，同时睡眠增多。

118. 为明确诊断，首选的检查是

A. 腰椎穿刺
B. 颈部血管超声
C. 头颅 MRI 或 CT
D. DSA
E. 超声心动检查

119. 该患者病变的血管最可能是

A. 小脑上动脉
B. 小脑前下动脉

C. 小脑后下动脉
D. 大脑后动脉
E. 脉络膜后动脉

120. 该患者最可能的诊断是
A. 蛛网膜下腔出血
B. TIA
C. 脑肿瘤
D. 脑出血
E. 脑梗死

(121~122 题共用题干)

患者，女性，47 岁。既往病史无特殊，在持物时突感头部爆裂样疼痛，喷射样呕吐数次，呕吐物为胃内容物。发病 2 小时，急诊入院。查体：意识清楚，颈抵抗(+)，左侧上睑下垂，瞳孔较右侧扩大，眼球活动受限。

121. 为明确诊断，最有价值且首选的辅助检查为
A. 头颅 CT
B. MRI
C. 腰穿检查
D. PET
E. DSA

122. 该患者入院后确诊为蛛网膜下腔出血，其最可能的病因为
A. 后交通动脉瘤
B. 前交通动脉瘤
C. 动静脉畸形
D. 隐性高血压
E. 凝血功能异常

(123~125 题共用题干)

患者，男性，67 岁。突发昏迷入院，既往有糖尿病、高血压病史 18 年，冠心病病史 6 年。左侧 Babinski 征阳性。

123. 首先考虑的诊断是
A. 脑血管病
B. 急性心肌梗死
C. 高渗性昏迷
D. 糖尿病酮症酸中毒
E. 尿毒症脑病

124. 最重要的辅助检查是
A. 心电图
B. 头颅 CT 平扫
C. 血糖
D. 血尿酮体
E. 肾功能

125. 治疗中不正确的措施是
A. 控制脑水肿，降低颅内压
B. 防止合并症
C. 肠外营养
D. 保持呼吸道通畅

E. 每 24 小时翻身一次以防止压疮

（126～128 题共用题干）

患者，男性，70 岁。入院时反应迟钝，定向力丧失。颈部极度强直，凯克尼格征阳性，脑神经检查正常，四肢均能活动，腱反射正常，无病理反射。腰穿示血性脑脊液，压力增高。

126. 血压正常的患者发生蛛网膜下腔出血的最常见非外伤原因是
A. 动静脉畸形
B. 血液病
C. 烟雾病
D. 先天性颅内动脉瘤
E. 抗凝治疗

127. 根据上述判断，为寻找病因应首先考虑进行
A. 气脑造影
B. 脑电图
C. 脑血管造影
D. 头颅 CT 或 MRI
E. 放射性核素枕大池扫描

128. 脑动脉瘤破裂后的预后主要决定于
A. 动脉瘤的大小
B. 是否存在多发性动脉瘤
C. 患者的意识状态
D. 偏瘫的有无
E. 血压的高低

（129～130 题共用题干）

患者，女性，37 岁。1 小时前用力排便时突然出现全头剧烈疼痛，恶心、呕吐，轻度意识障碍，颈强直，克尼格征阳性。腰椎穿刺压力 290mmH_2O，脑脊液呈均匀一致血性。

129. 本例的病因诊断方面，最重要的检查是
A. 脑电图
B. MRI
C. 头颅 CT
D. 全脑血管造影
E. TCD

130. 本例可能的诊断是
A. 脑出血
B. 脑栓塞
C. 蛛网膜下腔出血
D. 脑血栓形成
E. 硬膜下血肿

（131～134 题共用题干）

患者，男性，59 岁。言语不清半天，伴右侧肢体活动障碍 6 小时。查体：运动性失语，右侧面舌中枢性瘫痪，右侧肢体瘫痪，右侧偏身感觉障碍。急查头颅 CT 未见异常。

131. 本例最可能的诊断是

A. 脑出血早期
B. 脑梗死
C. 椎-基底动脉供血不足
D. 蛛网膜下腔出血
E. 脑肿瘤

132. 本例脑部病变最可能的部位是

A. 中央前回
B. 中央后回
C. 间脑病变
D. 内囊病变
E. 脑干病变

133. 若病情进行性加重，出现意识障碍，左侧瞳孔散大，对光反射迟钝，则急需处理的是

A. 复查头颅 CT
B. 复查血电解质
C. 快速脱水，降颅压
D. 脑细胞营养药物
E. 急查心电图

134. 发病第 3 天出现高热，体温 40℃。血常规 WBC 10. 04×10^9/L，中性粒细胞 0. 85，淋巴细胞 0. 15，最可能的原因是

A. 肺部感染
B. 泌尿道感染
C. 中枢性发热
D. 吸收热
E. 上呼吸道感染（病毒感染）

（135~137 题共用题干）

患者，男性，61 岁。午休后自觉眩晕，伴呕吐，继之饮水呛咳、吞咽困难，查体：双眼可见水平眼震，右侧 Horner 征，右侧肢体肌力 3 级，左侧 5 级，左侧痛温觉减退，右侧指鼻试验欠稳准。

135. 此病变部位为

A. 颈内动脉
B. 大脑前动脉
C. 小脑后下动脉或椎-基底动脉
D. 基底动脉炎
E. 大脑中动脉

136. 此病变称

A. Foville 综合征
B. Benedit 综合征
C. 延髓背外侧综合征
D. Millard-Gubler 综合征
E. 红核丘脑综合征

137. 为进一步确诊应行

A. 头颅 CT
B. 头颅 MRI
C. TCD
D. 腰穿
E. DSA

（138~139 题共用题干）

患者，女性，61 岁。早晨起床时发现右上下肢麻木，但可以自行上厕所，回到卧室因右下肢无力摔倒。查体：神志清楚，右侧轻偏瘫，偏身感觉减退。

138. 最可能的诊断是

A. 蛛网膜下腔出血
B. 脑血栓形成
C. 脑出血
D. 脑栓塞
E. 脑挫裂伤

139. 患者入院后病情加重，发病 36 小时查体：嗜睡，右上下肢肌力 0 级。为明确诊断，最有鉴别价值的辅助检查为

A. 脑血管造影
B. 头颅 CT
C. 腰穿
D. TCD
E. SPECT

（140~142 题共用题干）

患者，男性，62 岁。突然头痛、眩晕、呕吐，行走不稳 3 小时。查体：一侧肢体共济失调，眼球震颤。

140. 以下最可能的诊断是

A. 脑梗死
B. 壳核出血
C. 尾状核头出血
D. 小脑出血
E. SAH

141. 首先应做的检查是

A. 腰穿
B. TCD
C. ECG
D. 头颅 CT
E. 头颅平片

142. 以下治疗不适合的是

A. 卧床保持安静
B. 适当控制血压
C. 6-氨基己酸（EACA）
D. 控制血管源性脑水肿
E. 抗感染

（143~144 题共用题干）

患者，男性，65 岁。劳动中突然出现意识不清 1 小时入院，既往有高血压病史 10 余年，头颅 CT 示右侧大脑半球 2cm×4cm×6cm 高密度影。

143. 最先考虑诊断是

A. 高血压脑病
B. 脑梗死

C. SAH

D. 脑出血

E. 晕厥

144. 最重要治疗环节是

A. 降压

B. 促苏醒

C. 清除自由基

D. 脱水降颅压，减轻脑细胞水肿

E. 抗感染

（145～147 题共用题干）

患者，女性，58 岁。近 2 个月内出现 10 次突然言语不能，伴右侧肢体无力，每次持续 10 分钟左右，自行缓解，现神经系统检查正常。

145. 最可能诊断为

A. 脑栓塞

B. SAH

C. TIA

D. 癫痫小发作

E. 脑出血

146. 较有价值的辅助检查是

A. 腰穿

B. 脑电图

C. ECG

D. 经颅多普勒超声

E. B 超

147. 以下治疗不适合的是

A. 阿司匹林

B. EACA

C. 氯吡格雷

D. 肝素

E. 尼莫地平

（148～149 题共用题干）

患者，女性，64 岁。发现左侧肢体活动不能 1.5 小时。既往有高血压病史 9 年。查体：意识清楚，瞳孔等圆，肌力 2 级。

148. 为明确诊断，最有鉴别价值的辅助检查为

A. 脑血管造影

B. 头颅 CT

C. 腰穿

D. TCD

E. SPECT

149. 患者入院后 1 小时，确诊为急性脑梗死。目前下列处理中最应该考虑的是

A. 抗血小板治疗和抗凝治疗

B. 甘露醇等药物降颅压，抗脑水肿治疗

C. 蛇毒类降纤药

D. rt-PA 等溶栓治疗

E. 钙通道阻滞药等神经保护剂

（150～152 题共用题干）

患者，男性，60 岁。突发言语不清伴右侧肢体无力 3 小时就诊。既往有高血压、房颤病史。查体：神清，运动性失语，右侧肢体肌力 2 级，右侧偏身感觉障碍，右上肢发凉。头颅 CT 未见异常。

150. 最可能的诊断是

A. 脑血栓形成
B. 脑出血
C. 颈动脉系统 TIA
D. 椎动脉系统 TIA
E. 脑栓塞

151. 24 小时后头颅 CT 复查，明确为左颈动脉系统供血区的低密度区。下列何种手段对明确病变血管最有价值

A. 头颅 CT
B. 脑血管造影
C. 头颅 MRI
D. 经颅多普勒超声
E. 腰穿

152. 若 3 天后病情无变化，但体温高达 39℃，WBC 15×10^9/L。下列除哪项之外均应怀疑

A. 肺部感染
B. 泌尿道感染
C. 脑出血
D. 脾梗死
E. 右下肢动脉栓塞

（153～156 题共用题干）

患者，男性，70 岁。突然头痛、恶心、呕吐 4 小时。查体：血压 190/115mmHg，口角右偏，左侧鼻唇沟变浅，伸舌左偏，左侧偏瘫。

153. 病变可能定位于

A. 右侧基底核区
B. 左侧基底核区
C. 脑桥
D. 延髓
E. 小脑

154. 若病变继续发展，首先最可能出现的瞳孔变化是

A. 右侧瞳孔先散大再缩小
B. 右侧瞳孔先缩小再散大
C. 左侧瞳孔先散大再缩小
D. 左侧瞳孔先缩小再散大
E. 双侧瞳孔散大

155. 关于上述病例，目前下列处理中不妥当的是

A. 头颅 CT
B. 密切观察必要时紧急手术
C. 脑血管造影（DSA）
D. 加强脱水、止血、抗炎治疗
E. 防止并发症

156. 如患者不久先出现一侧瞳孔扩大固定，随即出现心跳呼吸停止，死亡。患者最可能是

发生了

A. 心肌梗死　　B. 枕骨大孔疝
C. 海马钩回疝　　D. 小脑幕裂孔上疝
E. 肺栓塞

（157~160题共用题干）

患者，男性，61岁。高血压病史4年。2小时前在劳动时突发剧烈头痛。送急诊室，检查血压为180/105mmHg，神清，右上、下肢肌力2级，右侧痛觉明显减退。入院后，血压未再波动，但神志转入昏迷。瞳孔左大于右，左侧瞳孔对光反射消失，颈稍有阻力，右侧肢体未见活动，右侧Babinski征（+），左侧Gordon征（+）。

157. 为了迅速明确诊断，最适宜的辅助检查是
A. 经颅多普勒超声　　B. 腰椎穿刺
C. 头颅CT　　D. EEG
E. SPECT

158. 根据患者病情，在综合性治疗基础上，最重要的应先采用
A. 止血药　　B. 降血压药物
C. 脑代谢活化剂　　D. 自由基清除剂
E. 脱水药

159. 若经检查明确脑出血诊断，依据其症状和体征，估计患者的出血部位最可能在
A. 左侧基底核区　　B. 右侧基底核区
C. 左侧额叶　　D. 右侧额叶
E. 第四脑室

160. 高血压性脑出血的主要机制是
A. 脑内动脉外膜不发达，管壁较薄，易致动脉破裂出血
B. 动脉粥样硬化斑块使动脉内膜粗糙，形成内膜溃疡，在高血压作用下血管破裂
C. 在高血压基础上，合并脑内动静脉畸形，故易出血
D. 持续高血压可使小动脉硬化，管壁玻璃样变性，形成微动脉瘤破裂出血
E. 脑内静脉循环障碍和静脉破裂

（161~163题共用题干）

患者，男性，40岁。沐浴时突感剧烈头痛，伴喷射样呕吐。查体：神清，四肢肌力正常，颈强直，克尼格征（+）。

161. 最先考虑诊断
A. 脑出血　　B. 脑栓塞

C. 血管性头痛
D. SAH
E. 脑梗死

162. 为确诊的检查是
A. 脑电图
B. 经颅多普勒超声
C. 头颅 CT
D. 腰穿
E. 脑血管造影

163. 下列治疗不正确的是
A. 脱水降颅压
B. 预防再出血
C. 防止迟发性脑血管痉挛
D. 绝对卧床 4~6 周
E. 尽早康复锻炼

（164~167 题共用题干）

患者，女性，35 岁。突发剧烈头痛伴呕吐 10 小时，既往无高血压病史。查体：神清，BP 160/100mmHg，左侧瞳孔散大，对光反射消失，左眼上睑下垂，眼球向上、向下、向内运动不能，脑膜刺激征(+)，头颅 CT：脑池、脑室、蛛网膜下腔呈高密度影。

164. 首先考虑的诊断是
A. SAH
B. 大面积脑梗死
C. 脑实质出血
D. 脑瘤
E. 脑炎

165. 其受累脑神经为
A. 左侧展神经
B. 右侧滑车神经
C. 左侧动眼神经
D. 右侧三叉神经
E. 左侧面神经

166. 脑脊液检查符合的是
A. 正常
B. 蛋白含量降低
C. 血性（均匀一致）
D. 糖含量增加
E. 氯化物增加

167. 以下治疗不适合的是
A. 卧床休息
B. 勿情绪激动
C. EACA
D. 尼莫地平
E. 阿司匹林

（168~170 题共用题干）

患者，女性，77 岁。右利手，有高血压病史，急性发病。表现双侧手指失认、肢体左右失定向，同时还有失写和失算。

168. 根据题干信息，该患者考虑诊断为

A. Gerstmann 综合征
B. 听觉失认
C. 肢体运动性失用症
D. 视觉失认
E. 体象障碍

169. 本例的病变在

A. 优势半球顶叶后部
B. 优势半球缘上回
C. 优势半球额下回后部
D. 优势半球颞上回后部
E. 优势半球顶叶角回

170. 本例最可能的病因是

A. 肿瘤
B. 炎症
C. 脱髓鞘病
D. 脑血管病
E. 变性病

四 B 型题

（1~4 题共用备选答案）

A. 大脑中动脉
B. 大脑后动脉
C. 大脑前动脉
D. 椎动脉
E. 椎-基底动脉

1. 供应大脑外侧面血液的血管为
2. 供应枕叶血液的血管为
3. 供应脑桥血液的血管为
4. 供应延髓外侧面血液的血管为

（5~8 题共用备选答案）

A. 椎-基底动脉系统 TIA
B. 颈内静脉血栓形成
C. 大脑前动脉血栓形成
D. 大脑中动脉血栓形成
E. 大脑后动脉血栓形成

5. 会造成病灶侧单眼失明的是
6. 会造成病灶对侧下肢中枢性瘫痪的是
7. 会造成眩晕的是
8. 会造成猝倒发作的是

（9~12题共用备选答案）

A. 脑细胞保护剂
B. 抗凝药物
C. 溶栓药物
D. 血液稀释疗法药物
E. 脑代谢活化剂

9. 低分子右旋糖酐属于
10. 20%甘露醇属于
11. 肝素、双香豆素属于
12. 尿激酶、链激酶属于

（13~15题共用备选答案）

A. 脑血栓形成
B. TIA
C. 脑栓塞
D. 腔隙性脑梗死
E. 脑出血

13. 脑梗死中最常见的类型是
14. 常因为心房颤动、动脉粥样硬化斑块脱落而发病的疾病是
15. 多数患者就诊时症状已消失，诊断主要依靠病史的疾病是

（16~17题共用备选答案）

A. 阿司匹林
B. 颈动脉支架植入术
C. 氯吡格雷
D. 肝素
E. 华法林

16. 血管造影证实颈动脉狭窄程度为中至重度（50%~99%）的患者，可考虑
17. 通过不可逆结合血小板表面二磷酸腺苷（ADP）受体、抑制血小板聚集

（18~21题共用备选答案）

A. 基底核
B. 大脑皮质
C. 脑桥
D. 大脑半球两侧中线附近
E. 小脑蚓部

18. 上矢状窦血栓形成好发于
19. 高血压性脑出血好发于
20. 脑淀粉样血管病好发于
21. 髓母细胞瘤好发于

（22～24 题共用备选答案）

A. 动静脉畸形
B. 高血压合并细小动脉硬化
C. 血液病
D. 粟粒样动脉瘤
E. 颅内动脉瘤

22. 蛛网膜下腔出血最常见的病因是
23. 脑出血最常见的病因为
24. 腔隙性脑梗死最常见的病因是

（25～27 题共用备选答案）

A. T_1低信号，T_2高信号
B. 高密度影
C. 低密度影
D. T_1等信号，T_2低信号
E. T_1高信号，T_2高信号

25. 发病 1.5 小时后的脑出血是
26. 发病 36 小时后的脑出血是
27. 发病 2 周后的脑出血是

（28～29 题共用备选答案）

A. 脑动脉炎
B. 脑动脉瘤
C. 脑动静脉畸形
D. 脑淀粉样血管病
E. 动脉粥样硬化

28. 老年人脑叶出血，若无高血压及其他原因，其原因多为
29. 脑血栓形成的最常见病因为

（30～32 题共用备选答案）

A. 大脑中动脉
B. 颈内动脉及大脑中动脉
C. 基底动脉
D. 椎动脉或小脑后下动脉
E. 椎-基底动脉

30. 动脉粥样硬化性脑梗死最常发生于
31. 引起延髓背外侧综合征的血管为
32. 心源性脑栓塞多发生在

（33～34 题共用备选答案）

A. 硝普钠
B. 硝酸甘油
C. 硝苯地平
D. 利血平

E. 硫酸镁

33. 适用于高血压脑病快速降血压后维持用药的是

34. 更适用高血压脑病合并冠心病、心肌供血不足和心功能不全的是

（35~37 题共用备选答案）

A. rt-PA
B. 低分子量肝素
C. 阿司匹林
D. 降纤酶
E. 低分子右旋糖酐

35. 属于抗血小板聚集药物的是

36. 属于溶栓药物的是

37. 属于抗凝药物的是

（38~39 题共用备选答案）

A. 皮质下
B. 脑桥
C. 小脑
D. 基底核区
E. 脑室

38. 高血压性脑出血的好发部位在

39. 非高血压性脑出血多位于

（40~41 题共用备选答案）

A. 大脑前动脉
B. 大脑中动脉
C. 大脑后动脉
D. 脉络膜前动脉
E. 后交通动脉

40. 内囊后肢前 2/3 的供血动脉是

41. 丘脑的供血动脉是

（42~44 题共用备选答案）

A. 头颅 MRI
B. 脑血管造影
C. 头颅 CT
D. 脑电图检查
E. DSA

42. 诊断脑出血最迅速、最可靠的检查为

43. 出血性卒中与缺血性卒中最有鉴别价值的辅助检查为

44. 对确诊蛛网膜下腔出血病因最有价值的检查是

（45~48 题共用备选答案）

A. 阿替普酶
B. 氯吡格雷
C. 普通肝素
D. 巴曲酶
E. 钙通道阻滞药

45. 脑梗死的治疗中：属于溶栓药物的是
46. 脑梗死的治疗中：属于降纤药物的是
47. 脑梗死的治疗中：属于神经保护剂的是
48. 脑梗死的治疗中：属于抗凝药物的是

（49~51 题共用备选答案）

A. 50mg/d
B. 75mg/d
C. 75~150mg/d
D. 50~150mg/d
E. 150~300mg/d

49. TIA 高危患者，阿司匹林的建议服用剂量为
50. 对于不符合溶栓适应证且无抗血小板治疗禁忌证的急性脑梗死患者，阿司匹林的推荐使用剂量为
51. 急性脑梗死患者急性期后，阿司匹林改为预防剂量，预防剂量为

五 X 型题

1. 属于 TIA 特征的症状有
A. 双眼视力障碍发作
B. 跌倒发作
C. 眼动脉交叉瘫
D. 不伴后循环障碍其他体征的意识丧失
E. 短暂性全面性遗忘

2. 关于延髓背外侧综合征，以下叙述正确的有
A. 小脑后下动脉闭塞
B. 三叉神经脊束核受累
C. 脊髓丘脑束受累
D. 出现交叉性感觉障碍
E. 常有交叉性瘫痪

3. 关于 TIA 的表述正确的是
A. 发作突然
B. 持续时间通常在几分钟至 1 小时
C. 常反复发作
D. 每次发作常涉及相同的某动脉供应的脑功能区
E. 症状、体征持续超过 24 小时，但在 2~3 周内完全恢复，不留后遗症

4. 大脑后动脉深穿支闭塞可出现

A. 红核丘脑综合征
B. 丘脑综合征
C. Weber 综合征
D. Benedit 综合征
E. Millard-Gubler 综合征

5. 颈内动脉入颅后分出数支动脉，其中属于其分支的是
A. 大脑中动脉
B. 大脑后动脉
C. 眼动脉
D. 后交通动脉
E. 大脑前动脉

6. 下列属于丘脑综合征的是
A. 对侧肢体共济失调
B. 病变对侧浅感觉障碍为主
C. 病变对侧不自主运动
D. 病变对侧偏身自发性疼痛
E. 病变对侧肢体轻瘫

7. 以下属于红核丘脑综合征的是
A. 对侧面部感觉障碍
B. 静止性震颤
C. 舞蹈样不自主运动
D. 病侧小脑性共济失调
E. 意向性震颤

8. 下列诊断要点中，符合脑血栓形成的情况有
A. 多于静态发病
B. 有 TIA 病史或高血压
C. CT 检查在 24 小时内多出现高密度灶
D. 发病年龄较高
E. 常规脑脊液检查多正常

9. 下列符合小脑后下动脉闭塞临床表现的有
A. 突发眩晕
B. 眼球震颤
C. 双下肢瘫痪
D. 小脑性共济失调
E. 同侧面部及对侧偏身痛温觉减退

10. 脑栓塞的临床表现中，下列表述正确的是
A. 起病急骤
B. 部分患者较年轻
C. 多有脑膜刺激征
D. 常见局限性抽搐、偏瘫、失语
E. 多有心房颤动

11. 与脑缺血再灌注损伤有关的有
A. 自由基的生成
B. 电解质紊乱造成细胞水肿
C. 细胞内钙超载
D. 兴奋性氨基酸毒性
E. 白细胞高度聚集

12. 下列说法符合颈内动脉系统 TIA 的是
A. 眼动脉交叉瘫
B. 对侧轻偏瘫
C. 失语
D. Horner 征交叉瘫

E. 跌倒发作

13. 临床把脑血栓形成，即动脉粥样硬化性脑梗死分为四型，其中包括

A. 大面积脑梗死　　B. 分水岭脑梗死

C. 出血性脑梗死　　D. 缺血性脑梗死

E. 多发性脑梗死

14. 延髓背外侧综合征主要表现包括

A. 同侧小脑性共济失调　　B. 吞咽困难和声音嘶哑

C. 同侧 Horner 征　　D. 交叉性感觉障碍

E. 视物模糊

15. 下列符合脑血栓形成一般特点的是

A. 由动脉粥样硬化所致者以中老年人多见，由动脉炎所致者以中青年多见

B. 常在安静或休息状态下发病

C. 无偏瘫、偏身感觉障碍等局灶体征

D. 神经功能缺失症状多在发病后 10 余小时或 1~2 天内达到高峰

E. 除脑干梗死和大面积脑梗死外，大多数患者意识清楚或仅有轻度意识障碍

16. 关于急性脑血管病病变部位的表述正确的是

A. 脑血栓形成最易发生在大脑中动脉

B. 蛛网膜下腔出血以大脑凸面畸形血管破裂最多见

C. 脑出血的血管最多在豆纹动脉

D. 脑桥出血多由基底动脉的旁正中动脉破裂所致

E. 脑栓塞以大脑中动脉阻塞最常见

17. 下列属于抗血小板药的是

A. 阿司匹林　　B. 阿西单抗

C. 华法林　　D. 氯吡格雷

E. 双嘧达莫

18. 颅内的主要静脉窦包括

A. 上矢状窦、下矢状窦　　B. 直窦、横窦

C. 窦汇　　D. 海绵窦

E. 乙状窦

19. 能导致血管性痴呆的是

A. 颞动脉炎　　B. 结节性多动脉炎

C. 红斑狼疮　　D. 烟雾病

E. 肝硬化

20. 下列符合颈内动脉系统 TIA 的是

A. 发作性偏瘫
B. 一过性失明
C. 跌倒发作
D. 偏盲
E. 失语

21. 椎-基底动脉系统TIA的常见症状一般包括
A. 眩晕
B. 单眼-过性黑矇
C. 跌倒发作
D. 短暂性全面性遗忘
E. 平衡障碍

22. 下述属于溶栓治疗并发症的是
A. 梗死灶继发出血
B. 再灌注损伤
C. 再闭塞
D. 血管痉挛
E. 脑水肿

23. 积极消除各种危险因素是防治脑卒中的关键，在防治过程中正确的是
A. 高脂饮食
B. 低盐饮食
C. 戒烟
D. 控制高血压、高血糖
E. 降低血黏度

24. 下列适合SAH患者治疗的是
A. 绝对卧床4~6周
B. 尼莫地平
C. 阿司匹林
D. 抗纤溶药
E. 钙通道阻滞药

25. 蛛网膜下腔出血常见的症状是
A. 偏瘫
B. 玻璃体下片状出血
C. 脑脊液压力增高
D. Kernig征(+)
E. 剧烈头痛

26. 脓毒性海绵窦血栓性静脉炎的并发症有
A. 脑膜炎
B. 脑脓肿
C. 垂体功能增强
D. 肺脓肿
E. 抗利尿激素分泌过多症

27. 下列情况适合脑梗死患者溶栓治疗的是
A. 发病6小时内
B. 头颅CT证实无出血灶
C. 患者无出血素质
D. 凝血功能正常
E. 头颅CT出现低密度灶

28. 脑血栓形成急性期的治疗原则包括
A. 超早期溶栓治疗
B. 防治并发症
C. 采取个体化治疗原则
D. 应用甘露醇治疗

E. 对脑卒中的危险因素及时给予预防性干预措施

29. 基底动脉尖综合征临床主要表现包括

A. Wallenberg 综合征
B. 严重记忆障碍
C. 对侧偏盲或皮质盲
D. 意识障碍
E. 眼球运动障碍及瞳孔异常

30. 分水岭梗死的临床特点包括

A. 卒中样发病
B. 多无意识障碍
C. 症状较轻
D. 恢复较快
E. 一般无偏盲及失语

31. 椎-基底动脉闭塞的主要症状包括

A. 眩晕
B. 行走不稳
C. 恶心、呕吐
D. 偏瘫、偏身感觉减退、偏盲
E. 四肢瘫痪

32. 发生蛛网膜下腔出血后可引起一系列病理过程，其中包括

A. 颅内容量增加
B. 交通性和阻塞性脑积水
C. 细菌性脑膜炎
D. 自主神经及下丘脑功能紊乱
E. 脑血管痉挛和蛛网膜粘连

33. 多发性脑出血通常可继发于

A. 血液病
B. 脑淀粉样血管病
C. 新生物
D. 血管炎
E. 高血压

34. 属于颞动脉炎表现的为

A. 一侧或双侧颞部疼痛
B. 沿颞动脉触痛、颞动脉搏动减弱或消失
C. 视力障碍
D. 约一半以上的患者合并风湿性肌痛
E. 颞区红肿

35. 关于高血压脑病的叙述，正确的有

A. 有一过性头痛、呕吐、抽搐或意识障碍
B. 以血压明显增高和眼底变化为主要表现
C. 脑脊液正常
D. 有明确神经系统局灶体征
E. 头颅 CT 无出血灶

36. 下列哪种情况的脑出血适合手术治疗

A. 重症脑室出血（脑室铸型）
B. 小脑出血>10ml
C. 壳核出血<30ml
D. 丘脑出血>15ml

E. 合并脑血管畸形、动脉瘤

37. 蛛网膜下腔出血常见的并发症包括

A. 感染
B. 再出血
C. 脑血管痉挛
D. 脑积水
E. 癫痫发作

38. 下列属于延髓背外侧综合征表现的是

A. 饮水呛咳
B. 同侧小脑共济失调
C. 病变对侧 Horner 征
D. 眩晕
E. 交叉性感觉障碍

39. 颅内静脉和静脉窦血栓形成（CVST）的脑病样症状包括

A. 精神异常
B. 意识混乱
C. 意识模糊
D. 癫痫
E. 颅内压增高

40. 脑出血患者的急性期处理，下列正确的是

A. 安静、少搬动
B. 使用脱水药、减轻脑水肿
C. 给予血管扩张药以改善血液循环
D. 合并应激性溃疡时用止血药
E. 血压增高明显者，给予降血压治疗

41. 下列属于上矢状窦血栓形成诱因的是

A. 产后 1~3 周及处于妊娠期
B. 平常有高血压
C. 口服避孕药
D. 婴幼儿及老年人严重脱水
E. 感染、全身消耗及恶病质

42. TIA 外科治疗的手术方法有

A. 开颅血肿清除术
B. 钻孔扩大骨窗血肿清除术
C. 钻孔穿刺血肿清除术
D. 立体定向血肿引流术
E. 脑室引流术

43. 预防 TIA 的药物包括

A. 抗血小板聚集药
B. 扩容药物
C. 血管扩张药
D. 脑保护剂
E. 抗凝药

六 案例分析题

（1~4 题共用题干）

患者，男性，42 岁。因“突发左侧肢体无力 12 小时”就诊。有高血压、糖尿病、高脂

血症病史，有吸烟史。查体：左侧中枢性面瘫，左侧肢体轻偏瘫，肌力 5^- 级。头颅 CT：未见脑出血。头颅 MRI DWI 及 MRA 见下图。

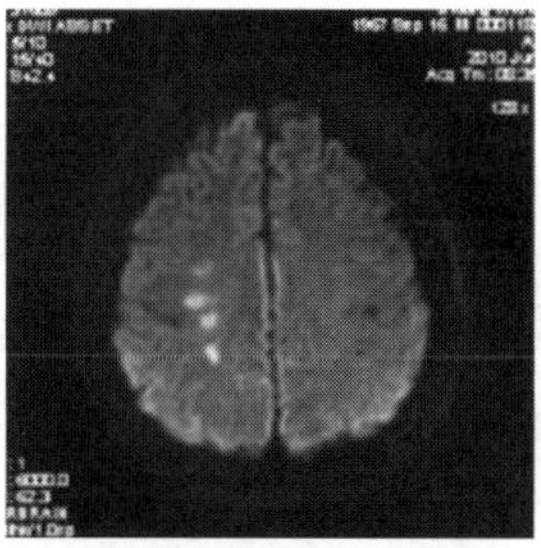
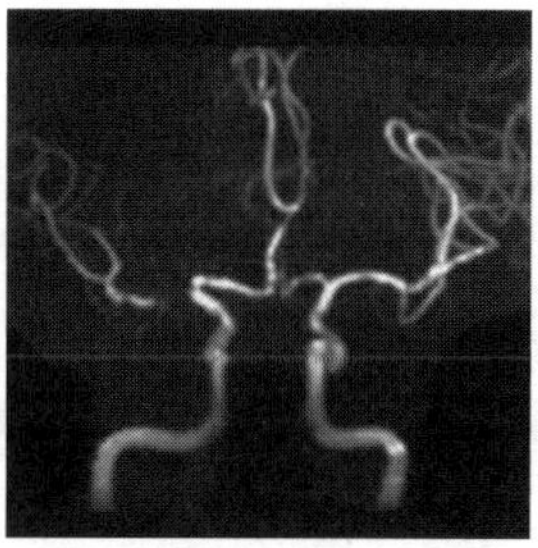

1. 具有循证医学证据的治疗是
   A. 动脉溶栓　　B. 抗凝治疗
   C. 氯吡格雷和阿司匹林双抗治疗　　D. 尿激酶治疗
   E. 降纤治疗　　F. 神经保护治疗
2. 以下叙述正确的是
   A. 颅内动脉狭窄是中国住院人群最常见的大血管源性卒中病因
   B. 颈部动脉狭窄是中国住院人群最常见的大血管源性卒中病因
   C. 脑卒中患者应常规进行颅内外大血管病变的影像学检查
   D. 脑卒中患者可选择性进行颅内外大血管病变的影像学检查
   E. MRA 对于颅内血管病变常常过高估计狭窄程度
   F. MRA 对于颅内血管病变常常过低估计狭窄程度
3. 本患者的二级预防措施正确的有
   A. 长期抗血小板治疗
   B. 控制低密度脂蛋白胆固醇（LDL-C）水平在 2.07mmol/L 以下
   C. 戒烟
   D. 积极控制糖尿病
   E. 鼓励进行适当的体育锻炼
   F. 多种维生素营养神经治疗
4. 本患者正确的降压治疗是
   A. 24 小时内不宜快速降压
   B. 长期血压应维持在 140mmHg 以下
   C. 长期血压应维持在 160mmHg 以下
   D. 为了避免发生低灌注，血压应维持在相对高的水平

E. 降压治疗可以减少脑卒中复发

F. 降压治疗使血压低于 140mmHg，反而会导致脑卒中更多的复发

（5~8 题共用题干）

患者，女性，50 岁。因“突发头痛 4 小时”就诊。患者 4 小时前游泳过程中，突然出现头顶部疼痛，为搏动性，伴有恶心、呕吐 1 次，呕吐物为咖啡色胃内容物。无意识障碍及大小便失禁，无肢体无力、感觉异常，无言语不清、吞咽困难，无发热。就诊于当地医院，行头颅 CT 提示“蛛网膜下腔出血”，给予尼莫地平预防脑血管痉挛、甘露醇脱水及对症治疗，为进一步治疗转院。患者自发病以来，精神差，睡眠、饮食不佳，体力下降，体重无明显变化，大小便无异常。否认高血压、糖尿病、冠心病、脂蛋白代谢紊乱病史；否认吸烟、饮酒史；否认药物过敏史。弟弟曾因癫痫发作发现有左额动静脉畸形，行手术治疗。查体：BP 133/75mmHg（双侧）；心、肺、腹部未见明显异常。神经系统查体：意识清楚，言语流利，高级皮质功能检查正常；粗测双眼视力、视野未见明显异常，双眼各方向运动自如、充分，双瞳孔等大正圆，直径 2. 5mm，直接、间接对光反射灵敏，其余脑神经检查未见异常；四肢肌力 5 级，肌张力正常，左侧腱反射活跃，左侧病理反射可疑阳性；双侧深浅感觉及共济运动检查正常；颈强直，颏胸距 3 横指，布鲁津斯基征(+)，克尼格征(+)。血常规、尿常规、粪常规、凝血功能均正常；血胆固醇 5. 37mmol/L，甘油三酯 2. 1mmol/L，低密度脂蛋白 3. 3mmol/L。入院头颅 CT 及 DSA 检查见下图。

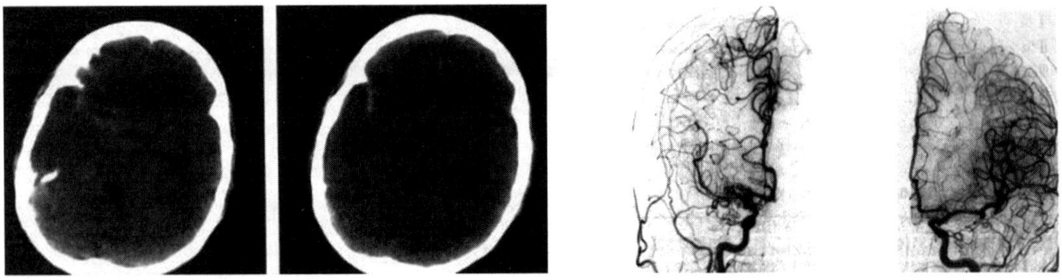

5. 该患者烟雾病的 DSA 分期为

A. Ⅰ期　　B. Ⅱ期

C. Ⅲ期　　D. Ⅳ期

E. Ⅴ期　　F. Ⅵ期

6. 该患者烟雾病的分型为

A. Ⅰ型　　B. Ⅱ型

C. Ⅲ型　　D. Ⅳ型

E. Ⅴ型　　F. Ⅵ型

7. 该患者的治疗方案为

A. 静脉滴注甘露醇
B. 口服尼莫地平片
C. 阿托伐他汀钙降脂
D. 口服丙戊酸钠
E. 静脉滴注止血药物
F. 预防下肢深静脉血栓形成

8. 与烟雾病血管形成有关的因子包括

A. 血管内皮生长因子
B. 碱性成纤维细胞生长因子
C. 肝细胞生长因子
D. 血小板源性生长因子
E. 前列腺素-2
F. 白介素-1

（9~11 题共用题干）

患者，女性，44 岁。活动时突然出现神志不清，右侧肢体不能活动，伴有恶心、呕吐 2 小时入院。既往体健。查体：血压 140/85mmHg，心率 92 次/分，心律绝对不齐，心音强弱不等。中度昏迷，左瞳孔 4mm，右瞳孔 2mm，对光反射消失，两眼球固定于正中位，疼痛刺激左侧肢体稍动，右侧肢体不动，双下肢病理征阳性。双肺呼吸音粗，可闻及湿啰音。头颅 CT 未见异常。

9. 此患者考虑何诊断

A. 脑出血
B. 心律失常，房颤
C. 脑栓塞
D. 肺部感染
E. 肺性脑病
F. 脑疝

10. 就诊时下列措施中正确的是

A. 溶栓治疗
B. 积极降低颅内压
C. 大骨瓣切除减压术
D. 肝素抗凝治疗
E. 阿司匹林等抗血小板治疗
F. 罂粟碱

11. 下述关于该病的叙述正确的是

A. 常见于颈内动脉系统
B. 易发生梗死后出血
C. 易伴脑血管痉挛
D. 局灶性神经系统体征在数秒至数分钟达到高峰
E. 局灶性神经系统体征多在发病后 10 余小时或 1~2 天达到高峰
F. 起病时发生癫痫发作常见

（12~14 题共用题干）

患者，女性，63 岁。8 个月内 5 次出现突然不能言语，每次持续 10~15 分钟。1 个月前第 3 次发作，伴右侧肢体麻木，之后服用阿司匹林 100mg/d。3 小时前第 4 次发作（10 分钟后完全缓解）而来诊。神经系统检查正常。

12. 有助于诊断的检查有

A. 心电图
B. MRA
C. 颈动脉血管超声
D. TCD
E. 超声心动图
F. 颈部血管高分辨率 MRI

13. 正确的抗栓治疗是

A. 继续阿司匹林治疗
B. 氯吡格雷 75mg/d
C. 阿司匹林联合氯吡格雷治疗
D. 口服华法林，并严密观察 INR
E. 肝素
F. 低分子量肝素

14. ［提示：血低密度脂蛋白（LDL）2.97mmol/L。超声示左侧颈内动脉分叉处有低回声斑块］正确的处置包括

A. LDL 不高，为避免 LDL-C 过低，不需要进行药物治疗
B. 可以选用他汀类、氯贝特类或烟酸类药物
C. 应尽早使用他汀类药物治疗，使血 LDL-C 降至 2.07mmol/L 或下降程度>40%
D. 当血脂下降达到目标值时，停止药物治疗，仅进行生活方式的干预
E. 应进行生活方式干预，如进行体育锻炼等降低血脂
F. 用药期间，应监测肝功能变化

（15~18 题共用题干）

患者，女性，67 岁。因“突发头痛 6 小时”就诊。患者 6 小时前休息过程中突发头痛，呈胀痛，无恶心、呕吐，症状持续不缓解，无意识障碍，无肢体麻木无力、无言语不清、吞咽困难，无发热。家属诉患者 2 年前开始出现记忆力下降，容易忘记刚发生的事情，病情逐渐进展为外出找不到家，生活不能自理。否认高血压和糖尿病病史；否认华法林用药史；无吸烟、饮酒史。查体：BP 140/80mmHg（双侧）；神经系统查体：意识清楚，言语流利，近记忆力、计算力减退；粗测双眼视力、视野正常，双眼各方向运动充分，双瞳孔等大正圆，直径 3mm，直接、间接对光反射灵敏，其余脑神经检查未见异常；四肢肌力 5 级，肌张力对称适中，双侧腱反射(++)，双侧病理反射未引出；双侧深浅感觉及共济运动检查正常；颈软，无颈抵抗；布鲁津斯基征(-)，克尼格征(-)；体格检查基本未见异常。实验室检查：血常规、尿常规、粪常规均正常，凝血功能正常，糖化血红蛋白正常；BUN 9.2mmol/L，甘油三酯 2.14mmol/L，总胆固醇 6.4mmol/L，低密度脂蛋白 3.21mmol/L。动态血压监测正常。头颅 CT 见右图。

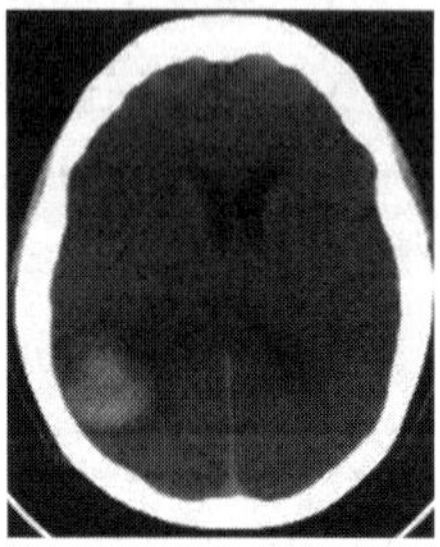

15. 该患者脑出血可能的病因是

A. 脑血管淀粉样变性
B. 高血压

C. 血管畸形　　　　D. 动脉瘤
E. 脑梗死后出血转换　　　　F. 静脉回流障碍

16. 为进一步明确病因，须完善的检查有
A. CTA　　　　B. 颈部血管超声
C. DSA　　　　D. TCD
E. 超声心动图　　　　F. CT 静脉血管成像（CTV）

17. （提示：行 CTA/CTV 检查见下图）此时脑出血病因首先考虑
A. 脑血管淀粉样变性　　　　B. 高血压
C. 血管畸形　　　　D. 动脉瘤
E. 脑梗死后出血转换　　　　F. 静脉回流障碍

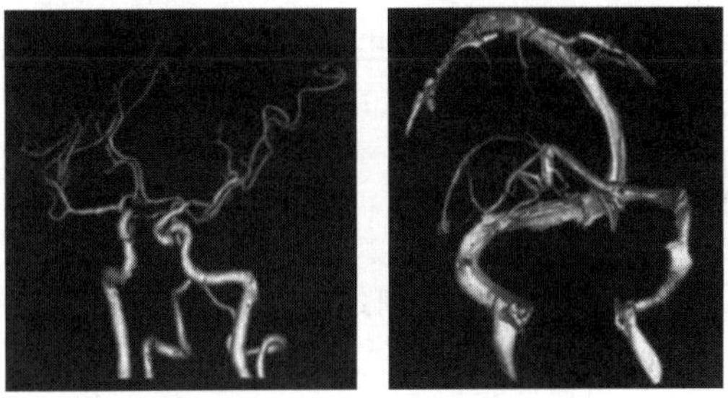

18. （提示：该患者入院后 MMSE 评分为 15 分）该患者痴呆考虑为
A. 血管性痴呆　　　　B. 帕金森痴呆
C. 混合性痴呆　　　　D. 额颞叶痴呆
E. 路易体痴呆　　　　F. 亨廷顿病

（19~23 题共用题干）

患者，男性，70 岁。因“间歇性右下肢抖动 3 个月”就诊。患者近 3 个月来，间歇性右下肢抖动，抖动频率 3~4Hz，每次发作持续 3 分钟左右，每 2 周左右发作一次，多发生于从坐位站立时，最后一次发作于入院前 2 天。抖动时伴有右侧肢体麻木、无力。不伴意识障碍，无舌肌咬伤、大小便失禁。发作间期活动正常。高血压病史 15 年，糖尿病病史 5 年，一直口服降压和降糖药物治疗，血压和血糖控制不详。查体：BP 135/85mmHg；意识清楚，言语流利；心肺检查未见异常；脑神经检查无异常，四肢肌力 5 级，肌张力正常，共济运动正常，深浅感觉正常，四肢腱反射(++)，双侧病理反射未引出，脑膜刺激征(-)；颈部及锁骨上窝未闻及血管杂音。头颅 CT：未见明显异常。视频脑电图：在检查过程中，虽然有症状发作，但脑电图未见明显异常。

19. 此患者最可能的诊断为

A. 癫痫
B. 短暂性脑缺血发作
C. 晕厥
D. 肌张力障碍
E. 帕金森病
F. 特发性震颤

20. 目前认为，最可能与抖动性 TIA 有关的是
A. 颈动脉严重狭窄或闭塞
B. 心源性疾病
C. 脑白质变性
D. 局灶性脑萎缩
E. 高血压
F. 椎动脉严重狭窄或闭塞

21. 此患者的 $ABCD^2$ 评分是
A. 2分
B. 3分
C. 4分
D. 5分
E. 6分
F. 7分

22. 依据 $ABCD^2$ 评分，患者在2天内脑卒中的发生率最接近
A. 2%
B. 4%
C. 6%
D. 8%
E. 10%
F. 12%

23. （提示：患者入院后行 DSA 检查，左侧颈内动脉见右图）依据2010年中国指南内容，下列操作中正确的有

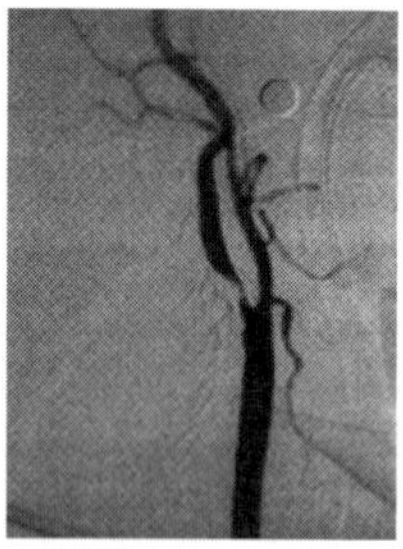

A. 此患者可以考虑行 CEA
B. 当无条件做 CEA 时，可以考虑行 CAS
C. 为了减少手术风险，CAS 术应推迟到 TIA 发作2周内
D. 为了及时预防发展为脑卒中，在2周内行 CEA 是合理的
E. 待血管完全闭塞后，可以考虑行颅外/颅内旁路手术
F. 首先考虑行颅外/颅内旁路手术

（24～27题共用题干）

患者，女性，50岁。因“突发意识障碍2小时”就诊。患者2小时前外出时，突然出现头晕，随即出现意识丧失，呼之不应，伴恶心、呕吐，呕吐物为胃内容物，伴大小便失禁，当时未伴肢体抽搐，急诊入院。高血压病史12年，最高190/120mmHg，规律服用缬沙坦，血压控制不详。否认糖尿病、心脏病病史；否认吸烟、饮酒史。查体：BP 182/98mmHg。神经系统查体：浅昏迷，压痛可见痛苦表情，双瞳孔等大正圆，直径2.5mm，对光反射消失，右侧鼻唇沟浅，余脑神经查体不合作；四肢痛刺激未见明显活动，四肢肌张力减低，腱反射减弱，双侧巴宾斯基征(+)；双侧深浅感觉及共济运动检查不合作；颈软无抵抗，布鲁津斯基征(-)，克尼格征(-)。给予经口气管内插管，呼吸机辅助呼吸。随即检查头颅 CT 见下图。

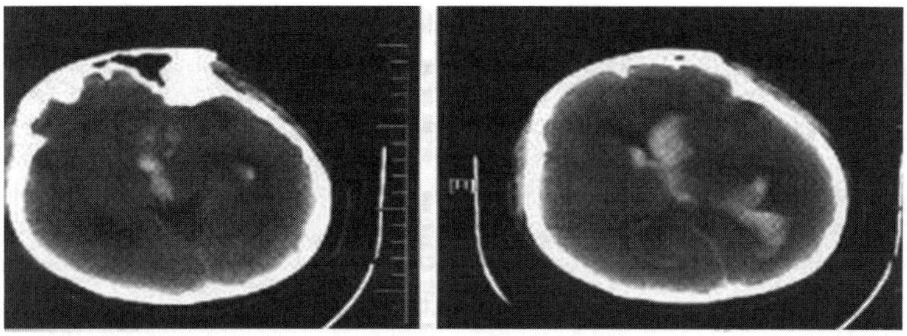

24. 该患者脑出血的原因可能是

A. 动脉瘤　　B. 血管畸形
C. 高血压　　D. 静脉源性出血
E. 梗死后出血转化　　F. 瘤卒中

25. 该患者的治疗方案为

A. 保持呼吸道通畅　　B. 应用脱水药
C. 控制血压　　D. 保持电解质平衡
E. 给予苏醒药　　F. 应用止血药物

26. （提示：该患者入院 3 小时，突发血氧饱和度下降，最低达 71%。血气分析：pH 7.49，$PaCO_2$ 30mmHg，PaO_2 55mmHg，碱剩余 0.5mmol/L，碳酸氢盐 22.9mmol/L，标准碳酸氢盐 25.1mmol/L，氧饱和度 91%）该患者目前存在的问题，下列概述最准确的是

A. Ⅰ型呼吸衰竭，呼吸性碱中毒合并代谢性碱中毒
B. Ⅱ型呼吸衰竭，呼吸性碱中毒合并代谢性碱中毒
C. Ⅰ型呼吸衰竭，呼吸性碱中毒
D. Ⅱ型呼吸衰竭，呼吸性碱中毒
E. Ⅱ型呼吸衰竭，呼吸性碱中毒合并代谢性酸中毒
F. Ⅰ型呼吸衰竭，呼吸性碱中毒合并代谢性酸中毒

27. （提示：该患者胸部 X 线片见下图）该患者下一步的治疗措施包括

A. 呼吸机辅助通气
B. 利尿脱水
C. 补液
D. 吸氧，5~6L/min
E. 适量使用激素
F. 使用强心药

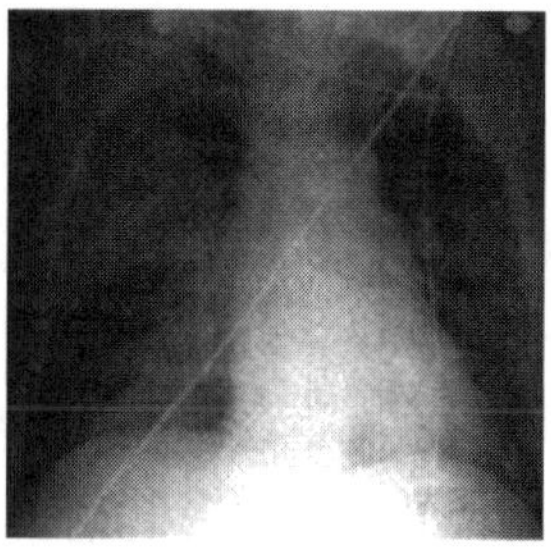

（28~32 题共用题干）

患者，女性，82 岁。晨起排便时突发言语不清，四肢不能活动，并迅速出现意识障碍，继之左侧瞳孔散大。查体：BP 140/90mmHg；浅昏迷，眼球向右凝视，左侧瞳孔散大；双肺呼吸音粗，心脏未见异常；四肢不能活动，双侧巴宾斯基征(+)。头颅 CT：左侧额叶、顶叶、枕叶出血。

28. 目前应给予的处理有

A. 吸氧
B. 心电监护
C. 脱水降低颅内压
D. 抗感染
E. 脑保护治疗
F. 立即手术

29. 目前考虑患者出血的病因有

A. 高血压
B. 脑淀粉样血管病
C. 动静脉畸形
D. 动脉瘤破裂
E. 肿瘤出血
F. 抗凝治疗

30. 目前应完善的相关检查包括

A. 凝血功能
B. 腰椎穿刺查脑脊液
C. 肿瘤筛查
D. 心电图
E. 胸部 X 线片
F. DSA

31. 关于散发的本病，叙述错误的有

A. 是非外伤性脑出血的少见原因
B. 多引起基底核、丘脑和小脑的出血
C. 顶叶出血多于枕叶或额叶出血
D. 老年患者抗凝治疗并不会增加再出血的风险
E. MRI 梯度回波序列（GRE）可见多发的皮质下微出血
F. 典型的病理表现为软脑膜血管周围 β-淀粉样纤维在细胞外沉积

32. 本病最易导致的颅内出血包括

A. 硬膜下出血
B. 额叶出血
C. 枕叶出血
D. 脑桥出血
E. 脑室内出血
F. 小脑出血

（33~36 题共用题干）

患者，男性，82 岁。有高血压病史，突发右侧肢体无力，失语。双眼向左侧凝视，右侧鼻唇沟浅，伸舌右偏，右肢全瘫，肌力 0 级，右侧巴宾斯基征(+)。

33. 询问病史须补充的最重要内容是

A. 询问发病时是否有头痛

B. 询问症状出现的过程是相对慢（数小时内）起病还是相对急（几分钟）起病
C. 从起病到就诊的时间差
D. 是否有心房颤动病史
E. 是否有心脑血管病家族史
F. 是否有脑外伤史

34. （提示：行头颅 CT 检查见右图。）该 CT 诊断为

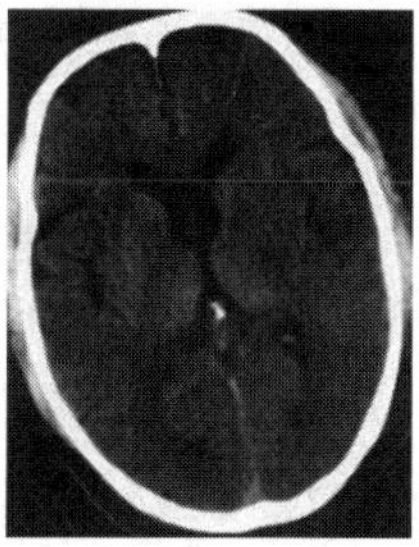

A. 正常头颅 CT 影像
B. 正常头颅 CT 影像，但结合病史提示脑梗死
C. 正常头颅 CT 影像，但结合病史提示脑出血史
D. 异常头颅 CT 影像，结合病史，提示脑梗死
E. 异常头颅 CT 影像，结合病史，提示脑肿瘤
F. 异常头颅 CT 影像，结合病史，提示脑出血

35. 患者不能接受静脉溶栓治疗的情况有
A. 1 个月内肝切除术史
B. 长期口服抗凝药物，INR = 3
C. 患者在 1 个月前有一次脑出血史
D. 患者有心房颤动病史
E. 患者有癔症病史
F. 患者在 2 年前经历过一次脑梗死溶栓治疗

36. 静脉溶栓治疗后 24 小时内，可以选用的药物有
A. 阿司匹林
B. 氯吡格雷
C. 低分子量肝素
D. 普通肝素
E. 长效降压药
F. 0.9%氯化钠溶液

（37～40 题共用题干）

患者，男性，42 岁。因“突发头痛 1 小时”就诊。现患者 1 小时前看电视时突发头痛，程度剧烈、难以忍受，以双侧颞部及枕部为著，伴恶心、呕吐，非喷射性，呕吐物为胃内容物，无咖啡色物质。于当地医院行头颅 CT：蛛网膜下腔出血。给予“氨甲环酸及醒脑静”静脉滴注，症状无明显变化，为进一步治疗转院。于急诊行 DSA 检查提示前交通动脉瘤，未见血管狭窄，全麻下给予动脉瘤完全填塞，手术顺利。患者自发病以来，精神差，睡眠、饮食不佳，体力下降，体重无明显变化，大小便无异常。既往高血压病史 3 年，血压最高 150/95mmHg，未服药。长期大量吸烟、饮酒。否认外伤史，否认药物过敏史。查体：BP 153/95mmHg（双侧）；心、肺、腹部查体未见明显异常。神经系统查体：意识清楚，言语流利，高级皮质功能检查正常；粗测双眼视力、视野未见明显异常，双眼各方向运动自如、充分，双瞳孔等大正圆，直径 2.5mm，直接、间接对光反射灵敏，其余脑神经检查未见异常；四肢肌力 5 级，肌张力正常，四肢腱反射正常，双侧巴宾斯基征(-)；双侧深浅感觉及共济运动检查正常；颈强直，颏胸距 3 横指，布鲁津斯基征(+)，克尼格征(+)。血常规、

尿常规、粪常规、凝血功能均正常。入院头颅 CT 见右图。

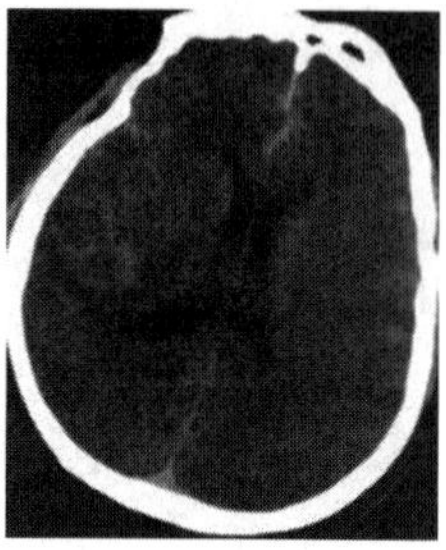

37. 该患者的高血压分层为

A. 高血压 1 级，很高危

B. 高血压 2 级，高危

C. 高血压 3 级，高危

D. 高血压 1 级，中危

E. 高血压 2 级，很高危

F. 高血压 2 级，中危

38. 该患者入院 CT 的 Fisher 分级为

A. 0 级　　B. 1 级

C. 2 级　　D. 3 级

E. 4 级　　F. 5 级

39. （提示：入院第 5 天，TCD 示双侧大脑中动脉血流速度 240cm/s；诱发电位示左侧皮质电位 P40 潜伏期延长）该患者可能出现的情况为

A. 迟发性脑缺血发作　　B. 脑水肿

C. 再出血　　D. 脑积水

E. 颅内感染　　F. 痫性发作

40. 该患者下一步的治疗方案为

A. 口服尼莫地平　　B. 诱导高血压

C. 扩容治疗　　D. 血液稀释

E. 应用止血药　　F. 脱水降颅压

参考答案与解析

一、A1 型题

1. D【解析】关于脑淀粉样血管病（CAA）：①CAA 是由淀粉样物质在软脑膜和大脑皮质小动脉中层沉积导致的脑血管病。②临床特点是反复多部位的血管破裂导致的多灶性自发性脑实质出血。③MRI：皮质和皮质下各阶段的多发斑点状皮质出血和脑室旁白质变性。④CAA 病变广泛累及软脑膜、皮质、皮质下小动脉的中、外膜，严重可累及白质和脑干，也可见于毛细血管，但静脉少见。各个脑叶均可受累，以颞叶、顶叶、枕叶最为广泛和严重。CAA 发生在枕叶是最普遍的。⑤脑活检可见动脉壁内淀粉样物质广泛沉积，动脉壁经刚果红染色后在旋光镜下呈绿色的双折射反应，可诊断为 CAA。

2. E【解析】短暂性脑缺血发作（TIA）的病因和发病机制如下。①脑血管痉挛：高血压病或微小栓子对附近小动脉的刺激可以引起脑血管痉挛，从而出现神经系统的局部性症状，在脑血管造影时可以出现脑动脉痉挛的影像。②微栓塞：脑动脉硬化达到一定程度及动脉硬化斑块以及发生溃疡时的腹壁血栓凝块，可散落在血流中，成为微小栓子，随血流进入脑或视网膜小动脉，造成微栓塞出现局部缺血的临床症状。③脑血流动力学改变：脑动脉硬化时动脉管腔狭窄脑血量减少，如果侧肢循环没有建立或出现血压波动时，易出现短暂性脑缺血发作。⑤心功能障碍和血液成分的改变：心脏瓣膜病、心肌梗死、心肌炎以及细菌性心内膜炎等均可引起 TIA。

3. D【解析】椎-基底动脉血栓的形成与椎-基底动脉供血不足、痉挛有很大的关系，可以引起吞咽困难、眼球运动障碍、肢体偏瘫甚至昏迷、眩晕（是最典型症状）等不同的症状，但不出现失语。

4. D【解析】关于脑出血的治疗：①患者的血压管理可将 160/90mmHg 作为参考的降压目标值。当急性脑出血患者收缩压>220mmHg 时，应积极使用静脉降压药物降低血压；当患者收缩压>180mmHg 时，可使用静脉降压药物控制血压，根据患者临床表现调整降压速度。②每日入液量可按尿量+500ml 计算，如有高热、多汗、呕吐，维持中心静脉压在 5~12mmHg 水平。③止血药物，如氨基已酸、氨甲苯酸、巴曲酶等，对高血压动脉硬化性出血的作用不大。如果有凝血功能障碍，可针对性给予止血药物治疗。④脑出血患者一般应卧床休息 2~4 周，保持安静，避免情绪激动和血压升高，积极控制脑水肿。⑤发病后不能进食者立即给予肠外营养，昏迷患者给予鼻饲。

5. E【解析】脑血栓形成溶栓治疗适应证：①发病时间未超过 6 小时，无出血性疾病及出血素质，且患者年龄<75 岁，并争得患者及家属同意。②无意识障碍，但椎-基底动脉系统血栓形成即使昏迷较深也非禁忌。③CT 排除颅内出血，且无明显与神经系统功能缺损相对应的低密度影。④治疗前收缩压<200mmHg 或舒张压<120mmHg。

6. D【解析】发病 1 小时内，脑出血与蛛网膜下腔出血的主要鉴别依据是有无神经系统定位体征。其余选项排除原因：发病 1 小时内脑水肿还不明显，不是鉴别脑出血与蛛网膜下腔出血的主要依据，高血压病史和剧烈头痛两者都可能伴有，头颅 MRI 在出血性疾病的超早期诊断中并无优势。蛛网膜下腔出血与脑出血的鉴别要点见表 9-1。

表 9-1 蛛网膜下腔出血与脑出血的鉴别要点

	蛛网膜下腔出血	脑出血
发病年龄	粟粒样动脉瘤多发于 40~60 岁；动静脉畸形青少年多见，常在 10~40 岁发病	50~65 岁多见
常见病因	粟粒样动脉瘤、动静脉畸形	高血压、脑动脉粥样硬化
起病速度	急骤，数分钟症状达到高峰	数十分钟至数小时达到高峰

续 表

	蛛网膜下腔出血	脑出血
血压	正常或增高	通常显著增高
头痛	极常见，剧烈	常见，较剧烈
昏迷	常为一过性昏迷	重症患者持续性昏迷
局灶体征	颈强直、Kernig征等脑膜刺激征阳性，常无局灶性体征	偏瘫、偏身感觉障碍及失语等局灶性体征
眼底	可见玻璃体膜下片状出血	眼底动脉硬化，可见视网膜出血
头颅CT	脑池、脑室及蛛网膜下腔高密度出血征	脑实质内高密度病灶
脑脊液	均匀一致血性	洗肉水样

7. E【解析】颈内动脉系统TIA的临床表现与受累血管分布有关。①大脑中动脉（MCA）供血区缺血：可出现缺血对侧肢体的单瘫、轻偏瘫、面瘫和舌瘫，可伴有偏身感觉障碍和对侧同向偏盲，优势半球受损常出现失语和失用，非优势半球受损可出现空间定向障碍。②大脑前动脉（ACA）供血区缺血：可出现人格和情感障碍、对侧下肢无力等。③颈内动脉（ICA）眼支供血区缺血：表现眼前灰暗感、云雾状或视物模糊，甚至为单眼一过性黑矇、失明。④颈内动脉主干供血区缺血：可表现为眼动脉交叉瘫［患侧单眼一过性黑矇、失明和（或）对侧偏瘫及感觉障碍］，Horner交叉瘫（患侧Horner征、对侧偏瘫）。其中，眼动脉交叉瘫颈内动脉系统TIA的特征性症状。而由于大脑中动脉供血区或大脑中动脉与大脑前动脉皮质支的分水岭区缺血引发的对侧单肢无力或轻偏瘫（选项E）才是其最常见的症状。所以选项E正确。

8. C【解析】多发梗死性痴呆（MID）是由多发性脑梗死累及大脑皮质或皮质下区域所引起的痴呆综合征，是血管性痴呆（VaD）的最常见类型。MID常常表现为反复多次突然发病的脑卒中，阶梯式加重、波动病程的认知功能障碍以及病变血管累及皮质和皮质下区域的相应局灶性神经功能缺损症状、体征。

9. C【解析】有头痛病史的患者，突发异常剧烈全头痛，头痛不能缓解或呈进行性加重，可高度提示蛛网膜下腔出血（SAH）。

10. A【解析】蛛网膜下腔出血患者，为预防再出血，应绝对卧床休息至少4~6周，避免搬动和过早离床，床头抬高15°~20°，病房保持安静、舒适的暗光。避免引起血压及颅内压增高的诱因，如用力排便、咳嗽、喷嚏、情绪激动、疼痛及恐惧等。

11. B【解析】80%以上心脏来源的栓子导致脑栓塞。栓子常停止于颅内血管的分叉处或管腔的狭窄部位。80%心源性脑栓塞见于颈内动脉系统，其中大脑中动脉尤为多见，特别是上部的分支最易受累，但大脑前动脉很少发生脑栓塞；约20%心源性脑栓塞见于椎-基底动脉系统，其中基底动脉尖部和大脑后动脉较多见。

12. B【解析】跌倒发作表现为下肢突然失去张力而跌倒，无意识丧失，常可很快自行站起，系脑干下部网状结构缺血所致。有时见于患者转头或仰头时。

13. C【解析】颅内出血（ICH）通常在发病后24小时内可发现早期血肿扩大，这是ICH的早期表现。出血最初24小时内，早期血肿扩大是神经功能缺损、病情恶化的主要原因。临床症状和颅内出血的量和部位有关，表现可以有很多种。

14. A【解析】临床疑诊蛛网膜下腔出血（SAH）首选头颅CT平扫检查。出血早期敏感性高，可检出90%以上的SAH，显示大脑外侧裂池、前纵裂池、鞍上池、脑桥小脑脚池、环池和后纵裂池高密度出血征象。但出血量较少时，CT扫描显示不清。

15. E【解析】治疗主动脉弓综合征可用皮质类固醇如泼尼松口服，无效可加用环磷酰胺或硫唑嘌呤等免疫抑制剂。病变血管局限者可行动脉膜切除术。

16. A【解析】大脑前动脉发生病变时，主要表现为病变对侧下肢瘫痪，也可伴有下肢感觉障碍。故左大脑前动脉皮质支病变的主要临床症状为右侧小腿和足部瘫痪和感觉障碍。

17. E【解析】参见A1型题第7题解析。

18. D【解析】高血压是除年龄因素之外脑卒中最危险的因素，所有控制因素中占首位。

19. E【解析】腔隙性脑梗死是各种原因引起颅内小动脉闭塞，导致相应的脑缺血坏死。腔隙性脑梗死最常见的病因是高血压，因长期高血压使小血管硬化坏死，导致腔隙性脑梗死。其次，高脂血症引起的动脉粥样硬化也是一个重要原因。

20. C【解析】脑栓塞治疗的正确目标是积极控制脑水肿，并且治疗原发病。

21. A【解析】再灌注损伤是机体缺血后恢复血液灌注时发生的现象，主要表现为再灌注组织的功能代谢障碍及结构损伤。再灌注后有大量钙内流，并生成大量氧自由基，是广泛组织细胞损伤的主要发病机制。脑缺血再灌注损伤与自由基的生成、细胞内钙超载、兴奋性氨基酸毒性、白细胞高度聚集和高能磷酸化合物的缺乏等有关。制订合理的干预治疗策略，对提高患者预后可以起到积极的作用。

22. D【解析】心源性脑栓塞是脑栓塞中最常见的。在发生脑栓塞的患者中，有一半以上为风湿性心脏病二尖瓣狭窄并发心房颤动者。另外，约75%的心源性栓子栓塞于脑部。

23. D【解析】蛛网膜下腔出血的患者应用尼莫地平，目的主要是预防脑血管痉挛，降低并发症的发生率。

24. C【解析】脑梗死是由于脑局部供血障碍导致的脑组织缺血、缺氧引起的脑组织坏死、软化，从而产生相应脑功能缺损的临床症状，由于一般不影响脑膜，所以不会出现脑膜刺激征。

25. E【解析】颅内压增高、脑疝是脑出血急性期的主要死因，因此控制脑水肿、降低颅内压是降低病死率的关键。止血剂对高血压性脑出血无效。血压升高是脑出血时维持有效脑灌流所必需的，过度降低血压可能会减少脑灌流量，加重脑水肿。所以本题选项E是正确的。

26. D【解析】在脑卒中的发生发展过程中，发病最急的就是缺血性病变中的脑栓塞。脑栓塞的基础病往往是心源性的，或者是动脉斑块等，造成栓子脱落引起栓塞，几秒钟就可以发生，可以引起一系列非常紧急的症状。

27. D【解析】Hunt-Hess 评分适用于非外伤性蛛网膜下腔出血患者，具体评分标准见表 9-2。

表 9-2　蛛网膜下腔出血的 Hunt-Hess 评分

分级	标准
0 级	未破裂动脉瘤
Ⅰ级	无症状或轻微头痛、轻度颈强直
Ⅱ级	中－重度头痛、脑膜刺激征、脑神经麻痹
Ⅲ级	嗜睡、意识模糊、轻度局灶神经症
Ⅳ级	昏迷、中－重度偏瘫、有早期去大脑强直或自主神经功能紊乱
Ⅴ级	深昏迷，去大脑强直、濒死状态

28. D【解析】动脉粥样硬化是脑梗死的基本病因，常伴高血压、糖尿病和高脂血症。动脉壁炎症、真性红细胞增多症、血液高凝状态为其少见病因。

29. A【解析】脑梗死与脑出血的主要鉴别要点为发病年龄、起病状态、起病速度、全脑症状、CT 等。①脑出血患者多有高血压和脑动脉硬化病史，而脑梗死患者多有短暂性脑缺血发作（TIA）或心脏病史。②脑出血多在情绪激动或用力的情况下发病，而脑梗死多在安静休息时发病。③脑出血发病急、进展快，常在数小时内达高峰，发病前多无先兆。而脑梗死进展缓慢，常在 1~2 天后逐渐加重，发病前常有 TIA 病史。④脑出血患者发病后常有头痛、呕吐、颈强直等颅内压增高的症状，血压高，意识障碍重。脑梗死发病时血压多较正常，亦无头痛、呕吐等症状，神志清醒。⑤个别轻度脑出血患者临床症状轻，与脑梗死相似，两者难以鉴别。而大面积脑梗死患者，出现颅内压增高，意识障碍时，也酷似脑出血，临床上不好区分。要力争尽早做 CT 检查。脑出血的 CT 表现为高密度阴影，而脑梗死表现为低密度阴影，两者截然不同。所以选项 A 正确。

30. B【解析】大脑前动脉（ACA）梗死可以累及旁中央小叶从而导致尿失禁或尿潴留。

31. E【解析】小动脉闭塞型脑梗死的小动脉病变主要表现为纤维素样坏死、微粥样硬化斑、脂质透明变性、微动脉瘤等小动脉硬化改变。微粥样硬化斑是最常见的引起小穿通动脉闭塞或狭窄的病变，通常见于小动脉的起始段至前半段。

32. A【解析】颈内动脉系统主要发出眼动脉、大脑中动脉、大脑前动脉、后交通动脉，供应眼部及大脑半球前3/5的血液；椎-基底动脉系统主要发出脊髓前动脉、小脑后下动脉、小脑前下动脉、小脑上动脉、大脑后动脉等，供应大脑半球后2/5，丘脑、内囊后肢后1/3，全部脑干、小脑的血液。

33. A【解析】TIA被公认为缺血性脑卒中最重要的危险因素。颈内动脉系统TIA和表现一过性黑朦的椎-基底动脉系统TIA易发生脑梗死。

34. D【解析】壳核出血主要由豆纹动脉外侧支破裂所引起。出血后可能突破至内囊，临床表现与血肿的部位和血肿量有关，表现为内囊的三偏症，也就是偏瘫、偏盲、对侧偏身感觉障碍，有时还伴随失语；丘脑出血主要是由于丘脑穿通动脉或丘脑膝状动脉破裂所导致的，除了与壳核出血类似的症状外，还有精神障碍。

35. B【解析】①皮质前型脑梗死：是大脑前动脉与大脑中动脉供血区的分水岭梗死，出现以上肢为主的中枢性偏瘫及偏身感觉障碍，一般无面瘫、舌瘫，可有情感障碍、强握反射和局灶性癫痫。所以选项B正确。②皮质后型脑梗死：是大脑中动脉与大脑后动脉，或大脑前动脉、大脑中动脉、大脑后动脉皮质支间的分水岭梗死。③皮质下型脑梗死：是大脑前动脉、大脑中动脉、大脑后动脉皮质支与深穿支间或大脑前动脉回返支与大脑中动脉的豆纹动脉间的分水岭梗死。

36. C【解析】脑桥出血约占脑出血的10%，多由基底动脉脑桥支破裂所致，出血灶多位于脑桥基底部与被盖部之间。

37. E【解析】蛛网膜下腔出血的最常见原因为颅内动脉瘤或血管畸形，故防止再出血的最好方法就是脑动脉瘤或血管畸形手术。

38. A【解析】对症状性颈动脉高度狭窄（>70%）的患者，无条件做颈动脉内膜剥脱术（CEA）时，可考虑行颈动脉支架植入术（CAS）。如果有CEA禁忌证或手术不能达到、CEA后早期再狭窄、放疗后狭窄，可考虑行CAS。所以选项A正确。

39. C【解析】脑室出血一般分为原发性和继发性两种。原发性脑室出血为脑室内脉络丛动脉或室管膜下动脉破裂出血，较为少见，占脑出血的3%～5%,；继发性者是由于脑内出血量大，穿破脑实质流入脑室，常伴有脑实质出血的定位症状和体征。

40. E【解析】血管性认知障碍是一组与血管病相关的认知功能障碍；其与脑部变性疾引起的认知功能障碍不同，这是一组大部分可以防治的认知功能障碍。它主要包括三类：血管性认知障碍非痴呆、血管性痴呆、与血管病变因素相关的认知障碍（如阿尔茨海默病合并脑血管病）。所以选项E正确。

41. B【解析】脑出血是高血压最严重且致命性的并发症，多为大出血，常发生于基底核区及内囊，其次为大脑白质，约15%发生于脑干。

42. D【解析】脑出血的主要诊断依据：50岁以上有高血压或动脉硬化病史者，于活动中或情绪激动时发病；有头痛、呕吐和血压升高；病情进展迅速，常出现意识障碍和偏瘫等局灶神经体征；腰穿脑脊液多含血液且压力升高。诊断困难而有条件者可做CT或MRI帮助确诊，CT常显示病变对应区域有高密度病灶出现。

43. D【解析】脑出血发病后CT即可显示新鲜血肿，为圆形或卵圆形均匀高密度病灶，边界清楚。

44. D【解析】意识障碍是基底动脉尖综合征（TOBS）的特征之一，系病变累及中脑和（或）丘脑的网状激活系统所致，基底动脉管径越到远端越细，其供应中脑、丘脑部位的深穿支远较供应枕颞叶小脑动脉为细，故容易发生意识障碍。

45. A【解析】85%~90%的先天性粟粒样动脉瘤位于前循环，是血管壁分叉处发育薄弱形成，多为单发，约20%的病例为多发，多位于两侧相同血管。动脉瘤破裂频率为：颈内动脉及分叉部40%，大脑前动脉及前交通动脉30%，大脑中动脉及分支20%，椎-基底动脉及分支10%。后循环动脉瘤常见于基底动脉尖和小脑后下动脉。

46. E【解析】TIA表现为局部脑或视网膜缺血引起的短暂性神经功能缺损，临床症状一般不超过1小时，最长不超过24小时，且无责任病灶的证据。

47. E【解析】腰椎穿刺时发现均一性血性脑脊液是蛛网膜下腔出血的特异表现，而其他肢体瘫痪、意识障碍、脑膜刺激征、眼底出血没有特异性。

48. B【解析】蛛网膜下腔出血（SAH）的病因如下。①颅内动脉瘤：是最常见的病因（占50%~80%）。其中先天性粟粒样动脉瘤约占75%，还可见高血压、动脉粥样硬化所致梭形动脉瘤及感染所致的真菌性动脉瘤等。②血管畸形：约占SAH病因的10%，其中动静脉畸形（AVM）占血管畸形的80%。多见于青年人，90%以上位于幕上，常见于大脑中动脉分布区。③其他：如烟雾病（占儿童SAH的20%）、颅内肿瘤、垂体卒中、血液系统疾病、颅内静脉系统血栓和抗凝治疗并发症等。

49. A【解析】腔隙性脑梗死（LAC）大多是基底核或脑桥小穿通支病变引起的小腔隙灶，病灶多发生在脑深部，尤其是基底核区、丘脑和脑桥等部位。

50. D【解析】脑血管造影（DSA），是脑血管检查的金标准，蛛网膜下腔出血针对病因诊断首先进行全脑DSA检查。DSA检查能发现动脉瘤，还有动脉瘤的形态及周围血管的关系，为下一步诊断、治疗起很大作用。条件具备、病情许可时应争取尽早行全脑DSA检查，以确定有无动脉瘤、出血原因、决定治疗方法和判断预后。

51. E【解析】脑桥大量出血（血肿>5ml）累及双侧被盖部和基底部，常破入第四脑室，患者迅即出现昏迷、双侧针尖样瞳孔、呕吐咖啡样胃内容物、中枢性高热、中枢性呼吸障碍、眼球浮动、四肢瘫痪和去大脑强直发作等。少量出血可无意识障碍，表现为交叉性瘫痪和共济失调性偏瘫，两眼向病灶侧凝视麻痹或核间性眼肌麻痹。所以选项E正确。

52. D【解析】脑出血后脑水肿约在48小时达到高峰，脑水肿可使颅内压增高，并致脑疝形成，是影响脑出血死亡率及功能恢复的主要因素。积极控制脑水肿、降低颅内压、防止脑疝是脑出血急性期治疗的重要环节。故首先应用脱水药，常用的脱水药物为20%甘露醇。

53. A【解析】脑血栓形成是脑梗死中最常见的类型，常在安静或休息状态下发病，部分病例病前有肢体无力及麻木、眩晕等局灶性前驱症状，症状多逐渐加重，多在发病后 10 余小时或 1~2 天内达到高峰。

54. D【解析】再出血是蛛网膜下腔出血主要的急性并发症，20%的动脉瘤患者病后 10~14 天可发生再出血，使死亡率约增加一倍，动静脉畸形急性期再出血者较少见。

55. A【解析】脑出血患者的预后需根据出血量和出血部位综合决定。如果患者在关键部位，如基底核出血，特别是丘脑或基底核出血破入脑室，出血量比较大时，临床症状会比较严重，甚至出现昏迷，一般预后都比较差，严重者会死亡。此外，脑出血的预后还与并发症严重程度有关，并发症越严重预后越差。

56. C【解析】大面积脑梗死的治疗，主要是控制颅内压、降低脑水肿、促进病变脑组织功能恢复，如给予甘露醇、呋塞米或地塞米松等。若患者意识转为清醒，颅内压已恢复正常，这时可给予血管扩张药，但血管扩张药物不能过早使用。同时还应注意控制血压，维持水和电解质平衡。所以选项 C 错误。

57. D【解析】高血压脑病是血压急骤升高导致一过性急性全脑功能障碍综合征。成年人舒张压>140mmHg，儿童、孕妇或产妇血压>180/120mmHg 可发病。

58. B【解析】心房颤动合并 TIA 易发生栓塞性脑梗死。参见 A1 型题第 33 题解析。

59. A【解析】椎-基底动脉系统 TIA 最常见的症状是眩晕、恶心和呕吐，为脑干前庭系统缺血表现。少数伴有耳鸣，是内听动脉缺血的症状。脑干网状结构缺血可引起跌倒发作，表现为突然出现双下肢无力而倒地，但随即自行站起，整个过程中意识清楚。脑干和小脑缺血也可引起复视（眼外肌麻痹）、交叉性感觉障碍（延髓背外侧综合征，Wallenberg 综合征）、眼震、交叉性瘫痪、吞咽困难和构音障碍、共济失调及平衡障碍、意识障碍等。大脑后动脉缺血致枕叶视皮质受累，可出现一侧或两侧视力障碍或视野缺损。所以选项 A 正确。

60. B【解析】在下列颅内动脉出血的原因中，再出血风险由高到低进行排列，依次为脑淀粉样血管病（CAA）、先天静脉发育异常（DVA）、海绵状血管畸形。

61. A【解析】不稳定脑出血可因血压过高、长期大量饮酒或与发病后不适宜的搬动有关；CT 显示血肿边缘不整、密度不均、形状不规则，病情可继续加重或迅速恶化，或一度稳定后又突然加重，容易再发出血，应密切监测，及时复查头颅 CT，并加强治疗措施。故本题应选 A。

62. A【解析】颈内动脉在穿出海绵窦处发出眼动脉，供应眼部。所以眼动脉为颈内动脉的分支。

63. D【解析】MRI 不仅有助于早期诊断急性脑梗死，而且对于颅内缺血灶有极高的诊断价值。缺血症 CT 影像显示不佳，而 MRI 可以清楚的显像，梗死灶 CT、MRI 均能成功显像，MRI 能清楚地显示早期变化。

64. B【解析】蛛网膜下腔出血典型的临床表现是剧烈的头痛及典型的脑膜刺激征。脑膜刺激征以出现颈强直最多见，但是老年体弱者，或出血量较少者，可以没有明显的脑膜刺激征。偏瘫在蛛网膜下腔出血中不常见。

65. A【解析】血管壁病变是脑卒中的病因之一，以高血压性动脉硬化和动脉粥样硬化所致的血管损伤最为常见，其次为结核病、梅毒、结缔组织病和钩端螺旋体等所致的动脉炎，再次为先天性血管病（如动脉瘤、血管畸形和先天性狭窄）和各种原因（外伤、头颅手术、插入导管、穿刺等）所致的血管损伤，另外还有药物、毒物、恶性肿瘤等所致的血管损伤等。

66. B【解析】对于脑血管病患者，预防再发脑出血的最根本措施是阻止动脉粥样硬化及斑块的进展，主要包括：①严格控制血糖、血压，这是导致血管内皮受损致使脂肪沉积引起动脉粥样硬化的基础。血压一定要控制在 140/90mmHg 以下，空腹血糖至少控制在 7.0mmol/L 以下，餐后 2 小时血糖至少控制在 10.0mmol/L 以下。②严格控制血脂，尤其是要确保低密度脂蛋白控制在 1.8mmol/L 以下，并且是必须要做到的。③生活上要注意合理饮食、适当运动，注意心态平和，避免激动，尽可能将再次脑出血的风险降至最低。

67. B【解析】大脑中动脉主干及其分支是最易发生闭塞导致偏瘫的血管，主干闭塞引起对侧偏瘫、偏身感觉障碍和偏盲（“三偏”征）；深穿支或豆纹动脉闭塞出现偏瘫，一般无感觉障碍和偏盲；皮质支闭塞可出现对侧偏瘫，以面部和上肢为重，下肢轻。其他动脉闭塞，除大脑前动脉可引起上肢或下肢瘫痪外，其余均不会引起偏瘫。故选项 B 正确。

68. D【解析】蛛网膜下腔出血最常见的脑神经损害是动眼神经，由于外伤、动脉瘤、脑动脉畸形、脑血管破裂等因素引起的蛛网膜下腔出血，很容易造成周围组织神经受压迫。动眼神经是离蛛网膜最近的神经，因此当出现蛛网膜下腔出血时，最容易损伤的脑神经就是动眼神经，会导致动眼神经麻痹，出现眼球活动障碍。

69. E【解析】闭锁综合征又称去传出状态，病变位于脑桥基底部，双侧皮质脊髓束和皮质脑干束均受累。

70. B【解析】由于脑组织的血流量分布并不均一，灰质的血流量远高于白质，大脑皮质的血液供应最丰富，其次为基底核和小脑皮质，因此，急性缺血时大脑皮质可发生出血性脑梗死（红色梗死），白质易出现缺血性脑梗死（白色梗死）。

71. B【解析】蛛网膜下腔出血患者多于活动中或精神激动时急骤起病，表现为突然发生剧烈头痛、呕吐、脑膜刺激征及血性脑脊液。常见的伴随症状有短暂意识障碍，项背部或下肢痛，畏光等；眼底检查可见视网膜出血、视盘水肿。一侧肢体瘫痪在蛛网膜下腔出血中不常见。所以选项 B 正确。

72. C【解析】参见 A1 型题第 77 题解析。

73. E【解析】脑血栓形成的动脉依次为颈内动脉、大脑中动脉、大脑后动脉、大脑前动脉以及椎-基底动脉。

74. C【解析】上睑下垂提示上睑提肌麻痹，为动眼神经损害的表现。动眼神经由大脑脚间窝出脑，在大脑后动脉和小脑上动脉之间穿过后，与后交通动脉平行。后交通动脉动脉瘤破裂可损伤动眼神经。所以选项 C 正确。

75. A【解析】参见 A1 型题第 32 题解析。

76. C【解析】不同部位的脑组织对缺血、缺氧性损害的敏感性不相同。大脑皮质、海马神经元对缺血、缺氧性损害最敏感，其次为纹状体和小脑 Purkinje 细胞，脑干运动神经核对缺血、缺氧耐受性较高。因此，不同部位在相同的缺血缺氧时可出现程度不同的病理损害。故本题应选 C。

77. D【解析】TIA 的诊断：①为短暂的、可逆的、局部的脑血液循环障碍，可反复发作，少者 1~2 次，多至数十次。多与动脉粥样硬化有关，也可以是脑梗死的前驱症状；②可表现为颈内动脉系统和（或）椎-基底动脉系统的症状和体征；③每次发作持续时间通常在数分钟至 1 小时左右，症状和体征应该在 24 小时以内完全消失；④不属于 TIA 的症状有：不伴有后循环（椎-基底动脉系）障碍其他体征的意识丧失、强直性和（或）阵挛性发作、躯体多处持续进展性症状、闪光暗点。选项 D“短暂性全面性遗忘”是椎-基底动脉系统 TIA 的临床表现之一。所以选项 D 正确。

78. D【解析】TIA 是缺血性脑卒中重要的独立危险因素。本病为短暂的、可逆的、局部的脑血液循环障碍，可反复发作，每次发作持续时间通常在数分钟至 1 小时，症状和体征应该在 24 小时以内完全消失，超过 2 小时常遗留轻微神经功能缺损表现或 CT 及 MRI 显示脑组织缺血征象。常反复发作，每次发作症状相似，提示每次发作涉及相同的某一动脉供应的脑功能区。

79. E【解析】一侧颈内动脉闭塞，正常脑底动脉环可迅速建立侧支循环，所以临床症状可不明显。

80. E【解析】均匀一致血性脑脊液（CSF）是蛛网膜下腔出血（SAH）的特征性表现。腰穿误伤血管所致的血性 CSF，其颜色从第 1 管至第 3 管颜色逐渐变淡。血性 CSF 离心后上清液发生黄变，或者发现吞噬的红细胞、含铁血黄素或胆红素结晶的吞噬细胞，这些均提示 CSF 中红细胞已存在一段时间，支持 SAH 的诊断。所以根据离心后脑脊液上清液的颜色可以区分穿刺损伤和蛛网膜下腔出血。

81. D【解析】使用甘露醇降低颅内压（选项 A）；避免用力和情绪波动，使用润肠通便药保持大便通畅（选项 E）；使用止血药进行止血治疗（选项 B）；口服尼莫地平防治脑血管痉挛（选项 C）均是蛛网膜下腔出血的治疗措施，而应用血管扩张药（选项 D）可诱发蛛网膜下腔出血再出血，故不可使用。

82. D【解析】脑出血合并下肢深静脉血栓形成可选用低分子量肝素，但应注意用药前和用药期间应监测凝血时间和部分凝血活酶时间。

83. C【解析】蛛网膜下腔出血急性期应卧床1个月以上，避免刺激及过度用力，止血芳酸0.4~0.6g静滴每日1次，或应用其他抗纤溶药物，应用甘露醇、地塞米松控制脑水肿，应用尼莫地平（尼莫通）防止脑血管痉挛，根据不同病情采取相应治疗。

84. E【解析】大脑大静脉又称Galen静脉，是一条粗短、薄壁的深静脉主干，由两侧大脑内静脉汇合而成，向后注入直窦。主要引流大脑内静脉和基底静脉引流区的静脉血。

85. E【解析】血栓形成性脑梗死具有以下个特点：①常见病因为动脉粥样硬化；②多在安静时发病；③起病较缓慢；④多无头痛及呕吐；⑤意识清楚；⑥血压正常或偏高；⑦无脑膜刺激征。所以选项E错误。

86. A【解析】颈内动脉血栓形成时，如侧支循环代偿良好，可全无症状。若侧支循环不良，可引起TIA，也可表现为大脑中动脉和（或）大脑前动脉缺血症状。可有同侧Horner征，对侧偏瘫、偏身感觉障碍、双眼对侧同向性偏盲；优势半球受累可出现失语；眼动脉受累时，可有单眼一过性失明。颈内动脉搏动减弱或消失，听诊可闻及血管杂音。所以选项A错误。

87. D【解析】TIA的临床表现最常见为运动障碍，仅出现一侧肢体或面部感觉障碍、视觉丧失或失语，诊断应慎重。

88. D【解析】烟雾病脑血管造影（DSA）显示双侧颈内动脉虹吸段、大脑前动脉、大脑中动脉起始段严重狭窄闭塞，颅底异常血管网形成，可以伴有动脉瘤。

89. B【解析】脑梗死急性期缺血区的血管呈麻痹状态及过度灌流，脑血管扩张药可致使脑内盗血现象及加重脑水肿，因此脑梗死急性期应慎用或不用脑血管扩张药。

90. B【解析】影响缺血事件严重程度的因素如下。①血管堵塞的速度：如果血管堵塞是逐渐缓慢形成的，接受其供血的脑组织可能不发生严重缺血；如果血管堵塞是突然的，尤其是颅内动脉突然堵塞，往往导致其供血区严重缺血。②侧支代偿能力：Willis环侧支代偿不足、皮质软脑膜侧支建立不好以及穿支小动脉代偿不足，会影响缺血程度。③责任动脉或被栓塞动脉内局部变化：无论责任动脉壁的血栓形成还是来自于近心端的血栓栓塞，都可能沿管腔向近端或远端进一步生长，进一步生长的血栓可能会堵塞潜在的侧支加重缺血程度。管腔突然被堵塞还可能引起反应性血管痉挛，进一步加重狭窄程度。④血糖：高血糖会对缺血脑组织造成损伤，低血糖也会增加脑细胞死亡的风险。⑤血氧含量：低氧血症可使脑损害加重。⑥全身灌注情况：全身灌注不足，如心力衰竭、低血容量以及血黏度增高，均可能降低脑血流量。所以选项B错误。

91. C【解析】参见A1型题第77题解析。

92. B【解析】血管闭塞后患者出现“三偏”，在可能受累的动脉中，大脑中动脉最为常见。大脑中动脉主干闭塞时，有偏瘫、偏身感觉障碍、偏盲的“三偏征”，主侧半球病变时尚有失语。中动脉表浅分支前中央动脉闭塞时，可有对侧面、舌肌无力，主侧受累时可有运动性失语；中央动脉闭塞时，可出现对侧上肢单瘫或不完全性偏瘫和轻度感觉障碍，顶后、角回或颞后感觉性失语和失用。豆纹动脉外侧支闭塞时，可有对侧偏瘫。

93. B【解析】由于颈椎外伤或骨质增生压迫或刺激椎动脉，反射性地引起椎-基底动脉痉挛，使椎动脉供血不足可引发眩晕、偏头痛、视力障碍、猝倒等一系列危害患者健康的临床症状。

94. A【解析】针尖样瞳孔是指瞳孔在光照条件下呈现非常小、收缩并具有锐利边界的形态。这种瞳孔异常在临床上多见于桥脑出血破入脑室的情况。脑桥出血破入脑室后，瞳孔受到影响的一种表现就是针尖样瞳孔。这是因为脑桥内的神经核和纤维受到损伤，导致瞳孔对光反射受限，无法正常扩张或收缩。因此，在光照下，瞳孔会保持极小的状态，并显示出锐利的边界。所以选项 A 正确。

95. C【解析】大脑中动脉皮质支闭塞主要表现为单肢瘫或上下肢不均等性肢体对侧瘫痪，一般上肢重，下肢轻。左大脑中经脉皮质支闭塞时，出现以左面部和左上肢为重的偏瘫和偏身感觉障碍、失语，失语的类型视闭塞部位而定以运动性和感觉性失语较多见，还可出现失写、失读等。

96. E【解析】脑血栓形成的治疗如下。①对症治疗：控制血压，血压升高通常不需紧急处理，维持血压在（170~180）/（95~100）mmHg。意识障碍和呼吸道感染者，宜选用适当抗生素控制感染。保持呼吸道通畅，吸氧。预防肺炎、尿路感染和压疮等。控制脑水肿，可选用甘露醇、呋塞米、白蛋白等。卧床患者可用低分子量肝素预防肺栓塞和深静脉血栓形成。发病 3 天内进行心电监护。血糖控制在 6~9mmol/L，并维持电解质平衡。及时控制癫痫发作，处理脑卒中后患者抑郁或焦虑障碍。②超早期溶栓疗法：在发病后 6 小时内选用 rt-PA、尿激酶、链激酶等溶栓。③脑保护治疗：选用纳洛酮阻断阿片受体，尼莫地平防止钙超载。头部或全身亚低温以保护脑组织。④用低分子量肝素抗凝。⑤用巴曲酶、降纤酶、蚓激酶等抗纤溶。⑥用肠溶阿司匹林进行治疗，以抗血小板聚集。⑦其他：尽早康复治疗；大面积脑梗死有脑疝形成时可外科治疗；有条件的地方建立卒中单元；急性期不宜使用或慎用血管扩张药。

97. D【解析】颈内动脉系统脑梗死占 80%，椎-基底动脉系统脑梗死占 20%。脑梗死好发的血管依次为颈内动脉、大脑中动脉、大脑后动脉、大脑前动脉及椎-基底动脉等。

98. B【解析】阿司匹林对血小板聚集有抑制作用，可以防止血栓形成，预防脑梗塞可以服用肠溶阿司匹林，可以起到预防血栓的作用。

99. E【解析】脑卒中发病率为（109.7~217）/10 万，患病率为（719~746）/10 万，死亡率为（116~141.8）/10 万；脑卒中发病率男性高于女性。脑卒中发病率、患病率和死亡率随年龄增长而增加，45 岁以后明显增加，65 岁以上人群增加最为明显，75 岁以上者发病率是 45~54 岁组的 5~8 倍。脑卒中的发病与环境因素、饮食习惯和气候、纬度等因素有关，我国脑卒中发病率总体分布呈现北高南低、西高东低的特征；纬度每增加 5 度，脑卒中发病率则增高 64.0/10 万，死亡率增高 6.6/10 万。

100. B【解析】青壮年脑梗塞的病因与老年人有所不同，但高血压和心源性栓塞（以风湿性心脏病合并心房颤动最为常见）仍占重要地位；各种感染性或非感染性的动脉炎也是常见的发病原因之一。

101. C【解析】脑缺血病变的病理分期如下。①超早期（1~6小时）：病变脑组织变化不明显，可见部分血管内皮细胞、神经细胞及星形胶质细胞肿胀，线粒体肿胀空化。②急性期（6~24小时）：缺血区脑组织苍白和轻度肿胀，神经细胞、胶质细胞及内皮细胞呈明显缺血改变。③坏死期（24~48小时）：大量神经细胞消失，胶质细胞坏变，中性粒细胞、淋巴细胞及巨噬细胞浸润，脑组织明显水肿。④软化期（3天至3周）：病变区液化变软。⑤恢复期（3~4周后）：液化坏死脑组织被泡沫细胞清除，脑组织萎缩，小病灶形成胶质瘢痕，大病灶形成卒中囊，此期持续数月至2年。

102. E【解析】大脑中动脉是颈内动脉的直接延续。患者颈内动脉闭塞，导致大脑中动脉皮质支缺血，累及大脑外侧裂周围区可出现失语症，如Broca失语、Wernicke失语、传导性失语。

103. C【解析】尾状核出血较少见，多由高血压动脉硬化和血管畸形破裂所致，一般出血量不大，多经侧脑室前角破入脑室。常有头痛、呕吐、颈强直、精神症状，神经系统功能缺损症状并不多见，故临床酷似蛛网膜下腔出血。

104. B【解析】突然发生的持续性剧烈头痛、呕吐、颈强直等脑膜刺激征，伴或不伴意识障碍，检查无局灶性神经系统体征，应高度怀疑蛛网膜下腔出血。同时CT证实脑池和蛛网膜下腔高密度征象或腰穿检查示压力增高和血性脑脊液等可临床确诊。

105. A【解析】TIA最多见的病因是脑动脉硬化、管腔狭窄。脑动脉系统动脉硬化斑块使血管腔狭窄产生血流旋涡流，当涡流加速时，刺激血管壁导致血管痉挛，出现TIA，涡流减轻时，症状可消失。

106. E【解析】参见A1型题第101题解析。

107. D【解析】脑出血是指原发性脑内血管非外伤性破裂，血液流入脑实质内或脑室内形成血肿，一般均突然发病，因为脑出血的常见类型是基底核区出血，所以表现为突然偏瘫，急性期头颅CT见基底核区附近高密度影，为血肿的典型CT表现，有很高的诊断价值。因此答案选D，而其余选项均无特异性。

108. E【解析】正常人颅内有一定压力，称为颅内压，通常是指在水平卧位、身体松弛状态下，经腰椎穿刺接上一定内径的管子所测得的压力，因而又称为脑脊液压力。颅内压增高是指在病理状态下，颅内压超过200mmH_2O。常以头痛、呕吐、视盘水肿为主要表现。所以本题应选E。

109. B【解析】参见A1型题第45题解析。

110. A【解析】蛛网膜下腔出血时要求绝对卧床休息4~6周，头部稍抬高，及时应用止血药物以防止再度出血；有颅内压增高表现时可以给予甘露醇脱水；为降低脑血管痉挛的发生率需早期应用尼莫地平。蛛网膜下腔出血时禁用肝素，因为其可能引起继续出血。故本题应选 A。

111. C【解析】脑组织对缺血、缺氧非常敏感，阻断血流 30 秒脑代谢即发生改变，1 分钟后神经元功能活动停止，脑动脉闭塞缺血超过 5 分钟可发生脑梗死。

112. D【解析】腔隙性脑梗死是脑穿支小动脉闭塞引起深部脑组织较小面积的缺血性坏死。主要病因是高血压和脑动脉硬化，好发部位为基底核区和丘脑区，也可发生于脑干、小脑等区域，可多发。

113. B【解析】参见 A1 型题第 32 题解析。

114. D【解析】右侧大脑中动脉狭窄，急性梗死灶发生在右侧内分水岭区，根据目前理论，最可能的发病机制是低灌注或动脉到动脉栓塞，或两者共同作用。

115. B【解析】脑血管病的病因如下。①血管壁病变：以高血压性动脉硬化和动脉粥样硬化所致的血管损伤最为常见，其次为结核病、梅毒、结缔组织病和钩端螺旋体病等所致的动脉炎，再次为先天性血管病（如动脉瘤、血管畸形和先天性狭窄）和各种原因（外伤、头颅手术、插入导管、穿刺等）所致的血管损伤，另外还有药物、毒物、恶性肿瘤等所致的血管损伤等。②心脏病和血流动力学改变：如高血压、低血压或血压的急骤波动，以及心功能障碍、传导阻滞、风湿性或非风湿性心瓣膜病、心肌病及心律失常，特别是心房颤动。③血液成分和血液流变学改变：包括各种原因所致的高黏血症，如脱水、红细胞增多症、高纤维蛋白原血症等，另外还有凝血机制异常，特别是应用抗凝剂、避孕药物，以及患有弥散性血管内凝血（DIC）和各种血液性疾病等。④其他病因：包括空气、脂肪、癌细胞和寄生虫等栓子，脑血管受压、外伤、痉挛等。

116. E【解析】脑出血患者需要保持营养和维持水、电解质平衡。每日液体输入量按尿量+500ml 计算，高热、多汗、呕吐或腹泻的患者还需适当增加入液量，注意防止低钠血症以免加重脑水肿。

117. D【解析】脑梗死发生后，普遍认为脑缺血超早期治疗时间窗是 6 小时之内。

118. B【解析】分水岭梗死是在脑动脉狭窄基础上，发生血流动力学异常，如血容量减少及体循环低血压等情况所致。

119. B【解析】急性脑梗死的病灶是由中心坏死区及其周围缺血“半暗带”组成。中心坏死区由于完全性缺血致脑细胞死亡，而缺血“半暗带”内仍有侧支循环存在，可获得部分血液供应，此处尚有大量存活神经元。中心坏死区和缺血“半暗带”是一个动态的病理生理转化过程，如果血流及时恢复，“半暗带”神经元细胞仍可存活并恢复功能。如果超过一定时限，神经元细胞会发生不可逆性的损害，导致神经功能缺损致残。所以，积极开展超早期（6 小时以内）治疗，保护缺血“半暗带”神经元是急性脑梗死治疗成功的关键。

120. B【解析】脑栓塞的治疗原则：①治疗方法基本与脑血栓形成相同，为改善脑循环，减少梗死范围，减轻脑水肿。②心源性脑栓塞病后 2~3 小时内，可用罂粟碱静脉滴注，并应卧床 4~6 周，以防栓塞再发。③治疗脑部病变同时，应积极治疗原发病。④CT 示出血性梗死时，禁用抗凝剂。所以选项 B 正确。

121. D【解析】烟雾病部分病例为先天性，但也可能与后天获得性因素有关，如外伤等，青年烟雾病有一部分与动脉粥样硬化相关。患者临床表现差异大。临床上儿童和青年患者反复出现不明原因的 TIA、脑梗死、脑出血和蛛网膜下腔出血，且无高血压、动脉粥样硬化等证据时，应考虑此病。

122. E【解析】虽然脑出血和蛛网膜下腔出血在发病年龄、起病缓急、昏迷程度、血压高低等方面均有一定区别，但是临床鉴别主要依据有无局灶性定位体征，故答案应选 E。

123. A【解析】急性脑梗死患者发病 48 小时内服用阿司匹林 100~300mg/d，可降低死亡率和复发率，但在溶栓或抗凝治疗时不要与阿司匹林同时应用，可增加出血风险。所以选项 A 正确。

124. B【解析】再出血和迟发性脑血管痉挛是动脉瘤性蛛网膜下腔出血（SAH）常见的严重并发症，是引起脑缺血和脑梗死的病理基础，是 SAH 急性期死亡和致残的主要原因。

125. A【解析】参见 A1 型题第 57 题解析。

126. A【解析】颅内动脉瘤的最好发部位是颅底的 Willis 环周围。大脑前动脉、大脑中动脉、前交通动脉、后交通动脉以及颈内动脉等都很常见。

127. D【解析】出血性脑梗死是由于脑梗死供血区内动脉坏死，血液漏出继发出血，常发生于大面积脑梗死之后。

128. C【解析】腰穿检查示压力增高和血性脑脊液（CSF）均可临床确诊为蛛网膜下腔出血（SAH）。均匀血性脑脊液是 SAH 的特征性表现。

129. D【解析】脑血管痉挛（CVS）在蛛网膜下腔出血（SAH）病后 3~5 天开始发生，5~14 天为迟发性血管痉挛高峰期，2~4 周逐渐消失。

130. C【解析】脑梗死水肿期的高峰期一般在脑梗死发病后 3~5 天。面积较小的梗死，脑水肿很轻微，不需要进行治疗；大面积脑梗死时候，需要进行脱水降低颅内压治疗。

131. C【解析】高血压脑病是血压突然升高，造成脑血流自动调节机制的障碍，此时平均动脉压应高于 180mmHg。

132. A【解析】血性脑卒中有 3 种类型。①完全性卒中：发病后神经功能缺失症状较重、较完全，常有完全性瘫痪及昏迷，于数小时内（短于 6 小时）达到高峰。②进展性卒中：发病后神经功能缺失症状在 48 小时内逐渐进展或呈阶梯式加重。③可逆性缺血性神经功能缺失：发病后神经缺失症状较轻，持续 24 小时以上，但可于 3 周内恢复，不留后遗症。

133. A【解析】高血压是高血压脑病最基本的病因，任何类型高血压或任何原因引起的血压急剧过度升高均可引起高血压脑病。临床上以急进型恶性高血压引起者最常见，尤其是并发肾衰竭或脑动脉硬化的患者，约占 12%；其次为急性或慢性肾小球肾炎、肾盂肾炎、子痫、原发性高血压、嗜铬细胞瘤等，原发性醛固酮增多症及主动脉狭窄也可引起，但少见。所以选项 A 正确。

134. E【解析】基底动脉尖端分出两对动脉，即大脑后动脉和小脑上动脉，供血区域包括中脑、丘脑、小脑上部、颞叶内侧和枕叶。

135. C【解析】临床上头颅 CT 检查脑梗死阳性率较高的时间一般为发病 48 小时以后。这是由于脑血管阻塞，导致其供血区域脑组织发生缺血、缺氧以及坏死。

136. A【解析】高血压脑病的主要病理表现如下。①弥漫性脑水肿：脑的重量增加，可超过正常脑的 20%~30%，外观苍白，脑回变平、脑沟变浅、脑室变小。②脑小动脉管壁纤维素样坏死（玻璃样变性）：血管内皮增厚，外膜增生，血管腔变小或阻塞，导致纤维蛋白性血栓形成和脑实质微梗死，形成本病特有的小动脉病；血管壁纤维素样坏死严重者可破裂而发生瘀点或脑内大量出血；颅内压增高或视网膜动脉压升高阻碍静脉回流，可导致视网膜动脉纤维素样坏死、出血或梗死及永久视力丧失。

137. D【解析】高血压脑病 CT 可见脑水肿的弥漫性脑白质密度降低，脑室变小，顶叶、枕叶水肿对高血压脑病具有特征性，偶见小灶性缺血或出血灶。

138. D【解析】参见 A1 型题第 73 题解析。

139. C【解析】基底动脉尖综合征临床症状与累及部位（包括中脑、小脑上部、丘脑、颞叶内侧及枕叶）有关，可表现为眼球垂直运动障碍及瞳孔异常、动眼神经麻痹、核间性眼肌麻痹、意识水平下降、病变对侧偏盲或皮质盲以及严重的记忆障碍。CT 及 MRI 显示双侧丘脑、枕叶、颞叶和中脑多发病灶可确诊。

140. D【解析】基底动脉脑桥支闭塞可出现以下综合征。①Millard-Gubler 综合征：表现为同侧展神经和面神经瘫痪，对侧偏瘫；②Foville 综合征：表现为同侧凝视麻痹、周围性面瘫和对侧偏瘫。

141. A【解析】有时脑梗死与小量脑出血的临床表现颇为相似，极易混淆。大面积脑梗死的临床症状可与脑出血类似，在所有的鉴别要点中，起病状态和起病速度最具有临床意义。头颅 CT/MRI 检查均可确诊。参见 A1 型题第 29 题解析。

142. A【解析】海绵窦血栓形成多有第Ⅲ、Ⅳ、Ⅵ、$V_{1\sim2}$对脑神经受损，出现上睑下垂、眼球运动受限或固定、复视、瞳孔扩大、对光反射消失、角膜反射消失等，不累及第Ⅱ对脑神经（视神经）。

143. E【解析】①脑出血的好发年龄为 50~65 岁；多有高血压史；有脑脊液改变，为洗肉水样；头痛常见，较剧烈；由于脑出血是脑实质出血，一般会引起神经系统实质性的损伤，因此多有偏瘫。②蛛网膜下腔出血可发生于任何年龄，多见于 40~60 岁；一般的临床症状是头疼、脑膜刺激征；有脑脊液改变，为均匀一致血性；因为出血一般是脑表面的浅表出血而流入蛛网膜下腔，一般不会出现偏瘫。所以有无偏瘫是脑出血与 SAH 的主要区别。

144. D【解析】双侧脑桥基底部梗死出现闭锁综合征（Locked-in 综合征），表现为患者意识清楚、四肢瘫痪、不能讲话和吞咽，仅能以目示意。

145. B【解析】参见A1型题第52题解析。

146. A【解析】脑出血的最大危险是脑水肿致颅内压增高，故脑出血最重要的治疗是降低颅内压，减轻脑水肿，常快速静脉滴注甘露醇和静脉滴注呋塞米等。其他选项也是治疗措施，但均不是最重要的。

147. D【解析】大脑前动脉皮质支供应大脑半球内侧面前3/4及额顶叶背侧面上1/4皮质及皮质下白质，深穿支供应内囊前肢及部分膝部、尾状核、豆状核前部等。

148. A【解析】主动脉弓综合征是由于主动脉弓发出的大动脉，如无名动脉、颈总动脉或左锁骨下动脉的进行性阻塞，导致动脉血压降低，颈、臂血管搏动减弱或消失，身体上部血流减少，致脑和眼以及肢体供血不足而产生的一系列症状和体征。在我国最常见的病因是大动脉炎，常见于青年女性。该综合征是主要累及主动脉及分支大动脉的全层性血管炎，病变主要累及升主动脉、主动脉弓、无名动脉、锁骨下动脉、胸主动脉、腹主动脉、肾动脉和颈总动脉等，颅内动脉通常不受累。

149. C【解析】脉络膜前动脉在视束下从颈内动脉分出，供应外侧膝状体、内囊后肢的后下部（选项E错误）、大脑脚底的中1/3（选项C正确）及苍白球等结构。内囊前肢（选项A）、豆状核前部（选项B）和尾状核（选项D）的供血动脉为大脑前动脉。

150. C【解析】小脑上、小脑后下或小脑前下动脉闭塞可导致小脑梗死，常见眩晕、呕吐、眼球震颤、共济失调、站立不稳和肌张力降低等症状，还可出现脑干受压和颅内压增高症状。

151. A【解析】出现昏迷加深、两侧瞳孔不等大症状，考虑颞叶钩回疝（又称小脑幕切迹疝、小脑幕裂孔疝）的可能性大。颞叶钩回疝发生时，可表现为意识障碍如嗜睡、昏睡或昏迷突然发生或进行性加重，疝侧瞳孔增高而导致双侧瞳孔不等大。

152. B【解析】参见A1型题第89题解析。

153. D【解析】根据临床表现和影像学检查可以对烟雾病做出明确的临床诊断，主要确诊手段有赖于脑血管造影（DSA），全脑血管造影检查是诊断烟雾病的主要方法，最具有诊断价值。

154. A【解析】TIA合并糖尿病和高血压的患者血压控制目标为<140/90mmHg。

155. A【解析】老年人SAH与一般成年人相比，有下列的特点：①发病时多无明显的诱因，发病率较一般成年人略高。由于老年人痛觉阈值较高，且有不同程度脑萎缩，故颅内压增高时可有一定的缓冲余地，使老年人SAH临床表现不典型，SAH常见的临床表现（如头痛、呕吐、颈强直、Kernig征）可不明显。②老年人脑组织对出血、缺血及缺氧等应激反应敏感，易出现意识障碍。出现意识障碍时易掩盖头痛等症状，使老年人SAH易出现误诊或漏诊。③老年人常患有高血压，加上SAH后颅内压增高，使患者发病时的血压显著增高。但老年人SAH并发脑血管痉挛者较少。④老年人SAH常伴心脏损害的心电图改变，并发症或合并症相对较多，如肺感染、消化道出血、糖尿病、肾功能不全、泌尿道感染等，导致老年人死亡率较一般成年人明显增高。所以选项 A 正确。

156. D【解析】大多数脑梗死病例于发病后 24 小时内 CT 不显示密度变化，24~48 小时后逐渐显示与闭塞血管供血区一致的低密度梗死灶，如梗死灶体积较大则可有占位效应；如病灶较小，或脑干、小脑梗死，CT 检查可不显示。值得注意的是，脑梗死发病后 2~3 周（亚急性期），梗死区处于吸收期，此时因水肿消失及吞噬细胞浸润，病灶可与脑组织等密度，导致 CT 上不能显示病灶，称“模糊效应”，需强化方可显示。

157. B【解析】参见 A1 型题第 43 题解析。

158. E【解析】脑出血与蛛网膜下腔出血均为急性起病的头痛、呕吐，脑膜刺激征均阳性。头颅 CT 表现为不同部位的出血灶，可以鉴别。头颅 CT 是诊断蛛网膜下腔出血（SAH）的首选方法，CT 显示蛛网膜下腔内高密度影可以确诊 SAH；脑出血时同样首选 CT 检查，可显示脑实质内圆形或卵圆形均匀高密度血肿，发病后即可显示边界清楚的新鲜血肿，并可确定血肿部位、大小、形态、以及是否破入脑室。

159. C【解析】参见 A1 型题第 156 题解析。

160. B【解析】最新的临床及实验研究证明，脑卒中急性期不宜使用影响能量代谢的药物，因为此类药物可使本已缺血、缺氧的脑细胞耗氧增加，加重脑缺氧及脑水肿。此药应在脑卒中亚急性期（病后 2~4 周）使用。

161. E【解析】参见 A1 型题第 48 题解析。

162. E【解析】大脑中动脉慢性进行性闭塞性脑梗死，其梗死灶在头颅 MRI 弥散成像（DWI）上的分布包括基底核单发梗死、皮质多发小梗死、基底核和皮质多发梗死、半卵圆中心多发梗死，不包括皮质大面积流域性脑梗死。

163. B【解析】脑血栓形成最常见的病因为动脉粥样硬化，如合并糖尿病则更增加了脑血栓形成的风险。少见原因是脑血管炎。所以选项 B 错误。

164. A【解析】尼莫地平为二氢吡啶类的钙通道阻滞药，临床多用于治疗脑血管痉挛性疾病（如继发于脑外伤或蛛网膜下腔出血的脑血管痉挛等）及偏头痛等疾病。

165. D【解析】乙状窦血栓形成是伴有血栓形成的乙状窦静脉炎，右侧较多见，为常见的耳源性颅内并发症。多由于中耳乳突化脓性病变所致，约 50% 为溶血性链球菌败血症引起，皮肤、黏膜出现瘀点或瘀斑。

166. D【解析】高血压是最重要的和独立的脑卒中危险因素。血压与脑出血或脑梗死危险均呈正相关，控制高血压可显著降低脑卒中的发病率。心脏病、糖尿病、高脂血症、TIA 和脑卒中史均是脑卒中重要的危险因素。

167. A【解析】TIA 发作为一过性，诊断主要依据病史。表现为突然的局限性神经功能缺失，主要为偏盲、局限性瘫痪、局限性感觉障碍、失语、共济失调、构音困难等，发作通常持续数秒钟或 1 分钟，24 小时内（多数 1 小时内）完全恢复。

168. C【解析】动性失语又称表达性失语或 Broca 失语。表现为能理解别人的言语，但说不出话或仅能说出某些单词，这是由于主侧（优势）半球额下回后部的运动性语言中枢受损所致。

169. C【解析】针对烟雾病，可依据患者的个体情况选择治疗方法。与钩端螺旋体、梅毒螺旋体、结核分枝杆菌和病毒等感染有关者，应针对病因治疗；合并结缔组织病者，可给予皮质类固醇和其他免疫抑制剂治疗；对原因不明者可试用血管扩张药、钙通道阻滞药、抗血小板聚集药和中药（丹参、川芎、葛根）等治疗，一般不用皮质类固醇。

170. C【解析】参见 A1 型题第 119 题解析。

171. E【解析】高血压引起脑出血的最常见部位是内囊和基底神经节，其次是丘脑出血、大脑皮质下白血病、脑出血和小脑出血，主要是由于血肿的占位和周围脑水肿所致。

172. A【解析】大脑内静脉由脉络膜静脉和丘脑纹静脉合成，两侧大脑内静脉汇合成大脑大静脉（Galen 静脉），收集半球深部髓质、基底核、间脑和脉络丛等处的静脉血，汇入直窦。

173. C【解析】TIA 为短暂的、可逆的、局部的脑血液循环障碍，可反复发作，每次发作持续时间通常在数分钟至 1 小时左右，症状和体征应该在 24 小时以内完全消失，不留后遗症状，超过 2 小时常遗留轻微神经功能缺损表现或 CT 及 MRI 显示脑组织缺血征象。本病常反复发作，每次发作症状相似，提示每次发作涉及相同的某一动脉供应的脑功能区。所以选项 C 错误。

174. E【解析】根据临床表现结合头颅 CT 可诊断为蛛网膜下腔出血，若 CT 未发现异常或没有条件进行 CT 检查，可根据临床表现结合腰穿脑脊液呈均匀一致血性、压力增高等特点考虑蛛网膜下腔出血的诊断。

175. C【解析】参见 A1 型题第 123 题解析。

176. B【解析】发病后的 3 小时是黄金治疗时间窗，越早溶栓，获益越大，风险越小。如果在发病 3 小时之内对符合条件的患者进行静脉溶栓（t-PA 溶栓）治疗，获益的人数会是发生严重出血人数的 10 倍以上。

177. B【解析】儿童烟雾病多以 TIA 及缺血性脑卒中为主要表现，出血较少。缺血主要表现为可逆性神经功能障碍、感觉异常、癫痫发作或急性偏瘫、头痛、不自主舞蹈动作等。普遍智力下降。

178. C【解析】大脑中动脉是颈内动脉的直接延续，呈水平位向前外横越前穿质，进入外侧裂，主要分支有豆纹动脉、眼眶动脉、中央沟前动脉、中央沟后动脉、顶后动脉、角回动脉和颞后动脉等。大脑中动脉皮质支主要供应大脑半球背侧外侧面的前 2/3，包括额叶、顶叶、颞叶和岛叶；深穿支供应内囊膝部和后肢前 2/3，壳核、苍白球及尾状核的血液。

179. B【解析】参见 A1 型题第 48 题解析。

180. C【解析】短暂性脑缺血发作（TIA）是神经内科常见病之一，未经治疗或治疗无效的 TIA 病例，约 1/3 发展为脑梗死，1/3 继续发作，1/3 可自行缓解。因此对 TIA 患者早期有效干预治疗非常重要。

181. B【解析】参见 A1 型题第 7 题解析。

182. B【解析】参见 A1 型题第 163 题解析。

183. B【解析】参见 A1 型题第 129 题解析。

184. C【解析】参见 A1 型题第 96 题解析。

185. A【解析】眩晕和平衡障碍多见于椎-基底动脉系统供应区域的缺血或病变。椎-基底动脉系统主要负责供应脑干、小脑和内耳等结构。当这一系统的血流受到阻断或出现异常时，可能导致眩晕和平衡障碍，如感觉旋转、眼球震颤、不稳定行走等。所以选项 A 正确。其他选项中，颈内动脉血栓形成、大脑前动脉血栓形成、大脑中动脉血栓形成和大脑后动脉血栓形成通常会表现为不同的神经功能缺失症状，如肢体无力、语言障碍、感觉异常等，而不是眩晕和平衡障碍。

186. B【解析】参见 A1 型题第 52 题解析。

187. B【解析】颈内动脉系统主要供应眼部及大脑半球前 3/5 的血流，缺血时不会出现脑干损伤的表现，如阵发性眩晕、复视、交叉性瘫痪。吞咽困难虽然可见于双侧大脑半球梗死引起的假性球麻痹，但是 TIA 时不会发生，只有运动性失语可发生于颈内动脉系统 TIA。所以选项 B 正确。

188. E【解析】椎-基底动脉系统 TIA 以一过性眩晕、呕吐最常见，其次为一过性复视、吞咽困难、饮水呛咳、构音障碍、单肢或双侧肢肌力弱等。

189. A【解析】参见 A1 型题第 59 题解析。

190. A【解析】6-氨基己酸是抗纤维蛋白溶解酶类止血药物，能预防动脉瘤再次破裂出血；甘露醇是降低颅内压最有效和最常用的方法，需快速静滴，一般 40 分钟滴完，能降低颅内压，预防脑疝，防止蛛网膜粘连；头痛剧烈、烦躁不安时，可肌注或口服地西泮等药物；尼莫地平是钙离子拮抗剂通道阻滞药，可阻止钙离子内流，扩张血管，解除脑动脉痉挛；蛛网膜下腔出血时禁用低分子右旋糖苷，因为其可能引起继续出血。所以选项 A 符合题意。

191. B【解析】高血压脑内血肿的手术目的主要在于清除血肿以降低颅内压。具体手术适应证：①对于外侧型及小脑型出血，经短时间非手术治疗及密切观察，病情继续加重时应手术治疗。②对于内侧型出血及病情Ⅲ级者，不宜进行手术治疗。③高龄且有系统性疾病，如心、肺、肝、肾等严重疾病时，不宜手术治疗。所以选项 B 符合题意。

192. C【解析】患者脑出血，很快呈昏迷状态、双侧瞳孔极度缩小、四肢瘫痪、中枢性高热、呼吸障碍，应考虑为脑桥出血。参见 A1 型题第 51 题解析。

193. E【解析】参见 A1 型题第 104 题解析。SAH 眼底可见玻璃体膜下片状出血。偏瘫在蛛网膜下腔出血中不常见。

194. E【解析】对有明确缺血性脑卒中危险因素，如高血压、糖尿病、心房颤动和颈动脉狭窄等，应尽早进行预防性治疗。可给予抗血小板药阿司匹林、噻氯匹定，对脑卒中二级预防有肯定效果，推荐应用；长期用药要有间断期，出血倾向者慎用。

195. C【解析】脑出血患者出现病灶侧瞳孔散大、昏迷加深，说明血肿较大，出现同侧海马沟回疝；若脑室出血，会出现双侧瞳孔缩小，枕骨大孔疝和小脑幕裂孔上疝亦各有不同表现，故答案应选C。

196. E【解析】20%SAH患者眼底可见玻璃体下片状出血，发病1小时内即可出现，是急性颅内压增高和眼静脉回流受阻所致，对诊断具有提示作用。

197. C【解析】小脑后下动脉供应延髓脊外侧下1/3部的血循环，发生闭塞称为延髓外侧综合征。

198. C【解析】海绵窦血栓形成多见于眶部、鼻窦及上面部化脓性感染或全身性感染，非感染性的海绵窦血栓形成罕见。多从一侧急骤起病，迅速扩散至对侧，出现脓毒血症、发热等全身中毒症状，可有眼球疼痛和眼眶部压痛。主要表现为脑神经受损和眼静脉回流受阻征象。多有第Ⅲ、Ⅳ、Ⅵ、$V_{1\sim2}$对脑神经受损，出现上睑下垂、眼球运动受限或固定、复视、瞳孔散大、对光反射消失、角膜反射消失等；眼静脉回流受阻，可出现眼睑、眶周、球结膜水肿和眼球突出等。眼底可见视盘水肿及出血，视力通常不受累。选项A、B、D、E均为侧窦血栓形成的临床表现。

199. B【解析】腰穿对颅内压增高的患者，尤其是因颅内局灶性病变导致颅内压增高者，有诱发脑疝的危险。

200. D【解析】腔隙性脑梗死是高血压性脑血管病在急性病理解剖时所发现的最常见的病变，引起病变的主要原因是高血压所导致的微小动脉变形。

201. B【解析】基底核内囊区是高血压颅内出血最常见的部位，典型临床表现为对侧“三偏”（偏瘫、偏身感觉障碍、偏盲）。

202. D【解析】大脑动脉环（Willis环）由两侧的颈内动脉末端、大脑前动脉、前交通动脉、大脑后动脉和后交通动脉连接而成。

203. B【解析】非心源性脑栓塞指源于心脏以外的栓子随血流进入脑内造成脑栓塞。常见原因有动脉粥样硬化斑块脱落性栓塞、反常性栓塞、脂肪栓塞、空气栓塞、癌栓塞、减压病及其他少见的感染性脓栓、寄生虫栓和异物栓等。大动脉粥样硬化斑块脱落是非心源性栓子中最常见的原因。

204. D【解析】参见A1型题第202题解析。

205. A【解析】脑桥病变的最特征性临床表现为交叉瘫，即上下肢瘫痪在面瘫的对侧。交叉瘫的发生是由于大脑中枢神经系统受损所引起的，主要与脑干受损有关。患者因受损大脑半球的下运动神经元功能障碍而引起同侧面肌瘫痪，同时还会因上运动神经元受损而引起对侧肢体瘫痪。

206. A【解析】延髓空洞症很少单独发生，常为脊髓空洞的延伸，多不对称，症状体征多为单侧性。空洞累及三叉神经脊束核，出现面部洋葱皮样痛温觉缺失，自外侧向鼻唇部发展；累及疑核，引起吞咽困难和饮水呛咳；累及舌下神经核，引起伸舌偏向患侧、同侧舌肌萎缩及肌束颤动；累及面神经核，出现周围性面瘫；累及前庭小脑通路，出现眩晕、眼震和步态不稳。所以选项 A 正确。

207. B【解析】腔隙性脑梗塞的主要病因为高血压导致小动脉及微小动脉壁脂质透明变性，管腔闭塞产生腔隙性病变；舒张压增高对于多发性腔隙性脑梗死的形成更为重要。

208. D【解析】参见 A1 型题第 33 题解析。

209. D【解析】参见 A1 型题第 206 题解析。

210. B【解析】脑血管病是威胁人类健康的三大疾病之一，具有发病率高、死亡率高、致残率高及复发率高的特点，给社会和家庭带来沉重的负担。

211. B【解析】参见 A1 型题第 101 题解析。

212. B【解析】脑血管病中，证据不充分或潜在可干预的危险因素包括：代谢综合征、酗酒、药物滥用、口服避孕药（既往有血栓病史者危险性高）、睡眠呼吸紊乱、偏头痛、高同型半胱氨酸血症、高脂蛋白 a 血症、脂蛋白相关性磷脂酶 A_2 升高、高凝状态、炎症、感染。选项 B“镰状细胞病”属于脑血管病中证据充分的可干预的危险因素。

213. C【解析】微栓子主要是来自颅外动脉，如颈内动脉起始部的动脉粥样斑块脱落，进入脑中形成微栓塞，引起局灶症状，但因栓子小、易崩解，远端的血管扩张，使栓子移向远端，导致微栓塞处血流恢复，症状迅速改善。

214. C【解析】颈内动脉闭塞可出现病灶侧单眼一过性黑朦，偶可为永久性视力障碍（因眼动脉缺血），或病灶侧 Horner 征。常见症状有对侧偏瘫、偏身感觉障碍和偏盲等（大脑中动脉或大脑中、前动脉缺血）；主侧半球受累可有失语症。

215. B【解析】大脑前动脉为颈内动脉的终支，在视交叉上方折入大脑纵裂，在大脑半球内侧面延伸，左右大脑前动脉由前交通动脉相连。

216. B【解析】小脑后下动脉闭塞临床最常见表现为眩晕、呕吐和眼球震颤（前庭神经核）、交叉性感觉障碍［即同侧面部痛温觉缺失（三叉神经脊束核损害），对侧偏身痛温觉减退或丧失（脊髓丘脑侧束损害）、同侧 Horner 征（眼裂减小、瞳孔缩小、患侧面部无汗，为下行的交感神经纤维损害）、饮水呛咳、吞咽困难和声音嘶哑（疑核损害）、同侧小脑性共济失调。

217. A【解析】Moyamoya 病（烟雾病）以双侧多发性低密度灶为其特征。病变好发于皮质及皮质下区，不发生于小脑和脑干。

218. C【解析】乙状窦血栓形成常见于婴儿及儿童，主要并发于中耳炎和乳突炎。化脓性乳突炎或中耳炎患者发生败血症时，就要考虑乙状窦血栓形成的可能。

219. D【解析】意识障碍的程度对脑动脉瘤破裂预后的估计有着非常重要的意义。

220. D【解析】参见A1型题第147题解析。

221. C【解析】上矢状窦是非感染性静脉窦血栓形成最常见的部位。上矢状窦血栓形成最常见于脱水和衰弱的婴儿，也见于创伤、肿瘤、口服避孕药、妊娠、血液病和免疫系统疾病等，有时原因不明。所以选项C正确。选项A是海绵窦血栓形成的病因，选项B是侧窦血栓形成的病因。

222. B【解析】部分心源性脑栓塞患者发病后2~3小时内，用较强的血管扩张药如静滴罂粟碱或吸入亚硝酸异戊酯有时可收到较好效果。

223. E【解析】参见A1型题第178题解析。

224. B【解析】早期头颅CT检查有助于鉴别脑卒中属于出血性或者缺血性，还可以区分不同部位的出血，是脑卒中最有鉴别价值的检查手段。

225. E【解析】参见A1型题第112题解析。

226. E【解析】成年人烟雾病患者的症状多以脑出血为主，出血的类型主要有蛛网膜下腔出血、脑实质出血和混合性出血等。蛛网膜下腔出血或脑实质出血在成年人患者中出现的概率大于儿童患者。此外还表现为头痛、昏迷、偏瘫、感觉障碍等。

227. C【解析】参见A1型题第32题解析。

228. A【解析】阿司匹林是目前缺血性脑卒中一级与二级预防的主要药物，其作用机制是不可逆地抑制血小板环氧合酶的活性，从而阻止血栓烷A_2的形成。

229. B【解析】颞动脉炎最敏感的检测指标是红细胞沉降率及C反应蛋白。红细胞沉降率高于50mm/h被认为有诊断意义，在治疗期间可用于监测病情和疗效。颞动脉活检为确诊金标准，此外颞动脉造影检查对明确诊断也有一定的参考价值。

230. B【解析】参见A1型题第32题解析。

231. A【解析】根据临床症状和体征，烟雾病主要有以下4种表现类型。①短暂性脑缺血发作型：是烟雾病中最多见的一种类型，约占全部烟雾病发作的70%，临床特点是反复发生的一过性瘫痪或肌力弱，多为偏瘫，也可以是左右交替性偏瘫或双偏瘫，发作后运动功能完全恢复，病程多为良性，有自发缓解或发作完全停止的倾向。极少数患者伴有偏身惊厥发作、头疼或偏头疼，比较少见的是一过性感觉障碍、不自主运动或智力障碍。②梗死型：表现为急性脑卒中，导致持续性瘫痪、失语、视觉障碍和智力障碍。③癫痫型：表现为频繁抽搐，可以表现为部分性发作或癫痫持续状态。脑电图检查可有痫性放电。④脑出血型：可有蛛网膜下腔出血或脑实质出血，成年人患者出现本型的概率大于儿童患者。

232. E【解析】蛛网膜下腔出血可见颈强直、Kernig征和巴宾斯基征等脑膜刺激征，以颈强直最多见。脑膜刺激征是其最主要的体征。

233. E【解析】颞动脉炎又称巨细胞动脉炎，是一种颅外肉芽肿性动脉炎，主要侵犯颞浅动脉和眼动脉。颞动脉炎时，病变血管中巨细胞浸润是T细胞介导的大血管炎的病理标志。

234. A【解析】颞动脉炎治疗首选糖皮质激素。一旦怀疑本病，在实验室检查的同时应给予糖皮质激素治疗，以减少失明或脑卒中的发生。当出现视力障碍时，应予甲泼尼龙冲击治疗，起始大剂量糖皮质激素的作用是诱导治疗，待病情稳定后，应继续糖皮质激素维持治疗。非甾体抗炎药如吲哚美辛等，虽可减轻或控制部分症状，如解热、镇痛、改善全身不适等，但不能防治失明等缺血性并发症。对有糖皮质激素禁忌者，可采用非甾体抗炎药与细胞毒类免疫抑制剂如环磷酰胺、甲氨蝶呤等联合治疗，也可试用雷公藤多甙治疗。

235. B【解析】参见 A1 型题第 52 题解析。

236. E【解析】绝大多数高血压性脑出血（ICH）发生在基底核的壳核及内囊区，约占 ICH 的 70%，脑叶、脑干及小脑齿状核出血各占约 10%。非高血压性脑出血的出血灶多位于皮质下。

237. B【解析】参见 A1 型题第 92 题解析。

238. A【解析】脑血管病（CVD）是指各种原因导致脑血管损害从而引起的脑组织病变。它包括血管腔闭塞或狭窄、血管破裂、血管畸形、血管壁损伤或通透性发生改变等各种脑血管病变引发的局限性或弥漫性脑功能障碍，但不包括血流动力学异常等因素导致的全脑缺血或缺氧所引发的弥漫性脑功能障碍。所以本题应选 A。

239. D【解析】参见 A1 型题第 99 题解析。

240. E【解析】参见 A1 型题第 233 题解析。

241. B【解析】小脑上动脉梗死常同时合并脑干受累，常见症状包括同侧辨距不良、同侧 Horner 征、对侧偏身痛温觉减退及对侧滑车神经麻痹。

242. A【解析】脑出血的并发症有应激性溃疡、稀释性低钠血症、痫性发作、中枢性高热，不包括高钾血症。

243. D【解析】腰椎穿刺检查把握好适应证和禁忌证，风险不是太大，最常见的致命风险是脑疝形成。脑疝形成是本身颅内疾病引起的，颅内压比较高时，腰穿过程中造成颅内压力梯度形成，可导致脑组织移位引起生命危险。腰椎穿刺少见的风险是局部感染和出血等。

244. B【解析】大脑大静脉血栓形成早期可出现颅内压增高、精神症状，病情严重时出现昏迷、高热、痫性发作、大脑强直等。

245. B【解析】参见 A1 型题第 229 题解析。

246. A【解析】参见 A1 型题第 101 题解析。

247. E【解析】脑出血外科手术治疗适应证有：①脑叶出血血肿>30ml，有中线移位，颅内压增高症状明显者，可尽早手术清除。②小脑半球出血>10ml，蚓部血肿>6ml，血肿破入第四脑室出现脑干受压症状或急性梗死性脑积水征象者，应手术治疗。③脑室出血致梗阻性脑积水者，应采用脑室引流术。④DSA 证实有动静脉畸形、动脉瘤或海绵状血管瘤，应采用相应的手术治疗。⑤内囊出血经内科治疗后病情仍进一步恶化，颅内压继续升高或出现病灶侧瞳孔散大，内囊出血外侧型向中线扩展，有脑疝形成趋势或已形成脑疝，但生命体征稳定，心功能无明显障碍者，可采取手术清除血肿，制止活动性出血。选项 E“脑桥出血”是脑出血手术治疗的禁忌证。故本题应选 E。

248. A【解析】椎-基底动脉系统 TIA 的最常见表现是眩晕、平衡障碍、眼球运动异常和复视。可有单侧或双侧面部、口周麻木，单独出现或伴有对侧肢体瘫痪、感觉障碍，呈现典型或不典型的脑干缺血综合征。此外，椎-基底动脉系统 TIA 还可出现特殊表现的临床综合征，如跌倒发作、短暂性全面遗忘症、双眼视力障碍发作。

249. B【解析】腔隙性脑梗死表现为各种腔隙综合征，如纯运动性轻偏瘫、纯感觉性卒中、感觉运动性卒中、共济失调性轻偏瘫、构音障碍-手笨拙综合征等，无大脑皮质受累的表现。其中，纯运动性轻偏瘫是最常见的临床类型，约占 60%。

250. C【解析】参见 A1 型题第 142 题解析。

251. D【解析】参见 A1 型题第 249 题解析。

252. B【解析】卒中单元是治疗脑卒中最有效的办法，是一种多学科合作的组织化病房管理系统。按照收治的患者对象和工作方式，卒中单元可分为四种基本类型。①急性卒中单元：收治急性期的患者，通常是发病 1 周内的患者。强调监护和急救，患者住院天数一般不超过 1 周。②康复卒中单元：收治发病 1 周后的患者。由于病情稳定，康复卒中单元更强调康复。患者可在此住院数周，甚至数月。③联合卒中单元：也称综合卒中单元，联合急性和康复卒中单元的共同功能。收治急性期患者，但住院数周，如果需要，可延长至数月。④移动卒中单元：也称移动卒中小组，此种模式没有固定的病房，患者收到不同病房，由一个多学科医疗小组去查房和制订医疗方案，因此没有固定的护理队伍。

253. A【解析】蛛网膜下腔出血是指动脉瘤破裂导致血液进入蛛网膜下腔。动脉瘤破裂频率为：颈内动脉及分叉部 40%，大脑前动脉及前交通动脉 30%，大脑中动脉及分支 20%，椎-基底动脉及分支 10%。后循环动脉瘤常见于基底动脉尖和小脑后下动脉。导致动脉瘤破裂发生蛛网膜下腔出血最常见的部位是颈内动脉及其分叉处。

254. A【解析】椎-基底动脉系统梗死可出现眩晕、恶心、呕吐、四肢瘫、共济失调、眼球震颤、眼球运动障碍及瞳孔扩大或缩小、偏盲或皮质盲、饮水呛咳、吞咽困难及声音撕哑等症状。

255. D【解析】分水岭梗死（CWSI）是指相邻血管供血区之间分水岭区或边缘带的局部缺血，也称边缘带脑梗死。多因血流动力学障碍所致，典型发生于颈内动脉严重狭窄或闭塞伴全身血压降低时，亦可源于心源性或动脉源性栓塞。本病起病急骤，临床上常呈卒中样发病，症状较轻、恢复较快，常有突然偏瘫、失语、偏盲、偏身感觉障碍等症状，多无意识障碍。

256. D【解析】参见 A1 型题第 198 题解析。

257. E【解析】双侧大脑后动脉闭塞导致皮质盲记忆受损（累及颞叶），不能识别熟悉面孔（面容失认症）、幻视和行为综合征。

258. A【解析】参见 A1 型题第 155 题解析。

259. C【解析】颅内静脉和静脉窦血栓形成目前证据较充分的危险因素有：抗凝血酶Ⅲ缺乏、蛋白 C 缺乏和蛋白 S 缺乏、凝血因子Ⅴ Leiden 突变阳性、使用口服避孕药及高同型半胱氨酸血症。其他少见病因有感染，主要是脑膜附近部位，如耳、鼻旁窦、口腔、面部或颈部等感染，在儿童中较常见。

260. C【解析】展神经核位于脑桥中下部，其纤维向腹侧行走。面神经核在脑桥深部下外侧，锥体束位于其腹侧。当右侧脑桥腹侧受损，便出现右眼外展不能、右侧周围性面瘫和左侧偏瘫。内囊等病变不引起展神经及面神经麻痹。

261. B【解析】重组因子Ⅶa（rFⅦa）具有促进局部受损血管止血的作用，目前被认为是内科治疗急性颅内出血（ICH）最有前途的药物，其治疗 ICH 的时间窗是 4 小时，可显著降低急性 ICH 的病死率和致残率。

262. E【解析】大面积脑梗死通常由颈内动脉主干、大脑中动脉主干闭塞或皮质支完全性卒中所致，表现为病灶对侧完全性偏瘫、偏身感觉障碍及向病灶对侧凝视麻痹，病程呈进行性加重，易出现明显的脑水肿和颅内压增高征象，甚至发生脑疝死亡。大面积脑梗死不出现四肢瘫的症状，故本题应选 E。

263. B【解析】本题所问的“主要区别”是指这两种患者不能说话的原因有何不同。两种患者不能说话的最主要区别在于运动性失语发音器官肌肉无瘫痪，闭锁综合征患者发音器官肌肉偏瘫。瘫痪分布和表达思想的方式虽然不同，但不是二者主要的区别。两种患者都无意识障碍。所以选项 B 正确。

264. C【解析】参见 A1 型题第 205 题解析。

265. A【解析】每 8g 甘露醇从肾脏排泄时可以带走水分 100ml，起效快，作用持续时间长，脱水降颅压作用可靠，故可用于治疗急性脑血管病；尤其是对已有颅内压增高，甚至出现脑疝者，甘露醇应列为首选。

266. B【解析】头颅 MRI 在临床上是诊断上矢状窦血栓形成最常见的辅助检查手段，可直接显示颅内静脉和静脉窦血栓，以及继发脑实质损害。血栓的 MRI 影像表现随时间而变化。

267. C【解析】脑出血后脑水肿约在发病后 48 小时达到高峰，维持 3~5 天后逐渐消退，可持续 2~3 周或更长。

268. B【解析】经 DSA 发现动脉瘤适于手术治疗者，应争取在发病后 24~72 小时内进行手术。

269. E【解析】脑叶出血可出现头痛、呕吐、脑膜刺激征及出血脑叶的定位症状。如额叶出血，可出现对侧单肢瘫或偏身轻瘫、精神异常、摸索、强握；左颞叶出血，可出现感觉性失语、幻视、幻听；顶叶出血，可出现对侧单肢瘫或偏身感觉障碍、失用、空间构象障碍；枕叶出血，表现为视野缺损。

270. B【解析】脑血管病不可干预的危险因素是指不能控制和治疗的危险因素，包括年龄、性别（男性高于女性）、低出生体重、人种/种族（黑种人发生率高于白种人）、遗传。所以选项B正确。其余四个选项均属于证据充分的可干预的危险因素。

271. C【解析】颈内动脉和椎-基底动脉通过几组吻合支形成丰富的侧支循环，其中最重要的是脑底动脉环（Willis环），它通过前交通动脉使两侧大脑前动脉互相沟通；颈内动脉或大脑中动脉与大脑后动脉之间由后交通动脉沟通，在脑底部形成环状吻合。

272. A【解析】参见A1型题第132题解析。

273. C【解析】跌倒发作是椎-基底动脉系统TIA的特征性症状，为脑干网状结构缺血，突然失去张力所致。故跌倒发作为鉴别颈内动脉系统和椎-基底动脉系统TIA最有意义的症状。

274. C【解析】参见A1型题第148题解析。

275. A【解析】所有TIA患者均应尽快进行血管评估，可利用CT血管成像（CTA）、磁共振血管成像（MRA）和数字减影血管造影（DSA）等血管成像技术进行血管检查。颈动脉血管超声和经颅多普勒超声（TCD）也可发现颅内外大血管病变。DSA是颈动脉行颈动脉内膜剥脱术（CEA）和颈动脉支架植入术（CAS）术前评估的金标准。

276. C【解析】支持TIA诊断的临床特点有：①症状突然出现；②发病时即出现最大神经功能缺损；③符合血管分布的局灶性症状；④发作时为神经功能缺损症状，很少引起“阳性”症状；⑤可快速缓解。所以选项C不正确。

277. B【解析】在脑梗死发病24小时之内，头颅CT平扫不会发现明显的异常；在发病24~48小时之后，CT可以发现局部脑组织的低密度影；但早期部分患者可以在CT上发现大脑中动脉高密度征、脑沟消失、脑组织肿胀等影像，提示大血管急性闭塞或者大面积脑梗死。

278. B【解析】脑梗死的病因分型目前主要采用TOAST分型。根据TOAST分型标准，脑梗型的类型有大动脉粥样硬化型、心源性栓塞型、小动脉闭塞型、其他病因型、不明原因型。选项B“完全前循环梗死”是根据牛津郡社区卒中研究分型（OCSP）标准进行的临床分型。

279. C【解析】脑血管（脑内小动脉）会随血压的改变而产生相应的舒张或收缩反应，来保持相对稳定不受血压波动影响的脑血流量。这种脑血流量的自动调节有一个较宽的压力范围。正常人脑血管自身调节的平均动脉压压力范围是60~120mmHg，而对于高血压患者，因机体对高血压慢性适应的产生，其最高调节范围可为180mmHg。即当平均动脉压在60~180mmHg范围内，脑内小动脉可随血压波动自动调节，保持充足的血流量，而当血压超过上限水平（即当平均动脉压迅速升高到180mmHg以上）时，可破坏自动调节机制，导致血管由收缩变为强制性扩张，这种自身调节的崩溃导致脑血流量增加，脑过度灌流，血管内压超过脑间质压，使血管床内液体外流，迅速出现脑水肿及颅内压增高，血管壁过度牵张可引起毛细血管壁坏死，继发点状出血或微梗死，导致高压性脑病（HEP）发生。

280. A【解析】参见 A1 型题第 128 题解析。

281~282 A、E【解析】大脑浅静脉分为大脑上静脉、大脑中静脉（大脑中浅静脉和大脑中深静脉）及大脑下静脉三组，收集大脑半球外侧面、内侧面及脑岛的血液，汇入脑各静脉窦，并与大脑内静脉相吻合。大脑深静脉包括大脑内静脉和大脑大静脉。

283. B【解析】血管性认知障碍（VCI）神经心理检查的常见特征为额叶-皮质下功能损害，抽象思维、概念形成和转换、信息处理速度等执行功能损害突出，而记忆力相对保留。所以选项 B 符合题意。

284. B【解析】依据病灶特点和病理机制的不同，临床上可将血管性痴呆（VaD）分为以下类型：多发梗死性痴呆（MID）、关键部位梗死性痴呆（SID）、分水岭梗死性痴呆、出血性痴呆、皮质下动脉硬化性脑病以及伴有皮质下梗死和白质脑病的常染色体显性遗传性脑动脉病（CADASIL）。

285. A【解析】锁骨下动脉盗血综合征是指当一侧锁骨下动脉或无名动脉在其近心端发出椎动脉前狭窄或闭塞时，颅内血流经患侧椎动脉逆流进入锁骨下动脉，代偿患侧上肢的血液供应。临床上活动患侧上肢可诱发出现椎-基底动脉供血不足的症状，如发作性头晕、视物旋转、复视、共济失调、构音障碍、吞咽困难、晕厥等；严重时也可经后交通动脉从颈内动脉盗血，出现颈内动脉系统缺血症状，如偏瘫、偏身感觉障碍和失语等。动脉粥样硬化是锁骨下动脉盗血综合征最常见原因，其次为特异性或非特异性动脉炎。

286. B【解析】脑出血患者使用白蛋白，主要作用是出现低蛋白血症时补充白蛋白，同时白蛋白也有减轻脑水肿，辅助降低颅内压的作用。需要结合具体情况判断。

287. A【解析】脑出血时 MRI 影像变化规律为：①超急性期（<24 小时）为长 T_1、长 T_2信号，与脑梗死、水肿不易鉴别。②急性期（2~7 天）为等 T_1、短 T_2信号。③亚急性期（8 天至 4 周）为短 T_1、长 T_2信号。④慢性期（>4 周）为长 T_1、长 T_2信号。所以选项 A 叙述错误。

288. E【解析】脑卒中为脑血管病的主要临床类型，包括缺血性脑卒中和出血性脑卒中，以突然发病、迅速出现局限性或弥散性脑功能缺损为共同临床特征，为一组器质性脑损伤导致的脑血管病。

二、A2 型题

1. C【解析】患者目前颅内压 280mmH_2O，有颅内压增高引起脑疝的危险，首先的治疗措施是静脉滴注 20% 甘露醇以降低颅内压。

2. D【解析】脑血管造影（DSA）能动态全面地观察主动脉弓至颅内的血管形态，包括动脉和静脉，是脑血管检查的金标准。故为明确诊断应首选 DSA 检查。

3. E【解析】该患者表现为一侧动眼神经麻痹及颈强直，克尼格征阳性，没有肢体运动或感觉障碍的表现，因此，患者可诊断为典型的蛛网膜下腔出血。

4. D【解析】参见 A1 型题第 67 题解析。

5. C【解析】患者的症状表现符合 TIA。可逆性缺血性脑疾病（RIND）与 TIA 基本相同，但神经功能障碍持续时间超过 24 小时，有的患者可达数天或数十天，最后逐渐完全恢复。脑部可有小的梗死灶，大部分为可逆性病变。

6. D【解析】参见 A1 型题第 214 题解析。

7. D【解析】患者右侧瞳孔散大，对光反射消失，说明右侧小脑幕切迹疝，根据左侧肢体偏瘫，说明出血部位为右侧，因此选 D。

8. A【解析】颈内动脉系统 TIA 表现：当颈内动脉主干供血区缺血表现为眼动脉交叉瘫，即患侧单眼一过性黑矇、失明和（或）对侧偏瘫及感觉障碍。所以选项 A 正确。

9~10 C、C【解析】患者可诊断为脑出血合并脑疝。脑出血患者多数有高血压病史，中老年人多见，寒冷季节发病较多。大多在活动状态时发病，突发剧烈头痛伴呕吐，多有意识障碍，严重者昏迷和脑疝形成，发病时血压骤高，神经系统局灶症状与出血部位和出血量有关。基底核内囊区出血最常见，典型表现为对侧“三偏”（偏瘫、偏身感觉障碍、偏盲）。脑出血发病后 CT 即可显示新鲜血肿，为圆形或卵圆形均匀高密度病灶，边界清楚。

11. C【解析】患者诊断考虑为脑血栓形成。脑血栓形成多在安静或睡眠中发病，部分病例有 TIA 前驱症状如肢体麻木无力等，突然出现偏侧上下肢麻木无力、口眼歪斜、言语不清等症状。CT 发现梗死灶可以确诊。多数病例发病 24 小时后头颅 CT 逐渐显示低密度梗死灶。

12. C【解析】本题可诊断为蛛网膜下腔出血。最重要的检查是头颅 CT 检查。参见 A1 型题第 104 题解析。

13. B【解析】偏瘫、偏身感觉障碍和偏盲称为“三偏”征，是大脑中动脉主干闭塞的典型临床表现，若在优势半球还可有失语、失写和失读。其他动脉闭塞均不会出现“三偏”征。

14. A【解析】具有脑膜刺激征的患者，原因不明的头疼、昏迷，为明确诊断，目前最好做腰穿脑脊液检查。

15~16 D、C【解析】根据患者症状可诊断为脑出血。首要的治疗措施为迅速给脱水药，控制脑水肿，降低颅内压。对脑出血后的血压升高患者不应急于降血压，应先降低颅内压，再根据血压情况决定是否进行降血压治疗。

17. B【解析】参见 A2 型题第 11 题解析。

18. D【解析】CT 平扫是评估急性脑血管病最常用的影像学方法，有助于提示由于动脉再灌注损伤而出现的出血转化。

19. C【解析】患者最可能的诊断是小脑出血。小脑出血发病初期患者大多意识清楚或有轻度意识障碍，表现为眩晕、频繁呕吐、枕部剧烈头痛和平衡障碍等，但无肢体瘫痪是其常见的临床特点。轻症者表现出一侧肢体笨拙、行动不稳、共济失调和眼球震颤，无瘫痪。两眼向病灶对侧凝视，吞咽及发音困难，四肢锥体束征，病侧或对侧瞳孔缩小、对光反射减弱，晚期瞳孔散大，中枢性呼吸障碍，最后因枕大孔疝死亡。

20. C【解析】通过症状及 CT 表现可诊断患者为脑出血。紧急治疗措施为使用脱水药物控制脑水肿，降低颅内压。常使用 20% 甘露醇，每次 125～250ml 静脉注射或静脉滴注，每日 4 次。

21. B【解析】“二尖瓣区可闻及双期杂音”提示患者二尖瓣有器质性病变，最多见的原因是风湿性瓣膜病。患者于洗衣时突发活动障碍、失语，考虑为心脏瓣膜引起的脑栓塞所致。脑栓塞栓子的来源可能是病变的二尖瓣的赘生物脱落，也有其他可能。

22. C【解析】参见 A2 型题第 18 题解析。

23. B【解析】首先考虑的诊断为脑桥出血。参见 A1 型题第 51 题解析。

24. B【解析】当双侧皮质延髓束损伤时出现构音障碍和吞咽困难，而咽反射存在，称假性延髓麻痹，有强哭强笑，无舌肌萎缩。

25. A【解析】该患者主要为视野缺损，说明视传导通路某一部位损伤，无运动障碍和感觉障碍，说明病变限于枕叶。患者在静态中急性起病，缺血脑血管病可能性较大，心脏正常，无明显栓子来源，故考虑为脑血栓形成。

26. D【解析】患者可考虑为脑出血。紧急治疗措施参见 A2 型题第 20 题解析。紧急治疗后急查头颅 CT 检查。

27. D【解析】脑桥基底部病变所致闭锁综合征患者大脑半球和脑干被盖部网状激活系统无损害，因此意识保持清醒，对语言的理解无障碍，由于其动眼神经与滑车神经的功能保留，故能以眼球上下示意与周围的环境建立联系。但因脑桥基底部损害，双侧皮质脑束与皮质脊髓束均被阻断，展神经核以下运动性传出功能丧失，患者表现为不能讲话，有眼球水平运动障碍，双侧面瘫，舌、咽及构音、吞咽运动均有障碍，不能转颈耸肩，四肢全瘫，可有双侧病理反射，故选 D。

28. E【解析】患者首先考虑为脑出血。瞳孔不等大提示已经存在脑疝，脑疝是腰穿进行脑脊液检查的禁忌证。

29. C【解析】患者枕部疼痛，并且有昏迷，呼吸节律受影响，故考虑为脑桥受损。

30. B【解析】患者右侧中枢性面瘫，肌力减退，右半身感觉障碍，提示病变位于左侧基底核区，既往体健，考虑为左侧大脑中动脉主干血栓形成，首选溶栓治疗。脑血栓形成溶栓的指征是 6 小时以内。

31. E【解析】中年男性患者，既往有风湿性心内膜炎病史。由于风湿性心内膜炎最常在二尖瓣闭锁缘上形成赘生物，而赘生物脱落后形成栓子，可随动脉血流运行于大脑、下肢等器官组织，引起脑动脉栓塞等，故患者自行起床后死亡的原因最可能是脑动脉栓塞。心肌梗死常继发于冠状动脉粥样硬化。脑出血多继发于高血压病。肺动脉栓塞的栓子常来源于下肢深静脉，多见于下肢损伤后长期卧床休息的患者。肺炎多继发于细菌感染。

32. C【解析】头颅 CT 提示脑池内高密度影可以确诊蛛网膜下腔出血。剧烈头痛、视物成双、颈部僵硬是蛛网膜下腔出血的症状表现。

33. C【解析】一个半综合征表现为患侧眼球水平注视时既不能内收又不能外展；对侧眼球水平注视时不能内收，可以外展，但有水平眼震。

34. B【解析】内囊膝有皮质脑干束，后脚有皮质脊髓束、丘脑皮质束、听辐射和视辐射。当内囊损伤广泛时，患者会出现对侧偏身感觉丧失（丘脑中央辐射受损），对侧肢体运动障碍即偏瘫（皮质脊髓束、皮质核束受损）和对侧偏盲（视辐射受损）的“三偏”症状。

35. A【解析】突然发生的持续性剧烈头痛、呕吐、脑膜刺激征阳性，应高度怀疑蛛网膜下腔出血（SAH）。均匀一致血性 CSF 是 SAH 的特征性表现，可临床确诊为 SAH。SAH 复发率较高，以首次出血后 1 个月内再出血的风险最大，2 周内复发率最高，其临床特点为首次出血后病情稳定或好转情况下，突然再次出现剧烈头痛、呕吐、抽搐发作、昏迷甚至去大脑强直及脑膜刺激征明显加重等。

36. A【解析】该患者可诊断为血管性痴呆。血管性痴呆（VaD）多在 60 岁以后发病，有脑卒中病史，呈阶梯式进展，波动病程，表现为认知功能显著受损达到痴呆标准，伴有局灶性神经系统受损的症状、体征。VaD 患者的认知障碍表现为执行功能受损显著，如制订目标、计划性、主动性、组织性和抽象思维以及解决冲突的能力下降；常有近记忆力和计算力的降低。

37. B【解析】患者诊断考虑为脑血栓形成。脑血栓形成多在安静或睡眠中发病，发病前有肢体麻木无力等前驱症状，突然出现偏侧上下肢麻木无力、口眼歪斜、言语不清等症状。CT 发现梗死灶可以确诊。多数病例发病 24 小时后头颅 CT 逐渐显示低密度梗死灶。

38. E【解析】头痛伴剧烈呕吐多为颅内压增高，最可能出现脑膜刺激征。

39. B【解析】患者活动中发病，右鼻唇沟变浅，右侧肢体肌力 4 级，头颅 CT 未见异常，最可能的诊断是脑血栓形成。脑血栓形成溶栓的指征是 6 小时以内，超过 6 小时溶栓已失去意义，此时应该积极抗血小板治疗。

40. D【解析】患者突然剧烈头痛、呕吐，无颅内局灶性体征，有颈强直及脑膜刺激征，头颅 CT 示侧裂池、环池内高密度影及出血影，应诊断为蛛网膜下腔出血。脑炎、脑膜炎常慢性起病，CT 无脑池出血征象。脑肿瘤和脑脓肿均起病缓慢，脑膜刺激征不重，CT 显示颅内占位性病变。

41. B【解析】参见 A1 型题第 37 题解析。

42. C【解析】本例为老年人，右利手，有言语表达困难和右侧肢体瘫痪，提示左侧大脑优势半球病变，血管定位为左侧大脑中动脉系统受累，另外有反复发作性短暂失明，提示左眼动脉受累，两者均为颈内动脉系统的分支，故为左侧颈内动脉血栓形成。

43. D【解析】头颅 CT 为确诊蛛网膜下腔出血的首选检查。腰椎穿刺对于颅内压增高患者应慎用。

44. A【解析】患者在劳动中突然剧烈头痛、恶心，出现脑膜刺激征，但无偏瘫，头颅 CT 血管畸形，提示为蛛网膜下腔出血。为预防再出血，首要护理措施是绝对卧床休息至少 4~6 周。

45. A【解析】小脑出血与高血压有直接关系，是由小脑齿状核动脉破裂所致。小脑出血多数表现为突然起病的眩晕、频繁呕吐，枕部头痛，可有眼球震颤。故本题选 A。

46. E【解析】大脑中动脉（MCA）供血区 TIA 可出现缺血对侧肢体的单瘫、轻偏瘫、面瘫和舌瘫，可伴有偏身感觉障碍和对侧同向偏盲。本题患者右上肢偏瘫、左眼偏盲，说明病变位于左侧大脑中动脉，患者可诊断为左侧大脑中动脉 TIA。故答案为 E。

47. C【解析】病变部位可能是右侧脑桥。脑桥病变表现如下。①脑神经症状：病侧面部感觉障碍，角膜反射减低或丧失，同侧咀嚼肌萎缩且肌力弱，张口下颌偏向患侧，伸舌偏向患侧，展神经麻痹，眼球内斜。②感觉障碍。③运动麻痹：多于病灶对侧出现偏瘫。④病侧出现共济失调。⑤精神及睡眠障碍。

48. E【解析】发病 1 小时内如头颅 CT 未显影，可考虑诊断为脑梗死，在溶栓的时间窗内（发病 3 小时内），溶栓为首选治疗。

49. B【解析】患者最可能的诊断是右颈内动脉栓塞。右颈内动脉栓塞症状对应左侧肢体，患者左上下肢无力可能是 TIA 所致。频繁发作以后，可能在某一时刻会出现很严重的症状，如偏身感觉障碍、偏侧肢体瘫痪，有时可出现同向偏盲。急性颈动脉闭塞时，还可能有同侧眼动脉出现问题，影响视力。

50. D【解析】受损区域可能在额叶。额叶损伤后可能引起精神障碍，早期出现近记忆力障碍，远记忆力尚保存。随病变进展，远记忆力丧失，并出现表情淡漠、注意力不集中、情绪易波动、性欲冲动、激动、易激惹等额叶病变特征，这些损伤一般是不可逆的。右额叶的功能：情绪控制，情感认知（感受），社会认知，人际交往，语言表达能力。左颞叶的功能：听觉功能，记忆能力，语言和听觉处理。所以患者受损区域可能在右侧额叶。

51. C【解析】此患者的步行方式符合感觉性共济失调。深感觉障碍使患者不能辨别肢体位置及运动方向，出现感觉性共济失调。表现为站立不稳，迈步远近无法控制，落脚不知深浅，踩棉花感。所以选项 C 正确。小脑蚓部病变，行走呈醉汉步态；小脑半球或前庭病变，行走向患侧偏斜。两下肢痉挛性轻瘫行走时，出现剪刀步态；鸭步见于肌营养不良，因骨盆带肌无力，走路左右摇摆。

52. D【解析】参见 A1 型题第 67 题解析。

53. B【解析】突然出现左侧肢体无力的症状，有可能和脑血管有关系。首先应该进行头颅 CT 平扫。头颅 CT 平扫是评估急性脑血管病最常用的影像学方法，其还有助于提示由于动脉再灌注损伤而出现的出血转化。在大多数情况下，CT 能为急诊治疗决策提供重要信息。

54. A【解析】参见A1型题第104题解析。

55. A【解析】患者最可能是是椎动脉及基底动脉重度狭窄，左侧颈内动脉只是中度狭窄，又无症状，不建议手术治疗。患者尚未开始服用任何药物，目前最合适的处理是口服阿司匹林进行溶栓治疗。

56. A【解析】根据头痛、呕吐，颈强直，余神经系统无阳性体征，头颅CT示大脑外侧裂有高密度影，可判断患者为蛛网膜下腔出血。此时最应进行的检查是DSA。参见A1型题第50题解析。

57. C【解析】参见A1型题第104题解析。

58. C【解析】该老年女性患者晨起发病，言语不清，右侧肢体无力，2天后病情加重，因此可完全排除TIA的诊断。因为TIA历时短暂，症状持续不超过24小时，24小时内症状完全消失，一般不遗留神经功能缺损，而该患者2天后发生右侧偏瘫。

59. C【解析】TIA指某一区域脑组织因血液供应不足导致其功能发生短暂的障碍。TIA发病突然，迅速出现局限性神经功能或视网膜功能障碍，持续时间短暂，常为数分钟至数小时，最长不超过24小时即完全恢复，不留神经功能缺损，但常有反复发作。题中患者1天前上午表现为左侧偏瘫、对侧感觉障碍、失语，第2天早晨醒来症状消失，符合TIA的特点。

60. D【解析】颈内动脉系统TIA的临床表现：大脑中动脉（MCA）供血区的TIA可出现缺血对侧肢体的单瘫、轻偏瘫、面瘫和舌瘫，可伴有偏身感觉障碍和对侧同向偏盲，优势半球受损常出现失语和失用。

61. B【解析】患者因脑出血送院急诊，CT证实为左侧基底核出血，现患者出现瞳孔不等大，左侧大于右侧，左侧瞳孔对光反射迟钝，说明有脑疝形成可能，急需采取的治疗应该是降低颅内压、防止脑疝形成，以免进一步压迫脑干生命中枢，导致呼吸心搏骤停，临床上常用的降颅内压药物为20%甘露醇，也可选用人血白蛋白、呋塞米等药物。

62. C【解析】偏瘫、偏身感觉障碍和偏盲称为“三偏”征，是大脑中动脉主干闭塞的典型临床表现。

63. E【解析】因为内囊损害是“三偏”，即偏瘫、偏身感觉障碍和偏盲，而本病例是左眼失明，不明偏盲，因此不能单纯考虑为内囊受损，应该考虑为眼动脉受损，而眼动脉是颈内动脉的分支。故本题应选E。

64. E【解析】患者有风湿性心脏病10年，于看电视时突觉右侧上下肢不能活动，不能言语，考虑为心脏瓣膜引起的脑栓塞所致。

65. C【解析】参见A2型题第53题解析。

66. D【解析】参见A1型题第168题解析。

67. E【解析】根据突然剧烈头痛、恶心、呕吐、颈强直，克尼格征阳性以及腰穿脑脊液均匀一致血性，可判断患者为蛛网膜下腔出血。为降低脑血管痉挛发生率，需早期持续应用抗血管痉挛药物如尼莫地平。

68. B【解析】参见 A2 型题第 59 题解析。题中患者 8 小时前突然不能说话，右侧肢体无力，持续约 30 分钟后症状完全消失，1 小时前又出现不能讲话，右侧上下肢不能活动，且不留神经功能缺损，症状常反复发作，符合短暂性脑缺血发作的特点。

69. E【解析】诊断考虑为右侧小脑下后动脉血栓形成。小脑后下动脉闭塞临床表现参见 A1 型题第 216 题解析。

70. C【解析】参见 A2 型题第 28 题解析。

71. A【解析】根据提供的信息，患者可诊断考虑为腔隙性脑梗死。这是因为患者有长期高血压病史，出现了 1 周的左偏身痛觉减退，并且头颅 CT 显示右基底核区小低密度灶。这些症状和影像学表现与腔隙性脑梗死相符合。

72. B【解析】基底动脉尖部由成对的小脑上动脉、大脑后动脉和基底动脉顶端组成，供应中脑、丘脑、小脑上部、颞叶及枕叶，主要表现为眼球运动异常、意识障碍、对侧偏盲或皮质盲、记忆障碍。题干患者存在眼球运动异常及意识障碍，MRI 示中脑及丘脑低信号影，符合基底动脉尖综合征表现。

73. D【解析】患者诊断考虑为脑血栓形成。脑血栓形成多在安静或睡眠中发病，部分病例有 TIA 前驱症状如肢体麻木无力等，也可突然出现偏侧上下肢麻木无力、口眼歪斜等症状。

74. B【解析】中脑病变可出现病灶侧动眼神经麻痹，对侧面神经、舌下神经及上、下肢上运动神经元瘫痪。

75. E【解析】诊断考虑为脑出血。脑出血患者多数有高血压病史，突发剧烈头痛伴呕吐，发病时血压骤高，还可有偏瘫，多数有意识障碍，严重者昏迷和脑疝形成，脑膜刺激征阳性，多数有血性脑脊液，头颅 CT 和 MRI 可见出血病灶。

76. C【解析】根据突然出现剧烈头痛和呕吐、颈强直、Kernig 征阳性，全脑血管造影见前交通动脉有一梨形带蒂影，可判断患者最可能为动脉瘤引起的蛛网膜下腔出血。

77. E【解析】脑出血患者一般不用止血药物，若有凝血功能障碍，可应用，但时间不超过 1 周。

78. A【解析】头颅 CT 扫描发现右侧基底核区、额叶和颞叶大片楔形低密度灶，可初步诊断为脑梗死。大面积脑梗死可首选 20%甘露醇缓解脑水肿、降低颅内压。

79. A【解析】根据题干所述，可判断患者为脑出血。现患者出现瞳孔不等大，且血压升高，说明有脑疝形成可能，此时应立即使用脱水药控制脑水肿，降低颅内压。常使用甘露醇 125ml 加压静滴。

80. A【解析】根据题干所述，可诊断为 TIA。对非心源性栓塞性 TIA 建议进行长期抗血小板治疗。国际上首选此类制剂，可减少微栓子，一定程度预防复发。

81. C【解析】参见A2型题第2题解析。

82. D【解析】突然发生的持续性剧烈头痛、呕吐、颈强直等脑膜刺激征，伴或不伴意识障碍，检查无局灶性神经系统体征，应高度怀疑蛛网膜下腔出血（SAH）。20%SAH患者眼底可见玻璃体下片状出血，发病1小时内即可出现，是急性颅内压增高和眼静脉回流受阻所致，对诊断具有提示作用。

83. D【解析】参见A2型题第59题解析。题中患者6个月内出现3次突然不能言语，每次持续20分钟左右，症状反复发作，符合TIA的特点。房颤也可引起TIA。

84. B【解析】患者诊断为脑出血。脑出血头颅CT显示右侧基底核区肾形高密度影。

85. D【解析】患者表现为右侧肢体无力、失语，且症状反复发作，每次发作5~6分钟，发作后检查无神经系统体征，符合颈内动脉系统TIA。

86. B【解析】患者意识不清呈深昏迷，双侧瞳孔“针尖样”缩小，四肢瘫痪，应考虑为脑桥出血。参见A1型题第51题解析。

87. D【解析】参见A1型题第50题解析。

88. C【解析】后交通动脉瘤的治疗方法是开颅动脉瘤夹闭术。

89. A【解析】最可能的诊断是脑出血，左颞叶钩回疝。脑出血大多在活动状态时发病，突发剧烈头痛伴呕吐，多有意识障碍，发病时血压骤高。左颞叶钩回疝表现：动眼神经走形于大脑后动脉下方，由于大脑后动脉向下牵拉，司眼内肌调节的副交感纤维居于动眼神经根的背侧，受到牵拉的刺激后使同侧瞳孔缩小，因历时短，常难以发现，早期瞳孔常轻度散大，对光反射迟钝，之后可明显扩大，对光反射消失。

90. E【解析】参见A2型题第49题解析。

91. A【解析】脑桥出血常伴有体温失调、不规则呼吸，可在早期出现呼吸困难。该患者主要表现为左鼻唇沟变浅，左侧肢体坠落试验阳性，即左侧偏瘫，不伴体温和呼吸的异常，故脑出血部位常见于右侧基底核。

92. A【解析】参见A2型题第11题解析。

93. B【解析】核性眼肌麻痹是指脑干病变（血管病、炎症、肿瘤）致眼球运动神经核（动眼、滑车、展神经核）损害所引起的眼球运动障碍。核性眼肌麻痹有以下3个特点：①可选择性地损害个别神经核团，如中脑水平动眼神经核的亚核多且分散，病变时可仅累及其中部分核团而引起某一眼肌受累，其他眼肌不受影响，呈分离性眼肌麻痹；②常伴有脑干内临近结构的损害，如展神经核病变常损伤围绕展神经核的面神经纤维，而伴发同侧的周围性面神经麻痹；③核性眼肌麻痹时常可累及双侧。

94. B【解析】风湿性心脏病二尖瓣狭窄由于房颤，易于形成附壁血栓，血栓脱落导致脑栓塞。

95. B【解析】蛛网膜下腔出血患者发病后容易并发再出血、脑血管痉挛、脑积水。根据患者出现神经功能缺失、无脑室扩大，可排除脑积水；脑脊液检查无新鲜红细胞说明无再出血。故患者出现脑血管痉挛的可能性大。

96. E【解析】根据题干所述，可诊断为 TIA。对于此类患者，应积极寻找病因，采取健康的生活方式，包括适度锻炼。所以选项 E“绝对卧床休息”是不正确的。

97. B【解析】蛛网膜下腔出血可以表现为突发剧烈头痛，多伴有恶心、呕吐，可有意识障碍或精神症状，发病数小时可见脑膜刺激征。腰穿脑脊液呈均匀一致血性。但偏瘫和偏身感觉障碍在蛛网膜下腔出血中不常见。

98. E【解析】参见 A2 型题第 34 题解析。

99. A【解析】患者右侧面瘫、肌力减退、右偏身感觉减退，提示病变位于左侧基底核区，为左大脑中动脉供血区域。大脑中动脉主干闭塞引起对侧偏瘫、偏身感觉障碍和偏盲（“三偏”征）；豆纹动脉闭塞出现偏瘫，一般无感觉障碍和偏盲。

100. D【解析】“头痛、呕吐、意识不清”均为颅内压增高的征象。脑疝是颅内压增高引起的严重状况，必须作紧急处理。除必要的病史询问与体格检查外，应立即应用甘露醇等降低颅内压，以暂时缓解病情。然后进行必要的诊断性检查，以明确病变的性质及部位，根据具体情况进行手术治疗。

101. D【解析】交叉瘫属脑干损伤特有，病变侧一般在皮质脑干束一侧；眼睑属中脑动眼神经管理，左侧上睑下垂病变应在左侧中脑。而中脑和皮质脑干束均属于椎-基底动脉系统。

102. C【解析】本例为中枢性高热的表现，常见于脑干或下丘脑病变。其他四项均能引起体温过低。

103. E【解析】参见 A2 型题第 59 题解析。题中患者 2 周来共发生 5 次命名困难，每次持续 2~15 秒，症状反复发作，符合短暂性脑缺血发作的特点。房颤也可引起短暂性脑缺血发作。

104. D【解析】脑室出血为脑实质出血破入脑室，称继发性脑室出血。症状严重，表现为头痛、呕吐、深昏迷、四肢弛缓性瘫痪、脑膜刺激征阳性，可出现阵发性强直痉挛或去大脑强直。生命体征不稳定，多在 24 小时内死亡。大量脑室出血可出现昏迷、针尖样瞳孔、去大脑强直等。故选项 D 正确。额叶（选项 B）出血表现为偏瘫、摸索、失语；小脑（选项 C）出血表现为眩晕、频繁呕吐、枕部剧烈头痛和平衡障碍，双侧瞳孔散大；枕叶（选项 E）出血表现视野缺损，均少有昏迷及抽搐。

105. C【解析】壳核出血表现为病变一侧身体运动障碍、偏身感觉障碍以及同侧的偏盲，双眼向病灶对侧同向凝视不能，左侧半球可有失语。出血量大时，可有意识障碍、剧烈的头痛和瞬间呕吐；出血量较小时，可仅表现为运动感觉障碍、感觉障碍，但不伴有头痛。所以题中最不可能的诊断是壳核出血。其余四个选项均有头痛的症状。

106. B【解析】患者可诊断为脑出血。病因首先考虑为高血压和动脉硬化。

107. D【解析】患者最可能的诊断是左侧颈内动脉脑梗死。左侧颈内动脉脑梗死症状对应右侧肢体。症状性闭塞出现单眼一过性黑矇，偶见永久性失明或 Horner 征、对侧偏瘫、偏身感觉障碍和偏盲等；优势半球受累可有失语症，非优势半球受累可有体象障碍、颈动脉搏动减弱或血管杂音，也可出现晕厥发作或痴呆。

108. D【解析】患者左侧豆状核区有一高密度影，说明基底核出血；左侧脑室体部和枕角内有高密度影，说明继发性脑室出血；瞳孔左侧扩大，说明出现颞叶钩回疝。所以选项 D 正确。

109. C【解析】老年患者，突发右侧肢体活动不灵，考虑脑出血的可能性大，首选头颅 CT 检查，可以判断有无出血。

110. C【解析】参见 A1 型题第 104 题解析。

111. B【解析】参见 A2 型题第 109 题解析。

112. C【解析】参见 A1 型题第 104 题解析。蛛网膜下腔出血可出现全面强直-阵挛发作。

113. C【解析】参见 A1 型题第 51 题解析。小脑出血，表现为眩晕、头痛、呕吐、共济失调、瞳孔缩小、脑膜刺激征阳性；脑叶出血，可出现头痛、呕吐、脑膜刺激征及出血脑叶的定位症状；基底核出血，典型临床表现为对侧“三偏”（偏瘫、偏身感觉障碍、偏盲）；中脑出血表现为：①突然出现复视、上睑下垂；②一侧或两侧瞳孔散大、眼球不同轴、水平或垂直眼震、同侧肢体共济失调，也可表现为 Weber 或 Benedikt 综合征；③严重者很快出现意识障碍、去大脑强直。

114. B【解析】患者可考虑为 TIA。TIA 发病突然，迅速出现局限性神经功能障碍，持续时间短暂，常为数分钟至数小时，最长不超过 24 小时即完全恢复，不留神经功能缺损，但常有反复发作。神经系统检查无阳性体征。

115. E【解析】椎-基底动脉供应大脑半球后 1/3 及部分间脑、脑干和小脑。运动性失语又称表达性失语，由优势侧额下回后部病变引起。因此，椎-基底动脉系统病变不应出现运动性失语。

116. D【解析】采用“3H”高动力学疗法具有一定的危险性，可并发心肌梗死、充血性心力衰竭、心律失常、再出血、电解质紊乱、血胸、脑水肿、动脉瘤破裂等。其中，心力衰竭是最常见的并发症。

117. E【解析】头颅 CT 示左侧额、顶叶大片低密度改变，说明患者左侧脑梗死。患者浅昏迷、瞳孔左右不等大，说明颅内压增高，有脑疝形成的可能。故最重要的是脱水治疗，以降低颅内压，控制脑疝。

118. A【解析】根据高血压史、TIA 样表现及 CT 表现，可考虑为基底核腔隙性脑梗死。腔隙性脑梗死 CT 表现主要见于基底核区随时间变化而变化的低密度梗死灶。

119. E【解析】参见 A2 型题第 59 题解析。题中患者近半年内出现 3 次突发右侧肢体无力，流涎，每次持续 7~10 分钟，且神经系统检查正常，EEG 正常，符合 TIA 特点。

120. E【解析】患者两眼瞳孔不等大，说明有脑疝形成可能，应禁忌行腰椎穿刺检查。

三、A3/A4 型题

1. A【解析】昏迷患者瘫痪肢体可出现肢体坠落试验阳性、足外旋，瘫痪侧病理反射更显著，腱反射两侧可能不对称。上运动神经元瘫痪可出现失用性肌萎缩，但是常在肢体瘫痪较长时间后发生，故对判断昏迷患者有无瘫痪没有意义。

2. E【解析】患者可初步诊断为脑出血。现患者出现瞳孔不等大，左侧大于右侧，说明有脑疝形成可能，急需采取的治疗应该是降低颅内压、防止脑疝形成，临床上常用的降低颅内压药物为20%甘露醇静脉滴注。

3. D【解析】参见 A1 型题第 42 题解析。

4. C【解析】参见 A1 型题第 51 题解析。

5. D【解析】头颅 CT 检查可显示脑出血的血肿部位、大小、形态，是否破入脑室，血肿周围有无低密度水肿带及占位效应，脑组织移位和梗阻性脑水肿等，有助于确诊和指导治疗。

6. C【解析】肾功能不全高血压患者可静脉使用非诺多泮。非诺多泮是强效血管扩张药和选择性 DA-1 激动药，可扩张肾和全身血管且有剂量依赖。临床试验显示，非诺多泮能降低血压，在急性肾功能不全时可增加肾血流量并促进利尿利钠。

7. D【解析】甘油可通过血-脑脊液屏障，通过降低血清渗透压，降低颅内压，30~60 分钟起效，作用持续 6~8 小时。甘油经口服进入体内，在血容量增加的情况下会加重脑水肿。

8. E【解析】呼吸道梗阻时，因患者用力呼吸，致胸腔内压力增高，加重颅内高压。呼吸道梗阻使 $PaCO_2$ 增高，致脑血管扩张、脑血流量增多，也加重颅内高压。昏迷患者或排痰困难者，应配合医师及早行气管切开。

9. A【解析】根据高血压病史，在工作中突然起病，血压常明显升高，并出现头痛、呕吐、肢体瘫痪、脑膜刺激征可判断患者为额叶出血。额叶出血可出现对侧单肢瘫或偏身轻瘫、精神异常、摸索、强握。患者左侧肢体偏瘫，故病变部位可能在右侧额叶。

10. B【解析】为明确病变性质，首先应进行头颅 CT 检查。头颅 CT 已成为当前诊断脑出血的首选检查手段。CT 有高密度的分辨率，仅用平扫即可显示颅内有无血肿，以及血肿的形状、大小、部位和有无脑室积血等复杂情况。脑出血 CT 扫描可见特异性的高度阴影，出血量较多时，使脑的中线移位，脑干受压，脑水肿，而产生颅内压增高症状。

11. D【解析】头痛、呕吐，偏瘫，神志恍惚及双侧瞳孔不等大符合脑出血的症状。故本题应选 D。脑血栓形成意识清楚，无脑膜刺激征，故可排除选项 B；蛛网膜下腔出血一般无偏瘫，故可排除选项 C；多发性腔隙性脑梗死多无明显症状，约有 3/4 的患者无病灶性神经损害症状，或仅有轻微注意力不集中、记忆力下降、轻度头痛头昏、眩晕、反应迟钝等症状。故选项 E 与题中所述不符，可排除；选项 A 也与题中不符，也可排除。

12~14 B、C、D【解析】该中年女性患者患高血压多年，突然发病，头痛，意识不清，血压很高，因此考虑最可能的诊断是脑出血，最常见的出血部位是壳核，其他疾病的可能性均小。壳核出血系豆纹动脉尤其是其外侧支破裂所致，表现为突发的病灶对侧偏瘫、偏深感觉缺失和同向偏盲，双侧眼球向病灶凝视，主侧半球可有失语；出血量大可有意识障碍，出血量较小可仅表现为纯运动、纯感觉障碍，不伴头痛、呕吐。查体发现患者双眼向右侧凝视，左足外旋位，一般认为脑出血时两眼是向病灶侧凝视，因此病变应该是在右侧，左足外旋位说明左下肢瘫痪，所以最可能的病变部位是在右侧半球深部。明确脑出血诊断最有价值的辅助检查是头颅 CT，出血部位可见高密度影。

15. C【解析】患者的 INR 值为 5. 8。若 INR 在 5~9，患者没有出血，也没有导致出血的危险因素，可以停用华法林 1~2 天，当 INR 值降至治疗范围时再以较小的剂量重新给予。

16. C【解析】华法林主要在肝微粒体内抑制维生素 K 依赖性凝血因子Ⅱ、Ⅶ、Ⅸ、Ⅹ的合成，但作用发生缓慢，最大效应在 3~5 天内产生，在试管内无抗凝血作用，即不参与体外抗凝血。华法林也可以干扰在骨中合成的 γ-羧基谷氨酸蛋白的羧基化。

17. C【解析】凝血因子Ⅶ是四种维生素 K 依赖的凝血因子之一，半衰期 4~6 小时，是半衰期最短的凝血因子；严重肝衰竭、华法林抗凝与维生素 K 缺乏时，凝血因子Ⅶ最早出现不足。凝血酶原时间（PT）对凝血因子Ⅶ不足敏感。

18. C【解析】患者发生运动性失语及右侧肢体无力 2 次，且每次持续约 15 分钟，最可能诊断为短暂性脑缺血发作（TIA）。TIA 发病突然，局部脑或视网膜功能障碍历时短暂，最长时间不超过 24 小时，不留后遗症状。常反复发作。

19. D【解析】患者左侧颈内动脉狭窄 30%，属于颈动脉轻度狭窄，可以进行保守治疗，建议抗血小板及危险因素控制，暂不行手术治疗坚持用药，定期复查；右侧颈内动脉狭窄 60%，属于颈动脉中度狭窄，但无症状，也不建议手术治疗。

20. B【解析】受累的脑神经为右侧动眼神经。上睑下垂提示上睑提肌麻痹，为动眼神经损害的表现。动眼神经损害还表现为外斜视、瞳孔散大、瞳孔对光反射消失或减弱。展神经损害时，出现内斜视，眼球不能向外转，并有复视。

21. C【解析】该患者突发剧烈头痛、颈痛和呕吐，表现为一侧动眼神经麻痹及颈强直，克尼格征阳性，而没有肢体运动或感觉障碍的表现，且头颅 CT 示脑正中裂、大脑外侧裂和基底池呈高密度影。因此，患者可诊断为典型的蛛网膜下腔出血。

22. E【解析】为了预防再出血，最重要的检查是全脑血管造影。全脑血管造影是确定蛛网膜下腔出血病因诊断最有意义的辅助检查。目前常用的是磁共振血管成像（MRA）和数字减影全脑血管造影（DSA）。

23~24 D、C【解析】突然出现右侧肢体无力的症状，且出现言语不利、表达困难，首先考虑有可能为脑血管病。为明确诊断，最需要进行头颅 CT 平扫检查。头颅 CT 平扫是评估急性脑血管病最常用的影像学方法，有助于提示由于动脉再灌注损伤而出现的出血转化。

在大多数情况下，CT 能为急诊治疗决策提供重要信息。

25~26 B、B【解析】参见 A1 型题第 168 题解析。

27. D【解析】患者表现为运动性失语，多见于优势侧额叶分水岭区的脑梗死。

28. E【解析】脑栓塞患者，如果是急性发病，可以先做头颅 CT 检查，排除脑出血后脑栓塞，诊断明确后给予对症治疗。但是首先尽量完善头颅 MRI 检查，明确新发脑梗死的病变部位，病灶大小以及颅内血管情况，评价预后。

29. E【解析】患者可诊断为血管性认知障碍（VCINI）。血管性认知功能障碍是因脑血管因素导致脑组织损害而引起的，以认知功能障碍为基本特征的综合征，故患者应首先完成认知功能评测检查。

30. B【解析】未达到痴呆的血管性认知障碍多有脑血管危险因素，如高血压和糖尿病等，或有明显或不明显的脑血管病史。表现为认知功能轻度损害，但未达到痴呆的诊断标准。认知损害可以突然出现，也可隐袭起病，表现为记忆力下降，抽象思维、判断力损害，伴个性改变，但日常生活能力基本正常。认知功能评测结果：简易精神状态检查（MMSE）= 25，蒙特利尔认知评估量表（MoCA）= 21。其认知功能为非痴呆的认知障碍。

31. D【解析】预防和治疗脑血管病及其危险因素是血管性认知障碍治疗的最根本方法，包括抗血小板聚集、降脂，防治高血压、糖尿病等。

32. C【解析】该患者诊断首先考虑为分水岭梗死。皮质后型脑分水岭梗死发生于大脑后动脉与大脑中动脉皮质交界区（颞顶枕交界区）。约 1/2 病例有情感淡漠，可有记忆力减退和 Gerstmann 综合征（角回受损）。优势侧病变出现认字困难和经皮质感觉性失语，非优势侧偶见体象障碍。

33. E【解析】该患者临床表现符合 Gerstmann 综合征。Gerstmann 综合征表现为左右失认、手指失认、失算和书写困难。

34. D【解析】老年患者，在安静、休息时发病，有右侧鼻唇沟浅、右侧肢体肌力 3 级等局灶体征，脑膜刺激征阴性，头颅 CT 未见异常，最可能的诊断是脑血栓形成。脑血栓形成表现为偏瘫，患者为右侧偏瘫，故病变位于左侧，临床最可能的诊断为左半球脑血栓形成。

35. C【解析】脑血栓形成的 CT 影像与发病时间有关，通常发病 24 小时内，头颅 CT 检查可以无明显病灶。24 小时后，头颅 CT 检查可出现低密度病灶、大面积脑梗死。

36. C【解析】脑血栓形成首选的治疗措施是溶栓治疗。溶栓的指征是 6 小时以内，患者在 3 小时内入院，符合溶栓指征。

37. C【解析】脑血栓形成与脑出血最好的鉴别方法为头颅 CT 检查。脑血栓形成 CT 扫描可见栓塞部位血管分布区域出现吸收值降低的低密度区；脑出血 CT 扫描可见急性出血为高密度区。

38. A【解析】脑血栓形成与脑栓塞鉴别，最重要的是发病速度与是否有房颤病史。

①脑血栓形成多安静状态下起病，以半身不遂和言语不利为主要症状；脑栓塞常在活动中起病，症状迅速达到高峰。②脑血栓形成多有高血压、动脉硬化、糖尿病等病史；脑栓塞多有心房颤动、左房黏液瘤、外科大手术后等病史。

39~40 D、B【解析】患者出现肢体偏瘫，无头痛、恶心、呕吐，SAH、TIA 可能性小；血压正常，起病突然，脑出血、脑血栓形成可能性小。患者伴有心律不齐，怀疑有房颤等心脏病，故高度怀疑脑栓塞。最支持诊断的体征表现为心律绝对不齐，心音强弱不一。

41. D【解析】患者右侧瞳孔散大，对光反射消失，说明为右侧小脑幕切迹疝。瞳孔的变化是观察有无小脑幕切迹疝的一个重要的临床体征。在脑疝早期，动眼神经受到刺激，兴奋性增高，可出现短暂的瞳孔缩小，之后瞳孔逐渐开始散大，对光反射迟钝，脑疝进一步发展，随后出现对侧瞳孔散大、对光反射迟钝，甚至消失。

42. B【解析】根据病史患者可能的诊断是颅内出血。颅内出血是指由于脑内血管破裂，从而压迫了周围的神经组织，引起一些功能障碍。轻微的颅内出血引起头疼、恶心、呕吐，严重的出血可以引起昏迷、呼吸心搏骤停。

43~44 D、E【解析】参见 A1 型题第 104 题解析。

45. D【解析】均匀一致血性脑脊液是蛛网膜下腔出血（SAH）的特征性表现。颅内动脉瘤是 SAH 最常见的病因（占 50%~80%），其中先天性粟粒样动脉瘤约占 75%。参见 A1 型题第 48 题解析。

46. C【解析】参见 A1 型题第 50 题解析。

47~48 B、D【解析】患者可诊断为脑出血。脑出血发病后常有头痛、呕吐、颈强直等颅内压增高的症状，血压亦高，意识障碍重。脑出血最合适的检查是头颅 CT，可显示血肿部位、大小、形态，是否破入脑室，血肿周围有无低密度水肿带及占位效应，脑组织移位和梗阻性脑水肿等，有助于确诊和指导治疗。

49. E【解析】参见 A1 型题第 52 题解析。

50. B【解析】参见 A1 型题第 132 题解析。

51. B【解析】进展性卒中神经系统功能缺陷不断恶化可考虑抗凝治疗。

52. C【解析】根据头痛、呕吐、偏瘫、颈强直及头颅 CT 示右基底核区有一类圆形高密度影可以确诊为脑出血。观察病情变化中的最重要项目为神志、瞳孔、血压、呼吸、脉搏。

53. B【解析】参见 A1 型题第 52 题解析。

54. A【解析】参见 A2 型题第 96 题解析。

55. C【解析】该患者表现为头痛、呕吐、脑膜刺激征阳性，一侧动眼神经麻痹，而没有肢体运动或感觉障碍的表现。因此，患者可诊断为典型的蛛网膜下腔出血。为明确诊断，首选的检查为头颅 CT。

56. E【解析】蛛网膜下腔出血腰椎穿刺后脑脊液的特点为：出血后数小时脑脊液压力

增高；镜检可见大量红细胞；2~3 天后，白细胞可增多；脑脊液蛋白量常增高，糖和氧化物正常。

57. D【解析】血管内治疗是目前预防蛛网膜下腔出血再复发的最有效的治疗手段。

58. A【解析】根据所提供的病史和体征，患者出现了突然发生的右侧偏瘫、运动性失语、凝视偏向、肌力减弱以及心脏检查中发现房颤。结合这些症状和体征，最可能的诊断是左半球脑栓塞（选项 A）。脑栓塞是由于血管内形成血栓或栓子阻塞脑动脉而导致的缺血性脑卒中。在这种情况下，栓塞发生在左半球的供血动脉上，导致与左半球相关的神经功能缺失。

59. B【解析】参见 A1 型题第 22 题解析。

60. D【解析】心源性栓塞所致脑卒中的二级预防基础是抗凝，从传统的口服华法林到凝血酶抑制药，依从性好的患者可以将脑卒中复发的概率降低 2/3。

61~62 B、D【解析】该患者最可能的诊断为手笨拙-构音障碍综合征。手笨拙-构音障碍综合征是由脑桥基底部或内囊病变引起的构音障碍、吞咽困难、病变对侧中枢性面瘫、手轻度无力及精细动作障碍的综合征。本病一般症状较轻，无头痛、颅内压增高、意识障碍。轻度中风症状轻，体征单一，预后良好。

63. C【解析】该患者洗澡时突然剧烈头痛、恶心、呕吐，表现为一侧动眼神经麻痹及颈强直，克尼格征阳性，而没有肢体运动或感觉障碍表现。因此，患者可诊断为典型的蛛网膜下腔出血。

64. D【解析】由于动脉瘤破裂可危及生命，故急性伴有瞳孔受累的动眼神经麻痹患者需要紧急行脑动脉血管成像检查，包括头颅 CT、头颅 CT 血管造影（CTA）、头颅 MRI 及 MRA，以尽快排查动脉瘤。诊断动脉瘤的金标准为数字减影血管造影（DSA），可明确动脉瘤的大小、位置、与载瘤动脉的关系、有无血管痉挛等解剖学特点。

65. E【解析】患者出现动眼神经受压的表现，常提示后交通动脉瘤。

66. D【解析】出血性与缺血性脑血管病的鉴别，除临床表现外，最有诊断意义的辅助检查是头颅 CT，可以很明确地看出出血部位和面积大小。缺血性疾病则不是很明显。

67. C【解析】根据患者有高血压病史，因大便突发头痛、呕吐，伴有偏瘫及偏身感觉障碍，发病时血压骤高，可诊断为脑出血。内囊基底核区是高血压颅内出血最常见的部位。典型临床表现为对侧“三偏”（偏瘫、偏身感觉障碍、偏盲）。患者为左侧偏瘫及偏身感觉障碍，故病变部位在右侧。

68. D【解析】大量静滴高渗葡萄糖溶液，维持高水平血糖，降低颅内压不适用于患者。

69. A【解析】参见 A1 型题第 151 题解析。小脑幕裂孔疝的预后极差。

70. B【解析】患者可诊断为小脑幕裂孔疝，脑疝是腰穿做脑脊液检查的禁忌证。

71. C【解析】参见 A1 型题第 53 题解析。

72. A【解析】诊断脑血栓形成应选用的检查项目是CT或MRI，可见有低密度病灶。

73. E【解析】脑血栓形成首选的治疗措施是溶栓治疗。溶栓的指征是发病6小时以内，而题中患者发病已超过6小时，故溶栓已失去意义。此时应该积极应用肠溶阿司匹林抗血小板治疗，以抗血小板聚集。

74. B【解析】患者最有可能的诊断是TIA。TIA患者多伴有高血压、动脉粥样硬化、糖尿病或高脂血症等脑血管病危险因素。发病突然，局部脑或视网膜功能障碍历时短暂，最长时间不超过24小时。表现为偏盲、局限性瘫痪、局限性感觉障碍、失语、共济失调、构音困难等。

75. A【解析】参见A1型题第7题解析。

76. D【解析】B超发现左颈内动脉高度狭窄，患者病因是血流动力学改变。脑血管因动脉粥样硬化狭窄致管腔闭塞时，该部位脑组织血液靠侧支循环供应，当某些因素如心排血量降低、血压下降导致全身和脑循环血流量下降时，该处脑组织侧支循环不能代偿，供血减少，从而发生缺血症状。

77. D【解析】TIA溶栓治疗者可于溶栓治疗24小时后长期使用阿司匹林75～150mg/d。

78. C【解析】TIA患者可以使用阿司匹林、华法林、低分子右旋糖酐、蚓激酶进行治疗，不适合使用凝血酶治疗。

79. D【解析】参见A1型题第275题解析。

80. E【解析】参见A3/A4型题第74题解析。

81. C【解析】TIA是脑血栓的前兆，TIA症状持续一般不超过1小时，最长不超过24小时可以完全缓解，如果症状持续存在36小时仍不缓解，则可能形成脑血栓。

82. B【解析】参见A1型题第7题解析。

83. B【解析】患者表现为一侧上肢麻木伴无力和一侧眼视物模糊，且症状反复发作，每次发作30分钟，发作后神经系统未见异常，符合颈内动脉系统TIA表现。

84. B【解析】颈内动脉系统TIA需要与部分性癫痫、青光眼、脑血栓形成、脑栓塞进行鉴别诊断。患者不具有偏头痛的特征，不需要与偏头痛进行鉴别诊断。

85. D【解析】参见A3/A4型题第81题解析。

86. B【解析】参见A2型题第5题解析。

87. D【解析】参见A3/A4型题第47～48题解析。

88. E【解析】脑出血患者一般应卧床休息2～4周，保持安静，不可搬动。所以选项E的处理是不正确的。

89～90 A、C【解析】患者最有可能诊断为左侧基底核区脑梗死。左侧基底核区脑梗死的症状和体征相对比较轻，主要是因为高血压导致的小动脉硬化、闭塞容易在基底核区形成腔隙性脑梗塞。如果影响内囊，会导致右侧肢体轻度活动不利、偏身感觉障碍。基底核区脑出血有突发剧烈头痛伴呕吐的症状，与题中叙述不符。

91. C【解析】左侧基底核区脑梗死的诊断主要依靠 CT 或 MRI 检查。头颅 CT 对诊断该病最有价值。

92. D【解析】如果头颅 CT 未见高密度信号，说明症状较轻，应采取小剂量脱水治疗，解痉。

93~94 D、B【解析】患者可诊断为延髓背外侧综合征（又称 Wallenberg 综合征），是由延髓病变所致的一种疾病，是脑干梗死中最常见的类型之一。主要表现为：①眩晕、恶心、呕吐及眼震（前庭神经核损害）；②病灶侧软腭、咽喉肌瘫痪，表现为吞咽困难、构音障碍、同侧软腭低垂及咽反射消失（疑核及舌咽、迷走神经损害）；③病灶侧共济失调，表现为绳状体及脊髓小脑束、部分小脑半球损害）；④Horner 综合征（交感神经下行纤维损害）；⑤交叉性感觉障碍，即同侧面部痛温觉缺失（三叉神经脊束核损害），对侧偏身痛温觉减退或丧失（脊髓丘脑侧束损害）。常见于小脑后下动脉、椎-基底动脉或外侧延髓动脉缺血性损害。

95. A【解析】延髓背外侧综合征在发病急性期，也就是发病后的 3~6 小时内，可以选择尿激酶溶栓治疗，也可以选择介入治疗。超过 6 小时，主要采用药物治疗，如给予阿司匹林或者氯吡格雷进行抗血小板聚集治疗，血栓通进行活血通络的治疗，补充 B 族维生素进行营养神经的治疗，也可以选择中医、中药以及针灸进行治疗。题中患者发病已超过 6 小时，故选项 A 是最佳治疗方法。

96~97 D、E【解析】患者临床诊断考虑为海绵窦血栓形成。参见 A1 型题第 198 题解析。

98. B【解析】化脓性或脓毒性海绵窦血栓形成可危及生命，需立即确诊和评估，但其早期临床表现常无特异性，且头部轴向常规厚层 CT 扫描（层厚 10mm）敏感性较低。因此，应首先根据患者典型的临床症状和体征确定为海绵窦病变；其次，结合患者中耳炎、乳突炎和鼻窦炎等化脓性感染、其他硬脑膜窦感染扩散或全身性感染病史，头痛、呕吐、眼肌麻痹、复视及意识障碍等临床症状，以及 MRI 或增强 CT（CECT）神经影像学表现可诊断海绵窦血栓形成。

99. A【解析】参见 A2 型题第 82 题解析。

100. C【解析】参见 A1 型题第 48 题解析。

101. B【解析】参见 A2 型题第 82 题解析。

102. D【解析】脑血管痉挛是蛛网膜下腔出血的常见并发症之一，发生于蛛网膜下腔中血凝块环绕的血管，临床症状取决于发生痉挛的血管，常表现为波动性的轻偏瘫或失语，病后 3~5 天开始发生，5~14 天为迟发性血管痉挛高峰期，2~4 周逐渐消失。

103. E【解析】参见 A2 型题第 53 题解析。

104. A【解析】患者有长期心脏病和房颤史，突发意识丧失后出现四肢抽搐，随后清醒，左侧上下肢不能活动。这些症状提示可能发生了脑血管事件，导致大脑供血血管栓子阻塞。因此，脑栓塞是最有可能的诊断。所以选项A正确。虽然患者有长期心脏病和房颤史，但未提到与脑血栓形成相关的特征，如局部头痛或面瘫等，且患者突发意识丧失，故可排除脑血栓形成（选项B）。患者的症状持续时间超过了短暂性脑缺血发作通常的时间范围（通常几分钟），因此可排除选项C。患者没有典型的蛛网膜下腔出血症状，如剧烈头痛、呕吐等，故可排除选项D。患者的表现不符合脑出血的典型症状，如剧烈头痛、意识改变等。故可排除选项E。

105. D【解析】患者可诊断为脑出血。脑出血患者多数有高血压病史，中老年人多见，大多在活动状态时发病，突发剧烈头痛伴呕吐，多有意识障碍，发病时血压骤高。头颅CT是诊断脑出血最迅速、最可靠的检查方法。

106. C【解析】参见A1型题第52题解析。

107. D【解析】根据题干所述，此时最佳处理方法是继续服用抗高血压药，防止进一步出血。

108. A【解析】参见A2型题第19题解析。

109. B【解析】脑出血可通过CT确诊。临床疑诊脑出血时首选头颅CT检查，可显示出血部位、体积和形态，以及出血是否破入脑室，血肿周围水肿情况和占位效应等。

110. E【解析】脑出血最常见的病因是高血压合并细小动脉硬化，其他病因包括动静脉畸形、脑淀粉样血管病变、血液病（如白血病、再生障碍性贫血、血小板减少性紫癜、血友病、红细胞增多症和镰状细胞贫血等）、抗凝或溶栓治疗等。

111. A【解析】脑出血最常见的出血血管是大脑中动脉的豆纹动脉，因为该动脉是供应深部脑组织的穿通支，是经常承受高压的部位，而且有特殊的解剖特点，即与主干呈直角，所以承受灌冲压力大，可形成微动脉瘤，易破裂造成出血，其他动脉出血均较少。

112. A【解析】参见A1型题第151题解析。

113. D【解析】脑疝患者正确的体位应为头及上半身高15°，足低位。

114. C【解析】参见A3/A4型题第109题解析。

115. B【解析】参见A1型题第52题解析。

116. B【解析】脑出血患者应适当降低血压，防止进一步出血，具体规定：①对脑出血后的血压升高患者不应急于降血压，应先降低颅内压，再根据血压情况决定是否进行降血压治疗。②血压≥200/110mmHg时，在降低颅内压的同时，可进行慎重、平稳降血压治疗，使血压维持在略高于发病前水平或180/105mmHg左右；收缩压170~200mmHg或舒张压100~110mmHg时，可暂时不使用降压药，先脱水降低颅内压，并严密观察血压情况，必要时再用降压药。血压降低幅度不宜过大，否则可能造成脑低灌注。收缩压<165mmHg或舒张压<95mmHg，不需降血压治疗。③血压过低者应进行升压治疗，以保持脑灌注压。所以选项B正确。

117. C【解析】应激性溃疡是脑出血的并发症之一，可引起消化道出血，从而出现意识障碍、贫血貌。

118. C【解析】根据题干所述，怀疑为脑梗死。为明确诊断，首选的检查是 MRI 或 CT。所有疑诊 TIA 或脑卒中患者应尽快完成诊断性脑结构影像学检查。头颅 CT 是国内最普及的影像学手段，可以迅速排除脑出血，但是对于后循环的脑梗死缺乏敏感度。有条件的医院可以做头颅 MRI（T_1、T_2、FLAIR、DWI 和 SWI/T_2），其中 DWI 最重要。

119~120 C、E【解析】根据症状表现，患者可诊断为延髓背外侧综合征，病变的血管最可能是小脑后下动脉。该病是脑干梗死中最常见的类型之一。

121. A【解析】根据头痛、呕吐、动眼神经麻痹及脑膜刺激征阳性，无意识障碍，可诊断为蛛网膜下腔出血。为明确诊断，最有价值且首选的辅助检查为头颅 CT。蛛网膜下腔出血时，头颅 CT 示颅底各池、大脑纵裂及脑沟中高密度出血影。

122. A【解析】参见 A3/A4 型题第 65 题解析。

123. A【解析】根据既往有糖尿病、高血压、冠心病病史，突发昏迷，左侧 Babinski 征阳性，首先考虑的是脑血管病。脑血管病是发生在脑部血管，因颅内血液循环障碍造成脑组织损害的一组疾病。临床上以急性发病居多，多为中老年患者，表现为半身不遂、言语障碍等。急性脑血管病一般分为缺血性和出血性两类。

124. B【解析】脑血管病中，头颅 CT 为首选、最重要的辅助检查方法，可快速鉴别脑出血（均匀一致的高密度、没有脑回形态）、蛛网膜下腔出血（脑沟、脑池的密度增高）和缺血性脑血管病（发病 6 小时后可见低密度灶，但中线结构移位不多见）。

125. E【解析】脑血管病患者应完全卧床休息，定时监测生命体征和神经体征，避免精神和心理上的压抑和刺激。

126. D【解析】参见 A1 型题第 48 题解析。

127. C【解析】参见 A1 型题第 50 题解析。

128. C【解析】意识障碍的程度对脑动脉瘤破裂预后的估计有非常重要的意义。

129. D【解析】参见 A1 型题第 50 题解析。

130. C【解析】参见 A1 型题第 104 题解析。

131. B【解析】患者发病缓慢，伴右侧偏瘫，无脑膜刺激征，且 CT 检查未见异常，可诊断为脑梗死。

132. D【解析】由于前肢、膝部、后肢的传导束不同，不同部位和程度的内囊损害可出现偏瘫、偏身感觉障碍、偏盲、偏身共济失调、一侧面舌中枢性瘫痪或运动性失语中的 1~2 个或更多症状。

133. C【解析】根据题干所述，可能发生颅内压增高以及小脑幕切迹疝，此时急需进行迅速脱水、降低颅内压处理。

134. A【解析】患者出现高热及血象升高，最可能为肺部感染引起化脓性感染所致。

135~136 C、C【解析】参见 A3/A4 型题第 93~94 题解析。

137. B【解析】对于怀疑延髓背外侧综合征的患者应进行神经影像学检查，特别是头颅 MRI 检查的 DWI 序列，是确认小脑下区或延髓背外侧急性梗死的最佳诊断方法，同时 MRI 还有助于排除脱髓鞘等疾病引起的类似症状。头颅 CT 受颅骨伪影的影响较大，延髓部位显示欠清晰，诊断价值不如头颅 MRI。

138. B【解析】患者在安静状态下逐渐发病，提示脑血栓形成。部分病例有 TIA 前驱症状如肢体麻木无力等，突然出现偏侧上下肢麻木无力、口眼歪斜、言语不清等症状。脑出血一般在活动中发病，而脑栓塞发病更快。

139. B【解析】头颅 CT 发现梗死灶可以确诊。多数病例发病 24 小时后头颅 CT 逐渐显示低密度梗死灶。

140. D【解析】参见 A2 型题第 19 题解析。

141. D【解析】小脑出血患者首先应做头颅 CT 检查，以明确出血部位、出血量，然后进行下一步检查。

142. C【解析】一般认为高血压性脑出血并非凝血机制改变，故难以用药物制止。6-氨基己酸（EACA）为止血药物，对高血压动脉硬化性出血的作用不大。故使用 6-氨基己酸治疗不适合。

143. D【解析】根据患者症状，最先考虑诊断为脑出血。脑出血在劳动中发生，有高血压病史，有意识不清的表现，头颅 CT 示右侧大脑半球高密度影。

144. D【解析】患者最重要的治疗环节是迅速给脱水药，控制脑水肿，降低颅内压。首要的治疗措施为对脑出血后的血压升高患者不应急于降血压，应先降低颅内压，再根据血压情况决定是否进行降血压治疗。

145. C【解析】TIA 是指历时短暂并经常反复发作的脑局部供血障碍，导致供血区局限性神经功能缺失症状。每次发作持续数分钟至 1 小时，不超过 24 小时即完全恢复，但常有反复发作，因此，本患者最可能诊断为 TIA。

146. D【解析】经颅多普勒超声是一种无创的检查方法，通过超声波技术来评估颈动脉和脑血流情况。在短暂性脑缺血发作中，可以使用经颅多普勒超声来检测是否存在动脉狭窄、栓子形成或者血流堵塞等问题，从而帮助确定缺血发作的原因和处理方法。因此，在这种情况下，经颅多普勒超声是一项有价值的辅助检查。

147. B【解析】参见 A3/A4 型题第 142 题解析。

148. B【解析】急性脑血管意外，伴有神经系统局灶体征，既往有高血压，主要应鉴别脑梗死与脑出血。前者 CT 正常或低密度改变，后者为高密度影，其他检查均没有 CT 检查迅速和明确。

149. D【解析】患者符合溶栓治疗适应证，在发病 4. 5 小时内，年龄在 75 岁以下，可以进行 rT-PA 溶栓治疗。

150. E【解析】脑栓塞常有失语、偏瘫、偏身感觉障碍、脑神经麻痹等局灶性神经体征。结合该患者临床症状及房颤史，很容易在左房内形成血栓，脱落，形成脑栓塞。

151. B【解析】脑血管造影是临床中针对脑部的一种检查，主要是在 CT 检查不能够明确脑血管病变时进行。它是通过将含碘对比剂注入到颈内动脉或椎动脉，使脑血管显影，以此来了解脑血管本身的形态和病变，以及病变的性质和范围。脑血管造影是诊断脑血管病的金标准。

152. C【解析】若 3 天后体温升高，应怀疑为肺部、泌尿道感染。若病情无变化，应怀疑为脾梗死、右下肢动脉栓塞，但无脑出血的症状。

153. A【解析】根据患者临床表现，可考虑为脑血管病。中枢性面瘫和偏瘫，最常见的为基底核区病变。基底核区出血的典型临床表现为对侧“三偏”（偏瘫、偏身感觉障碍、偏盲）。患者左侧偏瘫，则病变可能定位于右侧基底核区。

154. B【解析】小脑天幕以上的脑组织内肿瘤、血肿、梗死等病变引起脑组织体积肿大，致颞叶海马沟回经小脑天幕向下膨出。可引起同侧动脉神经受压，引起同侧瞳孔一过性缩小，继之散大、固定及同侧眼球上视和内视障碍。

155. C【解析】有严重出血征象是 DSA 的禁忌证。

156. C【解析】患者出现一侧瞳孔散大固定，是海马沟回疝的表现，严重者发生昏迷甚至死亡。

157. C【解析】参见 A3/A4 型题第 148 题解析。

158. E【解析】根据患者偏瘫、偏身感觉障碍、偏盲，可诊断为基底核区出血。最重要的治疗措施为使用脱水药控制脑水肿，降低颅内压。

159. A【解析】若经检查明确了脑出血的诊断，患者符合基底核区出血的症状。患者右侧偏瘫，则病变可能定位于左侧基底核区。

160. D【解析】高血压性脑出血的主要发病机制：脑内细小动脉在长期高血压作用下发生慢性病变破裂所致。颅内动脉具有中层肌细胞和外层结缔组织少及外弹力层缺失的特点。长期高血压可使脑细小动脉发生玻璃样变性、纤维素样坏死，甚至形成微动脉瘤或夹层动脉瘤，在此基础上血压骤然升高时易导致血管破裂出血。

161. D【解析】根据题干所述，应高度怀疑 SAH。

162. C【解析】为确诊，需要进行的检查是头颅 CT。CT 诊断急性 SAH 的准确率可达 100%，出血 1 周内其显示最清晰；MRI 对发病 1 周内的急性 SAH 很难查出；而腰穿对伴有颅内压增高者可能诱发脑疝，对动脉破裂造成的 SAH 有导致动脉瘤再次破裂出血的危险；脑血管造影只是确定 SAH 病因的一种检查手段。

163. E【解析】为了预防 SAH 再出血，患者应绝对卧床休息 4～6 周；避免用力和情绪波动，保持大便通畅。使用脱水药降低颅内压，如甘露醇、呋塞米、甘油果糖或甘油氯化钠，也可以酌情选用白蛋白。适当应用止血药物，如 6-氨基己酸（EACA）、氨甲苯酸和酚磺乙胺等抗纤溶药物。脑血管痉挛是 SAH 的常见并发症，是死亡和致残的重要原因，故病后推荐早期使用口服或静脉泵入尼莫地平改善预后。钙通道阻滞药也可以防止血管平滑肌收缩所导致的血管痉挛。患者在病情平稳的情况下应尽早康复锻炼。所以选项 E 不正确。

164. A【解析】根据突然剧烈头痛伴呕吐，无高血压病史，脑膜刺激征阳性，无意识障碍，应高度怀疑 SAH。CT 证实脑池、脑室、蛛网膜下腔呈高密度影可临床确诊为 SAH。

165. C【解析】参见 A1 型题第 68 题解析。左眼上睑下垂提示左上睑提肌麻痹，为左侧动眼神经损害的表现。

166. C【解析】蛛网膜下腔出血患者的脑脊液常呈均匀血性，蛋白含量可增高，糖和硫化物水平通常正常。均匀血性脑脊液是 SAH 的特征性表现。所以选项 C 正确。

167. E【解析】参见 A3/A4 型题第 163 题解析。SAH 患者应慎用阿司匹林等非甾体抗炎药，因为此类药物可能影响凝血功能。

168~170 A、E、D【解析】本例符合 Gerstmann 综合征。最可能的病因是脑血管病。Gerstmann 综合征又称左侧角回综合征、优势半球综合征，是指双侧手指失认、肢体左右失定向、失写和失算。可见于优势半球顶叶角回病变，且以顶后动脉或角回动脉闭塞常见，也可见于脑瘤、脑外伤、脑萎缩、酒精中毒、一氧化碳中毒、各种精神病、催眠状态等。

四、B 型题

1. A【解析】参见 A1 型题第 178 题解析。

2~3 B、E【解析】基底动脉至中脑又分成两条大脑后动脉，供应大脑后 2/5 的血液，包括枕叶、颞叶的基底面及丘脑等。椎-基底动脉在小脑和脑桥的分支，供应小脑和脑桥的血液。

4. D【解析】椎动脉和小脑后下动脉为延髓供血，并发出延髓外侧支，下方由脊髓前动脉和脊髓后动脉供血。

5~6 D、C【解析】大脑中动脉主要是给内囊供血，大脑中动脉堵塞可导致颈内动脉堵塞，可造成病灶侧单眼一过性黑朦、失明；大脑前动脉皮质支堵塞可造成病灶对侧下肢中枢性瘫痪；大脑后动脉皮质支堵塞可造成对侧同向偏盲；基底动脉堵塞可造成眼球斜视；小脑后下动脉堵塞可造成共济失调，延髓背外侧综合征（Wallenberg 综合征）；脑桥基底动脉堵塞可造成闭锁综合征（Lock-in 综合征），只有眼球能动，其他部位均不能动。

7~8 A、A【解析】参见 A1 型题第 248 题解析。

9. D【解析】血液稀释疗法是指输入适当的各种稀释液和（或）放血，以期使血液浓度变稀，血细胞比容、血液黏度降低，血流阻力减小，从而改善、增加脑局部血流量，达到治疗疾病的一种治疗方法。血液稀释疗法一般多用低分子右旋糖酐。

10. A【解析】甘露醇为脑脱水药，属高渗性制剂，由肾小球排泄而肾小管不再吸收，起到利尿作用；同时又能使血浆渗透压增高，降低颅内压消除脑细胞水肿，故 20%的甘露醇属于脑细胞保护剂。

11. B【解析】抗凝药主要用于防止血液凝固而造成心脑血管病和血管内栓塞、血栓。肝素、双香豆素均属于抗凝药。

12. C【解析】尿激酶、链激酶属于溶栓治疗药物。链激酶或尿激酶可溶掉栓子，使血管再通，继用药物是为了抗凝，以防治血栓再次形成。

13. A【解析】脑梗死中最常见的类型是脑血栓形成，占全部脑梗死的60%。

14. C【解析】房颤患者并发全身栓塞中75%为脑动脉栓塞。引起脑栓塞的栓子主要来左心房和心耳部位，75%的栓子来自左心房内附壁血栓，25%来自动脉粥样硬化斑块的脱落。

15. B【解析】大多数TIA患者就诊时临床症状已消失，故诊断主要依靠病史。根据中老年患者突然出现局灶性、短暂性及反复性脑功能损害病史，其临床症状符合颈动脉或椎-基底动脉系统及其分支缺血的表现，并在短时间内症状完全恢复（多不超过1小时），CT或MRI检查未发现相应的责任病灶，应高度怀疑为TIA。实验室及影像学检查有助TIA的诊断和病因分析。

16. B【解析】颈动脉支架植入术（CAS）的适应证包括：无症状患者，通过无创性成像或血管造影发现同侧颈内动脉直径狭窄超过70%，预期围手术期卒中或死亡率小于3%。

17. C【解析】氯吡格雷主要通过与血小板表面二磷酸腺苷（ADP）的受体P2Y12不可逆结合，阻断ADP对腺苷酸环化酶的抑制作用，促进舒血管物质磷酸蛋白（VASP）的磷酸化，抑制血小板膜糖蛋白Ⅱb/Ⅲa的激活，从而起到抗血小板聚集的作用。

18~21 D、A、B、E【解析】①上矢状窦血栓形成，好发于大脑半球两侧中线附近。②高血压性脑出血，最好发的地方是壳核及基底核区，再其次就是丘脑脑叶，小脑和脑干，这与它的解剖部位有关。③脑淀粉样血管病，多发生于软脑膜和大脑皮质小动脉中淀粉样物质沉积，可导致脑血管病反复发作，因此多发生皮质下出血。④髓母细胞瘤，属于胚胎性肿瘤，是胚胎细胞残余发展而来，所以最常见部位起源于小脑后髓帆，最关键部位在小脑蚓部，少部分发生在第四脑室和脑干。

22. D【解析】参见A1型题第48题解析。

23. B【解析】参见A3/A4型题第110题解析。

24. E【解析】参见A1型题第48题解析。

25~27 A、D、E【解析】脑出血超急性期（0~2小时）血肿为T_1低信号，T_2高信号，与脑梗死不易区分；急性期（2~48小时）血肿为T_1等信号，T_2低信号；亚急性期（3天~3周）血肿为T_1高信号，T_2高信号；慢性期（超过3周）血肿为T_1低信号，T_2高信号。

28. D【解析】脑淀粉样血管病（CAA）好发于老年人，已成为老年人原发性、非外伤性和非高血压性脑出血的常见病因之一。CAA的临床特点为多个脑叶（皮质或皮质下）出血，且易反复发作。多数CAA患者一般无临床症状，仅部分患者出现老年性痴呆和反复或多发性脑出血。临床上老年人出现多发性和复发性脑出血，尤其是脑叶出血，无明显或仅轻度高血压和脑动脉硬化征象，并排除其他原因引起的脑出血，就应该考虑CAA的可能。

29. E【解析】参见A1型题第163题解析。

30. B【解析】参见A1型题第73题解析。

31. D【解析】延髓背外侧综合征又称小脑后下动脉闭塞综合征，常见的原因为小脑后下动脉或椎动脉血栓形成，故导致病变闭塞血管是椎动脉或小脑后下动脉。

32. A【解析】参见A1型题第11题解析。

33. D【解析】利血平可耗竭交感神经末梢儿茶酚胺贮存，扩张血管及降低血管周围阻力。1mg肌内注射，1.5~3.0小时起效，必要时每6~12小时可重复注射，适用于快速降压后维持用药。

34. B【解析】硝酸甘油以扩张静脉为主，大剂量时也可扩张小动脉。降压作用迅速，对高血压脑病合并冠心病、心肌供血不足、心功能不全的患者尤为适用。

35~37 C、A、B【解析】防治血管血栓性疾病的药物包括抗血小板药物、抗凝药物和溶栓药物三类。①抗血小板聚集药物：主要抑制血小板黏附和聚集功能，防止血小板形成血栓。主要包括血栓素A_2（TXA_2）抑制剂（阿司匹林）、P2Y12受体拮抗剂［包括噻吩吡啶（氯吡格雷、普拉格雷）和非噻吩吡啶类（替格瑞洛）］、糖蛋白（GP）Ⅱb/Ⅲa受体抑制剂（阿西单抗和替罗非班），以及磷酸二酯酶抑制剂（双嘧达莫和西洛他唑）。②抗凝药物：常用肝素和香豆素类抗凝剂（华法林）。肝素在体内外均有强大的抗凝作用，其作用机制主要是肝素分子与抗凝血酶Ⅲ（AT-Ⅲ）结合形成可逆性复合物，使AT-Ⅲ活性构型改变，精氨酸活性部位充分暴露，并迅速与含丝氨酸活性中心的凝血因子结合，加速凝血因子灭活。低分子量肝素是由普通肝素解聚而得的抗凝新药。由于其在低水平抗凝作用时能产生良好而持久的抗血栓作用，不良反应较小，可用于防治深部静脉血栓形成、肺栓塞、弥散性血管内凝血等疾病。③溶栓药物：如尿激酶、链激酶、rt-PA等，促进纤溶系统作用，主要激活纤维蛋白溶酶原（特别是在血栓内的纤维蛋白溶酶原）转变为纤维蛋白溶酶，溶解纤维蛋白，从而溶解血栓。

38~39 D、A【解析】参见A1型题第236题解析。

40. B【解析】参见A1型题第178题解析。

41. C【解析】大脑后动脉为基底动脉的终末支，皮质支供应颞叶内侧面和底面及枕叶的血流，中央支供应丘脑、内外侧膝状体、下丘脑和底丘脑等的血流。

42. C【解析】头颅CT为诊断脑出血最迅速、最可靠的检查方法。脑出血发病后CT即可显示新鲜血肿，为圆形或卵圆形均匀、高密度病灶，边界清楚。

43. C【解析】参见A1型题第224题解析。

44. E【解析】DSA对确诊蛛网膜下腔出血的病因最有价值。

45~48 A、D、E、C【解析】脑梗死的治疗药物中：阿替普酶属于溶栓药物；巴曲酶、降纤酶、蚓激酶、蕲蛇酶属于降纤药物，丁基苯酞、胞二磷胆碱、依达拉奉、钙通道阻滞药等属于神经保护剂；普通肝素、低分子量肝素属于抗凝药物。

49~51 C、E、D【解析】对于 TIA 高危患者，小剂量（50mg/d）阿司匹林即能一定程度上降低脑卒中再发，建议服用剂量 75~150mg/d。对于不符合溶栓适应证且无禁忌证的急性脑梗死患者，在发病后应尽早给予阿司匹林，推荐剂量 150~300mg/d，急性期后改为预防剂量（50~150mg/d）。

五、X 型题

1. ABCE【解析】选项 C“眼动脉交叉瘫”为颈内动脉系统 TIA 的临床表现。选项 A“双眼视力障碍”、选项 B“跌倒发作”和选项 E“短暂性全面遗忘症”均属于椎-基底动脉系统 TIA 的临床表现。不属于 TIA 的症状有：不伴有后循环（椎-基底动脉系）障碍其他体征的意识丧失、强直性及/或阵挛性痉挛发作、躯体多处持续进展性症状、闪光暗点。所以本题的正确答案为 ABCE。

2. ABCD【解析】延髓背外侧综合征（Wallenberg 综合征），临床最常见表现为眩晕、呕吐和眼球震颤（前庭神经核）、交叉性感觉障碍（三叉神经脊束核及交叉过来的脊髓丘脑束）、同侧 Horner 征（下行的交感神经纤维受累）、饮水呛咳、吞咽困难和声音嘶哑（疑核）、同侧小脑性共济失调。

3. ABCD【解析】参见 A1 型题第 78 题解析。

4. ABCD【解析】大脑后动脉深穿支闭塞可引起：①丘脑穿通动脉受累产生红核丘脑综合征；②丘脑膝状体动脉受累可见丘脑综合征；③中脑支受累出现 Weber 综合征或 Benedikt 综合征。脑桥支受累可出现 Millard-Gubler 综合征。所以本题的正确答案为 ABCD。

5. ACDE【解析】参见 A1 型题第 32 题解析。

6. ACDE【解析】丘脑综合征包括：①病变对侧肢体轻瘫。②病变对侧偏身感觉障碍（以深感觉为主）。③病变对侧偏身自发性疼痛。④对侧肢体共济失调。⑤病变对侧不自主运动、意向性震颤，如手足徐动、舞蹈样运动等。所以选项 B 错误。

7. ACDE【解析】红核丘脑综合征的病变部位在丘脑外侧核群的前半部，多为丘脑穿支动脉闭塞所致。临床表现为病侧小脑性共济失调、意向性震颤、短暂的舞蹈样不自主运动、手足徐动症，对侧面部感觉障碍。

8. ABDE【解析】脑血栓形成的诊断要点：①动脉粥样硬化所致者以中老年人多见，动脉炎所致者以中青年多见。②有 TIA 病史或高血压、糖尿病等危险因素。③常于安静状态或休息时发病。④发病较急，多数患者无显著头痛和呕吐，意识清楚或仅有轻度意识障碍，发病后 10 余小时或 1~2 天内达到高峰。⑤可出现偏瘫、偏身感觉障碍等脑局灶损害症状，持续 24 小时以上。⑥脑脊液检查基本正常。⑦CT 及 MRI 检查有助于诊断。头颅 CT：发病 24 小时后病灶区呈低密度改变，病灶小可不显示。头颅 MRI：起病后数小时病灶区 T_1 加权呈低信号、T_2 加权呈高信号。与 CT 相比，MRI 具有显示病灶早、检出率高的优势。根据第⑦点可知选项 C 错误。因此正确答案为 ABDE。

9. ABDE【解析】参见 A1 型题第 216 题解析。

10. ABDE【解析】脑栓塞指栓子脱落随血液流入脑动脉造成血流阻塞，引起脑梗死进而导致脑功能障碍。心源性栓子是最常见的原因，占 95%，其中又以风湿性心脏病合并房颤者最常见，因此多有风湿性心瓣膜病史。所以选项 E 正确。脑栓塞发病年龄跨度较大，风湿性心脏病、先天性心脏病等发病年龄以青中年为主，冠心病及大动脉病变以老年人为主。所以选项 B 正确。起病急骤是脑栓塞的主要特征，在数秒或很短的时间内症状达高峰，常见的症状为局限性抽搐、偏盲、偏瘫、偏身感觉障碍等，如有意识障碍亦较轻且很快恢复。严重者可突然昏迷、全身抽搐，因脑水肿或颅内出血，发生脑疝而死亡。所以选项 A、D 均正确。脑栓塞是由于颅内动脉被其他部位栓子脱落引起的急性闭塞，导致局部的脑组织坏死，病变并没有波及到脑膜，所以一般没有脑膜刺激征。脑膜刺激征为脑出血和蛛网膜下腔出血常见的症状。所以选项 C 错误。

11. ACDE【解析】脑缺血再灌注损伤与自由基的生成、细胞内钙超载、兴奋性氨基酸毒性、白细胞高度聚集和高能磷酸化合物的缺乏等有关。

12. ABCD【解析】参见 A1 型题第 7 题解析。跌倒发作属于椎-基底动脉系统 TIA 表现。

13. ABCE【解析】动脉粥样硬化性脑梗死依据临床表现分为以下 4 种。①大面积脑梗死：通常是颈内动脉主干、大脑中动脉主干或皮质支完全性卒中，表现为病灶对侧完全性偏瘫、偏身感觉障碍及向病灶对侧凝视麻痹。椎-基底动脉主干梗死可见意识障碍、四肢瘫痪和多数脑神经麻痹等进行性加重，出现明显的脑水肿和颅内压增高征象，甚至发生脑疝。②分水岭梗死（又称边缘带脑梗死）：是相邻血管供血区分界处或分水岭区局部缺血，多因血流动力学障碍所致。典型者发生于颈内动脉严重狭窄或闭塞，可伴全身血压降低；亦可源于心源性或动脉源性栓塞，常呈卒中样发病，症状较轻，恢复较快。③出血性脑梗死：是脑梗死灶的动脉坏死使血液漏出或继发出血，常见于大面积脑梗死后。④多发性脑梗死：是两个或两个以上不同供血系统脑血管闭塞引起的梗死，是反复发生脑梗死所致。

14. ABCD【解析】参见 X 型题第 2 题解析。

15. ABDE【解析】参见 X 型题第 8 题解析。脑血栓形成可出现偏瘫、偏身感觉障碍等脑局灶损害症状，持续 24 小时以上。

16. ACDE【解析】颅内动脉瘤是蛛网膜下腔出血（SAH）最常见的病因（占 50%~80%）。其中先天性粟粒样动脉瘤约占 75%，还可见高血压、动脉粥样硬化所致梭形动脉瘤及感染所致的真菌性动脉瘤等。血管畸形约占 SAH 病因的 10%，其中动静脉畸形（AVM）占血管畸形的 80%。所以选项 B 错误。脑血栓形成的动脉依次为大脑中动脉、大脑后动脉、大脑前动脉以及椎-基底动脉。故脑血栓形成最易发生在大脑中动脉。所以选项 A 正确。脑出血最常见的出血血管是大脑中动脉的豆纹动脉。所以选项 C 正确。脑桥出血多由基底动脉脑桥支破裂所致，出血灶位于脑桥基底部与被盖部之间。所以选项 D 正确。大脑中动脉是最常见的脑栓塞血管，闭塞时会引起病灶对侧偏瘫、偏生感觉障碍和偏盲等症状。所以选项E正确。

17. ABDE【解析】参见B型题第35~37题解析。选项C“华法林”属于抗凝药物。

18. ABDE【解析】颅内静脉窦分为甲、乙两组。①甲组：包括上矢状窦、下矢状窦、直窦、横窦、乙状窦，将脑大部分静脉血和脑膜静脉血收集到窦汇，然后经横窦到颈内静脉。②乙组：包括海绵窦、岩上窦、岩下窦、基底丛，汇集到海绵窦并经岩窦引流至乙状窦和颈内静脉。静脉窦之间相互贯通，与颅外静脉也有沟通。由于静脉窦自身无完整瓣膜，因此当某一静脉窦回流受到障碍时，可以相互调整而得到平衡。同时，由于缺乏瓣膜，某一静脉窦的炎症也容易扩散至其他静脉窦及全脑。

19. ABCD【解析】血管性痴呆主要是由缺血性脑血管病造成，也有少部分是出血性脑血管病造成。颞动脉炎、结节性多动脉炎、原发性脑血管病、红斑狼疮、烟雾病以及伴皮质下梗死和白质脑病的常染色体显性遗传性脑动脉病（CADASIL）等均可能导致血管性痴呆。

20. ABDE【解析】参见A1型题第7题解析。跌倒发作为脑干网状结构缺血，是椎-基底动脉系统TIA的特异表现。

21. ACDE【解析】参见A1型题第248题解析。椎-基底动脉供血范围包括大脑半球后2/5、脑干、小脑。眼动脉是颈内动脉分支的供血范围，故椎-基底动脉系统TIA一般不会出现单眼一过性黑矇。

22. ABCE【解析】梗死灶继发出血是溶栓治疗最严重的并发症；致命的再灌注损伤及脑水肿是溶栓治疗的潜在危险；再闭塞的概率为10%~20%，是溶栓治疗的并发症，发病机制不明；血管痉挛不是溶栓的并发症。

23. BCDE【解析】有效预防脑卒中，就要对引发脑卒中的危险因素进行积极控制，包括调整生活习惯和调整药物。①合理安排膳食，提倡低盐、低糖、低脂饮食，每日盐摄入量不超过6克，高血压患者不超过4克，减少摄入富含油脂和高糖的食物，不暴饮暴食。多食用优质蛋白（鸡蛋、牛奶、鱼、虾等）、蔬菜、水果，多喝水。②加强体育锻炼，每周进行3次，每次至少持续30分钟以上的有效运动，避免久坐。超重和肥胖者应减轻体重。③戒除不良生活习惯，不吸烟、不酗酒，不吸食毒品，不滥用药物，不熬夜，保持乐观心态，避免情绪波动大。④患有高血压、糖尿病、血脂异常、房颤等慢性病的患者，日常要科学用药、提前预防，通过药物干预将血压、血糖、血脂等控制在合理水平，提前控制可引发脑卒中的风险。

24. ABDE【解析】参见A3/A4型题第163题解析。SAH患者应慎用阿司匹林等非甾体抗炎药，因为此类药物可能影响凝血功能。

25. BCDE【解析】蛛网膜下腔出血可发生于任何年龄，多见于40~60岁之间。常见的临床症状是剧烈头痛、脑膜刺激征（颈强直、克尼格征和布鲁津斯基征）；脑脊液压力增高，脑脊液为均匀一致血性；20%患者眼底可见玻璃体下片状出血，发病1小时内即可出现。出血一般是脑表面的浅表出血流入蛛网膜下腔，故一般不会出现偏瘫。

26. ABDE【解析】脓毒性海绵窦血栓性静脉炎常发生下列并发症。①脑膜炎：最常见的并发症，除由原发感染灶及败血症直接引起外，多由本病治疗不及时或处理不当，使炎症扩散到脑膜所致。临床表现为头痛、呕吐、脑膜刺激征及脑脊液呈炎性改变，但症状比一般化脓性脑膜炎轻，发展较慢。②脑脓肿：好发部位为额叶、颞叶及小脑。③肺脓肿或其他部位的脓肿或感染。④颈内动脉海绵窦段受损、狭窄。⑤垂体感染、垂体功能减退及抗利尿激素分泌过多症。

27. ABCD【解析】急性脑梗死起病后及早期溶栓治疗是恢复梗死区血流的主要方法，可挽救半暗带区尚未死亡的神经细胞。目前公认的溶栓时间窗是起病3小时内，3~6小时可慎重选择病例，6小时后疗效不佳。患者无出血性疾病及出血素质，凝血功能正常，头颅CT证实无出血灶，且无明显与神经系统功能缺损相对应的低密度影，可行溶栓治疗。头颅CT出现低密度灶表示脑组织已变性坏死，梗死超过24小时，此时溶栓有较大的出血风险。

28. ABCE【解析】脑血栓急性期药物治疗原则如下。①超早期治疗：首先使患者提高脑卒中的急症和急救意识，了解超早期治疗的重要性和必要性。发病后立即就诊，若无禁忌证，力争在3~6小时治疗时间窗内溶栓治疗，并降低脑代谢控制脑水肿及保护脑细胞，挽救缺血半暗带。②个体化治疗：根据脑血栓患者年龄、缺血性脑卒中类型、病情程度和基础疾病等采取最适当的治疗。③防治并发症：如感染、心脑综合征、下丘脑损伤、脑卒中后焦虑或抑郁症、抗利尿激素分泌异常综合征和多器官功能衰竭等。④整体化治疗：采取支持疗法对症治疗和早期康复治疗，对脑血栓危险因素如高血压、糖尿病和心脏病等及时采取预防性干预，减少复发率和降低病残率。

29. BCDE【解析】参见A1型题第139题解析。

30. ABCD【解析】参见A1型题第255题解析。

31. ABCE【解析】椎-基底动脉闭塞可出现眩晕、恶心、呕吐、四肢瘫、共济失调、眼球震颤、眼球运动障碍及瞳孔扩大或缩小、偏盲或皮质盲、饮水呛咳、吞咽困难及声音嘶哑等症状。椎-基底动脉综合征的症状一般会出现眩晕、头晕头痛、走路不稳等。病灶对侧偏瘫、偏身感觉减退、同向偏盲是大脑中动脉主干闭塞的表现。所以不选D。

32. ABDE【解析】蛛网膜下腔出血的病理生理：①血液流入蛛网膜下腔刺激痛觉敏感结构引起头痛，颅内容积增加使颅内压（ICP）增高可加剧头痛，导致玻璃体下视网膜出血，甚至发生脑疝。②颅内压达到系统灌注压时，脑血流急剧下降，血管瘤破裂伴冲击作用可能是约50%患者发病时出现意识丧失的原因。③颅底或脑室内血液凝固使脑脊液（CSF）回流受阻，30%~70%的患者早期出现急性阻塞性脑积水，血红蛋白及含铁血黄素沉积于蛛网膜颗粒也可导致CSF回流受阻，出现交通性脑积水和脑室扩张。④蛛网膜下腔血细胞崩解，释放各种炎症物质引起化学性脑膜炎，CSF增多使ICP增高。⑤血液及分解产物直接刺激引起下丘脑功能紊乱，如发热、血糖升高、急性心肌缺血和心律失常等。⑥血液释放的血管活性物质，如5-HT、血栓烷 A_2（TXA_2）和组胺等可刺激血管和脑膜，引起血管痉挛，严重者致脑梗死。⑦动脉瘤出血常限于蛛网膜下腔，一般不造成局灶性脑损害，神经系统检查很少发现局灶体征，但大脑中动脉动脉瘤、动静脉畸形破裂较常见局灶性症状。

33. ABCD【解析】多发性脑出血通常继发于血液病、脑淀粉样血管病、血管炎、新生物或窦静脉闭塞性疾病。

34. ABCD【解析】颞动脉炎又称巨细胞动脉炎，绝大多数发生于50岁以上，女性发病率高于男性2~3倍。40%~60%的颞动脉炎患者合并风湿性多肌痛。诊断标准为：中老年患者，一侧或双侧颞部疼痛。沿颞动脉触痛、颞动脉搏动减弱或消失，视力障碍，发热和贫血等持续2周以上常考虑患本病。

35. ABCE【解析】高血压脑病有一过性头痛、呕吐、抽搐或意识障碍，无明确神经系统局灶体征，以血压明显增高和眼底变化为主要表现，脑脊液正常。一旦血压降下来，症状可以缓解。头颅CT无出血灶可以与脑出血进行鉴别。

36. ABDE【解析】脑出血常见的手术治疗指征有：①小脑出血≥10ml或直径≥3cm，或合并明显的脑积水；②基底核区中等量以上出血（壳核出血≥30ml，丘脑出血≥15ml）；③重症脑室出血（脑室铸型）；④合并脑血管畸形、动脉瘤等血管病变。脑疝不是脑出血的手术指征，出现脑疝时首要措施是迅速脱水降低颅内压。

37. BCDE【解析】蛛网膜下腔出血的常见并发症有再出血（SAH主要的急性并发症）、脑血管痉挛（CVS）、急性或亚急性脑积水、癫痫发作、低钠血症。

38. ABDE【解析】参见X型题第2题解析。

39. ABCD【解析】由于颅内静脉和静脉窦血栓形成（CVST）发生的部位、范围、阻塞速度、发病年龄、病因不同，其临床表现多种多样。但共同的常见临床表现包括颅内压增高症状、脑卒中症状以及脑病样症状。颅内压增高症状：最常见头痛，可见于75%~95%的患者，有时是唯一的表现；脑卒中症状：包括出血性或缺血性静脉梗死的症状，以多发性小出血多见；脑病样症状：虽然少见，但最为严重，临床表现有癫痫、精神异常、意识混乱、意识模糊、甚至昏迷等。

40. ABDE【解析】降低颅内压、绝对卧床、止血治疗、镇痛、镇静均是脑出血的内科处理，而应用血管扩张药可诱发脑再次出血，故不可使用。故选项C错误。

41. ACDE【解析】上矢状窦血栓形成最常见于脱水和衰弱的婴儿，也见于创伤、肿瘤、口服避孕药、妊娠、血液病和免疫系统疾病等，有时原因不明。选项A中，在产后和妊娠期，激素水平和凝血因子水平的改变可以增加上矢状窦血栓形成的风险。选项C中，口服避孕药中的雌激素成分可以增加血液凝结的倾向，从而增加上矢状窦血栓形成的风险。选项D中，婴幼儿及老年人严重脱水会导致血液浓缩，增加上矢状窦血栓形成的风险。选项E中，感染、全身消耗和恶液质状态会导致血液中凝血因子和纤维蛋白原的增加，从而增加上矢状窦血栓形成的风险。所以选项 ACDE 正确。高血压本身并不直接导致上矢状窦血栓形成。所以选项 B 错误。

42. ABCDE【解析】TIA 外科治疗的手术方法有：①开颅血肿清除术。②钻孔扩大骨窗血肿清除术。③钻孔穿刺血肿清除术。④立体定向血肿引流术。⑤脑室引流术。

43. ABCDE【解析】TIA 发作的治疗目的是消除病因，预防和减少复发，保护脑功能。措施有以下两种：①针对高血压、高脂血症、糖尿病等进行病因治疗；②使用预防性药物：阿司匹林等抗血小板聚集药；肝素、华法林等抗凝药物；血管扩张药和扩容药物；钙通道阻滞药进行脑保护治疗。

六、案例分析题

1. C【解析】根据患者左侧中枢性面瘫、左侧肢体轻偏瘫，可以判断病变位于右侧大脑半球。头颅 MRI 显示右侧半卵圆中心多发梗死灶；MRA 提示右侧大脑中动脉高度狭窄。根据头颅 MRI 及 MRA 表现，可判断患者为右侧脑梗死。患者在半卵圆中心（内分水岭区）出现多发性病灶，有同侧的大脑中动脉狭窄，没有心脏栓子来源的证据，提示患者是颅内大血管源性卒中。应常规进行颅内外大血管病变的影像学检查。此类患者具有很高的脑卒中复发率。在此基础上，患者的治疗决策要将循证医学与临床医师的经验结合起来进行考虑。在以脑卒中患者为主要入组人群的研究表明，1 周内的联合阿司匹林和氯吡格雷治疗比单药治疗显著减少颅内血管狭窄患者 TCD 微栓子监测的栓子数目；两者联合同时也是介入治疗的常规术前用药。

2. ACE【解析】颅内动脉狭窄（ICAS）是引起缺血性脑卒中最常见的血管病变之一，尤其是在亚洲。在中国，ICAS 的患病率因地理位置的不同有所差异。脑卒中患者应常规进行颅内外大血管病变的影像学检查。MRA 检查诊断常过高估计动脉狭窄的程度及低估侧支血管，且易受出血影的干扰。所以选项 ACE 正确。

3~4 ABCDE、ABE【解析】脑卒中二级预防的危险因素控制：①对于高血压患者，在参考高龄、基础血压、平时用药、可耐受性的情况下降压治疗，降压治疗可以减少脑卒中复发，降压目标一般应该达到≤140/90mmHg，理想应达到≤130/80mmHg。②对于糖尿病患者，血糖控制的靶目标为糖化血红蛋白（HbAlC）<6. 5%，但对于高危 2 型糖尿病患者，要注意血糖不能降得过低，以免增加死亡率。③胆固醇水平升高或动脉粥样硬化患者，应使用他汀类药物，目标低密度脂蛋白胆固醇（LDL-C）水平降至 2. 07mmol/L 以下或使 LDL-C 下降幅度达到30%~40%。④戒烟限酒、增加体育活动、改良生活方式。⑤长期抗血小板治疗。

5. B【解析】经头颅 CT 和脑血管造影（DSA）检查可诊断为烟雾病。成年人烟雾病患者的症状多以脑出血为主，出血的类型主要有蛛网膜下腔出血、脑出血、脑室内出血和混合性出血等几种，可有头痛、昏迷、偏瘫、感觉障碍等。

DSA 是烟雾病的主要确诊手段，表现为双侧或一侧颈内动脉床突上段和大脑前动脉、大脑中动脉近段有狭窄或闭塞，大脑后动脉近端也可受累。两侧可不对称，可先发生于一侧，后发展成两侧，先累及 Willis 环前半部，后累及后半部，最终整个 Willis 环闭塞，造成双侧丘脑、基底核、脑干等多支穿越脑底动脉的闭塞。CT 平扫双侧基底核区、皮质、白质可见多发低密度影，同时伴有脑萎缩。部分患者表现为蛛网膜下腔出血、脑内出血或脑室内出血。

脑血管 DSA 造影仍然是该病诊断的金标准，且通过脑血管造影表现可以对烟雾病患者进行分期，制定最适合患者的治疗方案。烟雾病脑血管造影表现分期（Suzuki 及 Takaku，1969 年）如下。①Ⅰ期：颈内动脉末端狭窄，通常累及双侧；②Ⅱ期：脑内主要动脉扩张，脑底产生特征性异常血管网（烟雾状血管）；③Ⅲ期：颈内动脉进一步狭窄或闭塞，逐步累及 MCA 及 ACA；烟雾状血管更加明显（大多数病例在此期发现）；④Ⅳ期：整个 Willis 环甚至 PCA 闭塞，颅外侧支循环开始出现；烟雾状血管开始减少；⑤Ⅴ期：Ⅳ期的进一步发展；⑥Ⅵ期：颈内动脉及其分支完全闭塞，烟雾状血管消失；脑的血供完全依赖于颈外动脉和椎基底动脉系统的侧支循环。题中患者烟雾病的 DSA 分期为Ⅱ期。

6. F【解析】烟雾病的临床分型（Matsushima 等，1990 年）如下。①Ⅰ型（TIA 型）：TIA 或 RIND 发作每月$\leqslant 2$次，无神经功能障碍，头颅 CT 无阳性发现。②Ⅱ型（频发 TIA 型）：TIA 或 RIND 发作每月>2次，但无神经功能障碍，头颅 CT 无阳性发现。③Ⅲ型（TIA-脑梗死型）：脑缺血频发并后遗神经功能障碍，头颅 CT 可见低密度梗死灶。④Ⅳ型（脑梗死-TIA 型）：脑梗死起病，以后有 TIA 或 RIND 发作，偶然可再次出现脑梗死。⑤Ⅴ型（脑梗死型）：脑梗死起病，可反复发生梗死，但无 TIA 或 RIND 发作。⑥Ⅵ型（出血型或其他）：侧枝烟雾血管破裂出血或者微小动脉瘤破裂出血，以及无法归纳为上述各型者。题中患者有蛛网膜下腔出血的提示，故分期为Ⅵ型。

7. ABCF【解析】烟雾病的治疗方案为静脉滴注甘露醇，口服尼莫地平片，阿托伐他汀钙降脂，预防下肢深静脉血栓形成。

8. ABCDEF【解析】烟雾状血管的形成提示烟雾病有丰富的血管新生过程。已有的研究发现，多种生长因子及细胞因子与烟雾病的脑内血管新生相关，如血管内皮生长因子、碱性成纤维细胞生长因子、肝细胞生长因子、血小板源性生长因子、前列腺素-2、白介素-1 及可溶性细胞粘附分子等。

9. BCDF【解析】根据心率 92 次/分、心律绝对不齐、心音强弱不等，可诊断为心律失常，房颤，进而高度怀疑脑栓塞。脑栓塞常有偏瘫、感觉障碍、昏迷等局灶性神经体征。根据双肺呼吸音粗，可闻及湿啰音，可诊断为肺部感染。根据左右瞳孔不等，光反射消失，两眼球固定于正中位，可诊断为脑疝。

10. ABCDEF【解析】所有措施均可以用于治疗脑栓塞。

11. ABCDF【解析】80%心源性脑栓塞见于颈内动脉系统，约 20%心源性脑栓塞见于椎-基底动脉系统。所以选项 A 正确。心源性脑栓塞多为 MCA 供血区流域性梗死，易出现梗死后出血。所以选项 B 正确。心源性脑栓塞起病急骤，易伴发脑血管痉挛，因此导致的脑缺血损伤要比非栓塞性严重。所以选项 C 正确。心源性脑栓塞容易造成栓子脱落，局灶性神经系统体征在数秒至数分钟达到高峰。所以选项 D 正确。脑血栓形成的局灶性神经系统体征多在发病后 10 余小时或 1~2 天内达到高峰。所以选项 E 错误。脑栓塞常发生部分性癫痫发作、偏瘫和失语。所以选项 F 正确。

12. ABCDEF【解析】根据发作性言语不能，右侧肢体感觉障碍，定位在左侧大脑半球。急性起病，每次症状持续时间短暂，且反复发生，不遗留神经系统损伤的体征，符合 TIA 的诊断。所有 TIA 患者均应尽快进行血管评估，可利用 CT 血管成像（CTA）、磁共振血管成像（MRA）和数字减影血管造影（DSA）等血管成像技术进行血管检查。颈动脉血管超声和经颅多普勒超声（TCD）也可发现颅内外大血管病变。颈部血管超声、血管内超声、高分辨率 MRI 及 TCD 微栓子监测，有助于对动脉粥样硬化易损斑块进行评价。疑为心源性栓塞时，或>45 岁患者颈部和脑血管检查及血液学筛查未能明确病因者，TIA 发病后应尽快进行超声心动图等多种心脏检查。当最初影像学检查和心电图检查不能明确病因时，应行长程心电监测或 Holter。对于怀疑 TIA 的患者（尤其是其他检查不能确定病因时），应行经胸超声心动图（ITE）。

13. B【解析】正确的抗栓治疗是氯吡格雷 75mg/d。

14. CEF【解析】伴多种危险因素的缺血性脑卒中和 TIA 患者，如果 LDL-C>2.07mmol/L，应将 LDL-C 降至 2.07mmol/L 以下或 LDL-C 下降幅度>40%。对于有颅内外大动脉粥样硬化易损斑块或动脉源性栓塞证据的缺血性脑卒中和 TIA 患者，推荐尽早启用他汀类强化治疗，建议目标 LDL-C 降至 2.07mmol/L 以下或 LDL-C 下降幅度>40%。用药期间，应监测肝功能变化。应进行生活方式干预，如进行体育锻炼等降低血脂。

15. ACDF【解析】脑血管淀粉样变性导致的脑出血多见于脑叶（颞叶、枕叶等），小脑、脑干等部位少见。本病例为脑血管淀粉样变性，患者为老年女性，急性起病，表现为突发失语，右侧肢体偏瘫、癫痫发作、意识障碍，病情进展迅速，数分钟内达到高峰，首先考虑为急性脑血管病（脑出血）。该老年患者无高血压病史，近 1 年来记忆力下降，头颅 CT 示近皮质大片状出血。故选项 A 正确。高血压性脑出血是老年人颅内出血的最常见类型，患者多有高血压病史。题中患者无高血压病史且血压正常，病变部位及病理均不支持高血压性脑出血，故选项 B 错误。成年人非高血压性脑出血可由动静脉畸形（AVM）、动脉瘤等引起。所以选项 C、D 正确。动脉瘤引起大脑静脉回流不畅，引起脑缺血。所以选项 F 正确。

16. ACF【解析】为进一步明确病因，须完善 CTA、CTV 检查，必要时可借助 DSA 进行脑淀粉样血管病的鉴别诊断。

17. A【解析】脑血管淀粉样变性在 CT 可以表现为多灶性脑叶出血，呈大块状或点片状，也可发现缺血病灶。

18. A【解析】脑淀粉样血管病（CAA）是老年人出血性痴呆比较常见的病因，30%的CAA患者晚期表现为痴呆，有不同程度的认知障碍和行为异常，表现为记忆力、定向力、计算力、综合分析能力和语言障碍，或伴有各种精神症状。

19. B【解析】短暂性脑缺血发作（TIA）表现为迅速出现局限性神经症状，持续时间短暂，常为数分钟至数小时，最长不超过24小时即完全恢复，不留神经功能缺损，但常有反复发作。题中患者近3个月来频繁间歇性右下肢抖动，符合TIA的特点。

20. A【解析】肢体抖动性短暂性脑缺血发作（LS-TIA）是临床罕见的颈内动脉系统TIA的一种类型，1962年由Fisher等首先报道，并称之为肢体抖动综合征（LSS）。LS-TIA的主要病因是动脉粥样硬化引起颈内动脉或大脑中动脉重度狭窄或闭塞等导致大脑血流动力学改变引起低灌注。LS-TIA发作性、刻板性、短暂性的难以控制的一侧单肢、上下肢或仅有手或脚不自主运动的临床发作特点也符合低灌注理论。

21. C【解析】根据TIA的$ABCD^2$评分（表9-3），患者的$ABCD^2$评分为4分，分别为年龄1分，一侧肢体无力2分，有糖尿病1分。

表9-3　TIA的$ABCD^2$评分

危险因素	临床特征	ABCD分值	$ABCD^2$分值	$ABCD^3$分值	$ABCD^3$-I分值
A年龄	>60岁	1	1	1	1
B血压	收缩压>140mmHg或舒张压>90mmHg	1	1	1	1
C临床症状	一侧肢体无力	2	2	2	2
	言语不清但不伴四肢无力	1	1	1	1
D症状持续时间	>60分钟	2	2	2	2
	10~59分钟	1	1	1	1
D糖尿病	有	–	1	1	1
D双重TIA发作	本次TIA发作7天内有另外至少一次TIA发作	–	–	2	2
I影像学发现	同侧颈动脉狭窄≥50%	–	–	–	2
	DWI检测发现高信号	–	–	–	2
总分		0~6	0~7	0~9	0~13

注："—"表示无分值；DWI为弥散加权成像。

22. B【解析】分数相加，$ABCD^2$总分在0分（低危）到最高分7分（高危）之间。首次发作后2天内发生脑卒中的危险如下：总分小于4分的患者，1%；总分4或者5分的患者，4.1%；总分6或者7分的患者，8.1%。题中患者的$ABCD^2$评分为4分，在2天内发生脑卒中的危险发生率最接近4%。

23. ABC【解析】大动脉硬化及脑卒中/TIA 患者的非药物治疗如下。①颈动脉内膜剥脱术（CEA）：症状性颈内动脉狭窄 70%～90%的患者推荐实施 CEA；症状性颈内动脉狭窄 50%～69%的患者，根据年龄、性别、伴发疾病及首发症状严重程度等实施 CEA，可能最适用于近期（2 周内）出现半球症状、男性、年龄≥75 岁的患者，建议在最近一次缺血事件发生后 2 周内实施 CEA；颈动脉狭窄<50%的患者不建议施行 CEA。建议术后继续抗血小板治疗。②颈动脉支架植入术（CAS）：对症状性颈动脉高度狭窄（>70%）的患者，无条件做 CEA 时可考虑行 CAS；如果有 CEA 禁忌证或手术不能达到、CEA 后早期再狭窄、放疗后狭窄，可考虑行 CAS。

24. ABC【解析】高血压性脑出血是老年人颅内出血的最常见类型，患者多有高血压病史。该患者有高血压病史，血压 182/98mmHg，头颅 CT 表现为近皮质大片状出血。故患者脑出血的原因可能是高血压，因此选项 C 正确。成年人非高血压性脑出血可由动静脉畸形（AVM）、动脉瘤等引起。

25. ABCDE【解析】患者有呕吐且意识丧失，故应保持呼吸道通畅。患者表现为脑出血，首要措施为使用脱水药控制脑水肿，降低颅内压。患者血压高，可适当降低血压，防止进一步出血；血压过低者应升压治疗，以保持脑灌注压。患者有意识障碍时，应禁食 24～48 小时，必要时应排空胃内容物。注意水、电解质平衡，预防吸入性肺炎，早期积极控制感染。患者处于浅昏迷，压痛可见痛苦表情，可给予苏醒药治疗。止血药物如氨基己酸、氨甲苯酸、巴曲酶等对高血压动脉硬化性出血的作用不大。如果有凝血功能障碍，可针对性给予止血药物治疗，题中患者不符合此要求，故不需要应用止血药物。

26. C【解析】动脉血氧分压（PaO_2）为 55mHg（低于 60mmHg），二氧化碳分压（$PaCO_2$）为 30mmHg（平均值为 40mmHg），低于正常值，可诊断为 I 型呼吸衰竭。呼吸性碱中毒是指由于肺通气过度使血浆 H_2CO_3 浓度或 $PaCO_2$ 原发性减少，而导致 pH 升高（>7.45）。题中患者 $PaCO_2$ 为 30mmHg，原发性减少；pH 为 7.49，>7.45。故患者可诊断为呼吸性碱中毒。代谢性碱中毒主要生化表现为血 HCO_3^- 过高（>27mmol/L），$PaCO_2$ 增高，pH 多>7.45。题中患者不符合代谢性碱中毒。因此本题应选 C。

27. ABDEF【解析】呼吸衰竭治疗在临床中主要是纠正低氧血症，改善通气，促进二氧化碳排出，并预防相关并发症，治疗引起呼吸衰竭的病因。对于其治疗原则，主要分为以下几个方面。①氧疗：根据血气分析采取不同给氧方式。I 型呼吸衰竭可以予低流量吸氧，面罩吸氧，甚至高流量吸氧等。②畅通气道：对于呼吸衰竭患者，应避免痰液窒息。③呼吸机辅助通气：注意避免出现过度通气。④注意出入液量平衡，减轻肺水肿，必要时在患者血流动力学和电解质（血钾）允许的条件下，应用利尿药。⑤糖皮质激素：对改善非感染性肺水肿有良好的疗效。⑥对于呼吸衰竭患者可以选择支气管舒张剂，抗生素，祛痰药等对症处理。如合并有心衰，则可以予以强心、利尿等对症处理。

28. ABCDE【解析】头颅 CT 示左侧额叶、顶叶、枕叶出血。首要措施为使用脱水药控制脑水肿，降低颅内压。除此之外，应给予的处理措施为吸氧、心电监护、抗感染、脑保护治疗。

29. ABCDE【解析】脑出血的最常见病因为高血压。其他包括脑动脉粥样硬化、血液病、脑淀粉样血管病、动脉瘤、动静脉畸形、脑肿瘤以及抗凝或溶栓治疗等。本题抗凝治疗不是患者出血的病因。

30. ACDEF【解析】眼球向右凝视，左侧瞳孔散大提示存在脑疝，是腰椎穿刺查脑脊液的禁忌证，故选项 B 不选。其余几个选项是目前均应完善的相关检查项目。

31~32 ABCD、BC【解析】脑淀粉样血管病（CAA）占脑出血发病原因的 5%~10%，目前已成为原发性、非外伤性、非高血压性脑出血的常见病因之一。CAA 好发部位是在脑膜、大脑皮质和小脑皮质等处血管，而很少发生在易发生血管坏死等高血压性小动脉病变的大脑基底核和脑干。CAA 的病变部位主要在大脑半球和枕叶、颞叶皮质和软脑膜的中小动脉和毛细血管壁上，多数呈局限性、小片状和对称分布，少数可遍及整个大脑皮质，顶叶和额叶也可轻度受损，个别以额叶病变最明显。大脑白质、基底核、小脑、脑干和脑静脉很少受累。抗凝药物增加血液从脑淀粉样病变的血管中溢出从而增加脑微出血的风险，所以 CAA 患者使用抗凝药物将增加脑微出血及脑出血的风险。CAA 的梯度回波序列（GRE）可见较多的点状微出血，以皮质多见，符合脑微出血。CAA 的病理特点为大脑皮质及软脑膜的小血管壁内的中层和弹力层有淀粉样物质沉着，从而导致血管壁坏死、出血。

33. C【解析】急性脑梗死病史采集中，询问症状出现的时间最为重要，若于睡眠中起病，应以最后表现正常的时间作为起病时间。其他包括神经症状发生及进展特征；血管及心脏病危险因素；用药史、药物滥用、偏头痛、痫性发作、感染、创伤及妊娠史等。

34. D【解析】患者为异常头颅 CT 影像。结合病史，可诊断为脑梗死。出血性脑梗死的 CT 表现：不规则的低密度脑梗死病灶内可有高密度出血灶，呈斑点状或片状，占位效应明显。

35. ABC【解析】患者 1 个月内有肝切除术史，长期口服抗凝药物（INR = 3），1 个月前有过一次脑出血史，都提示患者不能接受静脉溶栓治疗。

36. EF【解析】溶栓治疗后 24 小时内一般不用抗凝、抗血小板药，24 小时后无禁忌证者可用阿司匹林。

37. A【解析】高血压 1 级是指收缩压 140~159mmHg 和（或）舒张压 90~99mmHg。患者血压为 153/95mmHg，符合高血压 1 级。高血压很高危的标准是指高血压 1 级时，存在临床并发症或者合并糖尿病史。患者存在蛛网膜下腔出血，符合很高危。

38. C【解析】CT 的 Fisher 分级：Ⅰ级：无蛛网膜下腔出血；Ⅱ级：广泛蛛网膜下腔出血，蛛网膜下腔无血凝块；Ⅲ级：蛛网膜下腔有血凝块或垂直层血肿>1mm 厚（纵裂、岛叶池、环池）；Ⅳ级：脑内和（或）脑室内血肿。患者 CT 符合Ⅱ级分级标准。

39. A【解析】从患者TCD和诱发电位可知，患者可能出现的情况为迟发性脑缺血发作。

40. ABCD【解析】口服尼莫地平能有效减少SAH引发的不良结局。推荐早期使用口服或静脉泵入尼莫地平改善患者预后。在出现迟发性脑缺血时，使用诱导高血压及扩容治疗，即高血容量（增加循环血浆量）、诱导产生动脉高血压、血液稀释。

高级卫生专业技术资格考试用书

神经内科学习题集
（含解析）（第2版）

（副主任医师/主任医师）

下　　册

主　编　洪晓军　张大伟

副主编　杨　林　宋春莉　胡雅娉　谷新医　蒋志宏　梁　金

编　者（按姓氏笔画排序）

刘　玮　杨　林　杨皓程　谷新医　汪　影　宋春莉
张大伟　陈利红　金古钰　周　密　周丽娜　胡艺潆
胡雅娉　洪晓军　梁　金　蒋志宏　韩　煜

中国协和医科大学出版社

北　京

图书在版编目（CIP）数据

神经内科学习题集：含解析：上下册／洪晓军，张大伟主编．—2 版．—北京：中国协和医科大学出版社，2023.7

（高级卫生专业技术资格考试用书）

ISBN 978-7-5679-2159-7

Ⅰ. ①神…　Ⅱ. ①洪…　②张…　Ⅲ. ①神经系统疾病-资格考试-习题集　Ⅳ. ①R741-44

中国国家版本馆 CIP 数据核字（2023）第 028829 号

高级卫生专业技术资格考试用书

神经内科学习题集（含解析）（第 2 版）（上、下册）

主　　编：洪晓军　张大伟
责任编辑：陈　佩
封面设计：邱晓俐
责任校对：张　麓
责任印制：张　岱

出版发行：**中国协和医科大学出版社**
（北京市东城区东单三条 9 号　邮编 100730　电话 010-65260431）
网　　址：www. pumcp. com
经　　销：新华书店总店北京发行所
印　　刷：三河市龙大印装有限公司

开　　本：787mm×1092mm　　1/16
印　　张：69. 5
字　　数：1500 千字
版　　次：2023 年 7 月第 2 版
印　　次：2023 年 7 月第 1 次印刷
定　　价：288. 00 元（上、下册）

ISBN 978-7-5679-2159-7

目 录

上 册

第一章 神经系统疾病基础知识…… 1
参考答案与解析 …… 62
第二章 神经系统疾病的常见症状…… 108
参考答案与解析…… 127
第三章 神经系统疾病的诊断…… 143
参考答案与解析…… 172
第四章 神经系统疾病的治疗新技术、新方法…… 193
参考答案与解析…… 207
第五章 头痛、头晕和眩晕…… 217
参考答案与解析…… 244
第六章 癫痫…… 263
参考答案与解析…… 315
第七章 身心疾病…… 350
参考答案与解析…… 358
第八章 营养缺乏和中毒性疾病…… 365
参考答案与解析…… 375
第九章 脑血管疾病…… 382
参考答案与解析…… 486

下 册

第十章 中枢神经系统感染性疾病…… 549
参考答案与解析…… 595

第十一章　中枢神经系统脱髓鞘疾病…………625

参考答案与解析…………662

第十二章　神经系统变性疾病…………685

参考答案与解析…………717

第十三章　脊髓疾病…………735

参考答案与解析…………793

第十四章　周围神经病…………835

参考答案与解析…………907

第十五章　神经-肌肉接头和肌肉疾病…………954

参考答案与解析…………1019

第十六章　神经系统发育异常性疾病…………1062

参考答案与解析…………1070

第十七章　系统疾病的神经系统损害…………1076

参考答案与解析…………1088

中枢神经系统感染性疾病（1）

第十章　中枢神经系统感染性疾病

中枢神经系统感染性疾病（2）

一、A1 型题

1. 病毒性脑膜炎常见的症状不包括
   A. 发热
   B. 头痛
   C. 脑膜刺激征
   D. 全身中毒症状
   E. 严重的脑实质受损的症状
2. 关于病毒性脑膜炎的描述不正确的是
   A. 是一种自限性疾病
   B. 抗病毒治疗无效
   C. 我国北方地区主要是夏秋季节高发
   D. 某些地区可终年保持高发病率
   E. 多见于儿童患者
3. 不符合进行性风疹性全脑炎的临床表现的是
   A. 常在 20 多岁发病
   B. 首发症状多是痴呆
   C. 小脑性共济失调明显
   D. 肌阵挛和癫痫明显
   E. 无颈强直症状
4. 以下叙述中不正确的是
   A. 约 70%的单纯疱疹病毒性脑炎（HSE）起因于内源性病毒活化，仅约 25%病例为原发感染
   B. 单纯疱疹病毒（HSV）-2 感染经生殖器传播，复制后潜伏于骶部脊神经节
   C. HSV 抗体通常出现于发生 HSE 后 8~12 日或更晚，可持续到 30 日
   D. HSE 患者脑电图异常率约为 60%，通常表现为以颞叶为中心的弥漫性高波幅慢波
   E. 约 90%以上患者颅脑 CT 可见局灶性低密度影，多在颞叶皮质
5. 皮质-纹状体-脊髓变性的中晚期可以出现典型的脑电图改变，对其描述正确的是
   A. 局灶性慢波
   B. 每秒 3 次出现的棘-慢波
   C. 间隔 0.5~2.0 秒的周期性棘-慢复合波
   D. 1.3~2.6Hz 的负-正-负三相波
   E. 1.3~2.6Hz 的正-负-正三相波
6. 关于人类免疫缺陷病毒（HIV）结构与特征，叙述错误的是
   A. HIV 可分为 HIV-1 和 HIV-2，前者是艾滋病的主要流行型
   B. HIV 属反转录病毒中的慢病毒亚科
   C. HIV-1 型主要蛋白结构基因为 *gag*、*pol* 和 *env*

D. HIV 对热敏感，60℃以上可被迅速杀死，56℃30 分钟灭活

E. HIV 对 50%乙醇或乙醚、丙酮等多种化学物质及紫外线十分敏感

7. 大多数皮质-纹状体-脊髓变性的患者发病后可存活时间是

A. 1~2 年以内
B. 10 年以上
C. 2 个月以内
D. 5 年以上
E. 3~4 年以上

8. 曼氏裂头蚴病病原体是

A. 曼氏迭宫绦虫虫卵
B. 曼氏迭宫绦虫钩球蚴
C. 曼氏迭宫绦虫原尾蚴
D. 曼氏迭宫绦虫幼虫
E. 曼氏迭宫绦虫成虫

9. 中枢神经系统（CNS）最常见的病毒感染性疾病是

A. 单纯疱疹病毒性脑炎
B. 巨细胞病毒性脑炎
C. 带状疱疹病毒性脑炎
D. 肠道病毒性脑炎
E. EB 病毒性脑炎

10. 发病最多的皮质-纹状体-脊髓变性属于哪种类型

A. 散发型
B. 医源型
C. 家族型
D. 变异型
E. 医源型和家族型

11. 神经梅毒中表现痴呆的类型是

A. 脑膜血管梅毒
B. 脊髓痨
C. 麻痹性神经梅毒
D. 先天性神经梅毒
E. 脑膜神经梅毒

12. 神经莱姆病主要通过下列哪项传播

A. 苍蝇
B. 蚊子
C. 蜱
D. 医源性
E. 性接触

13. 有关克-雅病（CJD）叙述错误的是

A. 遗传型占绝大多数

B. 脑电图初期为非特异性慢波，以后可出现周期性同步放电

C. 脑活检可发现灰质海绵状变性、神经细胞脱失、胶质细胞增生和 PrP^{SC}

D. 脑脊液（CSF）内 14-3-3 蛋白免疫酶测定阳性

E. 进展迅速，起病数周或数月内发展为痴呆、无动性缄默症或去皮质强直

14. 新型隐球菌感染最常见的病原菌型是

A. 血清型 A
B. 血清型 B

C. 血清型 C
D. 血清型 D
E. 血清型 AD

15. 神经莱姆病中脑神经麻痹常见于
A. 动眼神经
B. 滑车神经
C. 展神经
D. 面神经
E. 三叉神经

16. 下列疾病的病理改变中不会出现炎症反应的是
A. 进行性多灶性白质脑病
B. 皮质-纹状体-脊髓变性
C. 神经梅毒
D. 神经系统钩端螺旋体病
E. 神经莱姆病

17. 神经莱姆病慢性关节炎出现于
A. Ⅰ期
B. Ⅱ期
C. Ⅲ期
D. Ⅰ期和Ⅱ期
E. Ⅱ期和Ⅲ期

18. 关于新型隐球菌，叙述正确的是
A. 是一种溶组织酵母型真菌，广泛存在于空气中
B. 隐球菌感染是艾滋病患者最常见的感染
C. 体液免疫是人体抵御新型隐球菌感染的最重要机制
D. 新型隐球菌脑膜炎病理改变以化脓性病变为主
E. 其致病性与多糖荚膜、黑色素、漆酶、磷脂酶等毒力因子有关

19. 为诊断新型隐球菌性脑膜炎，在做脑脊液检查时应行何种染色
A. 革兰染色
B. HE 染色
C. 墨汁染色
D. PAS 染色
E. 抗酸染色

20. 进行性多灶性白质脑病患者发病后的存活期多为
A. 5 年
B. 3 年
C. 多于 10 个月
D. 9 个月以内
E. 多数患者积极治疗后病程可迁延 8~12 年

21. 下列关于脑囊虫病的描述正确的是
A. 脑囊虫病是由猪带绦虫成虫寄生脑组织形成包囊所致
B. 人只是猪带绦虫的中间宿主
C. 脑实质中包囊内存活的幼虫可引起严重的炎症反应
D. 最常见的临床表现是癫痫、头痛、视盘水肿、脑膜炎症状和体征
E. 血常规检查中嗜碱性粒细胞增多

22. 布龙（Brun）征见于脑囊虫病的哪一型

A. 脑实质型
B. 蛛网膜型
C. 脑室型
D. 脊髓型
E. 以上都不对

23. 以下哪一项不是克-雅病的诊断依据

A. 绝大多数发生在中年以后
B. 脑脊液蛋白明显增高
C. 进展迅速，数周至数月内发展为痴呆、无动性缄默或去皮质强直
D. 脑活检可发现灰质海绵状变性、神经细胞脱失、胶质细胞增生和 PrP^{SC}
E. 脑电图初期为非特异性慢波，以后可出现周期性同步放电

24. 空泡样脊髓病最常累及的部位是

A. 胸髓灰质
B. 腰髓灰质
C. 骶髓白质
D. 腰髓白质
E. 胸髓后索和侧索

25. 关于克-雅病（CJD）叙述正确的是

A. 包括散发型、遗传型、医源型和变异型
B. 变异型 CJD 最常见
C. 散发型与食用污染牛肉有关
D. 典型表现是高热、昏迷和癫痫
E. 潜伏期短，几乎均在 1 年左右死亡

26. 空泡样脊髓病的特征性症状是

A. 小脑性共济失调
B. 早期出现的痛觉异常
C. 进行性痉挛性截瘫
D. 早期出现的触觉异常
E. 感觉性共济失调

27. 中枢神经系统感染性疾病的分类中不包括

A. 脑炎
B. 脑膜炎
C. 中毒性脑病
D. 脊髓炎
E. 脑脊髓膜炎

28. 诊断中枢神经系统结核感染的金标准是

A. CSF 外观呈黄色，静置后有纤维薄膜形成
B. CSF 蛋白增高，糖减少，氯化物减少
C. 既往有结核病史，出现发热、头痛、呕吐
D. 结核分枝杆菌培养阳性
E. 结核菌素试验多呈阳性

29. 艾滋病病毒感染机体后可以导致所有病原体的机会感染，其中最常见的是
A. 真菌
B. 结核分枝杆菌
C. 巨细胞病毒
D. 乳瘤多空泡病毒
E. 肺孢子菌
30. 克-雅病（CJD）的病理改变中，“花瓣样”斑块出现于
A. 散发型 CJD
B. 家族型 CJD
C. 医源型 CJD
D. 变异型 CJD
E. 遗传型 CJD
31. 皮质-纹状体-脊髓变性患者中期的主要表现是
A. 疲劳、注意力不集中
B. 头痛、眩晕、共济失调
C. 昏迷和去皮质强直
D. 进行性痴呆
E. 无动性缄默和尿失禁
32. 下列关于单纯疱疹病毒性脑炎（HSE）的叙述错误的是
A. HSV 是一种嗜神经的 DNA 病毒，分为 1 型和 2 型
B. 大多数的人类 HSE 是由 HSV-1 型病毒引起
C. HSV-2 主要引起新生儿的 HSE，也可引起成年人的无菌性脑膜炎
D. 绝大多数 HSE 在发病前 2~3 周可有口唇疱疹病史
E. HSV-1 可在初次感染后潜伏于三叉神经节，机体免疫力低下时，可活化感染
33. 典型的亚急性硬化性全脑炎（SSPE）患者通常在发病前数年有下列何种感染
A. 水痘病毒
B. 麻疹病毒
C. 风疹病毒
D. EB 病毒
E. 腮腺炎病毒
34. 对艾滋病的病原体的描述，下列正确的是
A. Ⅰ型 HIV 很少引起免疫缺陷
B. 有包膜的 DNA 病毒
C. 是经消化道感染
D. 是一种反转录病毒
E. 非嗜神经性病毒
35. 脑囊虫病的病原体是
A. 牛带绦虫
B. 猪带绦虫
C. 牛带绦虫虫卵
D. 猪带绦虫虫卵
E. 猪带绦虫囊尾蚴
36. 新生儿感染单纯疱疹病毒发生脑炎的主要途径是
A. 分娩时不洁生殖道分泌物与胎儿接触
B. 原发性胎儿宫内感染的延续
C. 不洁助产器械的应用
D. 静脉输血导致的医源性感染
E. 喂乳妇的乳头不洁

37. 有关 HSE 诊断的叙述错误的是
A. 口唇或生殖道疱疹史，或本次发病有皮肤、黏膜疱疹
B. 发热、明显精神行为异常、抽搐、意识障碍及早期出现局灶性神经系统损害体征
C. 脑脊液红细胞、白细胞数增多，糖和氯化物降低
D. EEG 以颞区、额区损害为主的脑弥漫性异常
E. 颅脑 CT、MRI 可见颞叶局灶性出血性脑软化灶

38. 以下何种体征可特异性提示无症状性神经梅毒
A. 腱反射消失
B. 腱反射亢进
C. 脑膜刺激征阳性
D. 瞳孔异常
E. 病理征阳性

39. 对进行性多灶性白质脑病的病理改变描述不正确的是
A. 可出现嗜酸性包涵体
B. 皮质下白质病变明显
C. 血管周围大量的炎症细胞浸润
D. 可累及小脑、脑干或脊髓的白质
E. 病灶区的少突神经胶质细胞缺失，轴突相对完整

40. 下列不能作为巨细胞病毒性脑炎与 HSE 鉴别点的是
A. 患者多有神经获得性免疫缺陷综合征（AIDS）或免疫抑制的病史
B. 聚合酶链反应（PCR）检查脑脊液巨细胞病毒阳性
C. 体液检查可找到典型的巨细胞
D. 临床表现意识模糊、记忆力减退、情感障碍、头痛等症状
E. 约 25%的患者 MRI 可有弥漫性或局灶性白质异常

41. 脑囊虫病是由于吞食了
A. 牛带绦虫头节
B. 猪带绦虫头节
C. 牛带绦虫虫卵
D. 猪带绦虫虫卵
E. 猪带绦虫囊尾蚴

42. 有关巨细胞病毒性脑炎叙述，错误的是
A. 临床上多表现为急性病程
B. 体液检查可找到典型的巨细胞
C. CSF-PCR 检查巨细胞病毒 DNA 阳性
D. 多见于免疫缺陷如 AIDS 或长期用免疫抑制剂的患者
E. 约 25%患者的 MRI 有弥漫性或局灶性白质异常

43. 获得性免疫缺陷综合征患者的真菌感染机会增加，其中最常见的引起真菌性脑膜炎的病原体是
A. 毛酶菌
B. 新型隐球菌
C. 曲霉菌
D. 白念珠菌

E. 放线菌

44. 将 HIV 感染者定义为 AIDS 患者的先决条件：无论是否出现临床症状或机会性感染，只要 $CD4^{+}T$ 淋巴细胞计数少于

A. 100/μl　　B. 200/μl

C. 300/μl　　D. 400/μl

E. 500/μl

45. 结核性脑膜炎时，脑脊液中细胞学的变化是

A. 中性粒细胞增多明显　　B. 淋巴细胞增多明显

C. 淋巴细胞明显减少　　D. 可见较多的含铁血黄素巨噬细胞

E. 中性粒细胞增多同时淋巴细胞明显减少

46. 有关带状疱疹病毒性脑炎叙述错误的是

A. 临床上较少见

B. 带状疱疹病毒主要侵犯和潜伏于脊神经后根、神经节或脑神经的感觉神经节的神经细胞内，极少侵及中枢神经系统

C. 由带状疱疹病毒感染后引起的变应性脑损害，病情相对重，预后较差

D. 临床表现意识模糊、共济失调、局灶性脑损害的症状和体征

E. 患者多有胸腰部带状疱疹的病史

47. 下列疾病不出现痴呆的是

A. 亚急性硬化性全脑炎　　B. 进行性风疹全脑炎

C. 肾上腺脑白质营养不良　　D. 肌萎缩侧索硬化

E. 进行性肌阵挛性癫痫

48. 艾滋病病毒在人体内的潜伏期一般为

A. 1~3 年　　B. 3~5 年

C. 5~7 年　　D. 9~10 年

E. 10~15 年

49. 诊断中枢神经系统结核瘤最有价值的辅助检查是

A. 单光子发射计算机断层脑显像（SPECT）　　B. 正电子发射断层扫描（PET）

C. 增强 CT　　D. 头颅平片

E. 脑脊液检查

50. 有关阿昔洛韦的叙述错误的是

A. 一种鸟嘌呤衍生物，能抑制病毒 DNA 的合成，具有很强的抗 HSV 作用

B. 常用剂量为 15~30mg/(kg・d)，一次性静脉滴注，连用 7 天

C. 75%在肾脏代谢，应注意肾功损害

D. 不良反应有谵妄、震颤、皮疹、血尿，还可见血清转氨酶水平暂时性升高等

E. 在抗 HSV 的疗效方面不及更昔洛韦

51. HSE 的特异性 HSV 抗体检查方法中，敏感性最高的是
A. 免疫荧光法
B. 酶联免疫吸附试验（ELISA）
C. 中和试验
D. 补体结合试验
E. 被动血凝试验

52. 世界卫生组织建议对结核性脑膜炎治疗常用的药物是
A. 异烟肼+链霉素+乙胺丁醇
B. 利福平+链霉素+乙胺丁醇
C. 异烟肼+链霉素+利福平
D. 异烟肼+吡嗪酰胺+利福平
E. 异烟肼+吡嗪酰胺+乙胺丁醇

53. 免疫制剂在 HSE 治疗中的应用叙述错误的是
A. 干扰素是细胞经病毒感染后产生的一组高活性糖蛋白，具有广谱的抗病毒活性
B. Poly：C、PolyG：C、青枝霉素、麻疹活疫苗等可使人体产生足量的内源性干扰素
C. 转移因子可使正常的淋巴细胞致敏而转化为具有免疫活性的淋巴细胞
D. 对病情危重、颅脑 CT 见出血性坏死灶，以及 CSF 中白细胞和红细胞明显增多者禁用糖皮质激素
E. 对临床病情较轻，颅脑 MRI 示脑室周围白质散在脱髓鞘病灶，可大剂量糖皮质激素冲击治疗

54. 单纯疱疹病毒性脑炎最常累及的部位是
A. 大脑颞叶、额叶及边缘系统
B. 基底核区
C. 枕叶、顶叶
D. 脑干
E. 小脑

55. 中枢神经系统结核瘤诊断的金指标是
A. MRI 增强扫描发现病灶周围有强化
B. CT 增强扫描发现病灶周围有强化
C. 脑脊液检查发现蛋白增高而糖和氯化物下降
D. 组织学检查发现干酪样坏死的结核肉芽肿
E. 胸部 X 线片发现有肺结核

56. 克-雅病的临床体征中不包括
A. 共济失调
B. 脑膜刺激征
C. Babinski 征阳性
D. 偏瘫
E. 脊髓前角细胞损害引起的肌萎缩

57. 85%~95%病毒性脑膜炎是由哪种病毒引起
A. 单纯疱疹病毒
B. 巨细胞病毒
C. 带状疱疹病毒
D. 肠道病毒

E. 腺病毒

58. 对中枢神经系统结核瘤的描述，正确的是

A. 大部分合并结核性脑膜炎
B. 成年人幕上病灶相对少见
C. 大多是多发病灶
D. 儿童幕下病灶相对少见
E. 大多是单发病灶

59. 关于肠道病毒的叙述错误的是

A. 肠道病毒属于微小核糖核酸病毒科
B. 包括脊髓灰质炎病毒、柯萨奇病毒 A 和 B、埃可病毒等
C. 主要经粪-口途径传播，少数通过呼吸道分泌物传播
D. 引起病毒性脑膜炎的肠道病毒与引起下消化道感染的肠道病毒有明显不同
E. 肠道细胞上有与肠道病毒结合的特殊受体，病毒经肠道入血，产生病毒血症，再经血液进入中枢神经系统

60. 关于朊蛋白（PrP）的叙述不正确的是

A. 是一种既有传染性又缺乏核酸的非病毒性致病因子
B. 人类 PrP 由 20 号染色体短臂上的 PRNQ 基因编码
C. 有两种异构体：正常细胞的 PrP 和引起朊蛋白病的 PrP
D. PrP^{sc}和 PrP^{c}两者的一级结构相同
E. PrP^{sc}和 PrP^{c}蛋白的二级结构不同

61. 结核性脑膜炎和新型隐球菌脑膜炎的鉴别主要通过

A. 脑脊液中蛋白的变化
B. 脑脊液中病原体检查
C. 脑脊液中糖的变化
D. 脑脊液中氯化物的变化
E. 是否存在慢性消耗性疾病

62. 克-雅病不能经通过哪种途径传播

A. 角膜移植
B. 硬脑膜移植
C. 经肠外给予人生长激素制剂
D. 埋藏未充分消毒的脑电极
E. 呼吸道分泌物

63. 新型隐球菌脑膜炎患者出现听神经、面神经和动眼神经同时受损的原因主要是

A. 脑干神经核团的损害
B. 新型隐球菌直接损害脑神经
C. 炎性介质致脑神经受损
D. 免疫介导间接损伤脑神经
E. 颅底蛛网膜的粘连致多数脑神经受损

64. 对于病毒性脑膜炎治疗的叙述错误的是

A. 应用镇痛药、抗癫痫药、甘露醇等对症治疗
B. 抗病毒治疗可明显缩短病程和缓解症状
C. 阿昔洛韦对肠道病毒亦有特效，可明显缩短病程和缓解症状

D. 静脉应用免疫血清球蛋白（ISG）可使体内病毒数量减少，抗病毒抗体效价增高

E. 病毒性脑膜炎是一自限性疾病，多预后良好

65. 下列关于亚急性硬化性全脑炎不正确的是

A. 由麻疹缺陷病毒所致

B. 隐袭起病，缓慢发展，无发热

C. 如早期应用抗病毒治疗，多数患者预后较好

D. 确诊一般不需要进行脑活检

E. 表现为进行性痴呆、运动失调、共济失调、肌阵挛等

66. 新型隐球菌脑膜炎常通过下列哪种途径发病

A. 输血

B. 母婴传播

C. 上呼吸道侵入

D. 经周围神经上行入颅内

E. 经血管鞘入颅内

67. 关于进行性多灶性白质脑病叙述错误的是

A. 大多数病例由乳头多瘤空泡病毒JC亚型引起，少数由SV-40亚型引起

B. 脑神经麻痹、共济失调、脊髓病变较常见

C. 主要表现为皮质下白质的亚急性脱髓鞘

D. 临床表现与病变部位和数量有关

E. 缺乏有效的治疗方法，80%的患者于9个月内死亡

68. 关于致死性家族性失眠症的叙述错误的是

A. 是罕见的常染色体显性遗传的朊蛋白病

B. 病变以丘脑最重，有明显的神经元丢失、胶质增生，无海绵状变性或较轻微

C. 睡眠障碍是本病最突出的早期症状

D. 患者总睡眠时间进行性显著减少，患者只有依靠催眠药物才能入睡

E. 可表现自主神经功能障碍、锥体束征、小脑体征、痴呆和肌阵挛等

69. 下列不属于单纯疱疹病毒性脑炎临床诊断依据的是

A. 脑脊液红细胞、白细胞数增多，糖和氯化物正常

B. 脑电图以颞区、额区损害为主的脑弥漫性异常

C. 头颅CT或MRI发现颞叶局灶性出血性脑软化灶

D. 口唇或生殖道疱疹史，或本次发病有皮肤、黏膜疱疹

E. 亚急性或慢性起病，常以人格改变和智能减退起病

70. 目前最常见的神经梅毒病变类型是

A. 先天性神经梅毒

B. 脊髓结核、麻痹性痴呆

C. 无症状型、脑膜型和脊髓结核

D. 脑膜型、血管型和麻痹性痴呆

E. 无症状型、脑膜型和血管型

71. 关于亚急性硬化性全脑炎的叙述错误的是
  A. 亚急性硬化性全脑炎是由麻疹缺陷病毒引起的急性感染病程
  B. 可有进行性痴呆、运动失调、共济失调、肌痉挛及其他神经系统体征
  C. 病理表现为皮质深层和白质脱髓鞘和神经胶质增生，皮质及白质萎缩，触之发硬，故称为“硬化性全脑炎”
  D. 皮质、基底核、脑桥和下橄榄核的神经元可有退行性变
  E. 神经元和胶质细胞的核内和胞质内可见嗜酸性包涵体，荧光抗体染色显示麻疹病毒阳性
72. 下列哪些不属艾滋病的高危人群
  A. 同性恋
  B. 暗娼人群
  C. 与艾滋患者接触者
  D. 吸毒者
  E. 血友病患者、输血者
73. 对化脓性脑膜炎脑脊液改变描述错误的是
  A. 蛋白升高
  B. 外观浑浊或呈脓性
  C. 糖含量下降
  D. 氯化物降低
  E. 淋巴细胞显著增多，常为（100~500）$\times10^6$/L
74. 对于可疑的结核性脑膜炎何时用抗结核药的叙述正确的是
  A. 只有脑脊液中结核杆菌培养阳性才能用抗结核药
  B. 脑脊液中必需抗酸染色阳性才能用抗结核药
  C. 除脑脊液中蛋白糖和氯化物的典型改变外，还必须有既往结核感染史
  D. 只要患者的临床症状和体征及实验室检查高度提示该病，即使抗酸染色阴性也应及早抗结核治疗
  E. 只要有结核接触史就应进行抗结核治疗
75. 关于人类免疫缺陷病毒（HIV）的叙述不正确的是
  A. HIV 是一种反转录病毒
  B. HIV 是有包膜的 RNA 病毒，含有 RNA 依赖的 DNA 聚合酶
  C. 有两个亚型，AIDS 主要由 HIV-1 引起
  D. 病毒与细胞表现的 CD8 受体结合，破坏 CD8 淋巴细胞，引起机体严重的细胞免疫缺陷
  E. HIV 作为 AIDS 的致病因子，不仅是一种造成机体免疫缺陷的嗜淋巴细胞病毒，也是一种危险的嗜神经病毒
76. 流行性脑脊髓膜炎的病原体是
  A. 流感嗜血杆菌 B 型
  B. 金黄色葡萄球菌
  C. 乙型脑炎病毒
  D. 铜绿假单胞菌

E. 脑膜炎双球菌

77. 对神经莱姆病诊断最为重要的是

A. 流行病学和特异的血清学诊断试验等
B. 发病前有无慢性游走性环形红斑
C. 有无头痛、脑膜刺激征、颈强直
D. 是否存在周围神经病变
E. 有无明确的蜱咬伤史

78. 关于HIV所致神经系统损伤的发病机制，叙述错误的是

A. HIV是一种嗜神经病毒，一般是直接损害神经组织，引起相应病变
B. 通过免疫介导的间接损伤
C. 通过限制性持续性的胞内感染
D. 由受染单核细胞和巨噬细胞释放的细胞因子、兴奋性毒性氨基酸等因素引起组织的炎症损害
E. 伴随感染如巨细胞病毒、单纯疱疹病毒、嗜T淋巴细胞病毒-1型等感染

79. 下列不符合变异型CJD特点是

A. 发病较早（平均约30岁），病程较长（>1年）
B. 早期突出的精神异常和行为改变，痴呆发生较晚
C. 痴呆发生较早，约2/3患者出现肌阵挛
D. 小脑必定受累出现共济失调
E. 通常无肌阵挛和特征性脑电图改变

80. 不属于神经系统HIV慢性原发性感染的是

A. AIDS合并痴呆
B. 复发性或慢性脑膜炎
C. 慢性进展性脊髓病
D. 周围神经病
E. 原发性淋巴瘤

81. 化脓性脑膜炎最常见的致病菌为

A. 金黄色葡萄球菌、链球菌
B. 肺炎球菌、脑膜炎双球菌及流感嗜血杆菌B型
C. 大肠埃希菌
D. 厌氧杆菌
E. 铜绿假单胞菌

82. 人类免疫缺陷病毒引起的最常见的周围神经病变是

A. 神经节神经炎
B. 多发性神经病
C. 感觉性共济失调性神经病
D. 多数性单神经病
E. 慢性炎性脱髓鞘性多发性神经病

83. 下列关于中枢神经系统结核瘤的叙述，错误的是

A. 脑结核瘤占绝大多数

B. 脑结核瘤大多成脑瘤样表现

C. 脑结核瘤多继发于结核性脑膜炎

D. 成人大脑半球的结核瘤较儿童多见

E. 脑结核瘤是脑内由类上皮和含有结核菌的巨噬细胞组成的干酪性肉芽肿病灶

84. 病毒性脑膜炎的高发季节为

A. 中夏的早秋季
B. 冬季
C. 春季
D. 冬春季
E. 春夏季

85. 空泡样脊髓病的病原体是

A. 朊蛋白 1 型
B. 朊蛋白 2 型
C. 血吸虫
D. 苍白密螺旋体
E. 人类免疫缺陷病毒

86. 诊断结核性脑膜炎最可靠依据是

A. 血中抗结核抗体阳性

B. 脑脊液中结核菌培养阳性

C. 脑脊液中抗结核抗体阳性

D. 脑脊液淋巴细胞增多、蛋白增高及糖含量减低

E. 头痛、呕吐、脑膜刺激征、PPD 试验阳性

87. 神经系统钩端螺旋体病的中期主要临床表现为

A. 结膜充血、浅表淋巴结肿大
B. 发热、头痛、腓肠肌压痛
C. 脑炎症状
D. 脑膜炎症状和体征
E. 脑动脉炎症状

88. 对于结核性脑膜炎患者，下列情况中不能用糖皮质激素治疗的是

A. 老年患者
B. 病情严重、颅内压增高的患者
C. 脑疝形成、椎管阻塞的患者
D. 抗结核治疗后病情加重的患者
E. 合并结核瘤的患者

89. 结核性脑膜炎引起颅神经损害最常见的是

A. 外展神经
B. 滑车神经
C. 动眼神经
D. 视神经
E. 面神经

90. 单纯疱疹病毒性脑炎最典型脑电图表现是

A. 无规则性高波幅慢波
B. 局灶性或弥漫性高波幅慢波
C. 规律和对称的 3 次/秒的棘慢复合波
D. 棘波、尖波
E. 棘慢复合波、尖慢复合波

91. 急性坏死性脑炎是由哪种病毒感染引起的

A. 单纯疱疹病毒
B. 巨细胞病毒
C. 带状疱疹病毒
D. 腺病毒
E. 肠道病毒

92. 以下不属于人类朊病毒感染疾病的是

A. 库鲁病
B. 进行性多灶性白质脑病
C. 致死性家族性失眠症（FFI）
D. 克-雅病（CJD）
E. 格斯特曼综合征（GSS）

93. 对单纯疱疹病毒（HSV）的描述，下列正确的是

A. 非嗜神经 DNA 病毒
B. 嗜神经 DNA 病毒
C. 嗜神经 RNA 病毒
D. HSV-1 为 RNA 病毒，HSV-2 为 DNA 病毒
E. HSV-1 为 DNA 病毒，HSV-2 为 RNA 病毒

94. 脊髓结核的病变部位常见于

A. 前索和前根
B. 外侧索
C. 脊髓后索和后根
D. 白质
E. 灰质

95. 下列对结核性脑膜炎脑脊液改变的描述，下列正确的是

A. 外观无色透明或微黄
B. 糖及氯化物正常
C. 白细胞数通常为（1000~10 000）$\times10^6$/L
D. 中性粒细胞显著增高
E. 蛋白正常或仅轻度升高

96. 寄生在脑组织内形成包裹而导致脑囊虫病的是

A. 猪带绦虫的六钩蚴
B. 猪带绦虫的囊尾蚴
C. 猪带绦虫的蚴虫和六钩蚴
D. 猪带绦虫的节片
E. 猪带绦虫的虫卵

97. 朊蛋白病特征性病理学改变是

A. 脑实质中出血性坏死
B. 脑实质中局灶性脓肿
C. 脑沟和脑池见小的肉芽肿、结节和脓肿
D. 脑白质广泛多灶性部分融合的脱髓鞘病变
E. 脑的海绵状变性

98. 下列哪类人群新型隐球菌脑膜炎的患病率较高

A. 养蜂者
B. 采矿者
C. 鸽子饲养者
D. 食品加工者
E. 实验室工作人员

99. 下列关于脑型肺吸虫病叙述，错误的是
A. 主要见于畜牧地区
B. 病理表现为脑实质内出现相互沟通的多房性小囊肿，呈隧道式破坏
C. 急性期脑脊液检查可见多形核细胞增多
D. 慢性期脑脊液检查显示嗜酸性粒细胞增多
E. 脑 CT 可见脑室扩大和有钙化的肿块

100. CJD 最常见的临床类型是
A. 散发型
B. 医源型
C. 获得型
D. 遗传型
E. 变异型

101. 下列叙述正确的是
A. 动物病毒一般不引起人类的神经系统疾病
B. 病毒所致的神经系统损伤的临床表现仅由病毒种类决定
C. 进行性多灶性白质脑病是由乳头多瘤空泡病毒引起的急性炎症病变
D. 进行性风疹全脑炎大多数发生在有先天性风疹综合征的患者
E. 麻疹病毒既可引起急性病毒性脑炎，也可引起亚急性硬化性全脑炎，这主要是由于感染条件不同而异

102. 以下哪项辅助检查是单纯疱疹病毒性脑炎最可靠的诊断依据
A. 脑脊液检查
B. 特异性 HSV 抗体检查
C. 脑组织活检
D. 脑电图检查
E. 单纯疱疹病毒 DNA 测定

103. 新型隐球菌脑膜炎与下列哪种疾病最相似
A. 单纯疱疹病毒性脑炎
B. 病毒性脑膜炎
C. 化脓性脑膜炎
D. 结核性脑膜炎
E. 神经梅毒

104. 有关单纯疱疹病毒性脑炎影像学改变叙述错误的是
A. 脑部 CT 在起病后 6~7 天出现相应改变
B. 脑部 CT 显示颞叶或以颞叶为中心累及额叶的边界不清的低密度影
C. 脑部 CT 可显示占位效应
D. 头颅 MRI 早期在 T_1 加权像上可见颞叶和额叶底面周围边界清楚的高信号区
E. 脑部 CT 在发病 1 周内可表现正常

105. Creutzfeldt-Jakob 病（CJD）主要累及部位是
A. 皮质、基底核和脊髓
B. 颞叶、额叶、边缘系统
C. 基底核区
D. 广泛大脑皮质

E. 小脑、脑干

106. 单纯疱疹病毒性脑炎较为特征性的病理改变是

A. 神经细胞丢失
B. 可引起脑组织的出血性坏死
C. 血管周围淋巴细胞、浆细胞浸润
D. 急性期后可见小胶质细胞增生
E. 软脑膜充血，并有淋巴细胞和浆细胞浸润

107. 艾滋病最常见的病原体是

A. 人类多瘤病毒
B. 巨细胞病毒
C. 人类免疫缺陷病毒 2 型（HIV-2）
D. 人类免疫缺陷病毒 1 型（HIV-1）
E. 麻疹缺陷病毒

108. 最能支持脑膜炎诊断的症状是

A. 头痛
B. 发热
C. 脑膜刺激征
D. 意识障碍
E. 大小便失禁

109. 下列有关单纯疱疹病毒性脑炎病因及发病机制叙述错误的是

A. 单纯疱疹病毒系嗜神经病毒，属 DNA 病毒
B. HSV-1 以口、眼、脑感染为主
C. HSV-2 也以口、眼、脑感染为主
D. HSV-1 感染后，大多数病毒潜伏于三叉神经半月节内
E. HSV-2 感染多见于新生儿及婴儿，可于产道内感染

110. 艾滋病最常见的机会性感染是

A. 肺孢子菌肺炎
B. 脑弓形虫病
C. 单纯疱疹病毒性脑炎
D. 白念珠菌食管炎
E. 肺结核

111. HSV-1 最常见的致病方式是

A. 病毒经嗅球和嗅束直接入脑
B. 性接触传播
C. 母亲分娩时生殖道分泌物与胎儿的接触
D. 潜伏于三叉神经节处的病毒在适当条件下被激活
E. 口腔感染后病毒经三叉神经入脑

112. 单纯疱疹病毒性脑炎早期最可能出现的异常是

A. 脑脊液细胞数增加
B. 脑脊液细胞数压力升高
C. 脑脊液细胞数增加、蛋白含量增高
D. CT 提示局部低密度病灶
E. 脑电图提示弥漫性高波幅慢波

113. 下列对病毒性脑膜炎脑脊液改变描述错误的是

A. 白细胞正常或增高

B. 早期以中性粒细胞为主，8~48 小时后以单核细胞为主

C. 蛋白可轻度增高

D. 糖和氯化物含量正常

E. 外观无色透明

114. HSV-2 最常见的致病方式是

A. 病毒经嗅球和嗅束直接入脑

B. 性接触传播

C. 母亲分娩时生殖道分泌物与胎儿的接触

D. 潜伏于三叉神经节处的病毒在适当条件下被激活

E. 口腔感染后病毒经三叉神经入脑

115. 有关单纯疱疹病毒性脑炎的辅助检查结果，叙述错误的是

A. 脑电图呈弥漫性高波幅慢波

B. 脑电波表现为左右不对称、以颞叶为中心的周期性同步放电

C. 脑部 CT 在起病后 6~7 天显示以枕叶为中心边界不清的低密度区

D. 应用 PCR 技术可早期快速检测 HSV 病毒

E. 除脑脊液压力增高外，细胞数通常在（50~1000）$\times 10^6$/L，20%在发病最初几天可完全正常

116. 有关化脓性脑膜炎治疗错误的是

A. 铜绿假单胞菌首选万古霉素治疗

B. 对确定的病原菌，应根据病原菌选择敏感的抗生素

C. 脑膜炎球菌首选青霉素治疗

D. 对未确定病原菌，三代头孢中的头孢曲松或头孢噻肟常作为首选用药

E. 对病情较重且没有明显激素禁忌证的患者，可考虑使用激素治疗

117. 原发感染 HSE 病例发病前可有口唇疱疹病史，临床约占

A. 15%
B. 25%
C. 35%
D. 50%
E. 70%

118. 单纯疱疹病毒性脑炎病因治疗最理想的药物是

A. 阿昔洛韦
B. 阿糖胞苷
C. 阿糖腺苷
D. 利巴韦林
E. 盐酸吗啉胍

119. 下列对结核性脑膜炎临床表现描述错误的是

A. 多起病隐匿，慢性病程，也可急性或亚急性起病

B. 老年人患者头痛、呕吐、颅内压增高症状更明显

C. 有脑膜刺激症状和颅内压增高表现

D. 可致脑神经损害，以动眼神经、展神经、面神经和视神经最易受累

E. 可缺乏结核病患者接触史

120. 在下列 HSE 的辅助检查中，具有确诊意义的是

A. 脑电图出现弥漫性高波幅慢波

B. 颅脑 MRI 见一侧可双侧颞叶、额叶及边缘系统处长 T_1、长 T_2信号病灶

C. CSF 压力正常或轻度增高，细胞数明显增多，以单核细胞为主，并可伴有红细胞增多

D. CSF 蛋白轻、中度增高，糖与氯化物正常

E. CSF 检测 HSV 抗原、特异性抗体、HSV-DNA

121. 下列对新型隐球菌脑膜炎描述，错误的是

A. 是中枢神经系统最常见的真菌感染

B. 临床表现与结核性脑膜炎颇相似

C. 常见于有慢性消耗性疾病或全身性免疫缺陷性疾病的患者

D. 多急性起病，病情进展快

E. CSF 淋巴细胞轻、中度增多，蛋白增高，糖降低，墨汁染色阳性

122. 病毒性脑膜炎主要累及部位是

A. 硬脑膜

B. 软膜

C. 蛛网膜

D. 软膜和蛛网膜

E. 所有脑膜

123. 细菌性脑膜炎患者出现皮肤瘀点或紫癜时，提示致病菌最可能是

A. 肺炎链球菌

B. 流感嗜血杆菌

C. 脑膜炎双球菌

D. 铜绿假单胞菌

E. 大肠埃希菌

124. 病毒性脑膜炎最主要的病原体是

A. HSV

B. 腺病毒

C. 肠道病毒

D. 腮腺炎病毒

E. 带状疱疹病毒

125. 关于病毒性脑膜炎脑脊液检查的叙述正确的是

A. CSF 压力多明显增高

B. 蛋白可轻、中度增高，糖和氯化物降低

C. CSF 颜色变浑浊，不清亮

D. 在病程急早期细胞学以淋巴细胞为主

E. 发病 8~48 小时后以淋巴细胞为主

126. 对病毒性脑膜炎确诊最有意义的检查是

A. 颅脑 CT
B. 颅脑 MRI
C. CSF 细胞学检查
D. 脑电图检查
E. CSF 病毒分离和组织培养

127. 治疗结核性脑膜炎时，可能引起视神经炎的药物是
A. 异烟肼
B. 乙胺丁醇
C. 利福平
D. 链霉素
E. 吡嗪酰胺

128. 艾滋病常伴发的肿瘤是
A. 胃癌
B. 肺癌
C. 直肠癌
D. 白血病
E. 淋巴瘤

129. 进行性多灶性白质脑病的病原体是
A. 单纯疱疹病毒
B. 乳头多瘤空泡病毒
C. 肠道病毒
D. 带状疱疹病毒
E. 柯萨奇病毒

130. 下列关于进行性多灶性白质脑病（PML）的叙述，正确的是
A. 是由麻疹病毒慢性感染所致的白质脱髓鞘病变
B. 临床上所见患者并无细胞免疫功能低下
C. 是 AIDS、淋巴瘤、白血病及其他癌症的常见并发症
D. 是由乳头多瘤空泡病毒引起的罕见的亚急性脱髓鞘疾病
E. 病理上表现为多灶性部分融合性脱髓鞘改变，病灶周边的少突胶质细胞核内可见嗜碱性包涵体

131. 治疗脑囊虫病的药物是
A. 青霉素 G、红霉素
B. 阿苯达唑、吡喹酮
C. 吡喹酮、青霉素 G
D. 三代头孢霉素、四环素
E. 阿苯达唑、硫苯咪唑

132. 治疗单纯疱疹病毒性脑炎首选药物是
A. 阿昔洛韦
B. 阿糖腺苷
C. 阿糖胞苷
D. 利巴韦林
E. 甲泼尼龙

133. 亚急性硬化性全脑炎的病原体是
A. 单纯疱疹病毒
B. 带状疱疹病毒
C. 腮腺炎病毒
D. M 蛋白缺陷型麻疹病毒
E. 风疹缺陷病毒

134. 对亚急性硬化性全脑炎最具确诊意义的检查是
   A. EEG 示弥漫性异常，有周期为 4~20 秒的暴发-抑制性高波幅慢波或尖慢波
   B. CT 示皮质萎缩或单个局灶性白质低密度病灶
   C. MRI 示皮质萎缩、脑室扩大、白质长 T_1 长 T_2 信号
   D. 脑活检发现细胞内包涵体或麻疹病毒颗粒
   E. 血清及 CSF 麻疹病毒抗体增高
135. 对单纯疱疹病毒性脑炎最有诊断价值的脑电图改变是
   A. 以颞叶为中心的周期性同步放电
   B. 以颞、额区损害为主的弥漫性高波幅慢波
   C. 规律和对称的 3 次/秒棘-慢波
   D. 不规则的棘-慢波或尖-慢波
   E. 弥漫性 Q 波或 S 波
136. 下列药物中，抗真菌作用最强的是
   A. 5-氟胞嘧啶
   B. 氟康唑
   C. 两性霉素 B
   D. 灰黄霉素
   E. 克霉素
137. 克-雅病的主要累及部位是
   A. 皮质、纹状体、脊髓
   B. 小脑
   C. 大脑白质
   D. 基底核
   E. 大脑皮质
138. 亚急性硬化性全脑炎是
   A. 风疹病毒引起的急性感染
   B. 麻疹病毒引起的持续感染
   C. 疱疹病毒引起的亚急性感染
   D. 麻疹病毒引起的急性感染
   E. 狂犬病毒引起的慢性感染
139. 关于变异型克-雅病的叙述正确的是
   A. 多见于老年患者
   B. 病程比其他类型克-雅病长
   C. 早期表现为精神异常和痴呆
   D. 临床表现为肌阵挛和特征性 EEG 改变
   E. 蛋白质印迹（Western blot）图形与疯牛病的相似性与散发型相同
140. 克-雅病的确诊必须有
   A. 在 2 年内发生的进行性痴呆
   B. 免疫荧光检测 CSF 中 14-3-3 蛋白阳性
   C. 脑电图周期性同步放电的特征性改变
   D. 脑活检发现海绵状态和 PrP^{sc}
   E. 肌阵挛、视力障碍、小脑症状、无动性缄默四项中具备两项
141. 艾滋病患者肺部机会性感染最常见的病原体是
   A. 白念珠菌
   B. 肺孢子菌

C. 疱疹病毒
D. 巨细胞病毒
E. 结核分枝杆菌

142. HIV 引起的复发性或慢性脑膜炎的表现不包括
A. 慢性头痛
B. 脑膜刺激征
C. 伴三叉神经、面神经和听神经损害
D. HIV 培养阴性
E. CSF 呈慢性炎症反应

143. 下列哪种疾病是由朊蛋白致病的
A. 急性播散性脑脊髓炎
B. 皮质-纹状体-脊髓变性
C. 进行性多灶性白质脑病
D. 亚急性硬化性全脑炎
E. 橄榄-脑桥-小脑变性

144. 对单纯疱疹病毒性脑炎诊断最有价值的是
A. 脑脊液的 PCR 检测发现 HSV-DNA
B. 脑脊液检查示蛋白升高、糖升高
C. 发热、头痛、精神症状明显
D. 脑 MRI 显示颞叶异常信号影
E. 脑 CT 显示颞叶低密度病灶

145. AIDS 中最常见的肿瘤是
A. 卡波西（Kaposi）肉瘤
B. 原发性淋巴瘤
C. 黑色素瘤
D. 三叉神经瘤
E. 胶质瘤

146. HIV 引起的肿瘤和感染可用哪种方法鉴别
A. EEG
B. CTC
C. TCDD
D. MRS 和铊-SPECT
E. 脑脊液常规检查

147. 引起病毒性脑膜炎的肠道病毒不包括
A. 单纯疱疹病毒
B. 脊髓灰质炎病毒
C. 柯萨奇病毒 A
D. 柯萨奇病毒 B
E. 埃可病毒

148. 诊断新型隐球菌脑膜炎最可靠的依据是
A. 发热、头痛、呕吐症状
B. 脑脊液检查示淋巴细胞数增多，蛋白增高，糖降低
C. 脑脊液墨汁染色阳性
D. 脑膜刺激征阳性
E. 头颅 CT 显示脑积水

149. 结核性脑膜炎早期颅内压增高是由于
A. 完全性或不完全性梗阻性脑积水
B. 交通性脑积水

C. 钩回疝
D. 枕骨大孔疝
E. 以上都不对

150. 诊断结核性脑膜炎的金标准是
A. 有结核病病史，并出现头痛、恶心、呕吐、视盘水肿
B. 脑脊液压力升高
C. 脑脊液外观呈黄色，淋巴细胞增多、一般不超过 $500\times10^{6}/L$
D. 抗酸染色阳性
E. 以上都不对

151. 诊断病毒性脑膜炎唯一可靠的方法是
A. PCR 检查脑脊液中的病毒
B. 病毒分离和组织培养
C. 有无脑膜刺激征
D. 血清或脑脊液中病毒抗体滴度的增高
E. 有无头痛

152. 对老年人结核性脑膜炎的临床特点描述不正确的是
A. 多数患者脑脊液改变典型
B. 头痛较少见
C. 颅内压增高发生率低
D. 呕吐较少见
E. 脑梗死发生率较高

153. 结核性脑膜炎脑脊液中蛋白和氯化物变化特点为
A. 蛋白升高、氯化物降低
B. 蛋白降低、氯化物升高
C. 均升高
D. 均降低
E. 均在正常范围

154. 根据世界卫生组织（WHO）建议，治疗结核性脑膜炎至少应几种药物联合应用
A. 2 种药物联合应用
B. 3 种药物联合应用
C. 4 种药物联合应用
D. 5 种药物联合应用
E. 以上都不对

155. 对单纯疱疹病毒性脑炎的临床预后无影响的是
A. 诊断、治疗是否及时
B. 对症支持处理是否完善
C. 免疫治疗是否得当
D. 脑脊液中的病毒数量
E. 抗病毒药物的疗程是否足够

156. 结核性脑膜炎时，脑脊液中糖和氯化物的典型变化是
A. 均升高
B. 均下降
C. 糖下降，氯化物升高
D. 糖升高，氯化物下降
E. 氯化物降低，糖正常

157. 对于结核性脑膜炎患者的治疗，若致病菌对利福平不耐药，则总疗程至少为
A. 9 个月
B. 10 个月

C. 12 个月
D. 18 个月
E. 24 个月

158. 梅毒性脑膜脑炎最常见的症状是
A. 精神异常
B. 肢体瘫痪
C. 抽搐
D. 痴呆
E. 躯体感觉异常

159. 中枢神经系统最常见的真菌感染的致病菌是
A. 念珠菌
B. 毛霉菌
C. 放线菌
D. 新型隐球菌
E. 曲菌

二 A2 型题

1. 患者，女性，10 个月。发热，伴间断呕吐 10 天。查体：精神可，较兴奋，方颅。脑脊液：外观毛玻璃样，白细胞 30×10^6/L，中性粒细胞占比 60%，清蛋白 1.43g/L，氯化物 108mmol/L，糖 2.1mmol/L。可能的诊断是
A. 化脓性脑膜炎
B. 结核性脑膜炎
C. 病毒性脑炎
D. 流行性脑炎
E. 感染中毒性脑病

2. 患者，男性，20 岁。家住农村，家中畜养牛、羊、猪。近 1 个月反复出现抽搐，发作间期如常，头颅 CT 检查可见散在直径 0.5~1.0cm 大小不等的圆形或类圆形低密度和高低混杂密度影及数个钙化灶。该患者最可能的诊断是
A. 脑脓肿
B. 脑肿瘤
C. 脑膜炎
D. 脑囊虫病
E. 脑炎

3. 患者，女性，24 岁。发热 23 天、头痛 1 周入院。病程中感乏力、食欲缺乏、汗多。查体：体温 38℃，嗜睡，脑膜刺激征(-)。腰穿：脑脊液压力 $250mmH_2O$，无色透明，糖 0.94mmol/L、氯化物 116mmol/L，蛋白 1.2g/L，白细胞计数 240×10^6/L，淋巴细胞 55%，单核细胞 10%，中性粒细胞 35%。需进一步行下列哪一项检查有助确诊
A. 脑脊液抗酸染色
B. 脑脊液墨汁染色
C. 脑脊液病毒全套
D. 胸部 X 线片
E. 血培养

4. 患者，男性，42 岁。因“情感淡漠、缺乏始动性、注意力减退、健忘和执行复杂任务困难 1 周”来诊。脑脊液：细胞数和蛋白水平轻度升高，可检测出 HIV RNA。颅脑影像学

检查无异常。最可能的诊断是

A. HIV 相关的神经认知障碍（HAND）
B. 肝豆状核变性
C. 亨廷顿病
D. 阿尔茨海默病
E. 一氧化碳中毒

5. 患者，女性，39 岁。以“咳嗽 1 周，发热、头痛 2 天，抽搐 2 次”为主诉入院。体温 38.4℃，浅昏迷，颈抵抗，克尼格（Kernig）征及巴宾斯基（Brudzinski）征均阴性。腰穿：脑脊液压力 210mmH_2O，脑脊液无色透明，糖 2.5mmol/L，氯化物 119mmol/L，蛋白 0.8g/L，白细胞计数 60×10^6/L，淋巴细胞 70%，单核细胞 28%，中性粒细胞 2%。该患者最可能的诊断是

A. 化脓性脑膜炎
B. 带状疱疹病毒性脑炎
C. 隐球菌脑膜炎
D. 病毒性脑膜炎
E. 结核性脑膜炎

6. 患者，女性，16 岁。因“头痛、呕吐伴寒战、高热 3 天”入院。查体：体温 40℃，脑膜刺激征阳性。头颅 CT 检查未见异常。血常规：白细胞计数 16.7×10^9/L，中性粒细胞 90%。腰穿：脑脊液压力 280mmH_2O，脑脊液灰白色、混浊，糖 1.9mmol/L、氯化物 114mmol/L，蛋白 2.8g/L，白细胞计数 7200×10^6/L，中性粒细胞 92%，淋巴细胞 6%，单核细胞 2%。该患者最可能的诊断是

A. 单纯疱疹病毒性脑炎
B. 结核性脑膜炎
C. 化脓性脑膜炎
D. 新型隐球菌脑膜炎
E. 病毒性脑膜炎

7. 患者，女性，50 岁。发热、头痛伴间断呕吐 2 周，体温 37.4～38.5℃。查体：颈抵抗，Kernig 征阳性。腰穿：脑脊液压力 280mmH_2O，脑脊液淡黄色，糖 1.5mmol/L、氯化物 100mmol/L，蛋白 2.2g/L，白细胞计数 400×10^6/L，淋巴细胞 40%，单核细胞 28%，中性粒细胞 34%，墨汁染色(+)。应选择的治疗药物是

A. 头孢曲松
B. 氟康唑
C. 阿昔洛韦
D. 四联抗结核
E. 甲泼尼龙

8. 患者，男性，22 岁。以“头痛、呕吐 3 天”为主诉入院。1 周前有腹泻史。查体：体温 37.8℃，神志清，颈略抵抗，Kernig 征及 Brudzinski 征均阴性。腰穿：脑脊液压力 185mmH_2O，脑脊液无色透明，糖 2.6mmol/L、氯化物 127mmol/L，蛋白 0.6g/L，白细胞计数 40×10^6/L，淋巴细胞 95%，单核细胞 5%，该病最可能的病原体是

A. 新型隐球菌
B. 肠道病毒
C. 结核分枝杆菌
D. 带状疱疹病毒
E. 单纯疱疹病毒

9. 患者，女性，45 岁。头痛、呕吐，体温 39.8℃，伴躁动，2 天后频繁癫痫发作，且出现昏迷，3 天后死亡。病理检查脑实质内出血性坏死、细胞核内包涵体。该病为

A. 巨细胞病毒性脑炎
B. 单纯疱疹病毒性脑炎
C. 急性播散性脑脊髓炎
D. 腺病毒性脑炎
E. 带状疱疹病毒性脑炎

10. 患者，男性，22 岁。主因“发热、头痛伴呕吐 3 天”入院。神经系统查体无阳性体征。腰穿：脑脊液压力 180mmH$_2$O，脑脊液无色透明，糖、氯化物正常，蛋白 0.65g/L，白细胞计数 68×10^6/L，淋巴细胞 94%，单核细胞 6%。该患者最可能的诊断是

A. 带状疱疹病毒性脑炎
B. 病毒性脑膜炎
C. 单纯疱疹病毒性脑炎
D. 化脓性脑膜炎
E. 结核性脑膜炎

11. 患者，男性，17 岁。1 周前流涕，继之高热、头痛、嗜睡、精神异常，既往体健。意识障碍，口唇有疱疹。实验室检查：血白细胞计数正常；脑脊液基本正常。首先应考虑

A. 结核性脑膜炎
B. 化脓性脑膜炎
C. 病毒性脑膜炎
D. 脑脓肿
E. 脑梗死

三 A3/A4 型题

（1~3 题共用题干）

患者，男性，28 岁。因“低热、头痛 1 个月”来诊。查体：颈强直，其他神经系统体征未见明显异常。

1. 脑脊液：白细胞计数 125×10^6/L，糖 1.98mmol/L（同期血糖 7.2mmol/L），蛋白 1.8g/L。最不支持的诊断是

A. 化脓性脑膜炎
B. 隐球菌性脑膜炎
C. 结核性脑膜炎
D. 病毒性脑膜炎
E. 广州管圆线虫性脑膜炎

2. 对于该患者，不必尽快完善的检查项目是

A. 血常规
B. 脑脊液检查
C. 血培养
D. 胸部 X 线片或 CT
E. 颅脑 CT 或 MRI

3. 入院后病情进展，出现左侧动眼神经麻痹。追问病史，患者妻子近 3 个月常午后低热，并有咳嗽、咳痰、消瘦等症状。应尽快采取的处理措施是

A. 血、尿、粪找结核杆菌
B. 多次痰找结核杆菌
C. 脑脊液培养
D. 通过 PCR 检测结核基因序列
E. 抗结核治疗

（4~7 题共用题干）

患者，女性，58 岁。因“间歇性头痛伴发热 2 个月，加重 8 天”入院。在某私人诊所先后静点青霉素、头孢哌酮钠治疗 1 个月，发热、头痛未减轻，且逐渐加重，体温多在 37.8~38.5℃。2 年前确诊“肾病综合征、膜性肾病”，一直口服泼尼松治疗。查体：颈抵抗(+)，Kernig 征及 Brudzinski 征阴性。颅脑 CT：未见异常。

4. 需首先进一步行下列哪项检查有助诊断
A. 头 MRI
B. 脑电图
C. 血细菌培养
D. 红细胞沉降率、结核菌素（PPD）试验
E. 腰穿

5. 若腰穿检查：脑脊液压力 190mmH_2O，脑脊液无色透明，糖 1.5mmol/L、氯化物 117mmol/L，蛋白 1.2g/L，白细胞计数 180×10^6/L，中性粒细胞 24%，淋巴细胞 70%，单核细胞 6%，墨汁染色(+)。该患者应诊断为
A. 结核性脑膜炎
B. 化脓性脑膜炎
C. 新型隐球菌脑膜炎
D. 病毒性脑膜炎
E. 病毒性脑膜炎

6. 该病与下列哪种疾病最相似
A. 新型隐球菌脑膜炎
B. 病毒性脑膜炎
C. 结核性脑膜炎
D. 单纯疱疹病毒性脑炎
E. 化脓性脑膜炎

7. 应如何治疗
A. 抗结核治疗
B. 抗病毒治疗
C. 广谱抗生素治疗
D. 抗真菌治疗
E. 皮质类固醇治疗

（8~10 题共用题干）

患者，女性，26 岁。既往体健，突发精神恍惚、癫痫发作。BP 100/60mmHg，T 39℃，颈强直，Kernig 征阳性，余神经系统检查均为阴性；腰穿压力正常，脑脊液无色透明，白细胞 20×10^6/L，均为淋巴细胞，糖及蛋白正常；头颅 MRI 显示右颞叶肿胀伴有出血。

8. 最可能的诊断是
A. 结核性脑膜炎
B. 单纯疱疹病毒性脑炎

C. 新型隐球菌脑膜炎
D. 吉兰-巴雷综合征
E. 神经莱姆病

9. 该病病原体进入中枢神经系统的途径是
A. 血源性感染
B. 直接感染
C. 局部扩散
D. 神经干逆行感染
E. 以上均不是

10. 下列哪种药物对患者最有效
A. 干扰素
B. 转移因子
C. 利福平、异烟肼
D. 阿昔洛韦
E. 青霉素

（11~14 题共用题干）

患者，男性，50 岁。突发头痛、呕吐伴发热、精神行为异常 5 天。查体：体温 38.5℃，神志清，四肢肌力、肌张力正常，双 Babinski 征(-)，颈抵抗(+)，Kernig 征及 Brudzinski 征均阴性。脑电图：广泛中度异常；头颅 CT：未见异常。

11. 为明确诊断，还需的检查是
A. 胸部 X 线片
B. 头颅 MRI
C. 腰穿
D. 血培养
E. PPD 试验

12. 若腰穿检查：脑脊液压力 $200mmH_2O$，无色清亮，糖 3mmol/L、氯化物 125mmol/L，蛋白 0.9g/L，白细胞计数 $200\times10^6/L$，淋巴细胞 82%，单核细胞 18%。则最可能诊断为
A. 脑脓肿
B. 化脓性脑膜炎
C. 隐球菌脑膜炎
D. 结核性脑膜炎
E. 病毒性脑膜炎

13. 最主要治疗是
A. 三代头孢类抗生素
B. 抗结核治疗
C. 抗病毒治疗
D. 抗真菌治疗
E. 糖皮质激素治疗

14. 若头颅 CT 示：两侧颞叶和额叶见低密度灶，其中有点状高密度灶。则最可能诊断为
A. 带状疱疹病毒性脑炎
B. 肠道病毒性脑炎
C. 单纯疱疹病毒性脑炎
D. 巨细胞病毒性脑炎
E. 急性播散性脑脊髓炎

（15~17 题共用题干）

患者，男性，48 岁。因“头痛、发热、呕吐 16 天”来诊。查体：脑膜刺激征阳性。头颅 MRI：脑实质内未见异常，脑膜强化。

15. 下一步最需要进行的检查是
    A. 血肿瘤标志物检测
    B. 腰穿
    C. 腹部超声
    D. 超声心动图
    E. 胸部 CT

16. 脑脊液：压力 $300mmH_2O$，透明，白细胞 $50\times10^6/L$，蛋白 2g/L，糖和氯化物减少，涂片墨汁染色(+)。最可能的诊断是
    A. 肺炎球菌脑膜炎
    B. 结核性脑膜炎
    C. 单纯疱疹性脑膜炎
    D. 新型隐球菌脑膜炎
    E. 脑膜癌

17. 初始治疗应选择的药物是
    A. 两性霉素 B
    B. 两性霉素 B+5-氟胞嘧啶
    C. 两性霉素 B+氟康唑
    D. 伊曲康唑
    E. 伏立康唑

（18~20 题共用题干）

患者，男性，24 岁。发热、寒战伴头痛、呕吐 2 天。查体：体温 40℃，神清，语言流利，脑神经(-)，四肢肌力、肌张力正常，双侧 Babinski 征及查多克（Chaddock）征(-)，颈项强直，Kernig 征(+)，Brudzinski 征(+)。头颅 CT：未见异常。

18. 为明确诊断，尽快行的检查是
    A. 颅脑 MRI
    B. 腰穿
    C. 胸部 CT
    D. 血培养
    E. 脑电图

19. 若腰穿检查：脑脊液压力 $310mmH_2O$，脑脊液微混，糖 1.8mmol/L、氯化物 98mmol/L，蛋白 3.2g/L，白细胞计数 $2700\times10^6/L$，中性粒细胞 94%，单核细胞 2%，淋巴细胞 2%。则最可能诊断为
    A. 病毒性脑膜炎
    B. 结核性脑膜炎
    C. 隐球菌脑膜炎
    D. 化脓性脑膜炎
    E. 单纯疱疹病毒性脑炎

20. 最应选择的治疗药物是
    A. 更昔洛韦
    B. 异烟肼、利福平、吡嗪酰胺、乙胺丁醇
    C. 甲泼尼龙
    D. 两性霉素 B

E. 头孢曲松钠

（21～23 题共用题干）

患者，男性，25 岁。1 个月前感觉发热、咳嗽、头痛，有时有少许呕吐，3 天前出现强直-阵挛发作。查体：体温 38℃，脉搏 72 次/分，右上、下肢肌力 4 级，右侧腱反射活跃，双侧 Babinski 征(+)，颈强直(+)，Kernig 征(+)。CSF 淡黄色、微混，淋巴细胞 300×10^6/L（300/mm^3），蛋白定性(++)，糖 1.9mmol/L，氯化物 96mmol/L。脑 CT 示轻度脑积水。

21. 该患者最可能的诊断是
    A. 单纯疱疹病毒性脑炎
    B. 急性播散性脑脊髓炎
    C. 结核性脑膜炎
    D. 亚急性硬化性全脑炎
    E. 神经 Lyme 病
22. 该患者的次选诊断是
    A. 单纯疱疹病毒性脑炎
    B. 急性播散性脑脊髓炎
    C. 结核性脑膜炎
    D. 亚急性硬化性全脑炎
    E. 新型隐球菌脑膜炎
23. 有助于鉴别诊断的辅助检查是
    A. CT
    B. MRI
    C. DSA
    D. 脑电图
    E. 脑脊液病原体检查

（24～26 题共用题干）

患者，男性，40 岁。因“右侧肢体无力 10 天”来诊。无发热、头痛及意识障碍。既往扩张型心肌病病史 5 年，否认高血压、糖尿病、高脂血症病史。10 年前因车祸外伤曾手术并输血。无烟酒嗜好。查体：血压正常，无颈强直。实验室检查：血糖正常，胆固醇 5.49mmol/L，低密度脂蛋白胆固醇（LDL-C）3.60mmol/L。心脏彩超：左心室内径明显增大，射血分数明显降低。颅脑 CT：多发脑梗死。

24. 首先考虑的检查项目不包括
    A. 血常规
    B. 脑脊液检测
    C. 血培养
    D. 颅脑 CT 血管造影
    E. 颅脑 MRI
25. 颅脑 CT 血管造影：双侧大脑前、中、后动脉硬化改变，部分管腔狭窄。颅脑 MRI：多发脑梗死，部分为新发病灶。不能除外的诊断是
    A. 化脓性脑膜炎
    B. 隐球菌性脑膜炎
    C. 多发性硬化
    D. 梅毒性动脉炎

E. 病毒性脑膜炎

26. 血梅毒抗体（RPR）（+），梅毒螺旋体血细胞凝集试验（TPHA）（+）。脑脊液：压力 $150mmH_2O$，白细胞 $25\times10^6/L$，蛋白 0.74g/L。下一步正确的处理是

A. 行脑脊液培养，等待培养结果再做处理
B. 如无过敏史，尽快给予红霉素治疗
C. 如无过敏史，尽快给予磺胺类药治疗
D. 如无过敏史，尽快给予青霉素治疗
E. 如无过敏史，尽快给予环磷酰胺治疗

（27~29 题共用题干）

患者，男性，27 岁。农民工，因“发热、头痛 1 天”来诊。查体：T 39.1℃；意识清楚，精神不佳，颈强直明显；心、肺未见明显异常，腹软无压痛；克尼格征(+)。

27. 首先考虑的诊断是

A. 偏头痛
B. 急性上呼吸道感染
C. 急性细菌性脑膜炎
D. 急性脑血管病
E. 颅内占位性病变

28. 最有助于诊断的检查是

A. 血常规
B. 血培养
C. 脑脊液检查
D. 脑电图
E. 颅脑 CT

29. 首选的治疗是

A. 镇痛药
B. 经验性抗感染
C. 补液
D. 退热
E. 活血通络

（30~32 题共用题干）

患者，女性，24 岁。因“发热、头痛 1 个月，加重伴呕吐 3 天”入院。病程中感乏力、食欲缺乏、盗汗，1 个月内体重下降 5kg。其弟患肺结核，正行抗结核治疗。查体：T 38.4℃，神志清，双眼外展、内收均不到位，颈项强直，Kernig 征阳性，Brudzinski 征阳性。胸部 X 线片未见异常。

30. 该患者首选检查为

A. 头 CT
B. 头 MRI
C. 脑电图
D. 腰穿
E. 血细菌培养

31. 若腰穿检查：脑脊液压力 $330mmH_2O$，脑脊液微黄，糖 1.9mmol/L、氯化物 110mmol/L，蛋白 1.4g/L，白细胞计数 $385\times10^6/L$，中性粒细胞 39%，淋巴细胞 48%，单核细胞

13%，考虑哪种疾病的可能性大

A. 化脓性脑膜炎
B. 结核性脑膜炎
C. 新型隐球菌脑膜炎
D. 病毒性脑膜炎
E. 单纯疱疹病毒性脑炎

32. 应选用何种治疗

A. 抗病毒
B. 使用广谱抗生素
C. 抗结核治疗
D. 营养神经
E. 抗真菌治疗

四 B 型题

（1~3 题共用备选答案）

A. 阿昔洛韦
B. 两性霉素 B
C. 卡马西平
D. 青霉素 G
E. 红霉素

1. 神经系统钩端螺旋体病早期应给予哪种药物治疗
2. 新型隐球菌感染首选治疗药物是
3. 治疗神经梅毒的首选药物是

（4~6 题共用备选答案）

A. 巨细胞病毒性脑炎
B. 结核性脑膜炎
C. 单纯疱疹病毒性脑炎
D. 带状疱疹病毒性脑炎
E. 腺病毒性脑炎

4. 临床最常见的病毒性脑炎是
5. 中枢神经系统结核病最常见的是
6. 哪一种脑炎是临床上成年人最常见的类型

五 X 型题

1. 神经系统感染累及脑叶后可出现不同症状，下述正确的是

A. 颞叶损害：精神障碍、视野缺损和感觉性失语等
B. 枕叶损害：随意运动障碍和混合性失语等
C. 额叶损害：运动性失语、智力障碍等
D. 顶叶损害：中枢性感觉障碍等
E. 边缘系统：情绪、记忆及自主神经功能改变

2. 符合GSS临床特点的是
   A. 发病及进展缓慢
   B. 发病年龄为19~66岁，平均40岁
   C. 可最终并发痴呆
   D. 临床初期的突出表现是深感觉性共济失调、高热和抽搐
   E. 无特效治疗，病程可持续2~10年
3. 朊蛋白病的特点包括
   A. 由朊蛋白引起
   B. 可以侵犯人和动物
   C. 具有种属屏障的特点
   D. 属于全身性系统性疾病
   E. 具有传染性
4. 对亚急性硬化性全脑炎患者临床表现的描述，下列正确的是
   A. 主要见于12岁以下的儿童
   B. 隐袭起病、缓慢发展
   C. 发热明显
   D. 发病前多有麻疹感染史
   E. 最后多死于并发的感染和循环衰竭
5. 下列关于中枢神经系统感染的叙述正确的是
   A. 中枢神经系统感染是指各种生物性病原体侵犯中枢神经系统引起的急慢性炎症性疾病
   B. 生物性病原体侵犯中枢神经系统的被膜、血管亦属于中枢神经系统感染
   C. 非生物性病原体如重金属、毒物等引起的病变不包括在内
   D. 朊蛋白引起的中枢神经系统非炎症性病变不包括在内
   E. 生物性病原体包括病毒、细菌、螺旋体、寄生虫、立克次体和朊蛋白等
6. 下列病原体感染途径属于血行感染的有
   A. 蚊虫叮咬
   B. 不洁注射器静脉或肌内注射
   C. 穿透性颅外伤
   D. 面部感染经静脉逆行入颅
   E. 孕妇感染的病原体经胎盘传给胎儿
7. 有关HSE检查的叙述，正确的是
   A. 光镜下其病理学重要特征为出血性坏死
   B. CSF中病毒数量与病初的病情轻重、头颅影像学检查异常程度及临床预后呈正相关
   C. 电镜下可发现核内考德里（Cowdry）A型包涵体
   D. 坏死区或附近的神经细胞和少突胶质细胞核内均可见到CowdryA型包涵体
   E. 电镜下可发现细胞内病毒颗粒
8. 下列符合脑囊虫病的包囊位置分型的是
   A. 脑实质型
   B. 蛛网膜型
   C. 脑室型
   D. 痴呆型
   E. 脊髓型

9. 与进行性风疹全脑炎临床表现符合的是

A. 常在 20 多岁发病
B. 小脑性共济失调明显
C. 可有痴呆表现
D. 明显的头痛、发热和颈强直
E. 癫痫和肌阵挛可不明显

10. 与克-雅病的临床表现相符的叙述是

A. 发病年龄平均 58 岁，新变异型发病年龄较轻，平均 26 岁
B. 隐袭起病，缓慢进行性发展
C. 初期可表现类似神经症，易疲劳、注意力不集中、失眠、抑郁和记忆减退
D. 可伴有癫痫发作，以强直-阵挛发作多见
E. 表现有进行性痴呆、癫痫发作、脑电图特征性放电

11. 有关 HSE 的治疗，叙述正确的是

A. 早期诊断和治疗是降低本病病死率的关键
B. 主要包括病因治疗，辅以免疫治疗和对症支持治疗
C. 对重症及昏迷的患者，应注意水电酸碱平衡，呼吸道通畅，静脉营养，加强护理
D. 因为阿昔洛韦主要对 HSV 特效，所以在 CSF 病原学检查前一般不应用阿昔洛韦
E. 严重脑水肿的患者应早期大量及短程给予肾上腺皮质激素

12. 下列属于 HSE 的确诊依据是

A. 双份血清和脑脊液检查发现 HSV 特异性抗体有显著变化趋势
B. 脑组织活检或病理发现组织细胞核内含有疱疹病毒颗粒和抗原包涵体
C. 口唇或生殖道疱疹史，或本次发病有皮肤、黏膜疱疹
D. 脑脊液的 PCR 检测发现 HSV-DNA
E. 脑组织或脑脊液标本培养出 HSV

13. 与病毒性脑膜炎的临床表现相符合的是

A. 以夏秋季为高发季节
B. 以儿童多见，成年人也可患病
C. 幼儿患者有典型的发热、呕吐、皮疹、颈项强直和前囟隆起等症状、体征
D. 临床表现可分为病毒感染的全身中毒症状和脑膜刺激症状
E. 肠道病毒 71 型脑膜炎可表现为手-足-口综合征

14. HSE 脑组织活检的检查项目包括

A. 组织病理学检查 Cowdry A 型核内包涵体
B. 电镜证实 HSV 颗粒
C. CT 检查点状高密度灶
D. 免疫荧光技术发现 HSV 抗原
E. 病毒培养

15. 关于 HSE 的脑脊液改变，下列说法正确的是

A. 有核细胞数增多，以淋巴细胞为主
B. 可有红细胞数增多

C. 糖与氯化物正常
D. 外观多微黄、混浊
E. 蛋白质呈轻、中度增高

16. 下列叙述与亚急性硬化性全脑炎临床表现相符的是
A. 典型病例通常在 2 岁前患原发性麻疹感染，经过 6~8 年无症状期后再发病
B. 临床可分为行为与精神障碍期、运动障碍期、昏迷、角弓反张期和大脑皮质功能丧失期
C. 接种麻疹减毒活疫苗有时可引起亚急性硬化性全脑炎
D. 行为与精神障碍期患者可表现健忘、学习成绩下降、淡漠、注意力不集中、性格改变等
E. 运动障碍期可表现为共济失调、肌阵挛、失语、失用等

17. 下列关于结核性脑膜炎叙述，正确的是
A. 是由结核分枝杆菌引起的脑膜和脊髓膜的化脓性炎症
B. 是最常见的神经系统结核病
C. 脑神经损害较常见
D. 治疗原则是早期给药、合理用药、系统治疗
E. 预后与病情的程度、入院时有无意识障碍、抗结核治疗迟早有关

18. 下列符合老年人结核性脑膜炎特点的表现是
A. 头痛、呕吐较少
B. 颅内压增高的发生率低
C. 约半数患者脑脊液改变不典型
D. 在动脉硬化基础上发生结核性动脉内膜炎而引起脑梗死者较多
E. 晚期多出现结核瘤

19. 下列关于新型隐球菌脑膜炎说法，正确的是
A. 是中枢神经系统最常见的真菌感染
B. 发病率低、病情重
C. 新型隐球菌为条件致病菌
D. 大多数患者有颅内压增高的症状
E. 通常起病急、进展较快

20. 关于神经系统钩端螺旋体病的叙述正确的是
A. 钩端螺旋体通过皮肤、黏膜破损处侵入人体
B. 中期的神经系统损害主要表现为动脉炎症状
C. 后期钩体血症消失
D. 钩体脑动脉炎系钩端螺旋体感染最多见的神经系统后发症
E. 无并发症的青年患者通常预后良好

21. 关于脑型血吸虫病的叙述，正确的是
A. 我国该病多由日本血吸虫引起

B. 血吸虫的中间宿主为钉螺

C. 血吸虫侵入人体后在腔静脉系统发育为成虫

D. 慢性型多见

E. 药物治疗首选吡喹酮

22. 下述支持单纯疱疹病毒性脑炎的诊断的是

A. 弥漫性高波幅慢波

B. 缓慢起病，进行性加重

C. 有发热、脑膜刺激征及脑实质的局灶性症状

D. 以意识障碍、精神紊乱等颞叶损害的表现为主

E. 可有口唇疱疹史

23. 成年人细菌性脑膜炎的常见临床表现包括

A. 高热

B. 头痛

C. 意识障碍

D. 癫痫样发作

E. 颈强直

24. 异烟肼的不良反应包括

A. 多发性神经炎

B. 痴呆

C. 癫痫发作

D. 胃肠不适

E. 肝功能异常

25. 下列属于治疗新型隐球菌性脑膜炎药物的是

A. 两性霉素 B

B. 吡喹酮

C. 5-氟胞嘧啶

D. 咪康唑

E. 氟康唑

26. 关于单纯疱疹病毒性脑炎治疗，下列表述正确的是

A. 待病毒学确诊后应用抗病毒药物

B. 可用阿昔洛韦治疗

C. 可用更昔洛韦治疗

D. 对症治疗如物理降温、脱水降颅压等

E. 重症患者支持疗法、加强护理和预防并发症等

27. 下列表述是亚急性硬化性全脑炎特点的是

A. 主要侵及老年人，尤以体弱者为甚

B. 隐袭起病，缓慢发展，无发热

C. 脑电图具有典型的周期性同步放电

D. 血清和脑脊液麻疹病毒抗体效价增高

E. 目前尚无有效治疗，预后不佳

28. 下列符合脑囊虫病的临床分型的是

A. 脑实质型

B. 脑室型

C. 蛛网膜型

D. 精神型

E. 脊髓型

29. 进行性风疹全脑炎的辅助检查正确的是
   A. 脑电图可见弥漫性慢波，无周期性
   B. 脑脊液淋巴细胞增多
   C. 血清和脑脊液抗风疹病毒抗体滴度升高
   D. 脑脊液蛋白升高
   E. CT 可见脑室缩小
30. 伯氏疏螺旋体对下列哪些药物敏感
   A. 四环素
   B. 环丙沙星
   C. 氨苄西林
   D. 头孢曲松
   E. 利福平
31. 脑囊虫病的药物治疗可选用
   A. 甲氧磺胺嘧啶
   B. 甲苯咪唑
   C. 阿苯达唑
   D. 吡喹酮
   E. 氯喹
32. 单纯疱疹病毒性脑炎常累及的部位是
   A. 颞叶
   B. 额叶
   C. 基底核
   D. 边缘系统
   E. 小脑
33. 对新型隐球菌脑膜炎的描述，下列正确的是
   A. 多是在机体免疫力低下时发生该病
   B. 本病的发病率较高
   C. 病情重、大多预后不良
   D. 该病不会单独发生，肯定合并于免疫功能缺陷性疾病
   E. 用两性霉素治疗后可出现低钾血症、心律失常、氮质血症、白细胞减少等不良反应
34. 吞食猪带绦虫卵后的主要传播途径有
   A. 血行感染
   B. 异体感染
   C. 内源性自身感染
   D. 外源性自身感染
   E. 蚊媒传播
35. 对单纯疱疹病毒性脑炎患者进行头颅 CT 扫描可出现
   A. 完全正常
   B. 肯定有异常发现
   C. 局灶性低密度区
   D. 低密度病灶区出现点状高密度影
   E. 病变区不会有高密度影
36. 免疫功能低下的新型隐球菌脑膜炎患者可以急性起病，其早期症状多是
   A. 头痛
   B. 恶心
   C. 呕吐
   D. 发热
   E. 脑膜刺激征

37. 囊尾蚴引起脑病变的发病机制主要有
A. 囊尾蚴对周围脑组织的压迫和破坏
B. 作为异种蛋白引起的脑组织变态反应与炎症
C. 囊尾蚴阻塞血液循环通路引起脑梗死
D. 囊尾蚴在组织内移行
E. 囊尾蚴阻塞脑脊液循环通路引起颅内压升高

38. 囊虫病最常寄生的部位是
A. 脑膜
B. 大脑皮质
C. 脑室系统
D. 脑白质
E. 椎管内

39. 对两性霉素 B 用法的描述，下列正确的是
A. 与氟康唑联合用可减少用量
B. 与 5-氟胞嘧啶不能联合应用
C. 初次用药可以直接达到负荷剂量
D. 该药应该根据情况逐渐加量
E. 用药总量一般不要超过 2000~3000mg

40. 关于散发型 CJD 的临床特点，叙述正确的有
A. 平均发病年龄为 30 岁
B. 迅速发展为痴呆
C. 小脑体征多见
D. 经过积极治疗，患者可以存活较长时间
E. 常见肌阵挛

41. 结核瘤在颅内分布较多的是
A. 脑干
B. 小脑蚓部
C. 基底核
D. 小脑半球
E. 大脑半球

42. 对进行性多灶性白质脑病的描述，下列正确的是
A. 病前多有服驱蛔虫药史
B. 多数患者可有明确的基础疾病
C. 病原体是乳头多瘤空泡病毒
D. 预后较好
E. 常发生于细胞免疫功能低下的患者

43. 关于克-雅病（CJD）颅脑 MRI 的特点，叙述错误的有
A. DWI 或 FLAIR 显示大脑皮质高信号（“缎带征”）提示变异型 CJD（vCJD）
B. DWI 或 FLAIR 显示大脑皮质高信号（“缎带征”）提示散发型 CJD（sCJD）
C. 双侧对称性丘脑枕核高信号（“曲棍球棒”）提示 vCJD
D. 双侧对称性丘脑枕核高信号（“曲棍球棒”）提示 sCJD
E. 双侧半球白质异常信号

44. 下列对亚急性硬化性全脑炎的病程和预后的描述，正确的是
A. 病程可持续数月至 2~3 年
B. 通常 1~3 年内死亡

C. 少数病例也可有病程持续10年以上　D. 预后很好
E. 70%的患者病情可长期稳定或缓解

45. 对于结核性脑膜炎患者，下列情况中可考虑用糖皮质激素的有
A. 颅内压增高明显　B. 有脑疝形成
C. 合并结核瘤　D. 抗结核治疗病情加重
E. 椎管阻塞

46. 关于变异型克-雅病（vCJD）的叙述，错误的有
A. 全世界均有发病　B. 青少年发病者多
C. 脑电图出现三相波　D. 扁桃体活检有助于诊断
E. 病程不超过1年

47. 病程呈逐渐进展，目前尚无有效治疗方法，并且可导致多数患者预后不好的疾病是
A. 进行性风疹性脑炎　B. 亚急性硬化性全脑炎
C. 进行性多灶性白质脑病　D. 病毒性脑膜炎
E. 单纯疱疹病毒性脑炎

48. 有助于克-雅病（CJD）诊断的检查包括
A. 临床观察　B. 脑脊液14-3-3蛋白检测
C. 脑电图　D. 神经传导速度
E. 脑活检

49. 对于患结核性脑膜炎的儿童，一般不宜选用的抗结核药有
A. 异烟肼　B. 利福平
C. 乙胺丁醇　D. 吡嗪酰胺
E. 链霉素

50. 新型隐球菌脑膜炎的临床特点包括
A. 可见于任何年龄组，男女均可患病
B. 通常隐袭起病，表现为亚急性或慢性过程，逐渐加重
C. 可伴有呼吸道、皮肤、前列腺、尿道、眼、骨骼以及血液系统的病变
D. 头痛、恶心、频繁呕吐持续性加重，是颅内压逐渐增高所致
E. 如不进行针对性抗真菌治疗，疾病多呈持续性、进行性加重

51. 目前临床上根据药物疗效和不良反应所确定的一线抗结核药物是
A. 异烟肼　B. 阿米卡星
C. 左氧氟沙星　D. 吡嗪酰胺
E. 链霉素

52. 有可能传播朊蛋白的途径是
A. 角膜、硬脑膜移植

B. 重复使用 CJD 患者使用过的未充分消毒的脑电极
C. 身体破损处与患者的脑脊液接触
D. 角膜和皮肤与患者的血液接触
E. 身体破损处、角膜和皮肤与患者的组织接触

53. 新型隐球菌脑膜炎的常见症状包括
A. 头痛
B. 呕吐
C. 偏瘫
D. 发热
E. 癫痫发作

54. 对皮质-纹状体-脊髓变性的描述，下列正确的是
A. 患者多为中老年人
B. 儿童无发病者
C. 积极治疗后多数患者可存活 5 年左右
D. 脑脊液中可发现巨细胞病毒抗体效价增高
E. 地西泮可改善患者的肌阵挛状况

55. 中枢神经系统结核病的高危人群包括
A. 艾滋病患者
B. 经常接触结核病传染源者
C. 酒精中毒和营养不良者
D. 老年人
E. 长期用皮质类固醇治疗者

56. 以下不支持结核性脑膜炎诊断的有
A. 脑脊液压力达 $400mmH_2O$
B. 突发高热、头痛
C. 发病当天淋巴细胞数为 $20\times10^9/L$
D. 脑脊液蛋白质为 0.05g/L
E. 脑脊液：糖 2.02mmol/L（同期血糖 7.4mmol/L）

57. 脑囊虫病的杀虫治疗中，注意事项包括
A. 必须住院治疗
B. 合并猪带绦虫病者先驱绦治疗
C. 杀虫治疗前务必检查有无眼囊虫病，如有则须手术去除眼部囊虫
D. 酌情应用糖皮质激素，以减免囊虫在体内大量死亡所引起的变态反应
E. 根据病情进行脱水降低颅内压，以防止颅内压升高危象

58. 艾滋病神经综合征的确诊主要靠
A. 流行病学资料
B. CT 发现脑萎缩
C. 脑活检
D. 头部或脊髓的 MRI 检查
E. HIV 抗原和抗体测定

59. 急性细菌性脑膜炎患者的颅脑 MRI 可表现为
A. 软脑膜-蛛网膜下腔型强化
B. 硬脑膜-蛛网膜下腔型强化
C. 脑皮质梗死
D. 局限性脑组织水肿和占位效应
E. 脑室扩大

60. 关于 HIV 和 AIDS，叙述正确的有
   A. AIDS 的致病因子为 HIV
   B. HIV 一般不直接损害神经组织
   C. AIDS 的主要传播途径为性传播、血液传播和母婴传播
   D. 卡氏肺孢子菌、弓形虫、病毒，和真菌及分枝杆菌感染以及卡波西肉瘤和淋巴瘤等不是 AIDS 患者常见的机会性感染性疾病
   E. 一旦出现临床症状，约 50%的 AIDS 患者会在 1~3 年内死亡
61. 人类免疫缺陷病毒可以引起的周围神经病变类型为
   A. 远端对称性多发性神经病
   B. 多数性单神经病和神经节神经炎
   C. 慢性炎性脱髓鞘性多发性神经病
   D. 感觉性共济失调性神经病
   E. 进行性多发性神经根神经病
62. 化脓性脑膜炎的颅内并发症包括
   A. 硬脑膜下积液
   B. 脑脓肿
   C. 脑梗塞
   D. 静脉窦血栓形成
   E. 积脓
63. 对于 AIDS 患者神经系统损害的诊断，叙述正确的有
   A. 须根据流行病学资料、患者临床表现、免疫学和病毒学检查综合判定
   B. 影像学对艾滋病合并痴呆的诊断意义不大
   C. ELISA 法测定 HIV p24 核心抗原无实用价值
   D. 确诊主要靠脑活检、HIV 抗原及抗体测定
   E. 脑脊液检测可帮助诊断周围神经病，尤其是巨细胞病毒（CMV）所致的多发性神经病
64. 对慢性进展性脊髓病的描述，下列正确的是
   A. 主要累及脊髓的前角细胞
   B. 常有深感觉障碍
   C. 常有感觉性共济失调
   D. 患者不会合并痴呆
   E. 多数患者病情在数年内呈无痛性进展
65. 我国脑囊虫病主要流行于
   A. 东北地区
   B. 华北地区
   C. 山东省
   D. 西北地区
   E. 华南地区
66. AIDS 的神经系统损害的治疗原则包括
   A. 积极抗 HIV 治疗
   B. 增强免疫功能
   C. 治疗机会性感染
   D. 颅脑影像学检查
   E. 住院治疗

67. 神经系统 HIV 急性原发性感染可以导致
A. 急性可逆性脑病
B. 急性化脓性脑膜炎
C. 面神经麻痹
D. 急性上升性脊髓炎
E. 急性横贯性脊髓炎

68. 导致中枢神经系统感染的致病源包括
A. 细菌
B. 病毒
C. 螺旋体
D. 朊蛋白
E. 寄生虫

69. 可引起痴呆的疾病包括
A. 进行性多灶性白质脑病（PML）
B. 克-雅病
C. 神经梅毒
D. 阿尔茨海默病
E. 脑血管病

70. 艾滋病的高危人群包括
A. 同性恋者
B. 杂乱性交、异性性接触者
C. 吸毒者
D. 血友病和（或）多次输血者
E. 艾滋病感染者的婴儿

71. 神经莱姆病的以下表述哪些是正确的
A. 是伯氏疏螺旋体感染所致的人畜共患病
B. 流行病学、蜱叮咬史及慢性游走性环形红斑是诊断依据
C. 神经症状多表现为脑膜炎、脑炎、脑神经炎，亦可出现单发或多发神经炎
D. 患者血液、脑脊液和皮肤可分离培养伯氏疏螺旋体，但不作为常规检查
E. 治疗可使用青霉素 G、三代头孢菌素药物

72. 中枢神经系统感染常用的诊断方法包括
A. 脑脊液检查
B. 病原学检测
C. 脑电图检查
D. 影像学检查
E. 组织病理学检查

73. 神经系统钩端螺旋体病钩体血症期可以出现
A. 头痛、发热
B. 全身乏力
C. 腓肠肌压痛
D. 眼结膜充血
E. 浅表淋巴结肿大

74. 结核性脑膜炎抗结核治疗药物中，常用的杀菌药有
A. 乙胺丁醇
B. 异烟肼
C. 利福平
D. 链霉素
E. 吡嗪酰胺

75. 关于脑囊虫病叙述，错误的有
A. 人是猪带绦虫的终宿主而非中间宿主
B. 血和（或）脑脊液囊虫 IgG 抗体阳性对本病具有诊断意义
C. 颅脑 CT 或 MRI 显示典型的囊虫影像学改变是诊断本病的必需条件
D. 多数患者周围血嗜酸性粒细胞计数升高，白细胞总数也升高
E. 对于癫痫型脑囊虫病，如果癫痫症状持续存在，必须持续应用抗囊虫治疗

76. 符合致死性家族性失眠症的是
A. 常染色体隐性遗传
B. 最突出的早期症状是痴呆
C. 催眠药可以明显改善睡眠
D. 可有自主神经功能障碍
E. 脑电图可见弥漫性慢波，周期性异常波罕见

77. 中枢神经系统常见的感染途径包括
A. 血行感染
B. 直接感染
C. 间接感染
D. 神经–逆行感染
E. 侵袭感染

78. 单纯疱疹病毒性脑炎的诊断原则为
A. 口唇或生殖道疱疹病史
B. 表现为意识障碍、精神行为异常和早期出现局灶性神经系统损害症状和体征
C. 脑电图额颞区为主的弥漫性异常
D. 颅脑 CT 或 MRI 检查无占位病变征象
E. 特异性抗病毒药物治疗有效

79. 结核性脑膜炎的表述，正确的是
A. 一般起病隐袭，病程缓慢
B. 无脑膜刺激征
C. 脑脊液细胞数增高、蛋白升高，糖和氯化物降低
D. 常用异烟肼、利福平和吡嗪酰胺 3 种一线药物治疗
E. 如能早期治疗、系统治疗，预后较好

80. 神经梅毒的临床类型有
A. 麻痹性神经梅毒
B. 梅毒性脑膜炎
C. 先天性神经梅毒
D. 无症状性神经梅毒
E. 梅毒性血管炎

81. 下列辅助检查中，有助于诊断单纯疱疹病毒性脑炎的是
A. 脑脊液检查
B. 脑电图检查
C. 头颅 CT/MRI 检查
D. HSV 或 HSV 抗原检测
E. HSV 抗体测定

82. 关于新型隐球菌脑膜炎，叙述正确的有
A. 常见临床症状包括头痛、发热、呕吐、癫痫发作
B. 发病可见于任何年龄，男女均可患病
C. 可伴有呼吸道、皮肤、前列腺、尿道、眼、骨骼以及血液系统的病变
D. 如不进行针对性抗真菌治疗，疾病多呈持续性、进行性加重
E. 病理学检查以化脓性病变为主

83. 单纯疱疹病毒性脑炎病因治疗可选择的药物有
A. 氯霉素　B. 万古霉素
C. 阿昔洛韦　D. 氟胞嘧啶
E. 更昔洛韦

84. 散发型朊蛋白病的临床表现有
A. 肌阵挛性癫痫
B. 视觉障碍
C. MRI 轴位 DW1 显示双侧丘脑呈“双曲棍球棒征”改变
D. MRI 轴位 DW1 显示皮质“缎带征”
E. 脑电图出现典型的周期性三相波

85. 单纯疱疹病毒性脑炎常见的临床表现包括
A. 意识障碍　B. 精神症状
C. 腹泻　D. 癫痫
E. 头痛、发热

六 案例分析题

（1~4 题共用题干）

患者，男性，24 岁。因“间断发热 15 天，头痛 1 周”就诊。既往体健。查体：T 38℃；意识清楚，言语流利；双侧瞳孔等大正圆，对光反射灵敏，双侧眼动自如；四肢肌力正常，病理反射未引出；颈强直，3 横指；克尼格征(+)。血白细胞 11×10^9/L。血生化正常。血清梅毒抗体、HIV 筛查均阴性。腰椎穿刺：脑脊液外观微浊，压力 220mmH_2O，白细胞 220×10^6/L，蛋白 0.8g/L，葡萄糖 2.5mmol/L，氯化物 110mmol/L；抗酸染色(-)，墨汁染色(-)，细菌涂片(-)。颅脑 CT：未见异常。

1. 该患者初步诊断须考虑
A. 病毒性脑炎　B. 病毒性脑膜炎
C. 结核性脑膜炎　D. 细菌性脑膜炎
E. 新型隐球菌性脑膜炎　F. 脑膜癌病

2. 为明确诊断，进一步的辅助检查包括
   A. 颅脑 MRI
   B. 结核菌素试验
   C. 脑脊液病毒特异性抗体检测
   D. 脑脊液结核分枝杆菌培养
   E. 脑脊液抗酸染色复查
   F. 脑脊液常规生化复查
3. 住院过程中患者出现谵妄，右侧动眼神经麻痹。颅脑 MRI 显示基底池脑膜增厚。复查腰椎穿刺：WBC 300×10^6/L，蛋白 0.75g/L，葡萄糖 1.6mmol/L，氯化物 105mmol/L，下述治疗方案中错误的是
   A. 脱水降颅压
   B. 抗病毒治疗
   C. 预防性抗癫痫治疗
   D. 抗真菌治疗
   E. 抗结核治疗
   F. 糖皮质激素治疗
4. 胸部 CT 可见多发结节，该患者的原发感染部位最可能是
   A. 肺
   B. 肠
   C. 脊柱
   D. 颅骨
   E. 肾
   F. 淋巴结

（5~8 题共用题干）

患者，男性，40 岁。因“发热伴头痛 7 天”就诊。患者于 7 天前出现发热，体温最高 38.3℃，头部胀痛，颈部僵硬，畏光，无呕吐，偶感双上肢麻木。查体：意识清楚，言语流利，高级皮质功能正常，脑神经检查大致正常，四肢肌张力正常，肌力 5 级，感觉检查大致正常，腱反射对称适中，病理反射未引出；颈强直，颏胸距 3 横指，双侧克尼格征(+)。血常规：白细胞 9.8×10^9/L，中性粒细胞 55%，嗜酸性粒细胞 11%，淋巴细胞 26%。颅脑 MRI：平扫未见异常，增强可见部分软脑膜强化。

5. 患者首选检查为
   A. 脑电图
   B. 粪找寄生虫卵
   C. 腰椎穿刺
   D. 颅脑 CT
   E. TCD
   F. 复查颅脑 MRI
6. 患者病史中对诊断有重要参考意义的是
   A. 食用蝌蚪
   B. 食用未熟淡水螺
   C. 食用生猪肉
   D. 食用生羊肉
   E. 敷贴青蛙皮
   F. 食用生牛肉
7. 追问病史，患者 3 周前食用半生淡水螺，有助于确诊的实验室检查包括
   A. 血囊虫 IgG 抗体
   B. 脑脊液囊虫 IgG 抗体
   C. 脑脊液血管圆线虫虫体
   D. 血曼氏裂头蚴抗体
   E. 血清中血管圆线虫 IgG 抗体
   F. 血肺吸虫 IgG 抗体

8. 患者血清中血管圆线虫 IgG 抗体阳性，针对病原体的治疗药物有
   A. 吡喹酮
   B. 阿苯达唑
   C. 甲苯咪唑
   D. 硫氯酚
   E. 青蒿素
   F. 蒿甲醚

（9~13 题共用题干）

患者，男性，22 岁。因“寒战、高热伴头痛、呕吐 2 天”就诊。症状持续不缓解。查体：T 39.2℃；嗜睡状态，双瞳孔等大，直径 3mm，对光反射灵敏，面纹对称，伸舌居中，四肢刺激后均有自主活动，双侧病理反射未引出，颈有抵抗，颏胸距 4 横指，克尼格征（+）；皮肤可见多发瘀点和瘀斑，多<6mm。

9. 该患者必要的检查包括
   A. 血常规+血培养
   B. 经颅多普勒超声
   C. 脑脊液检查
   D. 肌电图
   E. 皮肤瘀点涂片
   F. 对流免疫电泳测定脑脊液抗原
10. 脑脊液检查：白细胞 2000×10^6/L，以中性粒细胞为主；蛋白 1.5g/L，糖和氯化物明显降低。根据病史和检查，最可能致病的病原体是
   A. 肺炎链球菌
   B. 脑膜炎双球菌
   C. 流感嗜血杆菌
   D. 金黄色葡萄球菌
   E. 结核分枝杆菌
   F. 单核细胞增多性李斯特菌
11. 在病原学检测及药敏试验结果报告前，应该首选的经验性用药为
   A. 阿昔洛韦
   B. 青霉素
   C. 头孢曲松
   D. 伊曲康唑
   E. 异烟肼
   F. 氯霉素
12. 对于与该患者密切接触者，可给予的预防药物主要包括
   A. 无须给予预防治疗
   B. 利福平
   C. 阿昔洛韦
   D. 异烟肼
   E. 头孢曲松
   F. 氯霉素
13. 关于细菌性脑膜炎的抗生素常规使用疗程，叙述正确的有
   A. 对于革兰阴性杆菌感染，通常给予 7 天抗生素治疗
   B. 对于单核细胞增多性李斯特菌感染，通常给予 14~21 天抗生素治疗
   C. 对于肺炎链球菌感染，一般建议 10~14 天抗生素治疗
   D. 对于脑膜炎球菌感染，一般建议 7 天抗生素治疗
   E. 对于 B 族链球菌感染，通常 7 天抗生素治疗即可
   F. 对于流感嗜血杆菌感染，一般建议 10~14 天抗生素治疗

（14～17 题共用题干）

患者，男性，55 岁。因“行走不稳、智力减退 3 个月，视物不清、间断性肢体抽搐 1 个月”就诊。查体：缄默状态，间断肌阵挛样发作，易激惹。脑电图：各导联弥漫性慢波。

14. 病变可能的部位为

A. 大脑皮质
B. 肌肉
C. 脑干
D. 脊髓
E. 周围神经
F. 神经肌肉接头

15. 须进一步进行的辅助检查包括

A. 腹部 B 超
B. 颅脑 MRI，包括 DWI
C. 脑脊液 14-3-3 蛋白测定
D. 扁桃体活检
E. 随诊脑电图
F. 颅脑 CT

16. 颅脑 MRI 结果见下图，关于该 MRI 结果，正确的是

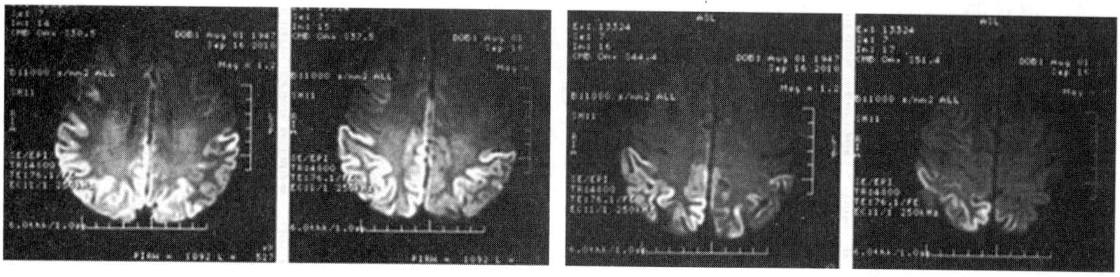

A. 双侧基底核区异常信号
B. 双侧半球侧脑室旁白质疏松
C. MRI 轴位 DWI 显示双侧丘脑呈“曲棍球棒”改变
D. MRI 轴位 DWI 显示皮质“缎带征”
E. 多发性腔隙性脑梗死
F. 层状坏死

17. 腰椎穿刺脑脊液压力、常规和生化均正常。最可能的诊断是

A. 单纯疱疹病毒性脑炎
B. 脊髓小脑性共济失调
C. 散发型 CJD
D. 医源型 CJD
E. 阿尔茨海默型痴呆
F. 线粒体脑肌病

参考答案与解析

一、A1 型题

1. E【解析】病毒性脑膜炎是一组由各种病毒感染引起的脑膜急性炎症性疾病，临床出现全身中毒症状，如发热、头痛、畏光、肌痛、恶心呕吐、食欲缺乏、腹泻和全身乏力等，并可有脑膜刺激征，是临床最常见的无菌性脑膜炎。部分病例可表现轻微脑实质受累，出现轻度意识障碍，如嗜睡。所以选项 E 错误。

2. B【解析】病毒性脑膜炎采取抗病毒治疗，可以明显减轻患者的痛苦和缩短病程。在临床上发现，多种病毒感染都可以导致本病发病，因此患者首先需要检查自身感染的是哪种病毒，然后进行对症治疗，静脉注射抗病毒药物。所以选项 B 错误。

3. D【解析】进行性风疹全脑炎（PRP）是由风疹病毒感染引起的儿童和青少年的慢性脑炎，多为先天性风疹感染，在全身免疫功能低下时发病，少数为后天获得性感染。本病约在 20 岁发病，行为改变、认知障碍和痴呆常为首发症状，小脑性共济失调明显，癫痫和肌阵挛不明显，无头痛、发热和颈强直等症状，病程与亚急性硬化性全脑炎（SSPE）相似，发展至昏迷、脑干受累后，可于数年内死亡。所以选项 D 错误。

4. D【解析】单纯疱疹病毒性脑炎（HSE）发病 1 周内脑电图可出现异常，异常率约为 80%。常见的脑电图表现为弥漫性慢波和颞区癫痫样异常电活动。另外可见周期性单侧癫痫样释放。左右不对称，以颞叶为中心的周期性同步放电（2~3Hz）最具诊断价值。所以选项 D 错误。

5. C【解析】皮质-纹状体-脊髓变性又称克-雅病（CJD）。脑电图是 CJD 临床诊断的主要依据，初期仅为广泛非特异性慢波；极期呈特异性的周期性同步放电，表现间歇性或连续性中至高波幅尖慢波或棘-慢复合波同步放电，每隔 0.6~1.0 秒发放 1 次，持续数秒至 10 余秒不等。疾病中晚期脑电图可出现间隔 0.5~2 秒周期性棘-慢复合波，也有诊断价值。

6. E【解析】人类免疫缺陷病毒（HIV）是艾滋病的致病因子，属于人类反转录病毒科，慢病毒亚科。HIV 有 HIV-1 和 HIV-2 两个亚型。HIV-1 是全世界范围内 HIV 疾病最常见的病因。HIV-1 病毒基因组含有 3 个基因，包括 3 个结构基因和 6 个调节基因。3 个结构基因是 gag、pol 和 env。6 个调节基因是 tat、rev、nef、vif、vpr 和 vpu。HIV 对热敏感，60℃以上可被迅速杀死，56℃ 30 分钟灭活；许多化学物质都可以使 HIV 迅速灭活，如乙醚、丙酮、20%乙醇及所有对乙型肝炎病毒有效的消毒剂，对 HIV 也都有良好的灭活作用，但对紫外线不敏感。所以选项 E 错误。

7. A【解析】皮质-纹状体-脊髓变性即克-雅病，属于朊病毒疾病，是由朊蛋白传递所致的中枢神经系统变性疾病。本病潜伏期长，病程短，多在 1~2 年内死亡。

8. D【解析】曼氏裂头蚴病是指曼氏迭宫绦虫幼虫——曼氏裂头蚴寄生于人眼部、皮下组织或脑、肾、肺等脏器所致的人兽共患寄生虫病。

9. A【解析】病毒进入中枢神经系统可以引起急性脑炎和（或）脑膜炎综合征，也可形成潜伏状态和持续感染状态，造成复发性和慢性感染。单纯疱疹病毒性脑炎（HSE）是由单纯疱疹病毒（HSV）感染引起的一种急性中枢神经系统（CNS）感染性疾病，又称为急性坏死性脑炎，是 CNS 最常见的病毒感染性疾病。

10. A【解析】皮质-纹状体-脊髓变性即克-雅病（CJD），可分为散发型、医源型（获得型）、遗传型和变异型四种类型。80%～90%的 CJD 呈散发型。

11. C【解析】麻痹性神经梅毒又称麻痹性痴呆或梅毒性脑膜脑炎，临床特征为进行性痴呆如记忆减退、判断力减低和情绪不稳。其余四种疾病均无痴呆的表现。

12. C【解析】神经莱姆病是伯氏疏螺旋体引起的神经系统感染。其传播媒介为蜱，鹿和鼠是蜱的宿主。

13. A【解析】参见 A1 型题第 5 题、第 10 题解析。

14. A【解析】新型隐球菌荚膜由多糖构成，根据其抗原分为 A～D 四个血清型。以临床分离的菌株，在我国约 70%属于 A 型。

15. D【解析】神经莱姆病Ⅰ期可出现头痛、肌痛、颈僵直，甚至脑神经麻痹（几乎总是面神经麻痹），但通常脑脊液检查正常。

16. B【解析】皮质-纹状体-脊髓变性即克-雅病（CJD）是最常见的人类朊蛋白病，主要累及皮质、基底核和脊髓，临床以进行性痴呆、肌阵挛、锥体束或锥体外系损伤症状为主要表现，病理改变中不会出现炎症反应。

17. C【解析】神经莱姆病Ⅲ期常见于原发感染后数月，特征是出现慢性关节炎，常见于 HLA-DR2 阳性患者。少数患者可见慢性脑脊髓病，如记忆和认知障碍、视神经和括约肌功能异常等。

18. E【解析】新型隐球菌是一种溶组织酵母型真菌，广泛分布于自然界，如水果、奶类、土壤、鸽粪和其他鸟类的粪便中，常引起新型隐球菌脑膜炎。所以选项 A 错误。艾滋病患者最常见的感染是 HIV 感染。所以选项 B 错误。细胞免疫是人体抵御新型隐球菌感染的最重要机制。所以选项 C 错误。新型隐球菌脑膜炎镜下早期病变可见脑膜有淋巴细胞、单核细胞浸润，在脑膜、脑池、脑室和脑实质中可见大量的新型隐球菌菌体，但脑实质很少有炎症反应，故很少有化脓性病变。所以选项 D 错误。新型隐球菌的致病性与多种毒性因子有关，其中包括荚膜多糖、黑素、漆酶和磷脂酶等。这些毒性因子共同作用，使新型隐球菌具有更强的致病能力，导致严重的感染和疾病。所以选项 E 正确。

19. C【解析】新型隐球菌脑膜炎脑脊液检查时，脑脊液涂片应墨汁染色后进行镜检。一般新型隐球菌在镜下可见圆形或椭圆形的双层厚壁孢子，外有一层宽阔荚膜，边缘清楚完整，菌体内可见单个出芽。

20. D【解析】进行性多灶性白质脑病病程通常持续数月，80%的患者于9个月内死亡。

21. D【解析】脑囊虫病是指链状绦虫（猪带绦虫）的幼虫（囊尾蚴）寄生于人脑部所引起的疾病。所以选项A错误。人既是猪带绦虫的终宿主（猪带绦虫病），也是中间宿主（囊虫病）。所以选项B错误。脑实质中包囊内存活的幼虫引起全身性和部分性痫性发作，不会引起炎症反应。所以选项C错误。脑囊虫病最常见的临床表现是头痛、癫痫发作、颅内压增高、精神症状和智力障碍、视盘水肿、脑膜炎症状和体征。所以选项D正确。血常规检查中嗜酸粒细胞可高达15%~50%。所以选项E错误。

22. C【解析】脑囊虫病脑室型是指在第三和第四脑室内的包囊可阻断循环，导致阻塞性脑积水。包囊可在脑室腔内移动，并产生一种球状活瓣作用，可突然阻塞第四脑室正中孔，导致颅内压突然急骤增高，引起眩晕、呕吐、意识障碍和跌倒，甚至死亡，即布龙征（Brun征）发作，少数患者可在没有任何前驱症状的情况下突然死亡。

23. B【解析】克-雅病（CJD）的临床诊断，在疾病早期比较困难。不过，参照以下数点，作出临床诊断是可能的：①绝大多数CJD发生在中年以上。②既有神经症状，如共济障碍、抽搐等，又有精神症状，如记忆困难、智力减退等。③进展迅速，通常在发病后数周或数月内发展为痴呆、无动性缄默或去皮质强直。④辅助检查：脑电图，初期为非特异性慢波，极期可出现周期性同步放电。脑脊液，14-3-3蛋白可呈阳性。因脑组织大量神经元破坏可导致14-3-3蛋白释出至脑脊液。血清学检查，可证实S100蛋白浓度增高。脑活检，通常采用右侧额叶皮质，可发现灰质海绵状变性、神经细胞脱失、胶质细胞增生和PrP^{Sc}。所以选项B错误。

24. E【解析】空泡样脊髓病是人类免疫缺陷病毒导致的脊髓白质空泡样变性，以胸髓后索和侧索病变最为明显，以进行性的痉挛性截瘫为特征并且常伴有深感觉障碍、共济失调和痴呆的慢性进展性脊髓病。

25. A【解析】克-雅病（CJD）分为散发型、医源型（获得型）、遗传型和变异型四种类型。80%~90%的CJD呈散发型。所以选项A正确，选项B错误。散发型CJD可以通过某些检查而传染给他人，与食用污染牛肉无关。故选项C错误。CJD临床以进行性痴呆、肌阵挛、锥体束或锥体外系损伤症状为主要表现。所以选项D错误。本病潜伏期长，病程短，多在1~2年内死亡。所以选项E错误。故本题应选A。

26. C【解析】参见A1型题第24题解析。

27. C【解析】中枢神经系统（CNS）感染性疾病临床依据受累部位可分为：①脑炎、脊髓炎或脑脊髓炎：主要侵犯脑和（或）脊髓实质；②脑膜炎、脊膜炎或脑脊膜炎：主要侵犯脑和（或）脊髓软膜；③脑膜脑炎：脑实质与脑膜合并受累；④硬膜下（外）积脓或脓肿；⑤血栓性静脉炎。不包括选项C的“中毒性脑病”，所以选项C错误。

28. D【解析】病原学检查出病原菌任何时候都是金标准。诊断中枢神经系统结核感染的金标准是脑脊液结核分枝杆菌培养阳性。

29. E【解析】在艾滋病病毒感染人体早期，机体免疫功能尚可代偿，所以基本不会出现典型的临床症状和体征。艾滋病病毒感染者在进入发病期后，会合并多种严重机会性感染，包括机会性细菌、病毒、真菌、寄生虫等感染。肺部感染最常见的病原体是肺孢子菌，可引起肺孢子菌肺炎。此外，巨细胞病毒、结核分枝杆菌、鸟复合分枝杆菌、念珠菌、隐球菌也经常侵犯肺组织。

30. D【解析】变异型 CJD 是新变种，多发生于年轻人，且其临床症状和病理改变均与散发型克-雅病有所不同。此类患者的大脑和小脑出现广泛的空泡样变及“花瓣样”的异常朊蛋白斑块沉积。

31. D【解析】皮质-纹状体-脊髓变性即克-雅病（CJD），临床分为以下 3 期。①初期：表现为疲劳、注意力不集中、食欲改变、失眠、抑郁和记忆减退，可有头痛、眩晕、共济失调等。②中期：出现进行性痴呆和明显记忆障碍，之后病情进展迅速，外出找不到家，人格改变，可伴失语、轻偏瘫、皮质盲（25%）、腱反射亢进、Babinski 征和肌强直、震颤及运动迟缓等帕金森病表现。约 90% 的患者具有特征性肌阵挛，惊吓和视觉刺激可诱发。少数病例以突发卒中、癫痫发作、肌萎缩侧索硬化（脊髓前角细胞损害）等方式起病。③晚期：出现尿失禁、无动性缄默、昏迷或去皮质强直状态，多因肺感染或压疮而死亡。

32. D【解析】单纯疱疹病毒（HSV）是一种嗜神经 DNA 病毒，有 HSV-1 和 HSV-2 两种血清型。在人类大约 90%HSE 由 HSV-1 引起。仅 10% 由 HSV-2 所致，且 HSV-2 所引起的 HSE 主要发生在新生儿，是新生儿通过产道时被 HSV-2 感染所致。神经节中的神经细胞是病毒潜伏的主要场所，HSV-1 主要潜伏在三叉神经节，HSV-2 潜伏在骶神经节。当人体受到各种非特异性刺激使机体免疫力下降时，潜伏的病毒可再度活化，经三叉神经轴突进入脑内，引起颅内感染。成年人超过 2/3 的 HSV-1 脑炎是由再活化感染而引起，其余由原发感染引起。而 HSV-2 则大多数由原发感染引起。故选项 ABCE 均正确。虽然口唇疱疹史可作为诊断 HSE 的依据，但有口唇疱疹病史的 HSE 患者仅占约 1/4。故选项 D 错误。

33. B【解析】成年人亚急性硬化性全脑炎（SSPE）可发生于 20~35 岁，可无麻疹暴露的自然史，有麻疹病史则较一般儿童发病更早（3 岁以下）或更晚（9 岁以后），未见麻疹疫苗接种后发病者。

34. D【解析】艾滋病即获得性免疫缺陷综合征（AIDS），其致病因子为人类免疫缺陷病毒（HIV）。该病毒属于人类反转录病毒科，慢病毒亚科。HIV 是有包膜的 RNA 病毒，含有 RNA 依赖的 DNA 聚合酶。HIV 有 HIV-1 和 HIV-2 两个亚型，HIV-1 是全世界范围内 HIV 疾病最常见的病因。作为 AIDS 的致病因子，不仅是一种造成机体免疫缺陷的嗜淋巴细胞病毒，也是一种危险的嗜神经病毒。HIV 作为嗜神经性病毒，可高选择性地侵袭和定位于神经系统。艾滋病的主要感染途径包括性接触传播、血液传播、母婴传播，其中性接触传播是目前艾滋病传播的最主要途径。

35. E【解析】参见 A1 型题第 21 题解析。

36. A【解析】参见 A1 型题第 32 题解析。

37. C【解析】单纯疱疹病毒性脑炎（HSE）的临床诊断有以下参考标准：①口唇或生殖道疱疹史，或本次发病有皮肤、黏膜疱疹；②起病急，病情重，有发热、咳嗽等上呼吸道感染的前驱症状；③存在明显精神行为异常、抽搐、意识障碍及早期出现的局灶性神经系统损害体征；④脑脊液红细胞、白细胞数增多，糖和氯化物正常；⑤脑电图以颞区、额区损害为主的脑弥漫性异常；⑥头颅 CT 或 MRI 发现颞叶局灶性出血性脑软化灶；⑦特异性抗病毒药物治疗有效支持诊断。

38. D【解析】瞳孔异常是唯一提示无症状性神经梅毒的体征，根据血清学和 CSF 细胞数$>5\times10^6/L$可诊断，MRI 发现脑膜信号增强。

39. C【解析】进行性多灶性白质脑病（PML）是一种由 JC 病毒感染引起的中枢神经系统疾病。其病理标志之一是细胞内包涵体的形成，这些包涵体被称为嗜酸性包涵体（选项 A 正确）。PML 主要累及大脑皮质下的白质区域（选项 B 正确），也可波及小脑、脑干和脊髓的白质（选项 D 正确）等脑区。此外，病灶区的少突胶质细胞缺失，而轴突相对保留完整，但缺乏血管变化，无炎症反应（选项 C 错误、选项 E 正确）。

40. D【解析】单纯疱疹病毒性脑炎（HSE）根据起病急、发展快，继发热、头痛等症状，精神异常与意识障碍明显，加上脑脊液、脑电图及影像学等辅助检查，可作出正确诊断。选项 D 为 HSE 与巨细胞病毒性脑炎均共有的表现。所以选项 D 不能作为两者的鉴别点。

41. D【解析】脑囊虫病是由寄生虫（猪带绦虫为主）所传染的一种顽固性颅内疾病。是由于吞食了猪带绦虫虫卵，发育成囊尾蚴，经消化道穿出肠壁进入肠系膜小静脉，再经体循环而到达脑膜、脑实质以及脑室内。

42. A【解析】巨细胞病毒性脑炎常见于免疫缺陷，如艾滋病或长期应用免疫抑制剂的患者。临床呈亚急性或慢性病程，表现为意识模糊、记忆力减退、情感障碍、头痛和局灶性脑损害的症状和体征。约 25%患者 MRI 可见弥漫性或局灶性白质异常。脑脊液正常或有单核细胞增多，蛋白增高。因患者有艾滋病或应用免疫抑制剂的病史，体液检查找到典型的巨细胞，PCR 检测出脑脊液中巨细胞病毒核酸可资鉴别。所以选项 A 错误。

43. B【解析】新型隐球菌脑膜炎是由新型隐球菌引起的中枢神经系统的真菌感染性疾病，是艾滋病患者中最常见的机会性感染和死亡原因之一。

44. B【解析】AIDS 的分类非常复杂，美国疾病预防与控制中心（CDC）的分类系统是以 HIV 感染相关的临床症状和 $CD4^+T$ 淋巴细胞计数为基础。该系统将 $CD4^+T$ 淋巴细胞计数分为少于 200/μl、200～499μl 和大于 500/μl 三级，根据临床症状分为无症状、症状性和 AIDS 指示菌情况三类，用九个相互排除的类型来表示。该系统将 $CD4^+T$ 淋巴细胞计数$<200/\mu l$的 HIV 感染者均定义为 AIDS 患者，无论其是否出现临床症状或机会性感染。

45. B【解析】结核性脑膜炎早期以中性粒细胞为主，以后以淋巴细胞为主，且淋巴细胞增多较明显。所以选项 B 正确。

46. C【解析】带状疱疹病毒可以长期潜伏在脊神经后根以及脑和脊髓的感觉神经节，

当机体免疫力低下时，病毒被激活、复制、增殖，一方面沿感觉神经传到相应皮肤引起皮疹，另一方面沿神经上行传播，进入中枢神经系统引起脑炎或脑膜炎。带状疱疹病毒性脑炎在临床上相对较少见，患者多有胸腰部带状疱疹的病史，临床表现包括发热、头痛、呕吐、意识模糊、共济失调、精神异常及局灶性神经功能缺失体征。病变程度相对较轻，预后较好。所以选项 C 错误。

47. D【解析】肌萎缩侧索硬化的病理基础为脑干运动神经核及脊髓前角神经细胞、皮质脊髓束或皮质脑干束进行性变性，出现上下运动神经元损害的症状，如进行性加重的肌肉萎缩、无力、痉挛，病理征阳性，无感觉障碍及大小便障碍，无痴呆表现。

48. D【解析】艾滋病病毒在人体内的潜伏期平均为 9～10 年，在发展成艾滋病患者以前，患者外表看上去正常，可以没有任何症状地生活和工作很多年。

49. C【解析】诊断中枢神经系统结核瘤的辅助检查方法中，增强 CT 最具有诊断价值。CT 显示结核瘤大小不一，多少不等，绝大多数为单发病灶，可发生于脑内的任何部位，多数分布在大脑半球、基底核和脑干，儿童幕下发生的结合瘤较成年人多见，瘤体有钙化边缘，增强扫描见病灶周边显像加强，脑脊液检查通常为正常。

50. B【解析】阿昔洛韦是一种鸟嘌呤衍生物，能抑制病毒 DNA 的合成，具有很强的抗 HSV 作用，为最有效的抗病毒药物，是治疗 HSE 的首选药物，常用剂量为 30mg/（kg·d），分 3 次静脉滴注（8 小时 1 次），每次需滴注 1 小时，疗程为 10～14 天，此药主要经肾脏排泄，肾病患者慎用。不良反应甚少，偶见神经毒性反应，如意识改变、震颤、幻觉及癫痫发作。对临床疑诊又无条件作病原学检查的病例可用阿昔洛韦进行诊断性治疗。但一些研究表明，更昔洛韦可能具有更高的生物利用度和更长的半衰期，从而在体内停留的时间更久，提供更持久的抗病毒效果，故阿昔洛韦在抗 HSV 的疗效方面不及更昔洛韦。

51. B【解析】HSE 的免疫学检查中，特异性 HSV 抗体检查以酶联免疫吸附试验（ELISA）敏感性最高，其他方法还有免疫荧光法、中和试验、补体结合试验、被动血凝试验及免疫吸附血凝试验等。

52. D【解析】结核性脑膜炎联合用药应首选杀菌药，配用抑菌药。分阶段治疗指分别给予强化期治疗和巩固期治疗，总疗程 9～12 个月。常用的杀菌药有异烟肼（H）、利福平（R）、链霉素（S）和吡嗪酰胺（Z）四种。目前研究认为，异烟肼是不可缺少的一种抗结核药物。一般主张结核性脑膜炎抗结核治疗应至少选用 3 种药物联合治疗，常用异烟肼、利福平和吡嗪酰胺。若致病菌对利福平不耐药，则总疗程 9 个月已够；若对利福平耐药，则需要连续治疗 18～24 个月。

53. D【解析】糖皮质激素能控制 HSE 炎症反应和减轻水肿，对病情危重、头颅 CT 见出血性坏死灶以及脑脊液白细胞和红细胞明显增多者可酌情使用。所以选项 D 错误。

54. A【解析】在中枢神经系统中，单纯疱疹病毒（HSV）最常侵及大脑颞叶、额叶及边缘系统，引起脑组织出血性坏死和（或）变应性脑损害。

55. D【解析】中枢神经系统结核瘤诊断的金标准是组织学检查，以干酪样坏死结核肉芽肿组织为特征，融合了多种结核病灶，以抗结核药物治疗为主，可以对个别结核瘤进行手术切除。

56. B【解析】克-雅病是朊蛋白病，朊蛋白病是一类由具传染性的朊蛋白所致的散发性中枢神经系统变性疾病，主要累及皮质、基底核和脊髓，很少累及脑膜，且无炎症反应，所以不会出现脑膜刺激征。体征表现参见 A1 型题第 31 题解析。

57. D【解析】85%~95%病毒性脑膜炎由肠道病毒引起，包括脊髓灰质炎病毒、柯萨奇病毒 A、柯萨奇病毒 B、埃可病毒等，其次为流行性腮腺炎病毒、单纯疱疹病毒和腺病毒。

58. E【解析】中枢神经系统结核瘤既不是稳定结核性脑膜炎的并发症，也不是不能治愈的晚期病变，仅不足 10%的结核瘤合并结核性脑膜炎。所以选项 A 错误。根据 A1 型题第 49 题解析可知，选项 B、C、D 均错误，只有选项 E 正确。

59. D【解析】肠道病毒属于微小核糖核酸病毒科，有 60 多个不同亚型，包括脊髓灰质炎病毒、柯萨奇病毒 A、柯萨奇病毒 B、埃可病毒等。肠道病毒主要经粪-口途径传播，少数通过呼吸道分泌物传播；大部分病毒在下消化道发生最初的感染，肠道细胞上有与肠道病毒结合的特殊受体，病毒经肠道入血，产生病毒血症，再经血液进入中枢神经系统；其他病毒经一定途径侵入人体并在人体内复制，经局部复制后随血流播散，进而威胁到脑膜引起脑膜炎。引起病毒性脑膜炎的肠道病毒与引起下消化道感染的肠道病毒是相同的。所以选项 D 错误。

60. C【解析】朊蛋白是可传播性海绵状脑病病原体，是既有传染性又缺乏核酸的非病毒致病因子。人类 PrP 由 20 号染色体短臂膀上面的 PRNQ 基因编码，有两种异构体，分别是存在于正常细胞的 PrP^{C}和引起动物及人类朊蛋白病的 PrP^{SC}。PrP^{C}和 PrP^{SC}是同分异构体，两者一级结构相同，但 PrP^{SC}比 PrP^{C}具有更多的 β 折叠，故两者的二级结构不同。因此选项 C 叙述错误。

61. B【解析】因新型隐球菌脑膜炎与结核性脑膜炎的临床表现及脑脊液常规检查的结果非常相似，故临床常常容易误诊，脑脊液病原体检查可鉴别，应尽量寻找结核分枝杆菌和新型隐球菌感染的实验室证据。

62. E【解析】克-雅病（CJD）的病因为外源性朊蛋白感染和内源性朊蛋白基因突变，外源性朊蛋白感染可通过角膜、硬脑膜移植，经肠道外给予人生长激素制剂和埋藏未充分消毒的脑电极等途径传播。CJD 不能通过呼吸道分泌物传播。

63. E【解析】新型隐球菌脑膜炎大多数患者出现颅内压增高症状和体征，如视盘水肿及后期视神经萎缩，不同程度的意识障碍，脑室系统梗阻出现脑积水。由于颅底蛛网膜下腔渗出明显，常有蛛网膜粘连而引起多数脑神经受损的症状，常累及听神经、面神经和动眼神经等。

64. C【解析】病毒性脑膜炎治疗时，针对单纯性疱疹病毒及 EB 病毒多用阿昔洛韦，一天三次，但对肠道病毒并没有特效作用。更昔洛韦是巨细胞病毒性脑膜炎的首选药物，一天两次。所以选项 C 错误。

65. C【解析】亚急性硬化性全脑炎是由麻疹缺陷病毒（即亚急性硬化性全脑炎病毒）引起的。其特点为起病隐袭，病程缓慢，常没有明显的发热表现。典型临床表现包括进行性痴呆（智力减退）、运动失调、共济失调和肌阵挛等症状。但治疗较为困难，目前尚无特效药物，而早期应用抗病毒治疗对改善预后并不具备明确的证据支持。通常通过临床症状、脑电图和磁共振成像等检查来确诊，一般情况下不需要进行脑活检。

66. C【解析】新型隐球菌脑膜炎最初常感染皮肤和黏膜，经上呼吸道侵入体内。

67. B【解析】进行性多灶性白质脑病以皮质下白质多灶性部分融合性脱髓鞘病变为主，有时伴有轻度血管周围细胞浸润，偶尔累及小脑、脑干或脊髓白质。组织学所见这些病灶区少突胶质细胞缺失，轴突相对完整。病灶周围的少突胶质细胞肥大，核内可见嗜酸性包涵体。电镜证实这些包涵体由乳头多瘤空泡病毒颗粒组成，大多数病例脑组织中分离乳头多瘤空泡病毒 JC 亚型和少数 SV-40 亚型。本病起病隐袭，亚急性或慢性起病，临床表现多样化，与病变的部位和数量有关。本病常以人格改变和智力减退起病，还有其他神经系统症状和体征包括偏瘫、感觉异常、视野缺损、共济失调等。病程通常持续数月，80%的患者于 9 个月内死亡。所以选项 B 错误。

68. D【解析】致死性家族性失眠症（FFI）是一种罕见的常染色体显性遗传致死性朊蛋白病，最突出的早期症状为睡眠障碍，而且伴随系列神经精神症状，包括自主神经功能障碍、锥体束征、小脑体征、痴呆和肌阵挛等。FFI 的病理特征是严重的神经元丢失和致病性朊蛋白在神经元和非神经细胞中异常聚集，并伴有胶质细胞增生，选择性丘脑变性是最突出的病理特征，以丘脑腹前核和背内侧核受累最严重，可见神经元明显丢失，严重者超过 95%。FFI 患者会出现进行性的睡眠时间减少，但并不是完全无法入睡。相反，患者可能在某些时候有短暂的睡眠，因此并非所有的 FFI 患者都需要依靠催眠药物才能入睡。

69. E【解析】参见 A1 型题第 37 题解析。

70. E【解析】神经梅毒是由梅毒螺旋体引起的一种感染性疾病，可以影响神经系统。目前最常见的神经梅毒病变类型是无症状型、脑膜型和血管型（选项 E）。

71. A【解析】参见 A1 型题第 65 题解析。

72. C【解析】艾滋病的高危人群有：男性同性恋者、接受输血或血液成品者、与高危人群有性关系者、吸毒者、血友病患者等。与艾滋患者接触者不属于艾滋病（AIDS）的高危人群。

73. E【解析】化脓性脑膜炎脑脊液检查：具有白细胞增多、葡萄糖降低和蛋白质升高等特点。腰椎穿刺可发现颅内压增高，脑脊液外观浑浊或呈脓性，常规检查白细胞增多，一般在（250~10000）$\times 10^6$/L，以中性粒细胞为主；蛋白增高，通常超过 1g/L，而糖和氯化物降低；脑脊液 pH 降低，乳酸、LDH、溶菌酶含量以及免疫球蛋白 IgG、IgM 均明显增高。所以选项 E 错误。

74. D【解析】结核性脑膜炎的治疗原则是早期给药、合理选药、联合用药及系统治疗，只要患者临床症状、体征及实验室检查高度提示本病，即使抗酸染色阴性亦应立即开始抗结核治疗。

75. D【解析】AIDS 的发病机制：HIV 由皮肤破损处或黏膜进入人体后，能选择性地侵犯有 CD4+受体的 T 淋巴细胞以及单核-巨噬细胞，使其质和量进行性缺乏而导致显著的免疫缺陷。所以选项 D 错误。其余选项参见 A1 型题第 34 题解析。

76. E【解析】流行性脑脊髓膜炎简称流脑，是由脑膜炎双球菌引起的化脓性脑膜炎。

77. A【解析】神经莱姆病主要根据流行病学、脑膜炎、神经根炎、脑病和脊髓病等临床表现和特异性血清学诊断试验，蜱咬伤史和慢性游走性环形红斑（ECM）等可高度提示诊断。

78. A【解析】HIV 不仅是引起免疫缺陷的嗜淋巴细胞病毒，也是危险的嗜神经病毒，90%的艾滋病患者可见神经系统病变。病毒通常不直接损害神经组织，可通过持续性胞内感染和免疫介导的间接损伤、受染的单核细胞和巨噬细胞释放的细胞因子、兴奋性毒性氨基酸、胞内钙超载、自由基、脂质炎性介质（花生四烯酸和血小板活化因子）、HIV 基因产物如膜糖蛋白 GP120 的间接细胞毒性等引起组织炎症损害。促使 HIV 感染后疾病发作因素包括 HIV 无生物学变异、强毒力病毒株、宿主免疫机制与伴随感染相互作用，伴随感染包括巨细胞病毒、人类单纯疱疹病毒、乙型和丙型肝炎病毒、人类嗜 T 淋巴细胞病毒-1 型（HTLV-1）等感染。

79. C【解析】变异型 CJD 的特点是发病较早（平均约 30 岁），病程较长（>1 年），小脑必定受累出现共济失调，早期突出的精神异常和行为改变，痴呆发生较晚，通常无肌阵挛和特征性脑电图改变。所以选项 C 错误。

80. E【解析】HIV 慢性原发性神经系统感染包括以下几种。①AIDS 痴呆综合征：是皮质下痴呆，隐袭进展，见于约 20%的 AIDS 患者。②复发性或慢性脑膜炎：表现慢性头痛、脑膜刺激征，可伴三叉、面和听神经损害，CSF 呈慢性炎症反应，HIV 培养阳性。③慢性进展性脊髓病：脊髓后索、侧索病变明显，可见脊髓白质空泡样变性（空泡样脊髓病），表现进行应痉挛性截瘫，伴深感觉障碍、感觉性共济失调和痴呆，多在数周至数月完全依赖轮椅，少数在数年内呈无痛性进展；颇似亚急性联合变性，原位杂交或 HIV 分离培养可证实。④周围神经病变：可表现远端对称性多发性神经病、多数性单神经病、慢性炎症性多发性神经病、感觉性共济失调性神经病、进行性多发性神经根神经病和神经节神经炎等，多发性神经病最常见。HIV 引起肌病少见。选项 E“原发性淋巴瘤”不属于神经系统 HIV 慢性原发性感染。

81. B【解析】化脓性脑膜炎最常见的致病菌为肺炎球菌、脑膜炎双球菌及流感嗜血杆菌 B 型，其次为金黄色葡萄球菌、链球菌、大肠杆菌、变性杆菌、厌氧杆菌、沙门菌及铜绿假单胞菌等。

82. B【解析】参见 A1 型题第 80 题解析。

83. C【解析】中枢神经系统结核瘤是脑或脊髓实质的占位病变，以脑结核瘤占绝大多数，脑结核瘤是脑内由类上皮和含有结核分枝杆菌的巨噬细胞组成的干酪性肉芽肿病灶，可形成钙化，广泛的干酪性坏死偶尔也可形成冷脓肿。结核瘤既不是稳定结核性脑膜炎的并发症，也不是其不能治愈的晚期病变，仅不足 10%的结核瘤合并结核性脑膜炎。在结核瘤的高发和流行区内少数患者并无症状，常常在脑扫描时被意外发现钙化性肉芽肿，成人大脑半球的结核瘤较儿童多见，本病大多数呈脑瘤样表现。所以选项 C 错误。

84. A【解析】病毒性脑膜炎中，肠道病毒感染主要发生在中夏及早秋，8~9 月份达高峰。单纯疱疹脑膜炎呈散发。腮腺炎性脑膜炎可呈局部小流行。

85. E【解析】参见 A1 型题第 24 题解析。

86. B【解析】结核性脑膜炎的诊断除了病史和临床表现外，确诊需要进行脑脊液检查。结核性脑膜炎典型脑脊液的特点：脑脊液压力增高，外观多呈毛玻璃样；脑脊液细胞数增多，以淋巴细胞为主；脑脊液蛋白质含量增加，糖及氯化物降低。但最可靠的检查是脑脊液中结核分枝杆菌培养阳性。

87. D【解析】神经系统钩端螺旋体病的中期（钩体血症极期及后期），位于病后 4~10 日，表现为脑膜炎的症状和体征，剧烈头痛、频繁呕吐、颈强直和脑膜刺激征；个别病例可见大脑或脑干损害，脑脊液中可分离出钩端螺旋体。

88. A【解析】对结核性脑膜炎病情严重、颅内压增高或已有脑疝形成、椎管阻塞、抗结核治疗后病情加重或合并结核瘤者，均宜加用糖皮质激素治疗。老年结核性脑膜炎患者临床表现不典型，全身情况差，合并症较多，病死率较高，故不能用糖皮质激素治疗。

89. E【解析】结核性脑膜炎中期（脑膜刺激期）可出现脑神经障碍，最常见的脑神经损害是面神经瘫痪，其次为动眼神经和展神经瘫痪。

90. B【解析】单纯疱疹病毒性脑炎的特点是在脑电图上出现异常放电活动。最常见的表现为局灶性或弥漫性高波幅慢波。这些慢波可能在大脑半球的不同部位出现。这种异常放电活动反映了炎症累及的广泛性和严重性。

91. A【解析】参见 A1 型题第 9 题解析。

92. B【解析】人类朊病毒病已发现有 4 种：库鲁病（Kuru 病）、克-雅病（CJD）、格斯特曼综合征（GSS）及致死性家族性失眠（FFI）。临床变化都局限于人的中枢神经系统。选项 B“进行性多灶性白质脑病”是一种由人类多瘤病毒中的 JC 病毒引起的罕见的亚急性致死性的脱髓鞘疾病。

93. B【解析】单纯疱疹病毒（HSV）是一种嗜神经 DNA 病毒，有 HSV-1 和 HSV-2 两种血清型。HSV-1 和 HSV-2 均为 DNA 病毒。

94. C【解析】脊髓结核也称为运动性共济失调，病变以脊髓后索和后根为主。

95. A【解析】结核性脑膜炎脑脊液改变如下。①外观：无色透明或微混，静置 24h 后约 50%可见薄膜形成（因析出纤维蛋白所致）。②细胞：白细胞呈中度增加，大多数（10~500）$\times 10^6$/L，个别可达 1000×10^6/L；分类示以淋巴细胞为主，但早期可见多核细胞增多。

③糖：大多明显降低，通常在 2.22mmol/L 以下。CSF 糖浓度低于血糖的 0.4 则对诊断 TBM 更有意义。④蛋白质：一般在 1~5g/L，晚期有椎管梗阻者可高达 10~15g/L，并出现 CSF 黄变。⑤氯化物：早期常明显降低，可能与患者血清中氯化物降低有关。所以选项 A 正确。

96. B【解析】脑囊虫病是由猪带绦虫幼虫（囊尾蚴）寄生脑组织形成包裹所致。

97. E【解析】朊蛋白病是一类由具有传染性的朊蛋白所致的中枢神经系统变性疾病，特征性病理学改变是脑的海绵状变性。

98. C【解析】新型隐球菌广泛分布于自然界，如水果、奶类、土壤、鸽粪和其他鸟类的粪便中，为条件致病菌，当宿主的免疫力低下时致病。鸽子和其他鸟类可为中间宿主，鸽子饲养者新型隐球菌感染发生率要比一般人群高出几倍。

99. A【解析】脑型肺吸虫病通常在食用生的或未煮熟的水生贝壳类（如淡水蟹）后而被感染，而非仅限于畜牧地区。其病理特点是在脑实质内形成多房性小囊肿，且囊肿间有相互通道，呈隧道状。急性期脑脊液中可观察到多形核细胞增多的情况，但慢性期脑脊液检查通常会显示嗜酸性粒细胞增多。头颅 CT 检查结果可能显示脑室扩大以及具有钙化特征的肿块。

100. A【解析】参见 A1 型题第 10 题解析。

101. D【解析】现已知主要动物病毒几乎均可引起人类的神经系统疾病。病毒所致的神经系统损伤则因病毒种类及感染条件而异，大多数病毒引起急性感染性疾病，如脑炎、脑膜炎和脊髓炎等；有些可导致神经系统变性或先天性缺陷，如脑功能发育不全和中脑导水管狭窄等；有些慢病毒感染宿主常暴露于致病因子数年后才发病，如进行性多灶性白质脑病的病原体乳头多瘤空泡病毒；同一病毒因结构不同可引起不同的神经系统疾病，如麻疹病毒可引起急性病毒性脑炎，而 M 蛋白缺陷型麻疹病毒则引起亚急性硬化性全脑炎。进行性风疹全脑炎是由风疹病毒感染引起的儿童和青少年的慢性脑炎，多为先天性风疹感染，在全身免疫功能低下时发病。所以选项 D 正确。

102. C【解析】单纯疱疹病毒性脑炎最可靠的诊断依据是脑组织活检，诊断价值可达 96%，活检标本还应进行细菌和真菌培养以排除其他致病因素。

103. D【解析】新型隐球菌性脑膜炎（CNM）和结核性脑膜炎（TBM）是慢性颅内感染中常见的两种类型。CNM 是由新型隐球菌感染脑膜和脑实质所致的中枢神经系统亚急性或慢性炎症性疾病。TBM 是结核分枝杆菌引起的一种慢性颅内感染，是一种常见而严重的中枢神经系统感染性疾病。两者的临床特点和脑脊液（CSF）检查结果相似，CNM 常被误诊为 TBM 而延误治疗。

104. E【解析】单纯疱疹病毒性脑炎影像学检查如下。①头颅 CT：多在起病后 6~7 天显示颞叶或以颞叶为中心累及额叶的边界不清的低密度区，并有占位效应，其中可有不规则的高密度点、片状出血影，增强后在病灶周边可见不规则线状影。②头颅 MRI：早期在 T_2 加权像上可见颞叶和额叶底面周围边界清楚的高信号区。发病第 1 周影像学常为正常，故不作为早期诊断依据。

105. A【解析】参见 A1 型题第 16 题解析。

106. B【解析】单纯疱疹病毒性脑炎的病理改变主要是脑组织水肿、软化、出血、坏死，双侧大脑半球均可弥漫性受累，常呈不对称分布，以颞叶内侧、边缘系统和额叶眶面最为明显，亦可累及枕叶，其中脑实质中出血性坏死是一重要病理特征。

107. D【解析】艾滋病即获得性免疫缺陷综合征（AIDS），是由人类免疫缺陷病毒（HIV）感染所致。HIV 有人类免疫缺陷病毒 1 型（HIV-1）和人类免疫缺陷病毒 2 型（HIV-2）两个亚型。HIV-1 是全世界范围内 HIV 疾病最常见的病因。

108. C【解析】脑膜炎是由于病毒或者细菌感染以后引起脑膜发炎。脑膜发炎后最突出的症状就是脑膜刺激征，脑膜受到刺激以后引起剧烈的头疼，甚至还可以引起恶心呕吐。给患者做检查的时候，患者有颈强直，即脑膜刺激征的颈抵抗，这是诊断脑膜炎的重要依据。

109. C【解析】根据 A1 型题第 32 题解析可知，选项 A、D、E 均正确。HSV-1 型主要引起生殖器以外的皮肤、黏膜（口腔黏膜）和器官（脑）的感染。主要侵犯躯体腰以上部位，可引起口腔、唇、眼、脑及腰以上部位感染，多为隐性感染，并不表现出症状。HSV-2 型则侵及躯体腰以下部位，主要是生殖器感染，它是引起性传播疾病的主要病原体之一。所以选项 B 正确，选项 C 错误。

110. B【解析】艾滋病常见的机会性感染：①呼吸系统，如人肺孢子菌引起的肺孢子菌肺炎，还有肺结核、复发性细菌性肺炎等。②中枢神经系统，如新型隐球菌脑膜炎、结核性脑膜炎及脑弓形虫病等。③消化系统，如白念珠菌食管炎等。④口腔，如鹅口疮、毛状白斑等。⑤皮肤，如带状疱疹、尖锐湿疣、真菌性皮炎等。⑥眼部，如巨细胞病毒视网膜炎、弓形虫病视网膜炎等。⑦肿瘤，如恶性淋巴瘤、卡波西肉瘤等。

111. D【解析】参见 A1 型题第 32 题解析。

112. E【解析】参见 A1 型题第 90 题解析。

113. B【解析】病毒性脑膜炎患者脑脊液通常呈无色透明的外观，没有明显的混浊或颜色变化，压力明显增高。病毒感染通常会引起脑脊液中白细胞数量的增加，表现为白细胞总数正常或升高。在病毒性脑膜炎的早期阶段，以多形核细胞为主，8~48 小时后以淋巴细胞为主。脑脊液中蛋白质含量也可轻度增加，但糖和氯化物含量正常。

114. C【解析】参见 A1 型题第 32 题解析。

115. C【解析】单纯疱疹病毒性脑炎的辅助检查如下。①脑电图检查：常出现弥漫性高波幅慢波，也可见局灶性异常，常有痫性波。脑电波左右不对称，以颞叶为中心的周期性同步放电（2~3Hz）最具诊断价值。②头颅 CT：多在起病后 6~7 天显示颞叶或以颞叶为中心累及额叶的边界不清的低密度区，并有占位效应，其中可有不规则的高密度点、片状出血影，增强后在病灶周边可见不规则线状影。③脑脊液检查：10%~20%的 HSE 患者在疾病早期脑脊液压力与化验正常，但大多数患者有颅内压增高及白细胞增多，为（50~1000）$\times 10^6$/L，初期以多形核为主，随后转变为淋巴细胞占优势。④PCR 检查：应用 PCR 技术可早期快速检测 HSV 病毒 DNA。所以选项 C 错误。

116. A【解析】对铜绿假单胞菌引起的化脓性脑膜炎可使用头孢他啶，其他革兰阴性杆菌脑膜炎可用头孢曲松、头孢噻肟或头孢他啶，疗程常为 3 周。所以选项 A 错误。

117. B【解析】原发感染 HSE 病例发病前可有口唇疱疹病史，临床约占 25%。

118. A【解析】阿昔洛韦是一种鸟嘌呤的衍生物，抑制病毒 DNA 合成，抗病毒作用强，为治疗单纯疱疹病毒性脑炎病因治疗最理想的抗病毒药物。对临床疑诊又无条件作病原学检查的病例可用阿昔洛韦进行诊断性治疗。

119. B【解析】老年人结核性脑膜炎的特点：头痛、呕吐较轻，颅内压增高症状不明显，约半数患者脑脊液改变不典型，但在动脉硬化基础上发生结核性动脉内膜炎而引起脑梗死者较多。所以选项 B 错误。

120. E【解析】脑脊液检查对 HSE 的诊断具有确诊意义，包括：①ELISA 法检测 HSV 抗原。②检测 HSV 特异性抗 IgM、IgG 抗体，病程中有 2 次或 2 次以上抗体效价呈 4 倍以上增加有确诊意义，神经症状出现 30 天内该抗体可持续存在。③HSV DNA：应用 PCR 证实脑脊液中的 HSV DNA 是最敏感的早期非创伤性的方法，此法能将微量 HSV DNA 迅速扩增达几百万倍，有助于确诊 HSE。

121. D【解析】新型隐球菌脑膜炎是中枢神经系统最常见的真菌感染，是由新型隐球菌引起的中枢神经系统的真菌感染性疾病，常见于有慢性消耗性疾病或全身性免疫缺陷性疾病的患者，发病率低，但如未能进行及时诊治，病情进行性加重，病死率高。本病通常隐袭起病，表现为亚急性或慢性过程，病情缓慢进展，逐渐加重。CSF 淋巴细胞轻、中度增多，蛋白增高，糖降低，墨汁染色阳性。

122. D【解析】病毒性脑膜炎是一组由各种病毒感染引起的软脑膜（软膜和蛛网膜）弥漫性炎症综合征，主要表现为发热、头痛、呕吐和脑膜刺激征，是临床最常见的无菌性脑膜炎。

123. C【解析】部分细菌性脑膜炎患者有比较特殊的临床特征，如脑膜炎双球菌脑膜炎（又称流行性脑脊髓膜炎）菌血症时出现的皮疹，开始为弥散性红色斑丘疹，迅速转变成皮肤瘀点，主要见于躯干、下肢、黏膜以及结膜，偶见于手掌及足底。

124. C【解析】参见 A1 型题第 57 题解析。

125. E【解析】参见 A1 型题第 113 题解析。

126. E【解析】病毒性脑膜炎诊断主要根据急性起病的全身感染中毒症状、脑膜刺激征、脑脊液淋巴细胞数轻、中度增高，除外其他疾病等，确诊需脑脊液病原学检查。脑脊液病毒分离或组织培养可确诊。

127. B【解析】乙胺丁醇长期大量使用可产生球后视神经炎，引起弱视、红绿色盲和视野缩小。故治疗结核性脑膜炎时尽量不应用。

128. E【解析】淋巴瘤是 HIV 感染的晚期表现，可表现为不明原因的持续发热，生长迅速的口腔黏膜损害以及局灶性癫痫。至少 80% 的艾滋病患者存在淋巴结外病变，CNS 最常受累，其中约60%为原发性CNS淋巴瘤。

129. B【解析】进行性多灶性白质脑病（PML）是一种由人类多瘤病毒中的JC病毒（又称乳头多瘤空泡病毒）引起的罕见的亚急性致死性的脱髓鞘疾病。

130. D【解析】进行性多灶性白质脑病（PML）是一种由人类多瘤病毒中的JC病毒（又称乳头多瘤空泡病毒）引起的罕见的亚急性致死性的脱髓鞘疾病，与AIDS、淋巴瘤、白血病或其他癌症无直接关系。PML常发生于细胞免疫功能低下的患者，因机会性感染致病。本病多数患者可有明确的基础疾病。目前尚无针对JC病毒的特异性抗病毒药物或治疗方法，故预后较差。PML以皮质下白质多灶性部分融合性脱髓鞘病变为主，病灶周围的少突胶质细胞肥大，核内可见嗜酸性包涵体。所以选项D正确。

131. B【解析】脑囊虫病的病因治疗：①阿苯达唑（丙硫咪唑），为目前治疗脑囊虫病的首选药物，常用剂量为20mg/（kg・d），分2次口服，10天为1个疗程，休息10~15天再服第2个疗程，通常用3~5个疗程。②吡喹酮，广谱抗蠕虫药物，对囊虫也有良好的治疗作用。常用剂量为30~45mg/（kg・d），分3次口服，1个疗程总剂量为120~180mg/kg。③甲苯达唑，常用的剂量为100mg，每日3次，连续3天。

132. A【解析】参见A1型题第50题解析。

133. D【解析】亚急性硬化性全脑炎（SSPE）的病原体是麻疹病毒的M蛋白缺陷型，这种缺陷可能导致病毒在中枢神经系统内的长期存留和引发炎症反应，从而引起SSPE。其余选项中的病毒均与SSPE无关。

134. D【解析】根据典型的临床病程，特殊的脑电图改变，脑脊液中γ球蛋白升高，以及血清和脑脊液中麻疹病毒抗体升高，可对亚急性硬化性全脑炎做出临床诊断。进一步确诊需要脑活检发现全脑炎的病理改变，并发现细胞内包涵体或麻疹病毒颗粒，或从脑组织中分离出麻疹病毒。

135. A【解析】参见A1型题第115题解析。

136. C【解析】两性霉素B是目前药效最强的抗真菌药物，但因其不良反应多且严重，主张与5-氟胞嘧啶联合治疗，以减少其用量。

137. A【解析】参见A1型题第16题解析。

138. B【解析】参见A1型题第133题解析。

139. B【解析】参见A1型题第79题解析。变异型CJD患者脑组织匀浆分子分析（经蛋白酶消化）发现，其Western印迹图形与疯牛病的相似性超过与散发型CJD的相似性。

140. D【解析】克-雅病（CJD）的诊断可采用以下标准：①在2年内发生的进行性痴呆；②肌阵挛、视力障碍、小脑症状、无动性缄默等四项中具有其中两项；③脑电图周期性同步放电的特征性改变。具备以上三项可诊断为很可能CJD；仅具备①②两项，不具备第③项诊断为可能CJD；如患者脑活检发现海绵状态和PrP^{SC}者，则为确诊的CJD。

141. B【解析】参见A1型题第29题解析。

142. D【解析】参见 A1 型题第 80 题解析。

143. B【解析】参见 A1 型题第 16 题解析。

144. A【解析】参见 A1 型题第 120 题解析。

145. B【解析】参见 A1 型题第 128 题解析。

146. D【解析】MRS 和铊-SPECT（磁共振波谱和铊单光子发射计算机断层扫描）是一种使用磁共振技术来检测和评估组织内代谢物的方法，可用于鉴别 HIV 引起的肿瘤和感染，提供关于肿瘤类型和恶性程度的信息。铊-SPECT 常用于评估肿瘤的代谢和血流情况。EEG（脑电图）主要用于检测和评估脑电活动，对于 HIV 引起的肿瘤和感染的鉴别作用有限。CTC（循环肿瘤细胞检测）是通过血液中的循环肿瘤细胞来检测和诊断肿瘤的方法，但不适用于鉴别 HIV 引起的肿瘤和感染。TCDD 是一种有毒物质，与 HIV 引起的肿瘤和感染鉴别无关。脑脊液常规检查可提供关于 HIV 引起的肿瘤和感染的一些指标，但不能直接鉴别这两者之间的差异。

147. A【解析】参见 A1 型题第 59 题解析。

148. C【解析】脑脊液墨汁染色阳性是指脑脊液离心沉淀后涂片经墨汁染色可见带有荚膜的新型隐球菌，这是隐球菌性脑膜炎诊断的金标准。因此，墨汁染色阳性是诊断新型隐球菌脑膜炎的最可靠依据。

149. B【解析】结核性脑膜炎早期颅内压增高是由于脑膜、脉络丛和室管膜炎症反应，脑脊液生成增多，蛛网膜颗粒吸收下降，形成交通性脑积水所致。

150. E【解析】结核性脑膜炎诊断的“金标准”是脑脊液镜检找到抗酸杆菌或者从脑脊液或其他中枢神经系统中培养得到结核分枝杆菌。

151. B【解析】参见 A1 型题第 126 题解析。

152. D【解析】正常情况下，多数老年人结核性脑膜炎患者的脑脊液改变是典型的，这是因为结核分枝杆菌侵入脑脊液引起炎症反应。头痛是常见的症状，但并非每个患者都会出现头痛。颅内压增高的发生率相对较低，因为老年人的颅内容积相对较大，颅内压力增高时可以更好耐受。呕吐是比较常见的临床表现之一。脑梗死的发生率较多，因为结核性脑膜炎会导致血管炎症和栓塞，从而引发脑梗死。

153. A【解析】参见 A1 型题第 95 题解析。

154. B【解析】参见 A1 型题第 52 题解析。

155. D【解析】诊断及相关治疗均对单纯疱疹病毒性脑炎的临床预后有影响。只有脑脊液中的病毒数量与其无影响。

156. B【解析】参见 A1 型题第 95 题解析。

157. A【解析】参见 A1 型题第 52 题解析。

158. D【解析】梅毒性脑膜脑炎大多隐袭起病，临床特征为进行性痴呆，如记忆减退、判断力减低和情绪不稳。早期表现为性格改变，焦虑不安、易激惹或抑制退缩，不修边幅，欣快和夸大妄想常较突出，时间及空间定向力障碍，记忆力、计算力、认知能力减退日趋严重，逐渐发展为痴呆。

159. D【解析】参见A1型题第121题解析。

二、A2型题

1. B【解析】两性霉素B是一种用于治疗真菌感染的抗生素，剂量通常以体重来计算。一般建议每日使用的两性霉素B剂量为0.3~1.0mg/kg。根据题干信息，患者体重为50kg，最大剂量计算如下：

最大剂量=体重（kg）×最高推荐剂量

=50kg × 1.0mg/kg

=50mg

所以，每天所用两性霉素B的量最多不要超过50mg。

2. D【解析】患者家住农村，家中畜养牛、羊、猪，近1个月反复出现抽搐”可初步诊断患者为脑囊虫病。因癫痫发作是脑囊虫病的首发症状，且患者的头颅CT检查结果符合脑囊虫病。

3. A【解析】根据题干所述，脑膜刺激征（-）表明没有明显的脑膜炎症状；腰穿结果提示颅内压增高、白细胞增多、淋巴细胞增多，提示可能存在脑脊液感染，因此应进一步进行脑脊液抗酸涂片检查，可直接观察到结核分枝杆菌的存在，有助于确诊。

4. A【解析】通过患者“情感淡漠、缺乏始动性、注意力减退、健忘和执行复杂任务困难”，最可能的诊断是HIV相关的神经认知障碍（HAND）。HAND可分为无症状性的神经认知缺损（ANI）、轻度神经认知障碍（MND）和HIV相关性痴呆（HAD）。ANI为亚临床的认知障碍，MND为轻度认知障碍，出现日常生活功能轻度受损。HAD也称为HIV脑病或AIDS痴呆叠加，出现显著认知障碍并导致患者的日常生活功能严重受损。表现为注意力减退、健忘和执行复杂任务困难以及情感淡漠、缺乏始动性，有些患者甚至发展为植物状态。

5. D【解析】该患者最可能的诊断是病毒性脑膜炎。病毒性脑膜炎主要表现为急性起病的高热，有剧烈头痛、颈背疼痛、畏光、咽喉疼痛、畏寒、疲乏及颈强直等症状。少部分患者可发生不同程度的嗜睡或轻度意识障碍。腰穿脑脊液压力常增高。脑脊液外观清亮、无色，偶有微混。白细胞计数通常为（10~100）$\times10^6$/L，蛋白、糖及氯化物含量一般正常。该患者各项检验数据均符合病毒性脑膜炎的表现。

6. C【解析】根据急性起病，出现发热、头痛、颈强直等临床表现，结合脑脊液中以中性粒细胞为主的化脓性炎症改变，一般很容易诊断为化脓性脑膜炎。成年人化脓性脑膜炎多表现为起病急、畏寒、高热、头痛、呕吐、抽搐、颈强直及意识障碍等。对于急性化脓性脑膜炎的诊断，CT提供的特异性信息极少。腰椎穿刺可发现颅内压增高，脑脊液外观浑浊或呈脓性，常规检查白细胞增多，一般在（250~10000）$\times10^6$/L，以中性粒细胞为主；蛋白增高，通常超过1g/L，而糖和氯化物降低。

7. B【解析】根据发热、头痛伴间断呕吐、颈抵抗，Kernig 征阳性可初步判断患者为新型隐球菌脑膜炎。新型隐球菌脑膜炎脑脊液压力增高，外观正常或微混。淋巴细胞轻、中度增多，蛋白增高，糖和氯化物减少，墨汁染色阳性。墨汁染色阳性是诊断新型隐球菌脑膜炎的最可靠依据。氟康唑为广谱抗真菌药，耐受性好，口服吸收良好，血及脑脊液中药物浓度高，对新型隐球菌脑膜炎有特效。

8. B【解析】根据头痛、呕吐、颈项抵抗等症状，患者可诊断为病毒性脑膜炎。病毒性脑膜炎脑脊液外观清亮、无色，偶有微混。白细胞计数通常为（10～100）$\times 10^6$/L，蛋白、糖及氯化物含量一般正常。85%～95%病毒性脑膜炎由肠道病毒引起，其次为流行性腮腺炎病毒、单纯疱疹病毒和腺病毒。

9. B【解析】患者早期症状为头痛与发热，“2 天后频繁癫痫发作，且出现昏迷，3 天后死亡”有可能因脑疝或内科合并症（肺炎、电解质紊乱）而死亡。“病理检查脑实质内出血性坏死、细胞核内包涵体”更加证实该患者为单纯疱疹病毒性脑炎。

10. B【解析】患者病史中的主诉症状与脑膜炎相关，神经系统查体未描述阳性体征，提示无明显的神经系统损害等。根据病史、腰穿结果以及没有明显的神经系统损害，最可能的诊断是病毒性脑膜炎。带状疱疹病毒性脑炎通常会伴随皮疹，但该病例未提及；单纯疱疹病毒性脑炎通常会表现为痉挛性抽搐等神经系统症状，而该病例神经系统查体未见阳性体征；化脓性脑膜炎通常会导致脑脊液外观混浊和明显的白细胞增多；结核性脑膜炎通常会伴随脑脊液中的糖和氯化物降低。

11. C【解析】参见 A2 型题第 5 题解析。

三、A3/A4 型题

1. D【解析】根据患者“低热和头痛 1 个月”的症状描述，以及颈强直的体征，最可能的诊断是脑膜炎。因此最重要的检查是脑脊液检查，以确定是否存在脑脊液感染。脑脊液检查包括细胞计数、蛋白质测定、糖测定和细菌培养等，这是确诊脑膜炎的关键步骤。胸部 X 线片或 CT 通常不是脑膜炎的常规筛查方法。

2. C【解析】患者“低热、头痛，颈强直，其他神经系统体征未见明显异常”，初步怀疑为结核性脑膜炎，应尽快做血常规、脑脊液检查、脑部影像学的 CT 或 MRI 以及胸部 X 线片或 CT 检查，暂不需要做血培养。

3. B【解析】患者妻子近 3 个月常午后低热，并有咳嗽、咳痰、消瘦等症状，怀疑为结核病。患者与其接触，应尽快进行多次痰找结核分枝杆菌检查，以便对症治疗。

4. E【解析】根据题干所述内容，需要进一步行腰椎穿刺检查以明确诊断。

5. C【解析】该患者应诊断为新型隐球菌脑膜炎。参见 A2 型题第 7 题解析。

6. C【解析】参见 A1 型题第 61 题解析。

7. D【解析】新型隐球菌脑膜炎的治疗如下。①抗真菌治疗：两性霉素 B 是目前药效最强的抗真菌药物，但因其不良反应多且严重，主张与 5-氟胞嘧啶联合治疗，以减少其用量；

氟康唑为广谱抗真菌药，耐受性好，口服吸收良好，血及脑脊液中药浓度高，对隐球菌脑膜炎有特效。②对症及全身支持治疗：颅内压增高者可用脱水药，并注意防治脑疝；有脑积水者可行侧脑室分流减压术，并注意水电解质平衡。因本病病程较长，病情重，机体慢性消耗很大，应注意患者的全身营养、全面护理、防治肺部感染及泌尿系统感染。

8. B【解析】参见 A1 型题第 37 题解析。

9. D【解析】中枢神经系统感染（ICNS）的途径如下。①血行感染：病原体通过昆虫叮咬、动物咬伤、使用不洁注射器静脉或肌内注射、静脉输血等进入血液，面部感染时病原体也可经静脉逆行入颅，或孕妇感染的病原体经胎盘传给胎儿。②直接感染：病原体通过穿透性头颅外伤或邻近组织的感染直接蔓延进入颅内。③神经干逆行感染：嗜神经病毒如单纯疱疹病毒、狂犬病病毒等首先感染皮肤、呼吸道或胃肠道黏膜，然后经神经末梢进入神经干。

10. D【解析】参见 A1 型题第 118 题解析。

11. C【解析】根据题干所述患者的表现，初步怀疑为病毒性脑膜炎，如需确诊，还需进一步进行腰穿检查。

12. E【解析】患者最可能诊断为病毒性脑膜炎。参见 A2 型题第 5 题解析。

13. C【解析】病毒性脑膜炎的最主要治疗是抗病毒治疗。针对单纯疱疹病毒、水痘病毒及巨细胞病者，应酌情应用干扰素或丙种球蛋白。此外，一些具有抗病毒作用的中药，如抗病毒口服液也可应用，使用这类药物要注意肝肾功能及白细胞的变化。此外，还有抗生素治疗、糖皮质激素治疗和支持治疗与防治并发症。

14. C【解析】根据题干头颅 CT 表现，则最可能为单纯疱疹病毒性脑炎。参见 A1 型题第 104 题解析。

15. B【解析】根据题干所述患者的表现，如需确诊，还需进一步进行腰椎穿刺以检查脑脊液。

16. D【解析】参见 A2 型题第 7 题解析。

17. B【解析】新型隐球菌脑膜炎的初始治疗即抗真菌治疗，可选择两性霉素 B。两性霉素 B 是目前药效最强的抗真菌药物，但因其不良反应多且严重，主张与 5-氟胞嘧啶联合治疗，以减少其用量。抗真菌治疗也可以单独使用氟康唑。氟康唑为广谱抗真菌药，耐受性好，口服吸收良好，血及脑脊液中药浓度高，对隐球菌脑膜炎有特效。

18. B【解析】根据题干所述患者的表现，如需确诊，还需进一步进行腰椎穿刺以检查脑脊液。

19. D【解析】参见 A2 型题第 6 题解析。

20. E【解析】应选择三代头孢的头孢曲松或头孢噻肟，作为化脓性脑膜炎的首选用药，因其对脑膜炎双球菌、肺炎球菌、流感嗜血杆菌及 B 型链球菌引起的化脓性脑膜炎疗效比较肯定。

21. C【解析】该患者最可能的诊断是结核性脑膜炎。脑脊液改变参见 A2 型题第 3 题解析。CT 或 MRI 在一定程度上有诊断意义。常见的改变有明显脑膜强化、阻塞性脑积水、脑水肿、脑梗死及结核球等，增强扫描更具诊断价值。

22~23 E、E【解析】参见 A1 型题第 61 题解析。

24. C【解析】根据患者病史及临床表现，结合实验室检查，可初步怀疑该患者为神经梅毒疾病，应尽快做血常规、脑脊液检查、脑部影像学的 CT 或 MRI 等检查，暂不需要做血培养。

25. D【解析】根据患者的病史、体征和检查结果，最不能排除的诊断是梅毒性动脉炎。患者有既往的扩张型心肌病病史，不排除是梅毒感染的结果。梅毒性动脉炎可导致血管壁的炎症和纤维化，最终导致血管狭窄和缺血，从而引发脑梗死，也可引起血管内膜炎症和纤维化，导致动脉壁增厚和管腔狭窄。患者否认高血压、糖尿病、高脂血症病史，但胆固醇和 LDL-C 水平升高，可能与梅毒性动脉炎引起的动脉损害有关。

26. D【解析】神经梅毒的治疗应早期开始，如无过敏史，尽快给予青霉素治疗。青霉素 G 为首选药物，安全有效，可预防晚期梅毒的发生。

27. C【解析】急性细菌性脑膜炎又称为急性化脓性脑膜炎，是化脓性细菌感染所致的脑脊膜炎症，其临床特点多为起病急、畏寒、高热、头痛、呕吐、抽搐、颈强直及意识障碍等。并有化脓性脑脊液变化。

28. C【解析】急性细菌性脑膜炎，最有助于诊断的检查是脑脊液检查。脑脊液细菌涂片检出病原菌和细菌培养阳性可确定诊断。

29. B【解析】一旦考虑细菌性脑膜炎的可能性，应立即给予经验性抗感染治疗。细菌性脑膜炎是一类严重的感染性疾病，病死率和后遗症发生率高。在充分考虑病原学特点和抗菌药物、药理特性的基础上进行及时、有效的抗感染治疗，是提高治愈率、降低病死率和减少后遗症的保证。

30. D【解析】根据患者的临床症状及体征，为进一步明确诊断，应首先做腰穿检查。脑脊液离心涂片，抗酸染色后涂片镜检找到抗酸杆菌是早期确诊结核性脑膜炎的最重要手段。

31. B【解析】患者脑脊液压力升高，脑脊液微黄；白细胞 385×10^6/L 呈中度增加，以淋巴细胞为主；糖在 2. 22mmol/L 以下，明显降低；蛋白质一般在 1~5g/L；氯化物明显降低。以上表现符合结核性脑膜炎。

32. C【解析】结核性脑膜炎是由结核分枝杆菌引起的疾病，常继发于原发病灶或其他器官的结核灶。故结核性脑膜炎应进行抗结核治疗，联合用药应首选杀菌药、配用抑菌药，分阶段治疗。常用的杀菌药有异烟肼（H）、利福平（R）、链霉素（S）和吡嗪酰胺（Z）四种；抑菌药有乙胺丁醇（E）。

四、B 型题

1. D【解析】神经系统钩端螺旋体病早期应给予青霉素 G 治疗，疗程至少 1 周。对青毒素过敏者，可用四环素，疗程不得少于 1 周。

2. B【解析】新型隐球菌感染进行抗真菌治疗，应首选两性霉素 B 联合 5-氟胞嘧啶。没有影响神经系统可服用氟康唑。

3. D【解析】参见 A3/A4 型题第 26 题解析。

4. C【解析】病毒性脑炎是指由病毒直接感染所致的脑炎，可分为流行性脑炎和散发性脑炎，前者如日本乙型脑炎，后者如腮腺炎病毒脑炎。病毒性脑炎中以单纯疱疹病毒性脑炎最为常见，一般发病无季节性与区域性，故常为散发性病毒性脑炎。

5. B【解析】中枢神经系统结核病最常见的类型是结核性脑膜炎，除此之外，还有颅内结核瘤和椎管内结核性蛛网膜炎两种临床类型。

6. C【解析】单纯疱疹病毒性脑炎是目前成年人中最常见的散发性、非流行性脑炎，死亡率和致残率极高。

五、X 型题

1. ABCDE【解析】颞叶与情绪调节、记忆和语言理解等功能相关，神经系统感染累及颞叶可导致精神障碍、视野缺损和感觉性失语等症状。枕叶位于额叶和顶叶之间，控制运动和语言功能。神经系统感染累及枕叶可能会出现随意运动障碍（如震颤、肌肉僵硬、不自主的运动）以及混合性失语（包括难以产生语言、理解语言或表达语言的困难）。额叶涉及决策、行为控制和思维等方面的功能，神经系统感染累及额叶可导致运动性失语、智能障碍等症状。顶叶与触觉、空间认知和注意力等功能有关，神经系统感染累及顶叶可导致中枢性感觉障碍等症状。边缘系统包括海马体、扣带回和杏仁核等结构，对情绪调节和记忆形成起重要作用，神经系统感染累及边缘系统可能引起情绪、记忆和自主神经功能改变。

2. ABCE【解析】GSS 综合征是朊蛋白引起的家族性神经变性疾病，为常染色体显性遗传病。发病年龄 19~66 岁，平均 40 岁，发病及进展缓慢。病初主要表现为小脑性共济失调，最终合并痴呆、缓慢进展的痉挛性截瘫，脑干受累出现橄榄-脑桥-小脑变性症状。病程持续 2~10 年。本病无特效治疗。所以正确答案为 ABCE。

3. ABCE【解析】朊蛋白病是由朊蛋白引起的中枢神经系统变性病，亦称朊病毒病、蛋白粒子病、感染性海绵状脑病、亚急性海绵状脑病等。朊蛋白病是一种人畜共患、中枢神经慢性非炎性致死性疾病，具有传染性。朊病毒传染有“种属屏障”限制。所以选项 ABCE 正确。

4. ABDE【解析】亚急性硬化性全脑炎多见于 12 岁以下儿童，典型病例通常在 2 岁前患过原发性麻疹感染，经 6~8 年的无症状期后再发病。本病隐袭起病，进展缓慢，不伴发热。约 10%病例为暴发性，患者最后多死于并发的感染和循环衰竭。所以选项 C 错误。

5. ABCE【解析】病原微生物侵犯中枢神经系统的实质、被膜及血管等引起的急性或慢性炎症性（或非炎症性）疾病即为中枢神经系统感染性疾病。这些病原微生物包括病毒、细菌、真菌、螺旋体、寄生虫、立克次体和朊蛋白等。所以选项 ABCE 正确。

6. ABDE【解析】参见 A3/A4 型题第 9 题解析。选项 C 属于直接感染。

7. ACDE【解析】HSE 光镜下显示的脑组织病理学重要特征为出血性坏死；电镜下为核内考德里（Cowdry）A 型包涵体，可见于坏死区或其附近的少突胶质细胞及神经细胞核内，一个细胞核内可有多个包涵体。晚期患者可能找不到包涵体。病原学检查特征是，电镜下可发现细胞内病毒颗粒，亦可用脑组织标本作 PCR、原位杂交等检查病毒核酸，或进行病毒分离与培养。所以选项 ACDE 正确。CSF 中病毒数量与病初的病情轻重、头颅影像学检查异常程度及临床预后无关。所以选项 B 错误。

8. ABCE【解析】根据脑囊虫病包囊存在的位置不同，临床表现分为脑实质型、蛛网膜型、脑室型和脊髓型四种基本类型。

9. ABCE【解析】参见 A1 型题第 3 题解析。

10. ABCE【解析】克-雅病的典型类型通常在中年或老年人中发病，平均年龄约为 58 岁。然而，也存在一种新变异型克-雅病，其发病年龄较轻，平均年龄约为 26 岁。临床表现常以隐袭性起病为特征，即病情逐渐出现并缓慢进行性加重。早期症状常与神经症相似，包括易疲劳、注意力不集中、失眠、抑郁和记忆减退等，中期可以癫痫发作起病，表现为进行性痴呆、癫痫发作、脑电图上的特征性放电，然而，强直-阵挛发作并非其典型表现。

11. ABCE【解析】对临床疑诊又无条件作病原学检查的病例可用阿昔洛韦进行诊断性治疗。所以选项 D 错误。

12. ABDE【解析】单纯疱疹病毒性脑炎确诊需进行如下检查。①双份血清和检查发现 HSV 特异性抗体有显著变化趋势；②脑组织活检或病理发现组织细胞核内包涵体，或原位杂交发现 HSV 病毒核酸；③脑脊液的 PCR 检测发现该病毒 DNA；④脑组织或脑脊液标本 HSV 分离、培养和鉴定。选项 C 属于 HSE 临床诊断的参考标准。

13. ABDE【解析】病毒性脑膜炎以夏秋季节为高发季节，在热带和亚热带地区则终年发病率较高。本病以儿童多见，成年人也可罹患。临床上急性起病，主要表现为病毒感染的全身中毒症状和脑膜刺激症状，如发热、头痛、畏光、肌痛、恶心、呕吐、食欲缺乏、腹泻和全身乏力等。幼儿患者出现发热、呕吐、皮疹等症状，而颈强直和前囟隆起等体征轻微甚至缺如。肠道病毒 71 型脑膜炎可表现为手-足-口综合征。

14. ABDE【解析】HSE 脑组织活检的检查项目包括：①组织病理学检查 Cowdry A 型核内包涵体；②电镜证实 HSV 颗粒；③免疫荧光技术发现 HSV 抗原；④病毒培养，且还须进行细菌和真菌培养以排除其他致病因素。

15. ABCE【解析】HSE 患者的脑脊液外观清亮；10%~20%患者在疾病早期脑脊液压力与化验正常，但大多数患者有颅内压增高，白细胞增多达（50~1000）$\times 10^6$/L，初期以多形核为主，随后转变为淋巴细胞占优势；脑脊液中查到红细胞表明 HSV 感染引起出血性坏死，见于 75%~85%的患者，对诊断有一定的帮助；蛋白定量轻至中度增高，也可能正常；糖与氯化物定量正常，有时可以降低。

16. ABDE【解析】亚急性硬化性全脑炎（SSPE）多见于12岁以下儿童，典型病例通常在2岁前患过原发性麻疹感染，经6~8年的无症状期后再发病。根据病情演变，大致可分为4期。①行为与精神障碍期：以健忘、学习成绩下降、性格改变、情感不稳定为主要表现，初期不易被家长察觉。历时数周或数月。②运动障碍期：躯干和肢体肌肉协同不良和共济失调、抽搐、肌阵挛，语言功能丧失，智力进一步减退。还可见视力下降、脉络膜视网膜炎。持续1~3个月。③昏迷、角弓反张期：昏迷、角弓反张、去皮质强直，并出现自主神经功能障碍，如出汗和体温波动。可持续数月。④大脑皮质功能丧失期：大脑皮质功能完全丧失，眼球浮动，肌张力低下，肌阵挛消失。可因合并感染或呼吸循环衰竭而死亡。所以选项ABDE均正确。SSPE是由麻疹缺陷病毒所致的脑的慢性病毒感染疾病，所以接种麻疹疫苗不会引起此病。所以选项C错误。

17. BCDE【解析】结核性脑膜炎（TBM）是由结核分枝杆菌引起的脑膜和脊髓膜的非化脓性炎症性疾病。所以选项A错误。其余选项的说法均是正确的。

18. ABCD【解析】老年人结核性脑膜炎的头痛和呕吐症状相对较轻，与其他类型的脑膜炎相比，较少出现头痛、呕吐等症状。颅内压增高也较少发生，因为老年人的颅内容积较大，能够容纳更多的炎性渗出物而不引起明显的颅内压力升高。约有一半老年患者的脑脊液检查结果可能并不典型，即可能没有明显的炎症改变，因此增加了诊断难度。因老年人普遍存在动脉硬化等血管病变，因此结核性动脉内膜炎引起的脑梗塞情况较为常见。但本病晚期并不多出现结核瘤，晚期主要表现为神经系统症状，如头痛、发热、意识障碍、共济失调等。

19. ABCD【解析】根据A1型题第121题解析可知，选项A、B正确，选项E错误。新型隐球菌广泛分布于自然界，如水果、奶类、土壤、鸽粪和其他鸟类的粪便中，为条件致病菌，当宿主的免疫力低下时致病。所以选项C正确。新型隐球菌脑膜炎的神经系统症状和体征主要表现为颅内压逐渐增高所致的持续性加重的头痛、恶心、频繁呕吐、视物模糊，可伴颈部疼痛和活动受限。所以选项D正确。因此本题应选ABCD。

20. ACDE【解析】钩端螺旋体可通过破损的皮肤或黏膜进入机体而感染。神经系统钩端螺旋体病的分期及临床表现如下。①早期（钩体血症期）：有发热、头痛、全身乏力、眼结膜充血、腓肠肌压痛和浅表淋巴结肿大等感染中毒症状，一般持续2~4天。②中期（钩体血症极期及后期）：发病后4~10天，表现为脑膜炎的症状和体征，可有剧烈头痛、频繁呕吐、颈强直和脑膜刺激征；个别病例可见大脑或脑干损害，脑脊液中可分离出钩端螺旋体。③后期（后发症期或恢复期）：大部分患者完全恢复，部分患者则出现神经系统损害的症状和体征，称为神经系统后发症。钩体脑动脉炎是最常见的神经系统后发症，急性期退热后半个月至5个月发病。无并发症的青年患者通常预后良好。所以正确答案为ACDE。

21. ABDE【解析】脑型血吸虫病是指血吸虫虫卵异位寄生于脑而引起的中枢神经损伤，寄居于人体的血吸虫主要有日本血吸虫、曼氏血吸虫、埃及血吸虫，我国流行的是日本血吸虫。血吸虫的中间宿主为钉螺，成虫寄生于人及多种哺乳动物的门脉-肠系膜静脉系统。慢性血吸虫病多见，吡喹酮为本病首选的治疗药物。所以选项 C 错误。本题应选 ABDE。

22. ACDE【解析】参见 A1 型题第 37 题解析。

23. ABCE【解析】参见 A3/A4 型题第 27 题解析。

24. ACDE【解析】抗结核治疗过程中应注意药物不良反应，包括肝功能异常（异烟肼、利福平和吡嗪酰胺）、多发性神经炎（异烟肼）、视神经炎（乙胺丁醇）、胃肠不适（异烟肼）、癫痫发作（异烟肼）和耳毒性（链霉素）等。

25. ACDE【解析】参见 B 型题第 2 题解析。咪康唑也可用于治疗新型隐球菌性脑膜炎。吡喹酮用于治疗寄生虫病。

26. ABCDE【解析】单纯疱疹病毒性脑炎早期诊断和治疗是降低本病死亡率的关键，待病毒学确诊后通常需要应用抗病毒药物进行治疗，主要包括抗病毒治疗，辅以免疫治疗和对症支持治疗。病因治疗可应用阿昔洛韦、更昔洛韦；对症治疗时，对高热、抽搐、精神异常及颅内压增高的患者，可给予降温、解痉、镇静及脱水降颅内压等相应治疗，可应用地塞米松等激素制剂来减轻脑水肿，克服脱水药所致的颅内压反跳作用，宜早期、大量、短程使用。重症患者支持疗法、加强护理和预防并发症。

27. BCDE【解析】亚急性硬化性全脑炎（SSPE）大多数患者早年有麻疹病毒感染史，2 岁前感染麻疹病毒后发生 SSPE 的危险性最大。所以选项 A 错误。SSPE 起病隐袭，呈进行性发展，不伴发热。所以选项 B 正确。脑电图检查：典型的 SSPE 综合波为周期性出现的复合波，复合波与肌阵挛同步或单独释放，持续 0.5~2 秒（平均 1 秒），间隔 4~20 秒。所以选项 C 正确。SSPE 脑脊液中 γ 球蛋白升高，血清和脑脊液中麻疹病毒抗体效价升高。所以选项 D 正确。SSPE 目前尚无有效治疗，预后不佳。所以选项 E 正确。因此本题的正确答案为 BCDE。

28. ABCE【解析】参见 X 型题第 8 题解析。

29. ABCD【解析】进行性风疹全脑炎（PRP）的辅助检查：脑电图可见弥漫性慢波，无周期性。CT 可见脑室扩大。脑脊液淋巴细胞增多和蛋白升高；血清和脑脊液抗风疹病毒抗体效价升高。

30. ACD【解析】伯氏疏螺旋体对四环素、氨苄西林和头孢曲松高度敏感。

31. BCD【解析】参见 A1 型题第 131 题解析。

32. ABD【解析】参见 A1 型题第 54 题解析。

33. ACE【解析】新型隐球菌脑膜炎的发病率低。所以选项 B 错误。新型隐球菌 CNS 感染可单独发生，更常见于全身性免疫缺陷性疾病、慢性衰竭性疾病时，如获得性免疫缺陷综合征、淋巴肉瘤等。所以选项 D 错误。其余选项的说法均是正确的。新型隐球菌广泛分布于自然界，如水果、奶类、土壤、鸽粪和其他鸟类的粪便中，为条件致病菌，当宿主的免疫力低下时致病。所以选项 A 正确。新型隐球菌脑膜炎通常隐袭起病，病情缓慢进展，逐渐加重，大多预后不良。所以选项 C 正确。用两性霉素治疗后可引起高热、寒战、血栓性静脉炎、头痛、恶心、呕吐、血压降低、低钾血症、氮质血症等，偶可出现心律失常、癫痫发作、白细胞或血小板减少等不良反应。所以选项E正确。

34. BCD【解析】囊虫病是因食入猪带绦虫卵所致，吞食猪带绦虫卵为其主要传播途径，感染途径主要有以下两种：①异体感染，因摄入污染绦虫卵的食物而感染；②自身感染，包括两种方式，即内源性自身感染和外源性自身感染。

35. ACD【解析】CT检查中，大约有50%的HSE患者出现局灶性异常（一侧或两侧颞叶和额叶低密度灶），若在低密度灶中有点状高密度灶，提示有出血。在HSE症状出现后的最初4~5天内，头颅CT检查可能是正常的。

36. ABCDE【解析】新型隐球菌脑膜炎免疫力低下患者可急性起病，神经系统症状和体征主要表现为颅内压逐渐增高所致的发热，持续性加重的头痛、恶心、频繁呕吐、视物模糊，可伴颈部疼痛和活动受限，部分患者可出现精神行为异常、发作性抽搐，病情进展迅速者可出现嗜睡、昏睡等意识障碍，如颅内压进一步增高，患者意识障碍加重，甚至进入昏迷状态，出现大小便失禁。

37. ABE【解析】囊尾蚴引起脑病变的发病机制主要有：①囊尾蚴对周围脑组织的压迫和破坏；②作为异种蛋白引起的脑组织变态反应与炎症；③囊尾蚴阻塞脑脊液循环通路引起颅内压增高。

38. ABCD【解析】在神经系统中，囊虫病多见于脑膜、大脑皮质、脑室系统、脑白质，偶见于椎管内，寄生于脑部占60%~96%。

39. ADE【解析】两性霉素B是目前药效最强的抗真菌药物，但因其不良反应多且严重，主张与5-氟胞嘧啶联合治疗，以减少其用量。所以选项B错误。两性霉素B与氟康唑的药效相同，故联合使用时应减少用量。故选项A正确。两性霉素B可造成剂量依赖型肾小球滤过率降低，故初次用药不能直接达到负荷剂量。故选项C错误。成年人首次用两性霉素B 1~2mg/d，加入5%葡萄糖液500ml内静脉滴注，6小时以上滴完；以后每日增加剂量2~5mg，用药总量一般不要超过3000mg。所以选项D、E正确。

40. BCE【解析】绝大多数散发型CJD发病年龄有很大的变异性，但通常情况下绝大多数患者在40~60岁之间发病。所以选项A错误。进展迅速，通常在发病后数周或数月内发展为痴呆、无动性缄默或去皮质强直。所以选项B正确。中期表现为大脑皮质、锥体外系、锥体束及小脑受损的症状交替或相继出现。此期约2/3患者出现肌阵挛，最具特征性。所以选项C、E均正确。散发型CJD预后不佳，存活期短。所以选项D错误。因此本题应选BCE。

41. ACE【解析】参见A1型题第49题解析。

42. BCE【解析】PML与免疫系统功能低下有关，但没有直接证据表明服用驱蛔虫药物与PML之间存在联系，故选项A错误。其余内容参见A1型题第130题解析。

43. ADE【解析】DWI及FLAIR上的“皮质花边征”（又称“缎带征”）是散发型CJD（sCJD）在MRI上的特征性表现。所以选项B正确，选项A错误。“双曲棍球棒征”是指双侧丘脑枕和背内侧丘脑同时对称性受累的高信号病变（T_2、FLAIR或DWI），常见于变异型

CJD（vCJD）。所以选项 C 正确，选项 D 错误。克-雅病的 MRI 显示双侧尾状核、壳核 T_2加权像呈对称性均质高信号，很少波及苍白球。所以选项 E 错误。故本题应选 ADE。

44. ABC【解析】亚急性硬化性全脑炎通常表现为进行性神经系统退化，病程可持续数月至 2~3 年，病情进展迅速，逐渐加重，通常 1~3 年内因病情恶化而死亡。大多数患者病程较短，但也有少部分患者可经历更长时间的病程，持续 10 年甚至更久。本病预后差，病死率极高。大多数患者的病情会逐渐加重，只有少数患者可能会有病情缓解或稳定。

45. ABCDE【解析】参见 A1 型题第 88 题解析。

46. ACE【解析】变异型 CJD 发病率低，并不是在全世界均有发病。所以选项 A 错误。变异型 CJD 发病较早（平均约 30 岁），病程较长（>1 年），通常无肌阵挛和特征性脑电图改变。所以选项 C、E 错误，选项 B 正确。免疫组化技术可以在阑尾和扁桃体活检标本中检测到 PrP^{SC}，能够生前诊断变异型 CJD（vCJD）。所以选项 D 正确。

47. ABC【解析】进行性风疹性脑炎、亚急性硬化性全脑炎、进行性多灶性白质脑病的病程均呈逐渐进展，目前尚无有效治疗方法，并且可导致多数患者预后不好。病毒性脑膜炎大多呈良性过程。单纯疱疹病毒性脑炎有有效的治疗方法且预后较好。

48. ABCE【解析】参见 A1 型题第 23 题解析。

49. CE【解析】因乙胺丁醇有视神经毒性、链霉素有听神经毒性，故儿童尽量不应用乙胺丁醇和链霉素。

50. ABCDE【解析】新型隐球菌脑膜炎可见于任何年龄组，男女均可患病，通常隐袭起病，表现为亚急性或慢性过程，病情缓慢进展，逐渐加重。神经系统症状和体征主要表现为颅内压逐渐增高所致的持续性加重的头痛、恶心、频繁呕吐、视物模糊，可伴颈部疼痛和活动受限。新型隐球菌脑膜炎还可伴有其他系统的病变，包括呼吸道、皮肤、前列腺、尿道、眼、骨骼以及血液系统。患者如不进行针对性抗真菌治疗，疾病多呈持续性、进行性加重。

51. ABDE【解析】目前用于临床的抗结核病种类很多，通常把疗效高、不良反应较少、患者较易耐受的称为一线抗结核药，包括异烟肼、利福平、乙胺丁醇、链霉素、吡嗪酰胺等；毒性较大、疗效差，主要用于对一线抗结核药产生耐药性或用于与其他抗结核药配伍使用的称为二线抗结核药，包括对氨基水杨酸、氨硫脲、卡那霉素、阿米卡星、乙硫异烟胺等。此外，近几年又开发出一些疗效较好、毒副作用相对较小的新一代的抗结核药如利福喷丁、利福定、司帕沙星等。左氧氟沙星为喹诺酮类抗生素。

52. ABCE【解析】朊蛋白是导致传染性海绵状脑病（CJD）的主要成分，其传播途径包括：①接受了来自 CJD 患者的角膜或硬脑膜移植。②脑电极在多个患者之间重复使用，并且未经充分消毒，朊蛋白可能残留在脑电极上，从而导致传播风险。③身体破损处直接暴露于 CJD 患者的脑脊液，可能发生朊蛋白传播。④如果身体破损处直接暴露于 CJD 患者的组织，或者角膜和皮肤与患者的组织接触，可能发生朊蛋白传播。虽然角膜和皮肤与血液接触可能带来其他感染风险，但据目前所知，朊蛋白不会通过这种途径传播。

53. ABD【解析】参见X型题第36题解析。

54. AE【解析】绝大多数皮质-纹状体-脊髓变性为散发型，患者多为中老年人，儿童发病者少。所以选项A正确，选项B错误。本病潜伏期长，病程短，多在1~2年内死亡。所以选项C错误。脑脊液中14-3-3蛋白可呈阳性，无巨细胞病毒抗体。所以选项D错误。地西泮为苯二氮䓬类药物，可与其他抗癫痫药物合用，治疗失神发作、强直-阵挛发作、肌阵挛发作和失张力发作。所以选项E正确。因此本题应选AE。

55. ABCDE【解析】由于中枢神经系统结核病的表现常常多变而又非特异性，故临床医师需高度重视其高危人群，包括艾滋病患者、经常接触结核病传染源者、酒精中毒和营养不良者、流浪者、护理所及精神病院的人、老年人、长期用皮质类固醇治疗或因器官移植而用免疫抑制剂者。其他部位结核病已进行抗结核治疗的患者仍可发生神经系统结核病，原因可能是抗结核药物剂量不足、患者不配合、结核分支杆菌已产生耐药性或失去了最佳治疗时机等。

56. BCD【解析】结核性脑膜炎起病多较缓慢，偶有急剧起病者。成年人常诉乏力、体重减轻、头痛、畏光、视力障碍、食欲缺乏及低热。结核性脑膜炎时，脑脊液压力增高至400mmH_2O或以上。结核性脑膜炎时，淋巴细胞数显著增多，常为（50~500）$\times 10^6$/L。正常人CSF蛋白质含量为0.15~0.45g/L。结核性脑膜炎时，CSF蛋白质明显增高。结核性脑膜炎时，脑脊液中糖含量轻至中度降低，通常在2.22mmol/L以下。

57. ABCDE【解析】脑囊虫病病因治疗中应注意的问题有：①脑囊虫病患者必须住院治疗；②囊虫病合并猪带绦虫病者，通常先驱绦治疗，以免发生严重不良反应而影响脑囊虫病的治疗；③杀虫治疗前务必检查有无眼囊虫病，如有，须先行眼科手术治疗摘除眼囊虫，因杀虫治疗过程中眼囊虫死亡所引起的变态反应可致失明；④为了减免杀虫治疗过程中囊虫在体内大量死亡所引起的变态反应，应酌情应用糖皮质激素等；⑤根据病情脱水降低颅内压治疗，如发生严重颅内压增高，除及时停用抗囊虫药物及脱水、抗变态反应处理外，还可进行颞肌下去骨片减压术，以防止颅内压增高所导致的脑疝形成。

58. CE【解析】艾滋病神经综合征的诊断需根据流行病学资料、临床表现、免疫学和病毒学检查综合判定。脑MRI和CT显示进行性脑萎缩有助于艾滋病合并痴呆的诊断；确诊主要靠脑活检、HIV抗原及抗体测定。脊髓病可做钆增强的脊髓MRI检查。脑脊液检查也可帮助诊断周围神经病，尤其是巨细胞病毒（CMV）所致的多发性神经病。

59. ABD【解析】急性细菌性脑膜炎是由细菌感染引起的脑膜炎症，软脑膜-蛛网膜下腔是炎症最早累及的区域，MRI可显示该区域强化。硬脑膜-蛛网膜下腔也可受影响，并在MRI上呈现强化。同时，脑膜炎症可导致局限性脑组织水肿和占位，这些改变可在MRI上观察到。细菌性脑膜炎的头颅MRI一般不会直接显示脑皮质梗死，因为脑皮质梗死通常是由于脑血管疾病或血液供应不足引起，与细菌性脑膜炎的病理过程不直接相关。急性细菌性脑膜炎通常也不导致脑室扩大。

60. ABCE【解析】获得性免疫缺陷综合征（AIDS）即艾滋病，是由人类免疫缺陷病毒

（HIV）感染所致。所以 AIDS 的致病因子为 HIV。HIV 一般不直接损害神经组织，而是经过免疫介导的间接损伤、限制性持续性的胞内感染、由受染单核细胞和巨噬细胞释放的细胞因子、兴奋性毒性氨基酸、胞内钙超载、自由基、脂质炎性介质、HIV 基因产物等引起组织的炎症损害。当 $CD4^{+}T$ 淋巴细胞数减低到一定水平，患者将极易罹患一系列机会性感染性疾病，尤其是卡氏肺囊虫肺炎、弓形体病，病毒、真菌及分枝杆菌感染等以及卡波西（Kaposi）肉瘤和淋巴瘤等。AIDS 的主要传播途径为性接触、血液及血制品和母婴传播三种。一旦出现临床症状，约 50%的 AIDS 患者会在 1~3 年内死亡。所以选项 ABCE 正确。

61. ABCDE【解析】参见 A1 型题第 80 题解析。

62. ABCD【解析】化脓性脑膜炎的常见并发症包括硬脑膜下积液、积脓、脑脓肿、脑梗塞、静脉窦血栓形成等颅内化脓性感染性疾病，以及细菌性心内膜炎、肺炎、化脓性关节炎、肾炎、眼睫状体炎，甚至弥漫性血管内凝血等颅外病变。后遗症包括痰病、脑积水、失语、肢体瘫痪以及脑神经麻痹等。

63. ADE【解析】参见 X 型题第 58 题解析。

64. BC【解析】参见 A1 型题第 80 题解析。

65. ABCD【解析】我国脑囊虫病主要流行于东北、华北、西北地区，还有山东省。

66. ABC【解析】AIDS 的神经系统损害的治疗原则如下。①积极抗 HIV 治疗：目前临床常用的抗 HIV 药物包括：核苷反转录酶抑制剂，齐多夫定、拉米夫定等；非核苷反转录酶抑制剂，奈韦拉平等；蛋白酶抑制剂，印地那韦等。②增加免疫功能：可应用异丙肌苷、甘草酸、香菇多糖、白介素-2、胸腺刺激素等药物，或进行骨髓移植、胸腺移植、淋巴细胞输注等免疫重建。③治疗机会性感染：针对脑弓形虫病用乙胺嘧啶和磺胺嘧啶，单纯疱疹病毒感染用阿昔洛韦，真菌感染用两性霉素 B。巨细胞病毒所致的神经根病的进行性疼痛可用更昔洛韦及三环类抗抑郁药如阿米替林等治疗。

67. ABCE【解析】HIV 急性原发性感染可能导致神经系统的炎症反应，从而引起可逆性脑病（通常在抗逆转录病毒治疗后得到改善），也可导致急性化脓性脑膜炎，出现头痛、颈部僵硬、四肢关节疼痛等症状。HIV 感染可以导致面神经麻痹，尤其是在感染初期。HIV 感染可引起急性横贯性脊髓炎，从而导致肢体瘫痪、感觉障碍和膀胱功能障碍等。但 HIV 急性原发性感染通常不会直接导致急性上升性脊髓炎，因为急性上升性脊髓炎是一种自身免疫病，主要是由免疫系统对自身神经组织产生异常反应引起。

68. ABCDE【解析】中枢神经系统感染（ICNS）的致病源包括细菌、病毒、真菌、螺旋体、衣原体、支原体、立克次体、寄生虫和朊蛋白等。

69. ABCDE【解析】所有选项的疾病均可引起痴呆。

70. ABCDE【解析】参见 A1 型题第 72 题解析。

71. ABCE【解析】神经莱姆病是伯氏疏螺旋体引起的神经系统感染。其传播媒介为蜱，鹿和鼠是蜱的宿主。所以选项 A 正确。主要根据流行病学、脑膜炎、神经根炎、脑病和脊髓病等临床表现和特异性血清学诊断试验，蜱咬伤史和慢性游走性环形红斑（ECM）等可高度提示诊断。所以选项B正确。神经症状多表现为脑膜炎、脑炎、脑神经炎，亦可出现单发或多发神经炎。所以选项C正确。患者血液、脑脊液和皮肤可分离培养伯氏疏螺旋体，但不作为常规检查。所以选项D错误。伯氏疏螺旋体对四环素、氨苄西林和头孢曲松高度敏感。治疗可使用青霉素G、三代头孢菌素药物。所以选项E正确。因此本题应选ABCE。

72. ABCD【解析】中枢神经系统感染（ICNS）常用的诊断方法如下。①脑脊液检查：外观、压力、常规、生化、细胞学检查。②病原学检测：涂片、培养、特异性抗体、病毒DNA（PCR）检测。③脑电图检查。④影像学检查：头颅或脊髓的CT和MRI（包括增强）。

73. ABCDE【解析】参见X型题第20题解析。

74. BCDE【解析】参见A3/A4型题第32题解析。

75. AC【解析】关于脑囊虫病，人既是猪带绦虫的终宿主（猪带绦虫病），也是中间宿主（囊虫病）。检测血液和（或）脑脊液中的囊虫IgG抗体，可帮助确认脑囊虫病的诊断。头颅CT或MRI可用于检测脑囊虫病的影像学改变，但不是诊断本病的必需条件。诊断的必需条件包括临床症状、影像学结果、血清学检测、脑脊液检查等。脑囊虫病患者常伴有周围血嗜酸性粒细胞计数增加和白细胞总数升高。对于癫痫型脑囊虫病患者，如果癫痫症状持续存在，需要长期应用抗囊虫药物治疗，以控制和预防癫痫发作。

76. DE【解析】根据A1型题第68题解析可知，选项ABC均错误，选项D正确。致死性家族性失眠症的脑电图可见弥漫性慢波，周期性异常波罕见。所以选项E正确。因此本题应选DE。

77. ABD【解析】参见A3/A4型题第9题解析。

78. ABCE【解析】参见A1型题第37题解析。

79. ACDE【解析】结核性脑膜炎一般起病隐袭，病程缓慢。早期多无明显神经系统异常表现。病情进展后，多数患者有明显脑膜刺激征。可有脊髓、脊髓膜或脊神经根受累的表现。脑脊液细胞数增高、蛋白升高，糖和氯化物降低。一般主张应至少选用3种药物联合治疗，常用异烟肼、利福平和吡嗪酰胺。如能早期治疗、系统治疗，预后较好。所以选项ACDE正确。

80. ABCDE【解析】参见A1型题第70题解析。

81. ABCDE【解析】参见A1型题第104题、X型题第12题解析。

82. BCD【解析】根据X型题第50题解析可知选项BCD均正确。新型隐球菌脑膜炎没有癫痫发作的症状。所以选项A错误。本病脑实质很少有炎症反应，故病理检查很少有化脓性病变。所以选项E错误。

83. CE【解析】参见A1型题第118题解析。

84. ABDE【解析】散发性朊蛋白病患者可能出现肌阵挛性癫痫发作，这是一种突然发生的肌肉收缩和抽动。也可导致视觉障碍，包括视力下降、视野缺损或其他视觉异常。在散发性朊蛋白病患者的MRI图像中，可能会显示出皮质呈现“缎带征”的改变，即皮质区域变薄呈带状。脑电图可能显示出周期性三相波，即脑电图波形中出现特定的重复性波峰和波谷。而“双曲棍球棒征”是指双侧丘脑枕和背内侧丘脑同时对称性受累的高信号病变（T_2、FLAIR 或 DWI），常见于变异型朊蛋白病。

85. ABDE【解析】单纯疱疹病毒性脑炎前驱期可有发热、全身不适、头痛、肌痛、嗜睡、腹痛和腹泻等症状。表现为头痛、呕吐、轻微的意识和人格改变、记忆丧失、轻偏瘫、偏盲、失语、共济失调、震颤、舞蹈样动作、肌阵挛、脑膜刺激征等。约 1/3 的患者出现全身性或部分性痫性发作。部分患者可因精神行为异常为首发或唯一症状。病情常在数日内快速进展，多数患者有意识障碍，表现为意识模糊或谵妄，随病情加重可出现嗜睡、昏睡、昏迷或去皮质状态，部分患者在疾病早期迅即出现昏迷。

六、案例分析题

1. BC【解析】患者初步诊断须考虑病毒性脑膜炎、结核性脑膜炎。①病毒性脑膜炎：主要表现为急性起病的高热，有剧烈头痛、颈背疼痛、畏光、咽喉疼痛、畏寒、疲乏及颈项僵硬等症状。少部分患者可发生不同程度的嗜睡或轻度意识障碍。腰穿脑脊液压力常增高。脑脊液外观清亮、无色，偶有微混。②结核性脑膜炎：一般起病隐袭，病程缓慢。早期多无明显神经系统异常表现。病情进展后，多数患者有明显脑膜刺激征。可有脊髓、脊髓膜或脊神经根受累的表现。脑脊液压力升高，脑脊液无色透明或微混，细胞数增高、蛋白升高，糖和氯化物降低。

2. ABCDEF【解析】根据患者的症状和体征，初步诊断可能为病毒性脑膜炎、结核性脑膜炎。为了明确诊断，进一步的辅助检查如下。①头颅 MRI：用于检查颅内结构是否异常，排除其他潜在的神经系统疾病。②结核分枝杆菌素试验：用于判断是否感染结核分枝杆菌。③脑脊液病毒特异性抗体检测：可确定病毒是否引起脑膜炎。④脑脊液结核分枝杆菌培养：寻找结核分枝杆菌的生长，用于确认是否存在结核性脑膜炎。⑤脑脊液抗酸染色复查：再次进行抗酸染色，以排除结核性脑膜炎。⑥脑脊液常规、生化复查：重新进行常规生化检查，以获取更全面的脑脊液指标，有助于疾病的辅助诊断。

3. BCD【解析】根据题干信息，患者为结核性脑膜炎，应首先进行抗结核治疗；在足量应用抗结核治疗的基础上，应用糖皮质激素治疗、脱水降颅内压治疗。所以选项 BCD 正确。

4. A【解析】胸部 CT 可见多发结节，多怀疑是肺部原发感染。

5. C【解析】根据题中的临床表现及头颅 MRI 增强见部分软脑膜强化，可初步怀疑患者为血管圆线虫病，为明确诊断，首选检查为腰椎穿刺。抽取脑脊液，检查其中的糖、蛋白、白细胞计数和分类，并在脑脊液中寻找幼虫。

6. B【解析】患者病史“食用未熟淡水螺”对诊断有重要的参考意义。因为血管圆线虫成虫寄生于鼠类的肺动脉内，幼虫寄生于多种淡水螺类、蜗牛、蛙甚至鱼、虾、蟹的体内，人生食这些动物后会使得幼虫进入人体。

7. ABCDE【解析】根据患者的病史、临床表现和实验室检查结果，有助于确诊的实验室检查如下。①血囊虫 IgG 抗体：用于检测血液中是否存在囊虫（绦虫）感染导致的囊虫病。②脑脊液囊虫 IgG 抗体：可帮助确认中枢神经系统感染，由于该患者出现了头部胀痛、颈部僵硬等与中枢神经系统相关的症状，该检查有价值。③脑脊液广州管圆线虫虫体：可发现是否存在该虫体。④血曼氏裂头蚴抗体：可用于确诊疾病。⑤血广州管圆线虫 IgG 抗体：考虑到患者 3 周前食用半生淡水螺的病史，该检查可帮助确认感染情况。肺吸虫感染可以导致肺吸虫病，血液中的肺吸虫抗体检测可用于确诊，但该患者并没有出现明显的肺吸虫相关症状，故不需做血肺吸虫 IgG 抗体检查。

8. B【解析】患者血管圆线虫 IgG 抗体（+），可诊断为血管圆线虫病。针对病原体的治疗药物为阿苯达唑（丙硫咪唑），20mg/（kg·d），分 3 次服用，连服 7~10 天。

9. ACEF【解析】患者须进行的检查包括血常规+血培养、脑脊液检查、皮肤瘀点涂片和对流免疫电泳测定脑脊液抗原。

10. B【解析】脑膜炎双球菌脑膜炎属于细菌性脑膜炎，菌血症时皮肤可见多发瘀点和瘀斑。脑脊液常规检查白细胞增多，一般在（250~10000）$\times 10^6$/L，以中性粒细胞为主；蛋白增高，通常超过 1g/L，而糖和氯化物明显降低。

11. C【解析】在病原学检测及药敏试验结果报告前，此时未确定病原菌，三代头孢的头孢曲松或头孢噻肟常作为细菌性脑膜炎的首选用药，对脑膜炎双球菌引起的细菌性脑膜炎疗效比较肯定。

12. BE【解析】对于与该患者密切接触者，可给予利福平、头孢曲松进行预防。

13. BCDF【解析】细菌性脑膜炎抗生素治疗的疗程取决于病原体。对于肺炎链球菌和流感嗜血杆菌，一般建议 10~14 天治疗；对于脑膜炎球菌，7 天治疗即可；对于单核细胞增多性李斯特菌和 B 族链球菌，则需要 14~21 天抗生素治疗；而革兰阴性杆菌，则至少需要 3 周以上治疗才能治愈。所以选项 BCDF 正确。

14. A【解析】根据临床表现和脑电图可初步判断患者为散发型朊蛋白病。散发型朊蛋白病表现为肌阵挛性癫痫、视觉障碍，脑电图出现典型的周期性三相波。患者表现为智力减退，病变可能的部位为大脑皮质。大脑皮质受损表现为进行性痴呆。小脑受损出现共济失调、步态不稳。

15. BCE【解析】须进一步进行的辅助检查包括头颅 MRI，包括 DWI、脑脊液的 14-3-3 蛋白测定，还有随诊脑电图。

16. D【解析】“双曲棍球棒征”是指双侧丘脑枕和背内侧丘脑同时对称性受累的高信号病变（T_2、FLAIR 或 DWI），常见于变异型 CJD。DWI 及 FLAIR 上的“皮质花边征”（又称“缎带征”）是散发型 CJD 在 MRI 上的特征性表现。MRI 显示双侧尾状核、壳核 T_2加权像呈对称性均质高信号，很少波及苍白球，无增强效应，T_1加权像可完全正常。

17. C【解析】腰椎穿刺提示脑脊液压力、常规和生化均正常，最可能的诊断是散发型 CJD。散发型 CJD 脑脊液中 14-3-3 蛋白可呈阳性。

第十一章 中枢神经系统脱髓鞘疾病

一 A1 型题

1. 多发性硬化（MS）的常见症状不包括
   A. 单侧或双侧视力下降
   B. 单肢或多肢无力
   C. 视力下降
   D. 排便、排尿障碍
   E. 四肢远端“手套样”“袜套样”感觉减退
2. 炎性脱髓鞘病变的病理改变不包括
   A. 髓鞘脱失
   B. 炎症细胞浸润
   C. 轴索相对保留
   D. 胶质细胞增生
   E. 可见到异形核细胞
3. 下列关于 MS 病理改变，说法正确的是
   A. MS 脱髓鞘病变以灰质受累为主
   B. 特点为脱髓鞘改变，即使晚期也不会影响到轴突
   C. 早期新鲜病变可见硬化斑
   D. 在各时期都存在脱髓鞘和轴索损害，只是不同时期的突出损害有所不同
   E. 病变晚期可有轴突崩解，神经细胞减少，代之以神经胶质细胞形成的影斑
4. 急性播散性脑脊髓炎（ADEM）与感染性脑膜炎、脑炎鉴别时，下列临床特点中最有鉴别意义的是
   A. ADEM 病前可有感染的前驱症状
   B. ADEM 可出现脑实质的弥漫性损害
   C. ADEM 可有脑神经麻痹和共济失调
   D. ADEM 严重病例可迅速出现昏迷和去大脑强直
   E. ADEM 同时伴有脊髓炎的表现
5. MS 最常见的临床类型是
   A. 良性型
   B. 继发进展型
   C. 原发进展型
   D. 进展复发型
   E. 复发缓解型
6. 急性播散性脑脊髓炎属于哪类疾病

A. 病毒性炎症
B. 细菌性炎症
C. 脊髓变性疾病
D. 中枢神经系统炎性脱髓鞘疾病
E. 视神经及脊髓的变性疾病

7. 巴洛（Balo）病特征性病理改变是
A. 弥漫性轴周脑炎
B. 小静脉周围淋巴细胞套袖
C. 伴有周围神经脱髓鞘病变
D. 大脑白质内脱髓鞘区与正常髓鞘保留区呈同心圆样排列
E. 大脑白质弥漫性脱髓鞘

8. MS 脱髓鞘病变在 MRI 影像上的表现是
A. 侧脑室周围、半卵圆中心、胼胝体等处的类圆形长 T_1、长 T_2信号，或融合成斑块状
B. 侧脑室周围、半卵圆中心、胼胝体等处的类圆形短 T_1、长 T_2信号，或融合成斑块状
C. 侧脑室周围、半卵圆中心、胼胝体等处的类圆形短 T_1、短 T_2信号，或融合成斑块状
D. 侧脑室周围、半卵圆中心、胼胝体等处的类圆形长 T_1、短 T_2信号，或融合成斑块状
E. 侧脑室周围、半卵圆中心、胼胝体等处的类圆形混杂信号，或融合成斑块状

9. 脑桥中央髓鞘溶解症（CPM）的病理特征是
A. 脑干广泛脱髓鞘
B. 基底核区病损
C. 小脑对称性脱髓鞘
D. 无炎症反应
E. 脑桥基底部对称性脱髓鞘

10. 一个半综合征最常见的病因为
A. 炎症或小血管瘤压迫脑干脱髓鞘病或腔隙性脑梗死
B. 基底核部位的多发性腔隙性脑梗死或炎症
C. 脑干脱髓鞘病变或腔隙性脑梗死
D. 小血管瘤压迫或脑干脱髓鞘病变
E. 腔隙性脑梗死或小血管瘤压迫

11. 临床诊断脑桥中央髓鞘溶解症最有效的辅助检查手段是
A. 脑电图
B. 脑脊液检查
C. 头颅 CT
D. 头颅 MRI
E. SPECT（单光子发射计算机断层脑显像）

12. 下列疾病中，脑脊液（CSF）免疫球蛋白 IgG 升高的是
A. 脑脓肿
B. 多发性硬化
C. 脑血栓形成
D. 蛛网膜下腔出血
E. 帕金森病

13. MS 的预后与下列哪项关系不大

A. 疾病发作频率
B. 间歇期长短
C. 症状轻重
D. 性别、种族
E. 是否治疗

14. 下列最符合 MS 特点的是
A. 一侧上下肢无力，反射亢进，感觉正常
B. 两侧下肢无力，感觉损害，明显肌束震颤
C. 一侧上下肢无力，反射减低，感觉正常
D. 双侧下肢无力，感觉正常，反射减低
E. 一侧上肢无力，反射减低，感觉减退

15. 下列对 MS 最有诊断意义的是
A. 一侧视神经萎缩
B. 一个半综合征伴一侧下肢痉挛性瘫痪
C. 核间性眼肌麻痹
D. 截瘫
E. 两侧视力减退

16. 视神经脊髓炎（NMO）属于
A. 病毒性炎症
B. 细菌性炎症
C. 脊髓变性病
D. 中枢神经系统炎性脱髓鞘病
E. 视神经及脊髓变性病

17. 高度提示 MS 诊断的两个体征是
A. 不对称性痉挛性轻截瘫和视力减退
B. 小脑查科（Charcot）三联征和莱尔米特（Lhermitte）征
C. 核间性眼肌麻痹和眼球震颤
D. 眼球震颤和共济失调
E. Lhermitte 征和球后神经炎

18. 下列不符合亚急性视神经脊髓炎的临床表现的是
A. 多发于小儿
B. 常先有腹痛、腹泻等腹部症状
C. 多无感觉障碍，以瘫痪为主
D. 常呈对称性，无复发
E. CSF 多无明显改变

19. 下列哪组是 MS 典型的发作症状，常是确诊病例的特征性表现
A. 小脑 Charcot 三联征和 Lhermitte 征
B. 核间性眼肌麻痹和眼球震颤
C. 球后视神经炎和横贯性脊髓炎
D. 核间性眼肌麻痹和横贯性脊髓炎
E. 球后视神经炎和眼球震颤

20. 临床确诊 MS 的依据是
A. 病程中有两次发作，一个临床病变证据，CSF 寡克隆区带（OB）/IgG
B. 病程中有一次发作，两个分离病灶临床证据，CSF OB/IgG

C. 病程中有一次发作，两个不同部位病变临床证据

D. 病程中有两次发作，一个病变临床证据和另一个部位病变亚临床证据

E. 病程中有一次发作，一处病变临床证据和另一部位病变亚临床证据

21. 西方人的MS以脑干病损为主，而东方人MS常见的病损部位是

A. 视神经和脊髓

B. 大脑半球

C. 脊髓

D. 脑干

E. 小脑

22. MS在MRI T_2加权像中的典型表现为

A. 可见脑室周围和白质中散在的高信号硬化斑

B. 可见尾状核片状高信号硬化斑

C. 可见皮质内散在的高信号硬化斑

D. 可见豆状核片状高信号硬化斑

E. 可见丘脑高信号硬化斑

23. 脑脊液IgG指数大于多少提示中枢神经系统（CNS）内IgG合成及多发性硬化的可能

A. 0.4

B. 0.5

C. 0.6

D. 0.7

E. 0.8

24. 下列与MS发病机制无关的是

A. 病毒感染

B. 遗传因素

C. 环境因素

D. 自身免疫因素

E. 血管炎

25. 下列指标中，哪项出现异常则提示异染性脑白质营养不良的是

A. α半乳糖苷酶

B. 酸性麦芽糖酶

C. β半乳糖苷酶

D. 芳香硫酯酶A

E. 磷酸化激酶

26. MS患病率随所处的纬度的增加而增高，然而因纽特人（爱斯基摩人）却不患MS，说明MS发病还与下列哪项有关

A. 病毒感染

B. 自身免疫反应

C. 环境因素

D. 遗传因素

E. 饮食习惯

27. 关于MS，下列错误的是

A. 脑脊液急性期细胞数轻度增多

B. 脑脊液中IgG量增高

C. 诱发电位异常

D. CT可见脑室周围和白质高密度硬化斑

E. 磁共振T加权像可见脑室周围和白质中散在的高信号硬化斑

28. 以下脑脊液改变中最有助于 MS 诊断的是
A. 蛋白定量增高
B. 细胞数增加
C. 糖定量降低
D. 蛋白-细胞分离
E. 蛋白电泳寡克隆 IgG 带(+)

29. 下列哪个体征较少在 MS 中出现
A. 眼震
B. 核间性眼肌麻痹
C. 意向性震颤
D. 脊髓休克
E. Lhermitte 征

30. MS 最具特征性的病理表现是
A. 视神经脱髓鞘
B. 脑室周围大脑白质脱髓鞘
C. 血管周围可见单核细胞、淋巴细胞、浆细胞浸润
D. 病变晚期可有轴突崩解，神经细胞减少，神经胶质增生
E. 有时 MS 也可累及大脑皮质或周围神经

31. 以下不是 MS 特点的是
A. 时间多发性
B. 空间多发性
C. 症状波动
D. 缓解复发
E. 白质病变

32. 下列有关 Lhermitte 征的描述不正确的是
A. 过度曲颈引起自颈后部向背部放射的剧痛
B. 疼痛可沿脊柱向下放射，可以直达足部和小腿
C. 多由于脱髓鞘的轴索对牵拉和压迫敏感
D. 具有特异性，对 MS 有诊断意义
E. 为颈髓受累的征象

33. MS 临床经过特征性的表现是
A. 多为急性或亚急性起病
B. 每复发一次均会残留部分症状和体征
C. 出现神经症状前可有疲劳、肌肉关节隐痛的前驱症状
D. 病程中存在缓解-复发，病变有空间上的多发性
E. MS 患者往往体征多于症状

34. MS 患者病程中两次发作，一处病变的临床证据，或一次发作，两个不同部位病变临床证据（或一处病变临床证据和另一部位病变的亚临床证据），按 Poser 诊断标准，符合
A. 临床确诊 MS
B. 实验室检查支持确诊 MS
C. 临床可能 MS
D. 实验室检查支持可能 MS

E. 以上都不是

35. MS 患者最常见的肢体瘫痪表现形式是

A. 不对称性痉挛性轻截瘫
B. 四肢瘫
C. 偏瘫
D. 单瘫
E. 软瘫

36. 下列除哪项外均是 MS 的临床病理变异型或与其相关

A. 马尔堡（Marburg）病
B. 视神经脊髓炎
C. 弥漫性硬化
D. 急性播散性脑脊髓炎
E. 同心圆性硬化

37. MS 侵犯前庭神经核、小脑及其联系纤维，出现眼球震颤，多表现为

A. 垂直性眼球震颤
B. 水平性眼球震颤
C. 旋转性眼球震颤
D. 水平加旋转的眼球震颤
E. 向上的眼球震颤

38. 关于脑白质病变的病因，叙述正确的是

A. 宾斯旺格（Binswanger）病：自身免疫反应
B. 进行性多灶性白质脑病（PML）：乳头多瘤空泡病毒
C. 希尔德（Schilder）病：HTLV-1 病毒感染
D. 巴洛病：维生素 B_{12}缺乏
E. 异染性脑白质营养不良：维生素 B_1缺乏

39. 时间、空间上的多发性是 MS 诊断的主要依据，其中时间上的多发性指的是

A. 各种症状或体征的发作持续时间>24 小时，发作间隔在 1 个月以上
B. 各种症状或体征的发作持续时间>1 小时，发作间隔在 1 个月以上
C. 各种症状或体征的发作持续时间>24 小时，发作间隔在 3 个月以上
D. 各种症状或体征的发作持续时间>1 小时，发作间隔在 3 个月以上
E. 各种症状或体征的发作持续时间>48 小时，发作间隔在 1 个月以上

40. MS 患者出现复视最常见的病因是

A. 周围性眼肌麻痹
B. 核性眼肌麻痹
C. 核间性眼肌麻痹
D. 中枢性眼肌麻痹
E. 视网膜病变

41. 关于 MS，叙述错误的是

A. 是一种自身免疫病
B. 不合并其他自身免疫病
C. 女性多于男性
D. 发病前可有前驱感染史
E. 遗传和环境因素共同作用致病

42. 目前使用皮质类固醇治疗 MS 急性期已为循证医学所支持，以下说法错误的是

A. 对感觉异常症状的疗效佳
B. 适用于有运动障碍、共济失调、眼肌麻痹和眩晕的重症患者
C. 一般用药 1 周左右起效
D. 皮质类固醇具有抗炎和免疫调节作用
E. 常用的方法有甲波尼龙冲击治疗

43. MS 患者发生核间性眼肌麻痹的病变部位是
A. 视神经
B. 内侧纵束
C. 动眼神经
D. 内侧丘系
E. 枕叶皮质

44. 下列哪些体征是 ADEM 可有，而 MS 不常见的
A. 共济失调
B. 眼肌麻痹
C. 脑膜刺激征
D. 后背中线部疼痛
E. 截瘫

45. 关于 MS 的病理改变，叙述错误的是
A. 髓鞘脱失
B. 轴突相对完好
C. 病变呈多灶性
D. 病灶主要位于灰质
E. 血管周围有炎症细胞浸润

46. 为预防 MS 复发，目前应用最广的是 β 干扰素，但在以下哪类 MS 患者中可暂不使用
A. 复发-缓解型
B. 头颅 MRI 上有 2 个以上>3mm 的病灶
C. 妊娠和哺乳期妇女
D. 孤立的脑干和小脑综合征
E. 不完全的脊髓炎

47. 寡克隆区带（OB）是指
A. MS 患者脑脊液的免疫球蛋白类型
B. 脑电图波频改变
C. 阿尔茨海默病（AD）的病理特征
D. MS 患者的染色体标记
E. 血清中球蛋白少见带型

48. 关于 β 干扰素治疗 MS，描述错误的是
A. 主要作用是抑制炎症细胞进入中枢神经系统
B. 抑制 T 细胞激活和炎症细胞活性
C. 对首次发作的高危人群也有很好的预防疗效
D. 足程、足量治疗可使 MS 不复发
E. 疗效与药物剂量有关

49. 关于 β 干扰素治疗 MS 的效果，叙述正确的是
A. 可降低复发率
B. 对进展型效果好
C. 对 MRI 上的病灶数影响不大
D. 仅对动物实验有效

E. 疗效与剂量、剂型、用药途径无关

50. 在治疗 MS 的发作性疼痛或痛性痉挛中，下列药物中有效的是
A. 卡马西平
B. 非甾体抗炎药
C. 三环类抗抑郁药
D. 5-羟色胺再摄取抑制剂
E. 氟桂嗪

51. 糖皮质激素治疗 MS 的方案是
A. 小剂量长期使用
B. 缓解期仍应坚持用药
C. 大剂量短程疗法
D. 定期短疗程使用
E. 不必补钾、补钙及抑酸

52. 下列对视神经脊髓炎描述错误的是
A. 一般呈单相病程，较少复发
B. 病变主要累及视神经、视交叉和脊髓（胸腰段）
C. 脊髓损害时基本是完全横贯性损害，有脊髓休克
D. MRI 可见脊髓超过 3 个节段的病灶
E. 最为肯定的治疗是使用皮质类固醇

53. 关于 MS 和 Schilder 病的叙述，不正确的是
A. MS 多在 20~40 岁发病，女性多见
B. Schilder 病多于幼儿或青少年期发病，男性多见
C. MS 病程多有缓解-复发，而 Schilder 病极少缓解-复发
D. Schilder 病以皮质盲、智力减退、精神障碍多见，说明其病损弥漫性累及大脑皮质
E. Schilder 病以枕、顶、颞区病变为主，可累及一侧或两侧半球，常不对称

54. 急性播散性脑脊髓炎（ADEM）的特点不包括
A. 脑脊液生化检查：糖降低、蛋白明显升高
B. 可有脑、脊髓、脑膜受累的表现
C. 多呈单时相病程
D. 病前多有疫苗接种史
E. 一般采用大剂量糖皮质激素冲击治疗

55. 血、脑脊液中寡克隆 IgG 区带的测定，对 MS 诊断更有意义的是
A. 血、脑脊液中均阳性
B. 血中阳性，脑脊液中阴性
C. 血中阴性，脑脊液中阳性
D. 血、脑脊液中均阴性
E. 意义不确定

56. 弥漫性硬化的临床特点为
A. 发病仅累及男性
B. 有肾上腺萎缩
C. 伴有周围神经受损
D. 血中极长链脂肪酸（VLLFA）增多

E. 以视野缺损、同向性偏盲及皮质盲为最早表现

57. 关于脱髓鞘疾病的描述，不正确的是

A. 是一组脑和脊髓以髓鞘破坏或髓鞘脱失病变为主要特征的疾病

B. 病理特征性表现是脱髓鞘，而神经细胞、轴突及支持组织保持相对完整

C. 中枢神经系统脱髓鞘疾病包括医源性和后天性两大类

D. 脱髓鞘病损分布于中枢神经系统白质

E. 小静脉周围炎症细胞呈袖套状浸润

58. 目前对 MS 治疗的目的，不包括

A. 抑制炎性脱髓鞘病变进展

B. 防止急性期病变恶化

C. 尽可能减少复发

D. 对症治疗以减轻痛苦

E. 根治

59. 哪项不是临床上通常所指的中枢神经系统特发性炎性脱髓鞘疾病

A. 多发性硬化

B. 视神经脊髓炎

C. 同心圆性硬化（Balo 病）

D. 缺血-缺氧性疾病

E. 临床孤立综合征（CIS）

60. MS 的症状除下列哪项以外均常见

A. 单眼或双眼视力下降

B. 单肢或多肢肌无力

C. 复视

D. 昏迷

E. 眼球震颤

61. 下列与 MS 发病机制无关的是

A. 脑白质缺血

B. 分子模拟学说

C. 环境因素

D. 病毒感染、自身免疫

E. 遗传倾向

62. 关于 MS 的临床表现，下列错误的是

A. 发病年龄多在 20~40 岁

B. 临床特征是绝大多数患者在临床上表现为空间和时间的多发性

C. 肢体无力最多见，大约 50%的患者首发症状包括一个或多个肢体无力

D. 临床症状和体征的特点是体征常多于症状

E. 因大脑、脑干、小脑、脊髓和周围神经可同时或相继受累，故其临床症状和体征多种多样

63. 有关 MS 的临床表现，正确的是

A. 精神症状很少见

B. 肢体无力最多见

C. 约 60%的患者有不同程度的共济运动障碍

D. 超过70%的病例有眼肌麻痹及复视

E. 查科（Charcot）三联征见于大部分晚期MS患者

64. 髓鞘的主要蛋白成分是

A. 脑苷脂、磷脂

B. 磷脂、胆固醇

C. 胆固醇、蛋白脂蛋白

D. 髓鞘碱性蛋白、脑苷脂

E. 蛋白脂蛋白、髓鞘碱性蛋白

65. 关于MS发病机制的叙述，最确切的是

A. 与儿童期接触麻疹病毒、逆转录病毒有关

B. 病毒与CNS的髓鞘素蛋白或少突胶质细胞间存在共同抗原

C. 有明显的家族遗传倾向，由多数弱作用基因决定其易感性

D. 与环境因素有关，所处纬度越高，发病率越高

E. MS是遗传易感个体与环境因素作用而发生的自身免疫过程

66. 关于MS，下列描述不正确的是

A. 疼痛感可能与脊髓神经根部的脱髓鞘病灶有关，具有显著特征性

B. 以亚急性起病多见，急性和隐匿起病仅见于少数病例

C. 起病年龄多在20~40岁，50岁以上不再患MS

D. 病变侵犯内侧纵束引起核间性眼肌麻痹

E. 过度换气、焦虑或维持肢体某种姿势可诱发发作性症状

67. 关于临床孤立综合征（CIS）叙述不正确的是

A. 表现为孤立的视神经炎、脑干脑炎、脊髓炎

B. 表现为某个解剖部位受累后症状、体征

C. 表现为脑干脑炎以外的其他脑炎

D. 可出现多部位同时受累的复合临床表现

E. 临床症状持续24小时以上

68. 与同心圆性硬化临床表现不相符的是

A. 患者多为青壮年，急性起病

B. 多以沉默寡言、淡漠、反应迟钝、无故发笑、重复语言等精神障碍为首发症状

C. 可有偏瘫、眼外肌麻痹、眼球浮动和假性球麻痹等临床表现

D. 体征可有轻偏瘫、肌张力增高及病理征等

E. MRI可见脑白质内长T_1、长T_2弥漫性病灶，以枕叶为主，界限分明

69. 热带痉挛性截瘫与MS的鉴别要依靠

A. 多发于35~45岁

B. 痉挛性截瘫

C. CSF细胞数增高，寡克隆区带阳性

D. 诱发电位异常

E. 血清和 CSF 中人类嗜 T 淋巴细胞病毒-Ⅰ型（HTLV-Ⅰ）抗体阳性

70. 下列哪项检查对识别 MS 无临床症状的病灶最有价值

A. VEP　　B. BAEP

C. MRI 检查　　D. CSF-IgG 指数

E. CSF 寡克隆 IgG 带

71. 视神经脊髓炎浸润的炎症细胞不包括

A. 巨噬细胞　　B. 淋巴细胞

C. 中性粒细胞　　D. 嗜酸性粒细胞

E. 嗜碱性粒细胞

72. 有关 Balo 病的 MRI 表现，叙述错误的是

A. MRI 显示额叶、顶叶、枕叶、颞叶白质区洋葱头样黑白相间的类圆形病灶

B. MRI 显示额叶、顶叶、枕叶、颞叶白质区树木年轮样黑白相间的类圆形病灶

C. T_1加权 MRI 上低信号环为脱髓鞘带，等信号是正常髓鞘保留带

D. 仔细检查视神经、脑干和脊髓可有与 MS 相似的分离病灶

E. 病灶直径多 1.5~3cm

73. 下列关于脑桥中央髓鞘溶解病理特征的叙述，错误的是

A. 小静脉周围炎症细胞浸润

B. 神经细胞和轴索相对完好

C. 可见吞噬细胞和星形细胞反应

D. 脑桥基底部对称性的神经纤维脱髓鞘

E. 有时在丘脑、内囊、大脑白质发现与脑桥病变相似的对称分布的脱髓鞘区

74. 关于 MS 的辅助检查，正确的是

A. 人工脑脊液（ACSF）单个核细胞中度增高，一般在 $(50\sim100)\times10^6$/L

B. CSF-IgG 指数增高

C. CSF-IgG 寡克隆带阴性

D. MRI 检查可见基底核区大小不一类圆形的 T_1低信号、T_2高信号病灶

E. MRI 检查可见脑室周围白质大小不一类圆形的 T_2低信号、T_1高信号病灶

75. 有关复发缓解型 MS 治疗的描述，不正确的是

A. 硫唑嘌呤口服可降低 MS 复发率，延缓残疾的进展

B. β 干扰素（IFN-β）具有免疫调节作用，可抑制细胞免疫，是治疗本病的推荐用药

C. 大剂量静脉注射免疫球蛋白（IVIg）对降低本病复发率有肯定疗效，但最好在复发早期应用

D. 甲泼尼龙可减轻炎症和水肿，目前主张在急性活动期使用，大剂量短程疗法

E. 造血干细胞移植只有在其他治疗手段无效的情况下才考虑应用

76. 下列体征与脑桥中央髓鞘溶解症所致的闭锁综合征不符的是

A. 四肢全瘫
B. 咀嚼无力，吞咽障碍
C. 意识障碍
D. 言语不能
E. 眼球外展不能

77. 关于 MS 的治疗，错误的是

A. 包括急性发作期治疗、缓解期治疗和对症治疗
B. 及时正确的治疗能使神经功能障碍得到改善并最终完全恢复
C. 缓解期治疗也称为疾病修饰治疗（DMT）
D. 急性期治疗以减轻症状、尽快减轻残疾程度为主
E. 疾病调节治疗以减少复发、减少脑和脊髓病灶数、延缓残疾进展及提高生存质量为主

78. MS 与急性播散性脑脊髓炎的鉴别点是

A. 中枢神经系统可见多个病灶
B. 诱发电位异常
C. 是单相性还是复发性病程
D. 急性播散性脑脊髓炎呈急性起病
E. MRI 上示脑、脑干、小脑、脊髓有多个长 T_1、长 T_2病变

79. 关于 MS 的诊断，不正确的是

A. 起病年龄在 10~60 岁
B. 临床表明中枢神经系统白质内同时存在两个或两个以上的病灶
C. 有缓解与复发交替的病史，两次发作的间隔至少 2 个月
D. 发作持续时间小于 24 小时不能算发作 1 次
E. 需排除其他病因

80. 排除其他疾病后，实验室检查支持确诊 MS 的诊断标准是

A. 2 次发作、1 个病灶、1 个亚临床病灶
B. 2 次发作、1 个病灶
C. 1 次发作、1 个病灶、1 个亚临床病灶
D. 2 次发作、CSF 中 OB/IgG 指数上升
E. 2 次发作、1 个病灶或 1 个亚临床病灶 CSF 中 OB/IgG 指数上升

81. 有关 MS 急性发作期的治疗，描述不正确的是

A. 大剂量甲泼尼龙冲击治疗是 MS 急性发作期的首选治疗方案
B. 大剂量甲泼尼龙治疗的原则为大剂量、短疗程
C. 甲泼尼龙治疗不主张小剂量长时间应用
D. 也可优先选用大剂量 IVIg 治疗
E. 大剂量 IVIg 治疗 5 天后如果没有疗效，则不建议继续使用

82. 关于视神经脊髓炎的急性横贯性脊髓炎，错误的是

A. 胸颈段脊髓受累为主

B. 有脊髓损害的三主征

C. 脊髓损害体征分布对称、完全

D. 复发型脊髓炎常伴有 Lhermitte 征

E. MRI 上脊髓纵向融合病变多超过 3 个以上脊柱节段

83. 关于 MS 的疾病修饰药物（DMDs）不恰当的描述是

A. DMDs 主要针对不同时期的 MS 病理特点进行，需长期治疗

B. 对不能耐受一线、二线 DMDs 不良反应者可选用非甾体抗炎药治疗

C. 对进展型 MS，神经保护和神经修复可能有效

D. 对复发型 MS，一线 DMDs 药物包括 β 干扰素和醋酸格拉默

E. 对复发型 MS，目标在于抑制和调节免疫，控制炎症，减少复发

84. 播散性脑脊髓炎的检查结果不包括

A. CSF 压力可增高，CSF-MNC 增多、蛋白增多

B. CSF-IgG 指数增高，可发现寡克隆 IgG 带

C. EEG 弥漫性异常，发现 δ 波或痫性发作波

D. 头颅 CT 上示脑实质内必然出现高密度影

E. 头颅 MRI 示脑和脊髓白质内散在多发的长 T_1、长 T_2信号病灶

85. 环磷酰胺特征性的不良反应是

A. 骨骼抑制

B. 末梢神经炎

C. 肾功损害

D. 出血性膀胱炎

E. 流感样症状

86. 关于 MS 和视神经脊髓炎 CSF 检查的叙述，不正确的是

A. 两者均可出现 CSF 细胞数和蛋白的轻度增高

B. CSF 单核细胞计数>50×10^6/L，或中性粒细胞增多在 NMO 中常见，但 MS 罕见

C. 绝大多数 MS 和 NMO 患者存在寡克隆区带阳性

D. CSF 蛋白复发型显著高于单相病程患者

E. 1/3 视神经脊髓炎患者的 CSF 细胞数可>50×10^6/L

87. 与脑桥中央髓鞘溶解头颅 MRI 表现不相符的是

A. 增强扫描时明显强化

B. 病灶呈长 T_1、长 T_2信号改变

C. 脑桥基底部特征性的蝙蝠翅膀样病灶

D. 发病后 2~3 周异常信号可显示清楚

E. 无明显占位效应

88. 以下哪一项体征高度提示 MS

A. 不对称性痉挛性轻偏瘫

B. 核间性眼肌麻痹

C. 视力障碍

D. Charcot 三联征

E. Lhermitte 征

89. 关于 MS 预后的叙述，错误的是

A. 因临床类型不同而差别迥异

B. 根据预后，MS 可分为良性型、复发缓解型、缓慢进展型、慢性进展型

C. 慢性进展型起病年龄较早，隐匿起病，阶梯性进展，无明显缓解，病残发生早且重

D. 一般而言，急性、亚急性起病者进展慢，预后好，单一症状较多症状易缓解

E. 单发复视、球后视神经炎和眩晕者较单发痉挛性瘫痪、共济失调等者预后好

90. 下列关于脑桥中央髓鞘溶解治疗的叙述，错误的是

A. 快速纠正低钠血症

B. 以支持及对症治疗为主，积极处理原发病

C. 急性期给予甘露醇、呋塞米等脱水药治疗脑水肿

D. 早期应用大剂量激素冲击有可能控制病情发展

E. 可试用高压氧和血浆置换治疗

91. 对视神经脊髓炎最有价值的辅助检查是

A. 脑脊液蛋白电泳检出寡克隆区带

B. CSF 蛋白增高

C. 脑脊液细胞数增多显著，$>50\times10^6/L$

D. 血清 NMO-IgG 阳性

E. CSF-IgG 指数增高

92. MS 急性发作或病情恶化时，应优先选用

A. 抗生素

B. 镇痛药

C. 维生素

D. 神经营养药

E. 糖皮质激素

93. 下列关于 MS 对症治疗的叙述，错误的是

A. 患者应多活动，加强锻炼，以减缓肢体功能的衰退

B. 疲劳是 MS 患者常见主诉，金刚烷胺口服可有一定疗效

C. 膀胱直肠障碍是较为严重的问题，监测残余尿量是预防感染的重要措施

D. 氯苯氨丁酸对缓解股部痛性屈肌痉挛可能有效

E. 严重的姿势性震颤可试用异烟肼、卡马西平、氯硝西泮等

94. 下列关于一个半综合征的叙述，不正确的是

A. 表现为向病灶对侧的凝视障碍及病灶侧眼球不能内收

B. 累及脑桥侧视中枢和已交叉的支配同侧动眼神经核的内侧纵束

C. 病变部位位于脑桥被盖部

D. 仅病灶对侧眼球可以外展

E. 最常见的病因是脑干脱髓鞘疾病或腔隙性脑梗死

95. 关于急性播散性脑脊髓炎，下列哪项描述不正确

A. 是广泛累及脑和脊髓白质的急性炎性脱髓鞘疾病

B. 通常发生在感染后、出疹后或疫苗接种后

C. 应与单纯疱疹病毒性脑炎和 MS 鉴别

D. 急性坏死性出血性脑脊髓炎又称急性出血性白质脑炎

E. 其病理特征为脱髓鞘病变常侵犯大脑半球或整个脑叶，病变多不对称，多以一侧枕叶为主

96. 有关 MS 的叙述，不正确的是

A. 球后视神经炎是常见的表现
B. 在病程中约 40%有 1 次或多次癫痫发作
C. 本病在南、北纬 35°之间很少发生
D. 常见水平性眼球震颤
E. 个别病例可累及轴索和神经细胞，或伴有周围神经损害

97. 有关急性播散性脑脊髓炎的辅助检查，不正确的是

A. 外周血白细胞增多，红细胞沉降率增快

B. 脑脊液压力增高或正常，CSF 单核细胞增多

C. CSF 蛋白明显增高，以 IgM 增高为主

D. EEG 常见弥漫的 θ 波和 δ 波，也可见棘波和棘-慢复合波

E. 头颅 MRI 可见脑和脊髓白质内散在多发的 T_1低信号、T_2高信号病灶

98. Devic 病脊髓病损的好发部位是

A. 骶髓
B. 腰髓
C. 胸髓
D. 颈髓
E. 胸髓和颈髓

99. 关于急性播散性脑脊髓炎的临床表现，不正确的是

A. 好发于成年人，多有季节性流行

B. 感染或疫苗接种后 1~2 周急性起病，突然出现高热、头痛、头昏、全身酸痛等

C. 严重时出现痫性发作、昏睡和深昏迷等

D. 脊髓受累可出现受损平面以下的四肢瘫痪或截瘫

E. 锥体外系统受累可出现震颤和舞蹈样动作

100. 关于 MS 治疗中促肾上腺皮质激素及皮质类固醇应用的叙述，错误的是

A. 是治疗 MS 急性发作和复发的主要药物，及时应用能缩短急性期和复发期的病程，并能减少复发，减缓其远期的神经功能缺损

B. 多主张大剂量短程疗法

C. 临床常用药物是甲泼尼龙、ACTH、泼尼松、地塞米松。

D. 成年人中至重症复发病例可用甲泼尼龙 1000mg/d，连用 3~5 天，继之以泼尼松 60mg/d 口服

E. 地塞米松 20mg 加甲氨蝶呤 10mg 鞘内注射对急性发作及重症患者可有较好效果

101. 下列关于 MS 和 Devic 病的叙述，正确的是

A. 视神经脊髓炎均表现为一种严重的单相病程疾病
B. 西方人的 MS 以视神经和脊髓损害常见，而东方人则以脑干病损为主
C. 50%以上的 MS 患者的初始症状为突然发生的球后视神经炎
D. Devic 病表现为视神经脊髓炎，急性 MS 也可呈视神经和脊髓共同受累
E. Devic 病是 MS 的一个临床亚型，两者在临床经过、实验室和影像学检查上均完全相同

102. 关于 MS 和神经贝赫切特综合征的鉴别诊断错误的是
A. 后者基本病变是颅内小血管损害
B. 后者也可呈缓解与复发的病程，且在不同时期可有神经系统多部位受累的表现
C. 两者病变在 MRI 上均表现为长 T_1、长 T_2信号，因此 MRI 在鉴别上意义不大
D. 两者 CSF 都可有细胞数轻度增高，蛋白轻中度增高
E. 后者 DSA 可显示大脑前、大脑中动脉狭窄和血栓形成

103. 关于视神经脊髓炎（NMO）预后的叙述，正确的是
A. 因仅影响视神经和脊髓，总体预后较 MS 要好
B. 复发型 NMO 多较单相病程 NMO 预后更差
C. 单相病程者多因一连串的发作而加剧，而复发型 NMO 多进展缓慢，少有发生全盲或完全性截瘫者
D. 同 MS 相似，约 1/3 的 NMO 患者死于呼吸衰竭
E. 多数 NMO 呈复发缓解病程，视神经炎和脊髓炎之间存在预后差异

104. 关于大脑淋巴瘤叙述不正确的是
A. MRI 可显示脑室旁类似 MS 的病灶
B. CNS 病变呈多发性
C. 病程可有复发性
D. 对糖皮质激素治疗无反应
E. CSF 中寡克隆 IgG 带阴性

105. 急性播散性脑脊髓炎（ADEM）的暴发型为
A. 进行性多灶性白质脑病
B. 亚急性硬化性全脑炎
C. 急性出血性白质脑炎
D. 急性出血坏死性脑炎
E. 韦尼克（Wernicke）脑病

106. 关于同心圆性硬化的说法，不正确的是
A. 又称 Balo 病，病灶内脱髓鞘区与髓鞘保留区呈同心圆层状交互排列，形成树木年轮状改变
B. 体征包括轻偏瘫、肌张力增高及病理征等
C. 多为青壮年发病，急性起病，多以精神障碍为首发症状，之后出现轻偏瘫、失语、眼外肌麻痹、眼球浮动和假性延髓麻痹等
D. 病变分布及临床特点与 MS 完全不同，但认为本病是 MS 的变异型

E. MRI 显示额、顶、枕和颞叶白质洋葱头样或树木年轮样黑白相间类圆形病灶

107. 关于 IgG 鞘内合成的检查，不正确的是

A. CSF 寡克隆区带阳性仅见于 MS

B. 70%以上的 MS 患者 IgG 指数增高

C. CSF-IgG 指数可用［CSF-IgG/S（血清）-IgG］/［CSF-Alb/S-Alb］来计算

D. 检测寡克隆 IgG 带应同时检测 CSF 和血浆，只有 CSF 中阳性而血浆是阴性才支持 MS 的诊断

E. 可通过 CSF-IgG 指数、24 小时 IgG 合成率、寡克隆 IgG 带来检测 IgG 的鞘内合成情况

108. 与视神经脊髓炎表现不相符的是

A. 快速进展的下肢轻瘫　　B. 双侧 Babinski 征阳性

C. 躯干部感觉平面障碍　　D. 括约肌功能障碍

E. 不伴有共济失调

109. 关于脑白质营养不良，不正确的是

A. 是一组由于遗传因素导致髓鞘形成缺陷，不能完成正常发育的疾病

B. 异染性脑白质营养不良是一种神经鞘脂沉积病

C. 肾上腺脑白质营养不良是一种脂质代谢障碍病

D. 异染性脑白质营养不良幼儿型多见，男多于女，2 岁后发病，肾上腺脑白质营养不良多在儿童期（5~14 岁）发病，通常均为男孩

E. 预后好，可长期存活

110. MS 患者 CSF 检查不会出现的结果是

A. 单核细胞轻度增多，蛋白水平轻度增高

B. 细胞数$>50\times10^6/L$

C. CSF-IgG 指数>0.7，CNS 24 小时 IgG 合成率增高

D. CSF 寡克隆 IgG 带阳性

E. 可检出 MBP、PLP、MAG、MOG 等抗体

111. 关于 MS 和 Devic 病的叙述，不正确的是

A. 球后视神经炎和横贯性脊髓炎是 MS 发作的典型症状

B. 两者均为脱髓鞘病变，而且临床经过、实验室检查和影像学特点也完全相同，可以认为 Devic 病是 MS 的一个临床亚型

C. 因遗传素质和种族差异，西方人 MS 以脑干病损为主，东方人则以视神经和脊髓损害为常见

D. 两者视觉诱发电位（VEP）均可表现异常

E. 两者均可有 Lhermitte 征、阵发性强直性痉挛和神经根痛

112. 下列不是脑桥中央髓鞘溶解可能发病因素的是
   A. 酒精中毒晚期　　B. 甘露醇脱水治疗
   C. 肾衰竭透析后　　D. 肝功能衰竭、肝移植后
   E. 癌症晚期、营养不良和严重烧伤等
113. 关于 MS 的发作性症状，不正确的是
   A. 多见于复发和缓解期，极少以首发症状出现
   B. 2%~3%的患者有一次或反复的痫性发作
   C. 最常见构音障碍、共济失调、单肢痛性发作、感觉迟钝、闪光和阵发性瘙痒，可发生上肢关节的屈曲性张力障碍性痉挛，伴下肢伸直
   D. 球后神经炎和横贯性脊髓炎是 MS 典型的发作症状，常是确诊病例的特征性表现
   E. 卡马西平通常对控制发作无效
114. 关于急性播散性脑脊髓炎的临床表现，不正确的是
   A. 多数病例在感染或疫苗接种后 1~2 周急性起病
   B. 多表现为单一病程
   C. 均为儿童和青壮年，多为散发，四季均可发病
   D. 临床可表现为脑实质损害、脑膜刺激征、脊髓损害等
   E. 常于皮疹后 2~4 天，疹斑最严重时出现高热、抽搐、昏睡和深昏迷
115. 下列最能提示脑桥中央髓鞘溶解的是
   A. MRI 发现脑桥基底部蝙蝠翅膀样
   B. 脑干听觉诱发电位（BAEP）异常
   C. 不完全闭锁综合征
   D. 成年人突然发生意识障碍
   E. 脑梗死后出现咀嚼、吞咽及言语障碍
116. 下列关于 MS 症状分析中，定位不正确的是
   A. 面神经麻痹多为中枢性，为半球白质或皮质脑干束病损，少数为周围性，病灶在脑干
   B. 耳聋、耳鸣、眩晕、呕吐和咬肌力弱等，病变在脑桥
   C. 构音障碍和吞咽困难，病变在延髓和小脑
   D. 年轻人发生短暂性面部感觉缺失或三叉神经痛，病变在三叉神经髓内纤维
   E. Lhermitte 征表现为颈部过度前屈时，自颈部出现一种异常针刺感沿脊柱向下放射至大腿或达足部，是脊髓广泛受累的表现
117. 关于脑桥中央髓鞘溶解不正确的描述是
   A. 是以脑桥基底部对称性脱髓鞘为病理特征的可致死性疾病
   B. 多在电解质紊乱、营养不良的疾病基础上发生

C. 常在原发病基础上突发四肢弛缓性瘫痪、言语障碍、眼震、咀嚼和吞咽障碍
D. 应与脑桥基底部梗死、肿瘤和 MS 等鉴别
E. 多数患者预后好

118. 关于 MS 眼部症状、体征的叙述，不正确的是
A. 约半数患者有视力障碍，多从一侧开始，发病较急
B. 其视力障碍常有缓解-复发的特点，常于数周后开始改善
C. 后期可有视神经萎缩，并约半数遗留颞侧视盘苍白
D. 少数患者可因动眼神经、展神经及其髓内径路受累而出现眼肌麻痹
E. 核间性眼肌麻痹的特征性表现是向侧方凝视时同侧眼球内收不全，对侧眼球外展受限且伴有粗大眼震

119. 有关弥漫性硬化与肾上腺脑白质营养不良（ALD）的鉴别，叙述不正确的是
A. ALD 呈特有的仅累及男性的性连锁遗传病
B. 两者均可有进行性视力减退，智力减退、痉挛性瘫痪等表现
C. ALD 患者同时还可有肾上腺萎缩，皮肤青铜色变
D. ALD 较少伴有周围神经受累及神经传导速度异常
E. ALD 患者血中极长链脂肪酸（VLCFA）含量升高

120. 对 MS 的单肢痛性发作及手、腕、肘部的屈曲性张力障碍性痉挛最有效的药物是
A. 苯妥英钠
B. 卡马西平
C. 泼尼松
D. 镇痛药
E. 硫唑嘌呤

121. 下列关于中枢神经系统脱髓鞘疾病病因叙述，不正确的是
A. 缺氧性脑病因慢性缺氧
B. 宾斯旺格（Binswanger）病因慢性缺血
C. 脊髓亚急性联合变性因维生素 B_{12} 缺乏
D. 热带痉挛性截瘫因逆转录病毒
E. 进行性多灶性白质脑病是由于免疫缺陷患者细菌感染

122. 脑桥中央髓鞘溶解的病理特点不包括
A. 脑桥基底部呈对称性分布的神经纤维脱髓鞘改变
B. 神经细胞和轴索相对完好
C. 病灶区有吞噬细胞、星形细胞及淋巴细胞等炎症反应
D. 病灶边界清楚，很少波及延髓
E. 可波及整个脑核基底部，有时背盖部也受累

123. 不属于继发性脱髓鞘疾病的是
A. 脑桥中央髓鞘溶解
B. Binswanger 病
C. 进行性多灶性白质脑病
D. 急性播散性脑脊髓炎
E. 放射性脑病

124. 下列疾病中神经系统脱髓鞘不明显的是
A. 缺氧性脑病
B. Binswanger 病
C. 单纯疱疹病毒性脑炎
D. 进行性多灶性白质脑病
E. 脊髓亚急性联合变性

125. 不属于髓鞘营养不良性疾病的是
A. 异染性白质脑病
B. 肾上腺脑白质营养不良
C. 中枢神经系统海绵变性
D. 瘤样炎性脱髓鞘病
E. 纤维蛋白样白质营养不良

126. MS 最新的诊断标准是
A. Poser（1983 年）
B. McDonald（2001 年）
C. McDonald（2005 年）
D. McDonald（2010 年）
E. Wingerchuk（2006 年）

127. 关于脱髓鞘疾病的病理表现不正确的是
A. 神经纤维髓鞘破坏
B. 病损主要分布于中枢神经系统白质
C. 小静脉周围可有炎症细胞浸润
D. 神经细胞、轴突及支持组织保持相对完整
E. 华勒变性或继发纤维束变性

128. MS 患者在过热或锻炼时可诱发一侧视物模糊、奇痒和肢体无力等症状，是因为
A. 过热和锻炼使患者能量消耗过多
B. 失髓鞘的神经纤维的传导对温度的升高极为敏感，是一种温度诱发现象
C. 过热和锻炼使患者出汗增多，汗盐刺激所致
D. MS 患者存在汗腺抑制，过热和锻炼时排汗障碍所致
E. 以上都不是

二、A2 型题

1. 患者，女性，36 岁。感冒半个月后出现性情改变，易怒、猜忌、欣快，以脑炎诊断入院，治疗 20 天后症状明显好转，但再次出现病情反复，新出现下列哪种症状更应考虑 MS
A. 癫痫发作
B. 视力减退并排除眼科疾病
C. 再次出现精神症状
D. 感觉障碍
E. 双侧病理征阳性

2. 患者，男性，60 岁。因受凉后半个月出现眼球震颤、声音嘶哑、吞咽呛咳及共济失调。以下除外哪项均应考虑
A. MS
B. 脱髓鞘脑炎
C. 米勒-费希尔（Miller-Fisher）综合征
D. 延髓背外侧综合征
E. 橄榄-脑桥-小脑萎缩（OPCA）

3. 患者，女性，33 岁。既往身体健康，背中部严重疼痛 24 小时后出现双侧下肢无力和左下肢麻木。1 周后下肢感觉丧失，麻木上升至胸部乳头平面，双下肢弛缓性瘫痪及尿潴留，右眼视力丧失。最可能的诊断是

A. 吉兰-巴雷（Guillain-Barre）综合征
B. 布朗-塞卡（Brown-Sequand）综合征
C. Devic 病
D. 脊髓灰质炎
E. Schilder 病

4. 患者，女性，35 岁。2 年前曾因双眼视力减退、眼球震颤、双下肢麻木、大小便潴留就诊，经激素治疗好转。近半个月又出现步态不稳、共济失调。为明确诊断，应首先检查的项目是

A. CT 扫描
B. 脑血流图
C. 脑电图
D. 磁共振成像
E. 诱发电位

5. 患者，男性，45 岁。诊断为多发性硬化，目前轻截瘫缓慢进展，渐进性神经症状恶化，并出现小脑、脑干和脊髓症状，其病程变化符合

A. 复发缓解型
B. 继发进展型
C. 原发进展型
D. 进展复发型
E. 良性型

6. 患者，男性，31 岁。半年前因双下肢轻截瘫诊断急性脊髓炎住院治疗，2 周后痊愈。近一周出现视力下降伴四肢阵发性疼痛，服用镇痛药无好转，入院时做头部 MRI、脑干听觉诱发电位（BAEP）、躯体感觉诱发电位（SEP）和视觉诱发电位（VEP）均正常。以下对诊断 MS 最有价值的是

A. 脊髓 MRI
B. 头颅 MRI 增强
C. Lhermitte 征阳性
D. 检查发现感觉障碍平面
E. 脑脊液中 IgG 指数增高和 CSF-IgG 寡克隆带阳性

7. 患者，女性，33 岁。1 年前曾因双眼复视、共济失调、步态不稳住院，治疗 3 个月后症状消失。1 周前因双眼视力减退伴大小便潴留、截瘫而再次住院。应考虑的诊断是

A. 急性脊髓炎
B. 运动神经元病
C. 脊髓压迫症
D. 多发性硬化
E. 急性脊髓灰质炎

8. 患者，女性，54 岁。因淋雨感冒半月后出现复视、眼球震颤、共济失调及平衡障碍。最可能的诊断是

A. 延髓背外侧综合征
B. 多颅神经炎
C. 脱髓鞘脑病
D. 重症肌无力
E. 病毒性脑炎

9. 患者，女性，37岁。感冒2周后出现复视、走路不稳3天就诊，查体发现有眼球震颤、右侧肢体力弱、共济失调。最可能的诊断是

A. 急性播散性脑脊髓炎早期
B. 视神经脊髓炎
C. 桥小脑角肿瘤
D. 脑干梗死
E. 多发性硬化

10. 患者，男性，25岁。平时体健，咳嗽、发热1周后出现高热、乱语和癫痫发作，24小时后昏迷，去大脑强直发作，四肢无自主活动。查体：血压130/85mmHg，四肢瘫，双侧Hoffmann征(+)，Babinski征(-)，但克尼格（Kernig）征和布鲁津斯基（Brudzinski）征均(+)。最可能的诊断是

A. 脑囊虫症
B. 感染中毒性休克
C. 结核性脑膜炎
D. 急性播散性脑脊髓炎
E. 急性蛛网膜下腔出血

11. 患者，男性，62岁。长期大量饮酒26年，出现记忆力减退、偶有幻视半年，突发四肢弛缓性瘫痪，咀嚼、吞咽及言语障碍，查体可见眼震及眼球凝视障碍。首选的检查是

A. 头颅CT
B. 头颅MRI
C. BAEP
D. 腰椎穿刺
E. 脑电图

三 A3/A4型题

（1~4题共用题干）

患者，男性，23岁。以突发双眼视力下降1个月，右侧肢体乏力15天收住院。入院前1个月头颅CT未见异常，即使用激素治疗。发病前有感冒病史，1年前有球后神经炎病史，治疗后好转。查体：计算力较差，语言含糊不清。双眼视力仅见指动，双侧视盘苍白，血管变细且稀疏。双瞳孔对光反射迟钝，右侧面、舌神经中枢性瘫痪。右上下肢肌力近端3级，右侧Babinski征(+)，痉挛性偏瘫步态。经甲泼尼龙冲击治疗2周后病情好转。

1. 患者入院后查CSF-IgG寡克隆带阳性，提示

A. 神经胶质瘤
B. 中枢神经系统脱髓鞘
C. 病毒性脑炎
D. 中枢淋巴瘤
E. 神经梅毒

2. 患者头颅MRI示左额后半卵圆中心白质内见一个约4cm×3cm×2cm类圆形长T_1、长T_2异常信号区，边缘清楚光滑，周围有轻度水肿带，占位效应轻微，增强后病灶边缘不规则环形强化，中央区轻度强化。右额侧脑室旁及枕叶白质各见一个约1cm×1cm小类圆形长T_1、长T_2病灶，边缘光滑，增强扫描无强化。结合病史诊断最可能为

A. 神经胶质瘤
B. 假瘤型多发性硬化

C. 脑脓肿
D. 假瘤型病毒性脑炎
E. 中枢淋巴瘤

3. 最后确诊多需依靠
A. 脑电图
B. 脑穿刺活检
C. CSF 检查
D. 增强 MRI 扫描
E. 弥散灌注加权 MRI

4. 关于本病例的诊断分析，错误的是
A. 患者无发热和外周脓肿类疾病，MRI 无厚壁环状影像改变可基本排除脑脓肿
B. 病情进展过于迅速不太符合胶质瘤
C. 影像学表现为类占位样病变，并有水肿带和环形强化，可排除多发性硬化
D. 假瘤样多发性硬化多起病急进展快
E. 临床上假瘤样多发性硬化与胶质瘤难以鉴别，有时必须依靠病理

（5~7 题共用题干）

患者，男性，25 岁。四肢麻木、无力、酸痛，伴吞咽、发音困难 15 小时。排尿无障碍。查体：四肢呈弛缓性瘫痪，四肢腱反射消失。发病后次日进行腰穿，脑脊液压力和肌酶均正常。

5. 肌酶正常，此病的典型病理改变为
A. 有髓神经纤维轴索华勒（Wallerian）变性
B. 无髓神经纤维变性
C. 有髓神经纤维节段性脱髓鞘
D. 无髓神经纤维华勒（Wallerian）变性
E. 有髓神经纤维轴索和髓鞘同时累及

6. 肌酶正常，其电生理改变为
A. 主要为神经传导速度显著减慢
B. 主要出现波幅下降
C. 传导速度减慢和波幅下降均存在显著改变
D. 早期 P 波正常
E. H 反射正常

7. 目前情况下，应当特别注意下列哪种并发症的发生
A. 癫痫发作
B. 泌尿系感染
C. 上消化道出血
D. 急性肺炎
E. 高血压脑病

（8~11 题共用题干）

患者，男性，21 岁。四肢无力 3 天，无大小便障碍，无发热。查体：四肢肌力 3 级，

四肢远端痛觉减退，腱反射消失，无病理反射。腰穿脑脊液检查正常。

8. 首先考虑的疾病是

A. 吉兰-巴雷综合征
B. 脊髓灰质炎
C. 周期性瘫痪
D. 急性脊髓炎
E. 多发性肌炎

9. 随后患者出现呼吸肌麻痹，此时应及时给予的最重要治疗措施是

A. 糖皮质激素
B. 气管插管
C. 大剂量维生素 B_{12}
D. 抗生素
E. 吸氧

10. 在疾病发展过程中，一般不可能出现的临床表现是

A. 脑神经受累
B. 吞咽和发音困难
C. 双下肢病理征
D. 呼吸肌麻痹
E. 腓肠肌疼痛

11. 此类患者在起病前常有

A. 药物中毒史
B. 劳累和饮酒史
C. 胃肠道或呼吸道感染史
D. 外伤史
E. 过敏史

（12~17 题共用题干）

患者，女性，41 岁。入院 2 周前曾发热，流清水鼻涕，在本院门诊拟诊为“上呼吸道感染”。入院前一天患者感四肢末端发麻、乏力。入院查体：神清，双侧额纹减少，双侧眼裂闭合欠佳，双侧鼻唇沟浅，露齿困难。双上肢肌力 3 级，双下肢肌力 4 级，肌张力低下，双侧肱二头肌反射(+)，膝反射(-)，肘、膝关节远端肢体痛觉减退。

12. 该患者最可能诊断为

A. 贝尔麻痹
B. 上颈髓压迫症
C. 急性脊髓炎
D. 周期性瘫痪
E. 急性炎性脱髓鞘性多发性神经病

13. 该患者于发病第 3 周进行的最具特征性的实验室检查是

A. 血清钾显著低于正常
B. 血白细胞计数及分类异常
C. 血清中检测出特异性病毒抗体
D. 脑脊液蛋白-细胞分离现象
E. 脑脊液中出现大量细胞

14. 该类患者一定出现的临床表现为

A. 四肢弛缓性瘫痪
B. 四肢末端对称性痛觉减退
C. 鼻唇沟变浅、口角歪斜
D. 巴宾斯基征阳性

E. 声音嘶哑、吞咽困难

15. 若该患者在发病 1 周后突然发生呼吸困难、口唇发绀伴意识模糊。下列处理措施最先考虑的是

A. 大剂量糖皮质激素冲击疗法

B. 立即纠正低钾血症

C. 气管插管，机械辅助呼吸

D. 立即进行血浆置换治疗

E. 立即进行呼吸兴奋剂治疗

16. 关于该病发病机制，近年来的研究认为是

A. 病毒直接侵犯所致

B. 空肠弯曲杆菌直接侵犯所致

C. 病毒、细菌双重直接侵犯所致

D. 微生物感染后的自身免疫病

E. 白细胞功能异常所致

17. 这类患者最常见的脑神经损害表现为

A. 舌咽神经麻痹

B. 迷走神经麻痹

C. 周围神经麻痹

D. 中枢性面神经麻痹

E. 三叉神经麻痹

四 B 型题

（1~3 题共用备选答案）

A. 皮质类固醇

B. β 干扰素

C. 环磷酰胺

D. 硫唑嘌呤

E. 环孢素 A

1. MS 治疗中为预防复发，目前应用最广泛、疗效最为确定的药物是
2. 最适宜治疗快速进展型 MS 的药物是
3. MS 急性期的治疗一般首选

（4~5 题共用备选答案）

A. 复发缓解型

B. 继发进展型

C. 原发进展型

D. 进展复发型

E. 恶性型

4. 糖皮质激素主要用于治疗哪一类型的 MS
5. MS 的临床分型不包括

五 X 型题

1. 关于 MS 和视神经脊髓炎的 MRI 检查正确的有

A. 两者均可有多发的脑和脊髓长 T_1、长 T_2脱髓鞘改变
B. 视神经脊髓炎发病初期头颅 MRI 多正常
C. 视神经脊髓炎脊髓纵向融合病变超过 3 个以上脊柱节段，通常 6~10 个节段
D. MS 的脊髓病变平扫极少超过 1 个脊髓节段，强化后可达 2~5 个节段
E. 视神经脊髓炎的脊髓肿胀和钆强化较 MS 常见

2. 关于 MS，下列说法正确的是
A. 脑脊液急性期细胞数轻度增多
B. 脑脊液中 IgG 含量增高
C. CT 上可见脑室周围和白质高密度硬化斑
D. MRI T_2加权像可见脑室周围和白质中散在的高信号硬化斑
E. 诱发电位异常

3. 对视神经脊髓炎的治疗，说法正确的是
A. 多主张采取甲泼尼龙大剂量冲击疗法
B. 甲泼尼龙 500~1000mg，静脉滴注，每日 1 次，连用 3~5 天后继以泼尼松口服
C. 甲泼尼龙冲击+泼尼松口服可加速视神经炎等发作症状的恢复，对终止和缩短发作病程有效
D. 单独口服泼尼松也可促进视神经炎的恢复，减少其再次复发的危险性
E. 糖皮质激素治疗无反应的患者，血浆置换可能对半数患者有效

4. 下列属于脱髓鞘疾病常见病理改变的是
A. 神经细胞相对完整
B. 神经纤维髓鞘破坏
C. 神经轴索严重坏死
D. 小静脉周围炎症细胞浸润
E. 病变分布于中枢神经系统白质

5. 急性播散性脑脊髓炎（ADEM）的病理特点包括
A. 散布于脑和脊髓的多数脱髓鞘病灶
B. 病灶常围绕在小静脉和中等静脉周围
C. 轴突和神经细胞部分保持完整
D. 小静脉周围无炎症细胞浸润
E. 常见多灶性脑膜浸润，程度多不严重

6. 以下属于中枢神经系统脱髓鞘疾病的是
A. MS
B. 急性播散性脑脊髓炎
C. 急性出血性白质脑炎
D. 髓鞘溶解症
E. 亚急性硬化性全脑炎

7. 以下哪项辅助检查在 MS 的诊断中具有重要意义
A. 脑脊液检查
B. VEP
C. SEP
D. EEG
E. MRI

8. MS 的临床表现包括

A. 失语
B. 共济失调
C. 面部疼痛
D. 核间性眼肌麻痹
E. 眼球震颤

9. 下列有关弥漫性硬化的叙述正确的是

A. 脱髓鞘病变常侵犯大脑半球或整个脑叶
B. 病变常不对称，多以一侧枕叶为主
C. 新鲜病灶不可见巨噬细胞反应
D. 视神经、脑干和脊髓可发现与 MS 相似的病灶
E. 晚期胶质细胞增生，可见组织坏死和空洞

10. 与弥漫性硬化临床相符的是

A. 多幼儿或青少年期发病，亚急性或慢性进行性恶化病程
B. 视力障碍最早出现，可表现视野缺损，同向性偏盲及皮质盲等
C. 常见痴呆或智能减退、精神障碍、皮质聋、瘫痪及假性延髓性麻痹等
D. 可有癫痫发作、共济失调、乳头水肿、眼球震颤、面瘫、失语症和尿便失禁等
E. 总体预后较 MS 患者要好，很少复发

11. 与弥漫性硬化检查结果相符合的是

A. 视觉诱发电位异常，以枕叶皮质受累为主
B. CT 示枕叶、顶叶和颞叶内大片状低密度病灶，分布不对称
C. CSF-MNC 可达 50×10^6/L，蛋白轻度增高
D. 可检出寡克隆区带
E. EEG 出现棘-慢复合波

12. 关于急性播散性脑脊髓炎，下列说法正确的是

A. 属于 MS 中的一个临床变异型
B. 多发生在感染或免疫接种后
C. 急性发作，有广泛的神经系统损害
D. 可予大剂量糖皮质激素治疗，对症治疗极为重要
E. 疾病呈自限性，单相病程，通常数周后恢复

13. 关于视神经脊髓炎的治疗，下列说法正确的是

A. 甲泼尼龙大剂量冲击治疗 3~5 天
B. 冲击治疗后口服大剂量泼尼松
C. 激素治疗无效者可行血浆置换
D. 单独口服泼尼松
E. 予以神经营养药

14. MS 具有的病理特点包括

A. 中枢神经系统白质内多发性脱髓鞘斑块，伴反应性神经胶质细胞增生，但无轴突

损伤

B. 病变可累及大脑白质、视神经、脊髓、脑干和小脑

C. 病灶大小不一，直径在1～20mm，侧脑室前角最多见

D. 镜下可见急性期髓鞘崩解和脱失，少突胶质细胞轻度变性和增生，可见小静脉周围炎症细胞浸润

E. 病变晚期轴突崩解，神经细胞减少，代之以神经胶质细胞形成的硬化斑

15. 以下关于急性出血性白质脑炎的叙述，正确的是

A. 又称急性播散性脑脊髓炎暴发型

B. 多发生在呼吸系统感染后

C. 起病急骤，病情凶险，死亡率高

D. 疾病是自限性，单相病程，通常数周后恢复

E. CT见大脑、脑干和小脑白质不规则低密度区

16. 关于同心圆性硬化，下列说法正确的是

A. 多为青壮年，急性起病

B. 以缄默、淡漠、反应迟钝等精神障碍为首发症状

C. MRI示额叶、顶叶、枕叶和颞叶白质区呈黑白相间的类圆形病灶

D. 治疗上以糖皮质激素为主

E. 预后良好

17. 关于髓鞘溶解症的叙述，正确的是

A. 病因不明的髓鞘破坏性疾病，50%累及脑桥

B. 多发生于慢性酒精中毒、肝肾功能障碍、严重营养不良、烧伤及补液过多者

C. 急性起病，出现四肢瘫痪、真性和假性延髓麻痹、闭锁综合征

D. MRI上可见不符合血管供血范围的脑桥中央对称病灶

E. 预后差，迅速纠正低钠血症可预防发病

18. 有关MS发作性症状的描述，正确的是

A. 包括强直痉挛、感觉异常、构音障碍、共济失调、三叉神经痛、癫痫等

B. 发作时多有脑电图异常

C. 发作性的神经功能障碍每次持续数秒至数分钟不等

D. 过度换气、焦虑或维持肢体某种姿势可诱发

E. 发作时一般无意识丧失

19. MS应与下列哪些疾病相鉴别

A. 急性播散性脑脊髓炎

B. 腔隙性脑梗死

C. 系统性红斑狼疮

D. 阿-奇（Amold-Chiari）畸形

E. 脑干和脊髓血管畸形伴多次出血发作

20. 关于 MS 治疗恰当的描述是
    A. 糖皮质激素是 MS 急性发作和复发的主要治疗药物，可加速急性复发的恢复和缩短复发期病程，但不能改善恢复程度
    B. 长期应用糖皮质激素不能防止 MS 复发，且可出现严重不良反应
    C. 继发进展型 MS 糖皮质激素无效，可选用免疫抑制剂
    D. 对原发进展型 MS，采用特异性免疫调节治疗无效，主要是对症治疗，血浆置换对暴发型病例可能有用
    E. 金刚烷胺对尿潴留可能有用
21. 关于 MS 治疗，下列说法正确的是
    A. 已经证实 β 干扰素及血浆置换对原发进展型 MS 无效
    B. 米托蒽醌为目前被批准用于治疗继发进展型 MS 的唯一药物，能延缓残疾进展
    C. 对疲劳症状常用金刚烷胺或莫达非尼治疗
    D. 对急性疼痛（如 Lhermitte 征）可用卡马西平或苯妥英治疗
    E. 多奈哌齐治疗合并的认知障碍疗效肯定
22. 视神经脊髓炎辅助检查符合
    A. CSF 中寡克隆区带常见
    B. 1/3 单相或复发型患者 CSF 细胞数>50×10^6/L
    C. 复发型脑脊液蛋白显著增高
    D. MRI 发现长 T_1、长 T_2信号改变
    E. 视觉诱发电位异常
23. 视神经脊髓炎的病理改变包括
    A. 病灶主要位于视神经和脊髓
    B. 脊髓病灶长于 3 个椎体节段
    C. 病理改变是白质脱髓鞘、坏死甚至囊性变
    D. 血管周围可见抗体和补体呈玫瑰花环样沉积
    E. 晚期可累及脊髓神经根
24. 有关 MS 治疗叙述正确的是
    A. IVIg 对缓解复发型 MS 有疗效，可减少其复发
    B. IVIg 对进展型 MS 有肯定疗效
    C. 应用免疫球蛋白 0.4g/(kg · d)，静脉滴注，连续 3~5 天
    D. 可根据病情需要每月加强治疗 1 次，用量仍为 0.4g/(kg · d)，可连续 3~6 个月
    E. 血浆置换只对暴发型病例可能有效
25. 关于 MS 的 β 干扰素疗法，叙述正确的是
    A. 干扰素是细胞经病毒感染后产生的一组高活性糖蛋白

B. β 干扰素具有广谱抗病毒活性，可增强 MS 患者免疫细胞的抑制功能

C. β 干扰素可以降低 MS 患者的发作频率

D. β 干扰素可减轻 MRI T_2病灶定量分析时的严重程度，因而可能延缓 MS 神经功能缺损进展

E. β 干扰素对进展型 MS 亦有肯定疗效

26. 关于急性播散性脑脊髓炎的诊断依据，正确的是

A. 感染或疫苗接种后急性起病的脑实质弥漫性损害、脑膜受累和脊髓炎症状

B. 外周血白细胞增多

C. CSF-MNC 增多

D. EEG 广泛中度异常，有弥漫的 θ 波和 δ 波

E. CT 或 MRI 显示脑和脊髓内多发散在病灶

27. 下列关于弥漫性硬化的描述，正确的是

A. 是亚急性或慢性广泛的脑白质脱髓鞘疾病，又称 Schilder 病

B. 病因未明，一般认为属于自身免疫病

C. 幼儿或青少年期发病，男性较多，多呈亚急性、慢性进行性恶化病程

D. 视力障碍可早期出现，多见脑弥漫损害的表现如智力减退、精神障碍、癫痫发作、瘫痪、共济失调和大小便失禁等

E. 确诊需依赖脑电图的高波幅慢波

28. 下列符合弥漫性硬化特点的有

A. 主要见于儿童及青春期的亚急性或慢性脑白质广泛脱髓鞘

B. 脑白质病变常侵及整个脑叶或大脑半球，两侧病变常不对称，也可对称性受累

C. 多以一侧额叶为主，界限分明

D. 视神经、脑干和脊髓可有与 MS 相似的分离病灶

E. 新鲜病灶可见血管周围淋巴细胞浸润和巨噬细胞反应

29. MS 的治疗原则包括

A. 杜绝复发

B. 控制急性期发作

C. 减轻症状

D. 缩短急性期病程

E. 改善预后

30. MS 的病变部位有

A. 大脑

B. 脑干

C. 小脑

D. 脊髓

E. 视神经

31. 对视神经脊髓炎诊断有帮助的检查结果是

A. 脊髓 MRI 显示病灶大于 3 个脊柱节段

B. 脊髓 MRI 显示病灶小于 3 个脊柱节段
C. 血清 AQP-4 抗体阳性
D. 脑脊液 OB（+）
E. 头颅 MRI 未见异常

32. 弥漫性硬化临床表现包括
A. 幼儿或青少年期发病
B. 视野缺损、同向性偏盲、皮质盲最早出现
C. 智力减退、精神障碍、皮质聋、偏瘫或四肢瘫
D. 亚急性、慢性进行性恶化病程
E. 多于数月或数年内死亡

33. MS 的诊断主要依靠的是
A. 排除其他疾病
B. 仅 MRI 检查即可确诊
C. 可多次复发，中枢神经系统多个病灶
D. 脑组织活检
E. 诱发电位

34. 免疫相关的中枢神经系统疾病有
A. 视神经脊髓炎
B. MS
C. 重症肌无力
D. 急性播散性脑脊髓炎
E. 慢性炎性脱髓鞘性多发性神经病

35. 脑桥中央髓鞘溶解可并发于哪些疾病
A. 半数以上的病例为酒精中毒
B. 肝功能衰竭、肝移植后
C. 淋巴瘤及癌症晚期
D. 营养不良、败血症
E. 急性出血性胰腺炎、严重烧伤

36. 急性播散性脑脊髓炎的临床特点为
A. 多在感染或接种疫苗后 1~2 周急性起病
B. CNS 白质内散在炎性脱髓鞘病灶
C. 可有脑炎、脑膜炎和脊髓炎的症状
D. 大剂量甲泼尼龙可能有效
E. 患者恢复后可能不会复发

37. 关于髓鞘，叙述正确的有
A. 髓鞘是包裹在有髓神经纤维轴突外面的脂质细胞膜
B. 髓鞘由髓鞘形成细胞的细胞膜所组成
C. 有利于神经冲动的快速传导
D. 对神经轴突起绝缘作用
E. 对神经轴突起保护作用

38. 对于 MS 具有重要诊断价值的辅助检查有
A. EEG
B. 脑脊液检查
C. 神经传导速度
D. 头颅 MRI
E. 诱发电位
39. NMO 患者可出现阳性的血清抗核抗体谱（ANAs）包括
A. ANA
B. 抗 dsDNA
C. 抗着丝粒抗体（ACA）
D. 抗 SSA 抗体
E. 抗 SSB 抗体
40. 2006 年 NMO 诊断标准的必要条件有
A. 视神经炎
B. 急性脊髓炎
C. 脊髓 MRI 异常延伸 3 个椎体节段之上
D. 头颅 MRI 不符合 MS 诊断标准
E. NMO-IgG 血清学检测阳性
41. MS 小脑损害时的典型症状有
A. 意向性震颤
B. 静止性震颤
C. 吟诗样语言
D. 眼球震颤
E. 位置性震颤
42. 以下关于进行性多灶性白质脑病的叙述，正确的有
A. 常见于吸毒者
B. 呈缓慢进展过程
C. 多数可自然缓解
D. 很少有视神经和脊髓损害
E. 血清乳多空病毒 SV-40 抗体检测呈阳性反应
43. 用于治疗膀胱功能障碍的抗胆碱药物有
A. 索利那新
B. 托特罗定
C. 非索罗定
D. 奥昔布宁
E. 达方吡啶
44. 下列关于 MS 说法正确的是
A. 以周围神经系统白质脱髓鞘病变为特点
B. 为自身免疫病
C. 与遗传易感性有关
D. 具有在时间上和空间上的多发性
E. 离赤道越远，MS 的发病率越低
45. 温格查克（Wingerchuk）在 1999 年提出的 NMO 诊断标准中，必要条件包括
A. 视神经炎
B. 急性脊髓炎
C. 无除视神经和脊髓以外的中枢神经系统受累的证据
D. 发作时头颅 MRI 阴性
E. 一个以上肢体严重的持续肌无力（肌力≤2 级）

46. 提示 MS 预后良好的因素有

A. 临床仅表现视觉和体感障碍
B. 40 岁以前发病
C. 女性
D. 出现锥体系功能障碍
E. 出现小脑功能障碍

47. 视神经脊髓炎急性发作期治疗的目的有

A. 减轻急性期症状
B. 缩短病程
C. 改善残疾程度
D. 防治并发症
E. 延缓残疾累积

48. 视神经脊髓炎缓解期治疗可使用的一线药物方案有

A. 硫唑嘌呤联用泼尼松
B. 硫唑嘌呤联用利妥昔单抗
C. 环磷酰胺
D. 米托蒽醌
E. 吗替麦考酚酯

49. 用于治疗复发型 MS 的药物有

A. 那他珠单抗
B. 硫唑嘌呤
C. β 干扰素
D. 醋酸格拉默
E. 米托蒽醌

50. 视神经脊髓炎脊髓损害的发生部位有

A. 颈段
B. 胸段
C. 腰段
D. 骶段
E. 各段没有显著差异

51. 关于 ADEM 与单纯疱疹病毒性脑炎（HSE）的鉴别，叙述正确的有

A. HSE 高热、抽搐多见，ADEM 相对较少见
B. ADEM 高热、抽搐多见，HSE 相对较少见
C. 脑脊液检查 HSE 单纯疱疹病毒抗体滴度增高
D. HSE 的 MRI 表现大脑颞叶、额叶的长 T_1、长 T_2异常信号
E. ADEM 的 MRI 表现为弥漫性的长 T_1、长 T_2异常信号，以白质损害为主

52. 关于 MS 急性期治疗正确的是

A. 小剂量口服激素
B. 大剂量激素冲击治疗
C. 辅助用药包括抑酸、补钾、补钙
D. 首选血浆置换
E. 首选大剂量免疫球蛋白

53. 治疗继发进展型 MS 的常用药物有

A. β 干扰素
B. 环磷酰胺
C. 糖皮质激素
D. 环孢素 A
E. 甲氨蝶呤

54. 与 MS 发病机制有关的是

A. 病毒感染　　B. 自身免疫因素

C. 环境因素　　D. 营养缺乏

E. 遗传因素

55. MS 的临床表现有

A. 发病年龄多在 20~40 岁　　B. 起病形式缓慢，不会急性发病

C. 有脊髓性感觉障碍　　D. 有视力障碍、复视

E. 肌萎缩少见

六 案例分析题

（1~9 题共用题干）

患者，男性，70 岁。因“四肢麻木和走路不稳 8 个月，双下肢无力 5 个月”就诊。患者 8 个月前无诱因逐渐出现四肢麻木，伴有走路不稳，无上呼吸道感染，无发热、头痛、头晕，言语正常，未予就医。5 个月前逐渐出现双下肢无力，症状进行性加重，大小便正常。自发病以来，意识清楚，睡眠正常，1 年来体重下降 7kg。既往胃溃疡病史 12 年。饮酒史（白酒）250 毫升/次×（3~5）次/周×30 年。无过敏史及传染病史，个人史无特殊。否认毒物接触史。无家族遗传病史。查体：意识清楚，言语流利，认知功能基本正常；双下肢肌力 3 级，腱反射(+)，跟膝胫试验不稳；龙贝格征(+)；双下肢末梢型痛觉减退，伴有关节位置觉和音叉振动觉差，双侧查多克征(+)。

1. 关于该患者的神经系统定位，叙述正确的有

A. 双下肢肌力 3 级，腱反射(+)，双下肢末梢型痛觉减退，定位于周围神经

B. 龙贝格征(+)，关节位置觉和音叉振动觉差，定位于后索

C. 双下肢肌力 3 级，查多克征(+)，定位于双侧锥体束

D. 跟膝胫试验不稳，龙贝格征(+)，定位于小脑

E. 综合定位于脊髓后索、侧索、周围神经和小脑

F. 综合定位于脊髓后索、侧索、周围神经

2. ［提示：让患者注视下肢做跟膝胫试验(-)］需要考虑的疾病有

A. 脊髓脱髓鞘病　　B. 亚急性联合变性

C. 脊髓血管病　　D. 脊髓空洞症

E. 脊髓肿瘤　　F. 腰椎间盘突出

3. 该患者需检查

A. 血、尿毒物检测

B. 血叶酸

C. 血维生素 B_{12}

D. 脊髓 MRI

E. 脊髓血管造影

F. 腰椎穿刺，查脑脊液的寡克隆区带、24 小时的 IgG 合成率等相关的免疫功能

4. （提示：颈段脊髓 MRI 结果见下图）关于该脊髓 MRI 检查，叙述正确的有

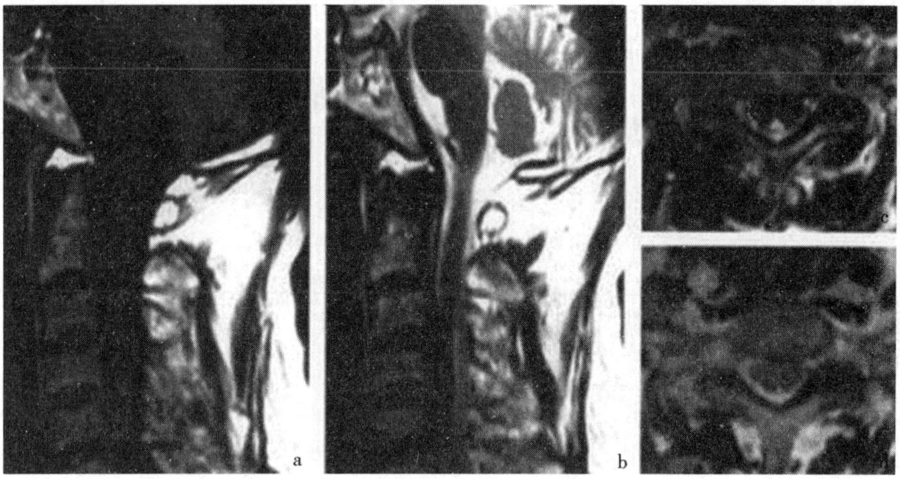

A. 图 a~d 脊髓 MRI 未见明显异常

B. 图 a 脊髓 MRI 显示髓内可见短 T_1 异常信号，病灶偏腹侧

C. 图 b 脊髓 MRI 显示髓内可见短 T_2 异常信号，病灶偏腹侧

D. 图 b 脊髓 MRI 显示髓内可见长 T_2 异常信号，病灶偏背侧

E. 图 d 脊髓 MRI 显示髓内可见短 T_2 异常信号，病灶位于脊髓前 2/3

F. 图 c、图 d 脊髓 MRI 显示髓内可见长 T_2 异常信号，病灶位于脊髓前 2/3

5. （提示：颈段脊髓 MRI 可见脊髓后索长 T_1、长 T_2 长条状异常信号）结合病史，该患者应该考虑的诊断为

A. 脊髓空洞症　　B. MS

C. 脊髓肿瘤　　D. 脊髓亚急性联合变性

E. 脊髓血管病　　F. 脊髓炎

6. ［提示：血常规示 WBC 4.5×10^9/L，RBC 2.58×10^9/L，Hb 104g/L，红细胞平均容积 120.7fl，红细胞平均血红蛋白含量 40.4pg。血维生素 B_{12} 含量升高（已在外院接受维生素 B_{12} 治疗），叶酸含量降低。腰椎穿刺：压力 120mmHg，WBC 0，蛋白、氯化物均正常，OB（-），24 小时的 IgG 合成率轻度增加］该患者最可能的诊断是

A. 脊髓空洞症　　B. MS

C. 脊髓肿瘤　　D. 脊髓亚急性联合变性

E. 脊髓血管病　　F. 脊髓炎

7. 对诊断上述疾病帮助最大的是
   A. 血清毒物检测
   B. 血清叶酸检查
   C. 血清维生素 B_{12}检查
   D. 头颅 MRI
   E. 脊髓血管造影
   F. 腰椎穿刺，查脑脊液 OB、24 小时的 IgG 合成率等相关免疫功能

8. ［提示：粪隐血(+)］下列说法错误的是
   A. 建议行消化道内镜检查
   B. 建议行血肿瘤标志物检查
   C. 如果血维生素 B_{12}水平正常，则可以除外亚急性联合变性
   D. 如果血叶酸水平正常，则可以除外亚急性联合变性
   E. 积极治疗消化系统疾病
   F. 查血清抗内因子抗体

9. ［提示：患者消化道内镜与肿瘤标志物检查提示消化性溃疡，无肿瘤证据；血清抗内因子抗体(+)。给予维生素 B_{12}和叶酸治疗］关于该患者的预后，叙述正确的有
   A. 给予口服维生素 B_{12}和叶酸治疗，患者基本可以恢复正常
   B. 给予口服叶酸和肌内注射维生素 B_{12}治疗，患者基本可以恢复正常
   C. 如果没有诊断明确，不经治疗的患者神经系统症状会持续加重，甚至死亡
   D. 该患者病程至少 10 个月，即使积极治疗，仍会遗留神经功能障碍，难以完全恢复
   E. 此病患者，如能在起病 3 个月内积极治疗，神经症状可基本恢复
   F. 给予肌内注射维生素 B_{12}治疗，患者可以基本恢复正常

（10~15 题共用题干）

患者，女性，41 岁。7 天前干农活时突发四肢无力，双上肢不能提物，双下肢肌力弱，尚能独立行走，无肢体麻木及疼痛，次日出现吞咽困难，饮水呛咳，说话音调变低。症状持续无波动。3 天前四肢无力加重，双手不能持物及举臂，下肢不能独立行走。患者发病以来，情绪焦虑，精神较差，进半流质饮食，睡眠欠佳，排便障碍。14 年前患甲状腺功能亢进症，自诉已治愈。病前 1 个月有上呼吸道感染史，无发热。否认高血压、糖尿病病史，否认食物、药物中毒史，无类似疾病家族史，否认昆虫叮咬史。查体：血压 120/75mmHg；心率 76 次/分，律齐；双肺无啰音；腹软，双下肢无水肿。神经系统查体：意识清楚，说话音调变低，构音不清，高级皮质功能正常；双瞳孔等大正圆，直径约 3mm，直接、间接对光反射灵敏；双侧眼球运动正常，无眼震；双侧额面纹对称，示齿不偏，双侧咽反射减弱，伸

舌居中；四肢肌容积正常，双上肢近端肌力 3 级，远端肌力 3 级，双下肢近端肌力 4 级，远端肌力 3 级，肌张力正常；未见明显肌束震颤，肌肉触诊无压痛；双侧肢体轻触觉、针刺觉、音叉振动觉正常，双上肢腱反射消失，双下肢腱反射减弱，双侧巴宾斯基征(-)；脑膜刺激征(-)，双侧直腿抬高试验(+)。实验室检查：电解质、肌酶、肝肾功能及血糖正常。心电图：正常。头颅 CT：未见明显异常。

10. 依据现有资料，定位诊断考虑为
A. 周围神经
B. 神经肌肉接头
C. 神经根
D. 后组脑神经
E. 脑干
F. 脊髓

11. 最可能的诊断为
A. 急性脊髓炎
B. 甲状腺功能亢进性肌病
C. 低钾性周期性瘫痪
D. 重症肌无力
E. 吉兰-巴雷综合征
F. 莱姆病

12. 为明确诊断，有必要进行的检查为
A. 脑脊液检查
B. 脊髓 MRI（平扫+增强）
C. 针极肌电图
D. 重频试验
E. 神经传导速度
F. 甲状腺功能

13. ［提示：腰椎穿刺示压力 155mmH$_2$O，脑脊液常规、生化、24 小时的 IgG 合成率均在正常范围。甲状腺功能示 FT$_3$、FT$_4$正常，TSH 0.233μU/ml（偏低），TPO-Ab>1000U/ml，TG-Ab 56.01U/ml。电生理检查示：①上下肢周围神经源性损害，以轴索变性为主。②交感皮肤反应示四肢波幅降低，潜伏期正常。③瞬目反射正常。④定量感觉检测未见异常］目前患者诊断考虑为
A. 急性运动性轴索型神经病
B. 甲状腺功能亢进性肌病
C. 低钾性周期性瘫痪
D. 重症肌无力
E. 吉兰-巴雷综合征
F. 莱姆病

14. 该患者宜采取的治疗是
A. 糖皮质激素
B. IVIg
C. 静脉补钾
D. 血浆置换
E. B 族维生素
F. 大剂量青霉素

15. 人免疫球蛋白最常用于治疗的是
A. 急性炎性脱髓鞘性多发性神经病
B. 多灶性运动神经病
C. Miller-Fisher 综合征
D. 急性脊髓炎
E. 周期性瘫痪
F. 莱姆病

参考答案与解析

一、A1 型题

1. E【解析】“手套样”和“袜套样”感觉障碍提示病变在周围神经末梢，多发性硬化无周围神经末梢的症状表现。

2. E【解析】炎性脱髓鞘病变的病理基础是神经系统内呈现不同时相的多灶性病变，特点是髓鞘脱失，轴索相对保留，炎症反应，胶质细胞增生和程度不一的髓鞘再生。

3. D【解析】多发性硬化（MS）是以中枢神经系统慢性炎性脱髓鞘病变为主要特点的免疫功能紊乱性疾病，主要以中枢神经系统白质受累为主，可合并部分灰质受累。

MS 的病理特点为炎性脱髓鞘，进展阶段主要病理变化为神经元变性。病理可见中枢神经系统白质内多发性脱髓鞘斑块，多位于侧脑室周围，伴反应性神经胶质细胞增生，也可有轴突损伤。病变可累及大脑白质、视神经、脊髓、脑干和小脑。在脑和脊髓冠状切面，可肉眼见到较多粉灰色分散的形态各异的脱髓鞘病灶，大小不一，直径为 1~20mm，以半卵圆中心和脑室周围，尤其是侧脑室前角最多见。在 MS 疾病各时期都存在脱髓鞘和轴索的损害，只是不同时期的突出损害有所不同。

镜下可见急性期髓鞘崩解和脱失，轴突相对完好，少突胶质细胞轻度变性和增生，可见小静脉周围炎症细胞（单核细胞、淋巴细胞和浆细胞）浸润；病变晚期轴突崩解，神经细胞减少，代之以神经胶质形成的硬化斑。

4. E【解析】急性播散性脑脊髓炎（ADEM）是一种特发性中枢神经系统炎性脱髓鞘疾病，可发生于病毒感染或疫苗接种后，以儿童多见，成年人亦可发生。通过发生于感染或接种疫苗后，以及出现脑实质弥漫性损害、脑膜受累及脊髓炎症状，一般可确诊。

5. E【解析】MS 通常分为以下四型。①复发缓解型（RR）：急性发病历时数天到数周，数周至数月多完全恢复，两次复发间病情稳定，对治疗反应最佳，最常见，50%的患者经过一段时间可转变为继发进展型。②继发进展型（SP）：复发缓解型患者出现渐进性神经症状恶化，伴或不伴急性复发。③原发进展型（PP）：约占 10%，起病年龄偏大（40~60 岁），发病后轻偏瘫或轻截瘫在相当长时间内缓慢进展，呈渐进性神经症状恶化，出现小脑或脑干症状，常有进展性脊髓病。原发进展型对治疗的反应较差。④进展复发型（PR）：发病后病情逐渐进展，并间有复发。

6. D【解析】参见 A1 型题第 4 题解析。

7. D【解析】巴洛（Balo）病又称 Balo 同心圆性硬化，较少见，是具有特异性病理改变的大脑白质脱髓鞘疾病，即病灶内脱髓鞘区与髓鞘保留区呈同心圆层状交互排列，形成树木年轮状改变，故名之。

8. A【解析】MS 脱髓鞘病变的 MRI 表现：①侧脑室周围类圆形或融合性斑块，呈长 T_1、长 T_2信号，大小不一；②半卵圆中心、胼胝体的类圆形斑块，脑干、小脑和脊髓的斑点状不规则斑块，呈长 T_1、长 T_2信号；③多数病程长的患者可伴有脑室系统扩张、脑沟增宽等脑白质萎缩征象。

9. E【解析】脑桥中央髓鞘溶解（CPM）是以脑桥基底部对称性脱髓鞘为病理特征的疾病，多在电解质紊乱、营养不良的基础上发生。

10. C【解析】一个半综合征最常见病因是脑干脱髓鞘病变或腔隙性脑梗死，尤以脑桥被盖部的腔隙性脑梗死最为常见；其次为多发性硬化。其他少见病因还包括头颅外伤、脑出血、小脑幕切迹疝、颅内肿瘤、感染性疾病等。

11. D【解析】影像学检查，特别是 MRI 检查，极大地提高了 CPM 的生前诊断率，是 CPM 最有效的辅助检查手段。MRI 检查时发现的脑桥基底部典型的蝙蝠翅形病变具有诊断意义，不过这种改变仅在临床症状发生数天后才能形成。

12. B【解析】多发性硬化的 CSF 中，以清蛋白和免疫球蛋白 IgG 增高为主；IgG 增高被认为是鞘内合成所致。

13. D【解析】MS 的预后与疾病发作频率、间歇期长短、症状轻重和是否治疗有很大的关系，与性别、种族关系不大。

14. A【解析】MS 主要累及脑和脊髓的白质髓鞘，导致上运动神经元损害症状，产生痉挛性反射亢进、受累肢体无力，一般不出现下运动神经元损害的体征（反射减弱、肌束震颤等）；是否出现感觉异常，视侵犯的部位而定。个别 MS 可累及轴索和神经元，或伴有周围神经的损害。

15. B【解析】所有体征都是 MS 的常见表现，但只有选项 B 需要一个以上中枢神经系统损害来解释。

16. D【解析】视神经脊髓炎（NMO）是免疫介导的主要累及视神经和脊髓的原发性中枢神经系统炎性脱髓鞘病。

17. C【解析】核间性眼肌麻痹和眼球震颤是高度提示 MS 的两个体征，这二者同时并存则提示有脑干病灶，并应高度怀疑 MS 的可能。

18. C【解析】亚急性视神经脊髓炎（SMON）必发症状如下。①腹部症状：腹痛、腹泻等，大多先发于神经症状。②神经症状：急性或亚急性出现；感觉障碍先行，两侧性大半身、尤以下肢末端较重，上界不明显，尤其以伴有异常感觉（有物黏附感、紧缩感，一阵一阵地发作等）发病者为多见。

19. C【解析】Lhermitte 征、球后视神经炎以及横贯性脊髓炎通常可视为 MS 发作时的表现。球后视神经炎和横贯性脊髓炎通常可视为 MS 典型的发作性症状，且常为确诊病例的特征性表现。

20. D【解析】临床确诊MS的依据：①病程中有两次发作，2个病变临床证据；②病程中有两次发作，一个病变临床证据和另一个部位病变亚临床证据。

21. A【解析】MS主要损害脑、脊髓和视神经。MS因东方、西方人种等因素的差异，临床表现有所不同。西方人经典的MS主要损害大脑、小脑和脑干。东方人的MS除损害大脑、小脑和脑干外，常见视神经和脊髓损害。

22. A【解析】MS在MRI的T_2加权像为脑室周围和白质中散在的多发高信号硬化斑，胼胝体上出现T_1W低信号和T_2W高信号。

23. D【解析】脑脊液IgG指数大于0.7提示有中枢神经系统内的IgG合成及MS可能。如CSF-IgG寡克隆带存在，而血浆中缺如，支持MS诊断。

24. E【解析】MS的发病机制与病毒感染与自身免疫因素、遗传因素和环境因素有关，与血管炎无关。

25. D【解析】尿、血液白细胞中芳基硫酯酶A活性降低为诊断异染性脑白质营养不良的重要指标。患者皮肤成纤维细胞培养芳基硫酯酶A活性降低更为敏感。

26. D【解析】MS患病率随所处的纬度的增加而增高，然而爱斯基摩人却不患MS，说明MS发病还与遗传因素有关。MS有明显的家族倾向。

27. D【解析】参见A1型题第22题解析。

28. E【解析】脑脊液寡克隆带是MS患者最常见的免疫学异常表现，是临床诊断MS最有意义的辅助检查。脑脊液蛋白电泳出现CSF-IgG寡克隆带最有助于MS的诊断。

29. D【解析】MS脊髓损害时，病灶多见于颈、胸髓，可出现各种各样的感觉障碍和运动障碍，也较常见感觉性共济失调。如颈髓病变累及后索与背根，可出现Lhermitte征，即屈颈时出现自后颈部向下放射或向双上肢放射的触电样异常感觉。部分患者可有痛性痉挛或痉挛性双下肢瘫。脊髓休克较少见。

30. B【解析】MS最主要最具特征性的病理改变是中枢神经系统白质内多发性脱髓鞘斑块，多位于侧脑室周围，伴反应性胶质细胞增生，也可有轴突损伤。

31. C【解析】MS最常累及的部位为脑室周围白质、视神经、脊髓、脑干和小脑，主要临床特点为中枢神经系统白质散在分布的多病灶与病程中呈现的缓解复发，症状和体征的空间多发性和病程的时间多发性。

32. D【解析】脊髓损害以后柱及侧柱为常见，当累及颈段脊髓后柱时，患者屈颈时，自颈部出现一种异常针刺感沿脊柱向下放散至大腿或达足部，称为Lhermitte征，其机制可能为脱髓鞘的轴索对牵拉和压迫较为敏感所致，为颈髓受累的征象，多见于颈髓后索损伤。Lhermitte征对诊断有一定价值，但并非特异性。所以选项D错误。

33. D【解析】MS病变在空间上的多发性（CNS多个散在病灶），时间上的多发性（病程中的缓解复发），构成了MS临床经过及其症状和体征的主要特点。

34. C【解析】MS的Poser诊断标准见表11-1。

表 11-1　MS 的诊断标准（Poser，1983 年）

诊断	发作次数	临床病灶数	亚临床证据	脑脊液 OB/IgG
临床确诊				
情况 1	2	2		
情况 2	2	1	及 1	
实验支持确诊				
情况 1	2	1	或 1	+
情况 2	1	2		+
情况 3	0	1	及 1	+
临床可能				
情况 1	2	1		
情况 2	1	2		
情况 3	1	1	及 1	
实验支持可能	2			+

注：OB/IgG 代表 OB/IgG 指数或 24 小时鞘内合成率。

35. A【解析】MS 患者肢体瘫痪最多见，开始为下肢无力、沉重感，变为痉挛性截瘫、四肢瘫、偏瘫。不对称性痉挛性轻截瘫可能是 MS 最常见的表现。

36. D【解析】MS 的瘤样变异型包括 Schilder 病、马尔堡（Marburg）型 MS 和 Balo 同心圆性硬化。弥漫性硬化又被视为 MS 的过渡型，被称为过渡型硬化。大部分学者认为，视神经脊髓炎是不同于 MS 的疾病实体。急性播散性脑脊髓炎与 MS 无关。

37. B【解析】MS 侵犯前庭神经核、小脑及其联系纤维，约半数患者有眼球震颤，以水平性眼球震颤最多见，亦有水平加垂直、水平加旋转及垂直加旋转等。

38. B【解析】宾斯旺格病又称为皮质下动脉硬化性脑病，病因可能与高血压及白质内深穿小动脉玻璃样变性有关。所以选项 A 错误。进行性多灶性白质脑病是一种由人类多瘤病毒中的 JC 病毒（又称乳头多瘤空泡病毒）引起的罕见的亚急性致死性脱髓鞘疾病。所以选项 B 正确。希尔德病即弥漫性硬化，一般认为属于自身免疫病。所以选项 C 错误。Balo 同心圆性硬化又称巴洛病，是具有特异性病理改变的大脑白质脱髓鞘疾病。所以选项 D 错误。异染性脑白质营养不良主要由芳基硫脂酶 A 缺乏所致。所以选项 E 错误。故本题应选 B。

39. A【解析】时间、空间上的多发性是 MS 诊断的主要依据，其中时间上的多发性是指 MS 有缓解与复发交替的病史，两次发作的间隔时间至少 1 个月，每次持续 24 小时以上，或呈缓慢进展方式而病程至少 6 个月以上。

40. C【解析】复视是由于眼外肌麻痹导致眼球活动受限所致，造成复视的原因有很多，除了眼科疾病外，核下性、核性、核间性和核上性眼肌麻痹也可出现复视。核间性眼肌麻痹是内侧纵束受损引起的眼球水平同向运动麻痹，常见于 MS 及脑血管病者。

41. B【解析】MS 是一种病因未明的以中枢神经系统脱髓鞘为主要特征的自身免疫病，多于 20~40 岁发病，女性多于男性，大多数呈多次复发与缓解。本病发病前可有前驱感染史，遗传和环境因素共同作用致病，常合并其他自身免疫病。所以选项 B 错误。

42. A【解析】目前使用皮质类固醇治疗 MS。急性期治疗以减轻症状、缩短病程、改善残疾程度和防治并发症为主要目标。有客观神经缺损证据的功能残疾症状的复发需治疗，如出现视力下降、运动障碍和小脑/脑干症状等。轻微感觉症状无需治疗，一般休息或对症处理后可缓解。

43. B【解析】约 1/3 MS 患者有眼肌麻痹。最常见者为核间性眼肌麻痹，为内侧纵束受累所致。

44. C【解析】少数 ADEM 患者可有脑膜受累，出现脑膜刺激征，而 MS 不会。

45. D【解析】参见 A1 型题第 3 题解析。

46. C【解析】β 干扰素（IFN-β）能抑制 T 淋巴细胞激活和炎症细胞的活性，减少炎症细胞穿透血脑屏障进入中枢神经系统。推荐用于治疗复发缓解型（RR）MS 患者，在欧洲也被批准用于治疗继发进展型（SP）MS 患者。IFN-β 禁用于妊娠或哺乳期妇女。

47. A【解析】寡克隆区带（OB）是指在 γ 球蛋白区带中出现的一个不连续的、在外周血不能见到的区带，是检测鞘内免疫球蛋白（Ig）合成的重要方法，是诊断 MS 的重要辅助指标。

48. D【解析】迄今为止，尚无有效根治 MS 的措施，只能尽可能减少复发次数。

49. A【解析】β 干扰素（IFN-β）推荐用于治疗复发缓解型（RR）MS 患者，能够降低疾病的复发率。

50. A【解析】在治疗神经病理性疼痛和痛性痉挛方面，最有效的一线药物是抗癫痫药。对于痛性强直性痉挛而言，可能抗癫痫药物中的钠通道阻滞药如卡马西平等效果较好。

51. C【解析】大剂量糖皮质激素，如甲泼尼冲击治疗是 MS 急性发作期的首选治疗方案，短期内能促进急性发病 MS 患者的神经功能恢复。治疗原则为大剂量、短疗程，不主张小剂量长时间应用。

52. B【解析】Devic 病即视神经脊髓炎（NMO），一般很少复发（单相病程经过），病变主要累及视神经和脊髓。脊髓症状以完全横贯性脊髓损害症状较为多见，有脊髓休克。脊髓 MRI 异常延伸 3 个椎体节段以上。最为肯定的治疗是使用糖皮质激素。

53. D【解析】Schilder 病即弥漫性硬化，多在 5~12 岁起病，男性较多，多呈亚急性、慢性进行性恶化病程，停顿或改善极为罕见，极少缓解-复发。Schilder 病是以进行性视力障碍、痴呆、精神紊乱和痉挛性偏瘫、四肢瘫或截瘫为主要临床表现的亚急性或慢性脑白质广泛脱髓鞘性疾病。所以选项 D 错误。

54. A【解析】急性播散性脑脊髓炎（ADEM）是指广泛累及脑和脊髓白质的急性炎性脱髓鞘疾病，通常发生在感染后、出疹后或疫苗接种后。ADEM 通常为单相病程，但也有复发及多相病程报道。患者可有脑、脊髓、脑膜受累的表现。ADEM 患者的脑脊液中细胞数及蛋白水平一般正常或仅轻度升高，以淋巴细胞为主，糖及氯化物水平正常。普遍采用大剂量甲泼尼龙或地塞米松治疗。所以选项 A 错误。

55. C【解析】血和 CSF 同时电泳，若 CSF 中检出而相应的血标本中未能检出寡克隆区带，才能定为阳性。

56. E【解析】弥漫性硬化多在 5~12 岁起病，男性较多。弥漫性硬化对糖皮质激素反应好，不出现肾上腺萎缩，可表现为视力障碍，早期出现视野缺损、同向性偏盲及皮质盲等。本病临床上易与肾上腺脑白质营养不良（ALD）混淆。ALD 为性连锁遗传，仅累及男性，可有肾上腺萎缩伴周围神经受累及神经传导速度（NCV）异常，血极长链脂肪酸（VLCFA）含量增高。

57. C【解析】中枢神经系统（CNS）脱髓鞘疾病是一组脑和脊髓以髓鞘破坏或脱髓鞘病变为主要特征的疾病。脱髓鞘是其病理过程中具有特征性的表现，而神经细胞、轴突及支持组织保持相对完整，病损分布于中枢神经系统白质，沿小静脉周围炎症细胞的袖套状浸润。中枢神经系统（CNS）脱髓鞘疾病包括遗传性（髓鞘形成障碍性疾病）和获得性（正常髓鞘为基础的脱髓鞘病）两大类。

58. E【解析】MS 治疗的主要目的是抑制炎性脱髓鞘病变进展，防止急性期病变恶化及缓解期复发，晚期采取对症和支持疗法，减轻神经功能障碍带来的痛苦。

59. D【解析】CNS 特发性炎性脱髓鞘疾病包括 MS、视神经脊髓炎（NMO）、同心圆性硬化（Balo 病）、急性播散性脑脊髓炎（ADEM）、临床孤立综合征（CIS）、瘤样炎性脱髓鞘病（TIDD）等。

60. D【解析】MS 的常见症状有单眼或双眼视力下降、单肢或多肢肌无力、复视、眼球震颤。昏迷不是 MS 的常见症状。

61. A【解析】MS 的病因和发病机制至今尚未完全明确，近几年的研究提出了自身免疫、病毒感染、遗传倾向、环境因素及个体易感因素综合作用的多因素病因学说，如病毒感染及分子模拟学说、自身免疫学说、遗传学说。

62. E【解析】MS 的临床表现如下。①年龄和性别：起病年龄多在 20~40 岁，10 岁以下和 50 岁以上患者少见，男女患病之比约为 1∶2。②起病形式：以亚急性起病多见，急性和隐匿起病仅见于少数病例。③临床特征：绝大多数患者在临床上表现为空间和时间多发性。少数病例在整个病程中呈现单病灶征象。④临床症状和体征：由于 MS 患者大脑、脑干、小脑、脊髓可同时或相继受累，故其临床症状和体征多种多样。MS 体征常多于症状，如主诉一侧下肢无力、麻木刺痛的患者，查体时往往可见双侧皮质脊髓束或后索受累的体征。肢体无力最多见，大约 50% 的患者首发症状包括一个或多个肢体无力。所以选项 E

错误。

63. B【解析】MS的临床表现中，肢体无力最多见，大约50%的患者首发症状包括一个或多个肢体无力。精神症状在MS患者中较常见，多表现为抑郁、易怒和脾气暴躁，部分患者出现欣快、兴奋，也可表现为淡漠、嗜睡、强哭强笑、反应迟钝、智力低下、重复语言、猜疑和被害妄想等。可出现记忆力减退、认知障碍。所以选项A错误。30%~40%的患者有不同程度的共济运动障碍，但查科（Charcot）三联征（眼震、意向性震颤和吟诗样语言）仅见于部分晚期患者。约30%有眼肌麻痹及复视。

64. E【解析】髓鞘蛋白主要是髓鞘碱性蛋白（MBP）、蛋白脂蛋白（PLP）、髓鞘相关糖蛋白（MBG）和寡突细胞髓鞘蛋白（OMG）。动物实验表明，这些蛋白是潜在的致脑炎因子，其发病机制被认为是由于神经系统中病理性免疫应答所致。

65. E【解析】MS是以中枢神经系统（CNS）白质脱髓鞘病变为特点，遗传易感个体与环境因素作用发生的自身免疫病。

66. C【解析】MS的起病年龄多在20~40岁，10岁以下和50岁以上患者少见，而不是不患病。所以选项C错误。

67. C【解析】临床孤立综合征（CIS）是指因首次发生的中枢神经系统脱髓鞘事件所导致的一组临床综合征，临床上既可表现为孤立的视神经炎、脑干脑炎、脊髓炎或某个解剖部位受累后的症状、体征（通常不包括脑干脑炎以外的其他脑炎），亦可出现多部位同时受累的复合临床表现。常见的有视力下降、肢体麻木、肢体无力、大小便障碍等；病灶特点表现为时间上的孤立，且临床症状持续24小时以上。所以选项C错误。

68. E【解析】同心圆性硬化患者多为青壮年，急性起病，多以精神障碍，如沉默寡言、淡漠、反应迟钝、无故发笑和重复语言等为首发症状，之后出现轻偏瘫、失语、眼外肌麻痹、眼球浮动和假性延髓麻痹等。随病情进展，可出现意识障碍甚至呈去皮质状态，最后多死于脑疝或肺部感染。同心圆性硬化MRI检查显示，额、顶、枕和颞叶白质洋葱头样或树木年轮样黑白相间类圆形病灶，直径为1.5~3cm，共有3~5个环相间；T_1加权像上低信号环为脱髓鞘区，等信号为正常髓鞘区。

69. E【解析】血清和CSF中人类嗜T淋巴细胞病毒-Ⅰ型（HTLV-Ⅰ）抗体阳性是热带痉挛性截瘫与MS的鉴别依据。脑脊液中HTLV-Ⅰ抗体阳性、出现对HTLV-Ⅰ有特异性的寡克隆区带对诊断本病有帮助。

70. C【解析】MRI检查分辨率高，可识别MS无临床症状的病灶，使MS诊断不再只依赖临床标准。

71. E【解析】视神经脊髓炎浸润的炎症细胞包括巨噬细胞、淋巴细胞（以B淋巴细胞为主），中性粒细胞及嗜酸性粒细胞。

72. C【解析】Balo病的MRI显示额、顶、枕和颞叶白质洋葱头样或树木年轮样黑白相间类圆形病灶，直径为1.5~3cm，共有3~5个环相间；T_1加权像上低信号环为脱髓鞘区，等信号为正常髓鞘区。所以选项 C 错误。

73. A【解析】脑桥中央髓鞘溶解具有特征性病理特点，脑桥基底部呈对称性分布的神经纤维脱髓鞘改变，神经细胞和轴索相对完好，可见吞噬细胞和星形细胞反应，但无少突胶质细胞反应和炎症反应。病灶边界清楚，直径可为数毫米或占据整个脑桥基底部，也可累及被盖部。在脑桥有严重病变的病例中，有时可在丘脑、下丘脑、纹状体、内囊、深层皮质及相近的脑白质发现与脑桥病变相似的对称分布的脱髓鞘区，称之为脑桥外髓鞘溶解。所以选项 A 错误。

74. B【解析】MS 患者的脑脊液压力一般正常，大部分患者细胞数正常，少数患者轻度或中度增高，通常在 $50\times10^6/L$ 以下，个别病例可达（50～100）$\times10^6/L$。所以选项 A 错误。CSF-IgG 指数增高，CSF-IgG 寡克隆带阳性。所以选项 B 正确，选项 C 错误。MRI 可见脑和脊髓白质内散在多发的 T_1 低信号、T_2 高信号病灶。所以选项 D、E 均错误。因此本题应选 B。

75. A【解析】硫唑嘌呤具有细胞毒性及免疫抑制作用，对降低复发缓解型 MS 年复发率可能有效，但不能延缓残疾进展。所以选项 A 错误。

76. C【解析】闭锁综合征临床上常有以下表现：①意识清楚，能听懂别人讲话，明白问话，但不能言语，可用睁、闭眼或眼球活动示意回答，眼球外展不能。②四肢全瘫，双侧病理反射阳性。③对疼痛刺激及声音能感知，听力正常，偶有偏身感觉障碍，刺激肢体可出现去大脑强直。④咀嚼无力，吞咽障碍。

77. B【解析】及时正确的治疗能使神经功能障碍得到改善但不会最终完全恢复。故选项 B 错误。

78. C【解析】MS 与急性播散性脑脊髓炎的鉴别点是单相性还是复发性病程。急性播散性脑脊髓炎单相病程多见，少数为复发型或多相型。MS 多次复发，有反复发作的特点。

79. C【解析】MS 的 Schumacher 标准（1965）为：①同时存在两个或两个以上的病灶。②两次以上的发作，每次持续 24 小时以上，两次发作的间隔至少 1 个月；或缓慢进展病程在 6 个月以上。③起病年龄在 10～60 岁。④可排除其他病因。所以选项 C 错误。

80. E【解析】参见 A1 型题第 34 题解析。

81. D【解析】大剂量甲泼尼龙冲击治疗是 MS 急性发作期的首选治疗方案，短期内能促进急性发病 MS 患者的神经功能恢复。治疗原则为大剂量、短疗程，不主张小剂量长时间应用。对激素治疗无效者和处于妊娠或产后阶段的患者，可选择大剂量 IVIg 或血浆置换治疗，但疗效尚不明确。IVIg 用量为 0.4g/（kg·d），连续用 5 天为 1 个疗程，5 天后如果没有疗效，则不建议患者继续使用；如果有疗效且疗效明显，可继续每周使用 1 天，连用 3～4 周。所以选项 D 错误，选项 E 正确。因此本题应选 D。

82. C【解析】急性横贯性脊髓炎脊髓损害有双侧的症状或体征，但不一定对称分布。所以选项 C 错误。

83. B【解析】针对不同时期的MS病理特点，应用疾病修饰药物（DMDs）进行长期治疗。对复发型MS，目标在于抑制和调节免疫，控制炎症，减少复发；对进展型MS，一方面要控制复发，另一方面神经保护和神经修复可能有效。复发型MS，一线DMDs包括β干扰素（IFN-β）和醋酸格拉默（考帕松）。对不能耐受一线、二线DMDs不良反应或妊娠及产后阶段的患者可使用IVIg治疗。所以选项B错误。

84. D【解析】①实验室检查：外周血白细胞增多，红细胞沉降率加快。脑脊液压力增高或正常，CSF单核细胞（MNC）增多，急性坏死性出血性脑脊髓炎则以多核细胞为主，红细胞常见，蛋白轻度至中度增高，以IgG增高为主，可发现寡克隆区带（OB）。②影像学检查：EEG，常见弥漫的θ波和δ波，亦可见棘波和棘-慢复合波。所以选项C正确。头颅CT，显示白质内弥散性多灶性大片或斑片状低密度区，急性期呈明显增强效应。所以选项D错误。头颅MRI，可见脑和脊髓白质内散在多发的T_1低信号、T_2高信号病灶。所以选项E正确。

85. D【解析】出血性膀胱炎是环磷酰胺特有的不良反应。

86. C【解析】大约85%的MS患者脑脊液中可检测到寡克隆区带，而在NMO患者中出现率为15%~35%。所以选项C错误。

87. A【解析】脑桥中央髓鞘溶解头颅MRI扫描显示脑桥基底部呈现长T_1、长T_2异常信号，有时呈特征性的蝙蝠翅样，无明显占位效应，增强扫描强化不明显。MRI往往在临床表现1~2周后才显示病变，因此最初的MRI正常并不能排除髓鞘溶解。所以选项A错误。

88. B【解析】核间性眼肌麻痹高度提示MS；Charcot三联征仅见于部分晚期MS患者；Lhermitte征是因屈颈时脊髓局部的牵拉力和压力升高、脱髓鞘的脊髓颈段后索受激惹所致。

89. C【解析】MS不同临床类型的病程及预后迥异。绝大多数MS患者预后较乐观，存活期可长达20~30年；少数于病后数月或数年内死亡；极少数急性型病情进展迅猛，于病后数周死亡。根据预后可分为以下四型。①良性型：急性起病，复发次数少，可完全或基本缓解，病程10年以上功能仍正常或轻度残疾，约占10%；②复发缓解型：急性起病，反复发作，可有数月至数年缓解期，每次发作均使症状加重，占50%~60%；③缓慢进展型：病初同复发-缓解型，后来缓解愈来愈少，呈进行性加重，占20%~30%；④慢性进展型：慢性隐匿起病，呈阶梯性进展，无明显缓解，病残发生早且重，占10%~20%。发病年龄常与预后有关，前三型的发病年龄为27~30岁；慢性进展型平均发病年龄为43岁。急性、亚急性起病者进展慢，预后好；单一症状较多发症状易缓解，在单发症状中，复视、球后视神经炎和眩晕又较痉挛性瘫痪、共济失调等预后好。

90. A【解析】目前脑桥中央髓鞘溶解仍以对症支持治疗为主，积极处理原发病。临床上在纠正低钠血症时应注意缓慢进行，不要用高渗盐水，升高血钠的幅度不得超过每小时1mmol/L，24小时升高不得超过10mmol/L。急性期可用呋塞米等利尿药，以及给予甘露醇等脱水药控制和治疗脑水肿。早期应用大剂量糖皮质激素冲击疗法可能有利于抑制本病的进展，也可试用高压氧、血浆置换及 IVIg 等，但疗效有待于进一步观察和评价。所以选项 A 错误。

91. D【解析】血清 NMO-IgG 是视神经脊髓炎相对特异的自身抗体标志物，其强阳性提示疾病复发可能性较大。细胞转染间接免疫荧光法检测 NMO-IgG 的灵敏度和特异性较高。

92. E【解析】促肾上腺皮质激素及糖皮质激素是 MS 急性发作和复发的主要治疗药物，能改善轴索传导，促进血脑屏障的恢复，缩短急性期和复发期的病程，但不能防止复发，且对进展型 MS 疗效不佳甚至无效。

93. A【解析】MS 患者应适当休息，以功能需要为中心进行训练（日常生活和工作联系密切的活动和作业）。参与力所能及的功能性活动，最大限度地提高生活质量。所以选项 A 错误。

94. A【解析】一个半综合征是一侧脑桥被盖部病变，引起该侧副展神经核或脑桥旁正中网状结构受损的综合征，最常见于脑干脱髓鞘疾病或腔隙性脑梗死。一个半综合征可同时引起脑桥侧视中枢和对侧已交叉过来的联络同侧动眼神经内直肌核的内侧纵束同时受累，表现为患侧眼球水平注视时既不能内收又不能外展；对侧眼球水平注视时不能内收，可以外展，但有水平眼震。所以选项 A 错误。

95. E【解析】急性播散性脑脊髓炎（ADEM）是指广泛累及脑和脊髓白质的急性炎性脱髓鞘疾病，通常发生在感染后、出疹后或疫苗接种后，其病理特征为多灶性、弥散性的髓鞘脱失，一般呈单相病程。应与单纯疱疹病毒性脑炎和 MS 相鉴别。急性坏死性出血性脑脊髓炎又称急性出血性白质脑炎。所以选项 D 正确。

96. B【解析】2%~3%的 MS 患者病程中有 1 次或多次癫痫发作，为邻近皮质的白质病灶所致。所以选项 B 错误。

97. C【解析】参见 A1 型题第 84 题解析。

98. E【解析】Devic 病脊髓损害的常见部位为胸髓，其次为颈髓，腰段脊髓较少见。

99. A【解析】急性播散性脑脊髓炎（ADEM）好发于儿童和青壮年，多为散发，无季节性。所以选项 A 错误。

100. A【解析】参见 A1 型题第 92 题解析。

101. D【解析】视神经脊髓炎（NMO）又称为 Devic 病或 Devic 综合征，是一种严重的单相病程疾病，但许多病例呈复发病程。所以选项 A 错误。西方人的 MS 以脑干病损为主，东方人则以视神经和脊髓损害最常见，可能与遗传因素及种族差异有关。所以选项 B 错误。急性播散性脑脊髓炎偶可表现为 NMO，急性 MS 也可呈现视神经与脊髓共同受累，约 25% MS 患者的初始症状为突然发生的球后视神经炎。所以选项 C 错误，选项 D 正确。由于 Devic 病在免疫机制、病理改变、临床和影像改变、治疗和预后等方面均与 MS 有差异，故大部分学者认为 Devic 病是不同于 MS 的疾病实体。所以选项 E 错误。因此本题应选 D。

102. C【解析】神经贝赫切特综合征又称神经白塞综合征，是血管炎的一种，基本病变是颅内小血管损害。因本病可呈缓解与复发的病程，且同一患者在不同时期可有神经系统多部位受累。临床上应与MS、无菌性脑膜炎、假性延髓麻痹等相鉴别。MS和神经贝赫切特综合征CSF都可有细胞数轻度增高，蛋白轻中度增高。神经贝赫切特综合征DSA可显示大、中小血管广泛狭窄和血栓形成，其中以大脑前动脉、大脑中动脉的狭窄为多见。MS在MRI上表现为长T_1、长T_2信号；神经贝赫切特综合征T_2表现为高信号，T_1表现为中信号或低信号区，多呈圆形线形，新月形或不规则形。所以选项C错误。

103. B【解析】在临床表现及预后方面，NMO临床表现较MS严重，除视神经和脊髓受损的症状外，还可出现大脑皮质下白质、小脑和脑干受损的表现，且可因一连串发作而加剧。复发型NMO预后差，多数患者呈阶梯式进展，甚至发生全盲或截瘫等严重残疾，1/3的患者死于呼吸衰竭，这在MS均不常见。所以选项A错误，选项B正确，选项C错误，选项D错误。多数NMO呈单相病程。所以选项E错误。故本题应选B。

104. D【解析】大脑淋巴瘤病程可有复发性，可见CNS多灶性复发性病损，对类固醇反应良好，MRI显示脑室旁病损与MS斑块极为类似，但此病无缓解，CSF无寡克隆IgG带。所以选项D错误。

105. C【解析】急性坏死性出血性脑脊髓炎又称为急性出血性白质脑炎，亦称Weston-Hurst综合征，认为是ADEM暴发型。

106. D【解析】同心圆性硬化镜下可见淋巴细胞为主的炎症细胞浸润，病变分布及临床特点与多发性硬化相似，一般认为本病是MS的变异型。所以选项D错误。

107. A【解析】许多CNS疾病CSF中可出现寡克隆区带，CSF寡克隆带阳性不仅仅见于MS。所以选项A错误。

IgG鞘内合成指标检测：MS的CSF-IgG增高主要为CNS内合成，是CSF重要的免疫学检查。①CSF-IgG指数：CSF-IgG指数增高是IgG鞘内合成的定量指标。CSF-IgG指数可用［CSF-IgG/S（血清）-IgG］/［CSF-Alb/S-Alb］来计算。IgG指数>0.7提示鞘内合成，见于70%以上的MS患者。测定这组指标可计算CNS 24小时IgG合成率，意义与IgG指数相似。②CSF-IgG寡克隆带：是IgG鞘内合成的定性指标，也是MS诊断最重要的免疫学指标。OB阳性率可达95%以上。但应同时检测CSF和血清，只有CSF中存在OB而血清缺如才支持MS诊断。

108. E【解析】视神经脊髓炎临床常见的脊髓体征是不对称和不完全的，多呈现播散性脊髓炎、不完全横贯性脊髓半离断或上升性脊髓炎。特征是快速（数小时或数天）进展的下肢轻截瘫、双侧Babinski征、躯干感觉障碍平面和括约肌功能障碍等。视神经脊髓炎并发共济失调是脑干并小脑受损所致。所以选项E错误。

109. E【解析】脑白质营养不良是由于遗传因素导致髓鞘形成缺陷，不能完成正常发育的一组疾病，代表性疾病如下。①异染性脑白质营养不良：是一种神经鞘脂沉积病，又称脑硫脂沉积病，是常染色体隐性遗传性疾病。临床主要分为晚发婴儿型、少年型和成年型三型，其中晚发婴儿型最常见。男性多于女性，2 岁后发病。②肾上腺脑白质营养不良：是一种脂类代谢疾病，是 X 连锁隐性遗传病，多在儿童期（5~14 岁）发病，通常均为男孩。脑白质营养不良的预后比较差，不能根治，治疗可延长生命，部分缓解症状。所以选项 E 错误。

110. B【解析】MS 患者脑脊液检查常可发现对诊断有提示意义的表现。①脑脊液常规：MS 患者脑脊液单核细胞（MNC）数，主要是淋巴细胞数正常。近半数的患者可出现脑脊液淋巴细胞数增高，通常为轻度增高（$<15\times10^6/L$），约 5%以下的患者细胞数$>15\times10^6/L$，但通常$\leqslant50\times10^6/L$，若细胞数$>50\times10^6/L$ 应怀疑其他疾病如 NMO 的可能。CSF 蛋白水平可正常，约 40%的患者可轻度增高。②IgG 鞘内合成指标：参见 A1 型题第 107 题解析。所以选项 B 错误。

111. B【解析】由于 Devic 病在免疫机制、病理改变、临床和影像改变、治疗和预后等方面均与 MS 有差异，故大部分学者认为 Devic 病是不同于 MS 的疾病实体。所以选项 B 错误。

112. B【解析】脑桥中央髓鞘溶解的病因不明。半数以上的患者为酒精中毒晚期，也可见于肾衰竭透析后、肝功能衰竭、肝移植后、淋巴瘤及癌症晚期、营养不良、败血症、急性出血性胰腺炎和严重烧伤等。低钠血症时脑组织处于低渗状态，过快补充高渗盐水、纠正低钠血症可使血浆渗透压迅速升高，引起脑组织脱水和血脑屏障破坏，有害物质透过血脑屏障导致髓鞘脱失。而甘露醇脱水治疗不会引起脑桥中央髓鞘溶解。所以选项 B 符合题意。

113. E【解析】MS 的发作性症状多见于复发和缓解期，极少以首发症状出现。最常见构音障碍、共济失调、单肢痛性发作、感觉迟钝、闪光和阵发性瘙痒，可发生手、腕和肘部屈曲性张力障碍性痉挛，伴下肢伸直，卡马西平对控制发作十分有效。球后视神经炎和横贯性脊髓炎是 MS 典型的发作性症状，常是确诊病例的特征性表现。所以选项 E 错误。

114. E【解析】急性播散性脑脊髓炎大多数病例为儿童和青壮年，在感染或疫苗接种后 1~2 周急性起病，临床可表现为脑实质损害、脑膜刺激征、脊髓损害等，多为散发，无季节性，病情严重，有些病例病情凶险，常于皮疹后 2~4 天，疹斑正消退、症状改善时突然出现高热、痫性发作、昏睡和深昏迷等。所以选项 E 错误。

115. A【解析】MRI 是目前最有效的辅助检查手段，可显著提高脑桥中央髓鞘溶解（CPM）的生前诊断率。头颅 MRI 扫描显示脑桥基底部呈现长 T_1、长 T_2 异常信号，有时呈特征性的蝙蝠翅样，无明显占位效应，增强扫描强化不明显。

116. E【解析】参见 A1 型题第 32 题解析。

117. E【解析】脑桥中央髓鞘溶解是以脑桥基底部对称性脱髓鞘为病理特征的疾病。多在电解质紊乱、营养不良的疾病基础上发生。患者常在原发疾病基础上突然发生脑桥基底部中线附近的皮质脊髓束、皮质延髓束、上行网状激活系统等受累的症状，出现假性球麻痹、中枢性四肢瘫和不同程度的意识障碍等典型临床表现。本病应与脑桥基底部梗死、肿瘤和

MS等鉴别。本病预后极差，病死率极高，多于数天或数周内死亡。所以选项E错误。

118. E【解析】MS约半数病例可见视力障碍，自一侧开始，隔一段时间再侵犯另一侧，或短时间内两眼先后受累。视力障碍发病较急，常有多次缓解-复发的特点，可于数周后开始恢复。早期眼底无改变，后期可见视神经萎缩。约50%病例遗留颞侧视盘苍白，但患者可感觉不到有视力障碍。本病多侵犯内侧纵束，导致核间性眼肌麻痹。动眼神经、展神经及其髓内径路受累也可出现眼肌麻痹，但较少见。核间性眼肌麻痹的特征性表现是向侧方凝视时同侧眼球内收不全，对侧眼球外展伴有粗大眼震。所以选项E错误。

119. D【解析】参见A1型题第56题解析。

120. B【解析】参见A1型题第113题解析。

121. E【解析】进行性多灶性白质脑病是一种由人类多瘤病毒中的JC病毒（又称乳头多瘤空泡病毒）引起的罕见的亚急性致死性的脱髓鞘疾病。

122. C【解析】参见A1型题第73题解析。

123. D【解析】继发性脱髓鞘疾病包括脑桥中央髓鞘溶解、Binswanger病（缺血性动脉硬化性皮质下脑病）、进行性多灶性白质脑病、放射性脑病等。选项D“急性播散性脑脊髓炎”属于CNS特发性炎性脱髓鞘疾病。所以选项D正确。

124. C【解析】单纯疱疹病毒性脑炎也称脱髓鞘脑炎或脱髓鞘脑病，发病后主要损害大脑白质的自主神经，使其调节紊乱不能自主调节以濡养支配区组织，导致发生多样性病理改变，脱髓鞘不明显。

125. D【解析】髓鞘营养不良性疾病多数与遗传性代谢障碍有关，包括异染性白质脑病、肾上腺脑白质营养不良、球样细胞脑白质营养不良、嗜苏丹脑白质营养不良、卡纳万（Canavan）病（中枢神经系统海绵变性）、亚历山大（Alexander）病（类纤维蛋白白质营养不良）、佩-梅（Pelizaeus-Merzbacher）病等。选项D“瘤样炎性脱髓鞘病”属于CNS特发性炎性脱髓鞘疾病。

126. D【解析】MS是中枢神经系统特发性炎性脱髓鞘病的典型代表。MRI技术的使用提高MS诊断的准确性。近年来，新的诊断标准不断确立，包括1983年Poser标准、2001年McDonald标准、2005年及2010年修订的McDonald标准。

127. E【解析】脱髓鞘疾病的病理表现：①神经纤维髓鞘破坏；②病损主要分布于中枢神经系统白质区静脉周围，或呈多发、散在小病灶，或融合成多个病灶，或形成多个中心；③神经细胞、轴突和神经组织保持相对完整；④炎症细胞浸润血管周围；⑤无华勒变性或继发纤维束变性。所以选项E错误。

128. B【解析】MS具有温度诱发的特点，热或锻炼可诱发一侧视物模糊（Unhoff现象）、奇痒和肢体无力等症状。实验证明，失髓鞘神经纤维的传导对温度的升高极为敏感，仅提高0.5℃即可阻断某些纤维的传递。说明髓鞘脱失和髓鞘再生区对细微代谢及环境变化极度敏感。吸烟、虚弱和环境温度等可造成神经功能的短暂恶化，有时易与疾病的复发相混淆，但此时往往不伴有 CNS 炎症变化的证据。

二、A2 型题

1. B【解析】MS 临床分型中，复发缓解型最常见，常表现为急性视神经炎。所以病情反复后，新出现视力减退并排除眼科疾病更应考虑 MS。

2. E【解析】橄榄-脑桥-小脑萎缩（OPCA）是一种迟发性脑病，患者会表现出共济失调的症状，有步行不稳定、面瘫、语言障碍、吞咽障碍等表现；少数患者可合并双侧锥体束征、肢体肌肉萎缩、眼球震颤或眼外肌麻痹等症状。

3. C【解析】患者最可能的诊断是 Devic 病。Devic 病大多为急性或亚急性起病，少数为慢性、进行性起病。一部分患者先出现视神经损害的症状，后出现脊髓损害的症状。多数患者起病初有眼眶或眼球疼痛，继之单眼或双眼视力进行性下降，严重者可完全失明。

4. D【解析】根据临床表现，可诊断患者为多发性硬化。为明确诊断，应首先进行磁共振成像检查（MRI）。MRI 在 MS 诊断中具有非常重要的价值。不仅有助于 MS 的诊断，也有助于了解病灶的活动性，是新药临床试验的重要评价指标。

5. C【解析】参见 A1 型题第 5 题解析。

6. E【解析】CSF-IgG 寡克隆带或 IgG 指数升高是诊断多发性硬化的重要指标。

7~9 D、C、E【解析】患者应考虑的诊断是 MS。MS 有双眼复视、共济失调、眼球震颤和平衡障碍的症状，数月后症状消失，后又复发，有双眼视力减退伴尿潴留、便秘、截瘫的症状。

10. D【解析】患者最可能的诊断是急性播散性脑脊髓炎。急性播散性脑脊髓炎多发生在病毒感染后的 2 天到 4 周，少数发生在疫苗接种后，部分患者病前无诱因。临床上患者表现为多灶性神经功能异常，提示中枢神经系统广泛受累，可出现单侧或双侧锥体束征、急性偏瘫、共济失调、脑神经麻痹、视神经炎、癫痫发作、偏身感觉障碍、言语障碍，并且多伴有意识障碍；发热和脑膜刺激征亦常见。

11. B【解析】根据长期饮酒史及出现的症状，可考虑患者为脑桥中央髓鞘溶解。MRI 是首选的检查方法，可显著提高本病的生前诊断率。

三、A3/A4 型题

1. B【解析】脑脊液寡克隆区带检查通常用于中枢神经系统体液免疫异常的早期诊断。阳性检查表明中枢神经受损，提示为中枢神经系统脱髓鞘。

2. B【解析】根据 MRI 表现，可初步考虑为 MS。根据 MRI 示病灶大、有占位水肿效应、类似肿瘤，可进一步诊断为假瘤样 MS。

3. B【解析】假瘤样 MS 最后确诊仍需依靠穿刺活检后行病理学检查。

4. C【解析】假瘤样 MS MRI 表现为占位样病变，有占位水肿效应。

5. C【解析】依据四肢麻木、无力，弛缓性瘫痪，吞咽、发音困难，可定位于多发性周围神经，包括脑神经和脊神经。青年患者，急性起病，肌酶正常，考虑吉兰-巴雷综合征（GBS）。GBS典型的病理改变为血管周围的炎症细胞浸润，合并有节段性脱髓鞘，以及不同程度的华勒变性。

6. A【解析】GBS病程较长，脑脊液蛋白-细胞分离现象，电生理改变为神经传导速度显著减慢，F波传导速度减慢。

7. C【解析】目前情况下，应当特别注意应激性溃疡引起上消化道出血的发生。

8. A【解析】根据题干所述，符合吉兰-巴雷综合征表现。因为发病才3天，所以腰穿脑脊液检查正常，典型者常有脑脊液蛋白-细胞分离现象，多在病程1~2周时开始出现，在第3周时最明显。所以该患者首先考虑的疾病是雷兰-巴雷综合征。

9. B【解析】重症GBS患者可累及呼吸肌致呼吸衰竭，应密切观察呼吸情况，定时行血气分析。当肺活量下降至正常的25%~30%，血氧饱和度、血氧分压明显降低时，应尽早行气管插管或气管切开，机械辅助通气。同时，应加强气道护理，定时翻身、拍背，及时抽吸呼吸道分泌物，保持呼吸道通畅，预防感染。

10. C【解析】80%以上患者首先出现双下肢无力，继之瘫痪逐渐上升加重。严重者出现四肢瘫痪、呼吸麻痹而危及生命。所以在疾病发展过程中不可能出现双下肢病理征。

11. C【解析】GBS患者多在病前1~4周有胃肠道或呼吸道感染症状或疫苗接种史。已发现的前驱感染病原体有空肠弯曲菌、巨细胞病毒、EB病毒、肺炎嗜血杆菌、乙型肝炎病毒及人类免疫缺陷病毒等。

12. E【解析】该患者最可能诊断为急性炎性脱髓鞘性多发性神经病，即吉兰-巴雷综合征（GBS），是由病毒感染或感染后以及其他原因导致的一种自身免疫病。其主要病理改变为周围神经系统的广泛性炎性脱髓鞘。临床上以四肢对称性弛缓性瘫痪为主要表现。该病在发病前1~3周常有呼吸道感染史，首发症状多为肢体对称性迟缓性肌无力，自远端渐向近端发展或自近端向远端加重，常由双下肢开始逐渐累及躯干肌、脑神经。多于数日至2周达高峰。发病时患者多有肢体感觉异常如烧灼感、麻木、刺痛和不适感等，可先于或与运动症状同时出现，感觉缺失相对轻，呈“手套样”“袜套样”分布。患者表现为脑神经受累时，以双侧面神经麻痹最常见。

13. D【解析】脑脊液蛋白-细胞分离是GBS最具特征性的实验室检查，最多见于起病后第3周。多数患者在发病数天内蛋白含量正常，2~4周内蛋白不同程度升高，但较少超过1.0g/L。

14. A【解析】GBS运动障碍表现为四肢对称性弛缓性瘫痪，多从下肢开始，行走无力，2~3天内发展至上肢、腰背，颈肌亦可无力。

15. C【解析】参见A3/A4型题第9题解析。

16. D【解析】参见A3/A4型题第12题解析。

17. C【解析】GBS患者表现为脑神经受累，以双侧面神经麻痹最常见，其次为舌咽神经、迷走神经，动眼神经、展神经、舌下神经、三叉神经瘫痪较少见，部分患者以脑神经损害为首发症状就诊。

四、B 型题

1. B【解析】MS 是一种持续进展的脱髓鞘性神经退行性疾病，病程呈缓解-复发性。根据干扰素的免疫调节特性，肌内注射 β 干扰素可降低 MS 的复发率。β 干扰素在 MS 治疗中为预防复发，是目前应用最广泛、疗效最为确定的药物。

2. C【解析】环磷酰胺（CTX）是强细胞毒及免疫抑制药，最适宜治疗快速进展型 MS，特别是甲氨蝶呤（MTX）治疗无效者。

3. A【解析】参见 A1 型题第 51 题解析。

4. A【解析】促肾上腺皮质激素和糖皮质激素是治疗 MS 急性发作和复发的主要药物，主要用于治疗复发缓解型 MS，具有抗炎及免疫调节作用，缩短急性期和复发期病程。

5. E【解析】参见 A1 型题第 5 题解析。

五、X 型题

1. ABCE【解析】MRI 所见有助于视神经脊髓炎（NMO）与 MS 的鉴别。两者均可有多发的脑和脊髓长 T_1、长 T_2脱髓鞘改变。NMO 发病初期头颅 MRI 多正常，复发缓解型 MS 多有典型病灶；NMO 脊髓纵向融合病变超过 3 个以上脊柱节段，通常 6~10 个节段，而 MS 的脊髓病变极少超过 1 个脊椎节段；NMO 脊髓肿胀和钆强化也较 MS 常见。所以选项 ABCE 正确。

2. ABDE【解析】MS 的 CT 表现病变部位位于双侧心室前后和三角形周围的白质区，可为单个或多个低密度斑块，边界清晰或模糊，直径从几毫米到厘米不等，病变的长轴垂直于侧心室壁，大部分病灶无占位表现，CT 值平均比周围脑组织低 10hu，具有很强的特征性。所以选项 C 错误。

3. ABCE【解析】视神经脊髓炎的治疗：①多主张采取甲基强的松龙（甲泼尼龙）大剂量冲击疗法，甲基强的松龙 500~1000mg，静脉滴注，每日一次，连用 3~5 天；之后强的松大剂量口服。可有效加速视神经炎（ON）发作症状的恢复，终止或缩短 NMO 恶化。单独口服强的松有增加 ON 新发作的危险。②糖皮质激素治疗无效的患者，血浆置换约半数可改善症状。所以选项 D 错误。

4. ABDE【解析】参见 A1 型题第 127 题解析。

5. ABCE【解析】急性播散性脑脊髓炎的病理特征是散布于脑和脊髓的多数脱髓鞘病灶，病灶直径从 0. 1mm 到数毫米（融合时）不等，并常围绕在小静脉和中等静脉周围，轴突和神经细胞部分保持完整，小静脉周围炎症反应也是重要特点，脱髓鞘区为多形核小神经胶质细胞，淋巴细胞和单核细胞形成血管袖套；常见多灶性脑膜浸润，程度多不严重。所以选项 D 错误，其余四个选项均正确。

6. ABCD【解析】MS、急性播散性脑脊髓炎、急性出血性白质脑炎、髓鞘溶解症均属于中枢神经系统脱髓鞘疾病。亚急性硬化性全脑炎属于病毒感染性脑炎。

7. ABCE【解析】辅助检查在 MS 的诊断中具有重要意义：①脑脊液检查：CSF-IgG 指数增高或 24 小时 IgG 鞘内合成率增高，CSF-IgG 寡克隆带阳性均提示 IgG 鞘内合成。②视觉诱发电位（VEP）和躯体感觉诱发电位（SEP）检查：50%～90%以上的 MS 患者有一项或多项异常。③MRI 成像：侧脑室周围白质多数 T_1低信号、T_2高信号的类圆形或融合性斑块，视神经、脑干、脊髓也可见脱髓鞘斑。

8. BCDE【解析】核间性眼肌麻痹和眼球震颤是高度提示 MS 的两个体征。强直性痉挛、感觉异常、构音障碍、共济失调、癫痫和疼痛不适是较常见的 MS 发作性症状。其中，局限于肢体或面部的强直性痉挛，常伴放射性异常疼痛，亦称痛性痉挛。MS 不伴有失语。所以选项 BCDE 正确。

9. ABDE【解析】弥漫性硬化的脱髓鞘病变常侵犯大脑半球或整个脑叶，病变常不对称，多以一侧枕叶为主，也可对称性受累。视神经、脑干和脊髓也可发现与 MS 相似的病灶，新鲜病灶可见血管周围淋巴细胞浸润和巨噬细胞反应，晚期胶质细胞增生，也可见组织坏死和空洞。

10. ABCD【解析】弥漫性硬化多在 5～12 岁起病，男性较多，多呈亚急性、慢性进行性恶化病程，停顿或改善极为罕见，极少缓解-复发，多数在数月至数年内死亡。视力障碍可早期出现，表现为视野缺损、同向性偏盲及皮质盲等；也常见痴呆或智力减退、精神障碍、皮质聋、不同程度偏瘫或四肢瘫和假性延髓麻痹等；可有癫痫发作、共济失调、锥体束征、视盘水肿、眼肌麻痹或核间性眼肌麻痹、眼球震颤、面瘫、失语症和尿便失禁等。弥漫性硬化病程的特点是间歇性复发恶化，或间歇性轻度缓解或病情稳定，类似 MS 病程。所以选项 E 错误。

11. ABCD【解析】弥漫性硬化的辅助检查如下。①脑脊液检查：细胞数正常或轻度增多，蛋白轻度增高，CSF-MNC 可达 50×10^6/L，一般不出现寡克隆区带。②脑电图检查：可见高波幅慢波占优势的慢波出现。多见视觉诱发电位（VEP）异常，以枕叶皮质受累为主，与视野及视力障碍一致。③头颅 CT：可见大脑半球，特别是枕叶、顶叶和颞叶内有成片的、边界清楚的、左右不完全对称的低密度病灶，注射对比剂后多数无强化，少数病灶周边强化（呈镶花边状改变）。④MRI：可见 T_1加权像为低信号、等信号或高信号，T_2加权像则为高信号。晚期患者可见脑萎缩。

12. BCDE【解析】急性播散性脑脊髓炎（ADEM）是指广泛累及脑和脊髓白质的急性炎症性脱髓鞘疾病，通常发生在感染后、出疹后或疫苗接种后。本病急性发作，有广泛的神经系统损害。常用治疗方法有糖皮质激素、IVIg 和血浆置换等。普遍采用大剂量甲泼尼龙或地塞米松治疗，同时需加用抑酸、补钾、补钙等治疗，对症治疗极为重要。典型的急性播散性脑脊髓炎为单相病程，预后良好，通常数周后恢复。复发型和多相型需注意与 MS 相鉴别。

13. ABCE【解析】参见 X 型题第 3 题解析。

14. BCDE【解析】参见 A1 型题第 3 题解析。

15. ABCE【解析】急性坏死性出血性脑脊髓炎又称为急性出血性白质脑炎，亦称 Weston-Hurst 综合征，认为是急性播散性脑脊髓炎暴发型。常见于青壮年，病前 1~2 周内可有上呼吸道感染病史，起病急骤，病情凶险，症状 2~4 天内到高峰，死亡率高。表现为高热、意识模糊或昏迷进行性加深、烦躁不安、痫性发作、偏瘫或四肢瘫；CSF 压力增高、细胞数增多；EEG 弥漫性慢活动；CT 见大脑、脑干和小脑白质不规则低密度区。

16. ABCD【解析】参见 A1 型题第 68 题解析。同心圆性硬化的治疗以糖皮质激素为主，常用大剂量甲基强的松龙冲击治疗，辅以抗癫痫药、抗精神病药等对症治疗。所以选项 D 正确。该病是一种进行性加重的单相病程疾病，预后极差，多在数周到数月内因呼吸道感染、肺炎、感染性休克而死亡。所以选项 E 错误。

17. ABCD【解析】目前脑桥中央髓鞘溶解仍以对症支持治疗为主，积极处理原发病。临床上在纠正低钠血症时应注意缓慢进行，不要用高渗盐水，升高血钠的幅度不得超过每小时 1mmol/L，24 小时升高不得超过 10mmol/L。所以选项 E 错误，其余四个选项均是正确的。

18. ACDE【解析】MS 的发作性症状是指持续时间短暂、可被特殊因素诱发的感觉或运动异常。发作性神经功能障碍每次持续数秒至数分钟不等，频繁、过度换气，焦虑或维持肢体某种姿势可诱发，是 MS 特征性的症状之一。强直痉挛、感觉异常、构音障碍、共济失调、癫痫和疼痛不适是较常见的 MS 发作性症状。其中，局限于肢体或面部的强直性痉挛，常伴放射性异常疼痛，亦称痛性痉挛，发作时一般无意识丧失和脑电图异常。被动屈颈时会诱导出刺痛感或闪电样感觉，自颈部沿脊柱放散至大腿或足部，称为莱尔米征（Lhermitte sign）。

19. ACDE【解析】①急性播散性脑脊髓炎：首次发病时与 MS 难于鉴别，但前者多发生在感染或疫苗接种后，起病较 MS 急且凶险，常伴有意识障碍、高热、精神症状等，病程较 MS 短，多无复发和缓解病史。②脑动脉炎、脑干和脊髓血管畸形伴多次出血发作、系统性红斑狼疮、干燥综合征、神经贝赫切特综合征等，应通过病史、MRI、DSA 与多发性硬化进行鉴别。③MS 也需要与 Amold-Chiari 畸形进行鉴别。但 MS 不需要与腔隙性脑梗死进行鉴别。

20. ABCD【解析】糖皮质激素是 MS 急性发作和复发的主要治疗药物，有抗炎和免疫调节作用，可促进急性复发的恢复和缩短复发期病程，但不能改善恢复程度；长期应用不能防止复发，且可出现严重不良反应。继发进展型 MS 治疗方法尚不成熟，糖皮质激素无效，临床可选用免疫抑制剂。原发进展型 MS 采用特异性免疫调节治疗无效，主要是对症治疗。血浆置换对暴发病例可能有用，但随机对照试验显示血浆置换对慢性病例疗效不佳。疲劳症状明显时，采用金刚烷胺或选择性 5-羟色胺再摄取抑制剂等可能有效，氯化氨基甲酰甲基胆碱对尿潴留可能有用。所以选项 E 错误。

21. ABCD【解析】①继发进展型 MS：米托蒽醌为目前被美国 FDA 批准用于治疗 SP-MS 的唯一药物，能延缓残疾进展。其他药物如环孢素 A、甲氨蝶呤（MTX）、环磷酰胺（CTX）可能有效。所以选项 B 正确。②原发进展型 MS：目前尚无有效的治疗药物，主要是对症治疗和康复治疗。β 干扰素及血浆置换治疗无效。环孢素 A、甲氨蝶呤、环磷酰胺可能有效。所以选项 A 正确。③疲劳：药物治疗常用金刚烷胺或莫达非尼。所以选项 C 正确。④疼痛：对急性疼痛如 Lhermitte 征，卡马西平或苯妥英钠可能有效。所以选项 D 正确。⑤认知障碍：目前仍缺乏疗效肯定的治疗方法。可应用抗胆碱酯酶药如多奈哌齐和认知康复治疗。所以选项 E 错误。

22. BCDE【解析】视神经脊髓炎的脑脊液中，细胞数增多显著，约 1/3 的单相病程及复发型患者 MNC>50×10^6/L；复发型患者 CSF 蛋白增高明显，脑脊液蛋白电泳可检出寡克隆区带，但检出率较 MS 低。所以选项 A 错误，选项 B、C 均正确。视神经脊髓炎 MRI 表现为长 T_1、长 T_2为主的纵行弥漫性、大片状异常信号。所以选项 D 正确。视神经脊髓炎视觉诱发电位异常，表现为 P100 潜伏期显著延长，有的波幅降低或引不出波形。所以选项 E 正确。

23. ABCD【解析】视神经脊髓炎的病灶主要位于视神经和脊髓，部分患者有脑部非特异性病灶。病理改变是白质脱髓鞘、坏死甚至囊性变，脊髓病灶长于 3 个椎体节段，病灶位于脊髓中央，脱髓鞘及急性轴索损伤程度较重。血管周围可见抗体和补体呈玫瑰花环样沉积，可见病灶血管透明性变。晚期不会累及脊髓神经根。

24. ACDE【解析】IVIg 对复发缓解型 MS 有肯定疗效，可减少其复发，但对进展型 MS 疗效不肯定。可用免疫球蛋白 0. 4g/（kg · d）静脉注射，连续 3~5 天。根据病情需要每月可加强治疗 1 次，用量仍为 0. 4g/（kg · d），连续 3~6 个月。血浆置换疗法对暴发性病例可能有效，但随机对照试验（TCR）证实，慢性病例的疗效常令人失望。

25. ABCD【解析】干扰素是细胞经病毒感染后产生的一组高活性糖蛋白，具有广谱的抗病毒活性，对宿主细胞损害极小。β 干扰素可增强 MS 患者免疫细胞的抑制功能，降低 MS 患者的发作频率。β 干扰素可减轻 MRI T_2病灶定量分析时的严重程度，因而可能延缓 MS 神经功能缺损进展。β 干扰素对进展型 MS 治疗无效。所以选项 E 错误。

26. ACDE【解析】根据感染或疫苗接种后急性起病的脑实质弥漫性损害、脑膜受累和脊髓炎症状，CSF-MNC 增多、EEG 广泛中度异常、CT 或 MRI 显示脑和脊髓内多发散在病灶等可作出急性播散性脑脊髓炎的临床诊断。

27. ABCD【解析】弥漫性硬化是亚急性或慢性广泛的脑白质脱髓鞘疾病，又称为弥漫性轴周性脑炎或希尔德（Schilder）病。病因迄今未明确。一般认为属于自身免疫病。本病多在 5~12 岁起病，男性较多，多呈亚急性、慢性进行性恶化病程，停顿或改善极为罕见，极少缓解-复发。视力障碍可早期出现，多见脑弥漫损害的表现如智力减退、精神障碍、癫痫发作、瘫痪、共济失调和尿便失禁等。脑电图可见枕、颞区慢波、棘波及棘-慢复合波。所以选项 E 错误。

28. ABDE【解析】参见 X 型题第 9 题解析。

29. BCDE【解析】MS 的治疗原则为急性期抑制炎症反应、控制急性期发作、缩短急性期病程，缓解期预防复发，对症治疗、减轻症状，改善预后。

30. ABCDE【解析】参见 A1 型题第 21 题解析。

31. ACE【解析】MRI 显示病灶大于 3 个脊柱节段，血清 AQP-4 抗体阳性以及头颅 MRI 未见异常对视神经脊髓炎诊断有帮助。视神经脊髓炎脑脊液蛋白电泳可检出寡克隆区带，但检出率低，对诊断帮助不大。

32. ABCDE【解析】参见 X 型题第 10 题解析。

33. AC【解析】参见 A1 型题第 79 题解析。

34. ABCDE【解析】免疫相关的中枢神经系统疾病主要包括重症肌无力（MG）、多发性硬化（MS）、视神经脊髓炎（NMO）、急性播散性脑脊髓炎（ADEM）、急性炎性脱髓鞘性多发性神经病（AIDP）和慢性炎性脱髓鞘性多发性神经病（CIDP）等。

35. ABCDE【解析】参见 A1 型题第 112 题解析。

36. ABCD【解析】急性播散性脑脊髓炎多在发热出疹或疫苗接种后 1～2 周急性起病，病理表现主要是静脉周围出现炎性脱髓鞘，病变散布于大脑、脑干、小脑和脊髓的灰质和白质，以白质为主。本疾病可有脑炎、脑膜炎和脊髓炎的症状，大剂量甲泼尼龙可能有效。本疾病最大特点是单向病程，即一般不会复发，治疗之后可以恢复或者留下一定后遗症。所以选项 E 错误。

37. ABCDE【解析】髓鞘是包裹在有髓神经纤维轴突外面的脂质细胞膜，由髓鞘形成细胞的细胞膜所组成。髓鞘的主要生理作用是：①有利于神经冲动的快速传导；②对神经轴突起绝缘作用；③对神经轴突起保护作用。

38. BDE【解析】参见 X 型题第 7 题解析。

39. ABCDE【解析】NMO 患者可出现血清 ANAs 阳性，包括 ANA、抗 dsDNA、抗着丝粒抗体（ACA）、抗 SSA 抗体、抗 SSB 抗体等。

40. AB【解析】温格查克（Wingerchuk）于 2006 年修改 NMO 诊断标准为：①必要条件：视神经炎；急性脊髓炎。②支持条件：脊髓 MRI 异常延伸 3 个椎体节段之上；头颅 MRI 不符合 MS 诊断标准；NMO-IgG 血清学检测阳性。具备全部必要条件和支持条件中的两条，即可诊断为 NMO。

41. ACD【解析】MS 小脑损害的典型表现为 Charcot 三联征，即意向性震颤、吟诗样语言和眼球震颤。

42. ABDE【解析】进行性多灶性白质脑病（PML）常常是淋巴瘤、慢性淋巴细胞白血病、HIV 等免疫力低下疾病的伴发病，亦常见于吸毒者。PML 一般呈缓慢进展过程，很少有自然缓解病例，很少有视神经和脊髓损害，血清乳多空病毒SV-40抗体检测呈阳性反应。

43. ABCD【解析】膀胱功能障碍可使用抗胆碱药物解除尿道痉挛、改善储尿功能，如索利那新、托特罗定、非索罗定、奥昔布宁，此外，行为干预亦有一定效果。尿液排空功能障碍患者，可间断导尿，3~4次/日。选项E“达方吡啶”是中枢性钾通道拮抗剂，是一种能阻断神经纤维表面的钾离子通道的缓释制剂，用于治疗行走困难。

44. BCD【解析】多发性硬化（MS）是人类中枢神经系统最常见的一种以炎性脱髓鞘为主要病理损害的自身免疫病，病理可见中枢神经系统白质内多发性脱髓鞘斑块，具有在时间上和空间上的多发性。MS与遗传易感性有关，有明显的家族倾向。MS还与环境因素有关：MS发病率随纬度增高而呈增加趋势，离赤道越远发病率越高，南北半球皆然。所以选项BCD正确。

45. ABC【解析】Wingerchuk在1999年提出的NMO诊断标准如下。

（1）必要条件：①视神经炎；②急性脊髓炎；③无除视神经和脊髓以外的中枢神经系统受累的证据。

（2）支持条件：如下所述。①主要条件：发作时头颅MRI阴性；脊髓MRI病灶长度3个椎体节段以上；CSF白细胞>50/mm^3或中性粒细胞>5/mm^3。②次要条件：双侧神神经炎；严重视神经炎，至少单眼视力低于20/200；一个以上肢体严重的持续的无力（肌力≤2级）。

46. ABC【解析】提示预后良好的因素包括女性、40岁以前发病、临床表现视觉或体感障碍等，出现锥体系或小脑功能障碍提示预后差。

47. ABCD【解析】视神经脊髓炎急性发作期治疗以减轻急性期症状、缩短病程、改善残疾程度和防治并发症为目的，主要治疗方法有糖皮质激素、血浆置换以及IVIg。对合并其他自身免疫病的患者，可选择糖皮质激素联合其他免疫抑制剂如环磷酰胺治疗。缓解期主要通过抑制免疫达到降低复发率、延缓残疾累积的目的，需长期治疗。

48. AB【解析】视神经脊髓炎缓解期治疗时，一线药物方案包括硫唑嘌呤联用泼尼松或者利妥昔单抗。二线药物可选用环磷酰胺、米托蒽醌、吗替麦考酚酯（MMF）等，定期使用IVIg或间断血浆置换也可用于NMO治疗。

49. ABCDE【解析】治疗复发型MS的一线DMDs包括β干扰素（IFN-β）和醋酸格拉默（GA）；对疾病活动性较高或对一线DMDs治疗效果不佳的患者，可选用二线DMDs治疗。二线DMDs包括那他珠单抗和米托蒽醌。芬戈莫德和特立氟胺是目前被美国FDA批准用于复发型MS患者的两种口服药物，口服DMDs能改善患者的依从性。其他药物包括硫唑嘌呤和免疫球蛋白。

50. ABC【解析】参见A1型题第98题解析。

51. ACDE【解析】ADEM需要与单纯疱疹病毒性脑炎（HSE）进行鉴别。HSE高热、抽搐多见，ADEM相对较少见，脑脊液检查前者单纯疱疹病毒抗体效价增高，且HSE的

MRI 表现大脑颞叶、额叶的长 T_1、长 T_2异常信号，而 ADEM 则表现为弥漫性的长 T_1、长 T_2异常信号，以白质损害为主。

52. BC【解析】大剂量甲泼尼冲击治疗是 MS 急性发作期的首选治疗方案，短期内能促进急性发病 MS 患者的神经功能恢复。辅助用药包括抑酸、补钾、补钙。激素治疗的原则为大剂量、短疗程，不主张小剂量长时间应用。对激素治疗无效者和处于妊娠或产后阶段的患者，可选择 IVIg 或血浆置换。血浆置换对既往无残疾的急性重症 MS 患者有一定治疗效果。

53. BDE【解析】米托蒽醌为目前被美国 FDA 批准用于治疗继发进展型（SP）MS 的唯一药物，能延缓残疾进展。其他药物，如环孢素 A、甲氨蝶呤（MTX）、环磷酰胺（CTX）可能有效。

54. ABCE【解析】参见 A1 型题第 24 题解析。

55. ACDE【解析】MS 起病年龄多在 20~40 岁，为急性或亚急性起病，大多数患者表现为病变部位多发，病程呈缓解-复发特征。本病有脊髓性感觉障碍，有视力障碍、复视等症状，肌萎缩少见。

六、案例分析题

1. ABCF【解析】双下肢肌力 3 级，腱反射（+），双下肢末梢型痛觉减退，可诊断为脊髓压迫症，病变定位于周围神经。所以选项 A 正确。运动觉、位置觉和振动觉都是深感觉，龙贝格征（+）也提示关节位置觉丧失的深感觉障碍，而延髓后索支配深感觉，如果损伤可引起深感觉障碍。所以选项 B 正确。查多克征属于病理反射，阳性是锥体束损害时最重要的体征。所以选项 C 正确。龙贝格征时显示关节位置觉丧失的深感觉障碍，不一定定位于小脑。所以选项 D 错误。综上，选项 E 错误，选项 F 正确。

2. ABCE【解析】脊髓空洞症表现为分离性感觉障碍，故选项 D 错误。腰椎间盘突出也可排除选项 F。

3. BCDEF【解析】该患者可能诊断的疾病需要进行如下检查。①亚急性联合变性：需要进行血清叶酸、血清维生素 B_{12}检测；②脊髓脱髓鞘病：需要进行腰椎穿刺，查脑脊液寡克隆区带、24h 的 IgG 合成率等相关的免疫功能；③脊髓肿瘤、脊髓血管病：需要进行脊髓 MRI、脊髓血管造影检查。

4. D【解析】根据 a~d 脊髓 MRI 显影，图 a 是长 T_2异常信号，病灶偏背侧。

5. D【解析】脊髓亚急性联合变性颈段脊髓 MRI 可见脊髓病变部位呈条形、点片状病灶，T_1低信号，T_2高信号。

6. D【解析】根据缓慢隐匿起病，出现脊髓后索、侧索及周围神经损害的症状和体征，血清中维生素 B_{12}缺乏，有恶性贫血者则可诊断为脊髓亚急性联合变性。

7. BC【解析】血清维生素 B_{12}测定对诊断脊髓亚急性联合变性帮助最大。血清维生素 B_{12}正常含量为 140~900ng/L。当低于 100ng/L 时，有诊断意义。所以选项 C 正确。脊髓亚急性联合变性患者通常叶酸水平低，所以建议进行血清叶酸检查。所以选项 B 正确。

8. CD【解析】目前认为血清维生素 B_{12}、叶酸水平不能准确反应机体是否真正缺乏维生素 B_{12}、叶酸。如果机体存在维生素 B_{12}、叶酸的转运和代谢障碍，影响其依赖酶的活性，使细胞不能充分利用其活性的维生素 B_{12}、叶酸，仍可导致脊髓亚急性联合变性的发生。

9. CDE【解析】早期诊断并及时治疗是改善脊髓亚急性联合变性预后的关键，如能在起病3个月内积极治疗，多数可完全恢复；若充分治疗6个月至1年仍有神经功能障碍，则难以恢复。不经治疗神经系统症状会持续加重，甚至可能死亡。

10. ACD【解析】患者出现双上肢腱反射消失、双下肢腱反射减弱、双侧巴宾斯基征(-)，故定位于周围神经和神经根。后组脑神经损害可出现舌咽神经、迷走神经、舌下神经麻痹。

11. E【解析】根据神经根、周围神经损害及后组脑神经损害表现，最可能诊断为吉兰-巴雷综合征。

12. ACEF【解析】为明确诊断，有必要进行如下检查。①脑脊液检查：了解是否有蛋白-细胞分离；②针极肌电图：了解是否有周围神经损害；③神经传导速度：了解是否有周围神经损害（脱髓鞘病变）；④甲状腺功能：吉兰-巴雷综合征是免疫系统疾病。

13. AE【解析】急性运动性轴索型神经病属于吉兰-巴雷综合征的亚型，电生理检查以运动神经受累为主，并以运动神经轴索损害明显。所以选项AE正确。

14. BDE【解析】吉兰-巴雷综合征的治疗包括免疫治疗、一般治疗、营养神经治疗和康复治疗。吉兰-巴雷综合征的免疫治疗首选IVIg或者血浆置换，一般不推荐应用糖皮质激素。治疗需要进行针对性的抗感染、呼吸道的管理、营养的支持、对症和并发症的治疗，比如尿潴留给予导尿，便秘给予缓泻剂或者润肠剂，预防发生坠积性肺炎、尿路感染、压疮等。还可以应用B族维生素营养神经治疗，包括维生素 B_1、维生素 B_{12} 和维生素 B_6。在急性期病情稳定后，要进行尽早的正规神经系统康复治疗，包括被动运动、主动运动、理疗、针灸、按摩等方法，以预防废用性的肌萎缩和关节挛缩。

15. ABC【解析】急性炎性脱髓鞘性多发性神经病、多灶性运动神经病、Miller-Fisher综合征均可使用人免疫球蛋白进行治疗。

神经系统
变性疾病

第十二章　神经系统变性疾病

一　A1 型题

1. 运动神经元病的主要临床表现不包括
   A. 肌无力
   B. 肌萎缩
   C. 锥体束征
   D. 肌张力障碍
   E. 延髓麻痹
2. 以下用于痴呆患者治疗的药物是
   A. 改善脑循环和脑代谢的药物
   B. 改善脑代谢的药物
   C. 抗胆碱能药物
   D. 兴奋性氨基酸受体拮抗剂
   E. 抗胆碱酯酶药
3. 下列不属于阿尔茨海默病病理表现的是
   A. 老年斑
   B. 神经原纤维缠结
   C. 颗粒空泡变性
   D. 路易（Lewy）小体
   E. 胆碱能神经元丢失
4. 关于阿尔茨海默病的描述正确的是
   A. 所有患者有家族史
   B. 发病率随年龄增大而增高
   C. 早期记忆障碍主要表现远记忆力受损
   D. 神经心理学量表检查可确诊该病
   E. 常有行走障碍和感觉障碍
5. 对于多系统萎缩（MSA），临床可选用的检查是
   A. 基因检测
   B. 卧立位血压测定
   C. 肌电图
   D. 神经心理测评
   E. 腰椎穿刺
6. MSA 和帕金森病、Lewy 体痴呆一起被归为
   A. 突触核蛋白病
   B. tau 蛋白病
   C. 泛素相关变性病
   D. Lewy 小体病
   E. 皮克（Pick）小体病
7. 双侧颞叶切除综合征好发于哪种痴呆
   A. 额颞叶痴呆
   B. 血管性痴呆

C. 路易体痴呆
D. 帕金森病痴呆
E. 正常压力脑积水

8. 下列有关肝豆状核变性的说法，错误的是
A. 有精神症状
B. 常染色体隐性遗传
C. 有肌张力降低
D. 有角膜色素环（K-F环）
E. 有锥体外系症状

9. 以下哪种痴呆是目前被认为可以预防的
A. 阿尔茨海默病
B. 血管性痴呆
C. 帕金森病痴呆
D. 路易体痴呆
E. 额颞叶痴呆

10. 下列关于痴呆的说法，错误的是
A. 引起痴呆的原因包括变性病性和非变性病性
B. 所有痴呆患者均需神经科检查
C. 动脉粥样硬化引起的痴呆无运动-感觉障碍
D. 阿尔茨海默病是痴呆最常见的类型
E. 痴呆患者常伴有行为和情感的异常

11. 帕金森病的典型表现不包括
A. 在肢体主动运动时震颤加强
B. 关节被动运动时有肌强直
C. 睡眠时震颤消失
D. 面部表情减少
E. 慌张步态

12. 不是运动神经元病危险因素的是
A. 老年男性
B. 外伤史
C. 颈椎病
D. 重体力劳动
E. 矿工

13. 小舞蹈病三联征是指
A. 舞蹈样动作、肌张力降低、共济失调
B. 舞蹈样动作、肌强直、共济失调
C. 舞蹈样动作、偏瘫、共济失调
D. 舞蹈样动作、痴呆、共济失调
E. 舞蹈样动作、吞咽困难、共济失调

14. 运动神经元病不累及
A. 小脑蒲肯野细胞
B. 皮质锥体细胞
C. 脑干后组运动神经元
D. 锥体束
E. 脊髓前角细胞

15. 多发梗死性痴呆的临床特征不包括
A. 有高血压和动脉硬化的依据
B. 近记忆障碍，但人格相对完好

C. 病程呈波动性
D. 常伴局灶性损害的体征
E. CT 和 MRI 示局限性额叶和颞叶萎缩

16. 帕金森病不会出现的体征是
A. 手的搓丸样震颤
B. 齿轮样肌强直
C. 面具脸
D. 挤奶妇手法
E. 慌张步态

17. 下列哪种病毒感染可能与运动神经元病（MND）有关
A. 甲型脑炎
B. 乙型脑炎
C. 脊髓灰质炎病毒
D. 人类免疫缺陷病毒（HIV）
E. 人类嗜 T 淋巴细胞病毒（HTLV）-1

18. 阿尔茨海默（Alzheimer）病的确诊依据是
A. 临床表现
B. 神经电生理检查
C. 神经影像学检查
D. 病理学检查
E. 神经心理学检查

19. 诊断震颤麻痹最重要的依据是
A. 确切的病史及体征
B. 脑脊液检查
C. 头颅 CT
D. 头颅 MRI
E. 脑电地形图

20. 肌萎缩侧索硬化最常见的首发症状是
A. 双上肢无力
B. 双下肢无力
C. 一侧手无力
D. 延髓麻痹
E. 假性延髓麻痹

21. 下列哪项最常用于痴呆筛选检测
A. 简易精神状态检查（MMSE）
B. BBS
C. WEBSTER
D. CDR
E. HIS

22. 有关帕金森病的三个主要临床体征，正确的是
A. 震颤、肌张力增高、慌张步态
B. 震颤、运动减少、面具脸
C. 震颤、肌张力增高、面具脸
D. 肌张力增高、运动减少、搓丸样动作
E. 震颤、肌张力增高、运动减少

23. 下列哪项检测有助于鉴别阿尔茨海默病和血管性痴呆
A. MMSE
B. BBS
C. WEBSTER
D. CDR
E. HIS

24. 帕金森病患者的典型步态是
A. 慌张步态
B. 醉酒样步态
C. 画圈样步态
D. 跨阈步态
E. 剪刀状步态

25. 肌萎缩侧索硬化叙述不正确的是
A. 多有感觉障碍
B. 缓慢进行性病程
C. 上和下运动神经元瘫痪并存
D. 延髓麻痹
E. 假性延髓麻痹

26. 下列药物中不属于抗胆碱酯酶药物的是
A. 美金刚
B. 多奈哌齐
C. 石杉碱甲
D. 加兰他敏
E. 重酒石酸卡巴拉汀

27. 运动神经元病中，最为常见和最易识别的表型是
A. 肌萎缩侧索硬化（ALS）
B. 进行性肌萎缩（PMA）
C. 进行性延髓麻痹（PBP）
D. 原发性侧索硬化（PLS）
E. 脊髓性肌萎缩（SMA）

28. 下列药物中慎用于痴呆患者的是
A. 改善脑循环和脑代谢的药物
B. 抗胆碱酯酶药
C. 抗胆碱药物
D. 兴奋性氨基酸受体阻断剂
E. 神经生长因子

29. Alzheimer 病是一种常见的脑变性病，下列描述正确的是
A. 常出现中枢神经系统定位体征
B. 常出现在成年人的早期阶段
C. 以精神症状为主要特点
D. 以痴呆为主要特点，病情的发展常存在缓解复发现象
E. 以痴呆为主要特点，病情进行性加重

30. 原发性侧索硬化的体征不包括
A. 四肢肌张力增高
B. 腱反射亢进
C. 病理反射阳性
D. 肌萎缩
E. 感觉正常

31. 以下描述正确的是
A. 睡眠时脑活动处于安静状态
B. 根据电生理变化，睡眠可分为非快速眼动睡眠（NREM）与快速眼动睡眠（RFM）
C. NREM 睡眠时全身代谢活动增强

D. REM 睡眠可以分为 1~4 期

E. 睡眠期间人体始终保持体温调节功能

32. 过分的全神贯注于睡眠问题而引起的一种失眠类型是

A. 抑郁障碍相关性失眠
B. 心理生理性失眠
C. 焦虑障碍相关性失眠
D. 主观性失眠
E. 入睡相关性障碍

33. 部分家族性 ALS 患者存在哪种基因异常

A. Cu/MnSOD1
B. Cu/ZnSOD1
C. Cu/MnSOD2
D. Cu/ZnSOD2
E. SOD

34. 肌萎缩侧索硬化时，下列哪部位常首先受累

A. 胸段脊髓
B. 颈段脊髓
C. 腰段脊髓
D. 颈膨大前角细胞
E. 以上均不正确

35. 家族性 ALS 的遗传方式可以为

A. 常染色体显性遗传
B. 常染色体隐性遗传
C. X 连锁显性遗传
D. X 连锁隐性遗传
E. 都可以

36. 关于神经系统变性疾病，叙述错误的是

A. 发病隐袭，多缓慢起病
B. 病程较长，通常以年计算
C. 临床症状多样化
D. 实验室检查变化多
E. 影像学表现可以正常

37. 有关 65 岁以下帕金森病的治疗，目前首选药物为

A. 美多巴
B. 苯海索
C. 金刚烷胺
D. 溴隐亭
E. 多巴胺

38. 路易体痴呆患者认知障碍的特点是

A. 急进性
B. 暴发性
C. 波动性
D. 可逆性
E. 规律性反复与缓解交替

39. 服用乙酰胆碱酯酶（AChE）- I 药物应监测

A. 心电图
B. 脑电图
C. 胸部 X 线片
D. 血常规
E. 头颅 CT

40. 以帕金森样症状为主的纹状体黑质变性（SND）的临床表现不包括
A. 小脑性言语不清
B. 行动缓慢、动作僵硬
C. 卧位时难以翻身
D. 行动启动困难
E. 小写症

41. 痴呆是由于脑功能障碍而产生的获得性和持续性的哪种障碍综合征
A. 行为
B. 情感
C. 智力
D. 平衡
E. 意识

42. 以小脑症状为主的橄榄体脑桥小脑萎缩（OPCA）的临床表现不包括
A. 动作笨拙，持物不稳
B. 卧位时难以翻身
C. 难以扣纽扣
D. 在人群中易失平衡
E. 没有支持即不能维持平衡

43. AD 患者脑脊液检测可有
A. tau 蛋白降低
B. Aβ42 升高
C. Aβ42 降低
D. ACh 升高
E. 5-羟色胺升高

44. 引起痴呆的非变性疾病为
A. Alzheimer 病
B. 亨廷顿病
C. 血管性痴呆
D. 路易体痴呆
E. 额颞叶痴呆

45. 以下哪种类型的血管性痴呆最常见
A. 多发梗死性痴呆
B. 大面积梗死性痴呆
C. 关键部位梗死性痴呆
D. 出血性痴呆
E. 小血管病变引起的痴呆

46. 中学或以上文化程度患者认知功能缺陷的 MMSE 分界值为
A. 17 分
B. 20 分
C. 22 分
D. 24 分
E. 26 分

47. 痴呆最常见的病因是
A. 癫痫
B. 血管病
C. Alzheimer 病
D. 帕金森病
E. 感染

48. 下列哪个部位梗死易发生痴呆
A. 中脑
B. 脑桥

C. 延髓
D. 小脑
E. 丘脑

49. 阿尔茨海默病早期应与下列哪项疾病鉴别
A. 轻度认知障碍（MCI）
B. MS
C. MG
D. MND
E. MSA

50. 血管性痴呆表现中最明显的是
A. 记忆障碍
B. 认知障碍
C. 执行功能受损
D. 人格、行为和情感改变
E. 波动性认知障碍

51. 家族性 Alzheimer 病为
A. 常染色体显性遗传
B. 常染色体隐性遗传
C. 性连锁显性遗传
D. 性连锁隐性遗传
E. 遗传方式未定

52. 下列不属于血管性痴呆的诊断标准的是
A. 具有脑血管病
B. 痴呆发生于脑卒中后 3 个月内
C. 痴呆发生于脑卒中后 3 个月后
D. 认知功能突然恶化
E. 认知功能呈波动性，渐进性发展

53. 阿尔茨海默病与下列哪项基因突变不相关
A. APP
B. PS-1
C. PS-2
D. ApoE
E. α 突触核蛋白（synuclein）

54. 下列哪些特点与 Alzheimer 病最符合
A. 大脑皮质神经元缺失
B. 大脑皮质脱髓鞘
C. 小脑神经元缺失
D. 海马退行性变
E. 大脑血管源性损害

55. 阿尔茨海默病治疗首选药物
A. 改善脑循环和脑代谢的药物
B. 抗胆碱酯酶药
C. 抗胆碱药
D. 兴奋性氨基酸受体拮抗剂
E. 神经生长因子

56. Alzheimer 病的病理特征为
A. 大脑皮质萎缩
B. 小脑脑沟增宽
C. 老年斑和神经原纤维缠结
D. 脑室扩大
E. 神经元气球样肿胀

57. 与血管性痴呆鉴别时，应选用以下哪种量表
A. MMSE
B. BBS
C. WEBSTER
D. CDR
E. HIS

58. 下列哪项是阿尔茨海默病的头颅 MRI 改变
A. 局限性额叶萎缩
B. 双侧海马萎缩
C. 小脑萎缩
D. 脑干萎缩
E. 脑积水

59. Alzheimer 病的早期症状为
A. 记忆减退
B. 性格改变
C. 情绪急躁易怒
D. 多疑
E. 以上都是

60. 血管性痴呆患者 HIS 分应为
A. 0 分
B. <4 分
C. 4~7 分
D. >7 分
E. 2 分

61. 路易体痴呆可能与下列哪个基因突变相关
A. APP
B. APOE
C. tau 蛋白
D. α-synuclein
E. PS-1

62. 进行性肌萎缩主要累及
A. 运动皮质
B. 锥体束
C. 脊髓前角细胞
D. 脊髓前根
E. 脑干运动核

63. 进行性延髓麻痹主要累及
A. 运动皮质
B. 锥体束
C. 脊髓前角细胞
D. 脊髓前根
E. 脑干运动核

64. 预防血管性痴呆的关键是
A. 应用抗胆碱酯酶药
B. 应用脑保护剂
C. 改善脑循环
D. 防治脑血管病危险因素
E. 康复治疗

65. 原发性侧索硬化主要累及
A. 运动皮质
B. 皮质脊髓束

C. 脊髓前角细胞
D. 脊髓前根
E. 脑干运动核

66. 痴呆伴有失眠者选用
A. 苯巴比妥
B. 地西泮
C. 唑吡坦
D. 奋乃静
E. 奥氮平

67. 路易体痴呆的病理特征为
A. 老年斑
B. Lewy 体
C. Pick 小体
D. 神经元丢失
E. 神经原纤维缠结

68. 运动神经元病可出现的表现有
A. 感觉障碍
B. 括约肌障碍
C. 眼球运动障碍
D. 饮水呛咳
E. 痴呆

69. 额颞叶痴呆患者早期主要表现为
A. 人格、行为和情感改变
B. 空间定向力障碍
C. 记忆障碍
D. 计算力障碍
E. 失读

70. 目前治疗运动神经元病最有效的药物是
A. 辅酶 Q
B. 利鲁唑
C. 肌酸
D. ATP
E. 加巴喷丁

71. 额颞叶痴呆的头颅 MRI 表现为
A. 局限性额叶和（或）颞叶萎缩
B. 海马萎缩
C. 小脑萎缩
D. 脑干萎缩
E. 枕叶萎缩

72. 下列哪种运动神经元病的患者存活时间相对最长
A. 散发性 ALS
B. 家族性 ALS
C. 婴儿型脊肌萎缩
D. 进行性延髓麻痹
E. 原发性侧索硬化

73. 下列哪项很少见于 ALS 患者肌电图
A. 正相波
B. 纤颤电位
C. 巨大电位
D. 运动单位动作电位减少
E. 运动神经传导阻滞

74. 阿尔茨海默病的主要病理特征是
A. 小脑皮质脱髓鞘
B. 大脑皮质神经元丢失
C. 脊髓后索变性
D. 小脑皮质神经元丢失
E. 海马色素变性

75. 阿尔茨海默病的诊断主要依靠的是
A. CSF 检查
B. EEG 检查
C. CT、MRI 检查
D. 基因诊断
E. 排除诊断

76. Alzheimer 病的病程为
A. 发作缓解型
B. 进行性发展加重
C. 只发一次
D. 发作进展型
E. 缓慢发展逐渐好转

77. 除哪项检查外，均有助于额颞叶痴呆的早期诊断
A. 头颅 CT
B. 头颅 MRI
C. EEG
D. PET
E. SPECT

78. Alzheimer 病与抑郁症的鉴别是
A. 起病有无界线
B. 病前智力和人格
C. 有无抑郁情绪
D. 抗抑郁药疗效
E. 以上都对

79. 额颞叶痴呆与下列哪个基因突变有关
A. APP
B. APOE
C. PS-1
D. PS-2
E. tau 基因

80. Alzheimer 病的特征性病理改变为
A. 神经原纤维缠结
B. 神经元的丢失
C. 颗粒空泡变性
D. 老年斑
E. 脑萎缩

81. 以近事记忆障碍为早期和突出表现的是
A. 血管性痴呆
B. 路易体痴呆
C. Pick 病
D. Alzheimer 病
E. 克-雅病（CJD）

82. Alzheimer 病的确诊依据为
A. 详细的病史及临床表现
B. 精神量表检查

C. MRI 示海马萎缩
D. 病理检查
E. 基因检查

83. 阿尔茨海默病的治疗可选用
A. 维生素 B_{12}
B. 维生素 E
C. 泼尼松
D. 卡马西平
E. 左旋多巴

84. 目前改善认知功能最常用的药物是
A. 5-HT 再摄取抑制剂
B. 抗乙酰胆碱酯酶药
C. 血管扩张药
D. 脑细胞代谢药
E. 抗氧化剂

85. 最常见的变性病性痴呆是
A. 帕金森病痴呆
B. 路易体痴呆
C. 阿尔茨海默病
D. 额颞叶痴呆
E. 亨廷顿病

86. 梗死的脑容积超过多少时临床出现痴呆表现
A. 10~20ml
B. 20~50ml
C. 50~80ml
D. 80~150ml
E. 150~200ml

87. 关于血管性痴呆，错误的是
A. 病情呈阶段性加重
B. 起病较急，多有意识障碍
C. CT、MRI 正常可除外诊断
D. 预防重于治疗
E. 缺血性和出血性脑血管病均可导致血管性痴呆

88. 血管性痴呆和 Alzheimer 病相比，哪种功能损害较重
A. 时间及地点定向
B. 记忆
C. 命名
D. 复述
E. 执行功能

89. 最常见的非变性病性痴呆是
A. 血管性痴呆
B. 感染性疾病所致的痴呆
C. 中毒性脑病
D. 代谢性脑病
E. 脑外伤性痴呆

90. 造成多发梗死性痴呆的常见原因是
A. 动脉粥样硬化性脑梗死
B. 颅内动脉瘤破裂出血
C. 心脏病所致的脑栓塞
D. 颅外肿瘤转移栓子
E. 颅内肿瘤

91. 与学习、记忆密切相关的神经递质是
A. 5-羟色胺
B. 多巴胺
C. 乙酰胆碱
D. 去甲肾上腺素
E. 生长抑素

92. 多发梗死性痴呆与 Alzheimer 病鉴别主要是
A. 发病年龄
B. 记忆障碍
C. 情绪不稳
D. 病程呈波动性
E. 幻觉与妄想

93. 夏-德（Shy-Drager）综合征中的主要表现应有
A. 直立时收缩压下降 20mmHg 以上
B. 直立时收缩压下降 30mmHg 以上
C. 直立时平均压下降 30mmHg 以上
D. 直立时脉搏加快 30 次以上
E. 直立时脉搏加快 20 次以上

94. AD 的几个危险因素中，载脂蛋白 E 的 5 个等位基因 ε1 ~ ε5 均由 19 号染色体编码，最常见的是
A. ε1
B. ε2
C. ε3
D. ε4
E. ε5

95. ALS 患者的磁共振波谱（MRS）分析发现大脑皮质运动区有何变化
A. 乙酰天冬氨酸/肌酸下降，胆碱/肌酸下降
B. 乙酰天冬氨酸/肌酸下降，胆碱/肌酸升高
C. 乙酰天冬氨酸/肌酸升高，胆碱/肌酸下降
D. 乙酰天冬氨酸/肌酸升高，胆碱/肌酸升高
E. 乙酰天冬氨酸/肌酸升高

96. 以下哪项神经影像学检查在阿尔茨海默病的鉴别诊断中最常用
A. MRI
B. MRA
C. MRS
D. PET
E. SPECT

97. ALS 起始病变多见于
A. 脊髓颈膨大的前角细胞
B. 脊髓腰膨大的前角细胞
C. 锥体束
D. 迷走神经核
E. 舌下神经核

98. 下列哪种疾病不属于多系统萎缩
A. 纹状体黑质变性
B. 进行性核上性眼肌麻痹
C. 橄榄体脑桥小脑萎缩
D. Shy-Drager 综合征

E. OPCA

99. 阿尔茨海默病早期最常见的症状是

A. 近记忆下降　　B. 远记忆下降

C. 认知障碍　　D. 癫痫发作

E. 动作缓慢

100. 以自主神经系统功能障碍为主的 Shy-Drager 综合征（SDS）的表现不包括

A. 排尿障碍　　B. 勃起功能障碍

C. 腹泻　　D. 颈肩周围不适

E. 直立性低血压伴头晕或眩晕

101. 路易体痴呆的临床表现不包括

A. 波动性认知障碍　　B. 体位性高血压

C. 反复发作的视幻觉　　D. 自发性帕金森病样症状

E. 快速眼动睡眠障碍

102. 关于阿尔茨海默病早期常出现的临床表现，叙述错误的是

A. 容易忘事，如忘记电话号码或关煤气　　B. 社交礼仪通常保持良好

C. 头痛、恶心、呕吐　　D. 找词和找名字困难

E. 腰椎穿刺检查脑脊液常规和生化结果正常

103. 人群中最常见的痴呆原因是

A. 癫痫　　B. 脑血管疾病

C. Alzheimer 病　　D. 帕金森（Parkinson）病

E. 颅脑外伤

104. 对多灶性运动神经病的诊断最有价值的电生理检查是

A. 同心圆针极肌电图　　B. 单纤维肌电图

C. 重复神经刺激　　D. 感觉神经传导速度

E. 节段运动神经传导（inching 技术）

二、A2 型题

1. 患者，男性，23 岁。门诊检查疑为肝豆状核变性，对此患者进行了化验检查。不符合的是

A. 血清铜蓝蛋白下降　　B. 血清铜下降

C. 尿铜增高　　D. 血清铜氧化酶活力增高

E. 直接反应铜升高

2. 患者，女性，78 岁。5 年前逐渐出现记忆力减退，逐渐加重，出门经常找不到家，近2 年来生活渐渐不能自理。神经系统检查未见局灶性神经系统体征，MMSE 评分 8 分，头颅

MRI显示脑萎缩，实验室检查未见异常。根据美国国立神经病、语言交流障碍和卒中研究所-阿尔茨海默病及相关疾病协会（NINCDS-ADRDA）的国际标准，该患者的诊断为

A. 确定的 Alzheimer 病
B. 可能的 Alzheimer 病
C. 血管性痴呆
D. 可能性大的 Alzheimer 病
E. 路易体痴呆

3. 患者，女性，31岁。一年来反复发作瞪视不动、意识模糊、奔跑、游走等，持续约30分钟逐渐清醒，事后对行为毫无记忆。最可能的诊断是

A. 精神分裂症
B. 杰克逊（Jackson）癫痫
C. 癔症
D. 感染性精神病
E. 精神运动性发作

4. 患者，女性，62岁。右侧肢体震颤，表情淡漠，行走不稳2个月。查体：双侧上肢静止性震颤，右侧肢体出现铅管样肌强直，肌力、反射、感觉均正常，慌张步态。以下哪种药物不能服用

A. 美多巴
B. 左旋多巴
C. 苯海索
D. 利血平
E. 溴隐亭

5. 患者，男性，55岁。近来出现动作缓慢和双手抖动。到医院检查后诊断为帕金森病，对于该病一般不会出现的症状是

A. 协调运动减少
B. 静止性震颤
C. 全身肌肉强直
D. 走路呈“慌张步态”
E. 出现偏瘫症状

6. 患者，男性，54岁。2年来无何原因出现左上肢哆嗦，行动缓慢，近1个月来左下肢哆嗦。查体：表情呆板，动作缓慢，左侧肢体呈齿轮样肌强直，Babinski征阴性，头颅CT未见异常。治疗上宜选用的药物是

A. 苯海索
B. 左旋多巴
C. 金刚烷胺
D. 盐酸氟桂嗪
E. 普拉克索

7. 患者，男性，31岁。4个月前渐出现四肢发硬，双手震颤，持筷不稳来院就诊。家人发现其表情呆板，言语减少，时有不自主发笑，且急躁易忘事。查体：仅见四肢肌张力呈铅管样强直，余体征(-)，半年前有CO中毒史，曾昏迷1天，否认高血压病史及家族史，此患者最可能的诊断为

A. 帕金森综合征
B. 运动神经元病
C. 原发性震颤
D. 帕金森病
E. 颈椎病

8. 患者，男性，52 岁。因四肢震颤、强直、运动迟缓诊断为帕金森病，门诊给予左旋多巴治疗。下列不是左旋多巴不良反应的是

A. “开-关”现象
B. 胃肠道症状
C. 口干、视物模糊、面红、无汗
D. 舞蹈样动作
E. 精神症状

9. 患者，男性，40 岁。因进行性两上肢肌无力伴手肌萎缩、肉跳 1 年来诊。神经系统体检：两上肢三角肌、肱二头肌及前臂肌肉均见轻度萎缩，两侧大鱼际肌、小鱼际肌、骨间肌明显萎缩；两侧三角肌肌力 4 度，肘关节屈伸肌力 5 度，腕关节肌力 4 度，握拳肌力 4 度，双上肢肌张力低下；肱二头肌、肱三头肌腱反射（±）。应首先考虑的疾病是

A. 脑血管意外
B. 臂丛神经损伤
C. 脊髓压迫症
D. 脊髓空洞症
E. 进行性脊髓性肌萎缩

10. 患者，男性，54 岁。右手持筷不灵活，渐出现右手“虎口”萎缩，无麻木或疼痛；萎缩渐向前臂、上臂发展，同时下肢出现痉挛性瘫痪。其最可能的诊断是

A. 脑梗死
B. 颈椎病
C. 脊髓肿瘤
D. 运动神经元病
E. 纹状体黑质变性

三 A3/A4 型题

（1~3 题共用题干）

患者，男性，43 岁。双手骨间肌及大小鱼际肌肌萎缩 1 年，双手指活动不灵 4 个月。查体：双手远端肌力 4 级，双手骨间肌及大小鱼际肌肌萎缩，以右侧为重，无感觉障碍，四肢腱反射活跃，双侧病理征阳性。

1. 此患者首选检查是

A. 头颅 CT
B. 肌电图
C. 脑电图
D. 肌肉活检
E. 颈髓 MRI

2. 若肌电图显示神经源性改变，可见纤颤电位和正锐波，神经传导速度正常，考虑哪种疾病的可能性大

A. 周围神经病
B. 脊髓型颈椎病
C. 多灶性运动神经病
D. 脊髓性肌萎缩
E. 运动神经元病

3. 首选治疗药物是

A. 利鲁唑
B. B 族维生素

C. 丙种球蛋白
D. 糖皮质激素
E. 新型钙通道阻滞药

（4~6题共用题干）

患者，女性，19岁。视力下降3年，伴反复发作肢体瘫痪1年，经2次住院治疗，有所缓解。脑脊液寡克隆区带（OB）阳性。视觉及体感诱发电位异常。MRI：脑白质多发性T_2加权高信号。

4. 该患者的初步印象诊断是
A. 弥漫性轴周性脑炎
B. 急性炎性脱髓鞘性多发性神经病
C. 多发性硬化
D. 脑栓塞
E. 皮质下动脉硬化性脑病

5. 该患者初步诊断依据是
A. 青年女性
B. 视力障碍
C. OB阳性
D. MRI见脑白质多发性T加权高信号
E. 反复发作及缓解的中枢神经系统多灶性损害

6. 上述一类患者中，症状最少见的是
A. 小脑症状群
B. 勒米特（Lhermitte）征
C. 奇痒发作
D. 震颤麻痹
E. 痛性强直性痉挛

（7~8题共用题干）

患者，女性，50岁。3年前因高热7~8天曾在某院静脉滴注液体后，出现右上、右下肢疼痛及轻微震颤，静止时明显。近3个月左肢体亦出现震颤，情绪紧张加剧，入睡后消失，同时感四肢僵硬、步距小。查体：表情呆板，口角流涎，全身震颤，肌张力呈铅管样强直，头前倾，动作迟缓。头颅MRI未见异常。

7. 此患者最可能的诊断是
A. 帕金森综合征
B. 运动神经元病
C. 帕金森病
D. 多发性硬化
E. 高颈髓病变

8. 在应用药物治疗时，下列哪种药不宜使用
A. 多巴胺
B. L-多巴
C. 美多巴
D. 金刚烷胺
E. 溴隐亭

（9~11 题共用题干）

患者，男性，41 岁。因“发作性四肢抽搐 5 年，智力下降，行为异常 3 年”入院。患者两个舅舅均在年轻时发现精神异常，诊为“精神病”，均于 40 岁左右去世，死因不详。神经系统检查：神志清醒，语言刻板、重复，记忆力、定向力、计算力、理解判断力均下降。MMSE：4 分。ADL：58 分。表情淡漠、呆板、行为异常，余神经系统查体未见明显异常。

9. 为明确诊断，最终需要的检查是
   A. 脑电图　　B. 头颅 MRI
   C. 实验室检查　　D. 脑活检
   E. 腰穿

10. 若头颅 MRI 显示双侧额颞叶萎缩，脑活检病理可见泛素染色阳性神经元，则诊断为
   A. Alzheimer 病　　B. Pick 病
   C. 额颞叶痴呆　　D. Lewy 体痴呆
   E. 进行性核上性麻痹

11. 若此患者无抽搐，而表现为全身不自主运动，则可能的诊断为
   A. Alzheimer 病　　B. Pick 病
   C. 额颞叶痴呆　　D. Lewy 体痴呆
   E. 亨廷顿病痴呆

（12~14 题共用题干）

患者，男性，51 岁。双下肢僵硬、乏力 1 年半，双上肢乏力伴肌萎缩半年。查体：双手大小鱼际肌萎缩，可见肌纤维震颤，四肢痉挛性肌张力增高，四肢肌力 4 级，髌阵挛阳性，踝阵挛阳性，双侧 Babinski 征(+)。

12. 病变累及的解剖结构是
   A. 上运动神经元　　B. 下运动神经元
   C. 皮质脊髓束　　D. 脊髓前角
   E. 上、下运动神经元

13. 最可能的诊断是
   A. 亚急性联合变性　　B. 肌萎缩侧索硬化
   C. 脊髓痨　　D. 脊髓空洞症
   E. 进行性脊髓性肌萎缩

14. 帮助诊断的首选检查是
   A. 腰穿脑脊液检查　　B. 肌电图检查
   C. 脊髓 CT　　D. 脊髓 MRI

E. 叶酸及维生素 B_{12} 测定

（15~17题共用题干）

患者，男性，67岁。双手抖动伴动作缓慢5年。查体：记忆力稍差，拇指与示指呈搓丸样静止性震颤，铅管样肌强直，手指扣纽扣、系鞋带等困难，书写时字越写越小，慌张步态。

15. 该患者最可能的诊断是
    A. 特发性震颤
    B. 肝豆状核变性
    C. 帕金森病
    D. 抑郁症
    E. 阿尔茨海默病
16. 对本病诊断价值最大的是
    A. 病史和体格检查
    B. 肝肾功能和血清铜蓝蛋白检查
    C. 腰穿脑脊液检查
    D. 抑郁和智力量表测试
    E. 头颅CT和MRI
17. 治疗此病最有效的药物是
    A. D-青霉胺
    B. 复方左旋多巴
    C. 普萘洛尔
    D. 抗胆碱酯酶药
    E. 抗胆碱药

（18~20题共用题干）

患者，男性，42岁。因双上肢肌无力伴肌萎缩、肉跳1年就诊。无感觉障碍、尿失禁。查体：两侧肩部肌力5级，肘关节肌力5级，腕关节肌力4级，对掌肌及骨间肌力2~3级，双上肢肌张力略增高，双侧肱二头肌、肱三头肌反射(+++)，右侧霍夫曼征阳性；左侧巴宾斯基征阳性；双侧大小鱼际肌、骨间肌均有不同程度萎缩。

18. 该患者首选诊断是
    A. 吉兰-巴雷综合征
    B. 亚急性脊髓联合变性
    C. 脊髓压迫症
    D. 肌萎缩侧索硬化
    E. 进行性脊髓性肌萎缩
19. 本患者除临床诊断外，还须首选哪项检查以便和脊髓空洞症相鉴别
    A. 脊柱CT扫描
    B. 诱发电位
    C. 腰穿
    D. 椎管造影
    E. 颈髓MRI
20. 患者如做肌电图检查，应该表现为
    A. 运动传导速度减低
    B. 感觉传导速度减低

C. 纤颤电位，正锐波
D. 肌源性损害
E. 重复神经刺激后动作电位幅度衰减 20%

（21~23 题共用题干）

患者，男性，71 岁。帕金森病史 6 年，间断服用苯海索治疗。近 1 个月病情加重，吞咽困难，说话含糊不清，四肢僵硬，卧床不起。

21. 治疗效果不好的原因中可能性最大的是
A. 药物选择不合理
B. 药量不足
C. 药物不良反应
D. 出现并发症
E. 吸烟与嗜酒

22. 治疗药物应首选
A. 美多巴
B. 苯海索
C. 金刚烷胺
D. 丙炔苯丙胺
E. 溴隐亭

23. 当连续应用复方左旋多巴制剂疗效仍不好时，应先采取的治疗方法是
A. 停用该药
B. 增加剂量
C. 立体定向手术治疗
D. 伽马刀治疗
E. 加用多巴胺受体激动药

四 B 型题

（1~3 题共用备选答案）
A. 额颞叶痴呆
B. 血管性痴呆
C. 路易体痴呆
D. 帕金森病痴呆
E. 阿尔茨海默病

1. 属于非变性病性痴呆的是
2. 双侧颞叶切除综合征好发于哪种痴呆
3. 最常见的痴呆为

（4~6 题共用备选答案）
A. Binswanger 病
B. Pick 病
C. 血管性痴呆
D. Alzheimer 病
E. Creutzfeldt-Jakob 病

4. 肌阵挛常见于
5. 多梗死性痴呆最需注意与哪种疾病鉴别

6. 老年人最常见的神经系统变性疾病为

（7~8 题共用备选答案）

A. 丙戊酸钠
B. 乙琥胺
C. 苯妥英钠
D. 卡马西平
E. 苯巴比妥

7. 复杂部分性发作的治疗应首选
8. 仅用于单纯失神发作的药物是

（9~12 题共用备选答案）

A. 美金刚
B. 多奈哌齐
C. 石杉碱甲
D. 加兰他敏
E. 重酒石酸卡巴拉汀

9. 属于兴奋性氨基酸受体阻滞药的是
10. 属于从中草药中提取的 AchE-Ⅰ的是
11. 属于 AChE 和丁酰胆碱酯酶（BuChE）抑制剂的是
12. 每天只需一次用药的是

（13~15 题共用备选答案）

A. 抑郁状态
B. 谵妄
C. 幻觉
D. 癫痫
E. 生活不能自理

13. 血管性痴呆患者最常见的伴随症状是
14. 路易体痴呆患者的精神障碍以下哪项最多见
15. Alzheimer 病发病后期主要表现是

五 X 型题

1. 智力包括

A. 记忆
B. 语言
C. 认知
D. 人格异常
E. 情感

2. 下列符合运动神经元病表现的是

A. 肌萎缩
B. 锥体束征
C. 延髓麻痹
D. 感觉障碍

E. 肌无力

3. 造成可逆性痴呆的病因包括

A. 正常压力性脑积水
B. Pick 病
C. 颅内占位性病变
D. 脑垂体功能减退
E. 甲状腺功能低下症

4. 属于运动神经元病的是

A. 肌萎缩侧索硬化
B. 进行性肌萎缩
C. 原发性侧索硬化
D. 进行性延髓麻痹
E. 脊髓性肌萎缩

5. 属于神经系统变性疾病的是

A. 阿尔茨海默病
B. 帕金森病
C. 多系统萎缩
D. 进行性核上性麻痹
E. 肝豆状核变性

6. Alzheimer 病的治疗包括

A. 扩血管治疗
B. 改善认知功能药物
C. 化疗
D. 神经保护性治疗
E. 康复治疗

7. Alzheimer 病的临床特征包括

A. 认知障碍
B. 记忆障碍
C. 精神障碍
D. 行为异常
E. 昏迷

8. AD 最主要的危险因素有

A. 年龄增长
B. 阳性家族史
C. 性别
D. 载脂蛋白 E 基因型
E. 环境因素的暴露

9. 关于运动神经元病的病因和发病机制，目前有多种假说，正确的有

A. 遗传机制
B. 氧化应激
C. 线粒体功能障碍
D. 自身免疫机制
E. 病毒感染

10. 以下属于 NINCDS-ADRDA 阿尔茨海默病诊断标准的是

A. 临床检查和认知量表测查确定有痴呆
B. 两个或两个以上认知功能缺损，且进行性恶化
C. 有意识障碍
D. 40~90 岁起病，多见于 65 岁以后

E. 排除其他引起进行性记忆和认知功能损害的系统性疾病和脑部疾病

11. 路易体痴呆应与下列哪些疾病鉴别

A. 阿尔茨海默病　　B. 帕金森病

C. 进行性核上性麻痹　　D. 皮质纹状体脊髓变性

E. 纹状体黑质变性

12. 下列属于额颞叶痴呆特点的是

A. 中老年起病　　B. 起病隐袭

C. 缓慢进展　　D. 认知障碍在先，人格和行为改变在后

E. 人格和行为改变在先，认知障碍在后

13. 下列属于阿尔茨海默病病理表现的是

A. 老年斑　　B. 神经原纤维缠结

C. 颗粒空泡变性　　D. Lewy 小体

E. 胆碱能神经元丢失

14. 诊断 DLB 的支持证据有

A. 反复跌倒、晕厥或短暂意识丧失　　B. 自主神经功能紊乱

C. CT 或 MRI 提示颞叶结构缺损　　D. 系统性妄想

E. SPFCT/PET 提示枕叶皮质的代谢率升高

15. 下列符合阿尔茨海默病影像学检查的是

A. CT 检查见脑室系统扩大　　B. CT 检查见脑萎缩

C. CT 检查见脑积水　　D. 头颅 MRI 检查显示双侧颞叶萎缩

E. 头颅 MRI 检查显示海马萎缩

16. 阿尔茨海默病的体征有

A. 抓握反射　　B. 吸吮反射

C. 活动明显减少　　D. 步履不稳与步幅减小

E. 多见肌阵挛和舞蹈指痉样多动

17. 上运动神经元损害表现包括

A. 腱反射亢进　　B. 肌痉挛

C. 肌张力障碍　　D. 肌阵挛

E. 病理征阳性

18. 下列叙述错误的是

A. α-共核蛋白是 Pick 小体的主要成分

B. 异常磷酸化的 tau 蛋白是神经原纤维缠结（NFTs）的主要成分

C. β-淀粉样蛋白（Aβ）是老年斑（SP）的主要成分

D. 神经元胞质内 Pick 小体仅见于 Pick 病

E. 脑内 SP 和 NFTs 仅见于阿尔茨海默病

19. Lewy 体可见于

A. Lewy 体痴呆　　B. 帕金森病

C. 纹状体黑质变性　　D. OPCA

E. Shy-Drager 综合征

20. Creutzfeldt-Jakob 病的典型三联征包括

A. 排尿障碍　　B. 快速进展性痴呆

C. 头痛　　D. 肌阵挛

E. 特征性脑电图改变

21. 有助于痴呆病因诊断的辅助检查包括

A. 血常规　　B. 腰穿 CSF 检查

C. CT、MRI　　D. 肝、肾功能检查

E. 血 T_3、T_4测定

22. 阿尔茨海默病发病与下列哪些基因突变相关

A. APP 基因　　B. PS-1 基因

C. PS-2 基因　　D. APOE 基因

E. a-synuclein 基因

23. 下列哪些药物属于抗胆碱酯酶药

A. 美金刚　　B. 多奈哌齐

C. 石杉碱甲　　D. 加兰他敏

E. 重酒石酸卡巴拉汀

24. 路易体痴呆的主要临床特点包括

A. 进行性痴呆合并波动性认知功能障碍

B. 反复发作的以视幻觉为突出表现的精神症状

C. 早期出现找词和找名字困难

D. 具有攻击性、易激惹、挫折感和焦虑等

E. 帕金森综合征

25. 可导致常染色体显性遗传的家族性阿尔茨海默病的突变基因有

A. tau 蛋白基因　　B. APP 基因

C. ApoE 基因　　D. PS1 基因

E. PS2 基因

26. Shy-Drager 综合征主要表现为

A. 直立性低血压　　B. 体位性晕厥

C. 性功能障碍　　D. 尿失禁

E. Horner 征

27. 阿尔茨海默病晚期的表现有

A. 失认

B. 失语

C. 失用

D. 智力丧失

E. 近事记忆减退

28. 痴呆的诊断步骤是

A. 是否有痴呆家族史

B. 判断是否存在痴呆

C. 确定痴呆的程度

D. 明确痴呆的病因

E. 痴呆的诊断性治疗

29. 关于肯尼迪病的鉴别，叙述正确的有

A. X 连锁的遗传性 MND

B. 表现为缓慢进展性的肌肉无力、萎缩和束颤

C. 有上运动神经元损害，病程缓慢

D. 有近端对称性肌无力

E. 可有构音不清和吞咽困难

30. DLB 神经元中或脑内可能出现的非特异性变化有

A. 神经炎性斑

B. 神经原纤维缠结

C. 局部神经元丢失

D. 微空泡变

E. 神经递质枯竭

31. 疑似痴呆患者需要检测的是

A. 简易精神状况检查（MMSE）

B. Blessed 行为量表（BBS）

C. Webster

D. 临床痴呆评定量表（CDR）

E. 汉密尔顿抑郁量表（HAMD）

32. 单纯型纹状体黑质变性主要表现为

A. 肌强直

B. 运动迟缓

C. 步态障碍

D. 共济失调

E. 自主神经功能障碍

33. 额颞叶痴呆的特点

A. 隐袭起病，缓慢进展

B. 早期出现记忆功能减退

C. 早期有明显的人格、情感和行为改变

D. 头颅 CT 或头颅 MRI 表现为广泛脑萎缩

E. 急性起病，短期内进展为全面性认知功能障碍

34. 出现下列哪些情况时须考虑痴呆可能

A. 意识状态不正常，如有错觉或谵妄
B. 工作能力和日常生活功能受到影响
C. 获得性记忆功能减退
D. 大脑皮质萎缩
E. 至少还存在另一项认知或行为损害，如判断、语言等

35. 阿尔茨海默病需与下列哪些疾病鉴别
A. 轻度认知障碍
B. 血管性痴呆
C. 帕金森病痴呆
D. 抑郁症
E. 路易体痴呆

36. 运动神经元病中需要鉴别的有
A. 颈椎病性脊髓病
B. 多灶性运动神经病
C. 帕金森病
D. 肯尼迪病
E. 脊髓灰质炎后综合征

37. 多系统萎缩的自主神经功能障碍表现有
A. 直立性低血压
B. 大小便障碍
C. 腹泻
D. 排汗异常
E. 性功能障碍

38. 对 AD 的认知评估领域包括
A. 记忆功能
B. 言语功能
C. 定向力
D. 应用能力
E. 执行功能

39. 阿尔茨海默病的主要病理标志性改变包括
A. 神经细胞凋亡
B. 老年斑
C. 神经元胞质内嗜伊红性包涵体
D. 胶质细胞明显增生
E. 神经原纤维缠结

六 案例分析题

（1~5 题共用题干）

患者，男性，70 岁。因“记忆力减退 4 年”就诊，家属叙述病史。近几年来，家人发现患者记忆力越来越差，开始是丢三落四，出门遇上邻居、老同事，个别时候记不起名字，数十年前的事情倒还记得。平素喜欢下象棋，后来输的次数增多。学了很久，但还是不太会用新手机。记忆力下降逐渐严重，做饭、烧水多次忘记关火。有一次去熟悉的儿子家，找了很久才找到单元门，还有一次坐公交车坐反方向，导致家人不敢让患者自己出门。生活自理和家务能力也减退，总是忘记是否吃过药。看电视剧时，稍微复杂的人物关系就分不清。有

时说话文不对题，用词不当，跟不上话题，或者理解错误、打岔。情绪还好，性格没有明显变化。

复诊时发现记忆力继续下降，吃药须提醒，忘记常用电话号码。忘记的事经提醒亦想不起来，说话减少，经常反复问同样的问题。买菜算不清账，不会正确看钟表的时间。逐渐分不清孩子的排行，有时认为老伴是“师傅”。打电话不会拨号，有时衣服穿错（如内衣外穿）。忘记刚吃过饭，无节制地吃糖。有时莫名其妙发怒，打老伴。找不到东西就说是别人偷了。头颅 MRI 结果见右图。

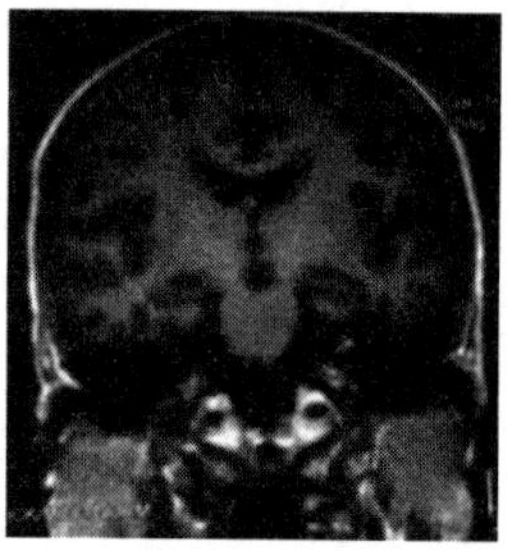

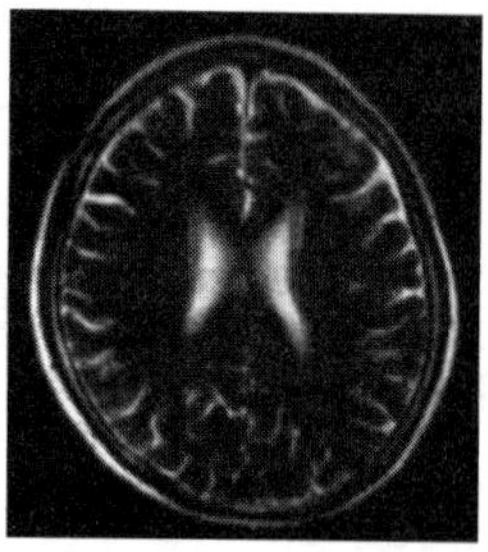

1. 其影像学检查异常改变包括
   A. 双侧颞叶异常信号
   B. 脑干萎缩
   C. 腔隙性梗死灶
   D. 脑白质脱髓鞘变性
   E. 广泛皮质萎缩
   F. 海马萎缩
2. 从临床角度，初步判断可能为
   A. 阿尔茨海默病
   B. 血管性痴呆
   C. 帕金森病痴呆
   D. 额颞叶痴呆
   E. 路易体痴呆
   F. 假性痴呆
3. 痴呆的核心临床诊断标准包括
   A. 日常工作及一般活动能力受损
   B. 生活功能和执行能力较先前水平降低
   C. 语言功能受损和人格或行为举止改变
   D. 认知损害，可由病史采集和客观的认知评价发现或诊断
   E. 学习及记忆新信息的功能受损
   F. 推理及处理复杂任务的能力和判断力受损
4. 本病的病理表现包括
   A. 神经原纤维缠结
   B. 脑室扩大，额角显著
   C. 海马萎缩
   D. 神经元大量减少
   E. 老年斑
   F. 皮质广泛萎缩，以颞、顶和前额叶明显
5. 具有循证医学证据的治疗药物包括
   A. 多奈哌齐
   B. 麦角碱类
   C. 盐酸美金刚
   D. 重酒石酸卡巴拉汀
   E. 石杉碱甲
   F. 加兰他敏

（6~9 题共用题干）

患者，男性，43 岁。因“左上肢力弱伴肌萎缩，逐渐发展至右上肢 1 年余，行走困难半年”就诊。查体：脑神经(-)，双上肢肌肉明显萎缩，远端肌力 3 级，近端肌力 4 级，可见明显肌束颤动，双下肢肌力 5 级，肌张力明显升高，四肢腱反射亢进，病理征(+)；共济运动正常，深、浅感觉正常。

6. 诊断应首先考虑为

A. 多系统萎缩
B. 颈椎病
C. 肌萎缩侧索硬化
D. MS
E. 肯尼迪病
F. 脊髓空洞症

7. 最有助于明确诊断的检查是

A. 颈椎 MRI
B. 肌电图
C. 肌肉活检
D. 脑脊液检查
E. 肺功能检查
F. PET

8. 针对本病例，主要需考虑的鉴别诊断有

A. 多灶性运动神经病
B. 阿尔茨海默病
C. 肯尼迪病
D. 帕金森病
E. 颈椎病性脊髓病
F. MS

9. 针对本病例，有循证医学证据的治疗是

A. 肌酸
B. 神经生长因子
C. 辅酶 Q
D. 干细胞治疗
E. 利鲁唑
F. 营养神经治疗

（10~13 题共用题干）

患者，男性，70 岁。2 年前患者被家人发现记忆力较前变差，有时叫不出子女的名字，已吃过晚饭却还督促家人准备晚餐，不能找到家里常用物品的位置，因外出迷路家人不敢让其独处，穿衣和系扣等须家人帮助才能完成，有时可回答家人问题，有时沉默不语。上述症状时好时坏，逐渐加重。随后家人发现其言语内容古怪，诉说房间里有大头、小尾巴老鼠走动。近 1 年患者行走变慢，四肢动作明显僵硬，容易跌倒；无论喜怒哀乐，患者面部表情几乎无变化，对待家人和朋友冷淡，白天昏昏欲睡，晚间睡眠时有肢体抖动，与前相比对周边事物丧失兴趣。既往有脑血管供血不足病史。家族史无特殊。神经科查体：意识清楚，淡漠，面具脸，近记忆力轻度受损，空间定向力和结构能力明显减退，计算力下降，四肢呈铅管样肌张力增高，行动迟缓，摆臂动作少；四肢腱反射(+)，双侧病理反射未引出；部分查体欠合作。血、尿、粪常规，血生化，凝血功能正常。头颅 MRI/CT：广泛皮质萎缩。

10. 从临床角度，初步判断本例诊断可能为

A. 阿尔茨海默病
B. 血管性痴呆
C. 帕金森病痴呆
D. 额颞叶痴呆
E. 路易体痴呆
F. 假性痴呆

11. 在本病的国际诊断标准中，支持性的临床症状包括
A. 反复跌倒
B. 晕厥
C. 短暂意识丧失
D. 其他类型的幻觉
E. 抽搐
F. REM 睡眠行为障碍

12. 关于本病，正确的有
A. 约占老年性痴呆的 10%
B. 海马、海马旁回、额顶叶及黑质、迈纳特（Meynert）基底前脑核等
C. 特征性的病理改变为细胞质内路易小体形成
D. 有乙酰胆碱、组胺、烟碱等多种神经递质的功能障碍
E. 多巴胺减少与波动性认知功能障碍有关
F. 影像学主要表现为颞叶为主的脑萎缩

13. 本病治疗可选择的药物包括
A. 左旋多巴
B. 西酞普兰
C. 多奈哌齐
D. 重酒石酸卡巴拉汀
E. 加兰他敏
F. 多塞平

（14~17 题共用题干）

患者，男性，2 岁。出生后 6 个月发现头颅增大，并逐渐加重就诊。查体：神志清，仅能叫爸、妈，站立不稳，头颅增大，头皮静脉怒张，双眼球上视困难。头颅 CT 示双侧侧脑室和第三脑室明显扩大，中线结构居中，第四脑室大小及形状正常，头颅 MRI 示导水管阻塞。

14. 下列治疗中错误的是
A. 应用抑制脑脊液分泌的药物
B. 一侧颞肌下减压手术
C. 脑室-腹腔分流术
D. 脑室-心房分流术
E. 脉络丛电灼或切除术

15. 若行脑脊液转流术后不久出现意识障碍，不会是
A. 脑室出血
B. 硬膜外血肿
C. 硬膜下血肿
D. 颅内压过低
E. 引流装置闭塞

16. 下列因素中，不会引起交通性脑积水的是
A. 脉络丛乳头状瘤
B. 维生素缺乏

C. 蛛网膜炎症、粘连
D. 胎生期毒素作用
E. 遗传性

17. 下列因素中，不会引起阻塞性脑积水的是
A. 中脑导水管狭窄
B. 正中孔膜性闭塞
C. 脑底、大脑半球表面纤维坏死
D. 颅内肿瘤
E. 静脉窦血栓形成

（18~21 题共用题干）

患者，男性，76 岁。3 年前起出现性格固执，易激惹，爱骂人，随意抓取物品放入口中。2 年前起出现随地吐痰，重复言语，每日不间断来回踱步，生活逐渐不能自理。神经系统查体未见明确阳性体征。

18. 最可能的诊断是
A. 阿尔茨海默病
B. 血管性痴呆
C. 额颞叶痴呆
D. 路易体痴呆
E. 帕金森病痴呆
F. Creutzfeldt-Jakob 病

19. （提示：半年余后，家属发现患者右手持物不灵活，右手“虎口”萎缩，后逐渐出现言语不清）此时最应警惕出现的疾病是
A. 颈椎病
B. 肌萎缩侧索硬化
C. 脑梗死
D. 肯尼迪病
E. 多系统萎缩
F. MS

20. 为明确诊断，应进一步做的检查主要包括
A. 头颅 MRI
B. 颈椎 MRI
C. 脑电图
D. 肌电图
E. 肌肉活检
F. 神经心理学检查

21. 该患者最可能出现的病理改变是
A. 老年斑
B. 路易小体
C. 神经原纤维缠结
D. 少突胶质细胞包涵体
E. 神经元胞质内 TDP-43 包涵体
F. 神经元胞质内嗜伊红性包涵体

（22~26 题共用题干）

患者，男性，74 岁。突发意识朦胧及定向力障碍，症状消失突然。在以后的 2 年里，患者渐渐变得抑郁，社交能力下降，近记忆力越来越差。同时，还间断地出现与周期性意识朦胧状态相伴随的视幻觉。家人发现其步态变得不稳，容易向后退。既往史无特殊。查体：内科情况无特殊；神经系统主要表现为显著的对称性帕金森样表现，包括面具脸和手的姿势

性震颤；精神状态检查发现严重的延时记忆障碍，经过提示或练习试验也无提高。

22. （提示：患者曾因睡眠不好服用艾司唑仑帮助睡眠，服用1片后导致连续深睡48小时不醒，故家人此后再也不敢给患者使用镇静药）为明确诊断，应进一步做的检查包括
    A. 脑电图　B. 肌电图
    C. 头颅 MRI　D. 基因检测
    E. 正电子发射断层扫描　F. 肿瘤标志物筛查

23. （提示：患者行头颅 MRI 检查后，发现其海马和颞叶萎缩相对并不明显）为鉴别是否为阿尔茨海默病，应考虑的检查有
    A. 卧立位血压检测　B. 肺功能检查
    C. 腰椎穿刺脑脊液检查　D. 多巴胺转运体（DAT）功能显像
    E. 多导睡眠监测　F. TCD

24. 目前可以明确排除的疾病有
    A. Shy-Drager 综合征　B. 亚急性硬化性全脑炎
    C. 肯尼迪病　D. MS
    E. Creutzfeldt-Jakob 病　F. 精神分裂症

25. 根据患者目前的症状，此时可使用的药物有
    A. 左旋多巴制剂　B. 多奈哌齐
    C. 地西泮　D. 奥氮平
    E. 氟西汀　F. 利培酮

26. 结合该病例，以下叙述正确的有
    A. 应仔细询问病史
    B. 发病与脑内 β-淀粉样蛋白异常沉积有关
    C. 皮质和皮质下有大量的路易小体为本病特征性的病理改变
    D. 临床诊断的必要条件是必须具备进行性认知功能减退
    E. 病程进展快，尚无有效治疗，预后较差
    F. 可出现快速眼动睡眠障碍

（27~31 题共用题干）

患者，男性，53岁。近2年来，无明显诱因渐出现左上肢力弱伴手部肌萎缩。近半年出现腿部肉跳，夜间平卧时偶有憋气感。上述症状逐渐加重，无明显缓解。查体：意识清楚，言语尚流利，双侧瞳孔等大正圆，直径3mm，对光反射灵敏，双眼球各向活动充分，双侧面纹、鼻唇沟对称，舌肌可见萎缩伴纤颤；双上肢肌萎缩，远端肌力3级，近端肌力4^{+}级，双下肢肌力5^{+}级，肌张力升高，四肢腱反射活跃，双侧病理征(+)；共济运动及深、浅感觉大致正常。

27. 该患者病变部位考虑为

A. 脊髓前角细胞　　B. 小脑
C. 锥体束　　D. 脊髓后索
E. 周围神经　　F. 神经根

28. 进一步须完善的检查包括

A. 脊髓 MRI　　B. 肌电图
C. 脑电图　　D. 脑脊液寡克隆区带检查
E. 神经肌肉活检　　F. 肺功能

29. 肌电图检查可能出现的结果包括

A. 双正中神经、尺神经感觉神经传导速度（SCV）正常，波幅正常
B. 双正中神经、尺神经各段运动神经传导速度（MCV）正常，左尺神经波幅下降
C. 左第 1 骨间肌安静时未见明显失神经电位，小力收缩运动单元动作电位（MUAP）时限缩短、波幅降低，可见多相波，大力收缩呈病理性干扰相
D. 左第 1 骨间肌安静时可见大量正锐波、纤颤电位，小力收缩 MUAP 平均时限、波幅正常，大力收缩呈单纯相
E. 左第 1 骨间肌可见肌强直放电
F. 左尺神经 SCV 波幅下降

30. 下列符合该病特点的是

A. 多中年起病，主要累及运动系统，病情逐渐进展
B. 病因未明，部分患者有家族史
C. 主要累及四肢近端肌肉，可出现肌无力、肌萎缩
D. 肌电图是一项重要的检查项目，可发现临床前期病变
E. 部分患者对激素或丙种球蛋白反应好
F. 虽不能完全治愈，但通过积极治疗可以使病情稳定甚至好转

31. 关于该患者，推荐的治疗措施包括

A. 加强锻炼　　B. 保证营养
C. 早期使用无创机械通气　　D. 口服利鲁唑
E. 避免食用味精　　F. 避免接触农药，远离电磁工作

（32~35 题共用题干）

患者，女性，73 岁。近 1 年来常常忘事，经常因找不到东西而怀疑被家人拿走。入院查体发现患者社交礼仪良好，但有重复性行为，如反复问同一个问题。神经系统检查未见明确阳性体征。

32. 最可能的诊断是

A. 路易体痴呆　　B. 血管性痴呆
C. 额颞叶痴呆　　D. 阿尔茨海默病
E. 帕金森病　　F. 假性痴呆

33. 其特征性的病理改变有
A. 神经原纤维缠结　　B. 少突胶质细胞包涵体
C. 嗜银包涵体　　D. 路易小体
E. 老年斑　　F. 神经元减少

34. 该患者临床可选用的进一步检查是
A. 腰椎穿刺　　B. 卧立位血压检测
C. 肌电图　　D. 神经心理测评
E. SOD1 基因检测　　F. 头颅 MRI 平扫+海马相

35. 可以应用的治疗药物有
A. 金刚烷胺　　B. 美金刚
C. 丁螺环酮　　D. 多奈哌齐
E. 多巴胺　　F. 苯海索

（36~39 题共用题干）

患者，男性，71 岁。右利手。2 年前其妻发现他在睡梦中大喊大叫，肢体用力挥动，有一次还曾打伤了她。1 年前逐渐出现右侧肢体震颤，行走在不平的路面时有困难，易跌倒。半年前出现脚步拖沓，偶尔流涎。

36. 根据患者目前的病史资料，须考虑的诊断和鉴别诊断包括
A. 帕金森病　　B. 路易体痴呆
C. 多系统萎缩　　D. 额颞叶痴呆
E. 阿尔茨海默病　　F. 进行性核上性瘫痪

37. 此患者步态的变化，可能预兆将早期发生
A. 肌萎缩　　B. 痴呆
C. 肌张力障碍　　D. 共济失调
E. 抑郁　　F. 深感觉障碍

38. （提示：患者步态随病程有轻度改善，但震颤变得更加频繁。其妻子注意到患者思维混乱以及定向力障碍逐渐加重，偶尔会出现幻觉。患者有时哭泣，感到绝望，觉得自己是家人的负担）根据以上变化，本患者须考虑的诊断主要有
A. 抑郁症　　B. 路易体痴呆
C. 阿尔茨海默病　　D. 帕金森病痴呆
E. MS　　F. Creutzfeldt-Jakob 病

39. 路易体痴呆和帕金森病痴呆临床最主要的区别点是

A. 起病形式
B. 是否有病程波动起伏
C. 是否有幻视
D. 是否有 REM 睡眠行为障碍
E. 是否有执行功能障碍
F. 对左旋多巴的反应

参考答案与解析

一、A1 型题

1. D【解析】运动神经元病的临床特征为上、下运动神经元受损症状和体征并存，表现为肌无力、肌萎缩、延髓麻痹与锥体束征不同的组合，感觉功能和括约肌功能一般不受影响。

2. C【解析】抗胆碱能药物能够有效地缓解并治疗老年痴呆、慢性阻塞性肺疾病等疾病。

3. D【解析】阿尔茨海默病（AD）是老年人常见的神经系统变性疾病，是痴呆最常见的病因。临床特征为隐袭起病、进行性智力衰退，多伴有人格改变。确诊依据特征性病理改变，包括老年斑、神经原纤维缠结、海马锥体细胞颗粒空泡变性和神经元缺失。

4. B【解析】阿尔茨海默病的发病率随年龄的增大而增高。65 岁以上的患病率约为 5%，85 岁以上的发病率约为 20%。所以选项 B 正确。并非所有的阿尔茨海默病患者都有家族史，但是如果个体的一级亲属（包括父母、兄弟姐妹）中有人罹患阿尔茨海默病，此人最终发展为阿尔茨海默病的风险会增加 10%~30%。所以选项 A 错误。阿尔茨海默病早期的症状主要以记忆力受损为主，最早出现的是以近记忆力障碍为主。所以选项 C 错误。神经心理学量表是目前临床上测查本病智力损害程度最常见的量表，但不能确诊该病。阿尔茨海默病的确诊主要是根据临床症状和头颅磁共振检查，再加上脑电图和基因诊断确诊。所以选项 D 错误。患者无行走障碍和感觉障碍。所以选项 E 错误。故本题应选 B。

5. B【解析】需对疑诊多系统萎缩（MSA）的患者，需常规进行卧立位血压检测，分别测量平卧位及由卧位站起后不同时间的血压，同时测量心率变化。卧位时血压正常，站立时血压下降 20~40mmHg 或以上而心率无明显变化者为阳性。

6. A【解析】MSA 包涵体的核心成分为 α-突触核蛋白，是特有的病理特征。因此，MSA 和帕金森病、路易体痴呆一起被归为突触核蛋白病。

7. A【解析】行为变异型额颞叶痴呆（bvFTD）是常见的额颞叶痴呆（FTD）亚型。部分患者可出现特征性的双侧颞叶切除综合征，表现为迟钝、淡漠，口部过度活动，把拿到手的任何东西都放入口中试探，易饥饿、过度饮食、肥胖等食性改变，性行为增加等。

8. C【解析】肝豆状核变性为常染色体隐性遗传性疾病。致病基因 *ATP7B* 定位于染色体 13q14.3，编码一种 1411 个氨基酸组成的铜转运 P 型 ATP 酶。*ATP7B* 基因突变导致 ATP 酶功能减弱或消失，引起血清铜蓝蛋白（CP）合成减少以及胆道排铜障碍，蓄积在体内的铜离子在肝、脑、肾、角膜等处沉积，引起进行性加重的肝硬化、锥体外系症状、精神症状、肾损害及角膜色素环（K-F 环）等。

9. B【解析】血管性痴呆被认为是目前唯一能够有效防治的痴呆。因而，积极控制其危险因素，预防脑血管病的发生和复发，是预防的关键。

10. C【解析】脑动脉硬化性痴呆为脑小动脉硬化产生的脑部微梗死（腔隙状态）所造成，可有轻重不等机体局灶性损害体征，如轻偏瘫等。

11. A【解析】帕金森病的典型表现是静止性震颤，在运动时减轻，故选项 A 符合题意。

12. C【解析】有资料显示，老年男性、外伤史、过度体力劳动（如矿工、重体力劳动者等）都可能是发病的危险因素。

13. A【解析】小舞蹈病又称风湿性舞蹈病，是一种多见于儿童的疾病，常为急性风湿病的一种表现。临床主要表现为不自主的舞蹈样动作、肌张力降低、肌力减弱、自主运动障碍及情绪变化。

14. A【解析】运动神经元病（MND）是一组病因未明的选择性侵犯脊髓前角细胞、脑干后组运动神经元、皮质锥体细胞及锥体束的慢性进行性变性疾病。

15. E【解析】多发梗死性痴呆常常表现为反复多次突然发病的脑卒中，阶梯式加重、波动病程的认知功能障碍以及病变血管累及皮质和皮质下区域的相应局灶性神经功能缺损症状、体征。选项 E 是额颞叶痴呆的表现。

16. D【解析】根据典型的震颤、强直、运动减少等症状，结合搓丸样动作、铅管或齿轮样肌强直、面具脸、小写症、慌张步态等体征，一般均可做出帕金森病的诊断。选项 D“挤奶妇手法”不是帕金森病的体征。

17. C【解析】由于运动神经元病（MND）和急性脊髓灰质炎均侵犯脊髓前角运动神经元，且少数脊髓灰质炎患者后来发生 MND，故有人推测 MND 与脊髓灰质炎或脊髓灰质炎样病毒慢性感染有关。

18. D【解析】参见 A1 型题第 3 题解析。

19. A【解析】震颤麻痹即帕金森病，确诊主要依据病史和体征，其他检查仅作为与其他疾病的鉴别诊断手段。

20. C【解析】肌萎缩侧索硬化是运动神经元病最常见的类型，以典型的上下运动神经元同时损害为临床特征。最常见的首发症状为一侧或者双侧手指活动笨拙，逐渐扩展到下肢、躯干、颈部、面部和咽喉部肌肉，受累部位常常有明显的肌束震颤。

21. A【解析】在痴呆筛查中，目前国内外最常用的是简明精神状态检查量表（MMSE）。MMSE 对痴呆诊断的敏感度和特异度较高，但对于识别轻度认知功能障碍

（MCI）不够敏感。

22. E【解析】帕金森病又名震颤麻痹，有三个主要体征，即震颤、肌张力增高和运动减少，故正确答案为 E。

23. E【解析】Hachinski 缺血量表（HIS）≥7 分支持血管性痴呆诊断，可与阿尔茨海默病等神经变性疾病鉴别。

24. A【解析】慌张步态是帕金森病患者的经典步态，患者走路时身体前倾、小碎步，双上肢伴随动作减少，开始启动走路比较困难，一旦开始走了速度逐渐加快，让其停住时，患者不能立即止步，而转身时速度比较缓慢等。

25. A【解析】肌萎缩侧索硬化中年以后隐袭起病，呈慢性进行性病程，以肌无力、肌萎缩和肌束震颤，伴腱反射亢进、病理征等上、下运动神经元同时受累为主要表现，无感觉障碍，有典型神经源性改变肌电图。所以选项 A 错误。

26. A【解析】选项 A“美金刚”属于非竞争性 N-甲基-D-天冬氨酸（NMDA）受体拮抗剂。

27. A【解析】运动神经元病（MND）可分为肌萎缩侧索硬化（ALS）、进行性肌萎缩（PMA）、进行性延髓麻痹（PBP）和原发性侧索硬化（PLS）四种类型。PMA 和 PBP 通常都会最终进展为 ALS。ALS 是 MND 中最为常见和最易识别的表型。

28. C【解析】抗胆碱药物长期服用可引起认知障碍，故此药慎用于痴呆患者。

29. E【解析】Alzheimer 病多见于 60 岁以上老年人，以痴呆为主要特点，起病较缓慢，进行性加重，表现为逐渐出现记忆障碍、认知功能障碍，日常生活能力下降，严重者卧床不起。主要以记忆障碍为主，晚期呈全面认知功能减退，常伴有精神行为异常。

30. D【解析】原发性侧索硬化（PLS）可见四肢肌张力增高、腱反射亢进，下肢比上肢明显，病理反射阳性。一般无肌萎缩，感觉正常。

31. B【解析】睡眠时脑活动不是处于绝对安静状态。根据电生理变化，睡眠可分为非快速眼动睡眠（NREM）与快速眼动睡眠（REM）。NREM 睡眠可以分为 1～4 期。REM 睡眠时全身代谢活动增强。睡眠期间人体体温调节功能降低。所以选项 B 正确。

32. B【解析】心理生理性失眠是由于患者过分全神贯注于睡眠问题而引起的一种原发性失眠类型，亦称失眠症。

33. B【解析】家族性肌萎缩侧索硬化（FALS）在临床中最常见的遗传方式是常染色体显性遗传。部分 FALS 与铜/锌超氧化物歧化酶（SOD1）基因突变有关，突变基因定位于 21 号染色体长臂（21q22.1-22.2），常染色体隐性遗传型突变基因定位于 2q33-q35，但这些基因突变患者仅占 FALS 的 20%，其他 ALS 基因尚待确定。

34. D【解析】肌萎缩侧索硬化（ALS）主要侵犯脊髓前角细胞和锥体束，故临床上可出现上、下运动神经元损害并存的特征。脊髓颈膨大的前角细胞常最先受累，故首发症状常为手指运动不灵活及无力；大小鱼际肌萎缩、骨间间隙凹陷、蚓状肌萎缩，造成手掌屈肌肌腱之间出现沟凹、无力与萎缩，双手呈鹰爪形，随后扩展至前臂、上臂及肩部肌肉。

35. A【解析】参见A1型题第33题解析。

36. D【解析】在临床上，神经系统变性疾病有共同的临床特点，包括：①发病隐袭，患者常不能回忆出准确的起病日期；②缓慢进行性发展；③病程较长，通常以年数计算；④病灶呈选择性，常常是一定解剖部位的一个或几个系统的神经元损害，如帕金森病主要累及中脑-纹状体的多巴胺能神经元，而运动神经元病则主要累及皮质、脑干及脊髓的运动神经元；⑤症状多样化，几个系统损害的临床症状常常互相重叠；⑥实验室检查变化较少，通常缺乏具有临床诊断价值的特定生物学标记；⑦影像学改变可以正常，或从轻度至严重的脑萎缩性改变。

37. A【解析】复方左旋多巴属于帕金森病（震颤麻痹）治疗的首选药；对于60岁以上的老年患者，在确诊后可以首选多巴胺受体激动剂，这样可延迟美多巴等左旋多巴制剂的服用时间，也可以延缓药物的周期。

38. C【解析】路易体痴呆（DLB）是一种神经系统变性疾病，临床主要表现为波动性认知障碍、帕金森综合征和以视幻觉为突出表现的精神症状。

39. A【解析】AchE-Ⅰ药物具有间接拟胆碱作用，所以服用药物时应监测心电图。

40. A【解析】以帕金森样症状为主的纹状体黑质变性（SND）表现为：①行动缓慢，动作僵硬；②卧位时难以翻身；③行动启动困难；④小写症。选项A“小脑性言语不清”是以小脑症状为主的橄榄体脑桥小脑萎缩（OPCA）的表现。

41. C【解析】痴呆是由于脑功能障碍而产生的获得性、持续性智力损害综合征，可由脑退行性变（如阿尔茨海默病、额颞叶变性等）引起，也可由其他原因（如脑血管病、外伤、中毒等）导致。阿尔茨海默病是引起痴呆的最常见病因。

42. B【解析】以小脑症状为主的OPCA表现为：①动作笨拙，持物不稳；②难以扣纽扣；③在人群中易失平衡；④没有支持即不能维持平衡；⑤书写功能障碍；⑥小脑性言语不清。选项B“卧位时难以翻身”是以帕金森样症状为主的SND的表现。

43. C【解析】AD患者脑脊液检查可发现Aβ42水平降低，总tau蛋白和磷酸化tau蛋白增高。

44. C【解析】血管性痴呆，如脑缺血性痴呆、脑出血性痴呆、皮质下白质脑病（Binswanger病）、伴皮质下梗死和白质脑病的常染色体显性遗传性脑动脉病（CADASIL）、淀粉样血管病、炎性动脉病（如结节性多动脉炎、红斑狼疮等）都属于非变性病性痴呆。所以选项C正确。

45. A【解析】多发梗死性痴呆（MID）是由多发性脑梗死累及大脑皮质或皮质下区域所引起的痴呆综合征，是血管性痴呆的最常见类型。

46. D【解析】张明园等修订的简易精神状况检查（MMSE）中文版，提出按接受教育程度判定认知功能缺损的分界值：文盲组（未受教育）17分，小学组（受教育年限≤6年）

20 分，中学及以上组（受教育年限>6 年）24 分。

47. C【解析】参见 A1 型题第 41 题解析。

48. E【解析】丘脑梗死患者可能会出现痴呆症状。因为丘脑控制情感以及认知功能，如出现丘脑梗死，则容易出现认知功能下降。

49. A【解析】阿尔茨海默病早期应与轻度认知障碍（MCI）进行鉴别。MCI 一般仅有记忆力减退，无其他认知功能障碍。

50. C【解析】血管性痴呆（VaD）多在 60 岁以后发病，有脑卒中史，呈阶梯式进展，波动病程，表现为认知功能显著受损达到痴呆标准，伴有局灶性神经系统受损的症状、体征。VaD 患者的认知障碍表现为执行功能受损显著。

51. A【解析】家族性 Alzheimer 病呈常染色体显性遗传，多于 65 岁前起病。

52. C【解析】痴呆与脑血管病密切相关，痴呆发生于卒中后 3 个月内，并持续 6 个月以上；或认知功能障碍突然加重、或波动、或呈阶梯样逐渐进展，以上痴呆很可能为 z。所以选项 C 错误。

53. E【解析】阿尔茨海默病可分为家族性 AD 和散发性 AD。①家族性 AD：最常见的是 21 号染色体的淀粉样前体蛋白（APP）基因、位于 14 号染色体的早老素 1（PS-1）基因及位于 1 号染色体的早老素 2（PS-2）基因突变。②散发性 AD：尽管候选基因众多，目前肯定有关的仅载脂蛋白 E（APOE）基因。突触核蛋白（synuclein）基因突变与 AD 无关。

54. A【解析】神经原纤维缠结（NFT）、老年斑（SP）、神经原和突触丢失是常见于 Alzheimer 病患者大脑皮质的病理改变，以皮质-皮质的海马联络通路变化最为明显，引起海马与新皮质以及新皮质联络区之间投射系统的失联络，这种选择性神经元丢失可能导致 Alzheimer 患者智力障碍。

55. B【解析】阿尔茨海默病是一种中枢神经系统退行性疾病，发病原因尚不清楚，目前首选治疗药物为抗胆碱酯酶药。利用抗胆碱酯酶药提高乙酰胆碱的水平，达到治疗改善效果。

56. C【解析】参见 A1 型题第 3 题解析。

57. E【解析】参见 A1 型题第 23 题解析。

58. B【解析】阿尔茨海默病头颅 MRI 检查显示双侧颞叶、海马萎缩。

59. E【解析】Alzheimer 病是一种隐袭发生、缓慢进展、以痴呆为主要症状的疾病。首发症状常为记忆力（尤其是近事记忆）减退，随后所有的皮质功能均可受损，引起定向力障碍、判断力障碍及注意力不集中，出现失语、失用、失认、失写，情绪改变呈抑郁、淡漠、易激惹、多疑，在疾病早期人格相对保持完好，至疾病晚期，大小便失禁、生活完全不能自理、智力丧失、食量减少、体重下降，因合并吸入性肺炎和感染而死亡。

60. D【解析】参见 A1 型题第 23 题解析。

61. D【解析】路易体痴呆病理示 Lewy 体中的物质为 α-突触核蛋白（a-synuclein）和泛

素等，这些异常蛋白沉积可能导致神经元功能紊乱和凋亡。

62. C【解析】进行性肌萎缩（PMA）的病变部位仅累及脊髓前角运动细胞。

63. E【解析】进行性延髓麻痹的病变仅限于脑干，特别是延髓各运动神经核。表现为舌肌颤动、萎缩，吞咽、构音障碍，早期泪少、口周发麻、咽反射消失。

64. D【解析】参见A1型题第9题解析。

65. B【解析】原发性侧索硬化起病隐袭，进展较慢。病损主要累及皮质脊髓束，表现为双下肢对称性无力、僵硬，行走时呈痉挛性步态，逐渐累及双上肢。

66. C【解析】痴呆患者应慎用镇静催眠药，否则可能加重症状。唑吡坦仅有单一的催眠作用，无镇静、肌松和抗痉挛作用，故适用于痴呆伴有失眠的患者使用。

67. B【解析】路易体痴呆（DLB）是一组在临床和病理表现上重叠于帕金森病与Alzheimer病之间，以波动性认知功能障碍、视幻觉和帕金森综合征为临床特点，以路易体为病理特征的神经变性疾病。

68. D【解析】进行性延髓麻痹（PBP）为运动神经元病，主要表现为进行性发音不清、声音嘶哑、吞咽困难、饮水呛咳、咀嚼无力。

69. A【解析】额颞叶痴呆主要以人格、行为和情感改变为主要特征，患者常表现为固执、易激惹或情感淡漠。

70. B【解析】运动神经元病是一种神经系统变性疾病，目前尚无特效的治疗方法。其治疗主要包括病因治疗、对症治疗以及各种非药物支持疗法。病因治疗临床上一般应用利鲁唑，该药可能会减轻患者症状，延缓病情进展。

71. A【解析】额颞叶痴呆的CT和MRI检查可见特征性局限性额叶和（或）颞叶萎缩，脑回窄、脑沟宽及额角呈气球样扩大，额极和前颞极皮质变薄，颞角扩大，侧裂池增宽，多不对称，少数可对称，疾病早期即可出现。

72. E【解析】原发性侧索硬化临床上比较罕见，一般多在中年后起病，发病隐袭。进展较肌萎缩侧索硬化慢，可存活较长时间，预后良好，甚至可以终身带病生存。

73. E【解析】大部分运动神经元病患者的常规节段运动神经传导测定正常，而部分患者也可以出现“传导阻滞样”的电生理表现，但其发生率极低。所以选项E正确。

74. B【解析】参见A1型题第54题解析。

75. E【解析】阿尔茨海默病的临床诊断是根据患者及家属提供的详细病史、神经科查体和神经心理功能检查而做出，应进行血液学、CT和MRI等检查排除痴呆的其他病因。

76. B【解析】Alzheimer病起病隐匿，表现为逐渐进行性恶化的病程。

77. C【解析】额颞叶痴呆患者的EEG早期正常，少量振幅下降，α波下降，晚期波数少或没有，出现不规则中振幅δ波，少数患者出现尖波。所以EEG对额颞叶痴呆的早期诊断没有帮助。

78. E【解析】抑郁症的假性痴呆患者有情感性疾病病史，抑郁症状明显，智力和人格保持的非常完好，经过抗抑郁治疗，疗效比较好。

79. E【解析】30%～50%的额颞叶痴呆（FTD）患者有遗传家族史，其中约50%的家族性FTD存在17号染色体微管结合蛋白tau基因（MAPT）和颗粒体蛋白（GRN）基因突变，在少数家系中还发现VCP、CHMP2B、TARDP和FUS基因突变。

80. D【解析】阿尔茨海默病大脑的病理改变呈弥漫性脑萎缩，尤以颞、顶及前额区的萎缩最明显。患者脑沟增宽、脑室扩大，脑脊液体积增加。镜下病理改变以老年斑、神经原纤维缠结和神经元减少为主要特征。老年斑是Alzheimer病的特征性病理改变。

81. D【解析】记忆障碍是Alzheimer病的早期突出症状或核心症状。其特点是近事遗忘先出现，记不住新近发生的事，对原有工作不能胜任。主要累及短时记忆、记忆保存和学习新知识困难。

82. D【解析】Alzheimer病的诊断包括病史、临床表现、精神量表检查及相关的辅助检查，但确诊应根据病理检查。

83. B【解析】阿尔茨海默病的治疗可选用维生素E。维生素E具有抗氧化作用，可降低脂质过氧化，提高海马细胞对缺血的耐受；大剂量口服维生素E可抑制和清除海马CA1区Aβ的沉积，产生延缓衰老的作用。

84. B【解析】乙酰胆碱减少可引起皮质胆碱能神经元递质功能紊乱，被认为是记忆障碍和其他认知功能障碍的原因。抗胆碱酯酶药抑制乙酰胆碱降解并提高活性，改善神经递质传递功能，是目前改善认知功能最常用的药物。

85. C【解析】阿尔茨海默病性痴呆是最常见的痴呆类型，也是神经系统比较常见的变性疾病。路易体痴呆的发病仅次于阿尔茨海默病，在神经变性疾病所致的痴呆中居第二位。

86. D【解析】当梗死脑组织容积超过80～150ml时，临床可出现痴呆表现。尤其是额叶、颞叶与边缘系统等特定部位血管源性损害，常易导致痴呆。

87. B【解析】缺血性和出血性脑血管病均可导致血管性痴呆。血管性痴呆起病较急，病程可呈阶梯式恶化且波动较大，较多出现夜间精神紊乱，人格改变较少见，多无意识障碍。CT、MRI正常可除外诊断。血管性痴呆预防重于治疗。所以选项B错误。

88. E【解析】血管性痴呆与Alzheimer病相比，在时间及地点定向、短篇故事即刻和延迟回忆、命名和复述等方面损害较轻，在执行功能如自我整理、计划、精神运动的协同作业等方面损害较重。

89. A【解析】血管性痴呆是最常见的非变性病性痴呆，占痴呆患者的15%～20%。

90. A【解析】多发梗死性痴呆（MID）的直接原因，主要是由于动脉粥样硬化、动脉狭窄和动脉硬化斑块不断脱落，引起反复多发性脑梗死，继而导致MID。

91. C【解析】乙酰胆碱（ACh）是中枢胆碱能系统中重要的神经递质之一，主要功能是维持意识的清醒，在学习、记忆中起重要作用。

92. D【解析】多发梗死性痴呆属于血管性痴呆，痴呆症状可突然发生或缓慢进展，病程呈波动性或阶梯样加重。

93. A【解析】Shy-Drager综合征表现为直立时收缩压降低≥20mmHg，舒张压降低≥10mmHg，脉搏次数增加或减少超过10~12次/分，提示自主神经兴奋性增高。

94. C【解析】AD的几个危险因素中，载脂蛋白E的5个等位基因ε1~ε5均由19号染色体编码，最常见的是ε3，其次是ε4和ε2。

95. B【解析】肌萎缩侧索硬化（ALS）在DWI序列病灶弥散系数值升高，磁共振波谱成像显示病灶区N-乙酰天门冬氨酸/肌酸比率下降，胆碱/肌酸比率及肌醇/肌酸比率升高。

96. A【解析】MRI作为一种无创、无辐射、广泛应用的影像学检查方法，可为阿尔茨海默病临床诊断提供重要的支持证据，在阿尔茨海默病的鉴别诊断中最常用。

97. A【解析】参见A1型题第34题解析。

98. B【解析】多系统萎缩（MSA）是指累及中枢神经系统和自主神经系统的散发性、进展性神经变性疾病，是将纹状体黑质变性（SND）、Shy-Drager综合征（SDS）和橄榄-脑桥-小脑萎缩（OPCA）三种疾病整合后所提出的疾病实体。

99. A【解析】阿尔茨海默病早期的症状主要以记忆力受损为主，最早出现的是以近记忆力障碍为主。

100. C【解析】以自主神经系统功能障碍为主的Shy-Drager综合征（SDS）表现为：①排尿障碍；②勃起功能障碍；③直立性低血压伴头晕或眩晕；④颈肩周围不适；⑤便秘；⑥手足发冷；⑦出汗障碍。

101. B【解析】路易体痴呆的临床表现有波动性认知障碍、反复发作的视幻觉、自发性帕金森病样症状、快速眼动期睡眠障碍及其他症状，如自主神经功能紊乱（常见的有体位性低血压、性功能障碍、便秘、尿潴留、多汗、少汗、晕厥、眼干、口干等）和性格改变（常见的有攻击性增强、抑郁等）。所以选项B错误。

102. C【解析】阿尔茨海默病早期很少出现头痛、恶心、呕吐的症状。

103. C【解析】痴呆是由于脑功能障碍而产生的获得性持续性的智力损害综合征。在临床上，最常见的痴呆是由阿尔茨海默病引起的。

104. E【解析】对多灶性运动神经病的诊断最有价值的电生理检查是节段运动神经传导。多灶性运动神经病（MMN）腱反射可活跃，肌电图检查可见周围神经节段性、多灶性运动神经传导阻滞。当单个神经支配障碍形式的无力而不是节段性分布的无力出现时，应该考虑MMN。

二、A2型题

1. D【解析】肝豆状核变性可见血液生化异常、血清铜氧化酶活力下降、血清铜蓝蛋白水平下降、尿铜含量增高。所以选项D错误。

2. D【解析】根据近记忆力障碍、定向力障碍、判断力障碍以及头颅MRI显示脑萎缩可初步判断为Alzheimer病。美国国立神经病、语言交流障碍和卒中研究所-阿尔茨海默病及相关疾病协会（NINCDS-ADRDA）的标准中，很可能为 AD 的临床诊断标准为：①通过临床检查、痴呆量表（MMSE、Blessed）或某些相似检查以及神经心理学检查证实的痴呆。②至少两项认知功能恶化。③进行性记忆或其他认知功能恶化。④没有意识障碍。⑤40~90 岁发病，最常见于 65 岁以后。⑥没有可引起进行性缺陷的全身性疾病或其他脑部疾病。

3. E【解析】最可能的诊断是精神运动性发作。精神运动性发作可表现为意识障碍和自动症：经典的复杂部分性发作可从先兆开始，随后出现意识障碍、呆视和动作停止。患者伴有奔跑、游走等自动症。自动症均在意识障碍的基础上发生，伴有遗忘。

4. D【解析】患者可诊断为帕金森病。帕金森病不能服用利血平。因为利血平可阻止多巴胺的再摄取，诱发或加重帕金森病的症状。

5. E【解析】帕金森病一般会出现协调运动减少、全身肌强直、姿势步态异常（如慌张步态)、静止性震颤四种典型症状，一般不会出现偏瘫。

6. E【解析】齿轮样肌张力增高最多见于帕金森病。普拉克索为一种选择性作用于多巴胺 D_3受体的多巴胺激动剂，可明显减少帕金森病静息时的震颤。临床上主要用于治疗帕金森病及帕金森综合征。

7. A【解析】参见 A1 型题第 16 题解析。

8. C【解析】患者为帕金森病，单用左旋多巴治疗，不会产生口干、眼花、面红、无汗症状，而抗胆碱能药物如苯海索（安坦）可引起。

9. E【解析】患者为中年男性，临床表现为两上肢无力伴手肌萎缩。远端重于近端，有肉跳现象，病情呈进行性加重，病程较长，提示神经系统变性累及运动功能，初步诊断应考虑为进行性脊髓性肌萎缩，为运动神经元病的一种常见类型，病变损害主要在脊髓前角细胞。所以选项 E 正确。脑血管意外（选项 A）患者引起的偏瘫症状，主要损害为上运动神经元性。臂丛神经损伤（选项 B）多为单侧损害，有外伤史，可有运动、感觉神经同时受累。脊髓空洞症（选项 D）主要表现为分离性感觉障碍，痛觉受损明显，发病年龄偏小。脊髓压迫症（选项 C）也呈进行性发展，多有根痛，典型病变可见布朗-塞夸综合征、脊髓受损离断症状，以上运动神经元性损害为主，下肢可明显受累，不难鉴别。

10. D【解析】患者最可能的诊断是运动神经元病。运动神经元病临床特征为上、下运动神经元受损症状和体征并存，表现为肌无力、肌萎缩、髓质麻痹与锥体束征不同的组合。

三、A3/A4 型题

1. B【解析】运动神经元病首选无创检查，即肌电图检查。

2. E【解析】运动神经元病神经电生理：肌电图呈典型神经源性改变。静息状态下可见纤颤电位、正锐波，有时可见束颤电位；小力收缩时，运动单位电位时限增宽、波幅增大、多相波增加；大力收缩呈现单纯相。神经传导速度正常。运动诱发电位有助于确定上运动神经元损害。

3. A【解析】参见 A1 型题第 70 题解析。

4~5 C、E【解析】该病例的临床诊断初步印象是 MS，由于是一种自身免疫性中枢神经系统脱髓鞘病变，主要影响白质。临床上按受累部位、发病时间不同，表现为空间和时间上多发，反复发作与缓解的中枢神经系统损害（初步诊断依据），本例患者反复发作肢体瘫痪，有复发与缓解的特点，据此可作出诊断。MS 男女均可发病，多数可影响视力，部分可 OB 阳性，典型病例 MRI 表现为脑室周围为主的多发圆形斑块信号异常，T_1加权呈低信号，T_2加权呈高信号，明确诊断仍需结合临床。

6. C【解析】MS 的临床表现极为复杂多样，依据病损部位不同可出现不同症状，如小脑受累出现共济失调，高颈段脊髓损害表现为 Lhermitte 征，基底核受累可有震颤麻痹，反复白质损害波及灰质也可有痛性强直性痉挛，感觉传导束受损可有不固定性感觉障碍，但奇痒发作一般为皮肤病变引起，在 MS 患者中很少见。

7. A【解析】参见 A1 型题第 16 题解析。

8. A【解析】多巴胺不能透过血脑屏障，故不可用于治疗，可采用替代疗法。

9. D【解析】为明确诊断，最终需要脑活检检查。

10. C【解析】额颞叶痴呆的诊断主要参考 1998 年 Neary 等的标准，作为临床诊断的主要依据：①中老年人早期缓慢出现性格改变、情感变化和举止不当，逐渐出现行为异常；②言语障碍早期出现，如言语减少、词汇贫乏、刻板语言和模仿语言，随后出现明显的失语症，早期计算力保存、记忆力障碍较轻，视空间定向力相对保留；③晚期出现智力减退、遗忘、大小便失禁和缄默症等；④CT 和 MRI 显示额叶和（或）颞叶不对称性萎缩。额颞叶痴呆免疫组织化学染色部分病例可见 tau 和泛素染色阳性。

11. E【解析】亨廷顿病多发生于中年人，发病隐匿，呈缓慢进行性加重，临床主要表现为舞蹈样不自主动作、精神障碍和进行性痴呆，称为“三联征”。中年期发病者主要以舞蹈样动作为主，逐渐出现痴呆和精神障碍。

12. E【解析】患者表现为双下肢僵硬、乏力，双上肢乏力伴肌萎缩，故病变累及的解剖结构是上、下运动神经元。

13. B【解析】诊断肌萎缩侧索硬化（ALS）必须符合以下三点：①临床、肌电图或神经病理学检查有下运动神经元损害的证据；②临床检查有上运动神经元损害的依据；③症状或体征在一个部位内进行性扩展或扩展到其他部位。

14. B【解析】神经电生理检查是 ALS 诊断中非常关键的辅助检查手段。肌电图可确定下运动神经元的损害，在临床上尚未受累的区域尤为重要。

15. C【解析】参见 A1 型题第 16 题解析。

16. A【解析】参见 A1 型题第 19 题解析。

17. B【解析】帕金森病的发病机制是由于黑质多巴胺能神经元变性、缺失，纹状体多巴胺含量显著降低，造成乙酰胆碱系统功能相对亢进。多巴胺替代疗法，即使用复方左旋多巴是帕金森病最重要的治疗方法。

18. D【解析】肌萎缩侧索硬化是运动神经元病最常见的类型，表现为肢体和延髓上、下运动神经元损害并存。

19. E【解析】颈髓 MRI 是检查颈髓首选的无创检查方式。

20. C【解析】ALS 肌电图最常见的是肌束颤动和自发性失神经放电（纤颤电位和正锐波），代表运动神经元的进行性丢失，即急性损害；小力收缩时出现巨大电位（时限增宽、波幅增大）、多相电位，大力收缩时出现单纯相提示运动神经再支配，即运动神经元的慢性损害。

21. A【解析】帕金森患者长期使用抗胆碱药物如苯海索可引起认知障碍。故患者出现题干中所述反应可能是由于药物选择不合理引起的。

22~23　A、E【解析】参见 A1 型题第 37 题解析。

四、B 型题

1. B【解析】参见 A1 型题第 44 题解析。

2. A【解析】参见 A1 型题第 7 题解析。

3. E【解析】参见 A1 型题第 85 题解析。

4. E【解析】Creutzfeldt-Jakob 病临床以进行性痴呆、肌阵挛、锥体束或锥体外系损伤症状为主要表现。

5. A【解析】多梗死性痴呆最须注意与 Binswanger 病进行鉴别。Binswanger 又称皮质下动脉粥样硬化性脑病，是大脑前部皮质下白质缺血损害导致慢性进展性认知功能低下、步态不稳和大小便失禁等，颇似正常颅内压性脑积水的临床表现，无皮质损害导致的失用症或失认症。

6. D【解析】参见 A1 型题第 3 题解析。

7. D【解析】卡马西平是部分性发作的首选药物，对复杂部分性发作疗效优于其他抗癫痫药物，对继发性全面强直-阵挛发作（GTCS）亦有较好的疗效。

8. B【解析】乙琥胺（ESX）仅用于单纯失神发作。

9. A【解析】盐酸美金刚是兴奋性氨基酸受体阻滞药的代表药物。多奈哌齐、石杉碱甲、加兰他敏、重酒石酸卡巴拉汀均是抗胆碱酯酶药。

10. C【解析】石杉碱甲是从传统中药千层塔中分离得到的一个具有高效、可逆地抑制乙酰胆碱酯酶活性的生物碱。

11. E【解析】重酒石酸卡巴拉汀属于第 3 代改善胆碱系统功能药物，是选择性作用于大脑的氨基甲酸酯类乙酰胆碱酯酶（AChE）抑制剂和丁酰胆碱酯酶（BuchE）抑制剂。

12. B【解析】多奈哌齐每天只需用药一次，而且一般无需调整剂量，这对 AD 患者服药的依从性及方便性都大有裨益。

13. A【解析】血管性痴呆患者最常见的伴随症状是抑郁状态。抑郁容易在极早期出现，如情绪低落、兴趣降低、性格压抑却又容易冲动等。

14. C【解析】路易体痴呆患者的精神障碍以反复发作的视幻觉最多见。大部分患者通常在出现认知障碍的第一年就有视幻觉。视幻觉内容形象、具体、生动，有如亲身经历，常为人或动物，往往反复出现，但需排除药源性因素。早期患者可以分辨出幻觉和实物。视幻觉常在夜间出现。

15. E【解析】Alzheimer病至疾病晚期，大小便失禁、生活完全不能自理、智力丧失、食量减少、体重下降，可因合并吸入性肺炎和感染而死亡。

五、X型题

1. ABCD【解析】痴呆是由于脑功能障碍而产生的获得性和持续性智力障碍综合征。智力损害包括不同程度的记忆、语言、视空间功能、人格异常及认知能力的降低，患者常伴有行为和情感的异常。

2. ABCE【解析】参见A1型题第1题解析。

3. ACDE【解析】造成可逆性痴呆的主要原因有正常压力性脑积水、维生素 B_{12} 和叶酸缺乏所导致的营养不良、甲状腺功能减退和亢进、脑垂体功能减退，高血钙、低血钙的分泌及代谢疾病，颅内占位性病变，急性脑外伤。

4. ABCD【解析】参见A1型题第27题解析。

5. ABCD【解析】神经系统变性疾病是一组原因不明的慢性进行性损害神经等组织的疾病。肝豆状核变性在中枢神经系统的病灶分布广泛，所以不属于神经系统变性疾病。其余四个选项均符合题意。

6. ABDE【解析】由于Alzheimer病的发病机制未明，治疗尚无特效疗法，以对症治疗为主，包括药物治疗改善认知功能及记忆障碍；神经保护性治疗改善精神症状；良好的护理延缓病情进展。药物和康复治疗以改进认知和记忆功能，保持患者的独立生活能力，提高生存质量为目的。

7. ABCD【解析】参见A1型题第29题解析。

8. ABD【解析】AD的几个危险因素中，最主要的是年龄增长、阳性家族史及载脂蛋白E基因型3个方面。

9. ABDE【解析】关于运动神经元病的病因和发病机制，目前有多种假说：遗传机制、氧化应激、兴奋性毒性、神经营养因子障碍、自身免疫机制、病毒感染及环境因素等。

10. ABDE【解析】NINCDS-ADRDA阿尔茨海默病诊断标准被称为AD患者诊断的“金”标准，NINCDS-ADRDA AD诊断标准：①临床检查和认知量表测查确定有痴呆。②两个或两个以上认知功能缺损，且进行性恶化。③无意识障碍。④40~90岁起病，多见于65岁以后。⑤排除其他引起进行性记忆和认知功能损害的系统性疾病和脑部疾病。

11. ABCDE【解析】路易体痴呆应与阿尔茨海默病、帕金森病、进行性核上性麻痹、皮质纹状体脊髓变性和纹状体黑质变性进行鉴别。

12. ABCE【解析】额颞叶痴呆（FTD）是指中老年缓慢出现，以额颞叶萎缩为特征的痴呆综合征。本病隐袭起病，缓慢进展，早期出现人格和情感改变，如易激惹、暴怒、固执、淡漠和抑郁等；逐渐出现行为异常，如举止不当、无进取心、对事物漠然和冲动行为等。

13. ABCE【解析】参见 A1 型题第 3 题解析。

14. ABD【解析】诊断 DLB 的支持证据有：①反复跌倒、晕厥或短暂意识丧失；②自主神经功能紊乱（如直立性低血压、尿失禁）；③其他类型的幻觉、错觉；④系统性妄想；⑤抑郁；⑥CT 或 MRI 提示颞叶结构完好；⑦SPFCT/PET 提示枕叶皮质的代谢率降低；⑧间碘苄胍（MIBG）闪烁扫描提示心肌摄取率降低；⑨脑电图提示慢波，颞叶出现短阵尖波。

15. ABDE【解析】阿尔茨海默病的影像学检查：CT 检查见脑萎缩、脑室扩大；头颅 MRI 检查显示双侧颞叶、海马萎缩。SPECT 灌注成像和氟代脱氧葡萄糖 PET 成像可见顶叶、颞叶和额叶，尤其是双侧颞叶的海马区血流和代谢降低。使用各种配体的 PET 成像技术（如 PIB-PET）可见脑内的 Aβ 沉积。

16. ABCD【解析】阿尔茨海默病早期神经系统检查无异常发现，疾病进展到一定时期，易引出抓握反射和吸吮反射，活动明显减少或缄默，步履不稳与步幅减小，可查及肌强直（肌张力增高）、运动减少等锥体外系受累的征象，偶见肌阵挛和舞蹈样动作；晚期患者立行不能，四肢蜷曲，卧床不起。

17. ABDE【解析】上运动神经元受累体征主要包括肌张力增高、腱反射亢进、肌阵挛、肌痉挛、病理征阳性等。

18. AE【解析】α-共核蛋白是 Lewy 小体的主要成分。所以选项 A 错误。对于老年性痴呆来说，神经元纤维缠结不是特异性改变，它们也可见于正常老年人和其他神经系统变性疾病中。所以选项 E 错误。

19. ABE【解析】Lewy 体并不为路易体痴呆所特有，帕金森病等神经退行性疾病、Shy-Drager 综合征也可出现。

20. BDE【解析】Creutzfeldt-Jakob 病以快速进展性痴呆（RPD）伴肌阵挛、特征性脑电图和 MRI 改变为临床特征，以星形胶质细胞增生、海绵样变性和神经元缺失为神经病理学特点。

21. ABCDE【解析】在临床上，对于老年痴呆的患者，在明确诊断和病因诊断之前，需要进行一系列的辅助检查，首先包括实验室检查，如血常规、肝肾功能、腰穿 CSF 检查，以及血 T_3、T_4测定。其次，对于老年痴呆的患者，还可以完善头颅 CT 或 MRI 等相关的检查。

22. ABCD【解析】参见 A1 型题第 53 题解析。

23. BCDE【解析】参见 B 型题第 9 题解析。

24. ABE【解析】参见 A1 型题第 101 题解析。

25. BDE【解析】参见 A1 型题第 53 题解析。

26. ABCDE【解析】参见 A1 型题第 100 题解析。

27. ABCD【解析】参见 A1 型题第 59 题解析。

28. BCD【解析】痴呆诊断可按以下三个步骤进行：①判断是否存在痴呆；②确定痴呆的程度；③明确痴呆的病因，进行痴呆的定位。

29. ABE【解析】肯尼迪病是 X 连锁的遗传性 MND，主要见于中年男性，表现为缓慢进展的肌无力、肌萎缩和肌束震颤，可有构音不清和吞咽困难。没有上运动神经元损害、缓慢的病程以及近端对称形式的肌无力有助于鉴别诊断。

30. ABCDE【解析】DLB 神经元中或脑内可能还有以下非特异性变化：神经炎性斑、神经原纤维缠结、局部神经元丢失、微空泡变、突触消失、神经递质枯竭等，这些变化在帕金森病和 AD 也可见到，但分布和严重程度不一，因此可以鉴别。

31. ABDE【解析】疑似痴呆患者需进行以下检测：简易精神状况检查（MMSE）、Blessed 行为量表（BBS）、临床痴呆评定量表（CDR）、汉密尔顿抑郁量表（HAMD）。Webster 症状量表不用于疑似痴呆患者的检测。

32. ABC【解析】纹状体黑质变性主要表现为进行性肌强直、运动迟缓和步态障碍，病情发展到后期可导致自主神经损害、锥体束损害和（或）小脑损害。

33. AC【解析】参见 X 型题第 12 题解析。

34. BCDE【解析】2011 年美国 NIA-AA 推荐的所有病因痴呆的核心临床诊断标准是：①日常工作及一般活动能力受损；②生活功能和执行能力较先前水平降低；③无法用谵妄或其他严重的精神疾病来解释；④认知功能或精神行为损害可通过病史采集或神经心理评估客观证实，且至少具备以下 5 项中的 2 项：记忆及学习能力受损；推理、判断及处理复杂任务等执行功能受损；视空间能力受损；语言功能受损（听、说、读、写）；人格、行为或举止改变。⑤认知或行为受损。具备以上认知或行为症状时可以诊断为痴呆。大脑皮质萎缩是痴呆的表现，应考虑为痴呆。

35. ABCDE【解析】阿尔茨海默病需要与以下疾病进行鉴别。①轻度认知障碍（MCI）：一般仅有记忆力减退，无其他认知功能障碍；②抑郁症：表现为心境恶劣，对各种事物缺乏兴趣，易疲劳无力，注意力难以集中而导致近记忆力减退，但抑郁症所致的“假性痴呆”通常不是进行性的；③其他疾病导致的痴呆：包括健忘综合征、血管性痴呆，Pick 病、路易体痴呆、帕金森病痴呆等。

36. ABDE【解析】运动神经元病的鉴别诊断如下。①颈椎病性脊髓病：该病与 ALS 均好发于中老年人，临床表现相似。但颈椎病性脊髓病无舌肌萎缩和束颤，下颌反射不活跃，无延髓麻痹，胸锁乳突肌肌电图正常，可与 ALS 鉴别。②多灶性运动神经病：腱反射可活跃，肌电图检查可见周围神经节段性、多灶性运动神经传导阻滞。③肯尼迪病：表现为缓慢进展性的肌肉无力、萎缩和束颤，可有构音不清和吞咽困难。没有上运动神经元损害、缓慢的病程以及近端对称形式的肌无力有助于鉴别诊断。④脊髓灰质炎后综合征：对于所有表现为局灶性肌无力和肌萎缩者，都必须仔细询问脊髓灰质炎的病史。表面上已经治愈的既往脊髓灰质炎的新发展可能类似于 PMA，但没有显著进展的病程。

37. ABDE【解析】多系统萎缩的自主神经功能障碍表现：直立性低血压，可导致晕厥；大小便障碍，包括排便无力、尿频、尿急和尿失禁；排汗异常；疾病早期即可出现性功能障碍如性欲减退和勃起障碍等。

38. ABCDE【解析】对 AD 的认知评估领域应包括记忆功能、言语功能、定向力、应用能力、注意力、知觉（视、听、感知）和执行功能七个领域。

39. BE【解析】参见 A1 型题第 3 题解析。

六、案例分析题

1. DF【解析】影像学检查异常改变包括脑白质脱髓鞘变性、海马萎缩。

2. A【解析】患者以近事记忆障碍为首发症状，表现为定向力障碍、判断力障碍，以痴呆为主要症状，生活自理能力减退，而且 MRI 示脑萎缩，所以患者诊断可能为阿尔茨海默病。

3. ABCDEF【解析】参见 X 型题第 34 题解析。

4. ACDEF【解析】参见 A1 型题第 80 题解析。

5. ACDEF【解析】治疗阿尔茨海默病的药物有兴奋性氨基酸受体拮抗剂（盐酸美金刚）和抗胆碱酯酶药（多奈哌齐、石杉碱甲、加兰他敏、重酒石酸卡巴拉汀）。而麦角碱类具有收缩血管的作用，不用于治疗阿尔茨海默病。

6. C【解析】根据中年男性，以肌无力、肌萎缩和肌束震颤，伴腱反射亢进、病理征等上、下运动神经元同时受累为主要表现，无感觉障碍，有典型神经源性改变肌电图，通常可临床诊断为肌萎缩侧索硬化。

7. B【解析】临床上考虑可疑的、可能的、很可能的及明确的 ALS 患者应该做电生理检查证实临床受累部位的下运动神经元变性，发现未受累部位的下运动神经元变性及排除其他病理生理变化。

8. ACE【解析】参见 X 型题第 36 题解析。

9. E【解析】利鲁唑用于延长肌萎缩侧索硬化（ALS）患者的生命或延长其发展至需要机械通气支持的时间。利鲁唑是经 FDA 批准的新药，临床试验已经证明利鲁唑可通过干扰靶分子而阻断 CNS 内谷氨酸能神经传递，推迟 ALS 患者发生呼吸功能障碍的时间，延长 ALS 患者的存活期。

10. E【解析】从临床角度初步判断本例诊断可能为路易体痴呆。根据 2005 年 McKeith 等的路易体痴呆（DLB）诊断标准，诊断 DLB 必须具备的症状有：①进行性认知功能下降，以致明显影响社会或职业功能；②认知功能以注意、执行功能和视空间功能损害最明显；③疾病早期可以没有记忆损害，但随着病程发展，记忆障碍越来越明显。

11. ABCD【解析】参见 X 型题第 14 题解析。

12. ABCD【解析】路易体痴呆特征性的波动性认知功能障碍的原因仍不清楚，故选项 E 错误。路易体痴呆患者海马和颞叶萎缩并不明显，MRI 存在全脑萎缩、脑室扩大。故选项 F 错误。

13. ABCDE【解析】路易体痴呆多以支持、对症治疗为主，如以哪种症状为主，就采用相应药物进行治疗。帕金森病可用左旋多巴治疗；痴呆可用抗胆碱酯酶药（如多奈哌齐、重酒石酸卡巴拉汀），有助于改善认知功能和行为障碍；有抑郁症状者，可以使用选择性 5-HT再摄取抑制剂（如西酞普兰）等进行治疗。

14. B【解析】选项 ACDE 均是脑积水的常用术式。

15. E【解析】脑脊液转流术后需经过一段时间，由于脑脊液中的蛋白升高才会出现引流装置闭塞。

16. B【解析】交通性脑积水是指由于第四脑室出口以后的正常脑脊液通路受阻或吸收障碍所致的脑积水。①脑脊液产生过多：颅内肿瘤如脉络丛乳头状瘤使脑脊液分泌过多，晚期亦可阻塞脑脊液循环通路致脑积水；维生素缺乏；胎生期毒素作用；遗传性。②脑脊液吸收障碍，静脉窦血栓形成：中脑导水管畸形，如狭窄、闭锁、隔膜或分叉畸形等；小脑扁桃体下疝畸形；第四脑室正中孔及侧孔先天性闭锁；颅内感染（细菌性、真菌性、病毒性等）；颅内蛛网膜下腔出血致颅底炎症反应和血块机化、粘连，造成脑积水。

17. E【解析】临床上中脑导水管阻塞、狭窄，正中孔膜性闭塞，脑底及大脑半球表面纤维坏死，颅内肿瘤如第四脑室肿瘤等均可阻断脑脊液循环通路，促进阻塞性脑积水的发生，而脑内静脉窦血栓形成是引起交通性脑积水的常见因素。

18. C【解析】参见 A3/A4 型题第 10 题解析。

19. B【解析】患者右手持物不灵活，右手“虎口”萎缩，提示下运动神经元损害，言语不清提示延髓麻痹。此时最应警惕出现的疾病是肌萎缩侧索硬化。

20. ABDF【解析】为明确诊断，应进一步做的检查主要包括：①头颅 MRI：了解脑萎缩；②颈椎 MRI：与运动神经元病进行鉴别；③肌电图：明确运动神经元病；④神经心理学检查。

21. E【解析】ALS 患者的神经元细胞胞质内有一种泛素化包涵体，研究发现其主要成分为 TDP-43，是 ALS 的特征性病理改变。

22. ACE【解析】路易体痴呆患者海马和颞叶萎缩并不明显，MRI 存在全脑萎缩、脑室扩大，脑室周围白质变性。路易体痴呆的 SPECT 和 PET 表现为颞叶代谢减低，但大脑枕叶代谢减低更显著。睡眠脑电图出现快速眼动期异常，有一定诊断价值。

23. D【解析】DLB 患者海马和颞叶萎缩与 AD 相比并不明显，其海马及颞叶中部结构相对保留、壳核萎缩、SPECT/PET 灌注及代谢低下，对路易体痴呆诊断均有一定提示意义。多巴胺转运体（DAT）功能显像技术的发展，为观察黑质纹状体多巴胺系统提供了新手段。在路易体痴呆患者中，黑质纹状体系统的多巴胺转运体摄取减少，且多巴能系统活性的减低程度与临床认知及运动功能的缺损呈良好的相关性，而阿尔茨海默病患者多巴胺转运体显像则正常，故二者可借此鉴别。

24. ABCDF【解析】患者发病急，表现为精神障碍、痴呆、帕金森样症状、共济失调等，可明确诊断为 Creutzfeldt-Jakob 病。

25. ABEF【解析】帕金森样症状可用左旋多巴制剂；痴呆可用多奈哌齐治疗；抑郁症可用氟西汀治疗；精神症状可选择利培酮治疗。

26. ACDEF【解析】首先应仔细询问病史，皮质和皮质下有大量的路易小体为本病特征性的病理改变，临床诊断是必须具备进行性认知功能减退，可出现快速眼动睡眠障碍，预后差。

27. AC【解析】患者可诊断为运动神经元病。运动神经元病（MND）是一组病因未明的选择性侵犯脊髓前角细胞、脑干后组运动神经元、皮质锥体细胞及锥体束的慢性进行性变性疾病。

28. ABF【解析】进一步须完善的检查包括：①与颈椎病性脊髓病进行鉴别，需要完善脊髓 MRI 检查；②肌电图呈典型失神经支配改变；③病程持续进展，最终因呼吸肌麻痹死亡，所以需要完善肺功能检查。

29. ABD【解析】参见 A3/A4 型题第 2 题解析。

30. ABD【解析】运动神经元病多中年起病，主要以单侧上肢的下运动神经元损害症状起病，部分患者以整个或上肢近端无力起病，少数病例从下肢起病，病情逐渐延及双上肢。病因未明，部分患者具有家族史。肌电图是一项重要的检查项目，可发现临床前期病变。治疗上主要包括病因治疗、对症治疗。①病因治疗：抗兴奋性氨基酸毒性治疗；神经营养因子治疗；自由基清除剂和抗氧化治疗。②对症治疗：不能完全治愈，也不能使病情好转。

31. BCDEF【解析】推荐的治疗措施包括保证营养；出现呼吸衰竭时，早期可采用无创机械通气；药物上可进行抗兴奋性氨基酸毒性治疗，口服利鲁唑；因味精含有兴奋性氨基酸，应避免食用；避免接触农药，远离电磁工作。

32. D【解析】根据首发症状为近事记忆减退、多疑，但人格相对保持完好，最可能诊断为阿尔茨海默病。

33. AEF【解析】参见 A1 型题第 80 题解析。

34. DF【解析】患者临床可选用的进一步检查有神经心理测评、头颅 MRI 平扫+海马相。神经心理测评可发现认知功能损害，头颅 MRI 平扫+海马相可见脑萎缩征象，海马萎缩具有诊断价值。

35. BD【解析】参见 B 型题第 9 题解析。

36. ABC【解析】右侧肢体震颤不排除帕金森病；REM 睡眠障碍不排除路易体痴呆；此外还需要和多系统萎缩进行鉴别。

37. B【解析】患者脚步拖沓是阿尔茨海默病（老年性痴呆）的步态表现。

38. BD【解析】2005 年 McKeith 等对 DLB 诊断标准中，如果同时具备以下三个核心症状特点之二，则诊断为很可能的 DLB，如只具备一个，则诊断为可能的 DLB：①波动性认知功能障碍，患者的注意和警觉性变化明显；②反复发作的详细成形的视幻觉；③自发的帕金森综合征症状。

39. A【解析】路易体痴呆和帕金森病痴呆临床最主要的区别点是二者的起病形式。帕金森病痴呆见于中老年，缓慢起病，慢性病程，无 DLB 的波动性认知功能障碍和形象具体生动的视幻觉等症状。

脊髓血管病（1）

第十三章　脊髓疾病

脊髓血管病（2）

一、A1 型题

1. 关于脊髓前角细胞病变引起的肌萎缩，下列说法不正确的是
   A. 肌力减低
   B. 肌体远端节段性分布肌萎缩
   C. 感觉障碍
   D. 腱反射减弱
   E. 肌束震颤
2. 关于急性脊髓炎描述，不正确的是
   A. 是非特异性炎症引起
   B. 病损水平以下肢体瘫痪
   C. 传导束性感觉障碍
   D. 导致急性横贯性脊髓损害
   E. 无大小便失禁
3. 关于急性脊髓炎，下列说法正确的是
   A. 为急性非特异性炎症
   B. 多数为横贯性损害
   C. 病损水平以下感觉缺损
   D. 常伴有大小便功能障碍
   E. 病变部位以颈段多见
4. 关于运动神经元病，下列说法错误的是
   A. 常侵犯运动神经元和锥体束
   B. 可同时有上、下运动神经元受损的体征
   C. 可有肌无力和肌萎缩
   D. 常累及括约肌
   E. 颈髓前角细胞是最常受累的部位
5. 关于脊髓血管疾病的临床表现，下列说法中错误的是
   A. 间歇性跛行和下肢远端发作性无力是脊髓（TLA）的典型表现
   B. 脊髓前动脉综合征以中胸段和下胸段最常见
   C. 出血性疾病常见脊髓横贯性损伤的表现
   D. 脊髓表面的血管破裂可只有背痛而无受压表现
   E. 血管畸形常为突然发病
6. 运动神经元病病理所见，哪个部位病变最显著、最常受累
   A. 脊髓前根
   B. 脑干运动神经根
   C. 脊髓下部皮质脊髓束
   D. 脑干下部皮质脑干束
   E. 颈髓前角细胞变性

7. 下列哪个部位病变会出现真性尿失禁
A. 颈膨大
B. 胸髓
C. 腰膨大
D. 脊髓圆锥
E. 马尾

8. 患者一侧节段性分离性痛觉、温觉消失，而触觉保留，病变应定位于
A. 脊髓后角
B. 脊髓后索
C. 脊髓丘脑侧索
D. 大脑额叶中央后回
E. 脊神经后根

9. 分离性感觉障碍易出现于
A. 脊髓灰质炎
B. 脊神经炎
C. 脊髓空洞症
D. 髓外肿瘤
E. 吉兰-巴雷综合征

10. 脊髓半侧损害所出现的感觉障碍，表现为受损节段平面以下
A. 双侧深感觉障碍
B. 对侧深感觉障碍
C. 同侧触觉障碍，对侧痛温觉障碍
D. 同侧痛温觉障碍，对侧深感觉障碍
E. 同侧深感觉障碍，对侧痛温觉障碍

11. 患者逐渐出现右下肢痉挛性瘫痪和左侧乳头平面以下痛温觉减退 1 个月，脊椎 X 线片及 CT 检查应以哪个脊椎为中心
A. $C_5 \sim C_6$椎体
B. $T_1 \sim T_2$椎体
C. $T_4 \sim T_5$椎体
D. $T_7 \sim T_8$椎体
E. $T_{10} \sim T_{11}$椎体

12. 某可疑脊髓压迫症患者行脊柱 X 线片检查，发现第 2 ~ 3 腰椎平面椎弓根间距增宽、椎弓根变形、椎间孔扩大、椎体后缘凹陷，并局部骨质破坏，最可能的诊断为
A. 脊柱骨折
B. 腰椎脱位
C. 腰椎肿瘤
D. 腰椎结核
E. 腰椎骨质增生并椎管狭窄

13. 脊髓病变引起的肢体瘫痪不大可能发生的是
A. 双下肢痉挛性瘫痪，双上肢弛缓性瘫痪
B. 双下肢痉挛性瘫痪
C. 四肢痉挛性瘫痪
D. 一侧上下肢痉挛性瘫痪
E. 一侧上肢痉挛性瘫痪

14. 脊髓休克现象发生时，下列不应出现的是
A. 截瘫
B. 损伤平面以下感觉缺失

C. 腱反射亢进
D. 病理征阴性
E. 大小便障碍

15. 急性脊髓炎与急性脊髓压迫症的主要鉴别点是
A. 起病急慢
B. 有无括约肌功能障碍
C. 有无发热等感染现象
D. 脑脊液有无炎症改变
E. 椎管内有无阻塞

16. 脊髓血管畸形是先天性血管发育异常，其导致脊髓功能受损的机制不正确的是
A. 病变压迫
B. 盗血
C. 血栓形成
D. 畸形血管破裂出血
E. 局部血管痉挛

17. 在颈髓平面，脊髓后索纤维由内向外排列顺序分别为
A. 骶、腰、胸、颈的纤维
B. 胸、颈、骶、腰的纤维
C. 颈、胸、腰、骶的纤维
D. 腰、骶、颈、胸的纤维
E. 骶、胸、腰、颈的纤维

18. 肌萎缩侧索硬化临床最显著的特征为
A. 仅累及运动神经元
B. 上、下运动神经元损害同时并存
C. 上肢下运动神经元损害
D. 下肢上运动神经元损害
E. 萎缩肌群出现粗大的肌束颤动

19. 对髓内外病变进行定位诊断时，临床早期出现压迫症状，后期出现缺血性损害。应考虑为
A. 脊柱病变
B. 脊髓硬膜外病变
C. 脊髓和脊柱病变
D. 脊髓外硬膜内病变
E. 脊髓内病变

20. 在脊髓压迫症的症状中，对判定病变水平最有价值的症状或体征是
A. 肢体瘫痪
B. 病理反射阳性
C. 括约肌障碍
D. 根性症状
E. 感觉障碍

21. 脊髓完全缺血多少时间会造成脊髓不可逆损害
A. 4 分钟
B. 10 分钟
C. 15 分钟
D. 30 分钟
E. 40 分钟

22. 以下检查手段中符合无创、能够清晰显示椎管内病变性质和部位等特点的是
A. 腰椎穿刺
B. 脊柱 X 线片
C. 脊柱 CT
D. 脊柱 MRI
E. 脊髓碘油造影

23. 进行性脊髓性肌萎缩运动神经元变性仅限于
A. 脊髓前角细胞
B. 脑干运动神经核
C. 交感神经节细胞
D. 皮质椎体细胞
E. 锥体束

24. 颈脊髓空洞症时，不应有的表现是
A. 肢体的分离性感觉障碍
B. 肢体的下运动神经元瘫痪
C. 四肢皮肤营养障碍
D. 坐骨神经痛
E. 皮质脊髓束受损征

25. 急性截瘫伴尿潴留最常见于
A. 急性脊髓炎
B. 急性炎性脱髓鞘性多发性神经病
C. 急性蛛网膜炎
D. 脊柱结核
E. 硬膜外脓肿

26. 对脊髓压迫症的诊断，最有价值的确诊手段为
A. CT
B. CTA
C. MRI
D. MRA
E. X 线片

27. 诊断运动神经元病最重要的辅助检查手段为
A. 血生化及肌酶谱检查
B. 脑脊液检查
C. 脑电图、躯体感觉诱发电位及听觉诱发电位
D. 肌电图
E. 脑与脊髓 MRI

28. 脊髓空洞症临床诊断时，一般不需与哪项鉴别
A. 髓内肿瘤
B. 运动神经元病
C. 脑干肿瘤
D. Arnold-Chiari 畸形
E. 基底核出血

29. 除吉兰-巴雷综合征（GBS）外，下列哪种疾病还可导致脑脊液蛋白-细胞分离现象
A. 脊髓压迫症
B. 化脓性脑膜炎
C. 急性脊髓炎
D. MS
E. 病毒性脑炎

30. 肌萎缩侧索硬化与脊髓型颈椎病鉴别最有价值的是
A. 发病年龄特点
B. 肌无力、肌萎缩部位
C. 是否伴有感觉减退
D. 是否伴有肌束震颤
E. 胸锁乳突肌肌电图检查

31. 诊断亚急性脊髓联合变性时，下列哪项不支持
A. 肢体远端感觉异常
B. 行走困难
C. 视力障碍
D. 血清维生素 B_{12}浓度正常
E. 精神症状
32. 对急性脊髓炎和脊髓压迫症的鉴别诊断最有价值的是
A. 起病缓急
B. 症状的轻重
C. 有无脊髓休克
D. 脑脊液的改变
E. 腰穿时压颈试验通畅
33. 下列关于脊髓压迫症的表述中，错误的是
A. 肿瘤最多见
B. 良性肿瘤引起的脊髓压迫症以室管膜瘤最常见
C. 脊柱疾病所致者最常见脊椎外伤、脊椎结核
D. 硬脊膜内病变多为原发性良性肿瘤
E. 脊髓压迫症包括脊柱、脊膜、脊髓和神经根病变
34. 可通过干扰靶分子而阻断 CNS 内谷氨酸能神经传递，推迟 ALS 患者发生呼吸功能障碍时间及延长存活期的药物中，经 FDA 批准的新药是
A. 卡马西平
B. 加巴喷丁
C. 利鲁唑
D. 胞磷胆碱（尼可林）
E. 哈伯因
35. 亚急性联合变性的主要病理部位是
A. 脊髓后索、锥体束
B. 脊髓后索、前索
C. 侧索
D. 前联合
E. 脊髓小脑束
36. 脊髓空洞症大多数病变首选侵犯的是
A. 脊髓前角
B. 脊髓白质
C. 脊髓灰质前连合
D. 脊髓灰质后连合
E. 脊髓后角
37. 感觉分离是指
A. 同一部位痛觉存在而温度觉消失
B. 同一部位深感觉存在而触觉消失
C. 一侧深感觉存在而对侧深感觉消失
D. 同一部位深感觉存在而痛温度觉消失
E. 同一部位温觉存在而痛觉消失
38. 急性脊髓炎早期表现为肌张力低、生理反射减弱、病理反射阴性，最可能的原因是
A. 脊髓休克
B. 患者不合作
C. 合并糖尿病
D. 合并周围神经病

E. 查体不准确

39. 节段性分离性感觉障碍最常见于

A. 急性脊髓炎
B. 脊髓压迫症
C. 脊髓灰质炎
D. 脊髓空洞症
E. 脊髓亚急性联合变性

40. 脊髓短暂性缺血发作的典型临床表现为

A. 间歇性跛行和下肢远端发作性无力
B. 根性疼痛
C. 间歇性出现病理反射
D. 病变平面以下深感觉缺失
E. 括约肌障碍

41. 脊髓前动脉供血范围大致包括脊髓横断面的

A. 前3/4
B. 前1/3
C. 前2/3
D. 前1/2
E. 前1/4

42. 急性脊髓炎急性期的治疗最应该采用

A. 中药
B. 抗生素
C. 激素
D. 大量维生素
E. 血管扩张药

43. 下列关于脊髓空洞症的表述错误的是

A. 发病年龄通常在20~30岁
B. 延髓空洞症常单独出现
C. 常见有夏科关节和皮肤营养障碍
D. 起病进展缓慢
E. 常合并脊髓其他畸形

44. 脊髓间歇性跛行与血管性跛行的鉴别点主要是后者

A. 皮肤温度低和足背动脉搏动减弱
B. 有病理反射
C. 下肢肌力弱
D. 肌萎缩
E. 腱反射增强

45. 关于脊髓压迫症硬膜外病变，下列说法不正确的是

A. 较早出现椎管梗阻
B. 双侧传导束性感觉障碍
C. 脊椎X线片改变明显
D. 无锥体束征
E. 早期可有根性痛

46. 急性脊髓压迫症减压应在

A. 24小时内
B. 18小时内
C. 12小时内
D. 6小时内
E. 3小时内

47. 脊髓亚急性联合变性最有效的治疗是

A. 激素
B. 维生素 B_{12}
C. 神经营养因子
D. 输血
E. 叶酸

48. 关于脊髓半侧损害，下列说法错误的是
A. 病变同侧损害节段以下上运动神经元瘫痪
B. 同侧深感觉障碍
C. 病变对侧损害节段以下痛温觉减退或丧失
D. 病变同侧损害节段以下血管舒缩功能障碍
E. 病变同侧损害节段以下触觉保持良好

49. 脊髓压迫症髓外硬膜内病变不正确的是
A. 锥体束征不明显
B. 根性疼痛常见
C. 传导束性感觉障碍
D. 可有脊髓半切综合征
E. 椎管梗阻较早出现

50. 脊髓压迫症患者最重要的治疗是
A. 早期应用激素
B. 良好的护理
C. 病因治疗
D. 按摩
E. 适量的抗生素

51. 关于深感觉传导束，下列说法正确的是
A. 第二级神经元在脊髓后角
B. 由内向外依次来自颈、胸、腰、骶
C. 受损易出现闭目难立征阳性
D. 薄束在楔束的内侧
E. 在脊髓前联合交叉

52. 不属于脊前动脉综合征的临床表现是
A. 病变相应部位的根性疼痛
B. 病变水平以下瘫痪
C. 病变水平以下痛温觉障碍
D. 病变水平以下深感觉障碍及感觉性共济失调
E. 括约肌功能障碍

53. 脊髓压迫症髓内病变不正确的是
A. 椎管梗阻晚期出现
B. 症状多为双侧
C. 分离性感觉障碍
D. 根性疼痛多见
E. 脊髓半切综合征少见

54. 关于急性脊髓炎和急性脊髓压迫症的鉴别诊断，最有价值的是
A. 起病急缓
B. 症状的轻重
C. 有无脊髓休克
D. 脑脊液的改变

E. 腰椎穿刺时压颈试验是否通畅

55. 患者睁眼能站稳，闭目则难以站立是由于

A. 视觉中枢受损
B. 中央后回受损
C. 前庭神经受损
D. 脊髓后索受损
E. 丘脑病变

56. 不属于中央动脉综合征临床表现的是

A. 锥体束损害
B. 肌张力减低
C. 肌萎缩
D. 感觉障碍
E. 病变水平相应节段的下运动神经元瘫痪

57. 急性脊髓炎治疗中，错误的是

A. 使用免疫球蛋白
B. 不能过早康复训练
C. 急性期可应用大剂量甲泼尼龙
D. 保持呼吸道通畅
E. 使用抗生素预防感染

58. 急性脊髓炎不再保留导尿的指征

A. 当膀胱功能恢复，残余尿量少于100ml时不再导尿
B. 当膀胱功能恢复，残余尿量少于150ml时不再导尿
C. 当膀胱功能恢复，残余尿量少于200ml时不再导尿
D. 当膀胱功能恢复，残余尿量少于250ml时不再导尿
E. 当膀胱功能恢复，残余尿量少于300ml时不再导尿

59. 运动神经元病是一组病因未明的慢性进行性变性疾病，不侵犯

A. 脊髓前角细胞
B. 脊髓交感神经节细胞
C. 脑干运动神经元
D. 皮质椎体细胞
E. 锥体束

60. 下列不符合急性脊髓炎的是

A. 早期有尿便潴留
B. 多为横贯性损害
C. 病变以颈髓最常见
D. 病变以胸髓最常见
E. 为急性非特异性炎症

61. 检查某脊髓病变患者，临床表现为Beevor征，提示病变部位在

A. $T_8 \sim T_9$
B. $T_9 \sim T_{10}$
C. $T_{10} \sim T_{11}$
D. $T_{11} \sim T_{12}$
E. $C_8 \sim T_1$

62. 脊髓后动脉供应脊髓横断面的区域是

A. 后2/5
B. 后1/4
C. 后2/3
D. 后1/3

E. 后4/5

63. 急性脊髓炎其脊髓休克期多为

A. 1~3周
B. 3~4周
C. 4~6周
D. 5~6周
E. 2~4周

64. 急性横贯性脊髓炎最少见的发生部位是

A. 高位颈髓
B. 颈膨大
C. 胸髓
D. 腰膨大
E. 圆锥

65. 脊髓亚急性联合变性患者的检查结果中，下列说法错误的是

A. 脑脊液多正常，少数有蛋白轻度增高
B. 注射组胺做胃液分析可发现有抗组胺性胃液缺乏
C. 周围血象及骨髓涂片检查显示为巨细胞低色素性贫血
D. Schilling 试验可发现维生素 B_{12}吸收缺陷
E. 周围血象及骨髓涂片检查显示为小细胞低色素性贫血

66. 急性横贯性脊髓炎与 AIDP 的区别是前者有

A. 起病前多有感染史
B. 躯体有感觉损害平面
C. 肢体瘫痪
D. 肌张力减低
E. 腱反射消失

67. 有关脊髓节段表述，错误的是

A. 脊髓分成30个节段
B. C_5~T_2节段组成颈膨大
C. L_1~S_2节段构成腰膨大
D. 脊髓圆锥部由 S_3至尾节组成
E. 高颈髓部包括 $C_{1\sim4}$节段

68. 鉴别髓内肿瘤和髓外肿瘤最可靠的体征是

A. 有无腱反射亢进
B. 有无分离性感觉障碍
C. 有无夏科关节
D. 有无截瘫
E. 有无大小便失禁

69. 脊髓髓外硬膜下肿瘤的临床表现为

A. 早期神经根性疼痛
B. 进行性病程
C. 腰椎穿刺压颈试验有梗阻
D. 脊髓造影、MRI 可见到肿物
E. 以上全部

70. 脊髓一侧锥体束受压可出现

A. 肌张力减低
B. 腱反射消失
C. 腹壁反射消失
D. 肌萎缩

E. 肌束震颤

71. 膝反射消失可能受损的部位是

A. T_7～T_8

B. T_9～T_{10}

C. L_2～T_4

D. S_1～S_2

E. S_2～S_3

72. 下列为脊髓半切综合征临床特点的是

A. 脊髓病变平面以下同侧肢体瘫痪和深感觉障碍，对侧痛温觉障碍

B. 双手及前臂皮肤痛温觉缺失，触觉存在

C. 病变平面以下各种感觉缺失、瘫痪，自主神经功能障碍

D. 深感觉障碍，上运动神经元瘫痪，无痛温觉障碍

E. 仅有深感觉障碍

73. 关于脊髓亚急性联合变性，下列说法正确的是

A. 常由叶酸缺乏所致

B. 以皮质脊髓束和脊髓丘脑束受损为主

C. 常累及脑神经

D. 括约肌障碍出现较晚

E. 极少出现精神症状

74. 横贯性脊髓病变患者，在乳头平面以下出现浅感觉障碍，查体不能发现的体征有

A. 双下肢上运动神经元瘫痪

B. 双下肢深感觉障碍

C. 双下肢下运动神经元瘫痪

D. 交叉性瘫痪

E. 大小便障碍

75. 出现痛温觉障碍时，其损伤部位在

A. 脊髓前角

B. 脊髓后索

C. 脊髓侧索

D. 脊髓前索

E. 脊髓丘脑束

76. 关于脊髓压迫症脑脊液检查描述，不正确的是

A. 椎管严重梗阻时有蛋白-细胞分离

B. 蛋白含量可超过10g/L

C. 梗阻愈完全，时间愈长，蛋白含量愈高

D. 部分梗阻时，压颈试验示压力上升慢而解除压力后下降快

E. 梗阻平面愈低，蛋白含量愈高

77. 平肋缘水平属下列哪个脊髓节段支配

A. C_8脊髓节段

B. T_2脊髓节段

C. T_4脊髓节段

D. T_6脊髓节段

E. T_8脊髓节段

78. 痛觉传导束交叉在

A. 脊髓前连合
B. 丘脑
C. 小脑
D. 延髓
E. 内囊

79. 脊髓半切综合征最常见于
A. 脊髓空洞症
B. 硬膜外病变
C. 髓内病变
D. 髓外硬膜内病变
E. 脊髓炎

80. 判定脊髓横贯性损害平面主要依据
A. 括约肌功能
B. 感觉障碍平面
C. 脊髓休克
D. 总体反射
E. 病理反射

81. 脊髓压迫症的最常见病因为
A. 脊椎疾病
B. 脊髓髓内肿瘤
C. 椎管内脊髓外肿瘤
D. 急性脊髓炎
E. 脊髓空洞症

82. 脊髓空洞症病变多位于
A. 腰髓
B. 胸髓
C. 颈、胸髓
D. 尾髓
E. 骶髓

83. 脊髓空洞症的感觉障碍是
A. 节段性
B. 传导束性
C. 分离性节段性
D. 混合性
E. 以上均不是

84. 腰穿压颈试验不通畅应考虑为
A. 急性脊髓炎
B. 急性炎性脱髓鞘性多发性神经病
C. 脊髓占位性病变
D. 脑干病变
E. 大脑病变

85. 急性脊髓炎最易损害的脊髓节段是
A. 颈膨大
B. $T_3 \sim T_5$
C. $T_7 \sim T_{10}$
D. 腰膨大
E. 脊髓圆锥

86. 腰髓相当于第几椎体水平
A. 第 6~8 胸椎
B. 第 8~10 胸椎
C. 第 10~12 胸椎
D. 第 1~3 腰椎

E. 第3~5腰椎

87. 脊髓休克常见于

A. 脊髓胶质瘤
B. 脊髓蛛网膜粘连
C. 急性横贯性脊髓炎
D. 脊髓空洞症
E. 脊髓后动脉血栓形成

88. 分离性节段型感觉障碍其病变位于

A. 脊髓前索
B. 脊髓后索
C. 脊髓侧角
D. 内囊
E. 脊髓后角

89. 脊髓半侧损害（Brown-sequard 综合征）最常见于

A. 脊髓空洞症
B. MS
C. 脊髓内肿瘤
D. 急性脊髓炎
E. 髓外硬膜内肿瘤

90. 脊髓前角受压可出现

A. 肌张力增高
B. 肌萎缩
C. 性反射亢进
D. 病理征阳性
E. 痉挛性瘫痪

91. 脊髓有两个膨大部分，其中腰膨大相当于

A. T_{12}~L_2水平
B. T_{12}~S_2水平
C. L_1~S_2水平
D. L_2~S_2水平
E. L_3~S_3水平

92. 脊髓副交感中枢位于

A. T_3~L_3侧角
B. L_3~S_3侧角
C. S_1~S_5侧角
D. S_2~S_5侧角
E. S_2~S_4侧角

93. 关于急性脊髓炎的表述，错误的是

A. 散发，多见于青壮年
B. 病前可有发热、上呼吸道感染症状
C. 可先出现病灶相应部位根性疼痛及束带感
D. 急性发生脊髓横贯损害症状
E. 早期通常不出现脊髓休克现象

94. 脊髓前连合病变产生

A. 交叉性感觉障碍
B. 病变水平以下浅深感觉障碍
C. 对侧病变水平以下痛温觉障碍
D. 双侧节段性分离性感觉障碍

E. 双侧节段性精细触觉障碍

95. 脊神经的组成，错误的是

A. 腰段 5 对

B. 胸段 9 对

C. 尾段 1 对

D. 骶段 5 对

E. 颈段 8 对

96. 有关腹壁反射，错误的是

A. 反射中心为 $T_7 \sim T_{12}$

B. 传导神经为肋间神经

C. 肥胖患者可引不出反射

D. 双侧消失更有临床定位诊断价值

E. 一侧消失更有临床定位诊断价值

97. 当脊髓受到急性严重的横断性损害时，早期表现为

A. 损害节段以下呈上运动神经元瘫痪

B. 损害节段以下呈下运动神经元瘫痪

C. 损害节段以下腱反射活跃

D. 损害节段以下出现病理反射

E. 反射性排尿

98. 以下临床表现为髓内病变所致的是

A. 感觉障碍为传导束性，一侧开始

B. 痛温觉障碍自下向上

C. 脑脊液蛋白增高明显

D. 早期可出现明显的节段性肌无力和肌萎缩

E. 早期根性疼痛剧烈，部位明显

99. 某可疑脊髓压迫症患者在行腰穿检查后出现根性疼痛、肢体力弱和尿潴留明显加重现象，最可能的原因为

A. 颅内压突然急剧降低所致

B. 颅内压突然急剧增高所致

C. 在梗阻平面以上行腰穿放脑脊液并作压颈试验造成占位病灶移位

D. 在梗阻平面以下行腰穿放脑脊液并作压颈试验造成占位病灶移位

E. 腰穿检查损伤所致

100. 急性脊髓炎与急性硬脊膜外脓肿的主要鉴别点为

A. 脊柱有无压痛

B. 脑脊液有无炎性改变

C. 椎管内有无梗阻

D. 有无脓毒血症的临床表现

E. 发病是否急剧

101. 腰膨大上段受损时神经根痛区在腹股沟或下背部，下段受损时根性疼痛表现为

A. 腰痛

B. 坐骨神经痛

C. 股外侧皮痛

D. 小腿前部疼痛

E. 足底痛

102. 前角损害可出现
A. 根性疼痛
B. 下运动神经元瘫痪
C. 腱反射亢进
D. 共济失调
E. 上运动神经元瘫痪

103. 患者如有感觉性共济失调是因为
A. 视觉障碍
B. 前庭耳蜗刺激
C. 浅感觉障碍
D. 听觉障碍
E. 深感觉障碍

104. 腰椎穿刺压颈试验不通畅，应考虑的疾病是
A. 急性脊髓炎
B. 吉兰-巴雷综合征
C. 脊髓占位性病变
D. 脊髓亚急性联合变性
E. 脊髓空洞症

105. 急性脊髓炎最常累及的脊髓节段为
A. 颈段
B. 胸段
C. 腰段
D. 骶段
E. 尾段

106. 霍纳综合征的表现是
A. 调节反射消失
B. 眼球轻度突出
C. 瞳孔对光反射消失
D. 角膜反射消失
E. 瞳孔缩小

107. 压迫性与非压迫性脊髓病变最主要的鉴别依据
A. 上下肢瘫痪的顺序
B. 有无神经根性疼痛
C. 有无脊椎压痛、畸形和破坏
D. 脑脊液蛋白是否增高
E. 腰椎穿刺压颈试验是否通畅

108. 急性脊髓炎最常见于
A. 学龄前儿童
B. 学龄期儿童
C. 青壮年
D. 成年人
E. 老年人

109. 患者右侧脊髓丘脑束受损产生
A. 左侧皮肤痛，温觉缺失或减退
B. 右侧上运动神经元瘫痪
C. 左侧深感觉障碍
D. 大小便障碍
E. 左侧上运动神经元瘫痪

110. 急性脊髓炎早期可出现尿潴留、便秘，无膀胱充盈感，属于下列哪种病变
A. 无张力性神经源性膀胱
B. 反射性神经源性膀胱

C. 痉挛性膀胱　　D. 失张力性膀胱
E. 神经源性膀胱

111. 患者四肢瘫痪，但无脑神经障碍，其病变在
A. 延髓　　B. 颈髓
C. 小脑　　D. 脑桥
E. 中脑

112. 脊髓半切损害综合征最常见于
A. 脊柱结核　　B. 髓外硬脊膜内肿瘤
C. 硬脊膜外肿瘤　　D. 髓内肿瘤
E. 脊髓蛛网膜炎

113. 急性脊髓炎发病 2~3 周后出现椎管不完全梗阻现象，最可能的原因为
A. 急性期延迟　　B. 急性脊髓炎病情较重
C. 出现脊髓蛛网膜粘连　　D. 脑脊液过稠蛋白
E. 合并颅内占位性病变

114. 肱二头肌反射减弱或消失，而肱三头肌反射正常，提示病变部位为
A. C_3或 C_4　　B. C_5或 C_6
C. C_3或 C_2　　D. C_1或 C_2
E. C_4或 C_5

115. 已确诊脊髓压迫症的患者，最重要的治疗是
A. 早期应用皮质类固醇　　B. 良好的护理
C. 适量的抗生素　　D. 理疗
E. 病因治疗

116. 脊髓压迫症的病因最常见于
A. 椎间盘脱出症、后纵韧带钙化和黄韧带肥厚等脊柱退行性变
B. 脊柱外伤
C. 肿瘤压迫
D. 颅底凹陷症、寰椎枕化、颈椎融合畸形等先天性疾病
E. 硬膜外和硬膜下血肿

117. 下列与深感觉传导有关的是
A. 胶状质　　B. 楔束
C. 外侧丘系　　D. 脊髓丘脑前束
E. 脊髓丘脑后束

118. 下列体征中对脊髓压迫症的定位诊断最有价值的是
A. 神经根症状　　B. 感觉障碍平面

C. 病变节段支配的肌肉瘫痪　　D. 病变节段腱反射减弱或消失

E. 局部脊膜刺激症状

119. 脊髓丘脑束受损时，会产生下列哪种感觉障碍

A. 对侧躯体识别性触觉减退　　B. 对侧躯体触觉减退

C. 对侧躯体痛温觉减退　　D. 同侧躯体痛温觉减退

E. 对侧躯体痛温觉减退或缺失

120. 除下列哪项外，以下均为脊髓压迫症的原因

A. 神经鞘膜瘤　　B. 颈椎融合畸形

C. 第四脑室出口闭塞　　D. 黄韧带肥厚

E. 结核

121. 脊髓髓内病变早期为病变节段支配区分离性感觉障碍，累及脊髓丘脑束时感觉障碍自病变节段向下发展，何部位最后受累

A. 足底皮肤　　B. 鞍区

C. 股内侧　　D. 股外侧

E. 足背皮肤

122. 下列不是慢性脊髓压迫症临床特点的是

A. 病情缓慢进展　　B. 肌张力减低

C. 脑脊液蛋白增高　　D. 椎管内有阻塞现象

E. 脊髓造影可证实

123. 脊髓髓外病变感觉障碍起始于

A. 下肢远端　　B. 脊髓受累节段

C. 鞍区　　D. 面部

E. 上肢远端

124. 关于脊髓前角及前根受损，下列描述中正确而完整的有

A. 病变节段支配肌肉迟缓性瘫痪，伴有肌萎缩和肌束颤动

B. 病变节段支配肌肉痉挛性瘫痪，伴有肌萎缩和肌束颤动

C. 病变节段支配肌肉驰缓性瘫痪，伴有肌萎缩

D. 病变节段支配肌肉驰缓性瘫痪，伴有肌束颤动

E. 病变节段支配肌肉驰缓性瘫痪

125. 急性脊髓炎中，下列不正确的有

A. 为急性非特异性炎症　　B. 多数为横贯性损害

C. 病损水平以下感觉缺损　　D. 常伴有大小便功能障碍

E. 病变部位以颈段多见

126. 下列检查中对脊髓压迫性病变的诊断最有价值的是

A. 脑脊液检查
B. 脊柱 X 线摄片
C. 脊髓造影
D. 脊髓 CT 检查
E. 脊髓 MRI 检查

127. 急性上升性脊髓炎与吉兰-巴雷综合征的鉴别要点是
A. 病前感染病史
B. 下运动神经元瘫痪
C. 感觉障碍的形式不同
D. 可发生呼吸肌麻痹
E. 发病年龄

128. 下列疾病中为脊髓压迫症的是
A. 急性脊髓炎
B. 脊髓蛛网膜炎
C. 脊髓空洞症
D. 吉兰-巴雷综合征
E. 胸椎硬膜外血肿

129. 脊髓休克的临床表现为
A. 病变水平以下肌张力增高
B. 病变水平以下肌张力降低
C. 大、小便功能不受影响
D. 病变水平腱反射亢进
E. 病变水平以下出现病理反射

130. 急性脊髓压迫症的手术治疗应抓紧时机，力争在多长时间内减压
A. 6 小时
B. 12 小时
C. 24 小时
D. 36 小时
E. 48 小时

131. 脊髓空洞症常发生于
A. 下颈和上胸段
B. 中胸段
C. 下胸及上腰段
D. 上腰段
E. 下胸段

132. 下列哪一项不是 Horner 征表现
A. 眼裂小
B. 瞳孔对光反射消失
C. 同侧面部少汗
D. 眼球内陷
E. 瞳孔缩小

133. 急性脊髓炎脑脊液白细胞可增高，其中以何种细胞为主
A. 浆细胞
B. 中性粒细胞
C. 淋巴细胞
D. 单核细胞
E. 巨噬细胞

134. 下列部位病变所致脊髓压迫症括约肌障碍出现最晚的是
A. 脊髓灰质病变
B. 脊髓白质病变
C. 髓内病变
D. 髓外硬膜内病变

E. 髓外硬膜外病变

135. 下列各项反射的神经支配，错误的是

A. 上腹壁反射 $T_7 \sim T_8$

B. 中腹壁反射 $T_9 \sim T_{10}$

C. 阳痿 S_3

D. 下腹壁反射 $T_{11} \sim T_{12}$

E. 踝反射 $S_2 \sim T_3$

136. 急性脊髓炎与脊髓肿瘤鉴别在于前者表现为

A. 进行性瘫痪

B. 感觉障碍两侧不对称

C. 大小便障碍不明显

D. 腰穿显示椎管无梗阻

E. 无前驱感染史

137. 右侧 $C_5 \sim T_2$后角受损时，会产生下列哪种感觉障碍

A. 左上肢痛温觉减退或缺失，而触觉和深感觉保留

B. 左上肢所有感觉减退或消失

C. 右上肢痛温觉减退或缺失，而触觉和深感觉保留

D. 病变水平以下同侧肢体所有感觉缺失或减退

E. 右肢所有感觉减退或消失

138. 临床上脊髓空洞症最常合并的畸形为

A. 扁平颅和脑积水

B. Arnold-Chiari 畸形

C. 脊柱裂、颈肋和弓形足

D. 脊髓神经管闭合不全

E. 脊髓血液循环异常

139. 急性炎性脱髓鞘性多发性神经病的脑脊液为

A. 蛋白及细胞均增多

B. 蛋白增高而细胞正常或接近正常

C. 淋巴细胞增多

D. 氯化物降低

E. 糖降低

140. 脊髓空洞症最常见的病理改变为

A. 脊髓空洞形成

B. 神经胶质细胞增生

C. 脊髓神经元坏死

D. 空洞形成和胶质增生

E. 脊髓纤维坏死

141. 腰穿脑脊液中蛋白为0.95g/L，下列疾病不符合的是

A. 化脓性脑膜炎

B. 结核性脑膜炎

C. 脊髓压迫症

D. 吉兰-巴雷综合征

E. 脊髓短暂性缺血发作

142. 脊髓空洞症关节痛觉缺失可引起关节磨损、萎缩和畸形，关节肿大，活动度增加，运动时有摩擦音而无痛觉，称为

A. 关节固定强直

B. 关节畸形

C. Charcot 关节　　D. 关节疼痛

E. 关节红肿

143. 不完全性背髓损害时，损害支配的相应皮节可出现同侧节段性痛温觉缺失、触觉保留的分离性感觉障碍，其损害部位是

A. 前索损害　　B. 前角损害

C. 后索损害　　D. 侧角损害

E. 后角损害

144. 关于下列疾病的主要治疗不正确的是

A. 特发性面神经麻痹——泼尼松　　B. 三叉神经痛——卡马西平

C. 吉兰-巴雷综合征——免疫球蛋白　　D. 脊髓硬脊膜外脓肿——泼尼松

E. 急性脊髓炎——免疫球蛋白

145. 脊髓空洞症皮肤营养障碍表现为皮肤增厚、过度角化，痛觉消失区的表皮烫伤、割伤可造成顽固性溃疡及瘢痕形成，甚至指、趾节末端无痛性坏死、脱落，称为

A. Morvan 征　　B. Floin 征

C. Kernig 征　　D. Horner 征

E. Wassermann 征

146. 下列哪个部位损害所致不完全性脊髓损害常有支配肌肉瘫痪、萎缩，肌张力显著减低或丧失，腱反射消失

A. 前角损害　　B. 后角损害

C. 侧角损害　　D. 后索损害

E. 前索损害

147. 脊髓空洞症早期最常见的症状是

A. 双上肢和胸部节段性分离性感觉障碍

B. 一侧上肢或胸部自发性疼痛和痛温觉缺失

C. 一侧 Horner 征

D. 一侧或双侧手肌萎缩

E. 一侧上肢无力伴肌萎缩

148. 下列检查中，确诊脊髓空洞症的首选方法是

A. 脑脊液检查　　B. X 线检查

C. 延迟脊髓 CT 扫描　　D. 脊髓 MRI

E. 脊髓造影

149. 以下病变中，可产生双侧对称的节段性分离性感觉障碍，痛温觉减弱或消失，触觉保留的是

A. 侧索损害　　B. 脊髓半切综合征

C. 前索损害　　D. 后索损害
E. 中央管附近损害

150. 急性脊髓炎急性期应用大剂量甲泼尼龙冲击治疗，有可能控制病情发展，临床症状明显改善通常出现在
A. 用药3天后　　B. 用药1周后
C. 用药1个月后　　D. 用药2个月后
E. 用药3个月后

151. 下列哪项体征对鉴别脊髓空洞症和颈椎病最有价值
A. 上肢肌萎缩　　B. 根性疼痛
C. 感觉障碍特点　　D. 颈部活动受限
E. 颈部后仰时疼痛

152. 急性脊髓炎急性期，最应该采用哪种治疗
A. 大量维生素　　B. 激素
C. 中药　　D. 抗生素
E. 血管扩张药

153. 下列哪项对鉴别脊髓空洞症和肌萎缩侧索硬化最有价值
A. 起病年龄　　B. 有无肌无力
C. 有无肌萎缩　　D. 有无腱反射亢进及病理反射
E. 有无感觉障碍和营养障碍

154. 脊髓半侧损害可引起下列哪种表现
A. 脊髓休克　　B. Kernig 征
C. Beever 征　　D. Horner 征
E. 脊髓半切综合征

155. 脊髓亚急性联合变性主要是由于
A. 脊髓血液循环异常引起　　B. 免疫损伤所致
C. 维生素 B_{12}缺乏所致　　D. 维生素 B_6缺乏所致
E. 维生素 B_1缺乏所致

156. 脊髓横贯性损害时，哪个节段受损出现双下肢下运动神经元瘫痪，双下肢及会阴部各种感觉缺失，小便障碍
A. 腰膨大　　B. 高颈段
C. 脊髓圆锥和尾节　　D. 颈膨大
E. 胸髓

157. 脊髓亚急性联合变性病理改变主要发生在
A. 脊髓后索及锥体束　　B. 脑与脊髓白质

C. 视神经　　D. 周围神经
E. 脊髓灰质

158. 脊髓亚急性联合变性患者多数在神经症状出现之前有
A. 感冒病史　　B. 肠道感染病史
C. 发热症状　　D. 贫血表现
E. 中毒症状

159. 脊髓亚急性联合变性患者可出现双下肢瘫痪，检查可见
A. 下肢肌张力增高　　B. 下肢肌张力降低
C. 下肢肌张力先增高后减低　　D. 下肢肌张力不变
E. 下肢肌张力先降低后增高

160. 脊髓圆锥受损不会出现的症状是
A. 会阴及肛门区感觉缺失　　B. 双下肢瘫痪
C. 真性尿失禁　　D. 肛门反射消失及性功能障碍
E. 分离性感觉障碍

161. 脊髓亚急性联合变性患者周围神经病变较重时多表现为
A. 肌张力减低、腱反射减弱，但病理征阳性
B. 肌张力增高、腱反射减弱，但病理征阳性
C. 肌张力减低、腱反射增高，但病理征阳性
D. 肌张力减低、腱反射减弱，但病理征阴性
E. 肌张力减低或增高、腱反射减弱，但病理征阳性

162. 脊髓亚急性联合变性的特异性治疗为
A. 应用大剂量维生素 B_1　　B. 应用大剂量维生素 B_{12}
C. 应用大剂量维生素 B_6　　D. 应用铁剂
E. 应用叶酸

163. 脊髓亚急性联合变性患者若超过多长时间再治疗将不能获得完全恢复
A. 1 个月　　B. 2 个月
C. 3 个月　　D. 半年
E. 1 年

164. 骶髓病变时，通常不应出现的情况是
A. 大小便障碍　　B. 肛门反射消失
C. 马鞍形感觉缺失　　D. 锥体束征(-)
E. 下肢严重瘫痪

165. 下列急性脊髓炎的表现中，哪项对于鉴别急性脊髓炎与脊髓压迫症最有价值
A. 奎肯试验部分或完全性梗阻　　B. 脊髓横贯性损害

C. 神经根症状
D. 脑脊液蛋白含量增高
E. 大小便障碍

166. 脊髓亚急性联合变性患者一般无下列哪项症状
A. 精神症状
B. 深感觉障碍
C. 锥体束征
D. 癫痫发作
E. 周围神经病变表现

167. 急性脊髓炎和周期性瘫痪的鉴别点为
A. 是否有四肢瘫痪
B. 是否有腱反射消失
C. 是否有病理征
D. 是否有传导束性感觉障碍
E. 是否有肌张力降低

168. 浅感觉纤维在脊髓丘脑束中的排列是
A. 按骶、腰、胸、颈次序，由前向后
B. 按骶、腰、胸、颈次序，由后向前
C. 按颈、胸、腰、骶次序，由内向外
D. 按骶、腰、胸、颈次序，由内向外
E. 以上均不对

169. 患者双上肢呈下运动神经元瘫痪，双下肢呈上运动神经元瘫痪，病变平面以下各种感觉缺失，肩部及上肢可有放射性根性疼痛，括约肌障碍，此表现损害的脊髓节段是
A. 颈膨大
B. 胸髓
C. 骶膨大
D. 腰膨大
E. 高颈段

170. 脊髓胸腰段一侧锥体束受压可出现
A. 肌张力减低
B. 腱反射消失
C. 腹壁反射消失
D. 肌萎缩
E. 肌束震颤

171. 急性脊髓炎和吉兰-巴雷综合征的鉴别点为
A. 是否有四肢瘫痪
B. 是否有括约肌障碍
C. 是否有病理征
D. 是否有腹壁反射改变
E. 是否有肌张力降低

172. 急性脊髓炎横贯性损害在 T_6 水平，下列治疗措施中不妥的是
A. 留置导尿
B. 激素治疗
C. 做到勤翻身，防治压疮
D. 气管切开、人工呼吸
E. 定期冲洗膀胱

173. 关于脊髓压迫症的脑脊液检查，错误的是
A. 椎管严重梗阻时有蛋白-细胞分离现象
B. 蛋白含量可超过 10g/L

C. 梗阻越严重，时间越长，蛋白含量越高

D. 部分梗阻压颈试验时，压力上升慢而解除压力后下降快

E. 梗阻平面越低，蛋白含量越高

174. 椎管内出血最常见的原因为

A. 脊髓动静脉畸形
B. 脊髓血管瘤
C. 脊髓外伤
D. 血液病及抗凝治疗
E. 肿瘤

175. 脊髓压迫症最常见的病因是

A. 脊柱外伤
B. 炎症
C. 神经鞘膜瘤
D. 脊柱退行性病变
E. 转移瘤

176. 脊髓休克表现为损伤平面以下肌张力低下、腱反射消失、弛缓性瘫痪，一般持续几周转变为中枢性瘫痪

A. 4~5 周
B. 2~6 周
C. 1~3 周
D. 5~8 周
E. 3~4 周

177. 脊前动脉血栓形成最常见于

A. 延髓
B. 脊髓颈胸段
C. 脊髓腰段
D. 脊髓骶段
E. 脊髓圆锥

178. 急性脊髓炎的感觉障碍是

A. 神经干型
B. 末梢型
C. 后根型
D. 传导束型
E. 后角型

179. 脊髓压迫症时，因颈段、胸段、腰段和骶段椎管腔大小不同，同样大小的病灶压迫不同的节段症状不同。何处受压症状最重

A. 腰段
B. 颈胸段
C. 骶段
D. 颈段
E. 胸段

180. 下列不是亚急性联合变性临床表现的是

A. 多中年以上起病，男女无差异

B. 慢性、缓慢进展

C. 早期多双下肢无力、发硬、手动作笨拙，行走不稳，踏棉花感

D. 双下肢振动觉、位置觉障碍，远端明显

E. 多数患者出现神经系统病变前有倦怠、腹泻、舌炎等

181. 脊髓严重横贯性损伤急性期表现为
A. 脊髓炎
B. 脊髓半切综合征
C. 脊髓休克
D. 脊髓变性
E. 脊神经元变性

182. 切断脊髓侧索可导致
A. 切断部位以下同侧肌肉丧失自主运动
B. 切断部位以上同侧肌肉丧失自主运动
C. 切断部位以上同侧肌肉永远丧失反射
D. 切断部位以下同侧丧失触觉和压觉
E. 切断部位以下同侧丧失全部感觉

183. 脊休克表现为损伤平面以下出现下列哪种变化
A. 病理征未引出、腱反射(++)、肌张力低下、尿潴留、弛缓性瘫痪
B. 弛缓性瘫痪、尿潴留、肌张力低下、腱反射消失、病理征未引出
C. 肌张力下、腱反射(++)、病理征(+)、尿潴留、弛缓性瘫痪
D. 肌张力增强、弛缓性瘫痪、尿潴留、腱反射消失、病理征(+)
E. 病理征(-)、肌张力增强、腱反射(+)、尿潴留、弛缓性瘫痪

184. 下列不是亚急性联合变性的诊断依据是
A. 中年后发病
B. 脊髓后索、锥体束、周围神经受损症状
C. 合并贫血
D. 维生素 B_{12}治疗好转
E. 病前有苍白、倦怠、腹泻、舌炎等

185. 脊髓血液供应的三个主要来源是
A. 脊髓前动脉、脊髓后动脉、根动脉
B. 椎动脉、脊髓前动脉、脊髓后动脉
C. 椎动脉、基底动脉、根动脉
D. 椎动脉、冠状动脉、根动脉
E. 冠状动脉、根动脉、脊髓前动脉

186. 下列检查中确诊脊髓血管畸形最有价值的是
A. 脑脊液检查
B. 脊髓 CT
C. 脊髓 MRI
D. 选择性脊髓动脉造影
E. 脊柱 X 线片

187. 脊髓血管畸形多见于
A. 颈段和圆锥
B. 胸腰段
C. 中胸段
D. 腰骶段
E. 骶段

188. 有助于诊断急性脊髓炎的临床表现中，下述最不重要的是
A. 病理反射阳性
B. 肢体瘫痪
C. 括约肌障碍
D. 急性感染的临床表现

E. 感觉障碍

189. 脊髓外肿瘤压迫脊髓后出现的症状，下列描述中不正确的是

A. 根性疼痛明显
B. 病程缓慢进展
C. 脑脊液蛋白增高，细胞数目正常
D. 晚期出现括约肌障碍
E. 痛温觉和运动障碍由上向下发展

190. 急性脊髓炎时，下列属于脊髓休克期表现的是

A. 病变以下腱反射消失
B. 肌张力增高
C. 踝阵挛阳性
D. 肌萎缩
E. Lasegue 征阳性

二 A2 型题

1. 患者，男性，37 岁。以“四肢无力伴双上肢疼痛 2 天”就诊。查体：双侧上肢肌力 4 级、下肢 2 级，双侧 Babinski 征阳性，尿潴留。病变位于

A. 脊髓圆锥
B. 颈膨大
C. 胸髓段
D. 腰膨大
E. 周围神经

2. 患者，男性，40 岁。2 年前出现右胸和背部下方疼痛，1 年半前出现右下肢无力，左下肢对疼痛和温度感觉迟钝，6 个月来双下肢均无力，上楼困难，脐水平以下感觉明显减退，3 个月来排尿困难和便秘，1 个月来不能行走。查体：双上肢正常，双下肢肌力 2 级，双下肢肌张力高，膝反射和跟腱反射亢进，双下肢病理反射阳性、双胸 7、8 以下痛觉、温度觉、位置觉和音叉觉明显减退。最可能的诊断是

A. 脊髓炎
B. 脊髓蛛网膜炎
C. 脊髓空洞症
D. 脊髓髓外肿瘤
E. 脊髓髓内肿瘤

3. 患者，女性，25 岁。劳累后出现胸背痛 10 天，两下肢麻木、无力，小便失禁 1 天。查体：双下肢肌力 0 度，双下肢腱反射消失，病理征(-)，T_4以下深浅感觉消失，患者留置导尿管。应首先考虑的诊断

A. 吉兰-巴雷综合征
B. MS
C. 运动神经元疾病
D. 急性脊髓炎
E. 亚急性脊髓炎

4. 患者，男性，28 岁。脊髓病变出现肱二头肌反射减弱而肱三头肌反射亢进，提示病变部位在

A. C_5或 C_6
B. C_6或 C_7

C. C_7或C_8

D. C_8或T_1

E. T_1或T_2

5. 患者，男性，30岁。患有胸椎结核，表现为截瘫，双侧T_5以下感觉障碍。其病变位于

A. 第4胸椎

B. 第2胸椎

C. 第3胸椎

D. 第5胸椎

E. 第1胸椎

6. 患者，男性，41岁。进行性、上升性左下肢麻木1年余，伴右下肢肌力减退，大小便无明显障碍。体检：左肋弓以下感觉减退，双侧腹壁反射减弱，右侧膝反射亢进。该患者的诊断最可能为

A. 胸6水平髓外肿瘤

B. 胸6水平髓内肿瘤

C. 胸3水平髓外肿瘤

D. 胸3水平髓内肿瘤

E. 胸10水平髓外肿瘤

7. 患者，男性，45岁。慢性起病，一年来双下肢行走困难逐渐加重伴排尿费力。查体：脑神经和上肢正常，双下肢肌力3~4级，左侧重于右侧；剑突下痛温觉明显减退，双下肢深感觉减退，膝和跟腱反射亢进，双侧病理征阳性。腰椎穿刺脑脊液呈淡黄色，压颈试验上升下降均缓慢。蛋白质含量1.05g/L，余正常。该患者的可能诊断是

A. 急性脊髓炎

B. 脊髓压迫症

C. MS

D. 颈椎病

E. 重症肌无力

8. 患者，女性，42岁。进行性两下肢麻木及无力半年，伴背部疼痛就诊。体检：脐水平以下感觉减退，双下肢肌力4级，伴肌张力增高，腱反射亢进，病理征阳性。此时患者的首要处理是

A. 给予镇静药

B. 给予神经营养药

C. 加强功能锻炼

D. 尽快查明病因

E. 大剂量维生素、激素治疗

9. 患者，女性，35岁。5天来进行性双下肢无力，半天来双下肢完全瘫痪，双乳头水平以下感觉丧失，尿潴留，不能排便。腰椎穿刺脑脊液压力正常，压颈试验通畅，白细胞80×10^6/L，淋巴细胞占80%，蛋白0.65g/L。最可能的诊断为

A. 视神经脊髓炎

B. 急性脊髓炎

C. 脊髓肿瘤

D. MS

E. 脊柱结核

10. 患者，男性，21岁。因双手麻木、乏力伴多次手烫伤2年来诊。查体：双上肢及肩部疼痛觉显著减退，触觉及音叉振动觉正常；两手握拳肌力4级，左侧巴宾斯基征（±）。该患者首先需要的辅助检查是

A. 维生素 B_{12}浓度测定
B. 头颅 CT
C. 颈髓 MRI
D. 腰穿检查脑脊液
E. 椎管内造影

11. 患者，男性，37 岁。有时右背痛，右下肢逐渐无力，伴左足麻木，并向上漫延半年余，背痛夜间明显，呈烧灼样，于咳嗽时加剧。查体：右下肢肌力 4 级，肌张力增高，膝腱反射亢进，运动觉及震动觉消失，左平乳头以下痛温觉消失。腰穿脑脊液蛋白 0.65g/L，椎管不全梗阻。最可能的疾病是
A. 慢性脊髓炎症
B. 脊髓压迫症
C. 脊髓血管畸形
D. 多发性硬化
E. 脊髓蛛网膜炎

12. 患者，男性，33 岁。因胸背痛，双下肢无力、麻木，小便不畅 3 天来院急诊。病前 10 天有感冒发热史。急诊时应先作的辅助检查是
A. 胸部正侧位摄片
B. 心电图检查
C. 肝、胆、胰 B 超检查
D. 脑脊液检查
E. 血白细胞计数

13. 患者，男性，36 岁。平素体健。先有低热（37.6℃）及全身不适 3 天，此后感双足麻木无力，逐渐加重，于 3 天内发展至双下肢完全瘫痪和大小便排出困难。查体：双下肢完全瘫痪，肌张力低下，双侧 Babinski 征阴性，乳头水平以下痛触觉消失且无汗。腰椎穿刺脑脊液正常，椎管通畅。诊断应是
A. 急性多发性神经根神经炎
B. 脊髓肿瘤
C. 急性脊髓炎
D. 急性脊髓前角灰质炎
E. 脊髓出血

14. 患者，女性，53 岁。脐右侧阵发性疼痛 7 个月，右侧下肢无力 3 个月。查体：右侧下肢肌力 3 级，腱反射亢进，左侧腹股沟以下痛觉减退，触觉存在，右侧 Babinski 征阳性。病变水平在
A. 脊髓右半侧 T_{10}平面
B. 脊髓左半侧 T_{10}平面
C. 脊髓右半侧 T_{12}平面
D. 脊髓左半侧 T_{12}平面
E. 脊髓 L_1横贯性损害

15. 患者，男性，42 岁。四肢末端乏力一周就诊。四肢近端肌力 5 级，双上肢远端肌力 3 级，双下肢远端肌力 1 级，四肢肌张力下降，腱反射消失，病理征（-），无尿潴留。病变位于
A. 高颈髓段
B. 颈膨大
C. 周围神经
D. 腰膨大
E. 胸髓段

16. 患者，男性，20 岁。双下肢麻木、无力 12 天，尿潴留 2 天。查体：双下肢肌力 1 级，脐平面以下感觉消失，双下肢肌张力减低，腱反射消失，未引出病理反射。腰穿动力学试验通畅，脑脊液无色透明，细胞数 20×10^6/L，蛋白 0.8g/L。应诊断为
A. 急性脊髓炎
B. 急性炎性脱髓鞘性多发性神经病
C. 脊髓肿瘤
D. 周期性瘫痪
E. MS

17. 患者，男性，29 岁。5 天前头痛、鼻塞、流涕和全身酸痛，2 天前出现颈背疼痛，伴四肢无力，肌张力低下，腱反射消失，病理征(-)，C_4平面以下痛觉减退，有尿潴留。应考虑的诊断是
A. 吉兰-巴雷综合征
B. 急性脊髓灰质炎
C. 重症肌无力
D. 脊髓压迫症
E. 急性脊髓炎

18. 患者，男性，42 岁。2 周前“感冒”，3 天前出现颈背部疼痛，四肢无力。查体：四肢肌力 3 级，肌张力减低，双侧 Babinski 征阴性，C_4平面以下痛觉减退，尿潴留。诊断考虑为
A. 吉兰-巴雷综合征
B. 脊髓灰质炎
C. 重症肌无力
D. 脊髓压迫症
E. 急性脊髓炎

19. 患者，男性，51 岁。因“四肢刺痛、麻木不适 3 年，逐渐加重伴行走困难，如踩棉花状近一年”来诊。既往有胃病史 15 年，曾检查血糖正常，体检轻度贫血。为明确诊断需进一步检查的是
A. 肌电图
B. 骨髓穿刺
C. 血清维生素 B_{12}测定
D. CT
E. EEG

20. 患者，男性，65 岁。1 天前清晨因双侧季肋部疼痛而醒来，发现双下肢不能活动，T_6以下痛觉消失和束带感，深感觉正常，尿潴留。最可能的诊断是
A. 脊髓前动脉综合征
B. 急性炎性脱髓鞘性多发性神经病
C. 大脑前动脉区脑梗死
D. 吉兰-巴雷综合征
E. 腰椎间盘突出

21. 患者，女性，75 岁。双下肢无力 3 天。查体：双下肢肌力 1 级，T_6以下痛温觉消失，深感觉正常，尿潴留。诊断考虑为
A. 脊髓前动脉综合征
B. 吉兰-巴雷综合征
C. 脊髓后动脉综合征
D. 急性脊髓炎
E. 腰椎间盘突出

22. 患者，女性，66 岁。以“行走一段距离后出现双侧下肢沉重、无力，休息后即缓解，反复发作一周”为主诉来诊，每次发作症状持续 20 分钟完全恢复。神经系统检查无阳性体征。诊断首先考虑为

A. 颈内动脉系统 TIA
B. 脊髓短暂性缺血发作
C. 椎-基底动脉系统 TIA
D. 马尾性间歇性跛行
E. 下肢血管性间歇性跛行

23. 患者，男性，23 岁。两周前曾有咳嗽、咽痛症状。3 天前觉背部酸痛，下肢乏力、麻木，2 天前双下肢瘫痪，尿潴留。查体：双下肢肌力 0 级，肌张力低下，T_4以下深、浅感觉消失，膝腱反射未引出，Babinski 征阴性。本例最可能的诊断是

A. 急性硬脊膜外脓肿
B. 视神经脊髓炎
C. 急性脊髓炎
D. 急性脊髓灰质炎
E. 脊柱结核

24. 患者，女性，38 岁。2 周前出现头痛、鼻塞、流涕和全身酸痛，1 周前出现颈背部疼痛，伴四肢无力。查体：四肢肌力 3 级，肌张力低，腱反射未引出，双侧 Babinski 征(-)，C_4平面以下痛觉减退，尿潴留。应考虑的诊断是

A. 急性炎性脱髓鞘性多发性神经病
B. 急性脊髓灰质炎
C. 重症肌无力
D. MS
E. 急性脊髓炎

25. 患者，女性，31 岁。2 天来进行性双下肢瘫痪，大小便障碍，体温正常。胸水平以下深浅感觉丧失和截瘫（横贯性损伤）。脑脊液检查压力正常，白细胞 $80\times10^6/L$，淋巴细胞占 80%，蛋白轻度增高，(脑脊液检查表现）最可能的诊断为

A. 脊髓出血
B. 急性脊髓炎
C. 脊髓肿瘤
D. MS
E. 急性硬膜外脓肿

26. 患者，男性，65 岁。2 周前诉背部疼痛，继之出现肢体麻木、无力，尿潴留来诊。查体：双侧下肢肌力 1 级，腱反射对称，T_4节段平面以下痛温觉消失、关节位置觉和音叉振动觉正常，双侧 Babinski 征阳性。诊断考虑为

A. 脊髓后动脉综合征
B. 脊髓短暂性缺血发作
C. 中央动脉综合征
D. 马尾性间歇性跛行
E. 脊髓前动脉综合征

27. 患者，女性，36 岁。急起双下肢无力 1 天，1 天后发展至双上肢无力。病前 5 天有“感冒”病史。查体：双上肢肌力 3 级，双下肢肌力 2 级，肌张力低，腱反射消失，未引出病理征。C_4平面以下感觉消失，尿潴留。脑脊液无色，压力正常，白细胞 $4\times10^6/L$，蛋白质 0.4g/L。MRI 检查示颈髓略增粗，未见异常信号，胸段脊髓正常。该患者诊断应考

虑为

A. 吉兰-巴雷综合征
B. 急性横贯性脊髓炎
C. MS
D. 脊髓出血
E. 急性硬膜外脓肿

28. 患者，男性，34岁。一年来左下肢麻木，由下向上发展，半年来右下肢进行性无力。查体：右脐部有一过敏带，左腹股沟以下痛温觉减退，右下肢肌力4级，膝反射亢进，病理反射（+）。脊髓损害的部位在

A. 胸10
B. 胸5
C. 胸2
D. 胸12
E. 腰1

29. 患者，女性，70岁。1周前出现双侧下肢无力，行走困难。查体：双下肢肌力0级，肌张力减低，腱反射减弱，双侧Babinski征阴性，深浅感觉无障碍。诊断考虑为

A. 中央动脉综合征
B. 脊髓短暂性缺血发作
C. 脊髓后动脉综合征
D. 马尾性间歇性跛行
E. 脊髓前动脉综合征

30. 患者，男性，51岁。半个月前开始出现双下肢麻木无力，排尿困难，无棘突压痛。后逐渐向上进展。查体：脐以下痛觉减退，触觉存在。正确的诊断是

A. 定位在T_8平面
B. 定位在T_{12}平面
C. 髓内占位可能性大
D. 髓外硬膜内病变可能性大
E. 硬膜外病变可能性大

31. 患者，男性，26岁。双下肢乏力伴尿潴留一周就诊。查体：双下肢肌力Ⅲ级，脐以下感觉缺失。最可能的诊断是

A. 急性脊髓炎
B. 周期性瘫痪
C. 吉兰-巴雷综合征
D. 亚急性联合变性
E. 脊髓压迫症

32. 患者，女性，46岁。2年前出现右胸背部疼痛，1年半前右下肢无力、左下肢痛温觉迟钝，半年前双下肢无力、上楼困难，3个月前排尿困难和便秘，近1个月不能行走。查体：双下肢肌力2级，肌张力增高，腱反射亢进，双侧$T_7 \sim T_8$以下深浅感觉减退，双侧Babinski征阳性。诊断考虑为

A. 急性脊髓炎
B. 脊髓蛛网膜炎
C. 脊髓空洞症
D. 髓外硬膜内肿瘤
E. 脊髓内肿瘤

33. 患者，女性，46岁。四肢无力伴肩背部疼痛1周就诊。查体：四肢肌力3级，双上肢肌张力减低，腱反射未引出，双下肢肌张力增高，腱反射活跃(+++)，尿潴留。该患者病

变位于

A. 颈膨大

B. 胸髓段

C. 腰膨大

D. 脊髓圆锥

E. 周围神经

34. 患者，男性，42 岁。四肢无力伴双上肢疼痛 5 天就诊。双上肢肌力 3 级，双下肢肌力 1 级，四肢肌张力下降，腱反射消失，病理征(-)，尿潴留。病变位于

A. 高颈髓段

B. 颈膨大

C. 胸髓段

D. 腰膨大

E. 周围神经

35. 患者，男性，25 岁。外伤后出现截瘫，双侧 T_{10}水平以下深、浅感觉障碍，大小便障碍。病变位于的椎体是

A. T_5

B. T_7

C. T_8

D. T_9

E. T_{12}

36. 患者，男性，61 岁。1 天前突然出现左足麻木，且逐渐上升至左侧大腿，后逐渐累及右下肢。查体：双侧腹股沟以下痛温觉减退，双下肢肌力 3 级，腱反射亢进(++++)，双上肢正常。初步诊断为脊髓压迫症，其诊断的步骤为

A. 确定存在脊髓压迫，然后明确病因

B. 确定脊髓受压部位和平面，最后行 CT/MRI 的脊髓检查

C. 确定存在脊髓压迫，确定脊髓受压部位和平面，行 CT/MRI 的脊髓检查，最后明确病因

D. 确定存在脊髓压迫，然后确定脊髓受压部位和平面，最后行 CT/MRI 的脊髓检查

E. 确定脊髓受压部位和平面，最后明确病因

37. 患者，男性，26 岁。半年前无诱因缓慢出现左胸电击样疼痛，夜间加重。4 个月前左下肢进行性无力，近 1 个月右下肢无力，排尿困难。查体：双上肢正常，左下肢肌力 3 级、右下肢肌力 4 级，肌张力增高，腱反射亢进，双侧 BaBinski 征(+)，T_4以下感觉减退。最可能的诊断是

A. 脊髓压迫症

B. 急性脊髓炎

C. 运动神经元病

D. 急性脊髓灰质炎

E. 多发性神经病

38. 患者，男性，32 岁。2 天前突发胸壁背部痛，继而下肢无力、麻木、排尿困难。无视物成双、饮水呛咳、吞咽困难。起病前 1 周有感冒病史。查体：体温 36. 8℃，呼吸 18 次/分，脉搏 75 次/分。双下肢肌张力减低，腱反射消失，病理反射（-）。最可能的诊断是

A. 吉兰-巴雷综合征
B. 髓内肿瘤
C. 急性脊髓炎
D. 髓外肿瘤
E. 颈椎病

39. 患者，男性，41岁。2年前出现右胸背部疼痛，1年半前右下肢无力，左下肢痛温觉迟钝。双下肢无力、上楼困难6个月，排尿困难和便秘3个月，不能行走1个月。查体：双上肢正常，双下肢肌力2级，肌张力增高，膝反射亢进，双侧Babinski征(+)，$T_7 \sim T_8$以下痛觉温度觉、音叉觉减退。最可能的诊断是

A. 脊髓炎
B. 脊髓蛛网膜炎
C. 脊髓空洞症
D. 髓外硬膜内肿瘤
E. 脊髓内肿瘤

40. 患者，男性，55岁。于家中搬家具时突然出现腰部剧烈疼痛，且双下肢有放射样麻木及疼痛，不能行走。查体：腰骶部压痛明显，双下肢痛觉减退，腱反射消失，肌力3级，直腿抬高试验阳性。此时首先进行的检查是

A. 颈椎 MRI
B. 腰椎 MRI
C. 腰椎平片
D. 诱发电位
E. 腰穿

41. 患者，女性，44岁。右上肢逐渐无力半年，尿潴留4个月。查体：右上肢肌萎缩，肌力3级，左上肢肌力4级，双下肢肌力4~5级，双侧BaBinski征(+)；双上肢及肩背部痛觉消失，触觉存在。最可能的诊断是

A. 髓外硬膜外病变
B. 髓内病变
C. 后角病变
D. 前角病变
E. 髓外硬膜内病变

42. 患者，男性，45岁。劳累后出现胸背痛一周，双侧下肢麻木、无力，排尿困难1天。查体：双侧下肢肌力0级，腱反射消失，双侧T_5以下深浅感觉消失，双侧Babinski征阴性。应首先考虑的诊断

A. 吉兰-巴雷综合征
B. MS
C. 运动神经元病
D. 急性脊髓炎
E. 脊髓压迫症

43. 患者，男性，17岁。接种疫苗后发热1周，热退后出现双下肢无力伴尿潴留。查体：T_4以下感觉减退，双下肢瘫痪，双侧病理征(+)。该患者最应该做的检查是

A. 腰穿
B. 血常规
C. 胸部X线片
D. 尿常规
E. 颈段 MRI

44. 患者，男性，69岁。自右背部放射至右腋下疼痛8个月，右侧下肢乏力半年，加重伴排

尿困难 1 个月。查体：双侧下肢肌力 3 级，肌张力增高，腱反射右侧亢进、左侧活跃，双侧 T_2以下痛觉减退，左侧明显，右侧下肢振动觉差，双侧 Babinski 征阳性。最有可能的疾病是

A. 急性脊髓炎
B. 脊髓空洞症
C. 急性脊髓硬膜外脓肿
D. 脊髓髓外肿瘤
E. 脊髓髓内肿瘤

45. 患者，女性，40 岁。左侧腰背痛 1 年余，右下肢麻木逐渐向上发展 8 个月，左下肢无力进行性加重 5 个月。查体：左下肢肌力 4 级，左膝、踝反射亢进，BaBinski 征(+)，左侧平脐有一痛觉过敏带；右腹股沟水平以下痛、温觉减退。第 7 胸椎棘突轻度压痛。腰穿有椎管梗阻。最可能的诊断是

A. 胸椎结核
B. 脊髓粘连性蛛网膜炎
C. 髓外硬膜内肿瘤
D. 髓内肿瘤
E. 髓外硬膜外肿瘤

46. 患者，女性，55 岁。1 年前开始右上肢疼痛，咳嗽时加重，5 个月前右上肢、右下肢逐渐无力，伴左下肢麻木逐渐向上扩展。查体：右上肢肌力 4 级，肌张力减低，腱反射(++++)；右下肢肌力 3~4 级，肌张力增强，腱反射(++++)。右上肢关节位置觉和音叉振动觉消失，左 T_1水平以下痛温觉缺失。病变部位在

A. 左侧颈膨大及上胸髓
B. 右侧颈膨大及上胸髓
C. 双侧颈膨大
D. 左侧颈膨大
E. 右侧颈膨大

47. 患者，男性，40 岁。2 周前曾有咳嗽、咽痛症状。5 天前觉背部酸痛，下肢乏力、麻木，2 天前双下肢瘫痪，尿潴留。查体：双下肢肌力 0 级，肌张力减低，腱反射消失，T_4节段以下深浅感觉均消失，双侧 Babinski 征(-)。诊断考虑为

A. 急性硬脊膜外脓肿
B. 视神经脊髓炎
C. 急性脊髓炎
D. 急性脊髓灰质炎
E. 急性炎性脱髓鞘性多发性神经病

48. 患者，男性，33 岁。1 周前曾有上呼吸道感染症状，5 天前背痛、有束带感，双下肢麻木、乏力，次日加重，只可在搀扶下走几步，排尿困难，近 3 天来双下肢不能活动，尿潴留，下半身无汗。查体：双下肢肌力。肌张力减低，双侧膝、跟腱反射(-)，双侧 T_4以下浅、深感觉缺失，双侧 Babinski 征(-)。为明确诊断首先应进行的检查

A. 血常规
B. 尿培养
C. 脊髓 CT
D. 腰穿
E. 腰椎 X 线片

49. 患者，男性，40 岁。低热 1 天，6 小时前出现双下肢进行性无力，剑突水平以下感觉丧

失，尿潴留、便秘。查体：体温37.3℃，双上肢肌力5级、双下肢肌力0级，肌张力低下，腱反射未引出，无病理反射，T_5以下深浅感觉丧失。最可能的诊断是

A. 急性硬膜外血肿
B. 脊髓压迫症
C. 急性脊髓炎
D. 急性脊髓硬膜外脓肿
E. 急性炎性脱髓鞘性多发性神经病

50. 患者，男性，47岁。1年来，逐渐出现双手、双下肢麻木，近半年来出现尿失禁。查体：双手掌骨间肌萎缩，肱二头肌反射正常，肱三头肌反射消失，双下肢肌张力增高，双下肢Babinski征阳性。该患者最可能的诊断为

A. 颈7平面的髓外肿瘤
B. 颈7平面的髓内肿瘤
C. 颈5平面的髓外肿瘤
D. 颈5平面的髓内肿瘤
E. 颈4平面的髓外肿瘤

51. 患者，男性，55岁。右侧背痛1年，右下肢进行性无力10个月，左下肢麻木9个月、查体：右下肢肌力3级，腱反射亢进，Babinski征(+)、右下肢位置觉和音叉觉明显减退，左侧脐水平以下痛觉明显减退。最可能的诊断是

A. 腰椎间盘突出
B. 脊髓空洞症
C. 脊髓髓内肿瘤
D. 脊髓髓外肿瘤
E. 运动神经元病

52. 患者，男性，64岁。双下肢无力、麻木1年半就诊。查体：左下肢肌力3级，右下肢肌力4级，T_{10}以下感觉减退。最有助于诊断的辅助检查是

A. 胸椎CT
B. 脊椎管碘油造影
C. 胸椎X线片
D. 胸椎MRI
E. 腰穿

53. 患者，男性，28岁。2周前有上呼吸道感染史。3天前出现双下肢无力，2天前双上肢及面肌无力。查体：四肢弛缓性瘫痪，腱反射消失，感觉正常。诊断首先考虑为

A. 进行性肌营养不良
B. 周期性瘫痪
C. 急性感染性多发性神经根炎
D. 横贯性脊髓损伤
E. 脑干损伤

三 A3/A4型题

（1~3题共用题干）

患者，男性，40岁。有时右背痛，呈烧灼样，咳嗽时加剧，右下肢逐渐无力，伴左足麻木，并向上扩延9个月。查体：右侧下肢肌力2级，肌张力增高，腱反射亢进，左侧T_4以下痛温觉消失，运动觉及振动觉消失，右侧Babinski征阳性。辅助检查：腰椎穿刺椎管不全梗阻，脑脊液蛋白0.65g/L，其余化验结果正常。

1. 病变节段平面应在
   A. C_2
   B. C_4
   C. T_2
   D. T_4
   E. T_{10}
2. 病变横向定位应在
   A. 右侧髓内病变
   B. 左侧髓内病变
   C. 右侧髓外硬膜内病变
   D. 左侧髓外硬膜内病变
   E. 左侧硬脊膜外病变
3. 最可能的疾病是
   A. 慢性脊髓炎症
   B. 脊髓压迫症
   C. 脊髓血管畸形
   D. MS
   E. 脊髓蛛网膜炎

（4~6 题共用题干）

患者，男性，55 岁。2~3 年前颈椎 X 线片示骨质增生。1 个月来双下肢麻木，逐渐由双足向上发展至双侧腹股沟处。近 1 周出现双上肢麻木及无力，无排尿、排便障碍，曾在当地进行针灸治疗，症状无缓解。

4. 病史询问应注意的是
   A. 发病形式及演变过程
   B. 首发症状及伴随症状
   C. 是否伴随括约肌功能障碍
   D. 外伤及发热史
   E. 以上全部
5. 体检最应注意的是
   A. 肌力
   B. 肌张力
   C. 感觉障碍分布
   D. 病理反射
   E. 生理反射
6. 若经检查确诊为颈椎间盘突出症、椎管狭窄，选择手术治疗的主要目的是
   A. 早期解除脊髓压迫，避免血管受压导致的脊髓缺血、水肿和渗出
   B. 早期解除脊髓压迫，恢复脊髓功能
   C. 早期解除脊髓压迫，防止脊髓水肿变性
   D. 早期解除脊髓压迫，防止并发症
   E. 早期解除脊髓压迫，防止长期受压而致截瘫

（7~10 题共用题干）

患者，男性，22 岁。病前有发热及全身酸痛，近 5 天来双下肢进行性无力，伴便秘、

尿潴留。查体：T_4以下痛温觉及深感觉障碍，双下肢肌力、肌张力减低。

7. 该患者最可能的诊断为
   A. 吉兰-巴雷综合征
   B. 脊髓出血
   C. 急性硬膜外脓肿
   D. 急性脊髓炎
   E. 脊髓肿瘤

8. 该病例病变定位于
   A. 高颈髓
   B. 颈膨大
   C. 上胸髓（$T_1 \sim T_6$）
   D. 下胸髓（$T_7 \sim T_{12}$）
   E. 腰髓

9. 该病的典型 MRI 改变为
   A. 病变部位脊髓增粗，髓内斑点状或片状短 T_1、短 T_2信号
   B. 病变部位脊髓增粗，髓内斑点状或片状长 T_1、长 T_2信号
   C. 病变部位脊髓增粗，髓内斑点状或片状长 T_1、短 T_2信号
   D. 病变部位脊髓增粗，髓内斑点状或片状短 T_1、长 T_2信号
   E. 病变部位脊髓变细萎缩，髓内斑点状或片状长 T_1、长 T_2信号

10. 该病的典型 CSF 改变为
    A. 白细胞数正常或增高，（10～100）$\times 10^6$/L，中性粒细胞为主，蛋白正常或轻度增高（0.5～1.2g/L），糖、氯化物正常
    B. 白细胞数正常，蛋白、糖、氯化物正常
    C. 白细胞数增高，（100～1000）$\times 10^6$/L，蛋白正常或轻度增高（0.5～1.2g/L）
    D. 白细胞数正常或增高，（10～100）$\times 10^6$/L，淋巴细胞为主，蛋白正常或轻度增高（0.5～1.2g/L），糖、氯化物正常
    E. 白细胞数正常或增高，（10～100）$\times 10^6$/L，淋巴细胞为主，蛋白正常或轻度增高（0.5～1.2g/L），糖、氯化物降低

（11～16 题共用题干）

患者，女性，22 岁。有咳嗽、咳痰、消瘦、食欲缺乏、周身酸痛等症状半个月，于当地医院治疗，病情无好转。1 个月后患者出现双下肢无力，不能行走，伴有胸部疼痛、束带感，尿便功能障碍。查体：体温 37.9℃，双上肢正常，胸椎有压痛，双下肢肌力 2 级，肌张力增高，腱反射亢进(++++)，剑突下痛温觉减退，双侧巴宾斯基征(+)

11. 该患者诊断考虑为
    A. 急性吉兰-巴雷综合征
    B. 脊髓压迫症
    C. 急性脊髓炎
    D. 脊髓出血
    E. 脊髓转移瘤

12. 该病损害的节段处于

A. 颈膨大处

B. 腰膨大处

C. $T_3 \sim T_8$

D. $T_{12} \sim L_2$

E. 圆锥处

13. 要进一步明确诊断，下列检查最有价值的是

A. 腰穿

B. 胸部 X 线片

C. 腰椎 MRI

D. 胸椎 MRI

E. 肌电图

14. 上述检查完善后，仍需进一步行

A. 腰穿

B. 胸部 X 线片

C. 胸椎 MRI

D. 腰椎 MRl

E. 肌电图

15. 该病的病因首先考虑为

A. 病毒感染

B. 肿瘤

C. 椎间盘突出

D. 化脓性炎症

E. 结核

16. 该病确诊后，应首选的药物治疗是

A. 手术减压

B. 血管扩张药物

C. 维生素 B_{12}

D. 抗结核治疗

E. 神经营养因子

（17~22 题共用题干）

患者，男性，45 岁。自诉 4 个月前过度弯腰时出现背部有塌下的感觉，以后胸椎中下段棘突区疼痛，咳嗽时疼痛加重；3 天前出现便秘，下腹部与双下肢麻木；入院当日不能行路，伴排尿困难。既往史无特殊。查体：双下肢肌力 0 级，膝反射亢进，腹壁反射消失，脐水平可触及膀胱上缘，肛门括约肌松弛，中胸段棘突明显叩痛，肋缘下痛觉减退。双侧 Babinski 征阳性。

17. 根据病史与检查，患者最可能是

A. 肌病

B. 周围神经病

C. 神经-肌肉接头疾病

D. 脊髓病

E. 以上均不是

18. 异常的检查所见，说明病变已侵犯

A. 红核脊髓束和皮质脊髓束

B. 脊髓丘脑束和网状脊髓束

C. 皮质脊髓束和脊髓丘脑束

D. 脊髓丘脑束和薄束

E. 顶盖脊髓束和皮质脊髓束

19. 从感觉、运动和反射异常的最高水平来考虑，其脊髓病损的水平是

A. 颈髓
B. 胸髓
C. 腰髓
D. 骶髓
E. 尾髓

20. 一般不引起具有胸节感觉障碍水平截瘫的疾病是

A. 急性脊髓炎
B. 脊髓硬脊膜外脓肿
C. 胸椎间盘突出所致脊髓压迫症
D. 脊柱外伤
E. 转移癌所致脊髓压迫症

21. 此患者首先要做的辅助检查

A. 腰椎穿刺
B. 胸椎 MRI
C. 脊髓造影
D. 胸椎 CT
E. 诱发电位

22. 关于腰椎穿刺和压颈试验，下列说法正确的是

A. 需要立即进行，目的是观察椎管有无梗阻
B. 需要进行，目的是观察脑脊液蛋白有无增加
C. 不应进行，穿刺后脊髓压迫症状有加重的危险性
D. 应予进行，但只应使用22号细腰椎穿刺针
E. 应予进行，放脑脊液不超过5ml

（23~25题共用题干）

患者，女性，60岁。因“渐进性四肢肌力减弱，行走不便2年”来诊。查体：四肢肌肉萎缩、痉挛，有肌束颤动；腱反射活跃，巴宾斯基征(+)。

23. 根据查体结果判断，损伤部位可能位于

A. 上胸段脊髓横断面
B. 下胸段脊髓横断面
C. 脊髓前角
D. 脊髓后角
E. 脊髓侧角

24. 最可能的诊断是

A. 横贯性脊髓炎
B. 根性脊髓病
C. 脊髓空洞症
D. 运动神经元病
E. 慢性炎症性周围神经病

25. 实验室检查可能会出现

A. 血清叶酸水平降低
B. 血清维生素 B 水平降低
C. 脑脊液中蛋白水平降低
D. 血清半胱氨酸水平降低

E. 脑脊液细胞数增多

（26~28 题共用题干）

患者，男性，41 岁。有胃溃疡出血胃大部切除手术史，近 2 个月自觉四肢末端麻木，走路不稳如踩棉花样，闭眼时明显。

26. 临床首先考虑的诊断为

A. 末梢神经炎
B. 吉兰-巴雷综合征
C. 亚急性脊髓联合变性
D. 小脑性共济失调
E. 多发性脑梗死

27. 下列检查中，对诊断最有帮助的是

A. 肌电图
B. 腰穿
C. 头颅 CT
D. 血维生素 B_{12}浓度测定
E. 腰椎 MRI

28. 该患者体检时可能发现以下异常体征，除外

A. 痉挛性轻瘫
B. 上肢、下肢远端痛觉缺失
C. 视力下降
D. 腱反射亢进
E. T_7平面以下痛觉缺失

（29~32 题共用题干）

患者，女性，65 岁。逐渐出现左上肢放射性疼痛 6 个月，伴左胸部疼痛。查体：左上肢肌力 4 级，肌张力减低，左侧肱二、肱三头肌腱反射减弱；双下肢肌力 4 级，排尿困难，双膝腱反射活跃，双侧 Babinski 征阳性。辅助检查：脑脊液呈淡黄色，压力 180mmH_2O，白细胞数 5×10^6/L，蛋白 2. 25g/L，糖 2. 9mmol/L，氯化物 125mmol/L；压颈试验不通畅。

29. 诊断考虑为

A. 吉兰-巴雷综合征
B. 多发性神经病
C. 急性脊髓炎
D. 脊髓灰质炎
E. 脊髓压迫症

30. 此患者的病变部位可能在

A. 周围神经
B. 胸段脊髓
C. 颈膨大
D. 高颈段脊髓
E. 颅后窝

31. 为明确病因，应首选的检查

A. 躯体感觉诱发电位
B. 脊柱 X 线片
C. CT
D. MRI

E. 脊髓造影

32. 通过各项辅助检查后明确诊断，首选的治疗是

A. 皮质类固醇
B. 康复治疗
C. 病因治疗
D. B 族维生素
E. 抗血小板治疗

（33~35 题共用题干）

患者，男性，36 岁。腰背痛近 1 年，加重伴双下肢麻木、无力 2 个月，症状进行性发展，麻木由下肢向上发展，近两天尿便困难。查体：双下肢肌张力增高，肌力 3 级，剑突以下感觉减退，膝反射亢进，双侧 Babinski 征阳性。

33. 该患者临床应首先考虑

A. 吉兰-巴雷综合征
B. 横贯性脊髓炎
C. 脊髓血管畸形并出血
D. 脊髓外占位性病变
E. 髓内肿瘤

34. 下列检查中对明确诊断最有价值

A. 腰穿脑脊液检查
B. 脊柱 X 线片
C. 头颅 CT
D. 胸髓 MRI
E. 腰髓 MRI

35. 对该患者的治疗应首选

A. 手术尽快去除压迫治疗
B. 应用 B 族维生素
C. 应用神经保护剂
D. 康复及功能锻炼
E. 临床观察

（36~39 题共用题干）

患者，男性，46 岁。劳累、着凉后觉双下肢麻木、无力，相继出现尿潴留、截瘫。病前 2 周曾有过发热、轻咳。

36. 为初步确定诊断，应特别注意的体征是

A. 肌张力增高或减低
B. 腱反射增强
C. 能否引出病理反射
D. 有无“手套样”“袜套样”感觉障碍
E. 有无躯干某一平面下各种感觉减退或消失

37. 查体：双侧下肢肌力 0 级，肌张力低下，腱反射消失，上腹壁反射存在，中、下腹壁反射消失，平脐以下深浅感觉消失，双侧 Babinski 征阴性。最可能的病变部位在

A. 腰骶部神经根
B. 腰髓第 1 节段
C. 胸髓第 10 节段
D. 胸髓第 7 节段

E. 胸髓第 2 节段

38. 诊断考虑为

A. 脊髓出血
B. 急性脊髓炎
C. 急性硬膜外脓肿
D. MS
E. 脊柱结核

39. 本病的治疗不包括

A. 皮质类固醇
B. 口服氯化钾
C. 选用适当的抗生素
D. 留置导尿膀胱冲洗
E. 病情不见好转可手术治疗

（40~42 题共用题干）

患者，男性，54 岁。半个月前始出现双下肢麻木无力，排尿困难，后逐渐向上进展。查体：无棘突压痛；脐以下痛觉减退，触觉存在。

40. 关于其诊断，叙述正确的是

A. 定位于 T_8平面
B. 定位于 T_{12}平面
C. 髓内占位可能性大
D. 髓外硬膜内病变可能性大
E. 硬膜外病变可能性大

41. 为明确诊断，应进一步检查的是

A. 脑脊液
B. 脊髓 X 线片
C. 脊髓 CT
D. 脊髓 MRI
E. 脊髓造影

42. 最合适的治疗是

A. 脱水
B. 介入治疗
C. 化学治疗
D. 放射治疗
E. 手术

（43~44 题共用题干）

患者，男性，20 岁。2 天来胸背部疼痛，今晨出现双下肢无力，伴大小便障碍。查体：脐以下各种感觉障碍，双下肢肌力 0 级，无病理反射。

43. 最可能的诊断是

A. 脊髓出血
B. 脊髓肿瘤
C. 急性脊髓炎
D. 吉兰-巴雷综合征
E. 大脑旁脑膜瘤

44. 首先应做的有诊断意义的检查是

A. 腰穿脑脊液检查
B. 头颅 MRI
C. 颈椎 MRI
D. 胸椎 MRI
E. 腰椎 MRI

（45~47 题共用题干）

患者，女性，32 岁。既往健康。以“双下肢无力伴尿潴留 1 周”为主诉入院。查体：双下肢肌力 2 级，肌张力减低，腱反射(-)、双侧 Babinski 征(-)、双侧 T_{10}以下深浅感觉均消失。辅助检查：脑脊液无色透明，压力 160mmH_2O，白细胞数 5×10^6/L，蛋白 0.5g/L，糖 2.9mmol/L，氯化物 125mmol/L。

45. 根据以上临床表现，患者最可能的诊断
A. 脊髓空洞症
B. 急性脊髓炎
C. 脊髓压迫症
D. 急性炎性脱髓鞘性多发性神经病
E. 脊髓蛛网膜炎

46. 在本病的病因中，最不可能的因素为
A. 细菌感染
B. 病毒感染
C. 疫苗接种
D. 免疫反应
E. 不明原因

47. 患者已住院治疗 2 个月，生活尚无法自理，下一步应采取的治疗方法
A. 继续应用糖皮质激素
B. 增加营养摄入
C. 加大 B 族维生素剂量
D. 加强肢体功能锻炼
E. 手术治疗

（48~49 题共用题干）

患者，男性，48 岁。左下肢麻木近 3 个月，从下往上发展，近 1 个月出现右下肢无力。查体：脑神经及双上肢正常，左腹股沟以下痛温觉减退，右下肢肌力 4 级，巴宾斯基征右(+)。

48. 最可能的诊断是
A. 脊髓髓内肿瘤
B. 左髓外硬膜内肿瘤
C. 右髓外硬膜内肿瘤
D. 脊柱结核
E. 大脑肿瘤

49. 应首先做的检查是
A. 头颅 CT
B. C_5为中心 X 线片
C. T_{12}为中心 X 线片
D. T_7为中心 X 线片
E. T_9为中心 X 线片

（50～52题共用题干）

患者，男性，42岁。因“双下肢进行性瘫痪，伴排尿障碍1天”来诊。发病前有低热不适，数小时内症状迅速出现。查体：剑突以下深、浅感觉障碍，双下肢弛缓性瘫痪；尿潴留。

50. 最可能的诊断是
    A. 脊髓出血
    B. 急性硬膜外脓肿
    C. 急性脊髓炎
    D. 脊髓肿瘤
    E. 急性多发性神经根神经炎

51. 病变定位于
    A. 脊髓高位颈段
    B. 脊髓颈膨大
    C. 脊髓上胸段 $T_1～T_6$
    D. 脊髓下胸段 $T_8～T_{12}$
    E. 脊髓圆锥

52. 双下肢运动障碍的原因是
    A. 下运动神经元损害
    B. 脊髓总体反射
    C. 脊髓休克
    D. 布朗-塞卡尔综合征
    E. 脊髓前角综合征

四 B型题

（1～4题共用备选答案）

A. $C_2～C_4$
B. $C_8～T_1$
C. $C_3～C_5$
D. $C_5～C_6$
E. $C_7～C_8$

1. 肱二头肌反射中枢位于
2. 哪段脊髓侧角发出的交感神经纤维一部分沿颈内动脉壁进入颅内，支配同侧瞳孔扩大肌、睑板肌和眼眶肌，另一部分支配同侧面部血管和汗腺
3. 肱三头肌反射中枢在
4. 下列哪段脊髓损害会出现膈肌瘫痪、呼吸困难

（5～7题共用备选答案）

A. 脑脊液无色，白细胞 $5\times10^6/L$，蛋白质0.4g/L
B. 脑脊液黄色，白细胞 $50\times10^6/L$，蛋白质20g/L
C. 脑脊液无色，白细胞 $10\times10^6/L$，蛋白质1g/L
D. 脑脊液红色，白细胞 $500\times10^6/L$，蛋白质3g/L

E. 脑脊液浑浊，白细胞 200×10^6/L，蛋白质 1g/L

5. 脊髓压迫症表现为
6. 急性脊髓炎表现为
7. 吉兰-巴雷综合征表现为

（8~10 题共用备选答案）

A. $C_8 \sim T_1$
B. $T_{10} \sim T_{11}$
C. $T_{11} \sim T_{12}$
D. $C_3 \sim C_5$
E. $C_5 \sim T_2$

8. 临床出现 Beevor 征，病变部位在
9. 脊髓颈膨大位于
10. 脊髓横贯性损害时出现膈肌瘫痪，腹式呼吸减弱或消失，其损害节段为

（11~15 题共用备选答案）

A. S_1
B. $L_1 \sim S_2$
C. $T_{10} \sim T_{11}$
D. T_4与 L_1
E. $L_2 \sim L_4$

11. 脊髓前动脉供应脊髓横断面前 2/3 区域，这些动脉系终末支易发生缺血性病变，其中哪两个部位是相临两支根动脉的交界处，尤易发生缺血
12. 膝腱反射消失，其损害平面在
13. 以下哪项发生病变时，患者于仰卧位用力抬头时，可见脐孔被腹直肌上半部牵拉而向上移动
14. 脊髓腰膨大位于
15. 脊髓栓系综合征 MRI、CT、X 线所见圆锥位置所平椎体为

（16~18 题共用备选答案）

A. 高颈段脊髓病变
B. 脊髓颈膨大病变
C. 胸段脊髓病变
D. 脊髓腰膨大病变
E. 骶段脊髓病变

16. 表现为双下肢中枢性瘫痪的是
17. 表现为双下肢周围性瘫痪的是
18. 表现为双上肢、下肢中枢性瘫痪的是

（19～21 题共用备选答案）

A. $T_3 \sim T_5$
B. $T_7 \sim T_8$
C. $T_6 \sim T_7$
D. $T_9 \sim T_{10}$
E. $T_{11} \sim T_{12}$

19. 下腹壁反射对应的脊髓反射中枢位于哪个节段
20. 上腹壁反射对应的脊髓反射中枢位于哪个节段
21. 急性脊髓炎最常见的受累部位是

（22～23 题共用备选答案）

A. 延髓
B. 颈髓
C. 胸髓
D. 腰髓
E. 骶髓

22. 脊髓空洞症是一种慢性进行性脊髓变性疾病，病变最常见于
23. 急性横贯性脊髓炎最常受累部位是

（24～26 题共用备选答案）

A. Kernig 征
B. 脊休克
C. Beever 征
D. Horner 征
E. 脊髓半切综合征

24. 病变节段以下同侧上运动神经元瘫痪，深感觉障碍及血管舒缩功能障碍，对侧痛温觉障碍，触觉保留，称为
25. 病变时下半部腹直肌无力，当患者仰卧位用力抬头时，可见脐孔被腹直肌上半部牵拉向上移动，称为
26. $C_8 \sim T_1$侧角受损可出现瞳孔小，眼球内陷，眼裂小，面部少汗，称为

五 X 型题

1. 肌萎缩性侧索硬化
   A. 多在 40 岁以后起病，男性多于女性
   B. 首发症状常为手指不灵活和肌力弱
   C. 双上肢可同时受累也可前后相隔数月
   D. 可有麻木感，痛感
   E. 少数患者从下肢起病，延及上肢
2. 颈椎间盘突出的临床表现包括
   A. 好发于中老年人
   B. 单侧或双侧上肢疼痛
   C. 手或前臂轻度肌萎缩

D. 颈椎X线片示颈椎生理弯曲消失及骨质增生
E. 颈椎MRI示椎间盘突出、椎间孔狭窄

3. 脊髓半切综合征主要特点是
A. 病变节段以上同侧深感觉障碍
B. 病变节段以下同侧上运动神经元瘫痪
C. 病变节段以上同侧上运动神经元瘫痪
D. 病变节段以下同侧深感觉障碍
E. 病变节段以下对侧深感觉障碍

4. 运动神经元病常需和下列哪种疾病鉴别
A. 脊髓肌萎缩
B. 颈椎病
C. 脊髓空洞症
D. 特发性震颤
E. 良性肌束震颤

5. 关于脊髓血管畸形，正确的有
A. 上胸段为主
B. 多为动静脉畸形
C. 症状可反复出现
D. 节段性感觉障碍
E. 大小便障碍

6. 脊髓亚急性联合变性的临床特点包括
A. 多于中年以上起病，男女无明显差异
B. 呈亚急性或慢性临床过程，病情渐进性发展
C. 多数患者在神经症状出现之前有贫血表现
D. 最早症状为足趾和手指末端出现刺痛、麻木和烧灼感等感觉异常
E. 感觉异常为持续性及对称性，可有“手套样”“袜套样”感觉减退

7. 髓内病变的临床表现包括
A. 感觉障碍为传导束性，从一侧开始
B. 痛温觉障碍自上向下发展，可有分离性感觉障碍
C. 脑脊液蛋白增高明显
D. 早期可出现明显的节段性肌无力和肌萎缩
E. 早期根痛剧烈，部位明显

8. 关于急性脊髓炎，错误的有
A. 散在发病，多见于青壮年，男性多于女性
B. 病前可有上呼吸道感染症状
C. 可先有病灶相应部位的疼痛
D. 最常发生的部位是颈髓
E. 早期一般不出现大小便障碍

9. 关于胸段脊髓半侧损害（Brown-Sequard 综合征），下列说法正确的是
   A. 病变同侧下肢弛缓性瘫痪
   B. 病变同侧下肢病理征阳性
   C. 病变同侧下肢肌张力增高
   D. 病变同侧传导束型痛温觉障碍
   E. 病变对侧传导束型痛温觉障碍
10. 马尾神经损害的症状包括
   A. 常早期出现大、排尿障碍
   B. 根痛位于会阴部、股部或小腿
   C. 可伴有下肢下运动神经元瘫痪
   D. 症状可为单侧，常不对称
   E. 肛门反射消失
11. 脊髓亚急性联合变性的临床表现不包括
   A. 多中年以上起病，无性别差异
   B. 慢性、亚急性起病，缓慢进展
   C. 从肢体近端无力开始，逐渐出现手动作笨拙，行走不稳，踏棉花感
   D. 双下肢震动觉、位置觉障碍，远端明显
   E. 多数患者出现神经系统病变前有倦怠、头痛、上呼吸道感染
12. 急性脊髓炎的病理特点是
   A. 病变区出现神经细胞坏死脱失
   B. 病变区出现白质脱髓鞘
   C. 病变区胶质细胞严重增生
   D. 病变区出现炎症细胞浸润
   E. 病变区局部萎缩
13. 急性脊髓炎急性期可出现
   A. 脊髓休克
   B. 大小便障碍
   C. 截瘫或四肢瘫
   D. 损伤平面以下深、浅感觉障碍
   E. 多数可发生椎管梗阻
14. 关于脊髓肿瘤正确的是
   A. 髓内肿瘤痛温觉障碍自下向上发展
   B. 髓外肿瘤深感觉障碍自下向上发展
   C. 髓外肿瘤深感觉障碍自上向下发展
   D. 髓内肿瘤痛温觉障碍自上向下发展
   E. 髓外肿瘤痛温觉障碍自上向下发展
15. 横贯性脊髓病变患者，在乳头平面以下出现浅感觉障碍，查体还可发现的体征有
   A. 双下肢痉挛性瘫痪
   B. 双下肢深感觉障碍
   C. 分离性感觉障碍
   D. 大小便障碍
   E. T_2以下无汗、皮肤屑
16. 脊髓休克时，可出现
   A. 双侧肢体瘫痪，肌张力降低
   B. 腱反射消失
   C. 尿潴留
   D. 血压下降
   E. 充盈性尿失禁

17. 脊髓前动脉的供血区包括
A. 前柱、侧柱
B. 中央灰质
C. 侧索和皮质脊髓束
D. 前索
E. 后索

18. 椎管内脊髓外病变常见的病因包括
A. 椎间盘突出症
B. 脊膜瘤
C. 外伤
D. 转移瘤
E. 神经纤维瘤

19. 可以引起呼吸肌麻痹的疾病包括
A. 急性炎性脱髓鞘性多发性神经病
B. 上升性脊髓炎
C. 上位颈髓肿瘤
D. 周期性瘫痪
E. 脊髓蛛网膜炎

20. 脊髓空洞症的病因可能有
A. 先天性发育异常
B. 遗传因素
C. 脊髓血液循环异常
D. 机械因素
E. 自身免疫因素

21. 急性脊髓炎与吉兰-巴雷综合征的鉴别点是
A. 急性脊髓炎有传导束性感觉障碍
B. 急性脊髓炎有脑神经麻痹
C. 急性脊髓炎有严重的大小便障碍
D. 急性脊髓炎有脑脊液蛋白-细胞分离
E. 急性脊髓炎多表现双下肢瘫痪

22. 以下哪种疾病累及脊髓前角细胞
A. 肌萎缩侧索硬化
B. 进行性脊髓性肌萎缩
C. 脊髓空洞症
D. 脊髓灰质炎
E. 脊髓亚急性联合变性

23. 急性硬膜外脓肿的下列特点中，可用于急性脊髓炎与急性硬膜外脓肿鉴别的是
A. 存在化脓性病灶
B. 脊柱相应局部疼痛及明显压痛
C. 瘫痪严重
D. 大小便障碍明显
E. 如腰穿可显示椎管梗阻

24. 脊髓压迫症的诊断须注意确定
A. 病变位于脊髓
B. 脊髓损害为压迫性
C. 脊髓受压的节段
D. 病灶在髓内或髓外
E. 压迫性病变的病因及性质

25. 急性脊髓炎的护理包括
A. 压疮的防治
B. 尿潴留的处理

C. 预防呼吸道感染
D. 防止肢体与关节挛缩
E. 控制尿路感染

26. 脊髓外肿瘤的临床特点包括
A. 明显的根性疼痛
B. 感觉障碍呈上行性发展
C. 早期出现括约肌功能障碍
D. 椎管梗阻出现较早
E. 脑脊液蛋白增高明显

27. 能够判断急性脊髓炎治疗效果和预后的辅助检查包括
A. 视觉诱发电位
B. 躯体感觉诱发电位
C. 运动诱发电位
D. 肌电图
E. 腰椎穿刺

28. 脊髓亚急性联合变性在病理上可累及的结构有
A. 脊髓后索
B. 大脑白质
C. 视神经
D. 周围神经
E. 脊髓锥体束

29. 临床上推断脊髓病变节段可根据
A. 神经根刺激症状
B. 感觉障碍水平
C. 棘突压痛和叩击痛
D. 肌萎缩的部位
E. 反射的改变

30. 脊髓亚急性联合变性治疗原则包括
A. 一旦确诊或拟诊本病，即应开始大剂量维生素 B_{12}治疗
B. 贫血患者可用铁剂
C. 胃液中缺乏游离胃酸者可服用胃蛋白酶合剂或饭前服稀盐酸合剂
D. 不可单独应用叶酸
E. 给予营养丰富，特别是富含 B 族维生素的食物

31. 脊髓空洞症的诊断
A. 磁共振是确诊的首选方法
B. 脑脊液检查多正常
C. X 线可发现夏科关节
D. 如合并其他先天性畸形更支持诊断
E. 延迟 CT 扫描可显示空洞影像

32. 脊髓空洞症常见的神经源性关节和皮肤营养障碍包括
A. 夏科关节
B. 小脑扁桃体下疝畸形
C. Morvan 征
D. 脊柱畸形
E. 弓形足

33. 关于脊髓空洞症，下列说法正确的是
A. 目前尚无特效治疗，一般予对症处理

B. 放射治疗常用^{131}I
C. 张力性空洞可行空洞-蛛网膜下隔分流术
D. 进展缓慢，但预后不佳
E. 空洞较大，伴有椎管梗阻者可行手术治疗

34. 脊髓半切综合征的临床表现是
A. 病变平面以下上运动神经元瘫痪
B. 深感觉障碍
C. 病变对侧的痛温觉障碍
D. 排便障碍
E. 排尿障碍

35. 脊髓血管疾病常见原因包括
A. 维生素 B_{12}缺乏
B. 严重低血压
C. 血管畸形
D. 血液病
E. 外伤

36. 下列治疗措施适用于急性脊髓炎急性期的是
A. 激素
B. 维生素
C. 抗生素
D. 免疫球蛋白
E. α-甲基酪氨酸

37. 脊髓颈膨大横贯性损害的临床表现包括
A. 双上肢周围性瘫痪
B. 双下肢中枢性瘫痪
C. 病变平面以下各种感觉缺失
D. 可出现霍纳综合征
E. 大小便失禁

38. 急性脊髓炎的临床表现
A. 病前常有感染或疫苗接种史
B. 急性起病，较早出现脊髓休克
C. 损害平面以下传导束性感觉障碍
D. 脑脊液压力增高明显
E. 可有大小便障碍

39. 关于脊髓的血液循环，叙述正确的有
A. 前动脉起源于椎动脉，供应脊髓前 1/3 区域的血液
B. 后动脉起源于椎动脉，供应脊髓后 1/3 区域的血液
C. 前动脉起源于甲状腺动脉，供应脊髓中 1/3 区域的血液
D. 根动脉分出根前动脉与根后动脉，与脊髓前动脉、后动脉吻合
E. 上胸段血管细小容易发生缺血

40. 缺血性脊髓血管病的病因包括
A. 原发性血管病变：动脉硬化、动脉炎、血管畸形
B. 继发性血管压迫：椎间盘脱出、硬膜外脓肿
C. 脊髓血管栓塞

D. 放射性因素导致的脊髓病变

E. 血流动力学改变：低血压休克、红细胞增多症等

41. 关于脊髓亚急性联合变性，叙述正确的有

A. 多在青年人群中发生

B. 由维生素 B 和叶酸缺乏引起

C. 髓鞘合成障碍

D. 主要累及脊髓后索、侧索及周围神经

E. 病理可见髓鞘脱失和轴突变性

42. 从血流动力学角度考虑，脊髓血管畸形可分为

A. 硬脊膜动静脉畸形

B. 血管团样髓内动静脉畸形

C. 幼稚型髓内动静脉畸形

D. 脊髓表面动静脉畸形

E. 海绵状血管畸形

43. 关于脊髓，叙述正确的有

A. 脊髓前角内含运动神经元，后角内为感觉神经元，侧角内为交感神经元

B. 脊髓白质内有上、下行传导束

C. 脊髓内有内脏、腺体的初级反射中枢

D. 脊髓前角损害出现分离性感觉障碍

E. 脊髓侧角损害出现自主神经功能障碍

44. 脊髓的血供来源包括

A. 甲状腺下动脉

B. 脊髓前动脉

C. 脊髓后动脉

D. 肋间动脉

E. 髂腰动脉

45. 髓内肿瘤可出现的症状包括

A. 分离性感觉障碍

B. 痛温觉障碍由下向上发展

C. 根性疼痛

D. 节段性肌无力和萎缩

E. 棘突压痛、叩痛

46. 肝性脊髓病的实验室检查可能出现的异常为

A. 血氨增高

B. 转氨酶增高

C. 清蛋白升高

D. 球蛋白升高

E. 脑脊液蛋白升高

47. 脊髓空洞症的临床表现包括

A. 分离性感觉障碍

B. 自发性疼痛

C. 肌萎缩

D. 腱反射活跃

E. 脑脊液糖、氯低，蛋白高

48. 脊髓栓系综合征的特点包括

A. 是指脊髓先天性发育异常导致的一系列综合征

B. 表现为皮肤改变、脊柱后凸或椎体融合

C. 运动受累为主，无感觉及自主神经功能障碍

D. MRI 脊髓圆锥低于 L_2水平

E. 最有效的治疗方法是手术松解栓系的脊髓

49. 关于脊髓前动脉综合征，正确的有

A. 以上胸段和中胸段多见

B. 首发症状为病变平面突然出现的根性疼痛和痉挛性瘫痪

C. 大小便障碍明显

D. 又称脊髓前 2/3 综合征

E. 痛温觉消失而深感觉存在

50. 脊髓蛛网膜炎的脑脊液表现包括

A. 脑脊液压力低

B. 呈草黄色

C. 淋巴细胞数增多

D. 蛋白升高

E. 髓鞘碱性蛋白升高

六 案例分析题

（1~7 题共用题干）

患者，女性，30 岁。入院前 5 天开始发热、鼻塞、流涕、咽痛，血白细胞（WBC）8.0×10^9/L，中性粒细胞（N）0.80，当地医院拟诊“上呼吸道感染”，给予青霉素钠 640 万单位治疗。入院前 1 天晚 11 时，突然双下肢乏力，不能行走，排尿困难，急诊转院治疗。查体：T 39℃，P 110 次/分，R 24 次/分，BP 120/80mmHg；脑神经(-)，双上肢肌力正常，双下肢肌力减退，左侧 1 级，右侧 2 级，腱反射迟钝，针刺觉存在，病理反射未引出。3 小时以后，左侧 T_{10}以下，右侧 T_{12}以下针刺觉减退，并出现尿潴留。辅助检查：血 WBC 7.8×10^9/L，N 0.72；血钾 4.2mmol/L；腰椎穿刺脑脊液细胞总数 295×10^6/L，WBC 20×10^6/L，蛋白 1.2g/L，糖、氯化物正常。

1. 该患者病变可能的部位为

A. 颈髓

B. 胸髓

C. 腰髓

D. 脑干

E. 大脑

F. 骶髓

2. 进一步给予的辅助检查包括

A. 诱发电位

B. 脑脊液相关检查

C. 颈髓血管 MRV

D. 胸椎 MRI

E. 颈椎 MRI

F. 肌电图

3. 该患者最可能的诊断为

A. 吉兰-巴雷综合征
B. 低钾性周期性瘫痪
C. 视神经脊髓炎
D. 脊髓压迫症
E. 急性脊髓炎
F. 腓骨肌萎缩

4. 急性脊髓炎的治疗原则包括

A. 激素治疗
B. 康复治疗
C. 营养神经
D. 预防感染，尤其是尿路感染，对尿潴留者应留置导尿管，可进行膀胱冲洗
E. 加强护理，预防并发症；为预防肺部感染及压疮，应定时翻身拍背，每 2 小时一次
F. 使用气垫床，如有压疮应积极治疗，经常活动瘫痪肢体，以防肢体挛缩

5. 该患者不支持 GBS 诊断的重要鉴别点是

A. 四肢瘫痪
B. 腱反射消失
C. 肌张力低
D. 病理反射未引出
E. 括约肌障碍
F. 脑脊液蛋白-细胞分离

6. ［提示：患者于发病第 7 天出现双侧视力下降。血清 NMO-IgG（-）］以下不符合急性脊髓炎诊断的临床表现是

A. 急性起病
B. 运动障碍
C. 感觉障碍
D. 自主神经功能障碍
E. 双眼视力急剧下降
F. 多呈脊髓完全性横贯性损伤

7. 如检查发现双下肢腱反射消失，病理反射未引出，那么很可能是

A. 周围神经受损或腰膨大以下受损所致
B. 神经根受损所致
C. 脊髓休克症状
D. 神经肌肉接头损害
E. 锥体束受损
F. 锥体外系受损

（8～11 题共用题干）

患者，男性，50 岁。因“反复呕血、黑粪、意识不清 8 个月，双下肢无力、行走障碍 2 个月”就诊。既往乙型肝炎病史 15 年，门腔分流术后 5 年。实验室检查：ALT 35U/L，Alb 20g/L，总蛋白 55.8g/L，血氨 110μmol/L；脑脊液检查未见异常。

8. 该患者可能出现的阳性体征有

A. 扑翼样震颤
B. 双下肢近端肌力 3 级，肌张力增高
C. 移动性浊音(+)
D. 双下肢深感觉对称存在
E. 踝阵挛和髌阵挛(+)
F. 腹壁反射和提睾反射消失

9.（提示：脊髓 MRI 未见异常）该患者可诊断为

A. 慢性胃炎
B. 肝硬化
C. 肝癌
D. 结直肠癌
E. 肝性脊髓病
F. 腰椎间盘突出症

10. 该病的临床分期为
A. 肝病期
B. 脊髓病期
C. 脑病期
D. 门静脉高压期
E. 肠癌期
F. 肝癌期

11. 该患者的主要临床特征是
A. 黄疸、腹腔积液
B. 门体分流
C. 对称性痉挛性截瘫
D. 腹泻与便秘交替
E. 脑出血
F. 情绪异常

（12~16 题共用题干）

患者，男性，50 岁。因“进行性行走不稳、踏棉花感半个月”来诊。有胃大部切除术史。查体：双下肢震动觉、位置觉减退，肌力 4 级。

12. 首先考虑的诊断是
A. 脊髓亚急性联合变性
B. 脊髓压迫症
C. 急性脊髓炎
D. 脊柱结核
E. 颈椎病
F. 脊髓空洞症

13. 为明确诊断，应进行的检查包括
A. 血常规、生化检查
B. 血清叶酸
C. 血清维生素 B_{12}
D. 胃液分析
E. 脑脊液
F. 脊髓 MRI

14. 可选的治疗包括
A. B 族维生素
B. 叶酸
C. 铁剂
D. 激素
E. 神经营养因子
F. 输血

15. 关于本病可能的预后，叙述正确的有
A. 属于自限性疾病，无须治疗亦可恢复
B. 如果不治疗，神经功能持续损害，可在病后 2~3 年死亡
C. 即使积极治疗也可能会留下不同程度的后遗症
D. 维生素 B_{12}的剂量与预后成正比
E. 如病后治疗 1 个月，神经功能仍未恢复，则进一步改善可能性较小
F. 早期诊断、及时治疗是决定本病预后的关键因素

16. 患者不会出现的临床表现可能有

A. 双下肢深感觉缺失　　B. 颅内压增高
C. 痉挛性截瘫　　D. 周围神经病变
E. 感觉性共济失调　　F. 双上肢腱反射亢进

（17～20 题共用题干）

患者，女性，13 岁。因“发现尿失禁 9 年”就诊。足月，顺产，产后无窒息史，母亲孕期否认毒物及放射性物品接触史。查体：意识清楚，精神正常，查体合作，骶尾部可见一直径约 2cm 凹陷，局部皮肤颜色、皮温无异常，无压痛。入院后行脊柱 MRI 检查见右图。

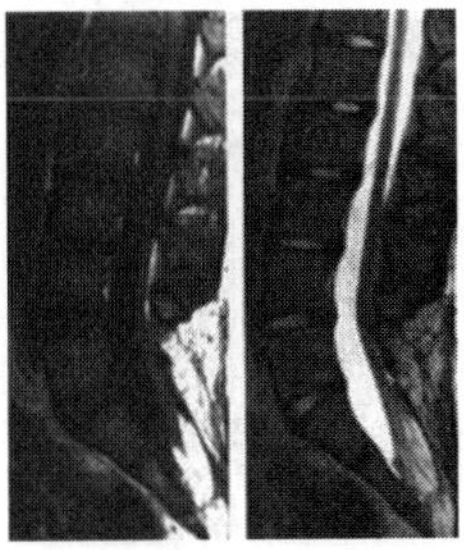

17. 该患者脊柱 MRI 所见异常包括

A. 脊髓延伸到 S_1 水平　　B. 椎管内异常 T_1 高信号
C. 骶髓扩大　　D. 脊柱裂
E. 骶髓外硬膜下出血　　F. 椎体异常高信号

18. 该脊柱 MRI 的诊断为

A. 脊髓肿瘤　　B. 隐性脊柱裂
C. 脊髓栓系　　D. 椎管内脂肪瘤
E. 脊膜膨出　　F. 椎间盘膨出

19. 最佳的治疗方法是

A. 手术治疗　　B. 神经保护
C. 改善脊髓供血　　D. 局部理疗康复
E. 介入治疗　　F. 激素冲击

20. 脊髓栓系的 MRI 表现包括

A. 终丝粗大（直径>2mm）　　B. 蛛网膜下腔阻塞
C. 脊髓圆锥变细　　D. 终丝移位
E. 骶管内蛛网膜下腔扩张　　F. 脊膜膨出

（21～24 题共用题干）

患者，男性，25 岁。2 周前上呼吸道感染经治疗痊愈。2 天前突然双下肢瘫痪，大小便障碍。查体：意识清楚，T_4平面以下深、浅感觉丧失，双下肢肌张力减退，腱反射消失，巴宾斯基征(-)，膀胱充盈；双上肢无异常。脑脊液检查：压力 100mmH_2O，细胞数 8×10^6/L，蛋白 0.8g/L，氯化物 125mmol/L。

21. 该患者最可能的诊断是

A. 脊髓出血　　B. 急性脊髓炎

C. 脊柱转移癌
D. 急性硬脊膜外脓肿
E. 急性脊髓压迫症
F. 亚急性联合变性

22. 该患者治疗首选的是
A. 糖皮质激素
B. 免疫球蛋白
C. 阿昔洛韦
D. 胞磷胆碱
E. 第三代头孢菌素
F. 甲钴胺

23. 病变累及的结构有
A. 薄束、楔束
B. 脊髓丘脑束
C. 皮质脊髓束
D. 皮质脑干束
E. 网状脊髓束
F. 锥体外系

24. （提示：病程第 6 天时患者出现呼吸浅慢，感觉平面上升至 C_4，双上肢运动障碍。急查动脉血气：PaO_2 55mmHg，$PaCO_2$ 65mmHg）此时最确切的治疗方法是
A. 变换体位
B. 气管切开，机械通气
C. 人工呼吸
D. 拍背、吸痰
E. 抗生素静脉滴注
F. 呼吸兴奋药

（25~27 题共用题干）

患者，男性，40 岁。因“恶心、腹胀并逐渐出现双下肢无力 4 个月”就诊。查体：BP 120/80mmHg；意识清楚，巩膜中度黄染，脾肋下 4cm，颈部可见数枚蜘蛛痣，心肺未见异常；双下肢肌张力增高。血清清蛋白 24g/L，球蛋白 31g/L。

25. 该患者最可能为
A. 周围神经病变+胃部病变
B. 脊髓病变+胃部病变
C. 脊髓病变+肝病变
D. 脑部病变+脾病变
E. 脊髓病变+脾病变
F. 脊髓病变+胆囊病变

26. 患者须完善的检查有
A. 肝功能
B. 肿瘤标志物
C. 血氨水平
D. 脊髓 MRI
E. 腹部超声
F. 血清维生素 B_{12}

27. 以下治疗方法中正确的是
A. 加强营养，提高蛋白质摄入量
B. 灌肠、导泻
C. 口服支链氨基酸
D. 肝移植
E. 鞘内注射激素
F. 鞘内注射恩替卡韦

（28～31题共用题干）

患者，男性，40岁。3个月来双下肢无力、麻木逐渐加重，后背疼痛且咳嗽时加重，大小便正常。查体：左半侧T_8以下痛温觉消失；右下肢肌力3级，腱反射亢进，巴宾斯基征(+)，右下肢足趾振动觉、位置觉消失；左下肢肌力5级，肌张力正常，左侧膝跳反射(++)，跟腱反射(++)，左侧巴宾斯基征(-)，左下肢针刺觉正常。

28. 该患者可能的诊断为

A. T_8附近脊髓髓内病变
B. 左T_8附近脊髓髓外病变
C. 右T_8附近脊髓髓内病变
D. T_8附近脊前动脉闭塞
E. 右T_8附近脊髓髓外病变
F. T_8附近脊髓血管痉挛

29. 病变脊髓处MRI的表现为

A. 脊髓呈梭形膨大，广泛低信号
B. 正常脊髓
C. 中央管扩大呈空腔
D. 脊髓外肿块
E. 脊髓不膨大，髓内广泛点状高信号
F. 脊髓外低信号影

30. 该脊髓损害为

A. 脊髓后角损害
B. 脊髓横贯性损害
C. 脊神经根损害
D. 布朗-塞夸综合征
E. 脊髓后索和侧索联合损害
F. 脊髓前角损害

31. 脊髓压迫症的常见病因有

A. 脊髓硬膜外血肿
B. 脊髓脓肿
C. 脊柱转移瘤
D. 脊柱结核
E. 视神经脊髓炎
F. 脊髓灰质炎

（32～36题共用题干）

患者，男性，25岁。因“突然出现双下肢无力伴背部疼痛4天”就诊。既往体健。查体：T 39℃；意识清楚，T_7、T_8椎棘突有明显压痛与叩击痛，双下肢肌力0级，脐以下感觉丧失，病理反射未引出，尿潴留、便秘。脑脊液检查：稍呈淡红色，略混浊，流速慢（当时未测压），蛋白质0.62g/L，葡萄糖与氯化物正常。

32. 此患者最可能的诊断为

A. 急性脑梗死
B. 急性脑出血
C. 急性脊髓压迫症
D. 急性炎性脱髓鞘性多发性神经病
E. MS
F. 视神经脊髓炎

33. 为明确诊断该病最有价值的检查为

A. 胸椎CT
B. 胸椎MRI
C. 血管造影
D. 腹部B超

E. 腰椎穿刺术　　F. 视觉诱发电位

34.（提示：MRI 示 $T_2 \sim T_{10}$椎体硬膜下、外长条索形等 T_1、稍长 T_2异常信号，T_7椎体 T_1、T_2长短混杂信号，此处胸髓明显移位；注射 Gd-DTPA 后病灶轻度强化。进一步行手术探查见 T_6椎管外大片海绵状血管，极易出血，影响了向上、下探查）目前患者最可能的诊断为

A. 脊柱结核

B. 海绵状血管瘤自发性破裂致急性脊髓压迫症

C. 脑膜瘤

D. 颅内转移瘤

E. 急性脊髓炎

F. 视神经脊髓炎

35. 该病最多见的发生部位为

A. 脊髓颈段　　B. 脊髓胸段

C. 脊髓腰段　　D. 脊髓骶段

E. 侧脑室旁　　F. 基底核区

36. 该患者的最佳治疗方法不包括

A. 注射硬化剂　　B. 冷冻

C. 激光　　D. 放射治疗

E. 内科保守治疗　　F. 化学治疗

（37~40 题共用题干）

患者，男性，27 岁。近 3 年来多次出现双上肢烫伤，夜间睡眠时有双上肢烧灼感，未予重视。近 1 年来出现双手骨间肌萎缩。查体：意识清楚，言语流利，脑神经未查及阳性定位体征，双上肢针刺觉减退，冷热水刺激感觉消失，双手骨间肌及小鱼际肌欠饱满，肱二头肌、肱三头肌反射减低，四肢关节位置觉、音叉振动觉正常。头颅 MRI：未见异常。

37. 该患者病变定位于

A. $C_7 \sim C_8$　　B. 颈膨大

C. $T_1 \sim T_2$　　D. C_8

E. $C_3 \sim C_6$　　F. $C_3 \sim C_4$

38. 进一步应检查

A. 颈椎 X 线片　　B. 颈椎 MRI

C. 头颅 MRI　　D. 颈椎血管 DSA

E. 腰椎穿刺查脑脊液　　F. 颈部血管超声

39.（提示：患者就诊期间又出现左侧瞳孔缩小，眼裂变小，眼球内陷，左侧面部无汗）累

及部位为

A. 左 $C_8 \sim T_2$侧角
B. 右 $C_8 \sim T_2$侧角
C. 左 $C_6 \sim T_2$侧角
D. 左 $C_8 \sim T_2$前角
E. 右 C_7侧角
F. 左 $C_5 \sim C_7$

40. 患者目前诊断为

A. 急性脊髓炎
B. 脊髓空洞症
C. 脊髓外肿瘤压迫
D. 脊髓血管畸形
E. 颈椎病
F. 视神经脊髓炎

参考答案与解析

一、A1 型题

1. C【解析】脊髓性肌萎缩（SMA）系指一类由于脊髓前角细胞变性导致近端肌无力，肌萎缩的疾病。SMA 是遗传性疾病，以下运动神经元受损为主要表现，通常没有感觉障碍。

2. E【解析】急性脊髓炎又称急性横贯性脊髓炎，是指各种感染后引起自身免疫反应所致的急性横贯性脊髓炎性病变，是临床上最常见的一种脊髓炎。病损平面以下肢体瘫痪、传导束性感觉障碍和大小便障碍为特征。

3. E【解析】急性脊髓炎病变可累及脊髓的任何节段，但以胸髓（$T_3 \sim T_5$）最为常见，其原因为该处的血液供应不如他处丰富，易于受累，其次为颈髓和腰髓。

4. D【解析】运动神经元病（MND）是一组病因未明的选择性侵犯脊髓前角细胞、脑干后组运动神经元、皮质锥体细胞及锥体束的慢性进行性变性疾病。临床特征为上、下运动神经元受损症状和体征并存，表现为肌无力、肌萎缩与锥体束征不同的组合，感觉和括约肌功能一般不受影响。

5. E【解析】关于脊髓血管疾病的临床表现：①间歇性跛行和下肢远端发作性无力是脊髓 TIA 的典型表现。②脊髓前动脉综合征又称之为脊髓前 2/3 综合征。脊髓前动脉供应脊髓前 2/3 区域，易发生缺血性病变，以中胸段或下胸段多见。③脊髓出血性疾病是硬膜外、硬膜下和脊髓内出血，可骤然出现剧烈的背痛、截瘫、括约肌功能障碍、病变水平一下感觉缺失等急性横贯性脊髓损害表现。④脊髓表面血管破裂出血可能只有背痛，无脊髓受压表现。⑤脊髓血管畸形引起临床症状的原因是畸形血管破裂出血，临床上可以表现为突发的肢体活动障碍或截瘫等。

6. E【解析】运动神经元病病理肉眼可见脊髓萎缩变细。光镜下脊髓前角细胞变性脱失，以颈髓明显，胸腰髓次之。

7. D【解析】脊髓圆锥（S_3~S_5和尾节）受损时无肢体瘫痪及锥体束征，表现为鞍区感觉缺失，即肛门周围及会阴部皮肤感觉缺失，肛门反射消失和性功能障碍，真性尿失禁及直肠失禁。

8. A【解析】脊髓后角损害可出现同侧痛温觉缺失，但触觉保留的分离性感觉。

9. C【解析】脊髓空洞症是一种慢性进行性脊髓疾病，典型临床表现为节段性分离性感觉障碍、病变节段支配区肌萎缩及营养障碍等。

10. E【解析】脊髓半侧损害表现为病变平面以下同侧肢体瘫痪，反射亢进，深感觉和触觉辨别觉障碍，对侧痛温度觉障碍，而两侧粗触觉均保留，称为布朗-赛夸综合征，也称为脊髓半切综合征。

11. B【解析】第 4 胸髓对应第 T_3椎体。同时脊髓压迫时感觉障碍出现顺序为自下向上，故损害部位应高于或等于 T_3椎体。

12. C【解析】腰椎结核区别于腰椎肿瘤的重要征象为椎间隙变窄，椎旁脓肿。

13. E【解析】一侧高颈髓病变，由于损伤一侧锥体束，可出现病变同侧上、下肢痉挛性瘫痪，但不可能仅出现一侧上肢痉挛性瘫痪。

14. C【解析】脊髓横贯性损害在急性脊髓炎和脊髓外伤的急性期往往出现脊髓休克症状，包括操作平面以下呈弛缓性瘫痪，肌张力低，腱反射减弱或消失，病理反射不能引出。休克期一般持续 3~4 周，以后逐渐转为上运动神经元瘫痪，包括肌张力增高，腱反射亢进，出现病理性反射及反射性排尿。

15. E【解析】急性脊髓炎与急性脊髓压迫症最重要的鉴别点是前者通常无椎管梗阻现象，腰穿时压颈试验通畅对鉴别诊断最有价值。

16. E【解析】脊髓血管畸形（SCVM）的临床致病机制如下。①脊髓静脉高压：是 SCVM 最常见的损伤机制。动脉血通过病变进入低压的静脉，静脉回流系统内压力增高，导致脊髓肿胀、神经元变性和坏死。②盗血：由于低阻血管构筑的出现如动静脉短路或畸形血管团，供应脊髓组织的血液直接由动脉经过病变的低阻力区进入到回流静脉，造成脊髓组织的缺血。③占位效应：SCVM 本身占位效应不明显，多数情况下是由于病变出血所致的血肿、或伴有动脉瘤、扩大的引流静脉或静脉瘤或球造成的。较大的 SCM、AN 和 SAVM 可引起占位效应和脊髓压迫症状。④出血：不多见，但是常引起脊髓的急性损伤，如，伴有 AN 的 SAVM 和 SCM 均可导致脊髓出血，颅颈交界区 DAVF 也可致 SHA。⑤血栓形成：病变血管可引起血栓形成，可发生在动脉（如 ASA 综合征），但特别易发生在长、扭曲和狭窄的引流静脉，继而产生脊髓缺血、坏死症状。

17. A【解析】在颈髓平面，脊髓后索纤维由内向外排列顺序分别为骶、腰、胸、颈的纤维。

18. B【解析】肌萎缩侧索硬化临床最显著的特征为上、下运动神经元损害症状并存，并无枕骨大孔区骨性畸形。

19. D【解析】对髓内外病变进行定位诊断时，临床早期出现压迫症状，后期出现缺血性损害时，应首先考虑脊髓外硬膜内病变。髓内病变、髓外硬膜内病变、髓外硬膜外病变的鉴别可参见 A2 型题第 30 题解析。

20. E【解析】在脊髓压迫症的症状中，对判定病变水平最有价值的症状或体征是感觉障碍。髓外肿瘤，感觉障碍自下而上到达受压节段水平。而髓内病变，感觉障碍则自上而下延展。待病变进展为横贯性脊髓损害时，则在病变水平以下深浅感觉均消失。

21. C【解析】脊髓对缺血耐受力较强，轻度间歇性供血不足不会造成脊髓明显损害，而完全缺血 15 分钟以上方可导致脊髓不可逆损伤。

22. D【解析】诊断脊髓压迫症除根据临床体征外，常需借助适当的辅助检查。脊柱 MRI 检查无创、能够清晰显示椎管内病变性质和部位等。对脊柱和脊髓疾病的诊断正确率 MRI 明显比 CT 高，病源显示、定位准确，可作为首选的检查方法。

23. A【解析】进行性脊髓性肌萎缩（PSMA）是一类由脊髓前角运动神经元和脑干运动神经核变性导致肌无力、肌萎缩的疾病。属常染色体隐性遗传病，临床并不少见。特点是运动神经元变性仅限于脊髓前角细胞变性，临床表现为进行性、对称性，肢体近端为主的广泛性弛缓性麻痹与肌萎缩。

24. D【解析】颈椎脊髓空洞常由小脑扁桃体下疝畸形引起，有时也可以由颈髓髓内的室管膜瘤等肿瘤引起。突出的表现为相应神经支配区域的痛觉和温度觉丧失，主要表现为前胸、后背、上臂等部位以及手部的痛觉和温度觉障碍。但是对这些部位进行神经系统检查时，患者的触觉和深感觉是保留的，即临床上所谓的分离性感觉障碍。也可表现为其他颈段脊髓内结构受损症状，但一般不引起坐骨神经痛。此外，患者还可以出现手部的骨间肌、鱼际肌等肌肉的萎缩，有时上臂尺侧的肌肉也可以出现萎缩，严重时形成爪形手。

25. A【解析】急性截瘫伴尿潴留最常见于急性脊髓炎，急性脊髓炎自主神经功能障碍的早期表现为尿潴留。

26. C【解析】对脊髓压迫症的诊断，最有价值的确诊手段为 MRI。MRI 为非侵袭性检查，能清晰地显示脊髓受压部位及范围、病变大小、形状及与椎管内结构关系，必要时可增强扫描推测病变性质。

27. D【解析】神经肌电图检查在运动神经元病的诊断和鉴别诊断中起重要的作用，也是了解运动神经元病患者神经病理生理变化的重要手段。运动神经元病肌电图的表现是典型的神经源性损害。

28. E【解析】脊髓空洞症临床诊断时，需要与髓内肿瘤、运动神经元病、脑干肿瘤、颈椎病以及 Anold-Chiari 畸形相鉴别，但一般不需与基底核出血鉴别。

29. A【解析】除吉兰-巴雷综合征（GBS）外，脊髓压迫症实验室检查时，脑脊液细胞数一般正常而蛋白质含量增高或有蛋白-细胞分离现象。

30. E【解析】胸段棘旁肌肌电图检查出现一定数量以上的纤颤波和正锐波，能提高肌萎缩侧索硬化（ALS）患者亚临床检出率，增加胸段棘旁肌（TSM）肌群神经源性损害依据，为 ALS 的诊断以及与脊髓型颈椎病（CSM）的鉴别诊断提供新的有价值的客观指标。

31. D【解析】脊髓亚急性联合变性（SCD）是由于维生素 B_{12}的摄入、吸收、结合、转运或代谢障碍导致体内含量不足而引起的中枢和周围神经系统变性的疾病。SCD 周围血象及骨髓涂片检查时，维生素 B_{12}含量减低。

32. E【解析】参见 A1 型题第 15 题解析。

33. B【解析】关于脊髓压迫症：①肿瘤常见，约占本病的 1/3 以上，绝大多数起源于脊髓组织及邻近结构。②位于髓外硬膜内最常见的是神经鞘膜瘤，脊髓内肿瘤以神经胶质细胞瘤常见，硬膜外以转移瘤多见，脊柱恶性肿瘤可沿椎管周围静脉丛侵犯脊髓，淋巴瘤和白血病少见。③脊柱疾病所致者最常见脊椎外伤、脊椎结核。④硬脊膜内病变多为原发性良性肿瘤。⑤脊髓压迫症是一组具有占位效应的椎管内病变，病因包括脊柱病变（如外伤、椎间盘突出和肿瘤等）、硬脊膜病、脊髓和神经根的病变（常见的是肿瘤，以转移瘤多见），其中最常见的病因是转移瘤。

34. C【解析】利鲁唑用于延长肌萎缩侧索硬化（ALS）患者的生命或延长其发展至需要机械通气支持的时间。它是经 FDA 批准的新药，临床试验已经证明利鲁唑通过干扰靶分子而阻断 CNS 内谷氨酸能神经传递，推迟 ALS 患者发生呼吸功能障碍时间，可延长 ALS 患者的存活期。

35. A【解析】脊髓亚急性联合变性（SCD）病变主要累及脊髓后索、侧索及周围神经等。

36. C【解析】在正常状态下，中央管常常是闭合的，中央管前面的灰质横条称为灰质前连合。脊髓空洞症大多数病变首先侵犯脊髓灰质前连合，通常空洞由中央管的背侧横向发展，可对称或不对称地向后角和前角扩展，并可侵及脊髓后索及侧索，最后扩展到该水平的绝大部分。

37. D【解析】感觉分离是指同一部位深感觉存在，而痛觉、温度觉消失。

38. A【解析】急性脊髓炎的运动障碍表现为急性起病，迅速进展，早期为脊髓休克期，出现肢体瘫痪、肌张力减低、腱反射消失、病理反射阴性。一般持续 2~4 周进入恢复期。

39. D【解析】呈短大衣分布的节段性分离性感觉障碍最常见于脊髓空洞症，参见 A1 型题第 9 题解析。脊髓空洞症症状的程度与空洞发展早晚有很大关系。一般病程进展较缓慢，早期出现的症状多呈节段性分布，最先影响上肢。当空洞进一步扩大时，髓内的灰质和其外的白质传导束也被累及，于空洞腔以下出现传导束功能障碍。因此，早期患者的症状比较局限和轻微，晚期症状则表现广泛甚至出现截瘫。

40. A【解析】脊髓短暂性缺血性发作类似短暂脑缺血发作，发作突然，持续时间不超过 24 小时，恢复后完全不留后遗症。间歇性跛行和下肢远端发作性无力是本病的典型临床表现。发作时，双下肢症状可不一致，体检可发现膝腱反射亢进及锥体束征阳性，但往往仍有动脉搏动存在。跛行间歇期，上述症状消失。

41. C【解析】脊髓前动脉来自两侧椎动脉的颅内段，多在延髓腹侧合并成一支，沿着脊髓前正中裂下行供应脊髓全长，接受各节段的分支动脉供血。在前正中裂内每1cm的脊髓前动脉分出3~4支沟动脉，这些沟动脉不规则地左右交替深入脊髓，供应脊髓前2/3区域的血液，沟动脉系终支动脉，容易发生缺血性病变，上胸段血管细小容易发生缺血，引起脊髓前动脉综合征。

42. C【解析】急性脊髓炎急性期，可采用大剂量甲泼尼龙短程冲击疗法，500~1000mg静脉滴注，每日1次，连用3~5天，有可能控制病情进展。也可用地塞米松。

43. B【解析】关于脊髓空洞症：①多数于20~30岁起病，缓慢进展或在一定时间后保持稳定。起病隐袭，最初出现手部感觉异常。②脊髓空洞常位于脊髓中央，以颈髓多见，也可扩展至延髓或单独发生于延髓，称为延髓空洞症。③皮肤营养障碍可表现为皮肤增厚、过度角化，皮肤及手指苍白。关节痛觉缺失可引起关节磨损、萎缩、畸形、关节肿大、活动度增加，运动时有明显骨摩擦音而无疼痛感，称为夏科关节，是本病特征之一。④常合并小脑扁桃体下疝、脊柱裂、脑积水、颈肋、弓形足等畸形，故认为脊髓空洞症是脊髓先天性发育异常。

44. A【解析】腰椎管狭窄症表现为神经性间歇性跛行，与血管性间歇性跛行（如血栓性动脉脉管炎）不同，区别主要有以下几方面：①神经性间歇性跛行可骑自行车及前屈位行走，血管性间歇性跛行由于下肢血流量的减少，长时间骑自行车及行走困难。②神经性间歇性跛行足背动脉搏动良好，血管性间歇性跛行足背动脉动搏动减弱或消失。③神经性间歇性跛行下肢可有节段性感觉障碍，血管性间歇性跛行为袜套式感觉障碍。④神经性间歇性跛行步行距离随病程延长而逐渐缩短，血管性间歇性跛行则不明显。⑤必要时，可行动脉造影检查，神经性间歇性跛行动脉良好，血管性间歇性跛行可显示动脉腔狭窄区。

45. D【解析】脊髓压迫症硬膜外病变典型的脊髓压迫症导致的颈髓硬膜外病变一般起病缓慢，病程较长，呈进行性发展。早期可有神经根痛，并表现为脊髓一侧受压症状，进而渐渐出现脊髓横断性损害症状，具有定位价值。早期病变刺激引起的根性痛，沿受损的后根分布的自发性疼痛，有时可表现相应节段“束带感”。随病变可由一侧、间歇性进展为双侧、持续性；前根受压可出现支配肌群束颤、肌无力和萎缩。侧索受压可出现锥体束征，腰椎穿刺可示椎管梗阻，脑脊液蛋白质增高。脊椎X线平片改变明显，如可见椎弓根间距增宽、椎弓根变形、椎间孔扩大、椎体后缘凹陷或骨质疏松。

46. D【解析】急性脊髓压迫症急性压迫病变力争发病或外伤事件6小时内减压。

47. B【解析】脊髓亚急性联合变性最有效的治疗是维生素B_{12}治疗。一旦确诊或拟诊本病应立即给予大剂量维生素B_{12}治疗，否则会发生不可逆性神经损伤，常用剂量为500~1000μg/d，肌内注射，连续2~4周；然后相同剂量，每周2~3次；连续2~3个月后改为500μg，口服，2次/日，总疗程6个月。贫血患者用叶酸。

48. E【解析】参见A1型题第10题解析。

49. A【解析】脊髓压迫症髓外硬膜内病变锥体束征显著，早期即可出现，多自一侧开始。参见A2型题第30题解析。

50. C【解析】脊髓压迫症的治疗原则是尽快去除脊髓受压的病因，能行手术者应尽早进行。

51. D【解析】脊髓内的上行传导通路中，薄束和楔束传导深感觉，薄束传递来自下半身的深感觉和识别性触觉，楔束自胸4以上出现，传导来自上半身的深感觉和识别性触觉。自下而上，薄束和楔束纤维逐渐向内加入，下半身的传导束逐渐被推向外侧。

52. D【解析】脊髓前动脉综合症又称Beck综合征、Davison综合征、脊髓前动脉闭塞综合征等。临床特点为脊髓前动脉分布区域受累，引起肢体瘫痪、痛觉、温觉障碍、直肠膀胱括约肌障碍。是神经系统疾病中较少见的脊髓缺血性疾病，症状是急性发作。发病时，最多见的初发症状表现为与病灶部一致的剧烈疼痛，束带感。障碍部位（多在颈髓下颈段及胸髓中胸段）以下分离性感觉障碍，即传导束型痛觉及温度觉丧失，而深感觉存在。下肢瘫痪恢复好于上肢瘫痪，即锥体束症状恢复较好。

53. D【解析】参见参见A2型题第30题解析可知，选项D错误，其余选项内容均正确。

54. E【解析】急性脊髓炎和脊髓压迫症的鉴别诊断，最有价值的是腰椎穿刺时压颈试验是否通畅。急性脊髓炎腰穿时压颈试验通畅，急性脊髓压迫症时，脊柱结核或转移癌，造成椎体破坏，突然塌陷而压迫脊髓，出现急性横贯性损害。脊柱影像学检查可见椎体破坏、椎间隙变窄或椎体寒性脓肿等改变，转移癌除脊柱影像学检查外可做全身骨扫描。

55. D【解析】脊髓后索包括薄束核和楔束核，脊髓后索的损害主要表现为受损平面下的深感觉障碍和精细触觉障碍，出现感觉性共济失调，表现为双手动作笨拙、步态不稳、踩棉花感，特别是在夜间走路的时候，可见步态蹒跚、步基增宽、Romberg征阳性（闭目后站立不稳，而睁眼时能保持稳定的站立姿势）等。

56. A【解析】中央动脉综合征临床表现为病变水平相应节段的下运动神经元瘫痪、肌张力减低、肌萎缩，多无锥体束损害和感觉障碍。

57. B【解析】一旦患上急性脊椎炎患者可能会有下肢疼痛或者皮肤等症状。对于下肢疼痛等肌肉方面的症状，可以通过肌肉锻炼或者功能锻炼进行康复训练。急性脊髓炎的治疗需要及时，急性脊髓炎的发生导致的双下肢瘫痪在病发的三个月之内进行康复治疗可将肢体影响降到最低，故康复训练不能过晚。

58. A【解析】急性脊髓炎排尿障碍者应保留无菌导尿管，每4~6小时放开引流管1次。当膀胱功能恢复，残余尿量少于100ml时不再导尿，以防膀胱挛缩，体积缩小。

59. B【解析】运动神经元病不侵犯脊髓交感神经节细胞，参见A1型题第4题解析。

60. C【解析】急性脊髓炎病变以胸髓（$T_3 \sim T_5$）最常见，参见A1型题第3题解析。

61. C【解析】脊髓病变患者病变在$T_{10} \sim T_{11}$时，下半部腹直肌无力，而上半部肌力正常，仰卧用力抬头时，可见脐孔被上半部腹直肌而向上移动，即 Beevor 征。

62. D【解析】脊髓后动脉在上颈段由椎动脉发出，在脊髓的后外侧沟内表面下行，并不形成主干，略呈网状，也接受各节段动脉血。供应脊髓后 1/3 区域血液，供应的主要结构为后索、后根和脊髓灰质背侧部分，吻合支尚可供应前索和侧索。由于分支吻合较好，因此较少发生血液供应障碍。

63. E【解析】急性脊髓炎患者大多在数小时或数日内出现受累平面以下运动障碍、感觉缺失及膀胱、直肠括约肌功能障碍，运动障碍早期为脊髓休克表现，一般持续 2~4 周后，肌张力逐渐增高，腱反射活跃，出现病理反射。脊髓休克期的长短取决于脊髓损害严重程度和有无发生肺部感染、尿路感染、压疮等并发症。

64. E【解析】急性横贯性脊髓炎最少见的发生部位是圆锥部。

65. E【解析】脊髓亚急性联合变性（SCD）患者的实验室检查：①脑脊液检查多正常，少数可有轻度蛋白增高。②注射组胺做胃液分析检查，通常可发现有抗组胺性的胃酸缺乏征。③周围血象及骨髓涂片检查提示巨细胞低色素性贫血，血网织红细胞数减少。④血清维生素 B_{12} 含量正常者做 Schilling 试验（口服放射性核素 ^{57} 钴标记维生素 B_{12}，测定其在尿、便中的排泄量），可发现维生素 B_{12} 吸收障碍。

66. B【解析】急性横贯性脊髓炎与急性炎性脱髓鞘性多发性神经病（AIDP）的区别是躯体有感觉损害平面。AIDP 肢体呈弛缓性瘫痪，末梢型感觉障碍，可伴脑神经损害，括约肌功能障碍少见，即使出现一般也在急性期数天至 1 周内恢复。

67. A【解析】脊髓的两侧连有 31 对脊神经，每对脊神经所连的一段脊髓，称为脊髓节段。脊髓共分 31 个节段，包括颈节 8 个，胸节 12 个，腰节 5 个，骶节 5 个和尾节 1 个。

68. B【解析】鉴别髓内肿瘤和髓外肿瘤最可靠的体征是有无分离性感觉障碍。髓内肿瘤由病变水平向下发展，可有分离性感觉障碍。而髓外肿瘤病灶以下呈上行性进展，上界明显，无分离性感觉障碍。

69. E【解析】脊髓髓外硬膜下肿瘤首发症状和体征往往是以四肢无力或进行性瘫痪为主，部分患者以感觉障碍及根痛症状或节段性运动肌肉萎缩、自主神经功能障碍为首诊不适。临床诊断一般分三期。①根痛期：当脊神经根受到肿瘤的压迫和刺激时，引起相应脊髓节段的根性疼痛或感觉异常。该症状多出现在颈段和马尾部的肿瘤。②脊髓压迫期：随肿瘤不断增大，使脊髓受到一定程度的压迫和推移，导致脊髓功能的部分丧失，而出现所谓脊髓半切综合征。是髓外肿瘤发展过程中比较典型的症状。③脊髓麻痹期：在压迫期未得到及时的诊断和治疗，病变进一步发展则导致相应肿瘤节段以下肢体的完全性截瘫，同时合并深浅感觉丧失，伸肌和屈肌的痉挛，以及大小便障碍。诊断以影像学检查为主。腰椎穿刺压颈试验有梗阻，脊髓造影、MRI 或 CT 扫描可见到肿物。本病一旦明确诊断，应尽早手术治疗。

70. C【解析】如锥体束受压则出现受压水平以下的同侧腱反射亢进，浅反射减弱或消失，故脊髓一侧锥体束受压可出现腹壁反射（浅反射）消失。

71. C【解析】脊髓发出和根神经有节段性支配的特点，大致有以下几个临床常用的标志。如肱二头肌反射为 $C_5 \sim C_6$，肱三头肌反射为 $C_7 \sim C_8$，桡骨膜反射为 $C_5 \sim C_6$，膝腱反射为 $L_2 \sim L_4$，跟腱反射为 $S_1 \sim S_2$ 等，故膝反射消失可能受损的部位是 $L_2 \sim L_4$。

72. A【解析】脊髓半切综合征临床特点的是脊髓病变平面以下同侧肢体瘫痪和深感觉障碍，对侧痛、温觉障碍。参见 A1 型题第 10 题解析。

73. D【解析】关于脊髓亚急性联合变性（SCD）：①本病的发生与维生素 B_{12} 的缺乏密切相关。维生素 B_{12} 是脱氧核糖核酸合成过程中的辅酶，其缺乏将影响造血功能及神经系统的代谢而发生贫血和神经系统变性。②病变主要在脊髓的后索和锥体束，严重时大脑白质、视神经和周围神经可不同程度受累。③病变主要累及脊髓后索、侧索及周围神经等。④括约肌障碍出现较晚，表现为大小便失禁或尿潴留。⑤患者的精神症状并不少见，表现为易激惹、淡漠、多疑、抑郁，进而智力障碍甚至痴呆。

74. D【解析】一横贯性脊髓病变患者，在乳头平面以下出现浅感觉障碍，不会出现交叉性瘫痪体征。交叉性瘫痪多为脑干病变，常见于脑干血管病变、炎症、肿瘤、外伤等。

75. B【解析】脊髓后索病变可引起分离性感觉障碍（痛、温觉消失，触觉存在）。

76. D【解析】腰椎穿刺测定脑脊液动力变化，常规及生化检查是诊断脊髓压迫症的重要方法。①脑脊液动力学改变压颈试验可证明椎管是否有梗阻，但压颈试验正常并不能排除椎管梗阻。椎管部分阻塞，初压正常或略增高，压腹迅速上升，解除腹压缓慢下降，放出脑脊液后末压明显下降；椎管完全阻塞，在阻塞平面以下测压力很低甚至测不出，压腹可迅速上升，而颈静脉加压对脑脊液压力无影响，放出脑脊液后明显下降。②脑脊液常规及生化改变细胞计数一般均在正常范围，炎性病变多有白细胞计数升高；有出血坏死的肿瘤者的红细胞和白细胞均升高；椎管完全梗阻时脑脊液蛋白明显增高，蛋白-细胞分离，甚至可超过 10g/L，流出后自动凝结，称为 Froin 征。

77. E【解析】乳头平面为 T_4 节段，剑突水平为 T_6 节段，肋缘水平为 T_8 节段。

78. A【解析】痛觉传导束交叉在脊髓前连合。脊髓前连合是两侧脊髓丘脑束的交叉纤维所在，损害时产生两侧、对称性、节段性痛觉、温度觉缺失或减退，而触觉及深感觉仍保留。

79. D【解析】脊髓的一半受损出现脊髓半切征，表现为：①损伤侧出现痉挛性瘫痪和深感觉障碍。②损伤对侧呈现浅感觉障碍，触觉障碍多不明显。凡一侧下肢以运动障碍为主，而另一侧下肢以感觉障碍为主时，都应视为不典型的脊髓半切征，常见于髓外硬膜内肿瘤。

80. B【解析】判定脊髓横贯性损害平面主要依据感觉障碍平面，引起感觉障碍的特点是受损节段平面以下双侧深浅感觉缺失。

81. C【解析】脊髓压迫症的最常见病因为椎管内脊髓外肿瘤，参见 A1 型题第 33 题解析。

82. C【解析】脊髓空洞症是脊髓的一种慢性、进行性的病变，病变多位于颈髓，也可累及延髓。

83. C【解析】脊髓空洞症的感觉障碍是分离性节段型，参见 A1 型题第 9 题解析。

84. C【解析】腰穿压颈试验的意义是区别于椎管内有无阻塞，正常人在两侧被压迫后，脑脊液压力可上升 100~300mm H_2O，松手后又会降至触压水平，称压颈试验通畅。若上升不明显或不降至初压水平，称压颈试验不通。不通畅应考虑为脊髓占位性病变。脑出血或颅内压明显增高时，禁做此实验，以免脑疝。

85. B【解析】急性脊髓炎最易损害的脊髓节段是 T_3~T_5，参见 A1 型题第 3 题解析。

86. C【解析】腰髓（L_1~L_5）平对第 10、11 胸椎，可借感觉和运动障碍水平定位病变。

87. C【解析】脊髓休克常见于急性横贯性脊髓炎，参见 A1 型题第 14 题解析。

88. E【解析】节段型分布的分离性感觉障碍的病变部位在脊髓后角，如脊髓空洞症属于慢性进行性脊髓病症患者会出现节段型分离性感觉障碍。

89. E【解析】脊髓半侧损害（Brown-sequard 综合征）多见于脊髓外伤、髓外肿瘤的早期，椎间盘压迫出现不完全的脊髓半节损害。

90. B【解析】脊髓前角受压时可出现节段性下运动神经元瘫痪症状，表现为由受损前角支配范围内的肢体或躯干肌肉萎缩、无力、肌肉纤颤。当皮脊髓压迫症质脊髓束受损时，引起受压平面以下肢体的痉挛性瘫痪—瘫肢肌张力增高、腱反射亢进、病理反射阳性。

91. C【解析】脊髓的结构大致为一扁圆形，在各椎体节段又稍有不同，在脊髓前面有前正中沟，后有后正中裂，在颈髓节段和腰髓节段分别有两个膨大，分别为颈膨大（C_5~T_2）和腰膨大（L_1~S_2）。

92. E【解析】脊髓副交感中枢位于 S_2~S_4侧角，发出纤维支配膀胱、直肠与性腺。

93. E【解析】关于急性脊髓炎：①散发，可见于任何年龄，但以青壮年多见。男女发病率无明显差异。②发病前 1~2 周常有上呼吸道感染、消化道感染症状，或有预防接种史。③急性起病，起病时有低热，病变部位神经根痛，肢体麻木无力和病变节段束带感。④急性可发生脊髓横贯损害症状。⑤早期为脊髓休克期，脊髓休克期长短取决于脊髓损害严重程度和有无发生肺部感染、尿路感染、压疮等并发症。

94. D【解析】脊髓损害的横向定位如下。①后根：受损的节段内各种感觉减退或消失，可有放射性疼痛。②后角：产生同侧节段性分离性感觉障碍（即痛、温觉缺失而触觉及深感觉保留）。③灰质前连合：产生两侧对称性节段性分离性感觉障碍。④前根和前角：支配相应的肌节下运动神经元瘫痪。⑤侧角：自主神经功能障碍，引起血管舒缩、发汗立毛反射障碍以及皮肤指甲营养改变等。⑥脊髓半横贯损害（Brown-Sequard 综合征：病灶同侧，损害水平以下深感觉缺失（后索受损），上运动神经元瘫痪（锥体束受损），血管舒缩运动障碍（早期皮肤潮红，后期皮肤紫绀发冷，侧索中下行的血管舒缩纤维受损）；病灶对侧，损害水平以下痛觉和温觉消失而触觉保留（因不交叉的触觉纤维在健侧后索中上行）。⑦脊髓横贯性损害：该节段平面以下出现双侧上运动神经元瘫痪，四肢瘫或截瘫，各种感觉丧失，大小便障碍和脊髓反射的改变。当脊髓受到急性严重的横贯性损害时，如急性脊髓炎、外伤等，早期首先出现脊髓休克现象：弛缓性瘫痪肌张力减低，腱反射减退或消失，无病理征，伴尿潴留。

95. B【解析】脊神经又称脊髓神经，由脊髓发出的成对神经。人体共有 31 对，其中颈神经 8 对，胸神经 12 对，腰神经 5 对，骶神经 5 对，尾神经 1 对。每一对脊神经由前根和后根在椎间孔处合成。

96. D【解析】腹壁反射属于正常反射，如腹壁反射异常，则对许多疾病有诊断价值。双侧腹壁反射减弱或消失多无病理意义，可见于老年人、经产妇、腹壁脂肪过多、腹壁松弛或某些腹腔疾患，如腹膜炎、腹水等。

97. B【解析】脊髓横贯性损害的主要症状是受损伤平面以下各种感觉缺失，出现上运动神经元瘫痪和括约肌功能障碍，急性期往往会出现脊髓休克的症状，表现为损害节段以下呈下运动神经元瘫痪。

98. D【解析】髓内病变多起始于脊髓中央管周围，在发病后相当长的时间内，症状和体征仅限于病变的节段范围内，呈节段型感觉障碍，即早期可出现明显的节段性肌无力和萎缩。但因不刺激神经根，很少发生根痛。

99. D【解析】某可疑脊髓压迫症患者在行腰穿检查后出现根痛、肢体力弱和尿潴留明显加重现象，最可能的原因为在梗阻平面以下行腰穿放脑脊液并作压颈试验造成占位病灶移位。

100. C【解析】急性脊髓炎与急性硬脊膜外脓肿的主要鉴别点为椎管内有无梗阻。急性硬脊膜外脓肿的临床表现与急性脊髓炎相似，但有化脓性病灶及感染病史，病变部位有压痛，椎管有梗阻现象，外周血及脑脊液白细胞增高，脑脊液蛋白含量明显升高，MRI 可帮助诊断。

101. B【解析】腰膨大上段受损时神经根痛区在腹股沟或下背部，下段受损时根性疼痛和感觉障碍位于会阴部、股部和小腿，下肢可有下运动神经元瘫痪，括约肌障碍常不明显。

102. B【解析】脊髓前角损害可以见于进行性脊肌萎缩、肌萎缩侧索硬化以及脊髓灰质炎等，脊髓前角损害会表现为节段性下运动神经元瘫痪，就是病变前角所支配的肌肉无力、萎缩，腱反射消失，常伴有肌束震颤，而感觉障碍不会出现，同时在肌电图上可以见到典型的神经源性损害，比如出现巨大综合电位等。

103. E【解析】感觉性共济失调即脊髓性共济失调。为脊髓后根后索病损造成深感觉障碍所引起。可见于脊髓病变、周围神经质、弗利德里失调。

104. C【解析】腰椎穿刺压颈试验不通畅，应考虑为脊髓占位性病变，参见 A1 型题第 84 题解析。

105. B【解析】参见 A1 型题第 3 题解析。

106. E【解析】霍纳综合征（Horner 综合征）又称小儿颈交感神经麻痹综合征、Bernard-Horner 综合征、Claude-Bernard-Horner 综合征等，是由于交感神经中枢至眼部的通路上任何一段受到任何压迫和破坏，引起瞳孔缩小、但对光反射正常，病侧眼球内陷、上睑下垂及患侧面部少或无汗等表现的综合征。

107. E【解析】压迫性与非压迫性脊髓病变最主要的鉴别依据是腰椎穿刺压颈试验是否通畅，压迫性脊髓病变常有椎管梗阻。

108. C【解析】急性脊髓炎最常见于青壮年，参见 A1 型题第 93 题解析。

109. A【解析】一侧脊髓丘脑束损害时可出现对侧皮肤痛、温度觉减退或缺失，故患者右侧脊髓丘脑束受损时，会产生左侧皮肤痛，温觉减退或缺失。

110. A【解析】急性脊髓炎早期可出现尿潴留、便秘，无膀胱充盈感，呈无张力性神经源性膀胱，因膀胱充盈过度，可出现充盈性尿失禁。随着脊髓功能的恢复，膀胱容量缩小，出现充盈性尿失禁。

111. B【解析】颈部脊髓损伤是一种非常严重的损伤，常造成患者死亡或残疾。颈上段脊髓损伤者易发生四肢瘫痪，如果膈肌和肋间肌瘫痪，可发生呼吸困难，常致患者迅速死亡。颈下段脊髓损伤者在损伤平面以下出现肢体瘫痪，上肢呈节段性感觉和运动障碍；由于胸部呼吸肌瘫痪，患者仅有腹式呼吸，同时伴有括约肌功能障碍和 Horner 综合征。脊髓完全断裂者可立即发生弛缓性完全瘫痪，损伤平面以下各种感觉和反射消失，一般不能恢复。

112. B【解析】脊髓半切损害综合征最常见于髓外硬脊膜内肿瘤，参见 A1 型题第 69 题解析。

113. C【解析】急性脊髓炎发病 2~3 周后，椎管呈不完全性梗阻现象，最可能的原因为出现脊髓蛛网膜粘连。

114. B【解析】肱二头肌质反射减弱或消失，而肱三头肌反射正常提示病变部位为 C_5或 C_6，参见 A1 型题第 71 题解析。

115. E【解析】已确诊脊髓压迫症的患者，最重要的治疗是病因治疗，参见 A1 型题第 50 题解析。

116. C【解析】脊髓压迫症是一组具有占位效应的椎管内病变。病因在成人以肿瘤最为常见，约占 1/3 以上。尤以髓外硬膜下肿瘤（如脊膜瘤、神经鞘瘤）和硬膜外肿瘤肿瘤常见。其次是炎症，少见病因包括脊柱损伤、脊柱退行性变、颅底凹陷症等先天性疾病，以及脊髓血管畸形所致硬膜外及硬膜下血肿。

117. B【解析】楔束与深感觉传导有关，参见 A1 型题第 51 题解析。

118. A【解析】神经根症状（神经根性疼痛或局限性运动障碍）对脊髓压迫症的定位诊断最有价值。早期病变刺激引起的根性痛，沿受损的后根分布的自发性疼痛，有时可表现相应节段“束带感”。随病变可由一侧、间歇性进展为双侧、持续性；前根受压可出现支配肌群束颤、肌无力和萎缩。

119. E【解析】脊髓丘脑束受损产生对侧躯体痛温觉减退或缺失，参见A1型题第109题解析。

120. C【解析】脊髓压迫症的原因：①肿瘤：常见。髓外硬膜内最常见的是神经鞘膜瘤，脊髓内肿瘤以神经胶质细胞瘤常见。②炎症：脊髓非特异性炎症、结核性脑脊髓膜炎、严重椎管狭窄、椎管内反复注药以及多个椎间盘病变、反复手术和脊髓麻醉等可导致蛛网膜粘连或压迫血管影响血液供应，引起脊髓、神经根受累症状；结核和寄生虫等可引起慢性肉芽肿、蛛网膜炎和蛛网膜囊肿等；化脓性炎症血行播散可引起急性硬膜外或硬膜下脓肿。③脊柱外伤：如骨折、脱位及椎管内血肿形成。④脊柱退行性病变：如椎间盘突出、后纵韧带钙化和黄韧带肥厚等均可导致椎管狭窄。⑤先天性疾病：如颅底凹陷症、环椎枕化、颈椎融合畸形、脊髓血管畸形等。⑥血液疾病：血小板减少症等存在凝血机制障碍的患者腰穿后可致硬膜外血肿致使脊髓受压。

121. B【解析】脊髓髓内病变早期为病变节段支配区分离性感觉障碍，累及脊髓丘脑束时感觉障碍自病变节段向下发展，鞍区感觉保留至最后才受累，称为马鞍回避。

122. B【解析】慢性脊髓压迫症病情呈缓慢进行性发展，通常临床表现分为根痛期、脊髓部分受压期和完全受压期3期。表现为肌张力增高、腱反射亢进及病理征阳性。椎管阻梗早而明显，脑脊液蛋白含量多有明显增高，脊髓造影可证实（可有烛泪状表现）。

123. A【解析】脊髓髓外病变感觉障碍起始于下肢远端，自下肢远端向上发展。

124. A【解析】脊髓前角细胞对骨骼肌的支配有节段性的特点，因此脊髓前角及前根受损时，会出现病变节段支配肌肉弛缓性瘫痪，伴有肌肉萎缩和肌束颤动。

125. E【解析】关于急性脊髓炎：①为非特异性炎症引起的脊髓白质脱髓鞘病变或坏死，导致急性横贯性脊髓损害。②多数为横贯性损害，是临床上最常见的一种脊髓炎。③病损水平以下感觉缺损。④下肢任何部位的刺激或膀胱充盈，均可引起下肢屈曲反射和痉挛，常伴有大小便功能障碍。⑤病变部位以胸段脊髓炎最为常见，尤其是$T_3 \sim T_5$节段，颈髓、腰髓次之。

126. E【解析】脊髓MRI检查对脊髓压迫性病变的诊断最有价值，参见A1型题第26题解析。

127. C【解析】急性上升性脊髓炎与吉兰-巴雷综合征（急性炎性脱髓鞘性多发性神经病）的鉴别要点是感觉障碍的形式不同。急性上升性脊髓炎起病急骤，由下肢迅速波及上肢或延髓支配肌群，出现吞咽困难、构音障碍、呼吸肌瘫痪。而吉兰-巴雷综合征起病呈急性或亚急性，少数起病较缓慢，主要表现为肢体瘫痪、射干肌瘫痪、脑神经麻痹等运动障碍。

128. E【解析】硬脊膜外血肿在椎管疾病中并非罕见，以胸椎节段为多见，是一少见的脊髓压迫症。

129. B【解析】参见A1型题第14题解析。

130. A【解析】急性脊髓压迫症应及早明确诊断，尽快去除脊髓受压的病因，手术是唯一切实有效的措施。病因治疗应根据病变部位和病变性质决定手术方法，如病变切除术、去椎板减压术及硬脊膜囊切开术等。急性压迫病变力争发病或外伤事件 6 小时内减压；硬膜外转移肿瘤或淋巴瘤者应作放射治疗或化学治疗；髓内肿瘤者应视病灶边界是否清楚予以肿瘤摘除或放射治疗；恶性肿瘤或转移瘤如不能切除，可行椎板减压术，术后配合放化疗治疗；颈椎病和椎管狭窄者应作椎管减压，椎间盘突出者应作髓核摘除；硬脊膜外脓肿应紧急手术，并给予足量抗生素；脊柱结核在根治术同时进行抗结核治疗；真菌及寄生虫感染导致脊髓压迫症可用抗真菌或抗寄生虫。

131. A【解析】脊髓空洞症是脊髓内形成管状空腔以及胶质增生，常好发于颈部脊髓，是一种慢性、进行性的病变。

132. B【解析】Horner 综合征患者瞳孔对光反射是正常的，参见 A1 型题第 106 题解析。

133. C【解析】急性期周围血白细胞总数可稍增高，合并感染可明显增高。腰穿查脑脊髓液压力多正常，少数因脊髓肿胀至椎管轻度阻塞，一般无椎管梗阻现象。外观多无明显异常，脑脊液细胞总数特别是淋巴细胞和蛋白含量可有不同程度的增高，但也可正常，多以淋巴细胞为主。脑脊液蛋白定量正常或轻度升高，葡萄糖及氯化物正常。蛋白和白细胞数的变化多于脊髓炎症程度和血脑屏障破坏程度相一致。

134. E【解析】脊髓压迫症时，脊髓受压病变部位对损伤后果也有影响，如髓内病变直接侵犯神经组织，症状出现较早；髓外硬膜外占位性病变由于硬脊膜阻挡，脊髓受压较硬膜内病变轻。

135. E【解析】临床常用的标志：上、中、下腹壁反射的反射中枢分别位于 $T_7 \sim T_8$、$T_9 \sim T_{10}$、$T_{11} \sim T_{12}$。而踝反射是由骶 1~2 节段的神经支配的。

136. D【解析】急性脊髓炎与脊髓肿瘤的鉴别，主要是急性脊髓炎腰穿显示椎管无梗阻。

137. C【解析】支配右上肢的 $C_5 \sim T_2$ 的痛温觉及部分触觉神经纤维在同侧后角换神经元，而深感觉纤维和部分触觉纤维直接进入后索，故右侧 $C_5 \sim T_1$ 后角受损会造成右上肢的痛、温度觉障碍而深感觉和触觉保留。

138. B【解析】Arnold-Chiari 畸形（ACM）是一种以小脑扁桃体下疝为主要特征的先天性疾病，多数伴有脊髓空洞症（SM）。

139. B【解析】急性炎性脱髓鞘性多发性神经病又称吉兰-巴雷综合征，一般认为是神经系统由体液和细胞共同介导的单相性自身免疫病。患者脑脊液可有蛋白-细胞分离现象，即蛋白增高而细胞正常或接近正常。

140. D【解析】脊髓空洞症的病理特征为脊髓内空洞形成、脊髓积水及胶质细胞增生。临床表现为进行性、阶段性、分离性疼痛、温度觉丧失，触觉及深感觉保存，肌肉萎缩、无力及皮肤营养障碍等。

141. E【解析】脊髓短暂性缺血发作（TIA）时，脊髓蛛网膜下降出血脑脊液（CSF）呈血性。椎管梗阻时CSF蛋白量增高，压力低。

142. C【解析】脊髓空洞症关节痛觉缺失可引起关节磨损、萎缩和畸形，关节肿大，活动度增加，运动时有摩擦音而无痛觉，称为Charcot关节病，又称无痛性关节病，是一种继发于神经感觉和神经营养障碍的破坏性关节疾病。

143. E【解析】脊髓后角是二级感觉细胞所在部位，是中继站。后角损害时易出现痛觉与温度觉障碍，位置觉、振动觉及识别触觉的纤维因不经过后角，由同侧后索上行，故不受影响，后角病变时病灶侧 相应皮肤出现分离性痛、温觉障碍。后角底都内侧有Clarke柱，后角病变如涉及此处，可引起肌张力减低及轻微的小脑性共济失调。如损害了脊髓反射弧的传入部分，易引起有关反射的消失。后角刺激性病变可引起自发性疼痛及感觉过敏。

144. D【解析】脊髓硬脊膜外脓肿应作为神经外科急诊进行治疗，在脊髓发生不可逆损伤以前即应紧急手术减压和排脓。故选项D错误，其余选项疾病及其治疗措施是正确的。

145. A【解析】脊髓空洞症皮肤营养障碍表现为皮肤增厚、过度角化，痛觉消失区的表皮烫伤、割伤可造成顽固性溃疡及瘢痕形成，甚至指、趾节末端无痛性坏死、脱落，称为Morvan征。晚期可有神经源性膀胱和尿失禁。

146. A【解析】脊髓前角质细胞损伤常见于病毒，炎症感染，临床多见于脱髓鞘脊髓炎，脊髓炎，病毒性脊髓炎。前角损害的表现参见A1型题第102题解析。

147. B【解析】脊髓空洞症的前期症状，主要表现为感觉异常。最早症状常为相应支配区自发性疼痛，继而出现节段性分离性感觉障碍，表现有一侧手部、臂的尺侧及上胸部或两侧上肢、两侧颈、上胸与背部呈披肩或短上衣样分布的分离性感觉障碍（痛、温觉严重缺失，而触觉、深感觉保留）。

148. D【解析】脊髓MRI是诊断脊髓空洞症最准确的方法，可在纵、横断面上清楚显示出空洞的位置及大小。

149. E【解析】脊髓中央管附近的损害可表现为双侧对称的分离性感觉障碍（痛、温觉减弱或消失，触觉保留），脊髓中央管积水或出血。

150. E【解析】急性脊髓炎急性期应用大剂量甲泼尼龙冲击治疗，有可能控制病情发展，临床症状明显改善通常出现在用药3个月后，其后可逐渐减量并改为口服激素维持治疗。

151. C【解析】感觉障碍特点对鉴别脊髓空洞症和颈椎病最有价值。颈椎病多见于中老年，神经根痛常见，感觉障碍多呈根性分布，手及上肢出现轻度肌无力及肌萎缩；颈部活动受限或后仰时疼痛。颈椎CT、MRI有助于鉴别诊断。

152. B【解析】急性脊髓炎在急性期主要有运动障碍、感觉障碍和自主神经障碍等表现，目前认为脊髓炎与自身免疫有关，急性期应采用肾上腺皮质激素治疗。用氢化可的松每日5~10mg/kg，加入5~10%葡萄糖溶掖中静脉滴注，每日1次。1~2周后酌情减量，或改为强的松口服，并逐渐减停。

153. E【解析】有无感觉障碍和营养障碍对鉴别脊髓空洞症和肌萎缩性侧索硬化症最有价值。肌萎缩性侧索硬化症发病年龄多在中年，只侵犯运动神经元，感觉系统不受侵犯。

154. E【解析】脊髓半侧损害可引起脊髓半切综合征，多发于颈椎。是脊髓某阶段半侧部分损害后，引起损伤平面以下，同侧肢体上运动神经元瘫痪，所支配的深感觉、精细触觉和运动功能消失或者障碍。但对侧的浅感觉痛觉，温度觉消失的临床症状。

155. C【解析】参见 A1 型题第 73 题解析。

156. A【解析】腰膨大（$L_1 \sim S_2$）受损时表现两下肢下运动神经元瘫痪，两下肢及会阴部感觉缺失，尿便功能障碍，损害平面在 $L_2 \sim L_4$ 时膝腱反射消失，在 $S_1 \sim S_2$ 时跟腱反射消失，$S_1 \sim S_3$ 损害会出现阳痿。

157. A【解析】脊髓亚急性联合变性病理改变主要发生在脊髓后索及锥体束，参见 A1 型题第 73 题解析。

158. D【解析】脊髓亚急性联合变性患者多于中年发病，男女无明显差异，起病呈亚急性或慢性。多数在神经症状出现前有倦怠、乏力、舌炎、腹泻等贫血的一般表现。

159. C【解析】脊髓亚急性联合变性患者运动障碍通常较感觉障碍出现晚，双下肢可呈不完全性痉挛性截瘫，查体可见双下肢无力、肌张力增高、腱反射亢进及病理征阳性。如周围神经病变较重时，则表现为肌张力减低、腱反射减弱，但病理征常为阳性。尿失禁等括约肌功能障碍出现较晚。

160. B【解析】脊髓圆锥受损时双下肢多无明显的运动功能障碍，肛门与会阴部有鞍状感觉障碍，性功能障碍（阳痿或射精不能）；大小便失禁或潴留，肛门等反射消失。偶尔可以保留球-肛门反射和排尿反射。

161. A【解析】参见 A1 型题第 159 题解析。

162. B【解析】脊髓亚急性联合变性的特异性治疗为应用大剂量维生素 B_{12} 治疗，以免发生不可逆性神经损伤，维生素 B_{12} 吸收障碍者需终生用药，合用维生素 B_1 和维生素 B_6 等效果更佳。

163. C【解析】脊髓亚急性联合变性患者早期诊断并及时治疗是改善本病预后的关键，如能在起病 3 个月内积极治疗，多数可完全恢复；若充分治疗 6 个月至 1 年仍有神经功能障碍，则难以恢复。不经治疗神经系统症状会持续加重，甚至可能死亡。

164. E【解析】下骶髓病变时无肢体瘫痪及锥体束征。

165. C【解析】急性脊髓炎与脊髓压迫症鉴别最有价值的是，前者无神经根症状，而后者临床上有结核中毒现象或有相应的原发病。

166. D【解析】关于脊髓亚急性联合变性：①少数患者可见淡漠、嗜睡、激惹、猜疑、抑郁及情绪不稳等精神症状，严重时出现精神错乱、瞻望、妄想、幻觉、类偏执狂倾向、认知功能减退、记忆力减退及 Korsakoff 综合征等，甚至可发展为痴呆。②体征可表现为深感觉障碍：关节位置觉、震动觉先后在下肢和上肢减退或消失，并可出现感觉性共济失调。③锥体束征和周围神经病变表现。临床表现为双下肢深感觉缺失、感觉性共济失调、痉挛性瘫痪及周围性神经病变等，常伴有贫血的临床征象。

167. D【解析】急性脊髓炎和周期性瘫痪的鉴别点为是否有传导束性感觉障碍，前者无。

168. C【解析】在脊髓内，浅感觉脊髓丘脑束纤维的排列有一定的顺序：自外向内、由浅入深，依次排列着来自骶、腰、胸、颈部的纤维。

169. A【解析】颈膨大（C_5～T_2）出现双上肢呈下运动神经元瘫痪，双下肢呈上运动神经元瘫痪，病灶平面以下各种感觉缺失，可有肩及上肢放射的根性神经痛，C_8～T_1节段侧角细胞受损时，可产生Horner综合征。上肢腱反射改变有助于病变节段的定位，如肱二头肌反射减弱或消失，而肱三头肌反射亢进，提示病损在C_5～C_6水平，肱二头肌反射正常，而肱三头肌反射减弱或消失，提示病变在C_7。

170. C【解析】若脊髓胸腰段一侧锥体束受压可出现腹壁反射消失，参见A1型题第70题解析。

171. B【解析】是否有括约肌障碍可用于鉴别急性脊髓炎和吉兰-巴雷综合征。急性脊髓炎自主神经障碍可表现为尿潴留、大量残余尿及充盈性尿失禁，大便失禁。休克期后呈现反射性膀胱、大便秘结，阴茎异常勃起。但吉兰-巴雷综合征为急性发病的四肢弛缓性瘫痪，与急性脊髓炎休克期相似，但其感觉障碍为末梢型而非束型，瘫痪远端重于近端，多无括约肌功能障碍，脑脊液有蛋白-细胞分离现象。

172. D【解析】C_3～C_5节发出膈神经，损害时可致呼吸困难。高颈段脊髓炎有呼吸困难者应及时吸氧，保持呼吸道通畅，选用有效抗生素来控制感染，必要时气管切开进行人工辅助呼吸。

173. D【解析】腰椎穿刺测定脑脊液动力变化，常规及生化检查是诊断脊髓压迫症的重要方法。①脑脊液动力学改变压颈试验可证明椎管是否有梗阻，但压颈试验正常并不能排除椎管梗阻。椎管部分阻塞，初压正常或略增高，压腹迅速上升，解除腹压缓慢下降，放出脑脊液后末压明显下降。椎管完全阻塞，在阻塞平面以下测压力很低甚至测不出，压腹可迅速上升，而颈静脉加压对脑脊液压力无影响，放出脑脊液后明显下降。②脑脊液常规及生化改变细胞计数一般均在正常范围，炎性病变多有白细胞计数升高；有出血坏死的肿瘤者的红细胞和白细胞均升高；椎管完全梗阻时脑脊液蛋白明显增高，蛋白-细胞分离，甚至可超过10g/L，流出后自动凝结，称为Froin征。

174. C【解析】椎管内出血是一种继发性脊髓损伤。损伤使硬脊膜内或硬脊膜外小血管破裂而形成出血，出血量大（形成血肿），会对脊髓造成压迫并产生压迫症状。最常见的原因为因为外伤而导致脊髓血管出现畸形。

175. C【解析】参见A1型题第33题解析。

176. B【解析】脊髓休克：脊髓严重横贯性损伤急性期呈现脊髓休克，表现受损平面以下呈弛缓性瘫痪，肌张力低下，腱反射消失，病理征不能引出和尿潴留等，一般持续 2~6 周后，逐渐转变为中枢性瘫痪。

177. B【解析】脊髓前动脉血栓形成最常见的部位是颈胸段，因此处动脉血管较细、血液供应较差所致。动脉粥样硬化是脊髓前动脉血栓形成的主要原因。其次，心肌梗死、心搏骤停、主动脉硬化、主动脉夹层动脉瘤或主动脉破裂、胸腔及脊柱手术、急性出血所引起的严重低血压以及血液病也是少见原因。

178. D【解析】急性脊髓炎患者损害平面以下肢体和躯干的各类感觉均有障碍，重者完全消失，呈传导束型感觉障碍，系双脊髓丘脑束和后索受损所致。

179. E【解析】脊髓压迫症时，因颈段、胸段、腰段和骶段椎管腔大小不同，同样大小的病灶压迫不同的节段症状不同，胸段受压症状最重。胸段（胸 1~11）病变特征较少，患者常呈两下肢的痉挛性瘫痪。感觉障碍的平面在胸 2 以下，腹股沟以上，因此正确的节段定位比较困难。

180. E【解析】关于脊髓亚急性联合变性的临床表现：多于中年以上起病，男女无差异。呈亚急性或慢性进展。通常四肢远端有感觉异常，包括麻木、麻刺感、寒冷感或紧箍感，多为持续性和对称性，往往从足趾开始逐渐累及两手。继感觉异常发生后，首先感到下肢发僵、步行容易疲乏，或步态不稳而易于倾跌。两手动作笨拙，甚至扣衣服扣都感到困难。早期可发生阳痿。较晚先是排尿困难或尿急，其后是尿潴留或尿失禁。

181. C【解析】脊髓严重横贯性损伤急性期往往呈现脊髓休克，参见 A1 型题第 14 题解析。

182. A【解析】脊髓侧索包含皮质脊髓束、脊髓丘脑束，分别支配同侧随意运动，传导对侧躯体痛温觉和粗略触觉。切断脊髓侧索，可出现切断部位以下同侧随意运动丧失和对侧浅感觉丧失。

183. B【解析】参见 A1 型题第 176 题解析。

184. E【解析】根据缓慢隐匿起病，出现脊髓后索、侧索及周围神经损害的症状和体征，血清中维生素 B_{12}缺乏，有恶性贫血者则可诊断为脊髓亚急性联合变性（SCD）。如果诊断不明确，可行试验性治疗来辅助诊断：血清维生素 B_{12}缺乏伴血清中甲基丙二酸异常增加的患者，如给予维生素 B_{12}治疗后血清中甲基丙二酸降至正常，则支持该病的诊断。

185. A【解析】脊髓的血液供应有 3 个主要来源，分别是脊髓前动脉，脊髓后动脉和根动脉。脊髓静脉回流通过与脊髓前、后动脉并行的根前和根后静脉回流至椎静脉丛，在胸段与胸腔内奇静脉及上腔静脉相通，在腹部与门静脉和盆腔静脉、下腔静脉有多处相通，椎静脉丛内的压力很低，没有瓣膜，常受胸、腹压力的变动而改变血流方向，成为感染和恶性肿瘤的颅内或椎管内转移的途径。

186. D【解析】脊髓血管造影为诊断脊髓血管畸形最为重要的诊断方法。根据患者的病史及症状体征，脊髓造影或选择性脊髓血管造影可为诊断提供确切证据。

187. B【解析】脊髓血管畸形较少见，最常见的表现是蛛网膜下腔出血或脊髓出血。脊髓血管畸形可以发生在脊髓任何节段，但最常见为颈段和圆锥。

188. D【解析】急性脊髓炎根据急性起病、病前感染史和迅速出现的脊髓横贯性损害，结合脑脊液、MRI 检查可以诊断，诊断依据包括：①进展性的脊髓型感觉、运动、自主神经功能障碍。②双侧的症状或体征（不一定对称）。③明确的感觉平面。④影像学除外压迫性病变（MRI 或脊髓造影；如条件不具备可行 CT 检查）。⑤提示脊髓炎症的表现，脑脊液淋巴细胞增高、IgG 合成率升高或增强扫描可见强化。如果初期无上述表现，可在第 2~7 天复查 MRI 及腰穿。⑥起病后 4 小时到 21 天内达到高峰。

189. E【解析】髓外肿瘤早期症状通常是由神经根的受压所引起：疼痛与感觉异常，继以感觉丧失，肌肉无力与萎缩，感觉与运动症状的范围都与受累神经根的支配区域相符。肿瘤进一步的生长产生对脊髓的压迫，产生进展性强直性肢体瘫痪，伴病变水平以下表皮浅感觉与本体深感觉的障碍。括约肌控制功能的丧失可导致尿潴留、便秘或大小便失禁。根据肿瘤的定位与肿瘤的性质，脊髓的症状可轻可重，而且往往是双侧不对称。肿瘤若压迫脊髓血管造成血管闭塞则可以引起脊髓软化，产生脊髓横断的症状。脑脊液蛋白含量增高较明显，细胞数目正常。

190. A【解析】急性脊髓炎时，早期脊髓休克阶段，病变水平以下呈弛缓性瘫痪、肌张力降低、深反射消失，病理反射也可引不出来。通常于 2~3 周后，逐渐过渡到痉挛性瘫痪，肌张力逐渐升高，尤以伸肌张力增高较明显，深反射出现继而亢进，病理反射明显，与此同时有时肌力也可能开始有所恢复，恢复一般常需数周、数月之久，但最终常有一些体征残留。

二、A2 型题

1. B【解析】患者主要表现为四肢无力，双侧上肢肌力 4 级、下肢 2 级，双侧 Babinski 征阳性，尿潴留。病变应该位于颈膨大（参见 A1 型题第 169 题解析）。颈膨大内有下行的运动传导束及上行的感觉传导束，故损伤后可出现严重症状。双侧上肢呈现周围性瘫痪，双侧下肢呈中枢性瘫痪，病灶平面以下痛、温、触、压及本体感觉均消失，可有向肩及上肢放射的神经根痛，伴有排尿障碍。颈 8 胸 1 节段侧角细胞受损时，可以产生霍纳综合征。

2. D【解析】根据题干信息，该患者定位诊断：脊髓胸 7 平面全横贯损害，髓外病变。依据：①双胸 7、8 以下痛觉、温度觉、位置觉和音叉觉明显减退。②双上肢正常，双下肢肌力 2 级。③双下肢肌张力高，膝反射和跟腱反射亢进，双下肢病理反射阳性。对该患者的定性诊断最可能的是髓外肿瘤（神经纤维瘤、脊膜瘤可能性大）。依据：①病程较长，缓慢起病，进行性加重。②初始有神经根的刺激症状：2 年前开始的右胸和背部下方疼痛。③有从脊髓半切损害到全切损害的过程：1 年半前出现右下肢无力，左下肢对疼痛和温度感觉迟钝，6 月来双下肢均无力。④排便困难出现于病程晚期。

3. D【解析】该患者发病前 1~2 周有过劳的发病诱因，急性起病，“劳累后出现胸背痛一周半，两下肢麻木，无力，尿失禁 1 天”呈进展性表现。结合查体结果有双侧的症状或体征等，最可能的诊断是急性脊髓炎，本病的诊断依据参见 A1 型题第 188 题解析。

4. A【解析】肱二头肌反射的正常深层反射由肌皮神经引入，通过 $C_5 \sim C_6$，仍由肌皮神经传递。检查时，若上述反应亢进、减弱或消失，均为肱二头肌反射异常。该患者检查肱二头肌反射减弱，表明 C_5或 C_6反射弧受损。

5. C【解析】如果胸椎病变压迫脊髓，会出现胸椎以下部位的麻木，力气不足，感觉障碍等症状，严重的会有截瘫症状。该患者有胸椎结核病史，双侧胸 5 以下感觉障碍，截瘫，其病变位于第 3 胸椎。

6. A【解析】患者为中年男性，慢性发病。进行性上升性左下肢麻木 1 年余伴右下肢肌力减退。左肋弓以下感觉减退，双侧腹壁反射减弱，右侧膝反射亢进。定位：胸 6 脊髓，髓外病变。依据：有感觉平面，平胸 6（剑突以下），感觉平面自下而上发展。定性：髓外肿瘤。依据：慢性发病，进行性发展。

7. B【解析】该患者为一缓慢起病的脊髓横贯性损伤患者，腰椎穿刺有梗阻（脑脊液蛋白高，压颈试验上升下降均缓慢），说明脊髓压迫。感觉平面定脊髓病变的上界，在剑突水平（胸 6），中胸段应减去 2 个节段，扫描的部位应以胸椎 4 为中心 。MRI 是有价值的确诊手段，要优于 CT、CTA、MRA 和 MRV 均为脑血管成像手段，对脊髓病的诊断价值有限。

8. D【解析】该患者表现为进行性加重的根性神经痛，有下肢的运动、感觉障碍，查体有明显感觉障碍平面，双侧皮质脊髓束损害体征，提示脊髓压迫症可能累及第 10 胸髓，需尽快检查病因，明确有无占位病变。

9. B【解析】该患者为青壮年，急性起病，迅速出现进行性双下肢无力，完全瘫痪。双乳头水平以下感觉丧失，尿潴留，不能排便等自主神经障碍。腰椎穿刺脑脊液压力正常，压颈试验通畅，白细胞和蛋白轻度增高。最可能的诊断为急性脊髓炎。

10. C【解析】患者为青年男性，病程已 2 年，表现为两手的运动和浅感觉受损，尤其是两手多次反复烫伤史。应首先考虑脊髓空洞症的可能，因为临床上脊髓空洞症多数为先天性因素引起，发病年龄偏小，有些空洞随着年龄增大而逐渐扩大，除影响脊髓中央浅感觉交叉纤维外，尚可引起脊髓内其他神经通路等结构的损害，造成相应的功能障碍，而空洞的部位多好发于颈髓，其次在延髓，也可见于其他脊髓节段。磁共振成像对空洞的检出率很高，应首选颈髓磁共振检查。

11. B【解析】患者早期出现根痛，感觉障碍呈上升性发展，提示为髓外病变。查体出现一侧后索和锥体束损害表现，对侧的浅感觉障碍，符合 Brown-Sequard 综合征（又称脊髓半侧损害综合征），常见于脊髓压迫症，其他几种疾病较少出现。

12. D【解析】患者有感冒发烧史，突发胸背痛，两下肢无力麻木，小便不畅，急诊应首选通过腰椎穿刺留取脑脊液，以便明确大脑和脊髓是否出现某些疾病。

13. C【解析】该患者为青壮年，急性起病，继两足麻木无力并逐渐加重后，迅速出现两下肢完全瘫痪和大、小便排出困难。查体肌张力低下，双侧 Babinski 征阴性，乳头水平以下痛触觉消失且无汗。腰椎穿刺脑脊液正常，压颈试验椎管通畅。最可能的诊断为急性脊髓炎。

14. A【解析】患者下半部腹直肌无力，而上半部肌力正常，病变部位在 T_{10}。症状表现病变平面以下同侧（右侧）肢体瘫痪，反射亢进，对侧（左侧）痛觉障碍，触觉保留，这是脊髓半侧损害的表现。故该患者病变水平在脊髓右半侧 T_{10}平面。

15. C【解析】四肢肌力低，四肢肌张力低，腱反射消失，病理征阴性，提示周围神经损伤，需排除脊髓休克期表现，但四肢迟缓性瘫为完全性瘫，不表现为近端好，远端重。

16. A【解析】通过以下诊断要点，该患者应诊断为急性脊髓炎。①发病前感染史和急性起病。②症状：运动障碍、感觉障碍和自主神经功能障碍。③体征：脊髓休克（症状表现双下肢肌力 1 级，脐平面以下感觉消失，双下肢肌张力减低，腱反射消失，未引出病理反射），病变以下感觉消失和尿潴留、便秘。④辅助检查：脑脊液（细胞数和蛋白增高）。

17~18 E、E【解析】通过以下诊断要点，该患者应诊断为急性脊髓炎。①发病前 5 天前头痛、鼻塞、流鼻涕和全身酸痛，2 天前急性起病。②症状：颈背疼痛伴四肢无力。③体征：有脊髓休克症状表现（肌张力低，腱反射消失，病理征阴性），病变 C_4平面以下痛觉减退，有尿潴留。

19. C【解析】患者四肢刺痛、麻木不适 3 年逐渐加重伴行走困难，起病隐匿，出现脊髓后索损害的症状（脊髓后索损害的症状表现参见 A1 型题第 55 题解析）和轻度贫血，初步可诊断为脊髓亚急性联合变性（SCD），为明确诊断，需进一步进行血清维生素 B_{12}测定。若给予患者维生素 B_{12}治疗后，患者血清中甲基丙二酸降至正常，则支持 SCD 的诊断。

20~21 A、A【解析】根据题干信息，该患者表现为急性发病的脊髓性瘫痪（多为四肢瘫、截瘫）、分离性感觉障碍、膀胱直肠功能障碍等典型症状，最可能的诊断是脊髓前动脉综合征。本病首发症状常为突发病损水平相应部位根痛或弥漫性疼痛。起病时表现为弛缓性瘫，脊髓休克期后转变为痉挛性瘫，因后索一般不受累而出现传导束型分离性感觉障碍，痛温觉缺失而深感觉保留，大小便障碍较明显。

22. B【解析】该患者表现为间歇性跛行。典型表现为走一段距离后出现双侧下肢沉重、乏力，但休息后即缓解，诊断首先考虑为脊髓短暂性缺血发作（TIA）。TIA 类似短暂性脑缺血发作，突发起病，持续时间短暂，不超过 24 小时，恢复完全，不遗留任何症状。典型表现为间歇性跛行和下肢远端发作性无力，行走一段距离后单侧或双侧下肢沉重、无力甚至瘫痪，休息或使用血管扩张剂可缓解；或仅有自发性下肢远端发作性无力，可自行缓解，反复发作，间歇期无症状。

23. C【解析】通过以下诊断要点，该患者应诊断为急性脊髓炎。①发病前两周曾有咳嗽、咽痛症状，3 天前急性起病。②症状：背部酸痛，下肢乏力、麻木进展为双下肢瘫痪。

③体征：脊髓休克症状表现（肌张力低，胸 4 节段以下深、浅感觉消失，膝腱反射未引出，Babinski 征阴性，有尿潴留。

24. E【解析】通过以下诊断要点，该患者应诊断为急性脊髓炎。①2 周前出现头痛、鼻塞、流鼻涕和全身酸痛，1 周前急性起病。②症状：颈背疼痛伴四肢无力。③体征：脊髓休克症状表现［肌张力低，腱反射未引出，双侧 Babinski 征（-），C_4平面以下痛觉减退］，有尿潴留。

25. B【解析】通过以下诊断要点，该患者应诊断为急性脊髓炎。①2 天前急性起病。②症状：进行性双下肢瘫痪，大小便障碍。③体征：胸水平以下深浅感觉丧失和截瘫（横贯性损伤）。④辅助检查：脑脊液检查压力正常，白细胞总数增高，淋巴细胞增高，蛋白轻度增高（急性脊髓炎脑脊液检查表现）。

26. E【解析】参见 A2 型题第 20 题解析。

27. B【解析】通过以下诊断要点，该患者应诊断为急性脊髓炎（又称急性横贯性脊髓炎）。①5 天前有感冒病史，1 天前急性起病。②症状：急起双下肢无力，1 天后进展至双上肢无力。③体征：肌张力低，腱反射消失，未引出病理征。颈 4 平面以下感觉消失，有尿潴留。④辅助检查：脑脊液检查压力正常，白细胞总数增高，蛋白轻度增高（急性脊髓炎脑脊液检查表现）。MRI 检查急性期可见病变部位水肿、增粗（MRI 是确诊急性脊髓炎最可靠的方法。

28. A【解析】平脐部有过敏带，为脊髓损害部位。

29. A【解析】患者表现为病变水平相应节段的下运动神经元瘫痪，肌张力减低，腱反射减弱，双侧 Babinski 征阴性，无锥体束损害和感觉障碍。最可能的诊断是脊髓中央动脉综合征。

30. D【解析】根据表 13-1，结合题干中提供的患者症状和查体表现，该患者诊断为髓外硬膜内病变的可能性大。

表 13-1　髓内病变、髓外硬膜内病变、髓外硬膜外病变鉴别

	髓内病变	髓外硬膜内病变	髓外硬膜外病变
早期症状	多为双侧	自一侧，很快进展为双侧	多从一侧开始
根性痛	少见，部位不明确	早期常有，剧烈，部位明确	早期可有
感觉障碍	分离性	传导束性，开始为一侧	多为双侧传导束性
痛温觉障碍	自上向下发展，头侧重	自下向上发展，尾侧重	双侧自下向上发展
脊髓半切综合征	少见	多见	可有
节段性肌无力 & 萎缩	早期出现，广泛明显	少见，局限	少见
锥体束征	不明显	早期出现，多自一侧开始	较早出现，多为双侧

续 表

	髓内病变	髓外硬膜内病变	髓外硬膜外病变
括约肌功能障碍	早期出现	晚期出现	较晚期出现
棘突压痛、叩痛	无	较常见	常见
椎管梗阻	晚期出现，不明显	早期出现，明显	较早期出现，明显
脑脊液蛋白增高	不明显	明显	较明显
脊柱 X 线平片改变	无	可有	明显
椎管造影充盈缺损	梭形膨大	杯口状	锯齿状
MRI 检查	脊髓梭形膨大	髓外肿块及脊髓移位	髓外肿块及脊髓移位

31. A【解析】参见 A2 型题第 27 题解析。

32. D【解析】根据题干信息所述，该患者早期右背部疼痛为神经根刺激症状，继之下肢出现脊髓半切综合征（右下肢无力，对侧左下肢痛温觉障碍，双侧 $T_7 \sim T_8$ 以下深浅感觉减退等），最后为脊髓横贯性损害，故该患者诊断考虑为髓外硬膜内肿瘤。

33. A【解析】参见 A2 型题第 1 题解析。

34. B【解析】参见 A2 型题第 1 题解析。

35. C【解析】每个脊神经后根支配一定的皮肤区域，该区域称为皮节，绝大多数皮节由 2~3 个神经后根重叠支配。因此单一神经后根损伤时感觉障碍不明显，只有两个以上后根损伤时才出现分布区的感觉障碍。因而脊髓损伤的上界应比查体的感觉障碍平面高出 1~2 个节段。第 8 胸椎损伤一般是胸椎骨折之后造成的脊髓损伤而导致部分瘫痪。

36. C【解析】根据患者症状表现及查体结果，初步诊断为脊髓压迫症。诊断脊髓压迫症诊断的基本步骤为：首先必须明确脊髓损害是压迫性的或是非压迫性的，其次确定脊髓压迫的部位或节段，进而分析压迫是在脊髓内、髓外硬膜内或硬膜外病变，以及压迫的程度，最后确定病变性质。

37. A【解析】根据患者缓慢进展的症状表现及查体结果，初步诊断为脊髓压迫症。慢性脊髓压迫多分为 3 个时期：①神经根及脊膜刺激：可由单侧开始。在肢体无力或感觉丧失之前出现，上肢力弱一般较轻，提示颈髓损伤。②脊髓部分受压期：常呈半侧脊髓损害综合征、后索硬化以及肌萎缩侧索硬化综合征、联合硬化综合征。典型表现是下肢无力。③脊髓横贯期由于损害的结构不同患者可有根的症状、感觉障碍（髓内、外病变不同）、运动障碍（急、慢性不同，可有节段性前角、前根损害、锥体束损害）、反射异常（可有病变节段的反射减退或消失，病变水平以下的反射亢进、病理反射出现，脊髓休克期一切反射消失）、自主神经损害（大、小便障碍的类型与病变部位有关），另外可有脊膜刺激征。膀胱和直肠括约肌功能受累较晚，表现为延迟、频繁，而后为无痛性潴留。

38. C【解析】急性脊髓炎以胸髓（$T_3 \sim T_5$）最为常见，大多在数小时或数日内出现受累平面以下运动障碍、感觉缺失及膀胱、直肠括约肌功能障碍。外伤、劳累、受凉等为发病诱因。结合该患者的症状、体征，最可能诊断为急性脊髓炎，所以选项 C 正确。吉兰-巴雷综合征（选项 A）患者无排尿、排便障碍。髓内肿瘤（选项 B）、髓外肿瘤（选项 D）大多病情进展缓慢，主要为脊髓压迫症状，表现为根性疼痛或局限性运动障碍，疼痛部位固定、剧烈难忍，痛温觉减退或缺失等。颈椎病（选项 E）主要表现为颈背疼痛、上肢无力、手指发麻、头晕、恶心，甚至视物模糊等症状。

39. D【解析】患者有脊髓半切综合征表现，即病灶侧运动障碍、对侧感觉障碍，逐渐出现肿瘤节段以下的运动障碍和感觉异常，表现为肢体无力、肌萎缩和截瘫，肌张力和腱反射异常。诊断考虑为髓外硬膜内肿瘤。若髓外硬膜外肿瘤病程进展较快，会很快出现严重的脊髓压迫症。

40. B【解析】患者搬家具时突然起病，典型表现是突然出现腰部剧烈疼痛，且双下肢有放射样麻木及疼痛，不能行走。查体结果腰骶部压痛明显，双下肢痛觉减退，腱反射消失，以及直腿抬高试验阳性等提示腰椎椎间盘突出，此时应首先进行腰椎磁共振检查检查，明确椎间盘突出的程度。

41. B【解析】患者自半年前右上肢逐渐无力发病以来，症状和体征仅限于病变的节段范围内，呈节段型感觉障碍，无根痛表现。同时参见 A2 型题第 30 题解析可知，该患者最可能的诊断是髓内病变。

42. D【解析】该患者为青壮年发病，1 周前有劳累的发病诱因。急性起病，迅速出现双侧下肢麻木、无力。双侧下肢肌力 0 级，腱反射消失，病损平面以下深浅感觉消失，双侧 Babinski 征阴性。有排尿费力的自主神经障碍。首先应考虑诊断为急性脊髓炎。

43. A【解析】患者有注射疫苗发烧 1 周病史，热退后出现双下肢无力伴尿潴留。根据查体结果，首先进行腰椎穿刺检查，有助于根据脑脊液的情况判断神经系统的功能情况，帮助进行中枢神经系统疾病的诊断和鉴别诊断。

44. D【解析】参见 A2 型题第 38 题解析。

45. C【解析】根据题干信息，参见表 13-2、表 13-3 的鉴别要点，该患者最可能的诊断是髓外硬膜内肿瘤。

表 13-2　髓内肿瘤和髓外肿瘤的鉴别要点

	髓内肿瘤	髓外肿瘤
常见病理类型	神经胶质瘤、室管膜瘤	神经纤维瘤、脊膜瘤
病程	长短不一，一般病程短，胶质瘤囊性变时可进展加速	较长，进展缓慢，硬膜外转移性肿瘤呈急性病程
根痛	少见，多为烧灼性痛，少有定位意义	多见、且有定位意义

续 表

	髓内肿瘤	髓外肿瘤
感觉改变	病变节段最明显，由上向下障碍，呈节段性，有感觉分离改变	下肢的脚、趾感觉改变明显，由下向上发展，少有感觉分离
运动改变	下运动神经元症状明显，广泛肌萎缩，锥体束征，出现晚且不显著	下运动神经元症状的早期只限所在节段，锥体束征出现早，且显著
脊髓半切征	少见或不明确	多且典型，症状先限于一侧
自主神经障碍	较早出现且显著	较晚出现且不显著
椎管梗阻改变	出现较晚，且不明显	出现较早且明显
腰穿放液后反应	症状改变不明显	肿瘤压迫症状加重
脑脊液蛋白改变	增高不明显	明显增高
椎管骨质改变.	较少见	较多见

表 13-3 髓外硬膜内病变与髓外硬膜外病变的鉴别要点

	髓外硬膜内病变	髓外硬膜外病变
发病率	较多见	较少见
病程发展	较缓慢	较快
病变性质	良性肿瘤多见	转移瘤和恶性瘤多见
根痛	单侧多见	双侧多见
体征	多不对称，脊髓半离断损害	多对称，脊髓损害症状较晚发生
体位变化痛	多有	多无
棘突压痛，叩击痛	较常见	常见
脑脊液改变	明显，蛋白-细胞分离	不明显
X线平片	可见椎间孔扩大，椎弓根变扁，椎弓根根距变宽	可有椎体破坏
碘油造影、MRI	多呈深杯口型完全梗阻，脊髓变细明显，MRI 髓外肿块，脊髓移位	梗阻平面边缘不锐利，呈刷状外观，脊髓轻度移位，MRI 检查硬膜外肿块，脊髓移位

46. E【解析】患者1年前的首发症状为右上肢的自发性疼痛，咳嗽时加重，5个月前进展为四肢瘫痪，右上肢为弛缓性瘫（肌张力减低，腱反射减弱，较早发生肌肉萎缩）、右下肢为痉挛性瘫（肌张力增高，腱反射活跃亢进，病理反射阳性）。这些均为颈膨大病变的临床表现，故该患者最可能的诊断为右侧颈膨大，病变部位位于 $C_5 \sim T_2$。

47. C【解析】参见A2型题第24题解析。

48. D【解析】患者1周前有上呼吸道感染病史，5天急性起病，迅速出现脊髓横贯性损害症状，病变平面以下浅、深感觉障碍，运动瘫痪，并出现自主神经功能障碍（尿潴留、下半身无汗）。初步诊断为急性脊髓炎，为明确诊断首先应进行腰穿检查。如果脑脊液压力正常，外观是无色透明的，而且细胞数和蛋白含量出现了轻度增高，淋巴细胞为主，糖、氯化物正常，说明患有急性脊髓炎。

49. C【解析】参见 A2 型题第 16 题解析。

50. B【解析】患者 1 年来逐渐出现两手、两下肢麻木，病变由上向下障碍，呈节段性。近半年来出现尿失禁提示括约肌功能障碍，运动障碍表现为两手掌骨间肌萎缩，以上为髓内肿瘤表现。肱二头肌反射正常，而肱三头肌反射消失，提示病变在 C_7。

51. D【解析】参见 A2 型题第 45 题解析。

52. D【解析】根据患者症状及查体表现，怀疑患者为脊髓肿瘤，MRI 是脊髓肿瘤最常用的检查方法，可清晰显示病变范围、特点，结合增强扫描，可直接观察肿瘤形态、部位、大小及与脊髓的关系。

53. C【解析】患者病前 2 周有上呼吸道感染史。3 天前急性起病，首先症状为肢体对称性迟缓性肌无力，由双下肢开始逐渐累及双上肢及面肌无力。以上临床表现结合查体结果（四肢弛缓性瘫痪，腱反射消失，感觉正常）符合急性炎性脱髓鞘性多发性神经病（AIDP）的临床表现。

三、A3/A4 型题

1. D【解析】患者“左侧 T_4以下痛温觉消失，运动觉及振动觉消失，右侧 Babinski 征阳性”，病变节段平面应在 T_4。

2. C【解析】根据该患者病程发展较缓慢（9 个月）、单侧烧灼样背痛、腰椎穿刺椎管不全梗阻、脑脊液蛋白（0.65g/L）明显增高等要点，判断其病变横向定位应在右侧髓外硬膜内病变。参见 A2 型题第 30 题解析。

3. B【解析】该患者症状表现“烧灼样右背痛，咳嗽时加剧”呈进行性加重，有下肢的运动、感觉障碍（右下肢逐渐无力，伴左足麻木并向上扩延），结合查体结果，最可能的诊断是脊髓压迫症。

4~5 E、D【解析】患者 2~3 年前有颈椎骨质增生病史。1 个月前开始的典型症状表现为双下肢麻木无力，并逐渐向上发展。有颈椎间盘突出症、椎管狭窄的可能性。首先，应询问患者病史及遗传史，并对其进行评估。其次，进行体格检查，评估腿部和足部肌肉的力量。通过神经感觉试验，以检查神经压迫症状或刺激症状。最后，通过检测平衡及生理病理反射，看看是否有特定的神经根与脊髓受压症状。病史询问重点应包括是否有外伤及发热史、发病形式及演变过程、首先症状及伴随症状以及是否伴随括约肌功能障碍。

6. A【解析】患者若经检查确诊为颈椎间盘突出症、椎管狭窄，应当考虑手术治疗，选择手术治疗的主要目的是解除神经组织和血管在椎管内、神经根管内或椎间孔内所受的压迫，避免脊髓缺血、水肿和渗出。常用的手术方式为椎板切除、神经根减压术。比较新的技术有脊柱非融合技术，如棘突间撑开装置及椎弓根钉弹性固定装置。

7. D【解析】患者发病前有发热及全身酸痛病史，急性起病，首发症状表现为肢双下肢对称性、迟缓性肌无力，伴尿潴留、便秘。结合检查结果，该患者最可能的诊断为急性脊髓炎。

8. C【解析】上肢正常提示高颈髓，颈膨大正常。患者检查见 T_4以下痛、温觉及深感觉障碍，双下肢肌力、肌张力减低。故病变定位于 T_2及以上。

9. B【解析】急性脊髓炎的 MRI 表现与患者的临床症状和体征密切相关。典型的 MRI 改变：病变部位脊髓增粗和强化明显，髓内斑点状或片状长 T_1、长 T_2信号。

10. D【解析】脑急性脊髓炎白细胞数正常或增高，计数一般为（10~100）$\times 10^6$/L，淋巴为主，蛋白正常或轻度增高（0.5~1.2g/L），糖、氯化物正常。

11. B【解析】前期有结核中毒症状，后出现脊髓横贯性损害表现，伴有神经根刺激症状考虑为结核肉芽肿压迫脊髓可能（髓外、硬膜外）。

12. C【解析】患者双上肢正常，可排除颈膨大处，双病理征阴性，可排除腰膨大处和圆锥处，剑突下痛温觉减退可排除 T_{12}~L_2，故选项 C“T_3~T_8”正确。

13. D【解析】为进一步明确诊断，首选胸椎磁共振成像（MRI）检查，能清楚地显示各不同轴线的断层图像，提供较清晰的解剖结构层次。对脊髓病变的部位上下缘界线位置及性质能提供最有价值的信息，对诊断脊髓病变最有价值。

14. A【解析】上述检查完善后，仍需进一步做腰椎穿刺。腰椎穿刺测定脑脊液动力变化和常规、生化学检查是诊断脊髓压迫症的重要方法。

15. E【解析】患者病变以下剑突下痛温觉减退，病变水平以下肢体肌力，慢性起病时表现为肌张力增高，并出现病理反射。患者出现括约肌功能障碍（尿便功能障碍）。以上均为脊柱结核的体征表现，故该病的病因首先考核为脊柱结核。

16. D【解析】该病确诊后，应针对病因（结核）进行治疗，故首选抗结核治疗。

17. D【解析】患者有 4 个月前过度弯腰造成的外伤史，现有症状表现为肢体瘫痪、感觉缺失，并伴有膀胱、直肠功能障碍等症状。根据以上病史与检查结果，该患者最可能是脊髓病。

18. C【解析】患者双侧下肢麻木至不能走路，提示病损主要累及皮质脊髓束。病灶对侧水平以下出现痛温觉及原始触觉障碍提示脊髓丘脑束损害。

19. B【解析】根据题干信息及查体结果，该患者主要表现为躯干下半部与两下肢的上运动神经元瘫痪，以及相应部位的感觉障碍和大小便功能紊乱。从感觉、运动和反射异常的最高水平来考虑，其脊髓病损的水平是胸髓。

20. C【解析】胸椎间盘突出的表现变化多样，其症状和体征由间盘突出的情况决定，患者常是先出现胸背痛，随后是感觉障碍，无力和大小便功能障碍。脊柱可有轻度侧弯及椎节局限性疼痛、压痛及叩痛。一般不引起具有胸节感觉障碍水平的截瘫。

21. B【解析】患者为脊髓病，首先要做的辅助检查是胸椎 MRI，因为胸椎 MRI 检查对判定脊髓病变状况极有价值，可显示脊髓病变早期的水肿、出血，并可显示脊髓病变的各种病理变化、脊髓受压、脊髓横断脊髓不完全性损伤、脊髓萎缩或囊性变等。

22. C【解析】脊髓内压迫症时，脊髓功能处于即将丧失的临界状态，腰穿可加重病情。

23. C【解析】脊髓前角细胞损伤时会出现所支配的骨骼肌的下运动神经元瘫痪（又称弛缓性瘫痪或周围性瘫痪）。其特点为肌张力降低，腱反射减弱或消失，肌肉萎缩，病理反射阴性。如脊髓前角细胞刺激性病变可伴有肌束震颤，肌电图显示神经传导异常和失神经电位。故该患者根据查体结果判断，损伤部位可能位于脊髓前角。

24. D【解析】患者四肢肌肉萎缩、痉挛，有肌束颤动。腱反射活跃，巴宾斯基征（+）这些都是运动神经元病（MND）的表现。

25. B【解析】实验室检查可能会出现血清维生素 B 水平降低，这也提示营养障碍可能与 MND 发病有关。脑脊液检查腰穿压力正常或偏低，脑脊液检查正常，免疫球蛋白可能增高。血常规检查正常，血清肌酸磷酸肌酶活性正常或轻度增高，而其同工酶不高。

26. C【解析】对于脊髓亚急性联合变性（SCD）的诊断有 3 种方法：第一是通过患者的临床表现来判断，特别是对于有胃大部切除、胃炎、贫血等特征的患者要特别留意。第二，磁共振检查。第三，对血清维生素 B_{12}含量进行检测。根据题干信息，该患者有胃溃疡出血胃大部切除手术史，症状表现为四肢末端麻木，走路不稳如踩棉花样，闭眼时明显。应首先考虑的诊断为 SCD。

27. D【解析】亚急性神经系统联合病变是神经元变性疾病合并脱髓鞘神经损害性疾病，发病原因和维生素缺乏所致神经营养不良有关，故患者血维生素 B_{12}浓度测定对 SCD 的诊断最有帮助。

28. E【解析】SCD 的体征包括：①浅感觉障碍：呈“手套样”和“袜套样”分布。②深感觉障碍：关节位置觉、震动觉先后在下肢和上肢减退或消失，并可出现感觉性共济失调。③运动及反射功能：可出现有关肢体无力甚至瘫痪。同时有肌张力增高，腱反射亢进；腹壁及提睾反射消失；出现病理反射。但如同时有周围神经受损表现，则腱反射及肌张力不一定增高。④括约肌障碍出现较晚，表现为大小便失禁或潴留。

29. E【解析】患者疾病早期有根痛症状，脑脊液呈淡黄色提示感染，压力正常，蛋白显著增高，糖、氯化物正常，压颈试验不通畅，以上提示椎管完全梗阻。结合查体结果，该患者最可能的诊断是脊髓压迫症。

30. C【解析】参见 A1 型题第 169 题解析。

31. D【解析】脊髓压迫症首选的检查是脊髓 MRI，有助于定位定性诊断。

32. C【解析】尽快去除脊髓受压的原因是治疗的原则，能行手术者应尽早进行手术治疗，力争在起病 6 小时内减压。

33. D【解析】患者腰背痛近 1 年（占位部位），主要症状是双下肢麻木、无力并进行性、发展，大、小便障碍。为脊髓占位病变。由患者病程较长，进展缓慢，感觉改变由下向上发展，自主神经障碍出现较晚等特点，为髓外肿瘤。

34. D【解析】胸髓 MRI 检查对明确诊断最有价值，原因参见 A3/A4 型题第 21 题解析。

35. A【解析】脊髓外占位性病变的治疗应首选手术治疗，尽快去除压迫后进行综合治疗。

36. E【解析】患者 2 周前有发热、轻咳病史，劳累、着凉后觉双下肢麻木、无力，相继出现尿潴留、截瘫。根据以上病史及症状表现，不排除急性脊髓炎的可能。为初步确定诊断，应特别注意患者是否有躯干某一平面下各种感觉减退或消失这一体征。若确为急性脊髓炎，患者损害平面以下肢体和躯干的各类感觉均会出现障碍表现。

37. C【解析】根据患者的查体结果“平脐以下深浅感觉消失”，平脐为 T_{10} 节段，“上腹壁反射存在，中、下腹壁反射消失”，腹壁反射消失也有助于定位，故最可能的病变部位在胸髓第 10 节段。

38. B【解析】根据查体结果，该患者为双侧下肢肢体瘫痪、肌张力减低、腱反射消失，为急性脊髓炎的运动障碍表现，处于早期，脊髓休克期。

39. E【解析】急性脊髓炎一般采取内科治疗，主要依靠药物治疗减轻脊髓损害、防治并发症及促进功能恢复，手术治疗没有效果。

40. C【解析】该患者病程较短，无根痛表现，早期出现括约肌功能障碍（排尿困难），下运动神经元症状明显，脐以下痛觉减退，但触觉存在。根据以上这些要点，可初步诊断髓内占位病变的可能性较大。

41. D【解析】为明确诊断，应进一步检查脊髓 MRI。MRI 可反映不同髓内肿瘤的病理特点，据此特点可进行鉴别诊断。

42. E【解析】该患者双下肢发麻、感觉无力，且有排尿障碍，并逐渐向上进展，这些症状提示了神经损伤。髓内占位病变药物治疗效果不好，考虑髓内肿瘤的可能性比较大，一般需要作手术切除才能缓解症状。

43. C【解析】该患者急性起病，有胸背部疼痛（病变部位神经根痛）表现，今晨出现双下肢无力，伴大、小便障碍，脐以下各种感觉障碍，双下肢肌力 0 级，无病理反射。这些症状表现及查体结果提示患者已出现受累平面以下运动障碍、感觉缺失及膀胱、直肠括约肌功能障碍。故最可能的诊断是急性脊髓炎。

44. D【解析】胸椎 MRI 检查对诊断有意义。磁共振成像能早期显示脊髓病变的性质、范围、程度，是确诊急性脊髓炎最可靠的方法。

45. B【解析】根据题干中患者的临床表现，最可能的诊断是急性脊髓炎。依据如下：青壮年发病，急性起病，迅速出现肢体麻木、无力，查体发现：病损平面以下深浅感觉消失（双侧 T_{10} 以下深浅感觉均消失）。自主神经障碍（尿潴留）。辅助检查发现：脑脊液压力正常，蛋白 0.5g/L 轻度增高，糖、氯化物含量正常。

46. A【解析】急性脊髓炎的病因目前尚未明确，可能为感染后的机体自身免疫反应所致，或某些病毒感染所致，部分病例源于疫苗接种后。

47. D【解析】该患者住院治疗 2 个月后生活仍无法自理，应加强肢体功能锻炼。早期可被动活动肢体的各关节保持肢体的功能位，防止足下垂，这是尽快恢复瘫痪肢体功能的有效方法。还应经常按摩瘫痪的肢体防止肌肉萎缩，防止肢体挛缩与畸形。当疾病逐渐恢复，患者的肌肉力量也会开始好转，此时的康复训练需要由被动运动转变为主动运动。以和缓轻柔为主要原则。可从下肢的上下活动、伸曲站立开始，直至帮助鼓励患者逐步完成踏步、走路等主动训练。在康复训练过程中，搭配电针理疗等方式可加速患者的恢复进程，可根据患者的具体情况进行采用。急性脊髓炎的治疗需要及时，患者双下肢瘫痪在病发的 3 个月内进行康复治疗可将肢体影响降到最低。

48. C【解析】根据患者的症状表现及查体结果，参见 A2 型题第 45 题解析，不难作出右髓外硬膜内肿瘤的诊断。

49. E【解析】首先应做 T_9为中心的 X 线片，髓外硬膜内肿瘤时，阻塞层面呈杯口状压迹，脊髓移位明显。

50. C【解析】通过以下诊断要点，该患者最可能的诊断是急性脊髓炎。①发病前有有低热病史，1 天前急性起病。②症状：运动障碍、感觉障碍和自主神经功能障碍（双下肢进行性瘫痪伴排尿障碍）。③体征：脊髓休克（症状表现剑突以下深、浅感觉障碍，双下肢松弛性瘫痪），病变以下感觉消失和尿潴留。

51. C【解析】该患者剑突以下深、浅感觉障碍，剑突水平为 T_6节段，疾病表现为病变以下感觉消失，故病变定位于脊髓上胸段 $T_1 \sim T_6$。

52. C【解析】急性脊髓炎的特点是急性横贯性损伤，受损的节段平面以下弛缓性瘫痪。运动障碍早期为脊髓休克表现，表现主要以弛缓性瘫痪为主，一般持续 2~4 周后，肌张力逐渐增高，腱反射活跃，出现病理反射。脊髓休克期的长短取决于脊髓损害严重程度和有无发生肺部感染、尿路感染、压疮等并发症。脊髓损伤严重时，常导致屈肌张力增高，下肢任何部位的刺激或膀胱充盈，均可引起下肢屈曲反射和痉挛，伴有出汗、竖毛、尿便自动排出等症状，称为总体反射，常提示预后不良。随着病情的恢复，感觉平面逐渐下降，但较运动功能的恢复慢且差。自主神经功能障碍早期表现为大小便潴留，后随着脊髓功能的恢复，可形成反射性神经源性膀胱。

四、B 型题

1. D【解析】参见 A1 型题第 71 题解析。

2. B【解析】$C_8 \sim L_2$侧角内主要是交感神经细胞，发出的纤维经前根、交感神经径路支配和调节内脏、腺体功能，$C_8 \sim T_1$侧角发出的交感纤维，一部分沿颈内动脉壁进入颅内，支配同侧瞳孔扩大肌、睑板肌、眼眶肌，另一部分支配同侧面部血管和汗腺。$S_{2 \sim 4}$侧角为脊髓的副交感中枢，发出的纤维支配膀胱、直肠和性腺。

3. E【解析】参见A1型题第71题解析。

4. C【解析】脊髓高颈段（C_1~C_4）损害后，四肢呈上运动神经元瘫痪，病变平面以下全部感觉缺失或减退，尿失禁，四肢及躯干常无汗，可有神经根痛，C_3~C_5段损害时，可造成两侧膈神经麻痹，可出现呼吸困难、腹式呼吸运动减弱甚至消失，咳嗽无力。

5. B【解析】参见A1型题第76题解析。

6. A【解析】急性脊髓炎脑脊液检查时，压力正常或增高，若脊髓严重肿胀造成梗阻则压颈试验异常。脑脊液外观无色透明，细胞数、蛋白含量正常或轻度增高，淋巴细胞为主，糖、氯化物正常。

7. C【解析】脑脊液出现蛋白-细胞分离现象是吉兰-巴雷综合征（GBS）的特征之一，即蛋白水平升高而细胞数正常。病初CSF蛋白正常，通常在第一周末蛋白水平升高，临床症状稳定后蛋白仍可继续升高，发病后3~6周达高峰，迁延不愈的患者CSF蛋白可高达20g/L，是神经根病变导致根袖吸收蛋白障碍。CSF及外周血可检出寡克隆带，但不完全相同，提示部分Ig为鞘内合成，说明此病与免疫相关。

8. B【解析】临床出现Beevor征，病变部位在T_{10}~T_{11}，参见A1型题第61题解析。

9. E【解析】脊髓颈膨大位于C_5~T_2，参见A1型题第91题解析。

10. D【解析】高颈髓（C_1~C4）损害平面以下各种感觉缺失，四肢呈上运动神经元瘫痪，括约肌障碍，四肢和躯干多无汗。常伴有枕部疼痛及头部活动受限。C_3~C_5节段受损将出现膈肌瘫痪，腹式呼吸减弱或消失。此外，如三叉神经脊束核受损，则出现同侧面部外侧痛、温觉丧失。如副神经核受累则可见同侧胸锁乳突肌及斜方肌无力和萎缩。如病变由枕骨大孔波及颅后窝，可引起延髓及小脑症状，如吞咽困难、饮水呛咳、共济失调和眼球震颤等。

11. D【解析】脊髓前动脉供应脊髓横断面前2/3区域，包括脊髓前角、侧角、灰质连合、后角基部、前索、侧索。因此，当其发生闭塞时，则出现痛温觉丧失而深感觉存在的特异性感觉障碍的临床表现，同时出现肢体运动障碍及膀胱直肠功能障碍。沟动脉系终末支，容易发生缺血性病变，脊髓前动脉下行过程中与脊髓后动脉及众多的根动脉形在吻合支丰富的冠状动脉环，相邻根动脉吻合处或交界处是血液供应的薄弱点，一般认为在T_4及L_1段。因此，易发生缺血性损伤。但目前认为C_4节段也是易发生缺血性脊髓血管病的危险带。

12. E【解析】膝腱反射中枢是腰2~4（L_2~L_4），因此膝腱反射消失时，其损害平面在L_2~L_4。

13. C【解析】参见A1型题第61题解析。

14. B【解析】脊髓腰膨大位于L_1~S_2，参见A1型题第91题解析。

15. A【解析】脊髓栓系综合征MRI、CT、X线所见圆锥位置所平椎体为S_1。

16~18 C、D、A【解析】双上肢正常，双下肢中枢性瘫痪的病变部位是脊髓胸段；双下肢周围性瘫痪的病变部位是马尾；四肢中枢性瘫痪的病变部位是脊髓高颈段。

19~21 E、B、A【解析】参见 A1 型题第 135 题解析。而急性脊髓炎最常见的受累部位是胸髓，即 T_3~T_5。

22. B【解析】脊髓空洞症是一种慢性、进行性脊髓疾病，病变多位于颈髓，也可累及延髓。

23. C【解析】参见 B 型题第 19~21 题解析。

24. E【解析】参见 A1 型题第 10 题解析。

25. C【解析】当病变在脊髓胸 8 以下胸 11 以上时，可以引起由胸 10~11 节段所支配的腹直肌的下半部分无力，而腹直肌的上半部分肌力正常，故患者仰卧时用力抬起头部，检查者用手压住患者头部，则可见脐孔向上移动，称为比弗（Beevor）氏征阳性。

26. D【解析】霍纳综合征（Horner 综合征）是由于交感神经中枢至眼部的通路上任何一段受到任何压迫和破坏，引起瞳孔缩小、但对光反射正常，病侧眼球内陷、上睑下垂及患侧面部少或无汗等表现的综合征。

五、X 型题

1. ABCDE【解析】关于肌萎缩性侧索硬化：①多在 40 岁以后起病，男性多于女性。②常见首发症状为一侧或双侧手指活动笨拙、无力，随后出现手部小肌肉（如大、小鱼际肌、骨间肌等）萎缩，萎缩严重时，患者双手可呈鹰爪形。③随着疾病进展，肌肉无力、萎缩可累及前臂、上臂和肩胛带肌群，接下来可发展至躯干和颈部，最后累及面部肌肉和咽喉部肌肉。④伴随症状可能出现自觉麻木感、肢体瘫痪、体重下降、呼吸困难等。⑤也有少数患者的肌萎缩和无力是从下肢或躯干肌开始的，延及上肢。

2. ABCDE【解析】颈椎间盘突出多见于中、老年人，单侧或双侧上肢根性疼痛常见，手或前臂可有轻度的肌萎缩及病理反射。脑脊液蛋白正常或轻度增高，细胞数正常。颈椎 X 线平片可见病变椎间隙狭窄，颈椎生理弯曲消失。MRI 可见颈椎间盘突出、椎间孔狭窄。

3. BD【解析】脊髓半切综合征（Brown-Sequard 综合征）是发生脊髓病变平面以下同侧的上运动神经元瘫痪和深感觉缺失，对侧肢体痛温觉消失，双侧触觉保留，可伴病变节段平面以下同侧躯体血管舒缩运动障碍，皮肤初期潮红、发热，后期则发绀、发冷。

4. ABCE【解析】运动神经元病常需和下列疾病鉴别。①脊髓肌萎缩症：本病的诊断根据起病年龄、病情进展速度，肌无力的程度，实验室检查，存活期等临床资料进行诊断和分型，肌电图失神经电位有定性诊断意义。②颈椎病：上肢或肩部疼痛，且呈阶节段性感觉障碍，无延髓麻痹表现，影像学检查以及胸锁乳突肌肌电图不受累及予以鉴别。③脊髓空洞症：本病的特征是节段性、分离性痛温觉缺失；依据节段性分离性感觉障碍、颈脊髓磁共振（MRI）可见空洞。④脊髓肿瘤和脑干肿瘤：不同程度的传导束型感觉障碍。腰穿示椎管阻塞，椎管造影、CT 或磁共振（MRI）显示椎管内占位性病变。⑤重症肌无力：容易影响到延髓以及肢体的肌肉，但是重症肌无力有波动性，易疲劳的现象，一般不难以鉴别。⑥良性肌束震颤：运动神经元病除“肉跳”外，通常会伴肌萎缩与无力，而良性肌束震颤的肌力、肌张力与腱反射均正常，也不伴有肌萎缩。

5. BCE【解析】脊髓血管畸形通常是指脊髓血管动静脉畸形，病变可见于任何节段，但以胸腰段为主，以发病突然和症状反复出现为特点。脊髓血管畸形Ⅰ型即硬脊膜动静脉瘘，又称硬脊膜动静脉畸形、葡萄状脊髓动静脉血管病等，是最常见的脊髓血管畸形，占该类患者的75%~80%。常见症状包括腰痛、神经根痛、肢体肌力减弱、感觉异常、大小便障碍等，也有部分患者可没有任何临床症状。多数患者以剧烈根性疼痛起病，可有不同程度的截瘫，呈根性或传导束性分布的感觉障碍以及大小便障碍，少数患者以脊髓蛛网膜下腔出血为首发症状。

6. ABCDE【解析】参见A1型题第158、159题，A3/A4型题第28题解析。

7. BD【解析】参见A2型题第30题解析。

8. ADE【解析】急性脊髓炎以青壮年多见。男女发病率无明显差异，故选项A错误；最常发生的部位是胸髓，故选项D错误；大多患者在数小时或数日内可出现直肠括约肌功能障碍，故选项E错误。其余选项内容均正确。

9. BCE【解析】胸段脊髓半侧损害（Brown-Sequard综合征）的主要特征为脊髓损害水平面以下出现同侧麻痹性痉挛，深部压觉及振动觉减退，对侧痛觉及温度觉丧失。感觉障碍为本综合征的特点，感觉的损害程度取决于脊髓部位，损害水平面以下则出现同侧关节深部感觉，肌腱及震动感觉消失（病变仅累及脊髓的一半，从而导致同侧痉挛，衰竭，运动失调，腱反射亢进）。同时可有对侧痛觉、温度感觉消失，有的可在病灶同侧有节段性下运动神经元瘫痪的征象和节段性感觉障碍。

10. ABCDE【解析】马尾神经损害临床较为常见，症状包括：①感觉障碍：损伤平面以下的痛觉、温度、触觉及本体感觉的减退或者消失，一般会发展在会阴部、股部、下肢、脚底板。②下肢周围性瘫痪，膝反射、跟腱反射、跖反射、肛门反射消失。③大小便障碍。④常不对称。

11. CE【解析】参见A1型题第158、180题解析。

12. ABD【解析】急性横贯性脊髓炎通常局限于1个节段，多灶融合或多个节段散在病灶较少见；脊髓内如有2个以上散在病灶称为播散性脊髓炎。肉眼可见受累节段脊髓肿胀、质地变软，软脊膜充血或有炎性渗出物。切面可见病变脊髓软化、边缘不清、灰质与白质界限不清。镜下可见软脊膜和脊髓内血管扩张、充血，血管周围炎症细胞浸润，以淋巴细胞和浆细胞为主。灰质内神经细胞肿胀、尼氏小体溶解，并可出现细胞破碎、溶解、消失；白质内髓鞘脱失和轴索变性，病灶中可见胶质细胞增生。脊髓严重损害时可软化形成空腔。

13. ABCD【解析】急性脊髓炎急性期少数患者可因脊髓肿胀至椎管轻度阻塞，一般无椎管梗阻现象，故选项E错误，其余选项内容均正确。

14. CD【解析】参见A2型题第45题解析可知，髓外肿瘤深感觉障碍自上向下发展，髓内肿瘤痛温觉障碍自上向下发展。

15. ABDE【解析】横贯性脊髓病变患者，在乳头平面以下出现浅感觉障碍，查体不会出现分离性感觉障碍，故选项 C 错误。脊髓病变引起的感觉改变特征如下。①后角病变：产生同侧节段性分离性感觉缺失，痛温觉缺失，触觉和深感觉保留；常见于髓内肿瘤、脊髓空洞症。②脊虢中央病变：产生双侧披肩样节段性分离性感觉障碍，痛温觉缺失，其他感觉保留，传导痛温觉纤维从脊髓一侧在前连合交叉至对侧的脊髓丘脑束被阻断所致；见于髓内肿瘤或脊髓空洞症。③前侧索病变：因脊髓丘脑侧束受损导致病灶对侧受损平面 2~3 个节段以下的痛温觉缺失；见于髓外硬膜内肿瘤如神经纤维瘤等。④后索病变：引起病变水平以下的振动觉、关节位置觉缺失及感觉性共济失调，其他感觉形式保留；患者可能主诉脊髓受累相应区域紧缩感或束带感，可见莱尔米特征，即屈颈时出现向下放射到肢体的电击样感觉异常；常见于脊髓痨、亚急性联合变性等。⑤脊髓半切征：导致病变同侧受损平面以下深感觉缺失，病变对侧痛温觉缺失，可伴病变同侧锥体束功能缺失、痛觉过敏及自发性疼痛；常见于脊髓压迫症。⑥脊酿全离断：表现为病变平面以下的痛温觉及深感觉缺失；常见于外伤、急性横贯性脊髓炎。

16. ABCE【解析】参见 A1 型题第 14 题解析。

17. ABCD【解析】脊髓前、后动脉之间借环绕脊髓表面的吻合支互相交通，形成动脉冠，由动脉冠再发分支进入脊髓内部。脊髓前动脉的分支主要分布于脊髓前角、侧角、灰质连合、后角基部、前索和侧索。脊髓后动脉的分支则分布于脊髓后角的其余部分、后索和侧索后部。脊髓前动脉供血范围大致包括脊髓横断面的前 2/3。由于脊髓动脉的来源不同，有些节段因两个来源的动脉吻合薄弱，血液供应不够充分，容易使脊髓受到缺血损害，称为危险区，如第 1~4 胸节（特别是第 4 胸节）和第 1 腰节的腹侧面。

18. BE【解析】椎管内脊髓外病变常见的病因包括神经纤维瘤和脊膜瘤等髓外肿瘤、脊髓蛛网膜炎、脊髓血管畸形、硬脊膜外脓肿等。

19. ABC【解析】呼吸肌麻痹是多种疾病使呼吸肌或支配呼吸肌的脊髓、周围神经、神经-肌肉接头处受累，引起呼吸肌肌力减退或丧失，导致通气功能障碍，造成机体缺氧与二氧化碳潴留，甚至呼吸衰竭的临床综合征，主要由于下运动神经元神经受损或者是由于局部肌肉疾患导致。作为主要呼吸肌的膈肌和肋间肌分别由颈髓 3~5 前角发出的膈神经和胸髓 1~12前角发出的肋间神经支配。因此累及下列部位的各种疾病均可引起呼吸肌麻痹。①脊髓疾病见于高颈段急性横贯性脊髓炎、脊髓外伤、脊髓血管病、运动神经元病、脊髓灰质炎等。②周围神经疾病见于 Guillain-Barrè 综合征等。③神经-肌肉接头疾病见于重症肌无力、Lambert-Eaton 肌无力综合征、肉毒中毒等。④骨骼肌疾病见于各种炎性及非炎性肌病、重症周期性瘫痪、低钾软病等。

20. ACD【解析】脊髓空洞症确切病因尚不清楚，可分为先天发育异常性和继发性脊髓空洞症两类，后者罕见。①先天性脊髓神经管闭锁不全：本病常伴有脊柱裂，颈肋，脊柱侧弯，环枕部畸形等其他先天性异常支持这一看法。②脊髓血液循环异常：引起脊髓缺血，坏死，软化，形成空洞。③机械因素：因先天性因素致第四脑室出口梗阻，脑脊液从第四脑室流向蛛网膜下腔受阻，脑脊液搏动波向下冲击脊髓中央管，致使中央管扩大，并冲破中央管壁形成空洞。④其他：如脊髓肿瘤囊性变、损伤性脊髓病、放射性脊髓病、脊髓梗死软化脊髓内出血、坏死性脊髓炎等。

21. ACE【解析】急性脊髓炎与吉兰-巴雷综合征的鉴别在于急性脊髓炎多表现为双下肢瘫痪，有传导束型感觉障碍和严重的大小便障碍。而吉兰-巴雷综合征为急性发病的四肢弛缓性瘫痪，与急性脊髓炎休克期相似，但其感觉障碍为末梢型而非束型瘫痪，远端重于近端，多无括约肌功能障碍，脑脊液有蛋白-细胞分离现象。

22. ABCD【解析】因为脊髓前角细胞对骨骼肌的支配有节段性的特点，因此脊髓前角细胞损伤时会出现所支配的骨骼肌的下运动神经元瘫痪。主要见于脊髓灰质炎、运动神经元病。脊髓空洞症也可向前扩展累及脊髓前角。

23. ABE【解析】参见 A1 型题第 100 题解析。

24. ABCDE【解析】参见 A2 型题第 36 题解析。

25. ABCDE【解析】急性脊髓炎的护理如下。①压疮的防治：避免局部受压。每 2 小时翻身 1 次，动作应轻柔，同时按摩受压部位。对骨骼突起处及易受压部位可用气圈、棉圈、海绵等垫起加以保护，必要时可使用气垫床或水床等。②尿潴留的处理：尿潴留阶段，在无菌操作下留置导尿管，每 4 小时放尿 1 次。切忌持续开放尿管，以免膀胱挛缩，容积减少。鼓励患者多饮水，及时清洗尿道口分泌物和保持尿道口清洁。每周更换导管一次。③预防呼吸道感染：保持呼吸道通畅，防治肺部感染，中治疗成功的前提，应按时翻身、变换体位、协助排痰，对无力咳痰者必要时及时做气管切开，如呼吸功能不全、可酌情使用简易呼吸器或人工呼吸机。④防止肢体与关节挛缩：保持肢体良好位置，早期介入肢体康复训练和膀胱功能的训练。加强肢体锻炼，促进肌力恢复。⑤控制泌尿道感染：泌尿道发生感染时，应选用抗生素。若膀胱出现节律性收缩，尿液从导管旁渗出时，应观察残余尿量，若残余尿量在 100ml 左右时，拔除导尿管。

26. ABDE【解析】参见 A2 型题第 45 题解析。

27. BC【解析】下肢体感诱发电位（SEP）和运动诱发电位（MEP）可作为判断急性脊髓炎治疗效果和预后的指标。SEP 波幅可明显减低，MEP 异常。

28. ABCDE【解析】参见 A1 型题第 73 题解析。

29. ABCDE【解析】脊髓病变的节段定位主要有两种办法：①通过影像学检查，如磁共振、CT 或者 X 光片，进行病灶定位和椎体定位。②查体：脊髓发生病变后，会导致相应节段的反射减弱和节段以下区域的反射亢进，根据这些临床特点，可进行定位。除反射外，还有感觉、运动等方面的临床症状，因为脊髓每个节段有自己固定支配的区域，所以根据运动、感觉和反射受影响的范围，可进行初步定位。再影像学检查，进行准确的定位。

30. ABCDE【解析】脊髓亚急性联合变性治疗原则：①一旦确诊或拟诊本病，应立即开

始大剂量维生素 B_{12}治疗。②贫血患者可用铁剂，如硫酸亚铁或10%枸橼酸铁胺溶液。③胃液中缺乏游离胃酸的萎缩性胃炎患者，可服用胃蛋白酶合剂或饭前服稀盐酸合剂 10ml，3 次/日。④不可单独应用叶酸，否则会导致神经精神症状加重。⑤给予营养丰富，特别是富含 B 族维生素的食物，如猪肝、牛奶、鱼类、蛋类。

31. ABCDE【解析】脊髓空洞症根据青壮年隐匿起病，病情进展缓慢，节段性分离性感觉障碍，肌无力和肌萎缩，皮肤和关节营养障碍等，检查常发现合并其他先天性畸形，诊断并不难，MRI（是确诊的首选方法，也是最准确方法）或延迟脊髓 CT 扫描（DMCT，可显示出高密度的空洞影像）检查发现空洞可确诊。

32. AC【解析】脊髓空洞症常见的神经源性关节和皮肤营养障碍包括 Morvan 征和夏科关节，参见 A1 型题第 43 题、第 145 题解析。

33. ABCDE【解析】关于脊髓空洞症目前尚无特效治疗，一般给予对症处理。放射治疗常用^{131}I，有口服法和椎管注射法。若患者较大空洞伴椎管梗阻可行上颈段椎板切除减压术，合并颈枕区畸形及小脑扁桃体下疝可行枕骨下减压，手术矫治颅骨及神经组织畸形。继发于创伤、感染的脊髓空洞及张力性空洞可行空洞．蛛网膜下腔分流术。本病进展缓慢，但预后不佳。脊髓空洞是否能够治疗、治疗后效果与潜在病因、神经功能受损程度以及脊髓空洞位置、范围有关。

34. ABCDE【解析】脊髓半切综合征的临床特点是病损平面以下同侧肢体上运动神经元瘫，损伤平面以下同侧肢体的运动及深感觉消失，对侧肢体痛觉和温觉消失。也可参见 A1 型题第 10 题解析。

35. BCDE【解析】脊髓内部结构紧密，较小的血管损害就可能会出现明显的症状。主要病因是脊髓动脉粥样硬化，还有其他原因，如动脉炎、主动脉夹层动脉瘤、栓塞、蛛网膜粘连、严重的低血压、梅毒、红细胞增多症等。脊髓出血原因包括创伤、血液病、抗凝治疗、动静脉畸形等。脊髓静脉梗死多发生于败血症、恶性肿瘤或者脊髓血管畸形。

36. ABCDE【解析】急性脊髓炎无特殊治疗，目前的治疗主要是支持疗法和对症措施。药物治疗以皮质类固醇为主，急性期可采用大剂量甲泼尼龙短程冲击疗法，也可用地塞米松 10~20mg 静脉滴注。大剂量免疫球蛋白每月用量可按 0. 4g/kg 计算。维生素 B 族有助于神经功能的恢复，常用维生素 B_1。甲基酪氨酸为神经营养药。根据病原学检查和药敏试验结果选用抗生素，及时治疗呼吸道和泌尿系统感染，以免加重病情。抗病毒药物可选择阿昔洛韦、更昔洛韦等。在急性期可选用烟酸、尼莫地平等血管扩张药。

37. ABCDE【解析】参见 A1 型题第 169 题解析。

38. ABCE【解析】急性脊髓炎患者腰穿查脑脊髓液压力大多正常，故选项 D 错误，其余选项均为正确的临床表现。

39. BDE【解析】脊髓的血液供应来源于脊髓前动脉、脊髓后动脉和根动脉。前动脉起源于椎动脉，供应脊髓前 2/3 区域的血液。后动脉起源于椎动脉，供应脊髓后 1/3 区域的血液。根动脉分出根前动脉与根后动脉，与脊髓前、后动脉吻合。上胸段血管细小容易发生缺血，引起脊髓前动脉综合征。

40. ABCE【解析】脊髓对缺血耐受力较强，轻度间歇性供血不足不会造成脊髓明显损害，完全缺血 15 分钟以上方可导致脊髓不可逆损伤。缺血性脊髓血管病急性起病，男性多于女性。病因分类如下。①脊椎性因素：颈椎脱位、椎间盘突出、颈椎关节强直症、颈部过伸性损伤、脊椎骨赘形成。结核性脊椎炎、Paget 病、Pott 病。脊椎外伤。②血管性因素：血管栓塞、血栓形成、脊内或脊外动脉狭窄或闭塞、血管瘤、A-V 畸形、结节性动脉周围炎、结核性、梅毒性血管内膜炎。③全身性因素：恶性贫血、心力衰竭、心肌梗死、阿-斯综合征、心搏骤停、缺氧、糖尿病、脊髓肿瘤、转移癌、类肉瘤病，肉芽肿、胶原病、中毒、感染、一过性血压过低、出凝血疾病。④医源性因素：先天性大动脉畸形整复术、大动脉移植术、胸廓成形术、交感神经截断术、肺切除术、动脉造影、放射治疗、脊髓麻醉、椎板切除术、脊神经根切除术。

41. BCDE【解析】脊髓亚急性联合变性多于中年发病。由维生素 B 和叶酸缺乏引起；病变主要累及脊髓后索、侧索及周围神经；病理可见大脑轻度萎缩，常见周围神经病变，可为髓鞘脱失和轴突变性。脊髓切面显示白质脱髓鞘样改变。髓鞘是神经周围促进神经冲动传导的结构，而维生素 B_{12} 是髓鞘和核蛋白形成必需的辅酶，缺乏维生素 B_{12} 会引起髓鞘合成障碍而导致神经及精神病损。

42. ABCDE【解析】从血流动力学角度考虑，脊髓血管畸形可分为：①脊髓血管畸形Ⅰ型即硬脊膜动静脉瘘，又称硬脊膜动静脉畸形、葡萄状脊髓动静脉血管病。②脊髓血管畸形Ⅱ型即血管团样髓内动静脉畸形。③脊髓血管畸形Ⅲ型称为幼稚型髓内动静脉畸形。④脊髓血管畸形Ⅳ型为脊髓表面动静脉畸形，也称脊髓动静脉瘘。⑤脊髓海绵状血管瘤，或称海绵状血管畸形。

43. ABCE【解析】脊髓前角损害会表现节段性下运动神经元瘫痪，而脊髓结核、脊髓空洞症等疾病会出现分离性感觉障碍（常见的为痛温觉和触觉的分离），故选项 D 错误，其余选项内容均正确。

44. ABCDE【解析】脊髓的血供来源包括脊髓前动脉、脊髓后动脉和根动脉（颈段的来自椎动脉及甲状腺下动脉的分支，胸、腰段来自肋间、腰、髂腰和骶外各动脉的分支，因为这些分支都沿着脊神经根进入椎管，故统称为根动脉）。

45. AD【解析】髓内肿瘤可出现分离性感觉障碍，病变节段最明显，可表现为节段性肌无力和萎缩。参见 A2 型题第 45 题解析。

46. ABDE【解析】肝性脊髓病的实验室检查包括胆红素、转氨酶、血氨、白蛋白等与肝脏功能有关指标，胆红素、转氨酶、血氨水平往往升高，而白蛋白多降低，出现白/球比例倒置。

47. ABCD【解析】脊髓空洞症患者体征可表现为运动障碍。前角细胞受累出现相应节段支配区域肌无力、肌萎缩、肌束颤动、肌张力减低、腱反射减退或缺失，颈膨大区空洞致双手肌肉明显萎缩，呈“鹰爪”样。累及锥体束，肌张力增高，腱反射亢进。其余参见 A1 型题第 147 题解析。

48. ADE【解析】脊髓拴系综合征（TCS）又称脊髓拴系，是脊柱裂患者在胚胎期同时出现脊髓发育异常、局部瘢痕粘连、终丝缩短，造成脊髓固定于病变部位、不能适应脊柱的增长而上升，使脊髓、马尾神经和终丝受到牵拉，临床上出现下肢感觉、运动功能障碍或畸形、大小便障碍等神经损害的症候群。复杂的脊柱裂还可合并半椎体、脊柱侧凸、椎间孔和肋骨发育畸形；皮肤多正常，也可有毛发、色素沉着、片状毛细血管瘤、皮肤小凹和皮肤痣等。MRI 是诊断脊髓拴系综合征的有效方法，MRI 可表现为脊髓圆锥低于 L_2 水平。手术松解是目前唯一有效的治疗方法，手术的目的是在尽量减少新的损伤情况下彻底松解脊髓圆锥，解除牵拉、压迫，以达到缓解患者临床症状及防止神经功能进一步恶化。

49. CDE【解析】参见 A1 型题第 5 题、A2 型题第 20 题解析。

50. AD【解析】脊髓蛛网膜炎的脑脊液初压较低，弥漫型和囊肿型可导致椎管完全阻塞。脑脊液呈淡黄色，淋巴细胞数接近正常而蛋白显著增高，甚至脑脊液流出后可自动凝固，呈 Froin 征。

六、案例分析题

1. B【解析】胸髓因在脊髓中最长而血液供应较差，最易发病，胸髓横贯性损害时，两下肢呈现上运动神经元瘫痪（截瘫），病变平面以下各种感觉缺失，尿便功能性障碍，出汗异常，常伴受损节段相应、腹部根性神经痛和（或）束带感。本题根据题干信息所述，该患者病变最可能的部位为胸髓。

2. ABCDF【解析】脊髓病变需要做的检查首先是影像学检查，特别是磁共振检查（该患者病变部位在胸髓，做胸椎 MRI），其次，还需要做脑脊液相关检查、诱发电位（测定以脊髓后索为主的躯体感觉系统的传导功能）、肌电图、颈髓血管 MRV 等。

3. E【解析】根据题干信息，该患者青壮年发病，病前 5 天有上呼吸道感染病史，1 天前急性起病，迅速出现双下肢体无力，不能行走。体检发现：患者双下肢肌力减退，腱反射迟钝，针刺觉存在，病理反射未引出。提示弛缓性瘫痪，这是脊髓休克期的表现。出现自主神经障碍（尿潴留）。辅助检查发现：外周血白细胞计数正常（WBC $7.8\times10^9/L$）。脑脊液细胞总数增高（$295\times10^6/L$），蛋白增高（1.2g/L），糖、氯化物含量正常。以上症状、体征和辅助检查结果均符合急性脊髓炎的征象。

4. ABCDEF【解析】参见 X 型题第 25、36 题解析。

5. EF【解析】该患者不支持 GBS 诊断，重要鉴别点是急性脊髓炎病变部位在颈髓时可表现四肢瘫痪，早期肌张力减低呈弛缓性，但有水平面型深、浅感觉消失，伴尿便潴留。脊髓休克期过后表现四肢肌张力升高，腱反射亢进，病理反射阳性。有脑脊液蛋白-细胞分离现象。

6. E【解析】急性脊髓炎对视力没有影响，故选项E错误，其余选项均符合急性脊髓炎诊断的临床表现。

7. C【解析】如检查患者发现双下肢腱反射消失，病理反射未引出，那么很可能是脊髓休克症状，参见本题型第3题解析。

8~9 ABCDEF、BE【解析】肝性脊髓病目前尚无统一的诊断标准，但通过以下诊断要点，该患者应首先诊断为肝性脊髓病。①乙型肝炎病史15年。②患者“反复呕血、黑粪、意识不清8个月，双下肢无力、行走障碍2个月”，缓慢起病，逐渐出现的双下肢痉挛性截瘫。③门腔分流术后5年。进一步实验室检查有肝功能损害，首先应怀疑肝性脊髓病。故该患者可能出现的阳性体征包括：双下肢近端肌力3级，肌张力增高；扑翼样震颤；踝阵挛和髌阵挛（+）；双下肢深感觉对称存在；腹壁反射和提睾反射消失；移动性浊音（+）。

10. ABC【解析】肝性脊髓病又称门-腔分流性脊髓病，临床上依据症状国内学者将本病分为3期：肝症状期（神经症状前期）、肝性脑病期（痉挛性截瘫期）和脊髓病期。

11. ABCF【解析】肝性脊髓病患者肝症状期主要是慢性肝损害的表现，如纳差、腹胀、乏力、肝脾肿大、腹腔积液、蜘蛛痣、ALT升高、血清总蛋白降低、A/G比值倒置、血氨升高、食管胃底静脉曲张、腹壁静脉曲张及上消化道出血等。肝性脑病期可反复出现一过性脑病症状主要表现为欣快、睡眠差、兴奋或迟钝等情绪异常；无意识多动、乱跑等行为异常；记忆力与定向力减退等智力异常；言语错乱、躁狂、意识模糊等精神异常；心动过速、颜面和前胸皮肤潮红、小腿及足部异常冷感等自主神经症状以及扑翼样震颤、构音障碍、一过性视力障碍等其他神经症状。头晕、计算力减退，生活尚能自理。但部分患者缺乏脑病期，而由肝症状期直接进入痉挛性截瘫期。脊髓病期时，脊髓症状与脑病症状并不平行消长、脑症状以反复一过性发作为特征，而脊髓病呈缓慢进行性加重。以双下肢先后出现沉重感，走路自感费力，双下肢肌肉发抖，活动不灵活。逐渐发展成两侧对称痉挛性截瘫，早期呈伸直性痉挛性截瘫，肌张力增加，呈强直状，膝部和踝部直伸，有“折刀现象”，行走呈痉挛步态、剪刀步态。晚期呈屈曲性痉挛性截瘫，少数可出现四肢瘫，但仍以下肢为重。

12. A【解析】该患者缓慢隐匿起病，根据症状和查体结果，有双下肢深感觉缺失、感觉性共济失调（双下肢振动觉、位置觉减退）等，首先可考虑诊断为脊髓亚急性联合变性。

13. ACDF【解析】为明确诊断，患者还需进行以下检查，包括血常规、生化检查，血清维生素B_{12}、胃液分析（多数患者可发现抗组胺性胃酸缺乏，少数患者胃液仍有游离胃酸）、脊髓MRI（MRI可示脊髓病变部位呈条形点片状病灶）以及电生理检查，如肌电图、体感诱发电位、运动诱发电位和视觉诱发电位等。

14. ABC【解析】SCD可选的治疗参见A1型题第47题解析。

15. BCF【解析】早期诊断并及时治疗是改善SCD预后的关键，如能在起病3个月内积极治疗，多数可完全恢复。若充分治疗6个月至1年仍有神经功能障碍，则难以恢复。如果病情延误或者是较为延迟，可以引起神经系统症状的不可逆损害，甚至会持续加重，引起死亡。

16. BF【解析】SCD 的主要临床表现为双下肢深感觉缺失、感觉性共济失调、痉挛性瘫痪及周围性神经病变等，常伴有贫血的临床征象。患者无颅内压增高表现，如果同时有周围神经受损表现，腱反射不一定增高，故选项 B、选项 F 错误。

17. ABC【解析】该患者脊柱 MRI 可见脊髓延伸到 S_1 水平，椎管内异常 T_1 高信号，骶髓扩大。

18. CD【解析】参见上一题解析，由脊柱 MRI 所见异常，诊断该患者为脊髓栓系综合征，增大的脊髓段内有高信号强度白影提示椎管内脂肪瘤。

19. A【解析】手术治疗是脊髓栓系综合征最佳的治疗方法，参见 X 型题第 48 题解析。

20. ABCDEF【解析】脊髓栓系综合征的 MRI 可以出现以下表现：①终丝粗大（直径>2mm），蛛网膜下腔阻塞，提示尾部脊髓或神经根粘连。②低位、变细的脊髓圆锥。③脊髓圆锥或终丝移位。④骶管内蛛网膜下腔扩张。⑤造成拴系的因素，如脂肪瘤、皮样囊肿等。⑥脊髓脊膜膨出以及修复术后的改变。

21. B【解析】根据题干中的以下要点，该患者最可能的诊断是急性脊髓炎：①患者 25 岁，青壮年发病。②病前两周内有上呼吸道感染的发病诱因。③2 天前急性起病，迅速出现双下肢瘫痪。查体发现：①双下肢弛缓性瘫痪；②T_4平面以下深、浅感觉消失；③自主神经障碍：大小便障碍，膀胱充盈。辅助检查发现：①脑脊液压力正常。②蛋白增高，氯化物含量正常。

22. A【解析】脊髓炎急性期的治疗首选皮质类固醇激素冲击治疗，可以减轻脊髓水肿，更好恢复患者的功能，减轻后遗症。

23. BC【解析】急性脊髓炎时，炎症可累及脊髓的不同部位，但以上胸髓最多见。病变部位的脊髓肿胀、充血、变软，软脊膜充血、混浊，脊髓切面灰白质分界不清，可见点状出血。镜下见有软脊膜充血和炎症细胞浸润。严重者脊髓软化、坏死，后期可有脊髓萎缩和疤痕形成。患者损害平面以下肢体和躯干的各类感觉均有障碍，重者完全消失、系双脊髓丘脑束和后索受损所致。双下肢的中枢性瘫痪（硬瘫）系皮质脊髓束受损所致。

24. B【解析】该患者病程第 6 天时出现呼吸浅慢，感觉平面上升至 C_4，双上肢运动障碍。动脉血气分析示呼吸困难，提示上升性脊髓炎因呼吸肌麻痹而出现呼吸功能不全，此时最确切的治疗方法是气管切开，呼吸机辅助，保持呼吸道通畅，防治肺部感染。

25. C【解析】根据题干中该患者的症状、查体表现，参见本题型第 11 题解析可知，最可能的诊断是肝性脊髓病。

26. ACDEF【解析】除“肿瘤标志物”暂不需要之外，本题其余选项均为须进一步完善的检查。进展较快的肝性脊髓病多有转氨酶增高、白蛋白下降、球蛋白升高等肝功能异常。慢性起病者以血氨增高为重要的实验室特征，但血氨水平与脑-脊髓损害的严重程度并不呈平行关系。脑脊液大多正常，有的蛋白质轻度或中度增高。血清铜蓝蛋白、维生素 B_{12}、叶酸及梅毒血清检查正常。肝豆状核变性并发痉挛性截瘫的患者，在裂隙灯下或肉眼尚可见角膜 K-F 色素环，血清铜蓝蛋白血清氧化酶及血清总铜量减少，血清直接反应铜量及 24 小时尿排铜量增加等铜代谢的异常。肌电图检查显示上运动神经元受损表现。脑电图可见轻中度弥散性异常。脊髓 MRI 有助于排除其他脊髓病变。

27. BCDE【解析】目前肝性脊髓病尚缺乏明确有效的治疗方法，由于肝性脊髓病是由肝病所造成的，因此积极治疗原发疾病是非常重要的。治疗原则是保护肝脏、降血氨和促进脊髓功能恢复。因发病机制复杂，多因素参与，需采取综合措施。

（1）减少肠内毒物的生成和吸收。①饮食和营养：应限制蛋白质的摄入量，每天供给一定热量和足量维生素，以糖类为主要食物，以后可按临床症状及血氨测定渐增至患者能耐受为止。②灌肠或导泻：清除肠内积食、积血或其他含氮物质。③抑制细菌生长：口服新霉素、利福昔明或选服去甲万古霉素。

（2）促进有毒物质的代谢清除，纠正氨基酸代谢紊乱：①降氨治疗。②口服支链氨基酸。③有严重的肝功能损害，出现肝功能不全或者肝功能衰竭的患者，还可以考虑应用人工肝。

（3）鞘内注射地塞米松治疗脊髓病：可阻止脊髓锥体束的脱髓鞘。

（4）肝移植：是治疗各种终末期肝病的有效方法，各种顽固、严重的并发症在移植术后能得到显著的改善。肝移植能从根本上去除肝性脊髓病的病因，有利于防治，但对于已经出现下肢痉挛性截瘫的患者，大多数学者认为无法改善其神经受损的状况。

（5）其他：中医的针灸、理疗、按摩，对于肢体功能的恢复也有一定的效果。

28. E【解析】根据题干所述的患者症状、查体结果，参见 A2 型题第 45 题解析，该患者最可能的诊断为右 T_8附近脊髓髓外病变（硬膜内病变）。对该患者的诊断，以下内容也可提供依据：髓外硬膜内病变多以根痛为首发症状，感觉和运动障碍多自下而上发展，常有脊髓半侧损害综合征，待脊髓完全横断损害时，才恒定于病变节段。皮肤营养障碍少见，括约肌功能障碍出现较晚，椎管阻塞出现早切呈完全性多，脑脊液蛋白量明显增高或呈黄变征。硬膜外病变起病较快、病程较短，根痛明显且常伴棘突叩压痛，瘫痪出现快、两侧体征常对称。髓内病变常以感觉分离或感觉异常为首发症状，感觉和运动障碍常从病变节段平面自上而下发展，常为双侧性、对称性，根痛较少见，多出现皮肤营养改变而且显著，括约肌功能障碍出现较早，发展较快，病程短，一般无椎管梗阻或部分性梗阻，脑及液蛋白量无明显升高。

29. D【解析】患者为右 T_8附近脊髓髓外病变，病变脊髓处 MRI 的表现为硬膜外肿块，脊髓移位，参见 A2 型题第 45 题解析。

30. D【解析】该患者右 T_8肢体瘫痪，反射亢进，对侧左 T_8以下痛、温觉消失，故脊髓损害为布朗-赛夸综合征，即脊髓半切综合征。参见参见 A1 型题第 10 题解析。

31. ABCD【解析】脊髓压迫症常见的 5 大病因如下。①肿瘤：绝大多数为神经鞘膜瘤，其次为脊膜瘤，髓内恶性胶质瘤，脊柱转移瘤。②炎症：脊髓非特异性炎症、结核性炎症、椎管狭窄、蛛网膜粘连，或压迫血管影响血液供应，引起脊髓、神经根受损症状。③脊柱外伤：如骨折、脱位及椎管内血肿形成。④脊柱退行性病变：如间盘脱出、韧带钙化和肥厚等导致椎管狭窄。⑤先天性疾病：如颅底凹陷症、寰椎枕化、颈椎融合畸形等。

32. C【解析】患者双下肢无力，脐以下感觉丧失，大小便障碍，为脊髓横贯性损害表现，可排除选项 A、B、D。患者发病急，病情重，有背痛，查体胸部有压痛，可排除选项 E、F，故本题应选 C“急性脊髓压迫症”。急性脊髓压迫症多指急性发病，进展迅速，常于数小时至数日内脊髓功能完全丧失，多表现为脊髓横惯性损害（在病变平面以下深浅感觉丧失，肢体完全瘫痪），出现脊髓休克，病变水平以下出现弛缓性瘫痪，各种感觉缺失，反射缺失，尿便潴留。

33. B【解析】为明确诊断急性脊髓压迫症，最有价值的检查是胸椎 MRI，既可明确脊髓受压的范围、程度及出血情况，且对下一步的手术治疗具有指导意义。

34. B【解析】患者为青年男性，既往身体健康，无明显诱因出现急性脊髓横贯性损害，MRI 可见 T_2 ~ T_{10} 椎体硬膜下、外长条索形等 T_1 稍长 T_2 异常信号与脊髓明显移位，注射 Gd-DTPA病灶轻度强化。术中探查可见 T_6 椎管外大片海绵状血管，易出血。故目前患者最可能的诊断为海绵状血管瘤（CA）自发性破裂致急性脊髓压迫症。CA 可出现在全身部位，是一种先天性血管畸形，椎管内 CA 常引起脊髓压迫，其病程有进行性、轻重交替或急性发作等形式，表现为损害平面以下麻木、疼痛、无力、感觉与运动障碍等，椎管内 CA 以胸段最多，颈段次之，可累及 1 ~ 5 椎体，根据血管瘤所在的纵向位置将其分为：髓内型、硬脊膜内髓外型、硬脊膜外型等，以髓内型多见。本题患者位于颈胸段及胸段，属硬脊膜内髓外型，瘤体较大，但一直无明显异常表现，可能与其生长缓慢有关，血管瘤破裂后则因血肿对脊髓的急性压迫而迅速引起明显症状。根据病史考虑为自发性破裂。

35. B【解析】急性脊髓压迫症最多见的发生部位为脊髓胸段。胸段脊髓压迫症是指胸椎部位的脊髓受到压迫所表现的的症状，胸段病变特征较少，患者常呈两下肢的痉挛性瘫痪，根痛的表现为肋间神经痛、上腹部疼痛、腰背痛等，有时伴有带状疱疹，两下肢的腱反射亢进及腹壁反射减退或消失，脐孔征阳性。

36. ABCDEF【解析】脊髓压迫症大多需手术治疗。明确诊断后应尽快去除脊髓受压的病因，手术是唯一切实有效的措施。同时应积极防治并发症，早期康复和加强护理。

37. B【解析】根据题干信息，参见 A1 型题第 169 题解析，该患者病变定位于颈膨大。颈膨大时，患者上肢为弛缓性瘫痪（下运动神经元瘫痪），下肢为痉挛性瘫痪（上运动神经元性）瘫痪。瘫痪的顺序是：病侧上肢—病侧下肢—对侧下肢—对侧上肢。

38. B【解析】进一步应做颈椎 MRI 检查，检查脊髓腔，椎间盘及其周边软组织。脊髓空洞症时，颈椎 MRI 中最准确的检查方法，可在纵、横断面上清楚显示出空洞的位置及大小。

39. A【解析】患者就诊期间又出现左侧瞳孔缩小，眼裂变小，眼球内陷，左侧面部无汗。这是Horner综合征的表现，是由于交感神经中枢至眼部的通路上任何一段受到任何压迫和破坏导致，此时病变累及部位为左 $C_8 \sim T_2$ 节段侧角。

40. B【解析】该患者27岁为青壮年，“3年来多次出现双上肢被热水烫伤，夜间睡眠时有双上肢烧灼感”隐匿起病，病情进展缓慢，有节段性分离性感觉障碍（双上肢针刺觉减退，冷热水刺激感觉消失），双手骨间肌萎缩，皮肤和关节营养障碍等，MRI检查发现空洞可确诊。

第十四章　周围神经病

一 A1 型题

1. 下面属于脊髓小脑性共济失调（SCA）1 型特点的是
   A. 早期大腿肌肉痉挛
   B. 下视震颤
   C. 位置性眩晕
   D. 复视
   E. 眼肌麻痹，上视不能较明显
2. 关于多灶性运动神经病，叙述不正确的是
   A. 是病原体感染直接导致的周围神经病
   B. 临床表现呈不对称性
   C. 电生理表现为运动神经传导阻滞
   D. 常存在血清抗 GM1 抗体效价的升高
   E. 首选人免疫球蛋白治疗
3. 关于吉兰-巴雷综合征的表述不正确的是
   A. 运动障碍重于感觉障碍
   B. 可伴脑神经麻痹
   C. 瘫痪由下肢开始向上肢蔓延，但不波及躯干肌
   D. 大小便障碍少见
   E. 多数病例可见脑脊液蛋白-细胞分离
4. 特发性面神经麻痹后遗症的表现、除外哪项
   A. 瘫痪肌痉挛
   B. 面肌痉挛
   C. 眼睑下垂
   D. 露齿时瘫痪面肌不收缩
   E. 联带运动
5. 特发性面神经麻痹的症状不包括
   A. 额纹消失
   B. 贝尔（Bell）现象
   C. 耳后或下颌角后疼痛
   D. 舌前 2/3 味觉障碍
   E. 外耳道或骨膜出现疼痛疱疹
6. 卡马西平出现下列哪项不良反应必须停药
   A. 眩晕
   B. 嗜睡
   C. 恶心
   D. 皮疹
   E. 共济失调

7. 原发性三叉神经痛的诊断依据是
   A. 疼痛发作的部位
   B. 疼痛特征
   C. 存在扳机点
   D. 无神经系统阳性体征
   E. 以上都是
8. 吉兰-巴雷综合征的症状、体征和辅助检查中最具特性的改变是
   A. 末梢型感觉障碍
   B. 四肢弛缓性瘫
   C. 脑神经损害
   D. 神经根性疼痛或不适感
   E. 脑脊液蛋白-细胞分离
9. 原发性三叉神经痛可能有
   A. 面部感觉减退
   B. 面部有扳机点
   C. 角膜反射迟钝
   D. 下颌反射亢进
   E. 以上都是
10. 下列不是周围神经病的病理改变的是
   A. 沃勒变性
   B. 轴索变性
   C. 节段性脱髓鞘
   D. 神经元变性
   E. 炎性脱髓鞘
11. 感觉神经损害表现为
   A. 感觉缺失、感觉异常、疼痛、远端重于近端
   B. 感觉过敏、感觉缺失、疼痛、近端重于远端
   C. 只累及痛、温觉，不累及触觉
   D. 只累及痛、温觉，不累及关节位置觉
   E. 首先累及近端，逐渐向远端发展
12. 服用卡马西平应观察
   A. 皮疹
   B. 共济运动
   C. 血常规
   D. 肝功能
   E. 以上都要
13. 继发性三叉神经痛可检查
   A. 颅底 X 线片
   B. 颅底 CT
   C. 头颅 MRI
   D. 脑脊液
   E. 以上都要
14. 大多数吉兰-巴雷综合征病例脑脊液可见
   A. 发病时细胞数明显增多，蛋白不增高
   B. 发病时蛋白明显增高，细胞数不增多
   C. 病后第 3 周蛋白、细胞数均明显增高

D. 病后第 3 周细胞数显著增多，蛋白正常或近于正常
E. 病后第 3 周蛋白量显著增多，细胞数正常或接近正常

15. 特发性面神经麻痹在何部位易发生味觉障碍
A. 舌前 1/3 味觉障碍　　B. 舌后 1/3 味觉障碍
C. 舌前 2/3 味觉障碍　　D. 舌后 2/3 味觉障碍
E. 全舌部味觉障碍

16. 三叉神经痛的最典型特点是
A. 电击样，难忍的持续性疼痛　　B. 吞咽时疼痛
C. 触及面部某点可使疼痛发作　　D. 发作前有先兆
E. 常见于第一支分布区

17. 特发性面神经麻痹可有的表现是
A. 病侧鼻唇沟深　　B. 健侧口角下垂
C. 露齿口角偏向健侧　　D. 露齿口角偏向病侧
E. 露齿下颌偏向健侧

18. 周围性面神经麻痹的临床表现
A. 患侧鼻唇沟变浅　　B. 患侧额纹变浅或消失
C. 患侧眼睑闭合不全或露白　　D. 口角偏向健侧
E. 以上全部正确

19. 特发性面神经麻痹能完成
A. 咀嚼　　B. 皱额
C. 闭目　　D. 鼓腮
E. 吹口哨

20. 特发性面神经麻痹的特点有
A. 双侧多胡须　　B. 女性多见
C. 亚急性起病　　D. 贝尔（Bell）现象阳性
E. 常伴展神经麻痹

21. 中枢性面瘫不同于周围性面瘫的是
A. 瘫痪侧鼻唇沟浅　　B. 瘫痪侧口角下垂
C. 不能鼓腮　　D. 不能吹口哨
E. 能皱额

22. 左侧直接及间接角膜反射均消失提示损伤部位在
A. 左动眼神经　　B. 左三叉神经
C. 右面神经　　D. 右三叉神经
E. 左面神经

23. 右侧特发性面神经麻痹表现为
A. 右眼闭合不全
B. 右眼球活动障碍
C. 右瞳孔扩大
D. 右侧针尖样瞳孔
E. 右眼睑下垂

24. 周围神经受累感觉障碍呈
A. 节段性感觉障碍
B. 节段分离性感觉障碍
C. 偏身感觉障碍
D. 末梢性感觉障碍
E. 运动功能障碍

25. 右侧中枢性面瘫表现为
A. 右眼闭合不全，露齿时口角歪向右侧
B. 右眼闭合不全，露齿时口角歪向左侧
C. 右眼闭合不全，露齿时口角不歪
D. 眼睑闭合正常，露齿时口角歪向右侧
E. 眼睑闭合正常，露齿时口角歪向左侧

26. 特发性面神经麻痹的早期治疗最重要的是用
A. 肾上腺皮质激素
B. 维生素 B_{12}
C. 按摩
D. 针灸
E. 抗胆碱酯酶药物

27. 特发性面神经麻痹累及鼓索神经除有周围性面瘫外还有
A. 听觉过敏
B. 舌前 2/3 味觉障碍
C. 舌前 1/3 味觉障碍
D. 无肌萎缩
E. 面部感觉减退

28. 特发性面神经麻痹病变位于茎乳孔附近，表现为
A. 周围性面瘫
B. 中枢性面瘫
C. 听觉过敏
D. 听力减退
E. 味觉障碍

29. 下列治疗中对 AIDP 无效的是
A. 血浆交换
B. 静脉注射免疫球蛋白
C. 皮质激素
D. 呼吸机辅助呼吸
E. 康复治疗

30. 可引起中枢性面瘫的疾病是
A. 腮腺炎
B. 中耳炎
C. 脑膜炎
D. 内囊区脑卒中
E. 小脑炎

31. 可引起周围性面瘫的病变部位是
A. 额叶
B. 顶叶

C. 基底核
D. 脑桥
E. 中脑

32. 通过茎突乳突孔的结构是
A. 面神经
B. 听神经
C. 舌咽神经
D. 迷走神经
E. 副神经

33. 糖尿病所致面神经炎治疗首选
A. 激素
B. 针灸
C. 控制血糖
D. 按摩
E. 抗感染

34. 瘫痪面肌的痉挛表现为
A. 病侧鼻唇沟浅
B. 病侧鼻唇沟深
C. 病侧眼裂扩大
D. 病侧眼睑下垂
E. 下颌偏向病侧

35. 有助于判断特发性面神经麻痹预后的检查是
A. 脑电图
B. 脑 CT
C. 脑 MRI
D. 脑干诱发电位
E. 肌电图

36. SCA5 的特点是
A. 眼肌麻痹，上视不能较明显
B. 病程进展非常缓慢，症状较轻
C. 常有发音困难
D. 纯小脑征和癫痫发作
E. 肌萎缩，面肌及舌肌纤颤，眼睑退缩形成凸眼

37. 三叉神经痛无以下哪种病理改变
A. 神经节内节细胞消失
B. 神经纤维脱髓鞘或髓鞘增厚
C. 轴突变细或消失
D. 沃勒变性
E. 部分患者可见颅后窝小的异常血管团压迫三叉神经根或延髓外侧

38. 急性多发性炎症性脱鞘性神经根神经患者常见的主要危险是
A. 四肢瘫痪
B. 并发肺部感染、肺不张
C. 并发心肌炎、心力衰竭
D. 呼吸肌麻痹
E. 合并消化道出血

39. 特发性面神经麻痹急性期常选用何种治疗
A. 针灸
B. 面神经减压手术
C. 红外线照射
D. 面-舌下神经吻合术
E. 面-副神经吻合术

40. AIDP 患者其脑脊液中蛋白增高出现在
A. 2 周
B. 1~2 周
C. 1 周
D. 2~4 周
E. 3 周

41. 面神经炎针灸宜在发病后何时应用最好
A. 尽早
B. 3 天
C. 1 周以后
D. 10 天
E. 2 周以后

42. 顺向变性发生在
A. 上运动神经元
B. 下运动神经元
C. 周围神经纤维近心端
D. 周围神经纤维远心端
E. 周围神经纤维末梢

43. 下列属于周围神经病变的是
A. 双下肢痉挛型瘫痪
B. 腱反射减弱或消失
C. 腱反射亢进
D. 病理反射阳性
E. Kernig 征阳性

44. 特发性面神经麻痹急性期应注意保护
A. 面肌
B. 角膜
C. 舌肌
D. 鼓膜
E. 外耳道

45. 特发性面神经麻痹在护理上应预防发生
A. 角膜溃疡
B. 面肌萎缩
C. 口腔溃疡
D. 外耳道疱疹
E. 下颌关节脱位

46. 原发性三叉神经痛的确切病因是
A. 急性上颌窦炎
B. 急性牙周炎
C. 鼻窦炎
D. 鼻咽癌
E. 原因不明

47. 应用皮质类固醇治疗 Ramsay-Hunt 综合征时需联合
A. 青霉素
B. 红霉素
C. 阿昔洛韦（无环鸟苷）
D. 万古霉素
E. 异烟肼

48. SCA8 的特点是
A. 上肢腱反射减弱或消失，眼球慢扫视运动较明显

B. 病程进展非常缓慢

C. 眼肌麻痹，上视不能较明显

D. 常有发音困难

E. 纯小脑征和癫痫发作

49. 面肌痉挛常选用什么治疗

A. B族维生素　　B. 卡马西平

C. 泼尼松　　D. 肌肉松弛药

E. 神经生长因子

50. 神经元胞体变性坏死继发的轴突及髓鞘破坏称为

A. 节段性脱髓鞘　　B. 轴突变性

C. 神经元变性　　D. Wallerian 变性

E. 神经元坏死

51. 原发性三叉神经痛的首选治疗方法是

A. 卡马西平口服　　B. 封闭疗法

C. 手术治疗　　D. 经皮半月神经节射频电凝疗法

E. 大量维生素B肌内注射

52. 髓鞘破坏而轴突保持相对完整的病变称为

A. 节段性脱髓鞘　　B. 轴突变性

C. 神经元变性　　D. 沃勒变性

E. 神经元坏死

53. SCA3 的特点是

A. 眼肌麻痹，上视不能较明显

B. 病程进展非常缓慢

C. 肌萎缩，面肌及舌肌纤颤，眼睑退缩形成凸眼

D. 纯小脑征和癫痫发作

E. 常有发音困难

54. 感觉异常多见于

A. 单神经病　　B. 多发性神经病

C. 运动神经元病　　D. 遗传性神经病

E. 代谢异常性神经病

55. 下列药物中不用于治疗三叉神经痛的是

A. 卡马西平　　B. 阿莫西林

C. 巴氯芬（氯苯氨丁酸）　　D. 大剂量维生素B

E. 匹莫齐特（哌迷清）

56. 糖尿病性神经病、酒精中毒性神经病和感觉性神经病最常出现
A. 痛觉过度
B. 运动障碍
C. 感觉缺失
D. 节段性感觉障碍
E. 感觉异常

57. 原发性三叉神经痛与继发性三叉神经痛的鉴别主要是继发性三叉神经痛患者
A. 疼痛较剧烈
B. 年龄较轻
C. 药物疗效较差
D. 病程较长
E. 有神经系统阳性体征

58. 肌束震颤的病变多定位于
A. 周围神经
B. 脊髓前角
C. 脊髓后角
D. 大脑
E. 锥体束

59. 某些免疫性疾病或中毒性疾病易侵犯神经根和神经节，主要是因为这些部位无
A. 血脑屏障
B. 血神经屏障
C. 神经外膜
D. 神经束膜
E. 神经内膜

60. 在细小神经纤维受损的疾病，如酒精中毒性多发性神经病，即使痛、温觉严重丧失时仍可存在的是
A. 腹壁反射
B. 提睾反射
C. 膝反射
D. 跖反射
E. 病理反射

61. 有髓神经纤维轴突外包绕的髓鞘是由哪种细胞及其细胞膜构成
A. 浆细胞
B. 淋巴细胞
C. 施万细胞
D. 神经细胞
E. 胶质细胞

62. 家族性神经病或慢性周围神经病由于关节觉丧失，或因长期慢性外伤而出现
A. 关节固定强直
B. 关节畸形
C. Charcot 关节
D. 关节疼痛
E. 关节红肿

63. 急性多发性炎症脱鞘性神经根神经病的首发症状通常为
A. 呼吸困难
B. 双侧周围性面瘫
C. 四肢远端对称性无力
D. 吞咽困难
E. 排尿困难

64. 神经传导速度和肌电图对下列哪种疾病诊断价值最大

A. 中枢神经疾病
B. 周围神经病
C. 肌肉疾病
D. 神经肌肉接头疾病
E. 自主神经疾病

65. AIDP 为自限性疾病，症状体征停止进展多在
A. 2 周
B. 4 周
C. 1 周
D. 3 周
E. 5 周

66. 手术治疗三叉神经痛，从镇痛效果看目前首选
A. 三叉神经微血管减压术
B. 三叉神经感觉根部分切断术
C. 三叉神经运动根部分切断术
D. 三叉神经切断术
E. 三叉神经-面神经吻合术

67. SCA2 的特点是
A. 上肢腱反射减弱或消失，眼球慢扫视运动较明显
B. 病程进展非常缓慢，症状较轻
C. 常有发音困难
D. 肌萎缩，面肌及舌肌纤颤，眼睑退缩形成凸眼
E. 眼肌麻痹，上视不能较明显

68. 经皮半月神经节射频电凝疗法治疗三叉神经痛，射频电极针通常加热至
A. 35~45℃
B. 45~55℃
C. 55~65℃
D. 65~75℃
E. 75~85℃

69. Hunt 综合征病变部位在
A. 鼓索参与面神经处以上
B. 面神经发出镫骨肌支以上
C. 膝状神经节
D. 茎乳孔
E. 内耳孔

70. 贝尔麻痹发病时有下列哪种情况时预后较好
A. 老年患者
B. 有糖尿病者
C. 有高血压、动脉硬化者
D. 有受凉史而起病者
E. 有心绞痛或既往有心肌梗死病史者

71. 原发性三叉神经痛下列的描述，下列正确的是
A. 多见于青壮年
B. 双侧受累多见
C. 男性较多
D. 可有痛性抽搐
E. 多数患者可自愈

72. 目前治疗偏侧面肌痉挛最安全有效、简单易行的方法为

A. 抗癫药物
B. 50%乙醇1ml皮下面神经分支阻滞
C. A型肉毒毒素注射
D. 50%乙醇经茎乳孔面神经干阻滞
E. 颅后窝处微血管减压术

73. AIDP患者起病前常有
A. 药物中毒史
B. 外伤史
C. 高血压病史
D. 糖尿病史
E. 感染病史

74. 下列哪种情况经常会出现轴突支芽因迷走而成为神经瘤
A. 神经失用
B. 轴突断伤
C. 神经断伤
D. 神经嵌压性损伤
E. 神经节段性脱髓鞘

75. 急性炎性脱髓鞘性多发性神经病脑脊液蛋白-细胞分离在第几周达高峰
A. 第1~2周
B. 第2~4周
C. 第3~4周
D. 第4~5周
E. 第5~6周

76. 脊髓小脑性共济失调（SCA）各亚型有各自的特点，其中SCA1的特点是
A. 常有发音困难
B. 病程进展非常缓慢，症状较轻
C. 肌萎缩，面肌及舌肌纤颤，眼睑退缩形成凸眼
D. 上肢腱反射减弱或消失，眼球慢扫视运动较明显
E. 眼肌麻痹，上视不能较明显

77. 原发性三叉神经痛最常累及的分支是
A. 单侧三叉神经第2、3支
B. 双侧三叉神经第2、3支
C. 单侧三叉神经第1支
D. 单侧三叉神经第3支
E. 双侧三叉神经第1支

78. 急性炎性脱髓鞘性多发性神经病具有诊断意义的电生理检查是
A. 感觉神经传导速度减慢
B. 运动神经传导速度减慢
C. 体感诱发电位异常
D. F波异常或H反射延迟
E. 肌电图呈失神经改变

79. 急性炎性脱髓鞘性多发件神经病最常见的首发症状是
A. 双下肢远端对称性弛缓性瘫痪
B. 腱反射减弱或消失
C. 肢体感觉异常
D. 小便潴留
E. 直立性低血压

80. 重症急性炎性脱髓鞘性多发性神经病的治疗成功的关键是

A. 病因治疗　　B. 皮质类固醇治疗
C. 辅助呼吸　　D. 预防感染
E. 对症治疗

81. 目前偏侧面肌痉挛的安全有效、简便易行的治疗方法是
A. A 型肉毒毒素注射　　B. 泼尼松口服
C. 去痛片口服　　D. 用 50%乙醇行面神经封闭疗法
E. 手术微血管减压

82. 急性炎性脱髓鞘性多发性神经病主要死亡原因是
A. 循环衰竭　　B. 肾衰竭
C. 严重感染　　D. 肝衰竭
E. 呼吸衰竭

83. 脊髓小脑性共济失调的共同体征有误的是
A. 腱反射消失　　B. 肌张力障碍
C. 音叉振动觉及本体觉丧失　　D. 病理征
E. 痉挛步态

84. 下列关于慢性炎性脱髓鞘性多发性神经病（CIDP）的叙述中，正确的是
A. CIDP 是由 AIDP 迁延而来的
B. CIDP 的临床特点是慢性病程但不会复发
C. CIDP 起病隐袭，激素治疗疗效肯定
D. CIDP 存各年龄均可发病，其中以儿童多见
E. CIDP 病理表现与 AIDP 一样都是脱髓鞘性改变

85. 原发性三叉神经痛最常见于三叉神经哪几个分支
A. 第 1 支　　B. 第 3 支
C. 第 1、2 支　　D. 第 2、3 支
E. 第 1、3 支

86. 慢性炎性脱髓鞘性多发性神经病的治疗中，下列错误的是
A. 应用皮质类固醇激素治疗　　B. 血浆置换
C. 免疫球蛋白静脉滴注　　D. 应用免疫抑制剂环磷酰胺等
E. 应用抗生素抗感染治疗

87. 原发性三叉神经痛的疼痛特点
A. 持续性钝痛　　B. 持续性刺痛
C. 发作性剧烈的短暂的闪电样痛　　D. 疼痛多见于前额部
E. 发作时伴有同侧面部感觉减退

88. 抗胆碱类药物中毒的临床表现，正确的是

A. 发热、心跳减慢
B. 瞳孔缩小、视物模糊
C. 烦躁不安、兴奋
D. 唾液分泌增多
E. 脉搏减慢

89. 根性坐骨神经病，最常见的病因是
A. 椎管内肿瘤
B. 风湿或受寒
C. 腰椎间盘突出
D. 腰椎骨关节炎
E. 黄韧带肥厚

90. 吩噻嗪类药物急性中毒的治疗中，错误的是
A. 洗胃，促进排泄
B. 维持呼吸与循环系统功能
C. 保持酸碱及水电解质平衡
D. 尽快搬离中毒现场
E. 防止感染

91. 继发性三叉神经痛与原发性三叉神经痛主要鉴别要点是
A. 触发点的存在
B. 有无面部痛觉减退和角膜反射减退
C. 合并有角膜炎
D. 伴有牙齿疾患
E. 疼痛范围小

92. 脊髓小脑性共济失调的首发症状的是
A. 眼球震颤
B. 双手笨拙，意向性震颤
C. 远端肌萎缩
D. 痴呆
E. 走路摇晃，突然跌倒和讲话含糊不清

93. 腓骨肌萎缩症最常见的类型为
A. CMT1 型
B. CMT2 型
C. CMT3 型
D. CMT4 型
E. CMT5 型

94. 下列状态下，面肌痉挛会消失的是
A. 劳累
B. 紧张
C. 讲话
D. 注意力高度集中
E. 入睡后

95. 哪种病变可压迫周围神经或滋养神经的血管而使周围神经受损
A. 结缔组织病变
B. 自身免疫性周围神经病
C. 中毒性和营养缺乏性病变
D. 遗传代谢性疾病
E. 感染性疾病

96. 可引起小静脉周围炎性细胞浸润及神经损伤的病变是
A. 结缔组织病变
B. 自身免疫性周围神经病
C. 中毒性和营养缺乏性病变
D. 遗传代谢性疾病

E. 感染性疾病

97. 原发性坐骨神经痛的病因是

A. 感染，寒冷
B. 腰椎间盘突出
C. 盆腔炎
D. 髋关节炎
E. 脊柱隐裂

98. 三叉神经痛的治疗包括

A. 药物治疗
B. 封闭治疗
C. 经皮半月神经节射频电凝疗法
D. 手术治疗
E. 以上均是

99. 下列关于特发性面神经麻痹的描述，正确的是

A. 多为慢性起病
B. 双侧受累多见
C. 多伴有舌后 1/3 味觉丧失
D. 贝尔征阳性
E. 多数患者不能恢复

100. 可引起干性坐骨神经痛的是

A. 腰椎间盘突出
B. 强直性脊椎炎
C. 椎管狭窄
D. 脊椎隐裂
E. 盆腔肿瘤

101. 治疗三叉神经痛首选的药物是

A. 布洛芬
B. 普瑞巴林
C. 苯妥英钠
D. 卡马西平
E. 维生素 B_{12}

102. 坐骨神经痛发作时会引起

A. 膝反射亢进
B. 膝反射消失
C. 病理征阳性
D. 踝反射减弱或消失
E. 踝反射亢进

103. 原发性三叉神经痛临床表现的是

A. 患侧面部存在扳机点
B. 患侧角膜反射消失
C. 患侧咬肌无力
D. 患侧面部葱皮样感觉障碍
E. 张口时下颌偏向患侧

104. 吉兰-巴雷综合征的脑脊液为

A. 多核细胞明显增多
B. 淋巴细胞明显增多
C. 糖、氯化物降低
D. 蛋白及细胞均增高
E. 蛋白增高而细胞正常或接近正常

105. 不见于坐骨神经痛的是

A. 一侧臀部向大腿后部放射性疼痛
B. 一侧大腿外侧皮肤痛觉减退
C. 一侧小腿外侧皮肤痛觉减退
D. 一侧踝反射减弱
E. 直腿抬高试验(+)

106. 左侧特发性面神经麻痹患者可以出现的症状、体征
A. 左侧面部感觉减退或消失
B. 张口时下颌偏向左侧
C. 伸舌左偏，左侧舌肌萎缩
D. 左眼睑下垂
E. 左眼闭合不全

107. 急性炎性脱髓鞘性多发性神经病最危险的症状是
A. 四肢弛缓性瘫痪
B. 呼吸肌及吞咽肌麻痹
C. 肢体感觉异常
D. 自主神经功能紊乱
E. 脑神经麻痹

108. 急性炎性脱髓鞘性多发性神经病最多见于
A. 老年人
B. 青少年
C. 儿童
D. 青壮年
E. 少年

109. 急性炎性脱髓鞘性多发性神经病可能与下列哪种细菌感染有关
A. 大肠杆菌
B. 金黄色葡萄球菌
C. 空肠弯曲杆菌
D. 肺炎双球菌
E. 幽门螺旋杆菌

110. 海绵窦综合征无下列哪对脑神经损害
A. 第Ⅱ对脑神经
B. 第Ⅲ对脑神经
C. 第Ⅳ对脑神经
D. 第Ⅴ对脑神经
E. 第Ⅵ对脑神经

111. 腰椎间盘突出所致坐骨神经痛急性期首选什么治疗
A. 手术治疗
B. 康复训练
C. 口服 B 族维生素
D. 卧硬板床
E. 针灸

112. 三叉神经痛最易与下列哪种颜面部疼痛混淆
A. 青光眼
B. 牙痛
C. 额窦炎
D. 中耳炎
E. 额窦炎

113. 触发点常见于
A. 三叉神经痛
B. 面神经炎
C. 症状性癫痫
D. 面肌抽搐

E. 偏头痛

114. 哪种病变可选择性损害神经轴索或髓鞘，而未受损部分则可保持完整

A. 结缔组织病变　　B. 自身免疫性周围神经病

C. 中毒性与营养缺乏性病变　　D. 遗传代谢性疾病

E. 感染性疾病

115. 吉兰-巴雷综合征患者病后五天出现严重面神经麻痹、吞咽困难，严重呼吸麻痹、构音含糊。首选的治疗是

A. 肾上腺糖皮质激素　　B. 鼻饲流质

C. 大量维生素 B　　D. 抗生素治疗

E. 气管切开并用呼吸机

116. 哪种病变可因酶系统障碍使构成髓鞘或轴索的必需成分缺乏而影响周围神经

A. 结缔组织病变　　B. 自身免疫性周围神经病

C. 中毒性和营养缺乏性病变　　D. 遗传代谢性疾病

E. 感染性疾病

117. 急性炎性脱髓鞘性多发性神经病常有

A. 糖尿病病史　　B. 感染病史

C. 药物中毒史　　D. 外伤史

E. 家族史

118. 吉兰-巴雷综合征患者发病 1 周必有的体征是

A. 四肢对称性弛缓性瘫痪　　B. 肌萎缩

C. 尿潴留　　D. 四肢“手套样”“袜套样”感觉障碍

E. 脑脊液呈蛋白-细胞分离现象

119. 急性感染性多发性神经炎的诊断标准之一是

A. 腱反射正常

B. 病后有腹泻

C. 起病即出现脑脊液中蛋白-细胞分离现象

D. 四肢下运动神经元瘫痪

E. 双侧腓肠肌按压痛

120. 急性炎性脱髓鞘性多发性神经病的临床表现主要是

A. 四肢痉挛性瘫痪　　B. 四肢感觉障碍重于运动障碍

C. 一侧周围性面瘫　　D. 明显的括约肌功能障碍

E. 四肢对称性弛缓性瘫痪可伴有脑神经支配的运动功能受累

121. 与急性炎性脱髓鞘性多发性神经病无关的临床表现是

A. 四肢无力　　B. 小腿肌压痛

C. 呼吸困难　　D. 三叉神经痛
E. 双侧面瘫

122. 关于颈椎病，下列错误的是
A. 是由于椎间盘退行性病变和椎体的骨质增生性病变，压迫颈神经根和（或）脊髓引起的临床综合征
B. 严重者可导致四肢瘫
C. 有颈痛和强迫头位
D. 是臂丛神经痛最常见的原因
E. 可有脊髓压迫症状

123. 急性炎性脱髓鞘性多发性神经病患者的脑脊液常规检查可表现为
A. 正常　　B. 细胞和蛋白均增高
C. 细胞增多而蛋白稍增高　　D. 起病开始蛋白明显增高
E. 起病后第 3 周蛋白明显增高

124. 急性炎性脱髓鞘性多发性神经病的临床表现中最不易出现的体征是
A. 双侧面神经瘫　　B. 心动过速
C. 大小便暂时性潴留　　D. 共济失调
E. 腱反射亢进

125. 急性炎性脱髓鞘性多发性神经病患者的主要危险是
A. 四肢瘫痪　　B. 眼球运动障碍
C. 并发心肌炎、心力衰竭　　D. 呼吸肌麻痹
E. 并发消化道出血

126. 急性炎性脱髓鞘性多发性神经病具有特征性的病理改变是
A. 神经脱髓鞘及小血管周围淋巴细胞及吞噬细胞炎性反应
B. 神经纤维轴索变性
C. 神经胶质细胞增生
D. 神经纤维华勒变性
E. 神经元坏死

127. 周围神经疾病的病因
A. 营养代谢　　B. 药物及中毒
C. 血管炎　　D. 肿瘤
E. 以上均是

128. 急性炎性脱髓鞘性多发性神经病的脑脊液特征性改变是
A. 脑脊液细胞数升高　　B. 脑脊液蛋白-细胞分离
C. 脑脊液氯化物升高　　D. 脑脊液糖含量升高

E. 脑脊液蛋白升高

129. 继发性三叉神经痛与原发性三叉神经痛的最重要鉴别点

A. 有扳机点　　B. 有其他神经系统体征
C. 常有牙疾患　　D. 疼痛的程度
E. 卡马西平的治疗效果

130. 三叉神经痛的疼痛特点是

A. 持续性钝痛　　B. 持续性刺痛
C. 短暂的电击样、撕裂样剧痛　　D. 发作性剧痛伴三叉神经破坏体征
E. 疼痛常见于前额部

131. 三叉神经痛的病因是

A. 急性上颌窦炎　　B. 急性牙周炎
C. 鼻咽癌　　D. 疱疹病毒感染
E. 尚不清楚

132. 三叉神经痛患者可能出现的体征是

A. 患侧面部感觉减退　　B. 患侧咬肌萎缩
C. 患侧角膜反射消失　　D. 患侧面部可有触发点
E. 张口时下颌偏向患侧

133. 下列不属于三叉神经痛的扳机点的是

A. 上唇外侧　　B. 口角
C. 舌　　D. 颊部
E. 乳突

134. 三叉神经痛治疗首选的方法是

A. 加巴喷丁　　B. B 族维生素
C. 封闭治疗　　D. 半月神经节射频电凝疗法
E. 三叉神经微血管减压术

135. 吉兰-巴雷综合征患者出现痰液黏稠、咳不出、呼吸肌麻痹，应立即采取的抢救措施是

A. 肾上腺皮质激素肌内注射　　B. 抗生素和气管扩张剂雾化吸入
C. 吸痰和吸氧　　D. 口对口人工呼吸
E. 气管切开、吸痰及辅助机械呼吸

136. 临床上发生骨赘最明显的脊椎是

A. 胸椎　　B. 颈椎
C. 腰椎　　D. 下颈椎和腰椎
E. 骶椎和尾椎

137. SCA10 的特点是

A. 常有发音困难
B. 眼肌麻痹，上视不能
C. 病程进展非常缓慢
D. 眼睑退缩形成凸眼
E. 纯小脑征和癫痫发作

138. 临床上损伤机会最大的脊椎是
A. 上颈椎
B. 下颈椎
C. 胸椎
D. 腰椎
E. 骶椎

139. 脊髓后根破坏可导致哪个部位的 Wallerian 变性
A. 周围神经
B. 脊髓后索
C. 感觉轴索
D. 运动轴索
E. 交感和副交感神经

140. 颈椎病可出现肌肉性疼痛，主要是由于
A. 运动神经根受压引起
B. 感觉神经根受压引起
C. 腋神经受压引起
D. 肌肉炎性损伤所致
E. 是一种自发性疼痛

141. 中毒代谢性神经病最常见的病理改变称为
A. 节段性脱髓鞘
B. 轴突变性
C. 神经元变性
D. Wallerian 变性
E. 神经元坏死

142. 临床上最常见的一种皮神经炎是
A. 股外侧皮神经病
B. 肋间神经痛
C. 枕神经痛
D. 臂丛神经痛
E. 坐骨神经痛

143. SCA7 的特点是
A. 视力减退或丧失，视网膜色素变性，心脏损害也较突出
B. 眼肌麻痹，上视不能
C. 纯小脑征和癫痫发作
D. 常有发音困难
E. 眼睑退缩形成凸眼

144. 坐骨神经痛时患者多采取哪种减痛姿势
A. 患肢微屈，并卧向患侧
B. 在仰卧起立时病侧膝关节伸直
C. 坐下时先是患侧臀部着力
D. 站立时脊柱向患侧方侧凸
E. 行走时患肢伸直

145. 干性坐骨神经痛与根性坐骨神经痛的区别点为

A. 干性坐骨神经痛一般无腰椎棘突及横突压痛，压颈静脉及颏胸试验阴性
B. 干性坐骨神经痛多有腰椎棘突及横突压痛，压颈静脉及颏胸试验阴性
C. 干性坐骨神经痛多无腰椎棘突及横突压痛，压颈静脉试验阴性，颏胸试验阳性
D. 干性坐骨神经痛多有腰椎棘突及横突压痛，压颈静脉阴性，颏胸试验阳性
E. 干性坐骨神经痛多无腰椎棘突及横突压痛，压颈静脉及颏胸试验阳性

146. 诱发三叉神经痛的动作有
A. 洗脸
B. 刷牙
C. 咀嚼
D. 说笑
E. 以上都是

147. 引起多发性神经病的病因是
A. 都是全身性的
B. 都是局部性的
C. 不完全是全身性的
D. 不完全是局部性的
E. 可为全身性的，也可为局部性的

148. 卡马西平的不良反应有
A. 眩晕
B. 嗜睡
C. 皮疹
D. 白细胞减少
E. 以上都是

149. 吉兰-巴雷综合征最常受累的脑神经是
A. 动眼神经
B. 外展神经
C. 面神经
D. 副神经
E. 舌下神经

150. 吉兰-巴雷综合征感觉障碍的特点是
A. 偏身型
B. 交叉型
C. 传导型
D. 节段型
E. 手套-袜套型（末梢型）

151. 吉兰-巴雷综合征病初最常见的症状是
A. 肌肉萎缩
B. 四肢对称性弛缓性瘫痪
C. 一侧肢体弛缓性瘫痪
D. 尿潴留
E. 脑脊液蛋白-细胞分离

152. 吉兰-巴雷综合征脑脊液的特征性改变最明显见于
A. 病初
B. 病后 3 天
C. 病后 7 天
D. 病后 10 天
E. 病后 21 天

153. 吉兰-巴雷综合征最危险的症状是

A. 双眼闭合不全
B. 吞咽困难
C. 四肢瘫痪
D. 呼吸肌麻痹
E. 尿潴留

154. 可引起呼吸肌麻痹的疾病有
A. 吉兰-巴雷综合征
B. 高颈段病变
C. 急性上升性脊髓炎
D. 重症肌无力
E. 以上都是

155. 皮质激素在治疗面神经炎的作用是
A. 抑制免疫
B. 抗病毒
C. 抗过敏
D. 抗细菌
E. 减轻面神经水肿

156. 以下关于腓骨肌萎缩症（CMT）病理描述错误的是
A. 感觉及运动纤维数目减少
B. 1 型为轴索变性
C. 腓肠神经活检见洋葱头样结构
D. 肌肉损害表现为失神经支配
E. 自主神经相对保持完整

157. 某结核病患者在异烟肼等治疗过程中出现手足麻木、疼痛，临床正确的处理方法为
A. 停用异烟肼，改服其他抗结核药物继续治疗，并加用维生素 B_6治疗
B. 及早停用异烟肼等抗结核药物
C. 加用大剂量维生素 B_6治疗
D. 加用大剂量维生素 B_1治疗
E. 加用大剂量维生素 B_{12}治疗

158. 吉兰-巴雷综合征应密切注意观察的是
A. 血压
B. 肢体瘫痪程度
C. 呼吸
D. 心率
E. 瞳孔

159. 桡神经在何处损伤可不产生桡神经麻痹症状
A. 在腋下桡神经发出肱三头肌分支以上部位
B. 在肱骨中 1/3，即发出肱三头肌分支以下部位
C. 肱骨下段或前臂上 1/3 处
D. 前臂中 1/3 以下
E. 接近腕关节处

160. 致神经炎作用最强的周围神经髓鞘抗原为
A. P0 蛋白
B. P1 蛋白
C. P2 蛋白
D. 髓鞘结合糖蛋白

E. 神经节苷脂

161. 左侧特发性面神经麻痹的主要表现

A. 左眼睑闭合不严，示齿时口角歪向左侧

B. 左眼睑闭合不严，示齿时口角歪向右侧

C. 左眼睑闭合不严，示齿时口角不歪

D. 眼睑闭合正常，示齿时口角歪向左侧

E. 眼睑闭合正常，示齿时口角歪向右侧

162. 引起脑脊液蛋白-细胞分离最常见的疾病是

A. 细菌性脑炎
B. 急性脊髓炎
C. 周期性瘫痪
D. 重症肌无力
E. 吉兰-巴雷综合征

163. 吉兰-巴雷综合征出现呼吸肌麻痹，应立即采取

A. 气管切开，呼吸机辅助呼吸
B. 吸痰
C. 吸氧
D. 雾化吸入
E. 应用免疫抑制剂

164. 吉兰-巴雷综合征最主要的死亡危险是

A. 肺部感染
B. 呼吸肌麻痹
C. 心肌炎
D. 心力衰竭
E. 压疮

165. 下列不是吉兰-巴雷综合征的临床表现的是

A. 运动障碍重于感觉障碍

B. 有脑神经损害

C. 瘫痪肢体常由一侧肢体开始向对侧蔓延

D. 重者出现呼吸肌麻痹

E. 括约肌功能障碍少见

166. 吉兰-巴雷综合征与急性脊髓炎的鉴别要点是

A. 四肢瘫痪的特点
B. 感觉障碍的类型
C. 脑脊液改变
D. 肌电图改变
E. 以上都是

167. 吉兰-巴雷综合征与低钾性周期性瘫痪最主要的鉴别点是

A. 瘫痪的特点
B. 是否伴双侧面神经麻痹
C. 血钾及血钠降低
D. 血钾降低
E. 脑脊液改变

168. 吉兰-巴雷综合征脑神经型表现为

A. 病前有感染史
B. 双侧周围性面瘫
C. 无肢体瘫痪
D. 病理征(-)
E. 以上都是

169. 在脊髓小脑性共济失调共同特征中错误的是
A. 常染色体显性遗传
B. 成年期发病
C. 快速进展
D. 共济失调
E. 遗传早现

170. 吉兰-巴雷综合征肢体瘫痪的特点为
A. 四肢对称性弛缓性瘫痪
B. 四肢对称性痉挛性瘫痪
C. 一侧肢体弛缓性瘫痪
D. 一侧肢体痉挛性瘫痪
E. 双下肢痉挛性瘫痪

171. 在特发性面神经麻痹的护理上应注意防止发生
A. 面肌萎缩
B. 面肌痉挛
C. 下颌关节脱位
D. 上颌窦感染
E. 角膜溃疡

172. 米勒-费希尔综合征表现为
A. 共济失调
B. 腱反射减弱
C. 眼外肌麻痹
D. 病前有感染史
E. 以上都是

173. 特发性面神经麻痹时贝尔征指的是
A. 患侧表情肌瘫痪，额纹消失，不能皱额蹙眉
B. 眼裂不能闭合或者闭合不全，闭眼时患侧眼球向外上方转动，露出白色巩膜
C. 患侧乳鼻唇沟变浅，口角下垂
D. 眼裂不能闭合或者闭合不全，闭眼时患侧眼球向外下方转动，露出白色巩膜
E. 颊肌瘫痪，食物易滞留病侧牙龈

174. 吉兰-巴雷综合征急性期的治疗有
A. 大剂量免疫球蛋白静脉滴注
B. 血浆置换疗法
C. 支持治疗
D. 对症治疗
E. 以上均是

175. 诊断 AIDP 必须具备
A. 典型的临床表现
B. 脑脊液蛋白-细胞分离
C. F 波和 H 反射延迟
D. 神经传导速度减慢，远端潜伏期延长
E. 神经运动电位波幅减低

176. 对伴呼吸肌麻痹的重症吉兰-巴雷综合征的护理关键是

A. 定时翻身
B. 睡气垫床
C. 瘫痪肢体放置功能位
D. 呼吸机功能监护
E. 供给足够营养

177. 中枢性面瘫与周围性面瘫表现不同的关键是
A. 有无肢体瘫痪
B. 有无伸舌偏斜
C. 有无病理反射
D. 有无皱额闭眼障碍
E. 有无鼓腮、吹气障碍

178. 下列治疗中对慢性炎性脱髓鞘性多发性神经病有效的是
A. 肾上腺皮质激素有一定疗效
B. B 族维生素疗效好
C. 抗生素疗效好
D. 针灸疗效好
E. 对激素无效者，应用血浆置换疗法也无效

179. 吉兰-巴雷综合征患者出现痰液黏稠、咳不出，胸闷、气短伴颜面和口唇发绀，应立即采取的抢救措施是
A. 皮质类固醇
B. 抗生素和气管扩张剂雾化吸入
C. 吸痰和吸氧
D. 口对口人工呼吸
E. 气管切开、吸痰及辅助机械呼吸

180. 吉兰-巴雷综合征病初与低钾性周期性瘫痪的鉴别要点为
A. 瘫痪的特点
B. 是否有脑神经损害
C. 是否有感觉障碍
D. 脑脊液改变
E. 血钾降低

181. 临床上最常见的腕管综合征损伤的神经
A. 正中神经
B. 桡神经
C. 腋神经
D. 尺神经
E. 臂丛神经

182. 不适用于治疗原发性三叉神经痛的治疗方法是
A. 大量维生素 B_{12}肌内注射
B. 封闭疗法
C. 卡马西平口服
D. 经皮半月神经节射频电凝疗法
E. 大剂量激素冲击治疗

183. 神经系统遗传性疾病发病年龄为
A. 儿童期
B. 出生后
C. 青年期
D. 老年期
E. 任何年龄

184. 有的急性炎性脱髓鞘性多发性神经病患者以脑神经麻痹为首发症状，其中最常见的是
A. 动眼神经
B. 舌咽神经

C. 舌下神经　　D. 单侧面神经

E. 双侧面神经

185. 下列辅助检查结果为 GBS 的特征性改变的是

A. 脑脊液蛋白-细胞分离现象　　B. 窦性心动过速和 T 波改变等心电图异常

C. 神经传导速度减慢，远端潜伏期延长　　D. 肌电图远端波幅减低，甚至引不出

E. 腓肠神经活检发现脱髓鞘及炎性细胞浸润

186. 对鉴别 AIDP 和脊髓灰质炎最有意义的是

A. 有无发热病史　　B. 是一侧还是双侧软瘫

C. 有无感觉障碍　　D. 有无脑神经受累

E. 脑脊液是否有蛋白-细胞分离现象

187. 不属于海绵窦综合征的临床表现为

A. 同侧眼球向各方向运动麻痹

B. 上睑下垂，瞳孔散大，光反射和调节反射消失

C. 同侧眼及额部疼痛、麻木

D. 同侧角膜反射减弱或消失

E. 同侧眼裂以下面部肌肉瘫痪

188. 原发性三叉神经痛的治疗原则是

A. 三叉神经周围支切断术　　B. 首选手术治疗

C. 首选神经阻滞治疗　　D. 以镇痛治疗为目的

E. 首选经皮选择性射频热凝治疗

189. 急性炎性脱髓鞘性多发性神经病的特征性变化是

A. 常有脑脊液蛋白-细胞分离　　B. 一定有感觉异常、末梢型感觉障碍

C. 一定有脑神经受累　　D. 常有心电图异常

E. 起病之初脑脊液蛋白含量就增高到最高水平面

190. 神经系统遗传病诊断步骤应排除

A. CT 和 MRI 检查　　B. 搜集临床资料

C. 系谱分析　　D. 遗传物质和基因产物检测

E. 常规辅助检查

191. 坐骨神经痛的治疗

A. 病因治疗　　B. 药物治疗

C. 封闭疗法　　D. 物理疗法

E. 以上均是

192. 空肠弯曲菌感染常与下列哪种神经疾病有关

A. 急性脊髓炎　　B. 坐骨神经痛

C. 急性炎性脱髓鞘性多发性神经病
D. 慢性炎性脱髓鞘性多发性神经病
E. 面神经炎

193. 坐骨神经痛最具特征性的体征
A. 克尼格征
B. 直腿抬高试验阳性
C. 布鲁津斯基征
D. 巴宾斯基征
E. 龙贝格征

194. 下列疾病中，是急性炎性脱髓鞘性多发性神经病变异型的是
A. 慢性炎性脱髓鞘性多发性神经病
B. 米勒-费希尔综合征
C. 周期性瘫痪
D. 重症肌无力
E. 脊髓灰质炎

195. 急性炎脱髓鞘性多发性神经病时，最常累及的脑神经是
A. 动眼神经
B. 展神经
C. 面神经
D. 三叉神经
E. 舌下神经

196. 原发性三叉神经痛最典型的特点
A. 电击样、难忍的持续性疼痛
B. 疼痛伴有角膜反射消失
C. 触及面部某点可使疼痛发作
D. 发作前有先兆
E. 常见于第一支分布区

197. 目前治疗三叉神经痛的方法，疗效最为显著的首选
A. 电凝疗法
B. 三叉神经感觉根部分切断术
C. 卡马西平
D. B 族维生素肌注
E. 封闭疗法

198. 急性炎性脱髓鞘性多发性神经病在周围神经病理上的主要特征
A. 节段性脱髓鞘
B. 轴突变性
C. 细胞凋亡
D. 沃勒变性
E. 神经元变性

199. 下列与坐骨神经痛的诊断无关的是
A. 一侧臀部向股后、小腿外侧放射性疼痛
B. 沿坐骨神经有压痛点
C. 踝反射减弱或消失
D. “4” 字试验阳性
E. Lasegue 征阳性

200. 神经系统遗传病确诊的关键在于
A. 体征
B. 症状

C. 遗传学特殊诊断方法　　D. 常规辅助检查
E. 病史

201. 特发性面神经麻痹的起病形式一般为
A. 突然起病　　B. 亚急性起病
C. 急性起病　　D. 慢性起病
E. 亚急性起病或慢性起病

202. 腰间盘脱出引起坐骨神经痛的急性期治疗首选
A. B 族维生素　　B. 皮质类固醇
C. 早期康复训练　　D. 手术治疗
E. 卧硬板床及使用止痛剂

203. 贝尔麻痹是茎乳孔内面神经非特异性炎症导致的哪种瘫痪
A. 中枢性面瘫　　B. 偏瘫
C. 神经元瘫　　D. 截瘫
E. 周围性面瘫

204. 腓肠神经活检发现炎症性节段性脱髓鞘，有典型“洋葱头”样改变应高度提示
A. AIDP　　B. CIDP
C. 糖尿病周围神经病变　　D. 中毒性周围神经病
E. 贝尔麻痹

205. 有关神经系统遗传性疾病说法错误的是
A. 以神经系统功能缺损为主要临床表现
B. 由于生殖细胞或受精卵遗传物质的数量、结构或功能改变
C. 多在 30 岁后出现症状
D. 具有家族性和终生性特点
E. 致残、致畸率很高

206. 贝尔现象常见于哪种疾病
A. 特发性面神经麻痹　　B. 急性脊髓炎
C. 病毒性脑炎　　D. 三叉神经痛
E. 周期性瘫痪

207. 吉兰-巴雷综合征与周期性瘫痪最主要的鉴别
A. 瘫痪的特点　　B. 是否伴双侧面神经麻痹
C. 血钾及血钠降低　　D. 血钾降低
E. 脑脊液改变

208. 以下哪项是桡神经主要功能
A. 屈腕　　B. 屈指

C. 伸指
D. 伸腕
E. 屈肘

209. 三叉神经痛患者，轻触鼻翼，颊部和舌可以诱发，称为
A. 触点
B. 病灶
C. 扳机点
D. 痛阈
E. 痛点

210. 多发性神经病是四肢远端对称性感觉障碍，自主神经功能障碍是下列哪项神经元瘫的临床综合征
A. 感觉神经元
B. 单神经元
C. 下运动神经元
D. 上运动神经元
E. 混合神经元

211. 脑脊液蛋白-细胞分离是下列哪种疾病的特征性表现
A. 多发性神经病
B. 贝尔麻痹
C. 周期性瘫痪
D. 低钾血症
E. 急性炎性脱髓鞘性多发性神经病

212. 下面哪项属于染色体病
A. 肝豆状核变性
B. 偏头痛
C. 先天愚型
D. 癫痫
E. 脑动脉硬化症

213. 根性坐骨神经痛，最常见的病因是
A. 脊椎结核
B. 椎管狭窄
C. 腰椎间盘突出
D. 黄韧带肥厚
E. 椎管病变

214. CIDP 的治疗应首选
A. 皮质类固醇激素
B. 血浆交换
C. 免疫抑制剂
D. B 族维生素
E. 促神经代谢药物

215. 合并呼吸肌麻痹的吉兰-巴雷综合征患者抢救的关键是
A. 定时翻身、拍背，预防肺感染
B. 预防压疮及护理
C. 减少肢体疼痛
D. 呼吸功能监护和辅助呼吸器的使用
E. 营养及水盐平衡

216. 以下属于周围神经系统的是
A. 前角细胞
B. 脊神经根组成的脊神经
C. 运动细胞
D. 视神经

E. 嗅神经

217. 脱髓鞘性疾病是

A. 神经元及髓鞘均受累
B. 神经元、轴索及髓鞘均受累
C. 轴索及髓鞘变性
D. 髓鞘破坏，轴索相对完整
E. 神经元及轴索变性

二 A2 型题

1. 患者，男性，19 岁。今晨起床后感四肢无力，下肢为甚，下午症状加重，四肢不能活动并且出现呼吸困难及吞咽困难，病前 2 周有上呼吸道感染史。查体：饮水呛咳，咽反射消失，四肢肌力 0 级，肌张力减低，各腱反射(-)，感觉无障碍，双侧巴宾斯基征(-)，大小便尚能自控。请问何时进行什么项目检查对该病最有诊断意义

A. 即行肌电图检查
B. 即行脑脊液检查
C. 即查红细胞沉降率，血常规
D. 即查脑电图
E. 10 天后查脑脊液

2. 患者，男性，40 岁。因“四肢瘫痪 3 天”而来诊。病前 2 周曾有过流涕、咽痛、咳嗽。查体：双侧周围性面瘫，四肢肌力 0 级，肌张力减低，各腱反射(-)，四肢呈“手套样”“袜套样”痛觉减退，双侧巴宾斯基征(-)。下列病史中还可能出现的是

A. 病情晨起轻，傍晚重
B. 常有家族史
C. 有吞咽困难，饮水呛咳
D. 背痛，有束带样感
E. 饱餐和剧烈活动后起病

3. 患者，女性，20 岁。以“四肢进行性无力一周，加重伴气急 1 小时”入院。查体：呼吸活动度差，说话声音低微，R 36 次/分，脑神经正常，四肢肌力 1 级，各腱反射、感觉正常。血钾 3.8mmol/L、脑脊液白细胞数 5×10^6/L，蛋白 0.65g/L，糖 3.0mmol/L，氯化物 128mmol/L。诊断考虑为

A. 低钾性瘫痪
B. 急性脊髓炎
C. 重症肌无力危象
D. 脊髓灰质炎
E. 急性炎性脱髓鞘性多发性神经病

4. 患者，男性，24 岁。以“四肢无力一周”为主诉入院。查体：四肢肌力 0 级，肌张力减低，各腱反射消失，感觉无障碍，双侧巴宾斯基征阴性。脑脊液细胞 5×10^6/L，蛋白 0.83g/L。下列疾病可能性最大的是

A. 多发性神经病
B. 脊髓灰质炎
C. 重症肌无力
D. 吉兰-巴雷综合征
E. 急性脊髓炎

5. 患者，男性，28 岁。急性四肢弛缓性瘫痪伴四肢末端可疑对称性痛觉减退 2 周。下列各

项检查有助于诊断及鉴别诊断，除外

A. 血清钾检查　　B. 腰穿查脑脊液蛋白、细胞

C. 肌电图检查　　D. 血清肌酶检查

E. 血清皮质醇及尿 17-羟检查

6. 患者，女性，25 岁。因四肢弛缓性瘫痪拟诊“急性炎性脱髓鞘性多发性神经病”收住入院。关于该患者预后的判断，错误的是

A. 病情发展到高峰时可累及到呼吸肌，导致呼吸瘫痪

B. 急性起病，四肢弛缓性瘫痪痊愈可能性极大

C. 膝反射、肱二头肌反射恢复先于上下肢瘫痪的恢复

D. 主观感觉障碍恢复较四肢瘫痪恢复快

E. 遗留有后遗症的可能性不大

7. 患者，女性，38 岁。1 周前头痛、咳嗽、低热，3 天前出现四肢无力伴手脚发麻，渐加重，1 天前出现复视。查体：双眼球外展活动差，双眼闭合不全，额纹消失，不能鼓腮动作，四肢肌力 2 级，肌张力减低，各腱反射(-)、感觉正常，双侧巴宾斯基征(-)。首要治疗应选择

A. 肾上腺皮质激素　　B. 氯化钾

C. 免疫球蛋白　　D. 维生素

E. 抗生素

8. 患者，男性，49 岁。左侧面颊部反复发作性剧烈性疼痛 30 年，每次持续数秒钟，触及左侧鼻唇时均可诱发疼痛，神经系统检查未发现异常。目前临床上镇痛最有效药物

A. 卡马西平　　B. 苯妥英钠

C. 泼尼松　　D. 氯硝西泮

E. 索米痛片

9. 患者，男性，71 岁。左侧下颌部阵发性抽搐剧痛 2 天，不能吃饭。查体：双额纹对等，闭目有力，面部感觉对称存在。诊断

A. 右面神经麻痹　　B. 偏头痛

C. 左三叉神经痛　　D. 右三叉神经痛

E. 左面神经麻痹

10. 患者，女性，32 岁。右大腿外侧麻木 1 年、检查：下肢肌力 5 级，无肌肉萎缩，肌张力正常，膝腱反射和跟腱反射正常，无病理反射，右大腿外侧有大片状痛觉减退区，约 15cm×20cm。最可能的诊断为

A. 股神经炎　　B. 股外侧皮神经炎

C. 坐骨神经炎　　D. 闭孔神经炎

E. 增生性腰椎病

11. 患者，男性，34岁。进行性四肢无力3天，进食咳呛1天。体检：神清，声低哑鼻音，双侧提腭差，咽反射消失，颈软，四肢肌张力低，肌力Ⅰ～Ⅱ级，腱反射(-)，双侧肘膝以下针刺觉减退，跖反射无反应。临床的可能诊断为

A. 吉兰-巴雷综合征
B. 全身型重症肌无力
C. 周期性瘫痪
D. 椎-基底动脉血栓形成
E. 多发性肌炎

12. 患者，男性，49岁。急性发病，四肢对称性下运动神经元瘫痪，无大小便障碍。病后15天的脑脊液检查结果如下：外观无色透明，压力160mmH$_2$O，压颈（Queckenstedt）试验上升下降迅速，蛋白质含量0.75g/L，糖2.5mmol/L，白细胞数4×10^6/L，氯化物120mmol/L，未查到细菌与瘤细胞。脑脊液检查结果属于

A. 正常
B. 蛋白-细胞分离现象
C. 脊髓压迫
D. 化脓性改变
E. 中毒性改变

13. 患者，男性，28岁。感冒后出现四肢瘫痪，饮水呛咳，吞咽困难，无二便障碍。查体：双侧鼻唇沟变浅，双侧闭眼无力。四肢肌力3级，腱反射消失，Babinski征阴性，感觉系统检查无异常。脑脊液蛋白1.0g/L，细胞数2×10^6/L，首先应想到的诊断是

A. 全身型重症肌无力
B. 急性脊髓炎
C. 周期性瘫痪
D. 急性脊髓灰质炎
E. 吉兰-巴雷综合征

14. 患者，女性，19岁。右侧口角流涎，查体：行侧额纹变浅，眼裂变大，口角左歪，右侧口角下垂，鼻唇沟变浅，右侧舌前2/3味觉减退，病变为

A. 右侧面神经茎乳孔病变
B. 右侧面神经内耳病变
C. 右侧面神经管部病变
D. 右侧面神经膝状神经节病变
E. 右侧桥小脑脚病变

15. 患者，女性，61岁。右侧面部发作性剧痛1年，疼痛自上唇始，延至外眦下方，每次持续数秒钟，讲话、进食、刷牙和洗脸可诱发，神经系统检查无阳性体征。诊断考虑为

A. 偏头痛
B. 多发性硬化
C. 三叉神经痛
D. 蝶腭神经痛
E. 舌咽神经痛

16. 患者，男性，29岁。以“右耳疼痛、闭目不全，左口角流涎1周”为主诉入院。查体：右侧外耳道有较密集疱疹，右侧额纹消失、贝尔征阳性，右侧闭嘴无力，余神经系统检查正常。下列治疗不正确的是

A. B族维生素
B. 加巴喷丁
C. 皮质类固醇
D. 保护左眼角膜

E. 阿昔洛韦

17. 患者，男性，33 岁。口角歪斜来诊，诊断为左侧特发性面神经麻痹。下列正确的是

A. 左角膜反射消失
B. 右眼睑闭合不全
C. 张口下颌偏向健侧
D. 左侧面部感觉消失
E. 左眼睑闭合不全

18. 患者，男性，70 岁。5 年来阵发性左侧面部剧烈疼痛，每次持续 10~20 秒，每日发作数十次，常因说话、进食、刷牙而诱发，不敢洗脸、说话和吃饭。查体：神经系统无阳性体征。诊断考虑为

A. 偏头痛
B. 特发性面神经麻痹
C. 舌咽神经痛
D. 丛集性头痛
E. 三叉神经痛

19. 患者，男性，64 岁。3 天前感觉左耳后疼痛，翌日晨洗脸、漱口时发现左侧口角流口水。查体：左眼闭合不全，口角偏向右侧，左侧额纹消失。诊断考虑为

A. 神经莱姆病
B. 右侧面神经麻痹
C. 左侧面神经麻痹
D. 颅后窝肿瘤
E. 吉兰-巴雷综合征

20. 患者，女性，25 岁。1 周前受凉后出现右臀部向大腿后部、小腿外侧放射痛，阵发性加剧。查体：右侧 Lasegue 征阳性，臀点、腘点及外踝点压痛阳性，小腿外侧和足背痛觉减低，踝反射减低。诊断考虑为

A. 腰肌劳损
B. 髋关节炎
C. 臀部纤维组织炎
D. 骶髂关节炎
E. 坐骨神经痛

21. 患者，男性，26 岁。一周前患“感冒”，3 天前出现四肢麻木、无力，加重 1 天。查体：四肢肌力 2 级，肌张力减低，各腱反射消失，感觉无明显障碍，双侧 Babinski 征阴性。治疗应首选

A. 青霉素
B. 甘露醇
C. 免疫球蛋白
D. 皮质类固醇
E. 新斯的明

22. 患者，男性，29 岁。以“四肢无力 1 周，不能行走 2 天”为主诉入院。病前 2 周有“感冒”史。查体：双眼睑闭合无力，四肢肌力 3 级，肌张力减低，各腱反射消失，双侧 Babinski 征阴性。诊断考虑为

A. 重症肌无力
B. 脊髓灰质炎
C. 周期性瘫痪
D. 吉兰-巴雷综合征
E. 急性脊髓炎

23. 患者，男性，44岁。因左侧面部不适，外耳道疼痛2天来院就诊。体检：左侧额纹消失，左侧闭眼不能，左侧鼻唇沟浅，露齿时口角右歪，左侧舌前2/3味觉减退，左外耳道见少量疱疹。该患者病变可能定位在

A. 左茎乳孔外侧面神经病变　　B. 左茎乳孔后镫骨肌分支

C. 左镫骨肌分支处面神经病变　　D. 左膝状神经节病变

E. 左脑桥小脑角病变

24. 患者，女性，22岁。以“四肢进行性无力一周，加重伴气紧1小时”入院。查体：呼吸活动度差，说话声音低微，R 36次/分，脑神经正常，四肢肌力1级，各腱反射消失，感觉正常。血钾3.8mmoL/L，脑脊液白细胞 5×10^6/L，蛋白0.65g/L，糖3.0mmol/L，氯化物128mmol/L。诊断考虑为

A. 周期性瘫痪　　B. 急性脊髓炎

C. 重症肌无力　　D. 脊髓灰质炎

E. 吉兰-巴雷综合征

25. 患者，男性，16岁，中学生。四肢进行性无力5天，加重伴呼吸费力2小时急送急诊室。呼吸活动度差，说话声音低微，大小便正常。R 32次/分，脑神经正常，四肢肌力1级，腱反射引不出，感觉正常，病理征阴性。血钾3.8mmol/L，脑脊液白细胞 5×10^6/L，蛋白0.45g/L，糖3.0mmol/L，氯化物122mmol/L。最可能的诊断是

A. 低钾性瘫痪　　B. 急性脊髓炎

C. 重症肌无力危象　　D. 脊髓灰质炎

E. 吉兰-巴雷综合征

26. 患者，男性，52岁。左侧面部阵发性剧痛3个月，每次发作为突然出现，呈触电样，剧痛难忍，持续数秒钟后可自行缓解，进食及刷牙可诱发。应选什么药物治疗最佳

A. 去痛片和吲哚美辛（消炎痛）　　B. 肌注哌替啶（杜冷丁）

C. 卡马西平或苯妥英钠　　D. 地西泮

E. 苯巴比妥（鲁米那）或氯丙嗪

27. 患者，男性，66岁。因左侧面颊部阵发性烧灼样疼痛3个月余就诊。每次发作持续10余分钟。体检：左侧眼眶下面颊部痛觉减退，咀嚼肌无力，角膜反射似较右侧迟钝。下列处理中正确的是

A. 积极查找病因，对因处理　　B. 一般无法明确病因，对症处理

C. 首选卡马西平口服　　D. 手术切断三叉神经周围支

E. 神经阻滞疗法

28. 患者，男性，35岁。3天前晨起感左眼闭合不全、口角向右歪，进食滞留在左颊部，今日感左耳部疼痛。查体：左侧周围性面瘫，左侧舌前2/3味觉丧失，左侧外耳道小疱疹，触及疼痛。病变部位最可能在

A. 脑干 B. 右侧面神经管内

C. 左侧膝状神经节 D. 左侧面神经管内

E. 左侧茎乳突孔内

29. 患者，男性，20 岁。2 周前有咳嗽、流清水鼻涕史。1 周前双下肢乏力，3 天来双下肢行走不能，双上肢不能上举，双手不能持物就诊。大小便正常。体检：肌力双上肢Ⅱ级，双下肢Ⅰ级，肌张力低下，二头肌及膝腱反射消失，病理反射未引出。为明确诊断，最重要的辅助检查是

A. 腰椎穿刺、脑脊液常规、生化检查 B. 脊柱 X 线片

C. 肌电图及神经传导速度测定 D. 颈椎 CT

E. 颈椎 MRI

30. 患者，男性，31 岁。左耳后痛 2 天，口角右歪 1 天就诊。体检：面部针刺觉正常，无眼震，四肢肌力正常，行走平稳。患者最可能伴有的体征是

A. 左侧眼睑闭合不能 B. 右侧眼睑闭合不能

C. 右眼球外展受限 D. 左眼球外展受限

E. 两眼向右凝视障碍

31. 患者，男性，45 岁，因单侧面颊部发作性针刺样疼痛 2 年余就诊。疼痛持续数秒钟至 2 分钟不等。检查该患者时应特别注意

A. 面颊部有无触发点 B. 面肌反射性抽搐

C. 有无面色憔悴、情绪低落 D. 面部疼痛觉及角膜反射是否正常

E. 面部、口腔卫生是否正常

32. 患者，男性，31 岁。四肢对称性无力 1 天就诊。无大小便障碍。体检：四肢肌力Ⅱ级，肌张力低下；四肢远端对称性痛觉减退。临床初步考虑为急性炎性脱髓鞘性多发性神经病。在病史询问中最有价值的是

A. 长期饮酒史 B. 有机磷农药中毒史

C. 长期吸烟史 D. 过度疲劳史

E. 病前 1~4 周上呼吸道或胃肠道感染史

33. 患者，女性，41 岁。拟诊原发性三叉神经痛，首选治疗方法是

A. 神经阻滞疗法 B. 口服卡马西平

C. 三叉神经周围支切断术 D. 针刺治疗

E. 口服地巴唑

34. 患者，女性，66 岁。右面部发作性疼痛 2 年，诊断为原发性三叉神经痛。应先用哪种治疗

A. 卡马西平 B. 周围支神经纯酒精封闭

C. 三叉神经节射频热凝 D. 周围支神经切断术

E. 三叉神经感觉根切断术

35. 患者，男性，30岁。开窗熟睡，醒后出现口角向左歪斜，右侧额纹消失，眼闭合不全，鼻唇沟浅。最可能是发生了

A. 左侧中枢性面神经麻痹　　B. 右侧中枢性面神经麻痹

C. 右侧周围性面神经麻痹　　D. 左侧周围性面神经麻痹

E. 双侧周围性面神经麻痹

36. 患者，女性，30岁。左侧面部疼痛3个月，呈持续性痛，有阵发性加剧。体查发现左侧角膜反射消失，左侧面部眼裂以下痛觉减退，露齿时口角歪向右侧，左耳听力下降。最可能的诊断是

A. 周围性面神经麻痹　　B. 原发性三叉神经痛

C. 继发性三叉神经痛　　D. 中枢性面瘫

E. 舌下神经麻痹

37. 患者，女性，53岁。因左侧面颊、下颌部发作性刀割样疼痛2个月余就诊。每次疼痛持续30秒到2分钟不等。体检：未发现神经系统阳性体征，颅脑CT未见异常病理信号。该患者诊断定位于

A. 左侧三叉神经第一支　　B. 左侧三叉神经第二支

C. 左侧三叉神经第三支　　D. 左侧三叉神经第二三支

E. 左侧三叉神经第一三支

38. 患者，男性，59岁。右侧面颊部阵发性剧痛3个月，每次发作为突然出现，呈触电样剧痛难忍，持续数秒钟，进食及咬牙可诱发。治疗最佳的药物

A. 复方阿司匹林片　　B. 吲哚美辛

C. 加巴喷丁　　D. 地西泮

E. 氯丙嗪

39. 患者，男性，54岁。右侧面部阵发性烧灼样疼痛一年，每次持续1分钟左右。每日数十次。诊断原发性三叉神经痛。服用卡马西平有效，但症状控制不持久，长期发作后将会出现

A. 面肌瘫痪　　B. 面肌痉挛

C. 面部麻木　　D. 咀嚼肌萎缩

E. 可有局部皮肤粗糙

40. 患者，男性，40岁。突起左侧面部疼痛，每次发作1~2分钟后疼痛缓解，每日发作数次不等，洗脸、刷牙、说话、吃饭等均可诱发疼痛，神经系统检查无阳性体征。诊断考虑为

A. 三叉神经痛　　B. 舌咽神经痛

C. 颞下颌关节痛　　D. 面肌痉挛

E. 面肌运动障碍

41. 患者，男性，26 岁。一向体健，某日晨醒时觉耳后痛，1 天后口角歪向左侧，舌右侧味觉减退。他对响声感到非常不适，右眼经常有不适感。无复视、耳鸣、听力下降、肢体无力等。体检：右侧不能皱额，闭目。示齿时口角向左侧歪。在外耳道和耳郭发现疱疹。最正确的诊断是

A. 听神经瘤
B. Ramsay-Hunt 综合征
C. 多发性硬化
D. Tolosa-Hunt 综合征
E. 贝尔麻痹

42. 患者，女性，28 岁。以“四肢无力一周”为主诉来诊。查体：四肢肌力 2 级，肌张力减低，各腱反射减弱，伴肌压痛，大小便能自控，感觉无障碍。腰穿脑脊液检查：白细胞数 6×10^6/L，蛋白 0. 9g/L，糖 2. 9mmol/L，氯化物 125mmol/L。诊断考虑为

A. 吉兰-巴雷综合征
B. 重症肌无力
C. 急性硬脊膜外脓肿
D. 脊髓灰质炎
E. 周期性瘫痪

43. 患者，女性，55 岁。2 年来经常出现发作性右面颊痛，拔牙后仍反复发作，每次发作 15~30秒，进食可诱发，发作间期无异常感觉。查体：右上磨牙全部脱落，右面皮肤粗糙，其他未见异常。诊断考虑是

A. 丘脑痛
B. 继发性三叉神经痛
C. 舌咽神经痛
D. 牙周炎
E. 原发性三叉神经痛

44. 患者，女性，61 岁。糖尿病 13 年，高血压 6 年，3 个月来双上下肢相继出现麻木和无力，以手和足为重。检查：四肢远端无力，双肘下和双膝下痛觉和触觉均减退，四肢腱反射未引出。最可能的诊断是

A. 多发性肌炎
B. 运动神经元病
C. 多发性神经炎
D. 脊髓亚急性联合变性
E. 急性炎性脱髓鞘性多发性神经病

45. 患者，男性，59 岁。双上肢小自主震颤 1 周，睡眠或放松时消失，随意运动时加重。心率 90 次/分，呼吸 20 次/分，血压 160/80mmHg。头颅 MRI 正常，体感诱发电位及神经传导速度均正常，饮酒史 40 余年，半个月前戒酒，正确的诊断是

A. 帕金森病
B. 帕金森综合征
C. 戒酒综合征
D. 小舞蹈症
E. 特发性震颤

46. 患者，女性，30 岁。某日晨起上班路上觉左下肢力弱，次日发现四肢力弱，饮水呛咳，吞咽较干食物费力，言语不清。患者神志清楚，大小便正常，病前 2 周有“感冒”病

史，病后 12 天到医院查电解质正常，体格检查四肢肌张力低，肌力 1～2 级，腱反射未引出，病理征阴性，感觉系统检查正常。本例患者最可能的诊断是

A. 糖尿病周围神经病　　B. 周期性瘫痪
C. 急性炎性脱髓鞘性多发性神经病　　D. 脊髓压迫症
E. 癔症性瘫痪

47. 患者，男性，32 岁。既往健康，午睡时出现口角歪斜，查左额纹浅，贝尔征阳性，左鼻唇沟浅，伸舌居中，其他未见异常。应首先采用的治疗是

A. 针灸　　B. 激素
C. 青霉素　　D. 血塞通
E. 维生素

48. 患者，男性，32 岁。感冒后出现四肢瘫痪，饮水呛咳、吞咽困难，大小便正常。查体：双侧鼻唇沟变浅、闭眼无力，四肢肌力 3 级，各腱反射消失，双侧巴宾斯基征阴性。脑脊液蛋白 1.0g/L，白细胞数 5×10^6/L，首先应想到的诊断

A. 全身型重症肌无力　　B. 急性脊髓炎
C. 周期性瘫痪　　D. 脊髓灰质炎
E. 吉兰-巴雷综合征

49. 患者，女性，37 岁。以“右侧耳后痛 2 天，口角向左歪斜 1 天”为主诉来诊。查体：面部感觉正常，无眼震，四肢肌力正常。最可能伴有的体征

A. 右侧眼睑闭合不能　　B. 左侧眼睑闭合不能
C. 左侧眼球外展受限　　D. 右眼球外展受限
E. 两眼向右凝视障碍

50. 患者，男性，45 岁。突起左侧面部疼痛，每次发作 1～2 分钟后疼痛缓解，每日发作数次不等，洗脸、刷牙说话、吃饭等均可诱发疼痛，查体：神清语利，脑神经未见异常，四肢活动自如，感觉正常，双侧巴宾斯基征(－)。诊断考虑为

A. 原发性三叉神经痛　　B. 面神经炎
C. 颞颌关节痛　　D. 面肌痉挛
E. 面肌运动障碍

51. 患者，女性，40 岁。以“四肢无力 3 天，加重伴呛咳 1 天”为主诉入院。查体：神清，双侧提腭差、咽反射(－)、四肢肌力 1 级，肌张力低，各腱反射(－)，双侧肘、膝以下针刺觉减退，跖反射无反应，颈软，双克尼格征(＋)。下列治疗措施比较适宜的是

A. 静脉滴注环磷酰胺　　B. 静脉滴注氯化钾
C. 口服溴吡斯的明　　D. 静脉滴注复方丹参
E. 静脉滴注大剂量免疫球蛋白

52. 患者，男性，40 岁。以“四肢无力 1 周，加重伴饮水呛咳、呼吸费力 1 天”为主诉入

院。查体：神清，构音障碍，呼吸困难，双侧周围性面瘫，双侧提腭差、咽反射消失，四肢肌力 1 级，肌张力减低，各腱反射消失，跖反射无反应，颈软，双克尼格征阳性。应立即采取何种措施最为适宜

A. 地塞米松
B. ATP，辅酶 A
C. 氯化钾
D. 新斯的明
E. 气管切开，辅助呼吸

三、A3/A4 型题

（1~3 题共用题干）

患者，女性，50 岁。高血压病史 10 年。3 天前感觉右耳后疼痛，1 天来口漏，口角向左侧偏斜，右眼不能闭合，额纹和鼻唇沟消失，同时伴右耳耳鸣，舌前 2/3 味觉减退。

1. 病变部位在
A. 右侧面神经茎乳孔
B. 右侧面神经鼓索支
C. 右侧面神经镫骨肌支
D. 右侧面神经膝状神经节
E. 右侧桥小脑脚

2. 最可能的诊断是
A. 耳大神经痛
B. 左侧特发性面神经麻痹
C. 右侧特发性面神经麻痹
D. 三叉神经麻痹
E. 急性脑血管病，左侧底节区病变

3. 应首先采用的治疗是
A. 肾上腺皮质激素
B. 维生素 B_{12}
C. 按摩
D. 针灸
E. 抗胆碱酯酶药物

（4~6 题共用题干）

患者，男性，25 岁。一向体健。某日晨醒时觉耳后痛，1 天后口角歪向左侧，舌右侧味觉减退。他对响声感到非常不适，右眼经常有不适感。无复视、耳鸣、听力下降、肢体无力等。体检：右侧不能蹙额、皱眉，闭目露齿时口角向左侧歪斜，舌右侧前部的味觉减退。

4. 该患者病变最可能定位于
A. 皮质延髓束
B. 面神经运动核
C. 面神经
D. 三叉神经
E. 神经-肌肉接点

5. 最正确的诊断是
A. 脑桥梗死
B. 小脑脑桥角肿瘤

C. 多发性硬化
D. 特发性面神经麻痹
E. 桥脑神经胶质细胞瘤

6. 本病应与下列疾病鉴别，除外
A. 糖尿病性周围神经病
B. 吉兰-巴雷综合征
C. 中耳感染
D. 小脑脑桥角肿瘤
E. 肌营养不良症（Becker 型）

（7~9 题共用题干）

患者，男性，61 岁。2 天前受凉，今晨自觉耳内疼痛。查体：右侧额纹变浅，右眼睑闭合不全，右鼻唇沟浅，示齿口角左偏。

7. 最可能诊断
A. 三叉神经痛
B. 贝尔麻痹
C. 重症肌无力
D. GBS
E. 多发性神经病

8. 以下治疗不适合的是
A. 地塞米松
B. 阿昔洛韦（无环鸟苷）
C. 维生素 B_1
D. EACA
E. 理疗

9. 关于此病描述，不正确的是
A. 起病后 1~3 周开始恢复
B. 年轻患者预后好
C. 可予皮质类固醇治疗
D. 腰穿有蛋白-细胞分离
E. 病因尚不明确

（10~12 题共用题干）

患者，男性，63 岁。高血压病、糖尿病多年，渐出现双手双足麻木，发凉。查体：双手双足远端痛觉减退，四肢远端肌力 4 级，远端肌力 5 级。

10. 其病变部位为
A. 神经根
B. 神经丛
C. 脊髓
D. 末梢神经
E. 脑干

11. 其病因首先考虑
A. 病毒感染
B. 糖尿病
C. 吹冷风
D. 高血压
E. 以上都不是

12. 治疗首选

A. 针灸　　B. 激素

C. 控制血糖　　D. 大量 B 族维生素

E. 控制血压

（13~15 题共用题干）

患者，男性，22 岁。因“口角歪斜 1 天”来诊。1 天前午睡时受凉，醒后发现口角歪斜。今日右眼闭合困难，流泪，右耳后疼痛。查体：右侧额纹变浅，右侧眼睑闭合不全，右侧鼻唇沟变浅，示齿口角偏向左侧，右侧其他脑神经检查未见异常；四肢肌力、肌张力正常，巴宾斯基征(-)。

13. 最可能的诊断为

A. 急性炎性脱髓鞘性多发性神经病　　B. 急性脑血管病

C. 重症肌无力　　D. 特发性面神经麻痹

E. 脑干脑炎

14. 通常不采用的治疗方案是

A. B 族维生素　　B. 抗生素

C. 抗病毒药　　D. 激素

E. 恢复期可行针灸、理疗

15. 为了判断恢复程度，应做的检查是

A. 脑脊液　　B. 脑电图

C. 颅脑 MRI　　D. 面神经传导速度

E. 面神经病理

（16~17 题共用题干）

患者，男性，26 岁。因四肢麻木、瘫痪半年入院。诊断为慢性吉兰-巴雷综合征或慢性炎性脱髓鞘性多发性神经病（CIDP）。

16. 下列有关 CIDP 的描述，不正确的是

A. 发病后症状达到高峰的时间超过 2 个月　　B. 一般有前驱症状

C. 感觉和运动同时受累　　D. 多有缓解复发

E. 周围神经病理检查可以发现慢性脱髓鞘改变

17. 下列治疗中对 CIDP 较为适宜的是

A. 大量抗生素静脉注射　　B. 丙种球蛋白注射

C. 大量糖皮质激素　　D. 血浆交换疗法

E. 维生素口服

（18~20 题共用题干）

患者，女性，57 岁。左面部反复发作性剧烈疼痛 1 年，每次持续数秒，突发突止。讲话、吃饭可诱发，头颅 MRI 结果未见异常。

18. 此病最可能的诊断是
    A. 鼻窦炎
    B. 蝶腭神经痛
    C. 颞颌关节病
    D. 三叉神经痛
    E. 舌咽神经痛

19. 此病可能的体征
    A. 患侧面部感觉减弱
    B. 患侧角膜反射消失
    C. 患侧咀嚼肌无力
    D. 张口时下颌偏向患侧
    E. 无阳性体征

20. 此病首选的治疗药物是
    A. 丙戊酸钠
    B. 巴氯芬
    C. 氯硝西泮
    D. 维生素 B_{12}
    E. 卡马西平

（21~23 题共用题干）

患者，男性，21 岁。近 4 天来自觉四肢无力，近端较远端明显伴麻木感，查体：四肢肌力Ⅲ级，腱反射消失，无病理征，腰穿正常。

21. 此疾病病前常有
    A. 药物过敏史
    B. 外伤史
    C. 饮酒史
    D. 胃肠道或呼吸道感染史
    E. 受凉

22. 腰穿最好在病后
    A. 1~2 周
    B. 2~3 周
    C. 3~4 周
    D. 4~5 周
    E. 5~6 周

23. 此病腰穿的特征性表现是
    A. 细胞数增高
    B. 蛋白-细胞分离
    C. 压力增高
    D. 氯化物增高
    E. 糖减少

（24~26 题共用题干）

患者，男性，43 岁。6 天前无明显诱因出现腹泻、腹痛，近 2 天来患者感行走无力，双脚刺痛感等不适，逐渐出现双手麻木感，阵发性加剧。无头昏、头痛，无恶心、呕吐，无意识障碍等。查体：神清，语言略有含混，智能检查正常，脑神经检查无异常。双下肢肌张力减低，肌力 4 级，腱反射减弱，病理反射未引出。

24. 根据病史及查体情况，初步诊断考虑为
    A. 急性炎性脱髓鞘性多发性神经病　　B. 重症肌无力
    C. 周期性瘫痪　　D. 运动神经元病
    E. 进行性肌营养不良
25. 为明确诊断，下列检查最具有诊断意义的是
    A. 腰椎穿刺检查脑脊液蛋白-细胞分离情况
    B. 腰椎 MRI 检查
    C. 神经电生理检查
    D. 腓神经活检
    E. 腓肠肌活检
26. 若患者出现呼吸无力，首选治疗方案是
    A. 尽早行气管插管，若 1 天后无好转，行气管切开
    B. 直接气管切开，保持呼吸道畅通
    C. 应用大剂量皮质类固醇冲击治疗
    D. 及时行气管切开，呼吸机辅助呼吸
    E. 及时行气管切开，呼吸机辅助呼吸，同时预防并发症

（27～29 题共用题干）

患者，女性，61 岁。因发作性面部剧烈疼痛而来门诊求治。疼痛从右侧口角开始，扩散至右面颊部，呈刀割样或撕裂样，暴发性发作，每次发作数秒钟，并常为说话、刷牙或咀嚼所触发。

27. 疼痛部位的神经支配区是
    A. 三叉神经眼支　　B. 三叉神经上颌支
    C. 三叉神经下颌支　　D. 舌咽神经
    E. 以上均不是
28. 最可能的诊断是
    A. 丛集性头痛　　B. 上颌窦炎
    C. 普通偏头痛　　D. 三叉神经痛
    E. 舌咽神经痛
29. 此种疼痛形式偶可见于下列疾病，除外
    A. 多发性硬化　　B. 小脑脑桥角部脑膜瘤

C. 颅底动脉瘤　　D. 听神经瘤

E. 重症肌无力眼肌型

（30～32 题共用题干）

患者，男性，62 岁。反复出现右上颌部疼痛不适，呈闪电样、针刺样疼痛，每次发作持续数秒，进食时频繁，间歇期正常。

30. 此患者最可能的诊断

A. 原发性三叉神经痛　　B. 骨髓炎

C. 牙周炎　　D. 丘脑性疼痛

E. 血管性疼痛

31. 此患者可能最有效的治疗

A. 卡马西平　　B. 吗啡

C. 布洛芬　　D. 普萘洛尔

E. 麦角胺

32. 此病的表现不包括

A. 面部感觉减退　　B. 角膜反射减退或者消失

C. 无神经系统阳性体征　　D. 面肌抽搐

E. 咀嚼肌萎缩

（33～35 题共用题干）

患者，男性，33 岁。因“四肢无力 4 天”而来急诊室。病前 10 天曾有过流涕、咽痛、咳嗽。查体：神清，双侧周围性面瘫，四肢肌力 0 级，肌张力减低，各腱反射(-)，四肢呈手套、袜子型痛觉减退，双侧巴宾斯基征(-)。

33. 该患者最可能累及的神经结构

A. 皮质脊髓束　　B. 脊神经感觉根

C. 脊神经运动根　　D. 脊髓前联合

E. 脊髓丘脑束

34. 如患者出现眼球固定，饮水呛咳，吞咽困难，声音嘶哑，双侧咽反射(-)，伸舌不能。此时，首先应进行的处置

A. 皮质类固醇静脉注射　　B. 免疫球蛋白静脉注射

C. 辅助呼吸　　D. 抗生素治疗

E. β 受体阻滞药

35. 治疗 3 天后患者出现呼吸困难，口唇发绀，痰多咳不出。此时应该进行的处置

A. 肾上腺皮质激素肌内注射　　B. 口对口人工呼吸

C. 气管切开、吸痰及辅助机械通气
D. 吸痰和吸氧
E. 气管扩张剂雾化吸入

（36~37 题共用题干）

患者，女性，29 岁。3 天前受凉后耳后痛，查体：右侧面部周围性面瘫。

36. 病变部位为
A. 三叉神经
B. 面神经
C. 滑车神经
D. 皮质脊髓束
E. 皮质核束

37. 最可能诊断为
A. GBS
B. 周期性瘫痪
C. 特发性面神经麻痹
D. 多发性硬化
E. 多发性神经根炎

（38~39 题共用题干）

患者，男性，54 岁。上班时他人发现其口角歪斜，诊断为左侧面神经麻痹。

38. 不应有的体征是
A. 左额纹消失
B. 左眼裂大
C. 左鼻唇沟浅
D. 示齿口角左歪
E. 左口角下垂

39. 本病例治疗时应先用
A. 大量抗生素
B. 激素
C. 针灸
D. 曲克芦丁
E. 卡马西平

（40~45 题共用题干）

患者，女性，42 岁。入院 2 周前曾发热，流清水鼻涕，在本院门诊拟诊“上呼吸道感染”。昨天患者感四肢末端发麻、乏力。入院体检：神清，双侧额纹减少，双侧眼裂闭合欠佳，双侧鼻唇沟浅，露齿困难。双上肢肌力Ⅲ级，双下肢肌力Ⅳ级，肌张力低下，双侧肱二头肌反射(+)，膝反射(-)，肘、膝关节远端肢体痛觉减退。

40. 该患者最可能诊断为
A. 贝尔麻痹
B. 上颈髓压迫症
C. 急性脊髓炎
D. 周期性瘫痪
E. 急性炎性脱髓鞘性多发性神经病

41. 该患者于发病第3周最具特征性的实验室检查是
A. 血清钾水平显著低于正常
B. 血白细胞计数及分类异常
C. 血清中检测出特异性病毒抗体
D. 脑脊液蛋白-细胞分离现象
E. 脑脊液大量细胞出现

42. 该患者一定出现的临床表现为
A. 四肢弛缓性瘫痪
B. 四肢末端对称性疼痛觉减退
C. 鼻唇沟变浅，口角歪斜
D. 腱反射消失
E. 声音嘶哑，吞咽困难

43. 这类患者最常见的脑神经损害表现为
A. 舌咽神经麻痹
B. 迷走神经麻痹
C. 周围性面神经麻痹
D. 中枢性面神经麻痹
E. 三叉神经麻痹

44. （假设信息）若该患者在发病1周后突然发生呼吸困难、口唇发绀伴意识模糊。下列处理措施最先考虑的是
A. 大剂量皮质激素冲击疗法
B. 立即纠正低血钾
C. 气管切开，机械辅助呼吸
D. 立即血浆交换治疗
E. 立即用呼吸兴奋剂治疗

45. 近年来，关于该病发病机制的研究进展认为
A. 病毒直接侵犯所致
B. 空肠弯曲杆菌直接侵犯所致
C. 病毒细菌双重直接侵犯所致
D. 微生物感染后的自身免疫性疾病
E. 白细胞功能异常所致

（46~47题共用题干）

患者，男性，22岁。受寒后出现右臀部向大腿后部、小腿外侧放射痛，阵发性加剧；查体：右直腿抬高试验征(+)，臀点、腘点及外踝点压痛(+)，小腿外侧和足背痛觉减低，踝反射减低。

46. 可能的诊断是
A. 腰肌劳损
B. 髋关节炎
C. 臀部纤维组织炎
D. 骶髂关节炎
E. 坐骨神经炎

47. 其合理的治疗方法是
A. 丙种球蛋白
B. 血浆置换
C. 手术治疗
D. 泼尼松
E. 理疗按摩

(48~54 题共用题干)

患者，男性，19 岁。四肢无力、麻木 2 周。发病 2 周前有腹泻，持续 2 天愈。体检：神志清楚，双侧周围性面瘫。四肢肌力 2 级，肌张力低、腱反射消失，腓肠肌压痛，短袜套样痛觉异常。脑脊液检查；白细胞 4×10^6/L，蛋白 0.6g/L，糖 3.2mmol/L，氯 122mmol/L。

48. 该患者最可能是

A. 低钾性麻痹
B. 重症肌无力
C. 吉兰-巴雷综合征
D. 急性脊髓炎
E. 多发性肌炎

49. 特发性面神经麻痹与本病伴随的面瘫的鉴别取决于

A. 有无贝尔现象
B. 有无乳突压痛
C. 是否伴随肢体活动障碍
D. 能否鼓腮
E. 有无感染病史

50. 若表现呈急性运动轴索型神经病的吉兰-巴雷综合征，最常见的感染病原体是

A. 空肠弯曲菌
B. 巨细胞病毒
C. EB 病毒
D. 肺炎支原体
E. 乙型肝炎病毒

51. 典型的脑脊液改变出现在

A. 病程第 1 周
B. 病程第 2 周
C. 病程第 3 周
D. 病程第 4 周
E. 病程第 5 周

52. 不推荐使用的治疗措施是

A. 血浆置换
B. IVIg
C. 保持呼吸道通畅
D. 糖皮质激素
E. 支持、对症治疗

53. 若入院后第 3 天患者出现气促、呼吸困难、咳嗽无力、口唇发绀，在吸氧（5L/min）的条件下动脉氧分压为 60mmHg。应立即采取

A. 给可予拉明、洛贝林等呼吸兴奋剂
B. 气管插管、辅助呼吸
C. 抗生素
D. 肌注新斯的明
E. 静脉滴注地塞米松

54. 该病最可能的主要死亡原因为

A. 严重的营养不良
B. 肺栓塞
C. 心搏骤停
D. 心力衰竭
E. 呼吸肌麻痹

（55～56 题共用题干）

患者，女性，43 岁。左侧面部疼痛 2 个月，洗脸时易诱发，持续 1～2 分钟可缓解，脑神经查体未见异常。

55. 最可能诊断是

A. 周围性面神经麻痹
B. 面神经炎
C. 三叉神经痛
D. 贝尔麻痹
E. 偏侧面肌痉挛

56. 首选药物是

A. 卡马西平
B. 氯苯氨丁酸
C. 维生素 B_6
D. 氯硝西泮
E. 阿司匹林

（57～60 题共用题干）

患者，男性，57 岁。左面部发作性剧痛 8 年，疼痛自上颌部及右侧面颊部最明显，延至外眦下方，每次持续数秒钟，讲话、刷牙、进食和洗脸可诱发。查体：神经系统无阳性体征。

57. 诊断考虑为

A. 牙痛
B. 三叉神经痛
C. 舌咽神经痛
D. 蝶腭神经痛
E. 延髓空洞症

58. 最需与下列哪种疾病相鉴别

A. 偏头痛
B. 蝶腭神经痛
C. 多发性硬化
D. 继发性三叉神经痛
E. 舌咽神经痛

59. 受累的神经是

A. 面神经
B. 三叉神经眼支
C. 滑车神经
D. 舌咽神经
E. 三叉神经上颌支

60. 治疗上首选的是

A. 加巴喷丁
B. B 族维生素
C. 泼尼松
D. 巴氯芬
E. 索米痛片

（61~62 题共用题干）

患者，男性，26 岁。半年前无诱因缓慢出现左胸电击样疼痛，夜间加重。3 个月前左下肢进行性无力，过 1 个月右下肢无力，排尿困难。查体：双上肢正常，左下肢肌力 3 级、右下肢 4 级，肌张力增高，腱反射亢进，双巴宾斯基征(+)，双乳头以下感觉减退。

61. 最可能的诊断是
A. 脊髓压迫症
B. 急性脊髓炎
C. 运动神经元病
D. 急性脊髓灰质炎
E. 多发性神经病

62. 首先采取何种检查方法
A. 肌电图
B. T 为中心脊髓 MRI
C. 神经传导速度
D. 腰椎穿刺
E. 胸椎 CT

（63~67 题共用题干）

患者，男性，9 岁。四肢麻木无力 3 天。7 天前有感冒病史。查体：脑神经正常，四肢肌力 3~4 级。感觉正常。双侧腱反射引不出。病理征阴性。血钾 3.5mmol/L。

63. 该患者最可能的诊断为
A. 周期性瘫痪
B. 脊髓灰质炎
C. 重症肌无力
D. 吉兰-巴雷综合征
E. 多发性神经病

64. 该患者入院 2 天后出现呼吸困难，最可能的原因为
A. 合并了肺炎
B. 呼吸肌麻痹
C. 误吸入异物
D. 上感加重
E. 心肌受累

65. 脑脊液检查结果中是该病特征的是
A. 脑脊液蛋白增高而细胞数正常
B. 脑脊液蛋白和细胞数均增高
C. 脑脊液和细胞数均正常
D. 脑脊液蛋白正常而细胞数增高
E. 脑脊液糖和氯化物降低

66. 该病的病理特点为
A. 肌肉有炎性细胞浸润
B. 周围神经活检发现脱髓鞘
C. 周围神经活检发现有炎症细胞浸润
D. 周围神经有洋葱皮样改变
E. 周围神经和神经根的脱髓鞘及小血管周围淋巴细胞及巨噬细胞的炎性反应

67. 下列是治疗重症 GBS 关键的有
A. 皮质类固醇
B. 血浆交换

C. 静脉注射免疫球蛋白　　D. 抢救呼吸肌麻痹
E. 康复治疗

（68~69题共用题干）

患者，男性，26岁。半个月前曾腹泻2天。前天下午发觉双下肢乏力，昨天开始步行困难，双上肢上举不能；今天开始不能步行，双手不能持物，排尿稍费力。体检：上肢肌力Ⅱ度，下肢肌力Ⅰ度，膝腱反射消失，巴宾斯基征（-）。

68. 来诊当天，应首先做的最有利于诊断及鉴别诊断检查是
A. 血钾　　B. 血肌酸磷酸激酶（CPK）
C. 神经传导速度　　D. 腰穿检查脑脊液
E. 胸段脊髓MRI

69. 该患者最可能的诊断是
A. 急性脊髓炎　　B. 急性脊髓灰质炎
C. 多发性肌炎　　D. 急性炎性脱髓鞘性多发性神经病
E. 中毒性周围神经病

（70~73题共用题干）

患者，男性，22岁。四肢无力5天，无大小便障碍，无发热。查体：四肢肌力Ⅲ级，四肢远端痛觉减退，腱反射消失，无病理反射，腰穿正常。

70. 首先考虑的疾病是
A. 吉兰-巴雷综合征　　B. 脊髓灰质炎
C. 周期性瘫痪　　D. 急性脊髓炎
E. 多发性肌炎

71. 这种疾病在起病前常有
A. 药物中毒史　　B. 劳累和饮酒史
C. 腹泻或上呼吸道感染史　　D. 外伤史
E. 过敏史

72. 在随后的疾病发展中患者出现呼吸肌麻痹，此时应及时给予的最重要治疗措施是
A. 肾上腺皮质激素　　B. 气管切开
C. 大剂量B族维生素　　D. 抗生素
E. 吸氧

73. 患者在疾病发展过程中一般不可能出现的临床表现是
A. 脑神经受累　　B. 吞咽和发音困难
C. 双下肢病理征　　D. 呼吸肌麻痹

E. 腓肠肌疼痛

（74~75 题共用题干）

患者，男性，54 岁。近 2 周前流涕、咳嗽，未诊治，2~3 天后自愈。3 天前出现双下肢无力。逐渐加重，次日双上肢亦无力。查体：四肢肌力 3 级，腱反射低下，感觉正常，无病理征，脑脊液正常。

74. 以下诊断中最可能的是
A. 周期性瘫痪
B. 急性脊髓炎
C. 急性脊髓灰质炎
D. 脑血栓形成
E. 急性感染性脱髓鞘性多发性神经病

75. 从鉴别诊断的角度，应首先采取的方法是
A. 血清钾测定
B. 病毒分离
C. 肌电图检查
D. 脑脊液检查
E. 颈椎 CT 扫描

（76~78 题共用题干）

患者，男性，44 岁。2 天前曾有冷风吹面史。今晨起床后发现口角流涎来院就诊。体检：左侧额纹少，左侧鼻唇沟浅，露齿时口角右歪，左眼闭合时有贝尔现象。

76. 关于该患者描述，不正确的是
A. 该患者多在起病后 1~2 周内开始恢复
B. 脑脊液检查发现有蛋白-细胞分离现象
C. 应排除后颅窝病变
D. 应采取措施保护暴露的角膜
E. 病因不明确，可能与免疫反应异常有关

77. 患者可能的诊断为
A. 急性炎性脱髓鞘性多发性神经病
B. 脑桥肿瘤
C. 脑桥-小脑角肿瘤
D. 三叉神经麻痹
E. 特发性面神经麻痹

78. 该类患者中，不可能出现的表现是
A. 舌前 2/3 味觉障碍
B. 听觉过敏
C. 亨特综合征
D. 病侧不能皱眉
E. 角膜反射消失

（79~82 题共用题干）

患者，女性，47 岁。5 年来阵发性左侧面部剧烈疼痛，每次持续 15~20 秒，每日发作数十次，常因说话、进食、刷牙而诱发，不敢洗脸、说话或吃饭。

79. 诊断考虑为

A. 偏头痛
B. 特发性面神经麻痹
C. 三叉神经痛
D. 丛集性头痛
E. 舌咽神经痛

80. 如果经查体发现患者左侧痛、温觉减退，深感觉及精细感觉存在。首选的检查

A. CT
B. MRI
C. TCD
D. EEG
E. 腰椎穿刺

81. 如患者除上述体征外，还伴有左眼内斜，右侧肢体肌力 3 级，右侧 Babinski 征阳性。病变部位可能在

A. 面神经
B. 颅底
C. 大脑皮质
D. 内囊
E. 脑干

82. 如患者经口服卡马西平无效，辅助检查证实病变局部有异常血管团压迫，则应采取的治疗措施

A. 封闭治疗
B. 加用加巴喷丁
C. 手术治疗
D. 心理治疗
E. 针灸治疗

（83~85 题共用题干）

患者，男性，44 岁，因“左侧面颊部阵发性剧痛 3 个月”来诊。每次发作为突发性，呈触电样剧痛，持续 10 余秒，进食可诱发。

83. 最可能的诊断是

A. 非典型面痛
B. 蝶腭神经痛
C. 舌咽神经痛
D. 三叉神经痛
E. 鼻窦炎

84. 继发性三叉神经痛的病因不包括

A. 肿瘤
B. 囊肿
C. 脱髓鞘病
D. 感染性炎症
E. 特发性面神经麻痹

85. 临床上常用的对症治疗药物是

A. 丙戊酸钠
B. 卡马西平
C. 氯硝西泮
D. 苯巴比妥
E. 对乙酰氨基酚

（86~89 题共用题干）

患者，男性，65 岁。晨起时感觉左耳后疼痛，翌日晨洗脸、漱口时发现左口角流口水，味觉减退，听觉过敏。查体：左眼闭合不全，左侧额纹消失，口角偏向右侧，余神经系统未见异常。

86. 病变部位可能在

A. 面神经　　B. 三叉神经

C. 神经-肌肉接头处　　D. 皮质延髓束

E. 前庭蜗神经

87. 诊断考虑为

A. 左耳大神经痛　　B. 右侧特发性面神经麻痹

C. 左侧特发性面神经麻痹　　D. 多发性硬化

E. 脑桥病变

88. 鉴别诊断应考虑

A. 吉兰-巴雷综合征　　B. 乳突炎

C. 腮腺炎　　D. 颅后窝肿瘤

E. 以上均是

89. 应首先给予的治疗是

A. 理疗　　B. 康复

C. 尽早使用皮质类固醇　　D. 护眼

E. 抗感染

（90~92 题共用题干）

患者，女性，24 岁。15 天前出现双下肢无力，次日双上肢亦感沉重，伴双眼睑闭合不全，1 周后不能行走，双上肢不能抬举，今上午声音嘶哑，胸闷、气促，无排尿障碍。查体：神清，构音障碍，呼吸困难，双侧周围性面瘫，双上肢肌力 3 级，双下肢肌力 1 级，四肢肌张力减低，各腱反射(-)，双侧 Babinski 征(-)。

90. 诊断考虑为

A. 重症肌无力　　B. 急性脊髓炎

C. 急性炎性脱髓鞘性多发性神经病　　D. 脑桥肿瘤

E. 周期性瘫痪

91. 最重要的辅助检查是

A. 肌电图　　B. 头颅 CT

C. 脑脊液检查　　D. 血生化检查

E. 头颅正侧位片

92. 治疗上最重要的是
A. 大剂量激素的使用
B. 大剂量维生素治疗
C. 抗生素使用
D. 补钾
E. 血浆置换

（93~95 题共用题干）
患者，女性，28 岁。6 天前出现四肢无力，2 天前出现声音嘶哑，胸闷、气促。查体：神清，构音障碍，呼吸困难，双侧周围性面瘫，双侧上肢肌力 3 级、下肢肌力 1 级，四肢肌张力减低，各腱反射消失，双侧 Babinski 征阴性。

93. 诊断考虑为
A. 重症肌无力
B. 急性脊髓炎
C. 吉兰-巴雷综合征
D. 脑桥肿瘤
E. 周期性瘫痪

94. 最重要的辅助检查
A. 心电图
B. CT
C. 腰椎穿刺
D. 生化检查
E. MRI

95. 治疗上最重要的是
A. 皮质类固醇
B. B 族维生素
C. 阿昔洛韦
D. 补钾
E. 血浆置换

四 B 型题

（1~3 题共用备选答案）
A. 双侧下肢诸肌
B. 眼外肌
C. 双侧上肢诸肌
D. 肋间肌，膈肌
E. 四肢远端肌肉

1. 周期性瘫痪在发病时通常首先累及的肌肉为
2. 重症肌无力在发病时通常首先累及的肌肉为
3. 肌萎缩侧索硬化在发病时通常首先累及的肌肉为

（4~7 题共用备选答案）
A. 高颈段脊髓病变
B. 脊髓颈膨大病变
C. 胸段脊髓病变
D. 脊髓腰膨大病变

E. 骶段脊髓病变

4. 以上哪种情况会引起双下肢中枢性瘫痪
5. 以上哪种情况会引起双下肢周围性瘫痪
6. 以上哪种情况会引起双上、下肢中枢性瘫痪
7. 以上哪种情况会引起双上肢周围性瘫痪，双下肢中枢性瘫痪

（8~10 题共用备选答案）

A. 节段性脱髓鞘
B. 沃勒变性
C. 轴索变性
D. 神经元变性
E. 炎性脱髓鞘

8. 以下哪项是神经元胞体变性坏死继发的轴突及髓鞘破坏
9. 中毒代谢性和营养障碍性神经病最常见的病理改变是
10. 以下哪项不是周围神经病的病理改变

（11~12 题共用备选答案）

A. 皮质类固醇激素
B. B 族维生素
C. 针灸
D. 按摩
E. 抗生素

11. 促进特发性面神经麻痹神经髓鞘恢复宜选用
12. 减轻特发性面神经麻痹急性期神经水肿宜选用

（13~14 题共用备选答案）

A. Lasegue 征
B. 贝尔麻痹
C. 米亚尔-居布勒综合征
D. 霍纳综合征
E. 韦伯综合征

13. 特发性面神经麻痹又称
14. 坐骨神经痛时会出现的阳性体征是

（15~16 题共用备选答案）

A. 苯妥英钠
B. 卡马西平
C. 氯硝西泮
D. B 族维生素
E. 巴氯芬

15. 三叉神经痛最有效的首选药物是
16. 治疗坐骨神经痛的首选药物是

（17~19题共用备选答案）

A. Ⅵ
B. Ⅲ
C. Ⅳ
D. Ⅴ
E. Ⅶ

17. 眶上裂综合征无下列哪组脑神经损害
18. 眶尖综合征无下列哪组脑神经损害
19. 桥小脑角肿瘤不会出现哪组脑神经损害

（20~22题共用备选答案）

A. 四肢弛缓性瘫痪
B. 疲劳试验
C. 尿潴留
D. 四肢“手套样”“袜套样”感觉减退
E. 脑脊液蛋白-细胞分离

20. 吉兰-巴雷综合征起病一周内最常见的症状、体征是
21. 吉兰-巴雷综合征病初与重症肌无力的鉴别要点是
22. 吉兰-巴雷综合征最具特征性的实验室检查异常的是

（23~25题共用备选答案）

A. $C_6 \sim T_1$
B. $C_5 \sim T_2$
C. $C_5 \sim C_8$
D. $L_4 \sim S_3$
E. $L_1 \sim S_2$

23. 组成正中神经的神经根是
24. 组成坐骨神经的神经根是
25. 桡神经的组成是

五 X型题

1. 肌电图检查有以下功能中的
A. 可发现亚临床型周围神经疾病
B. 可协助周围神经疾病病变定位
C. 可鉴别轴突变性及脱髓鞘性神经病
D. 可鉴别运动神经病和肌病所致的肌萎缩
E. 可协助中枢神经疾病病变定位

2. 以下属于遗传性周围神经病特点的是
A. 是一组由遗传因素导致以周围神经损害为主的疾病
B. 绝大部分起病隐袭，进展缓慢
C. 肌电图呈肌源性损害
D. 症状体征较对称

E. 神经活检可见特征性改变

3. 以下关于 CMT 的描述，正确的是

A. CMT 是遗传性周围神经病最常见类型
B. 是遗传性运动感觉性神经病
C. 多为常染色体隐性遗传
D. 双下肢呈“鹤腿”状
E. 弓形足

4. 可引起面肌痉挛的是

A. 贝尔麻痹
B. 脑干脑炎
C. 椎-基底动脉系动脉瘤
D. 脑桥小脑角肿瘤
E. 重症肌无力

5. 下列关于多发性神经病临床表现的叙述，下列说法中正确的是

A. 肢体远端对称性分布的感觉障碍
B. 肢体远端下运动神经元瘫痪
C. 四肢腱反射减弱或消失
D. 肢体远端皮肤发凉、多汗或无汗等自主神经障碍
E. 病情发展由肢体近端向远端，病情缓解则由远端向近端

6. 对于遗传性痉挛性截瘫的说法，正确的是

A. 剪刀步态
B. 本病主要采取病因治疗
C. 肌无力
D. 双下肢进行性肌张力增高
E. 儿童期（少数 20~30 岁）发病

7. 以下症状体征与疾病对应关系的表达正确的是

A. 瞳孔散大——动眼神经麻痹
B. 眼睑下垂——动眼神经麻痹
C. 睫毛征——动眼神经麻痹
D. 贝尔征——面神经炎
E. 扳机点——三叉神经痛

8. 多发性神经病表述，正确的是

A. 属于周围神经病
B. 四肢远端“手套样”“袜套样”感觉障碍
C. 四肢远端弛缓型瘫痪
D. 四肢远端皮肤发凉、少汗等
E. 脑脊液检查蛋白增高，细胞数明显增多

9. 符合面神经管内特发性面神经麻痹的症状体征是

A. 味觉障碍
B. 听觉过敏
C. 外耳道疱疹
D. 周围性面瘫
E. 面部疼痛

10. 下列属于运动神经损伤表现的是

A. 肌张力降低
B. 双侧肢体瘫痪
C. 肌痉挛
D. 肌萎缩

E. 肢体震颤

11. 关于面神经炎的诊断依据正确的是

A. 急性起病
B. 单侧发病
C. 贝尔（Bell）现象阳性
D. 病侧额纹消失
E. 常伴对侧肢体瘫痪

12. 下列符合牙病引起下颌疼痛的是

A. 进食冷热食物时诱发
B. 牙病治疗后疼痛缓解
C. 拔牙后疼痛缓解
D. 拔牙后疼痛仍不消失
E. 抗炎治疗后疼痛缓解

13. 吉兰-巴雷综合征的诊断要点中下列适宜的是

A. 病前 1~4 周常有感染史
B. 迅速出现四肢对称性弛缓性瘫痪
C. 出现神经症状时常伴发热
D. 常伴脑神经损害
E. 常可见脑脊液蛋白-细胞分离

14. 中枢性面瘫能完成下列哪个动作

A. 咀嚼
B. 皱额
C. 闭目
D. 皱眉
E. 吹口哨

15. 下面描述正确的是

A. 瞳孔散大——动眼神经麻痹
B. 贝尔现象——面神经炎
C. 触发点——三叉神经痛
D. 面部痛觉减退——面神经炎
E. 眼闭合不全——特发性面神经麻痹

16. 下列可见于中枢性面瘫的是

A. 能皱额
B. 能皱眉
C. 贝尔征阳性
D. 瘫痪侧口角下垂
E. 瘫痪侧鼻唇沟浅

17. 下列属于慢性炎性脱髓鞘性多发性神经病（CIDP）特点的是

A. 儿童多见
B. 慢性进行性或慢性复发性病程
C. 起病隐袭，很少发现有前驱因素
D. 病理上炎症反应不明显，有“洋葱头”样改变
E. 激素疗效较肯定

18. 下列说法正确的是

A. 面神经炎用泼尼松
B. 三叉神经痛用卡马西平
C. 重症肌无力用新斯的明
D. 面神经炎用抗生素

E. 偏头痛用麦角胺咖啡因

19. 周围神经病的病因有

A. 特发性
B. 营养及代谢性
C. 药物、中毒
D. 传染性、肉芽肿性
E. 结核

20. 以下属于急性感染性多发性神经炎常用治疗措施的是

A. 糖皮质激素
B. 甲状腺激素
C. 血浆交换
D. B 族维生素
E. 肢体功能锻炼

21. 下列符合贝尔征表现的是

A. 患侧眼裂不易闭合
B. 患侧眼裂变大
C. 患侧闭眼时易露出白色巩膜
D. 患侧额纹消失
E. 以上都不对

22. 下列属于周围神经病理改变的是

A. 顺向变性
B. 轴突变性
C. 神经元变性
D. 节段性脱髓鞘
E. 颗粒空泡变性

23. 三叉神经痛的临床表现说法中正确的是

A. 多发生于中老年人
B. 疼痛局限于三叉神经的 1 支或 2 支，也可 3 支同时受累
C. 通常无先兆，开始和停止都很突然，间歇期可完全正常，神经系统一般无阳性体征
D. 口角、鼻翼、颊部和舌部为扳机点，严重者可有面部痛性抽搐
E. 病程呈周期性，多能自愈

24. 下述疾病的主要治疗中说法正确的是

A. 特发性面神经麻痹——波尼松
B. 三叉神经痛——阿昔洛韦
C. 重症肌无力——新斯的明
D. 急性炎性脱髓鞘性多发性神经病——血浆置换
E. 震颤麻痹——美多巴

25. 关于三叉神经痛的描述说法正确的是

A. 多见于中老年人
B. 第 2、3 支较常见
C. 常有触发点或“扳机点”
D. 常伴疼痛侧角膜反射消失
E. 严重者伴面肌痛性抽搐

26. 下列表述符合原发性三叉神经痛的是

A. 发作性短暂性疼痛
B. 呈闪电样、针刺样或刀割样剧痛
C. 存在扳机点
D. 患侧角膜反射消失
E. 严格限于三叉神经分布区域内

27. 周围神经病的辅助检查有
A. 脑电图
B. 体感诱发电位（SEP）
C. 肌电图
D. H 反射
E. 神经活组织检查

28. 下列属于贝尔麻痹的可能病因或诱因的是
A. 风寒
B. 病毒感染
C. 自主神经不稳
D. 局部微血管压迫
E. 可作为吉兰-巴雷综合征的一个体征

29. 特发性面神经麻痹的治疗原则有
A. 改善局部血液循环
B. 抗生素防治感染
C. 减轻面神经水肿
D. 缓解神经受压
E. 促进功能恢复

30. 下列属于周围神经病的症状分类的是
A. 感觉性周围神经病
B. 运动性周围神经病
C. 混合性周围神经病
D. 对称性周围神经病
E. 自主神经性周围神经病

31. 关于坐骨神经痛下列说法正确的是
A. 坐骨神经由 L-S 神经根组成
B. 根性者常由椎管内和脊椎病变引起
C. 干性者常由椎管外病变引起
D. 坐骨神经有压痛
E. 病侧大腿外侧皮肤感觉障碍

32. 坐骨神经痛时会出现的阳性体征有
A. 坐骨神经压痛(+)
B. 踝反射减弱或消失
C. “4”字试验(+)
D. Lasegue 征(+)
E. 颏胸试验(+)

33. 下列属于偏侧面肌痉挛病因的有
A. 特发性面神经麻痹的暂时性或永久性后遗症
B. 可能为面神经的异位兴奋或伪突触传导引起
C. 面神经进入脑干处被微血管袢压迫
D. 可由小脑脑桥角肿瘤或椎动脉瘤引起
E. 自主神经不稳

34. 下列属于明确坐骨神经痛病因的辅助检查

A. 心电图
B. 腰椎 MRI
C. 盆腔 CT
D. 骨关节 X 线摄片
E. 腰椎穿刺

35. 下列关于臂丛神经炎说法中，正确的是
A. 多见于成年人，呈急性或亚急性起病
B. 与感染或异种血清、疫苗接种有关
C. 颈部活动、咳嗽或喷嚏会使疼痛加重
D. 病前及发病早期多伴有发热及全身症状
E. 病初以肩和上肢疼痛为主，继之出现肌无力和肌萎缩

36. 下列关于周围神经疾病的描述，正确的是
A. 传导束型感觉障碍
B. 运动障碍
C. 腱反射减弱
D. 自主神经功能障碍
E. 肌萎缩

37. 关于肋间神经痛的病因说法，正确的是
A. 胸腔疾病，如胸膜炎、肺炎等
B. 主动脉瘤
C. 胸椎及肋骨外伤继发骨痂形成或骨髓炎，胸椎及肋骨肿瘤或畸形
D. 上呼吸道或肠道感染
E. 胸髓肿瘤或炎症，带状疱疹等

38. 以下表现是吉兰-巴雷综合征常见的是
A. 四肢无力
B. 小腿肌肉压痛
C. 呼吸困难
D. 三叉神经痛
E. 双侧面瘫

39. 下列属于股神经痛的体征的是
A. 膝反射消失
B. 股前面及小腿内侧感觉障碍
C. 俯卧位向上抬患者的患肢，在股前面及腹股沟部出现疼痛
D. 患者蹲坐在两脚上可引起疼痛而伸直
E. 步态特殊，患者尽量避免伸直膝部，行走时步态细小，先伸健脚，再拖病脚

40. 下列属于多发性神经病的病因的是
A. 各类毒物中毒
B. 营养缺乏和代谢障碍
C. 脊柱退行性变
D. 继发于胶原血管性疾病
E. 自身免疫性或遗传性

41. 下面属于腓骨肌萎缩症特点的是
A. “鹤腿”、垂足、弓形足和脊柱侧弯
B. 儿童或青春期出现缓慢进展的对称性双下肢肌无力

C. 腱反射亢进
D. 常有家族史
E. 常伴感觉障碍

42. 下面属于线粒体脑肌病的分型的是
A. MERRF
B. 慢性进行性眼外肌麻痹
C. KSS
D. 重症肌无力
E. MELAS

43. 下面属于神经纤维瘤病的皮肤症状的是
A. 皮肤纤维瘤和纤维软瘤
B. 大而黑的色素沉着
C. 全身和腋窝雀斑
D. 出生时可见皮肤牛奶咖啡斑
E. 面部典型红葡萄酒色扁平血管瘤

44. 下面属于结节性硬化症临床特征的是
A. 癫痫发作
B. 出生时可见皮肤牛奶咖啡斑
C. 男女比例为2∶1
D. 智能减退
E. 面部皮肤血管痣

45. 可引起四肢瘫的疾病是
A. 吉兰-巴雷综合征
B. 周期性瘫痪
C. 高颈段病变
D. 腰椎病变
E. 急性上升性脊髓炎

46. 符合特发性面神经麻痹表现的是
A. 患侧额纹消失
B. 患侧鼻唇沟变浅
C. 患侧不能闭眼
D. 患侧不能鼓腮
E. 常伴有偏瘫

47. 下列可见于脊髓灰质炎的是
A. 节段性肌肉瘫痪
B. 无痛觉减退
C. 无深感觉障碍
D. 有脑脊液蛋白-细胞分离现象
E. 有脑脊液蛋白-细胞均增多

48. 关于 Ramsay-Hunt 综合征的描述，下列正确的是
A. 味觉障碍
B. 听觉过敏
C. 外耳道疱疹
D. 周围性面瘫
E. 面部疼痛

49. 下列症状、体征符合特发性面神经麻痹的是
A. 贝尔征阳性
B. 多为单侧病变
C. 可伴耳后疼痛
D. 可伴患侧咬肌无力

E. 可伴患侧舌前2/3味觉障碍

50. 下列能作为吉兰-巴雷综合征诊断要点的是

A. 病前1~4周有感染史
B. 慢性病程
C. 四肢对称性弛缓性瘫痪
D. 有脑神经损害
E. 有脑脊液蛋白-细胞分离现象

51. 有关特发性面神经麻痹，下列治疗中正确的是

A. 大量B族维生素
B. 适量的皮质类固醇
C. 理疗
D. 康复治疗
E. 卡马西平

52. 关于特发性面神经麻痹的描述，下列正确的是

A. 耳后疼痛
B. 舌前2/3味觉减退
C. 听觉过敏
D. Ramasay-Hunt 综合征
E. 面部感觉减退

53. 吉兰-巴雷综合征通常能累及

A. 锥体束
B. 脑神经
C. 脊神经前根
D. 远端神经
E. 自主神经

54. 下列说法正确的是

A. 吉兰-巴雷综合征常有脑脊液蛋白-细胞分离
B. 原发性三叉神经痛首选卡马西平口服治疗
C. 吉兰-巴雷综合征可有分离性感觉障碍
D. 股外侧皮神经病可出现大腿外侧面感觉异常
E. 桡神经麻痹的运动障碍的典型症状是垂腕，损伤部位不同，表现各异

55. 急性炎症脱髓鞘性多发性神经病的临床表现特点，下列说法符合的是

A. 脑脊液蛋白-细胞分离
B. 末梢型感觉障碍
C. 很少累及脑神经
D. 常有自主神经功能障碍
E. 四肢弛缓性瘫痪

56. 下列属于原发性三叉神经痛临床表现的是

A. 发作表现为电击样、针刺样、刀割样或撕裂样的剧烈疼痛，为时短暂，每次数秒至2分钟
B. 疼痛以面颊、上下颌及舌部最为明显
C. 口角、鼻翼、颊部和舌部为敏感区，轻触即可诱发，称为扳机点；洗脸、刷牙、咀嚼、呵欠和讲话等可诱发
D. 严重者伴有面部肌肉的反射性抽搐，口角牵向患侧，称为痛性抽搐

E. 一般伴有面瘫

57. 关于股外侧皮神经病临床表现的描述，下列正确的是

A. 糖尿病、肥胖是可能的病因
B. 股外侧部感觉异常及疼痛
C. 膝腱反射亢进
D. 慢性病程，预后良好
E. 一侧受累

58. 下列关于吉兰-巴雷综合征的病因的描述，正确的是

A. 确切病因未明
B. 与细菌感染无关
C. 可发生于感染性疾病、疫苗接种后
D. 某些自身免疫病可合并本病
E. 可能与病毒感染有关

59. 关于吉兰-巴雷综合征的描述，下列正确的是

A. 首发症状通常为四肢对称性肌无力
B. 脑神经损害以双侧面瘫常见
C. 主要危险是呼吸肌麻痹
D. 大多数病例出现脑脊液蛋白-细胞分离
E. 多数病例出现括约肌功能障碍

60. 下面属于神经系统单基因遗传病的是

A. 肝豆状核变性
B. 癫痫
C. 遗传性脊髓小脑性共济失调
D. 腓骨肌萎缩症
E. 假肥大型肌营养不良

61. 下列关于吉兰-巴雷综合征的描述，正确的是

A. 运动障碍重于感觉障碍
B. 可伴脑神经麻痹
C. 瘫痪由下肢开始向上肢蔓延，但不波及躯干肌
D. 大小便障碍少见
E. 多数病例可见脑脊液蛋白-细胞分离

62. 属于周围神经系统中脑神经的结构有

A. 嗅神经和视神经
B. 动眼神经、滑车神经和展神经
C. 脊神经
D. 交感神经和副交感神经
E. 副神经和舌下神经

63. 下列属于自主神经障碍的为

A. 排汗障碍
B. 体温调节障碍
C. 体位性低血压
D. 阳痿及膀胱直肠功能障碍
E. 腱反射消失

六 案例分析题

（1~6 题共用题干）

患者，女性，40 岁。9 个月前无明显诱因缓慢出现双足底麻木，伴踩棉花感及针刺样疼痛，双下肢走路沉重感，并发现双膝部以下压凹性水肿。7 个月前双足底麻木、疼痛加重，轻度影响睡眠，同时出现双下肢无力，走平路易绊脚，双足皮肤呈紫红色。就诊，查腰椎穿刺脑脊液细胞数正常，蛋白 2170mg/L（0~350.0mg/L）；肌电图检查提示四肢感觉、运动神经均受累，传导速度及波幅均下降，以波幅下降为主，诊断为“周围神经病”，给予地塞米松 10mg/d×20 天治疗后双下肢水肿减轻，麻木、疼痛及无力同前。出院后给予针灸、理疗等，患者双足皮肤颜色恢复正常，但麻木、疼痛及无力呈进行性加重，患者可缓慢行走及上下楼梯。2 个月前麻木上移至双侧膝关节以下，双下肢无力加重，不能站立，站立时步基宽，易跌倒，方向不定。再次就诊，考虑“重症肌无力”行新斯的明试验结果阴性。1 个月前出现双手麻木、无力及针刺样疼痛感，逐渐出现双手无力。复查肌电图：上下肢神经源性损害（运动、感觉纤维均受累）。既往史：2 个月前发现“血糖偏高”未予治疗，有“青霉素、头孢菌素皮试阳性”史。患者于 2 年前新房边住人边装修历经 2 个月，装修半年后出现月经周期不规律。家族中无类似疾病史。内科查体：T 36.0℃，P 80 次/分，R 18 次/分，BP 130/80mmHg；发育正常，营养中等，被动体位，查体合作；全身皮肤、黏膜无黄染及出血，无蜘蛛痣，全身浅表淋巴结未触及；双下肢轻度压凹性水肿。神经系统查体：意识清楚，言语流利，双侧瞳孔等大正圆，直径 3mm，未见眼震，双侧额面纹对称，双侧软腭上抬有力，腭垂居中，咽反射正常，双侧转颈、耸肩有力，伸舌居中；四肢远端骨间肌可见萎缩；四肢远端、双上肢近端肌力 4 级，远端肌力 3 级，右下肢近端肌力 5 级，左下肢近端肌力 4 级，双下肢远端肌力 2 级；四肢肌张力正常，双侧指鼻试验、跟膝胫试验欠稳准，轮替运动笨拙，站立不稳，直线运动不能，无不自主运动；双侧下肢音叉振动觉消失，双侧肱二头肌反射、肱三头肌反射、桡骨膜反射未引出，双侧膝跳反射、跟腱反射未引出，双侧病理反射未引出；颈软，无抵抗，脑膜刺激征(-)。

1. 根据上述资料，患者周围神经病的原因最不可能是
   A. 免疫性　　B. 糖尿病性
   C. 副蛋白性　　D. 中毒性
   E. 副肿瘤性　　F. 遗传性
2. 该患者住院应重点进行筛查的内容有
   A. 免疫全套　　B. 糖耐量试验
   C. 血免疫固定电泳、尿本周蛋白　　D. 血及脑脊液抗 Hu/Yo/Ri 等检查
   E. 肿瘤标志物　　F. 毒物筛查
3. ［提示：入院后检查结果：血常规、尿常规、粪常规、生化系列、甲状腺功能、ESR、类

风湿因子、ASO未见异常，免疫全套、ANCA、传染病系列及肿瘤标志物均正常。糖耐量试验：空腹血糖6.3mmol/L，30分钟血糖9.2mmol/L，1小时血糖8.99mmol/L，2小时血糖12.0mmol/L，3小时血糖9.67mmol/L。血清同型半胱氨酸19.9μmol/L，C反应蛋白5.92mg/L。毒物检测：血液及尿液中没有检测到明显毒物。血免疫固定电泳：IgA-λ(+)，尿本周蛋白(-)。胸部X线片：正常。心电图：正常。腹部B型超声：脂肪肝，脾大；肝右叶低回声，脂肪沉积不均可能。心脏B型超声：心脏结构、功能未见明显异常。眼底+视野：双侧视盘边缘不清隆起，A∶V=1∶2，双颞侧视野向心性缩小。胸部CT：双肺感染，右上肺支气管扩张症，右肺局部肺不张右肺门结节。双侧胸膜病变，胸腔积液；胆囊病变，脾体积饱满。甲状腺B型超声：甲状腺未见占位性病变。妇科彩色超声：盆腔未见明显异常回声］综合上述资料，患者周围神经病最可能的病因是

A. 慢性炎性脱髓鞘性多发性神经病
B. 糖尿病性周围神经病
C. 副蛋白血症
D. 中毒性周围神经病
E. 副肿瘤综合征
F. 遗传性感觉运动神经病

4. 下一步还应该进行的检查有

A. 脑电图
B. 骨扫描
C. 骨髓活检
D. 经颅多普勒超声
E. 颅脑MRI
F. 血、尿有机酸筛查

5. ［提示：颅骨X线片（正侧位）：颅盖骨未见明显异常密度影。骨盆X线片（正位）：盆腔右侧可见小结节样高密度影，骨盆骨质未见明显异常，沈通线连续。骨髓穿刺细胞学检查：浆细胞易见，见右图。骨髓流式细胞术：0.06%细胞为恶性单克隆浆细胞］可引起副蛋白血症性神经病的疾病有

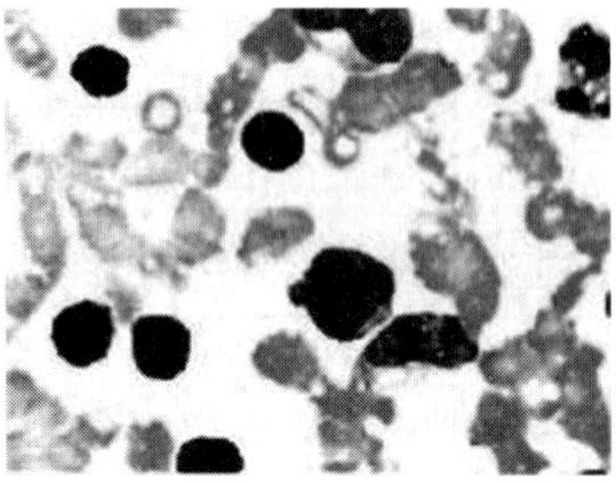

A. 未明意义的单克隆γ球蛋白病（MGUS）
B. 多发性骨髓瘤
C. Waldenstrom巨球蛋白血症
D. 原发性淀粉样变性
E. 骨硬化性骨髓瘤
F. 多发性神经病、脏器增大、内分泌疾病、M蛋白和皮肤改变综合征（POEMS综合征）

6. 副蛋白血症性神经病可选用的治疗方法包括

A. 静脉注射人免疫球蛋白
B. 血浆置换
C. 糖皮质激素
D. 放射治疗
E. 化学治疗
F. 自体干细胞移植

（7~10 题共用题干）

患者，男性，31 岁。1 周前因晚上睡眠受凉出现右眼闭合无力，右侧口角流涎，漱口时水自右口角流出，伴右眼流泪、吃饭无味，无面部麻木等感觉异常，无视物双影，无耳鸣、听力减退及听觉过敏，无耳后疼痛，无外耳道疱疹，无口角抽搐，无肢体无力，无饮水呛咳及吞咽困难等。于次日症状加重，右眼不能闭合，口角歪斜明显，遂就诊。既往无特殊病史，否认糖尿病病史，近期无面部疱疹史，无腹泻及上感病史。查体：BP 130/80mmHg；心、肺、腹未见明显异常，意识清楚，言语流利，高级皮质功能未见明显异常，双瞳孔等大正圆，对光反射灵敏，双眼各方向活动自如。右眼不能闭合，贝尔征(+)，右侧额纹消失，右侧鼻唇沟变浅，示齿口角偏向左，鼓腮右侧漏气。双侧面部针刺觉对称存在，双耳听力正常，双侧软腭上抬有力，腭垂居中，咽反射正常存在，伸舌居中。四肢肌力、肌张力正常，双侧指鼻试验、跟膝胫试验稳准，双侧深浅感觉正常，四肢腱反射正常，病理反射未引出。颈软无抵抗，闭目难立征(-)。颅脑 CT：未见明显异常。肌电图：右侧面神经传导速度减慢。

7. 该患者最可能的初步诊断为
   A. 右侧面神经炎
   B. 脑梗死（脑干）
   C. 颅内炎性脱髓鞘病
   D. 颅后窝占位性病变
   E. 重症肌无力
   F. 眼咽型肌营养不良

8. 该患者病变可能的部位为
   A. 茎乳孔附近
   B. 鼓索神经附近
   C. 镫骨神经附近
   D. 膝神经节
   E. 面神经核
   F. 脑桥

9. 该患者为鉴别诊断可采取的适宜检查包括
   A. 脑脊液检查
   B. 糖化血红蛋白
   C. 糖耐量试验
   D. 颅脑 MRI
   E. 脑电图
   F. 重复神经电刺激

10. 对该患者正确的处理包括
   A. 口服激素治疗
   B. 抗病毒治疗
   C. 维生素 B 族营养治疗
   D. 手术治疗
   E. 针灸治疗
   F. 保护角膜

（11~16 题共用题干）

患者，男性，23 岁。1 周前因受凉出现腹泻，为水样粪，伴轻微下腹疼痛，自服“黄连素”好转。5 天前，患者感双下肢无力，上楼梯困难，但尚能平地行走，次日出现手指、脚趾末端麻木，当地医院给予补钾治疗无好转。2 天前，患者四肢无力加重，行走困难，须人搀扶，并出现双上肢无力，持物费力。1 天前出现双眼闭合无力，语音低微，呼吸困难，有憋闷感。发病来无头痛，无恶心、呕吐，无抽搐及意识障碍无排尿、排粪障碍。既往体健，否认心脏疾病、糖尿病、肝炎、结核等病史。家族史无特殊。查体：T 36.7℃，P 96 次/分，R 20 次/分，BP 125/70mmHg；口唇略发绀；双肺呼吸音弱，未闻及干、湿啰音；心律齐，各瓣膜听诊区未闻及杂音。神经系统检查：意识清楚，言语流利，计算力、记忆力及定向力均正常；双眼球活动自如，瞳孔等大正圆，对光反射灵敏，双眼闭合无力，贝尔征（+），双侧额纹消失，双鼻唇沟变浅，面部针刺觉正常，听力粗测正常，咽反射存在，伸舌居中；双侧上下肢近端肌力 3 级，远端肌力 4 级；四肢肌张力低，双上肢腱反射减退，双侧膝跳反射减退，跟腱反射消失，病理反射未引出，双上肢腕以下针刺觉减退，双下肢小腿中部以下针刺觉减退，四肢音叉振动觉基本存在，颈无抵抗，克尼格征（-）。急诊查血糖 5.6mmol/L，血钾 4.0mmol/L。心电图：大致正常。

11. 根据上述资料，患者定位诊断考虑

A. 脑干　　B. 脊髓
C. 脑神经　　D. 脊神经
E. 神经根　　F. 神经肌肉接头

12. 该患者应首先考虑的诊断为

A. 急性脑干炎　　B. 急性脊髓炎
C. 急性炎性脱髓鞘性多发性神经病　　D. 重症肌无力
E. 低钾性周期性瘫痪　　F. 多发性肌炎

13. 确诊该病有必要完善的检查是

A. 颅脑 MRI　　B. 脊髓 MRI（平扫+增强）
C. 腰椎穿刺脑脊液检查　　D. 新斯的明试验
E. 电生理检查　　F. 肌肉活检

14. ［提示：入院后脑脊液检查（发病第 9 天）：压力 140mmH_2O，总细胞数 12×10^6/L，WBC 6×10^6/L，蛋白 0.45g/L，葡萄糖 3.9mmol/L，氯化物 121mmol/L。电生理检查（发病第 10 天）：双侧胫前肌、双侧小指展肌呈神经源性受损（运动单位时限增宽，波幅增高）；双侧尺神经末端潜伏期延长，传导速度减慢；右正中神经 F 波潜伏期延长；双侧腓总神经 F 波未引出。血气分析：血氧饱和度 91%，PaO_2 60mmHg，$PaCO_2$ 50mmHg］该患者可采取的治疗措施有

A. 血浆置换　　B. 静脉注射人免疫球蛋白
C. 甲泼尼龙冲击治疗　　D. 氧疗
E. B 族维生素神经营养治疗　　F. 补钾治疗

15. 下列符合急性炎性脱髓鞘性多发性神经病（AIDP）诊断标准的有

A. 常有前驱感染史　　B. 常存在明确的感觉平面

C. 脑脊液会出现蛋白-细胞分离现象
D. 常出现不对称性的肢体无力
E. 电生理检查可有 F 波异常
F. 病程有自限性

16. 吉兰-巴雷综合征的变异型包括
A. 急性炎性脱髓鞘性多发性神经病（AIDP）
B. 急性运动感觉轴索性神经病（AMSAN）
C. 急性运动轴索性神经病（AMAN）
D. 米勒-费希尔综合征（MFS）
E. 急性泛自主神经病
F. 多灶性运动神经病（MMN）

（17～20 题共用题干）

患者，女性，63 岁。3 天前无明显诱因突发左侧面部疼痛，起初位于左侧鼻翼，后逐渐累及前额、眼球及眶周，自诉为“剜痛”，触摸眼睛及眉毛时疼痛加剧。后来症状逐渐加重，表现为疼痛程度加剧，不能忍受，影响日常生活及睡眠，疼痛持续存在，无缓解消失期，曾就诊眼科未见明显异常。既往史：40+年前因“动脉导管未闭”行手术治疗。“癫痫”病史 20 余年，发作时表现为呼之不应，四肢抽搐伴舌咬伤，平素口服“苯妥英钠”及“苯巴比妥”，近 2 年无发作。糖尿病病史 6 年，不规律服用“二甲双胍”，近 10 个月未服药，血糖空腹 7mmol/L，餐后 9～10mmol/L。小细胞肺癌 3 年，10 个月前因肺癌右额叶转移行开颅手术治疗。6 个月前行“结肠癌”手术治疗。1 个月前因肺癌左额叶转移行伽玛刀治疗。查 PET 提示第 10 胸椎转移。1 个月前因肺癌颈部淋巴结转移行放射治疗，同前口服“吉非替尼”。发现左侧颈静脉血栓形成半个月，右下肢静脉血栓形成 5 天，目前低分子量肝素皮下注射抗凝治疗。查体：T 36.5℃，R 20 次/分，BP 118/75mmHg；双肺呼吸音清；HR 78 次/分，律齐，各瓣膜听诊区未闻及杂音；腹软，可见陈旧性手术瘢痕，无压痛、反跳痛；右下肢压凹性水肿；意识清楚，言语流利，计算力、理解判断力、定向力、记忆力正常，左侧额部及发际线内可见散在分布红色疱疹，左眼结膜充血，双侧瞳孔等大正圆，直径约 3mm，直接、间接对光反射灵敏，双眼动充分，无眼震，眼底视盘边界尚清，双侧面部针刺觉、触觉正常，双侧咀嚼肌有力，额纹、鼻唇沟对称，示齿口角无偏斜，双侧软腭上抬有力，腭垂居中，咽反射灵敏，转颈、耸肩有力，伸舌居中，舌肌无纤颤；四肢肌容积正常，四肢肌力 5 级，肌张力适中；双侧指鼻、双跟膝胫试验稳准；龙贝格征(-)；姿势步态正常；四肢深浅感觉未见异常；四肢腱反射(+)，双侧霍夫曼征(-)，双侧巴宾斯基征(-)；颈软，脑膜刺激征(-)。颅脑 CT：右额叶占位病变术后改变，左额、右顶叶低密度影，右额顶镰旁局部点状钙化灶，右眶内壁形态稍欠规则，筛窦炎。

17. 该患者最可能的诊断是
A. 原发性三叉神经痛
B. 疱疹病毒感染所致三叉神经痛

C. 肺癌脑干转移所致三叉神经痛
D. 颅内炎性脱髓鞘病所致三叉神经痛
E. 糖尿病所致三叉神经痛
F. 病毒性脑炎所致三叉神经痛

18. 三叉神经痛首选的治疗药物为
A. 卡马西平
B. 苯妥英钠
C. 加巴喷丁
D. 巴氯芬
E. 氯硝西泮
F. 普瑞巴林

19. 关于三叉神经叙述，正确的有
A. 三叉神经为感觉性脑神经
B. 三叉神经周围突分为眼神经、上颌神经、下颌神经
C. 三叉神经的中枢突深感觉纤维终止于三叉神经感觉主核
D. 三叉神经的中枢突触觉纤维终止于三叉神经中脑核
E. 三叉神经的中枢突痛温觉纤维终止于三叉神经脊束核
F. 三叉神经感觉主核和脊束核发出纤维交叉到对侧组成了三叉丘系

20. 三叉神经损害的表现有
A. 三叉神经痛
B. 三叉神经分布区的感觉障碍
C. 角膜反射减弱
D. 同侧面部颞肌及咀嚼肌萎缩
E. 张口时下颌向对侧偏斜
F. 同侧咀嚼无力

(21~25题共用题干)

患者，男性，52岁。5个月前无明显诱因感觉到双下肢无力，蹲下起立困难，上下楼梯时须扶住栏杆，但尚能在平地上行走。4个月前开始出现双上肢无力，不能持重物，握拳无力，手指动作不灵活，不能写字和系纽扣。3个月前开始出现手指、脚趾末端麻木、刺痛，并逐渐向近端发展，走路感觉像踩棉花。曾在当地医院就诊，考虑“周围神经病”，给予地塞米松静脉滴注治疗，自觉病情有所好转。2个月前，患者四肢无力较前加重，行走困难，需人搀扶，持物费力，有时自觉排尿困难。既往无特殊病史，否认糖尿病病史，无肝炎、结核等病史，否认毒物接触史。家族中无类似疾病。查体：BP 135/80mmHg；意识清楚，言语流利，高级皮质功能正常，双眼球各向活动灵活，瞳孔等大正圆，对光反射灵敏，双眼闭合有力，双侧额面纹对称，无面部感觉障碍，听力粗测正常，咽反射存在，伸舌居中；双上肢肌力近端4级，远端3级，双下肢肌力3级，四肢肌张力低；双侧肱二头肌腱反射，肱三头肌腱反射减退，双侧跟腱反射减退，膝跳反射消失，病理反射未引出，双侧上下肢手套袜套样针刺觉减退，双下肢膝以下音叉振动觉减退，闭目难立征(+)，颈软无抵抗，克尼格征(-)。针极肌电图：神经源性损害；运动神经传导：双侧尺神经、右侧胫神经末端潜伏期延长，传导速度减慢，波幅轻度降低，无节段传导阻滞；感觉神经传导：双侧正中神经、左侧腓神经末端潜伏期延长，传导速度减慢；右正中神经F波潜伏期延长；双侧腓总神经F波未

引出。脑脊液检查：压力 130mmH_2O，WBC 5×10^6/L，蛋白 0.8g/L，葡萄糖 4.2mmol/L，氯化物 120mmol/L，24 小时鞘内 IgG 合成率 16.5mg。

21. 该患者的临床特点总结为
    A. 对称性四肢无力
    B. 慢性进行性加重
    C. 四肢深浅感觉障碍，远端为主
    D. 无脑神经麻痹
    E. 脑脊液呈蛋白-细胞分离现象
    F. 电生理检查示四肢远端感觉神经受累，以脱髓鞘为主
22. 为明确诊断，患者须完善的检查有
    A. 头颅 MRI　　B. 血免疫学检查
    C. 肿瘤筛查　　D. 血免疫固定电泳
    E. 糖耐量试验　　F. 毒物筛查
23. ［提示：糖耐量试验：空腹血糖 4.5mmol/L，2 小时血糖 8.6mmol/L。免疫全套及 ASO、ESR、ANCA 均正常。肿瘤标志物：正常。毒物筛查：血液及尿液中未检测到明显毒物。血免疫固定电泳：未见 M 成分，尿本周蛋白(-)。腹部 B 型超声：轻度脂肪肝。胸部 CT：双下肺慢性炎症］根据上述资料，患者最可能的诊断是
    A. 慢性炎性脱髓鞘性多发性神经病（CIDP）
    B. 糖尿病性周围神经病
    C. 副蛋白血症
    D. 中毒性周围神经病
    E. 副肿瘤综合征
    F. 遗传性感觉运动神经病（CMT）
24. 针对该病，可给予的适宜治疗为
    A. 糖皮质激素治疗　　B. 血浆置换
    C. 静脉用人免疫球蛋白　　D. B 族维生素
    E. 康复治疗　　F. 胰岛素治疗
25. 诊断 CIDP，中国专家推荐的电生理诊断标准是
    A. 应有 2 根以上运动神经传导速度下降 30%以上
    B. 应有 2 根以上运动神经远端潜伏期延长 50%以上
    C. 应有 2 根以上运动神经 F 波潜伏期延长 20%以上
    D. 运动神经可出现部分传导阻滞或波形离散
    E. 针极肌电图可出现异常自发电位
    F. 可有感觉神经传导速度减慢或波幅下降

（26~29 题共用题干）

患者，男性，75 岁。1 年前无明显诱因出现右手小指麻木，轻触即有放电样感觉，未予诊治。半年前，右小指麻木较前加重，不能感受物体冷热、纹理，触电样感觉消失，同时出现右手无力，屈指力弱，但尚可拿捏物体。3 个月前患者发现右手小指掌侧肌肉萎缩，未感明显肉跳。既往史：高血压病史 14 年，血压最高达 180/110mmHg，平日规律口服硝苯地平控制片、厄贝沙坦氢氯噻嗪及富马酸比索洛尔片，血压控制欠佳；糖尿病病史 6 年，平日口服格列齐特缓释片，未规律检测血糖；曾有双眼一过性黑矇病史，持续 1~2 秒，自行缓解，否认冠心病病史，否认肝炎、结核病史，否吸烟史，偶饮酒，无药物过敏史；曾从事焊工工作 50 年。查体：BP 140/70mmHg；双肺呼吸音清，未闻及明显干、湿啰音；HR 70 次/分，律齐，各瓣膜区未闻及杂音；腹软，无压痛、反跳痛，无肌紧张。意识清楚，言语流利，高级皮质功能正常。双瞳孔等大正圆，直径约 3mm，直接、间接对光反射存在。双侧额纹对称，闭目有力，示齿口角无明显歪斜。伸舌居中，腭垂居中，咽反射存在。左上肢肌力 5 级，右上肢近端肌力 5 级，远端腕屈腕伸肌力 5 级，小指外展及并指肌力约 3 级，双下肢肌力 5 级。四肢肌张力正常。右手骨间肌及小鱼际肌萎缩。右侧小指针刺觉、音叉振动觉、轻触觉减退，四肢末端轻触觉减退，余感觉查体正常。双上肢肱二头肌反射正常，肱三头肌反射减弱，双下肢膝跳反射、跟腱反射减弱。双侧霍夫曼征(-)，巴宾斯基征(-)。直腿抬高试验(-)。颈软，无抵抗，龙贝格征(-)。

26. 根据以上资料，该患者可能的诊断有

A. 尺神经麻痹
B. 正中神经麻痹
C. 桡神经麻痹
D. 腕管综合征
E. 肘管综合征
F. 多发性周围神经病

27. 关于脊神经病，下列对应脊神经根正确的是

A. 尺神经麻痹：C_8~T_1
B. 正中神经麻痹：C_5~T_8
C. 桡神经麻痹：C_5~C_8
D. 腓总神经麻痹：L_4~S_3
E. 胫神经麻痹：L_4~S_3
F. 坐骨神经痛：L_4~S_3

28. 多发性神经病的常见病因有

A. 营养缺乏及代谢障碍
B. 重金属中毒
C. 副肿瘤综合征
D. 自身免疫病
E. 慢性胃肠道疾病或手术后
F. 结缔组织病

29. 糖尿病导致的神经系统并发症有

A. 多发性周围神经病
B. 单神经病
C. 自主神经病
D. 股四头肌萎缩
E. 视网膜病
F. 脑血管病

（30~33 题共用题干）

患者，男性，33 岁。5 个月前无诱因出现左手示指、中指麻木起病，并伴有针刺样疼痛，逐渐出现左手掌面感觉麻木，进行性加重，出现左侧手背的感觉麻木。4 个月前患者出现右上肢抬举费力以及右上臂外侧皮肤感觉麻木，随后出现双侧足跟部麻木，双足背及足底疼痛。3 个月前出现右手 4、5 指末端麻木。既往体健，无糖尿病病史，无结缔组织病病史。无饮酒，无毒物及重金属接触史，无服药史。发病前无肢体受压史。查体：BP 125/75mmHg；意识清楚，语言流利，高级皮质功能正常，视力粗测正常，双侧眼球各方向运动灵活，无眼震，双侧瞳孔等大正圆，直接、间接对光反射灵敏，额面纹对称，口角无偏斜，双耳听力正常，双侧软腭上抬有力，腭垂不偏，伸舌居中，无舌肌萎缩，转颈、耸肩有力；左上肢近端肌力正常，远端肌力 5 级，右上肢平举肌力 5 级，远端肌力正常，右侧三角肌区可见肌肉萎缩，双下肢近端肌力正常，左足背屈肌力 5 级，跖屈肌力正常，右足背屈跖屈肌力正常，左侧腹直肌无力；双侧肢体腱反射对称减弱，双侧病理反射未引出，左上肢腕关节以下呈短手套样针刺觉减退，右侧三角肌区针刺觉减退，右手掌面尺侧针刺觉减退，左下肢小腿外侧针刺觉减退，双侧足背及足底痛觉过敏。免疫全套、ASO、类风湿因子均正常。血免疫固定电泳：未见异常 M 蛋白。脑脊液常规、生化、24h 鞘内 IgG 合成率均正常。脑脊液抗 Hu、Yo、Ri 抗体、抗 GM1、GQlb、GDlb 抗体均为阴性。甲状腺功能：正常。毒物筛查：正常。糖耐量试验：各时间段血糖正常范围。莱姆病 IgG 抗体(-)。电生理检查：神经源性损害；双侧尺神经小节段传导检测：双上肢前臂上端潜伏期轻度延长；双侧正中神经传导测定：肘部传导速度轻度减慢（大节段）。

30. 根据上述所给资料，该患者受累的周围神经包括
   A. 左侧尺神经
   B. 右侧尺神经
   C. 右侧腋神经
   D. 左侧桡神经
   E. 左侧正中神经
   F. 双侧胫神经

31. 该患者最可能的诊断是
   A. 慢性炎性脱髓鞘性多发性神经病（CIDP）
   B. 多灶性运动神经病（MMN）
   C. 遗传性压力易感性神经病（HNPP）
   D. 中毒性周围神经病
   E. 副肿瘤综合征
   F. 多灶性获得性脱髓鞘性感觉运动神经病（刘易斯-萨姆纳综合征）

32. 该病的临床特点包括
   A. 单纯运动神经受累
   B. 运动、感觉神经均可受累
   C. 周围神经不对称受累
   D. 运动或感觉神经存在节段性传导阻滞
   E. 激素治疗无效
   F. 嵌压部位出现节段传导阻滞

33. 该患者可采取的治疗方法有

A. 糖皮质激素　　B. 血浆置换

C. IVIg　　D. B 族维生素

E. 放射治疗、化学治疗　　F. 康复治疗

（34~37 题共用题干）

患者，男性，40 岁。1 周前晨起时发现视物不清，视物双影，双眼向左右两侧侧视及外下方看时明显，无前额及眶周胀痛，无四肢麻木无力，无吞咽困难及言语不利，无发热。症状持续并逐渐加重，2 天前出现右侧眼球不能活动。既往史：1 个月前因“上呼吸道感染”，间断口服抗生素、感冒胶囊等药物，现仍有鼻塞、流清涕等症状；否认高血压、糖尿病病史；否认外伤、手术史；否认毒物、重金属接触史；否认食物及药物过敏史；无昆虫叮咬史。查体：BP 120/70mmHg；意识清楚，言语流利，高级皮质功能正常，双侧眼球无突出，球结膜未见充血，双侧瞳孔等大正圆，直径 3mm，直接、间接对光反射灵敏，粗测视力正常，右侧眼球固定，各方向活动不能，左眼内收露白 2mm，左眼外展、上视及下视不能，双侧额纹对称，双侧鼻唇沟对称存在，腭垂居中，咽反射存在，伸舌居中，未见舌肌萎缩；颈软，转颈、耸肩有力，四肢肌力、肌张力正常，四肢腱反射对称减低，双侧病理反射未引出，双侧指鼻试验欠稳准，轮替动作略笨拙，闭目较明显，双侧跟膝胫试验尚稳准，脑膜刺激征(-)；双上肢音叉振动觉减退，针刺觉正常；双下肢深、浅感觉正常，直线行走正常，闭目难立征(-)。颅脑 CT+CTA：未见明显异常。

34. 依据现有资料，患者定位诊断考虑

A. 多脑神经　　B. 神经肌肉接头

C. 周围神经　　D. 海绵窦区域

E. 脑干　　F. 眶尖

35. 该患者可能的诊断为

A. 脑动脉瘤　　B. 海绵窦综合征

C. 重症肌无力　　D. 米勒-费希尔综合征

E. 脑干梗死　　F. 莱姆病

36. 为了明确诊断，有必要进行的检查有

A. 脑电图　　B. 颅脑 MRI（平扫+增强）

C. 针极肌电图　　D. 脑脊液检查

E. 神经传导速度　　F. 经颅多普勒超声

37. （提示：颅脑 MRI：脑实质未见异常信号影；增强扫描：未见异常强化信号影。发病 2 周时行腰椎穿刺脑脊液检查提示蛋白-细胞分离现象。肌电图：神经源性损害，轴索变性为主。）本病可采取的治疗方法是

A. B 族维生素 B. 静脉注射人免疫球蛋白
C. 糖皮质激素 D. 血浆置换
E. 防治并发症 F. 康复治疗

参考答案与解析

一、A1 型题

1. E【解析】脊髓小脑性共济失调（SCA）除共同临床表现外，各亚型有各自的特点。如 SCA1 眼肌麻痹，上视不能较明显；SCA2 上肢腱反射减弱或消失，眼球慢扫视运动较明显；SCA3 肌萎缩、面肌及舌肌纤颤、眼睑退缩形成凸眼；SCA8 常有发音困难；SCA5 病情进展非常缓慢，症状较轻；SCA6 早期大腿肌肉痉挛、下视震颤、复视和位置性眩晕；SCA10 纯小脑征和癫痫发作；SCA7 视力减退或丧失，视网膜色素变性，心脏损害也较突出。

2. A【解析】多灶性运动神经病（MMN）又称多灶性脱髓鞘性运动神经病，是一种以运动神经受累为主的慢性多发性单神经病，是少见的脱髓鞘性周围神经病。主要原因是免疫异常引起神经节苷脂抗体使神经造成损害。其临床表现为进行性非对称性肢体无力，以远端受累为主。电生理特征是在运动神经上存在持续性多灶性传导阻滞。实验室检查可见血清磷酸激酶轻度或中度升高，脑脊液可见高效价抗 GM1 抗体阳性。以免疫治疗为主，首选人免疫球蛋白。

3. C【解析】吉兰-巴雷综合征（GBS）的首发症状为肌无力，多于数日至 2 周发展至高峰，常见类型为上升性麻痹，首先出现对称性两腿无力，典型者在数小时或短短数天后无力从下肢上升至躯干、上肢或累及脑神经。下肢较上肢更易受累，肢体呈弛缓性瘫痪。感觉障碍一般比运动障碍为轻，可先于瘫痪或与之同时出现，也可无感觉障碍。膀胱功能障碍通常仅发生于严重病例，且一般为一过性。多数病例可见脑脊液蛋白-细胞分离，是 GBS 的特征之一。

4. C【解析】特发性面神经麻痹又称贝尔（Bell）麻痹，是指病因不明的、面神经管内面神经的急性非化脓性炎症所致的单侧周围性面神经麻痹。面神经麻痹表现以一侧面部表情肌突然瘫痪，同侧前额皱纹消失，眼裂扩大，鼻唇沟变浅，面部被牵向健侧为主要特征。“眼睑下垂”不是特发性面神经麻痹的后遗症。

5. E【解析】特发性面神经麻痹病初可有下颌角或耳后疼痛，乳突部可有压痛。主要症状表现为一侧面部表情肌瘫痪。检查时发现患侧额纹消失，眼裂不能闭合或闭合不全，鼻唇沟浅，口角下垂并歪向健侧，鼓气或吹口哨时漏气，颊肌瘫痪，食物易滞留于病侧齿龈，面瘫多见单侧，若为双侧则需要考虑是否为吉兰-巴雷综合征。当病变在茎乳突孔以上，影响鼓索神经时，则有舌前2/3味觉障碍。病变在镫骨神经分支上方时，可伴有听觉过敏。病变在膝状神经节，则除上述症状外，还有外耳道与耳郭的疱疹及感觉障碍。本病无其他神经系统局灶体征。

6. D【解析】卡马西平为抗惊厥药，作用于网状结构-丘脑系统，可抑制三叉神经系统的病理性多神经元反射。但若患者服用过程中出现肝中毒、骨髓抑制症状、心血管系统不良反应或皮疹等这几类不良反应，应立即停药

7. E【解析】典型的原发性三叉神经痛根据疼痛发作部位、疼痛性质、面部扳机点及神经系统无阳性体征，可以确诊。

8. E【解析】脑脊液出现蛋白-细胞分离现象是GBS的特征之一，即蛋白水平升高而细胞数正常。

9. B【解析】原发性三叉神经痛可能有面部有扳机点，参见A1型题第7题解析。

10. E【解析】周围神经病的病理改变有4种主要类型：①沃勒变性，任何外伤使轴索断裂后，由于无轴浆运输为胞体提供轴索合成的必要成分，断端远侧轴索和髓鞘迅速发生变形、解体；②轴索变性，由代谢、中毒性病因引起，胞体蛋白质合成障碍或轴浆运输阻滞使远端轴索得不到营养，由轴索远端向近端出现变性和脱髓鞘；③节段性脱髓鞘，由感染、中毒等原因引起的节段性髓鞘破坏而轴索保持相对完整；④神经元变性，神经元胞体变性坏死继发轴索变性和髓鞘破坏，病变与轴索变性类似，但神经元损害坏死后，轴索全长在短期内变性、解体。

11. A【解析】感觉神经损害的表现：①刺激性症状，感觉径路受到刺激或兴奋性增高时出现感觉过敏（感觉阈值低下）、感觉倒错（对刺激产生错误的感觉）、感觉过度（一般仅对浅感觉而言）、感觉异常（无刺激时感到不适感，如麻木感、冷热感、震动感、蚁走感、肿胀感、电击感、束带感等）或疼痛（局部疾病、放射痛、烧灼性神经痛、扩散性疼痛、牵涉性疼痛）；②抑制性症状，感觉径路受破坏或功能被抑制时出现感觉缺失（分为完全性感觉缺失及分离性感觉障碍）或减退（感觉的敏感度降低）。在神经损害区域，远离中枢神经系统（身体核心）的部位受影响更严重，而靠近中枢神经系统的部位受影响较轻，呈现出远端重于近端的表现。

12. E【解析】三叉神经痛、面肌痉挛的患者药物治疗首选卡马西平。但很多患者长期服用卡马西平都会出现一些不良反应，身体无法耐受。卡马西平会导致中枢神经系统不良反应，如头晕、头痛、共济失调、嗜睡、疲劳、复视，以及胃肠道不适，如恶心呕吐等。另外还可能引起皮肤变态反应，这些反应通常在几天内自行减轻或减少。故服用卡马西平期间要注意检查身体，如全血细胞检查（包括血小板、网织红细胞及血清铁）、尿常规、肝功能，进行卡马西平血药浓度测定。患者应在出现不良反应时及时停药，并进行正规的检查与治疗。

13. E【解析】继发性三叉神经痛又称症状性三叉神经痛，是由于颅内、外各种器质性

疾病引起的三叉神经痛。脑脊液检查、颅底 X 线片、CT 扫描、MRI、DSA 乃至鼻咽部活组织检查等有助于诊断。

14. E【解析】大多数吉兰-巴雷综合征病例，多数患者脑脊液在发病数天内蛋白含量正常，但病后第 3 周蛋白量显著增多，细胞数正常或接近正常。

15. C【解析】特发性面神经麻痹在舌前 2/3 易发生味觉障碍，参见 A1 型题第 5 题解析。

16. C【解析】三叉神经痛的最典型的特点是有触发点或称扳机点，多位于上唇外侧、鼻翼、颊部、舌缘等处。轻触此点或口、舌运动即可诱发疼痛。

17. C【解析】特发性面神经麻痹可表现为表露齿口角偏向健侧，参见 A1 型题第 4 题解析。

18. E【解析】参见 A1 型题第 4 题解析。

19. A【解析】特发性面神经麻痹患者面部不能随意地做表情，吃饭时咀嚼困难，容易咬到脸颊，导致食欲下降。患者会有口角歪斜的现象，讲话容易漏风；不能皱眉，眼睛不能闭合，一边的眉毛有下垂的现象，额纹消失，面部的肌肉较为松弛；一边的嘴和眼下垂，呲牙时，嘴角会向对面倾斜，面部的肌肉没有力量，吹口哨的动作较难完成，嘴巴和脸颊有明显的不适感，面部不能随意地做表情，不能做噘嘴的动嘴；吃饭时，食物会残留在齿颊之间，不能完全进入肠胃中，嘴角有时会有口水流出，流眼泪时不能正常外溢流出。少数患者会有一侧肢体瘫痪的现象，还伴有癫痫的症状，下肢不能正常地活动，排尿不受控制，出现尿失禁。患者味觉减退，耳部周围有轻微的疼痛感，皮肤表面长有疱疹，感觉迟钝，部分还可能有发热症状，身体局部有麻木感。

20. D【解析】特发性面神经麻痹又称贝尔麻痹，可见于任何年龄，无性别差异；多为单侧，双侧者甚少；发病与季节无关，通常急性起病；贝尔（Bell）现象阳性（用力闭眼时，眼球向外上方转动，露出白色巩膜）。

21. E【解析】中枢性面瘫患者病灶对侧下部面肌瘫痪。表现为鼻唇沟变浅、口角歪斜、讲话漏风等，但额纹存在，皱眉、闭眼等动作无异常；病灶对侧的面部随意动作丧失，但仍有哭、笑等表情。而周围性面瘫患者病灶同侧上部及下部面肌瘫痪。表现为眼裂变大、鼻唇沟变浅、口角歪斜、讲话漏风、流涎，不能顺利完成皱眉、闭眼、吹口哨等动作，丧失同侧面部表情。少数患者可出现口唇与颊部的不适感。

22. B【解析】左侧直接与间接角膜反射均消失，见于患者左侧三叉神经病变（传入障碍）。

23. A【解析】特发性面神经麻痹主要症状表现为一侧面部表情肌瘫痪。同侧眼裂不能闭合或闭合不全。

24. D【解析】周围神经病感觉障碍感觉缺失症状，临床可表现为较长的神经纤维最先受累，因而表现为手套或袜套样感觉缺失，即末梢型感觉缺失（多发性神经病表现）。

25. E【解析】中枢性面瘫没有眼部的症状，因为主要是由脑血管病引起的面肌神经的瘫痪，所以没有眼睑闭合不全，也没有抬额纹变浅，主要表现为口角歪斜、伸舌偏斜、鼻唇沟变浅、口角流涎等。故右侧中枢性面瘫时，可表现为眼睑闭合正常，露齿时口角歪向左侧。

26. A【解析】特发性面神经麻痹的早期以改善局部血液循环，消除面神经的炎症和水肿为主，后期以促进神经机能恢复为其主要治疗原则。早期治疗最重要的是用肾上腺皮质激素，可加快面神经麻痹的康复速度。

27. B【解析】参见 A1 型题第 5 题解析。

28. A【解析】特发性面神经麻痹累及鼓索神经时，除有周围性面瘫外还有舌前 2/3 味觉障碍。

29. C【解析】急性炎性脱髓鞘性多发性神经病（AIDP）又称吉兰-巴雷综合征，皮质激素治疗无效，经丙种球蛋白或血浆置换治疗后，多数患者预后良好。

30. D【解析】面神经核上行通路任何部位受损都可以引起中枢性面瘫，最常见的受损处是内囊。

31. D【解析】周围性面瘫由面神经核或面神经受损引起，病变部位在脑桥下部、中耳、腮腺等，多见于受寒、耳部感染、神经纤维瘤、脑膜感染等疾病。

32. A【解析】茎乳孔为面神经管的下口，面神经由此出颅。

33. C【解析】糖尿病引起的特发性面神经麻痹很难临床治愈，尽量把血糖控制在正常范围内。按时服用降糖药，多监测一下血糖值的变化，可以服用营养神经的药物，平时一定要注意低糖低脂饮食。

34. A【解析】面肌痉挛也称半脸抽搐症，表现一侧脸部肌肉阵发性，难以控制的异常抽搐，每次发作时间，数十秒到数分钟不等，发作停止期，轻症患者面部基本对称，与常人相同；重症者，表现面部不对称，痉挛侧口角下垂，鼻唇沟变浅。面部痉挛发作，每天可达数十次到数百次，甚则痉挛抽搐呈持续性，熟睡时面部仍有不停的抽搐发作。

35. E【解析】肌电图（EMG）对于诊断特发性面神经麻痹通常是不必要检查。对于严重瘫痪的患者，EMG 检查有助于评估神经损伤的程度，预测预后。

36. B【解析】参见 A1 型题第 1 题解析。

37. D【解析】三叉神经痛分为原发性和继发性两种。一般原发性三叉神经痛无特殊病理改变。近年来对三叉神经痛患者做三叉神经感觉根切断术，活检时发现神经节内节细胞消失，神经纤维脱髓鞘或髓鞘明显增厚，轴突变细或消失；电镜下尚可见 Ranvier 结附近轴索内集结大量线粒体。部分患者颅后窝小的异常血管团压迫三叉神经根或延髓外侧面，手术解除压迫后可治愈。Wallerian 变性即沃勒变性，为周围神经病理变化。三叉神经不属于周围神经。故选项 D 正确。

38. D【解析】急性炎性脱髓鞘性多发性神经病（AIDP）最大的危险是出现呼吸肌麻

痹，呼吸衰竭。患者可表现为呼吸困难，不能自主呼吸，主要是疾病累及肋间肌和膈肌，导致患者呼吸肌麻痹所致。

39. C【解析】特发性面神经麻痹急性期，在茎乳孔附近行超短波透热、红外线照射或局部热敷治疗。应注意保护角膜、结膜，预防感染，可采用抗生素眼药水、眼膏点眼，带眼罩等方法。

40. D【解析】AIDP 患者其脑脊液中蛋白增高出现在 2~4 周，但很少超过 1.0g/L。

41. C【解析】一般特发性面神经麻痹所致周围性面瘫，急性期应避免针灸，后期可酌情配合针灸等措施。因为急性期（一周内）往往有神经水肿，针灸有可能加重神经水肿，故发病 1 周后针灸最好。

42. D【解析】顺向变性发生在周围神经纤维远心端。

43. B【解析】周围神经病变，是由感觉丧失、肌肉无力与萎缩、腱反射的减退以及血管运动症状，单独地或以任何组合方式形成的综合征。

44. B【解析】参见 A1 型题第 39 题解析。

45. A【解析】特发性面神经麻痹在护理上应注意保护眼睛，防止引起眼内感染，特别是角膜损害。入睡后以眼罩掩盖患侧眼睛，滴点眼药，减少感染。

46. E【解析】参见 A1 型题第 37 题解析。

47. C【解析】Ramsay-Hunt 综合征（RHS）即耳带状疱疹，是因面神经膝状神经节疱疹病毒感染所引起的一组特殊症状。RHS 以耳带状疱疹复合外周神经麻痹和神经功能障碍为特征。即使耳部无明显的临床症状也不能排除 RHS，目前建议早期静脉联合输注阿昔洛韦和糖皮质激素抗病毒药物治疗 RHS，当疼痛加剧可以使用抗晕动药。

48. D【解析】参见 A1 型题第 1 题解析。

49. B【解析】治疗面肌痉挛的方法有药物治疗和外科手术治疗。首选药物是卡马西平，治疗效果明显，但是也只能暂时缓解症状，随着患者病情加重，卡马西平的量也会随之加大，不良反应也大。因此，对于抽搐发作频繁、卡马西平治疗效果不佳，或是不能耐受药物不良反应的患者，可考虑外科手术治疗。目前治疗面肌痉挛最好的手术为微血管减压术，可以达到彻底治愈的目的。

50. C【解析】神经元变性临床上称为神经元病，是指发出轴突组成周围神经的神经元胞体变性坏死，并继发其轴突在短期内变性、解体。

51. A【解析】原发性三叉神经痛的首选治疗方法是口服卡马西平，初始剂量为 0.1g，bid，以后每天增加 0.1g，分 3 次服用，最大剂量为 1.0g/d，疼痛停止后，维持治疗剂量 2 周左右，逐渐减量至最小有效维持量。

52. A【解析】节段性脱髓鞘是指髓鞘破坏而轴突相对保持完整的病变。病理上表现为神经纤维全长上不规则分布的长短不等的节段性髓鞘破坏，而轴突相对保留，吞噬细胞与增殖的神经膜细胞吞噬髓鞘碎片。

53. C【解析】参见 A1 型题第 1 题解析。

54. B【解析】感觉异常是指在无外界刺激的情况下出现针刺感、麻木感、蚁行感等，自发感觉一般出现于四肢远端，是多发性神经病的常见表现。

55. E【解析】药物治疗是三叉神经痛首选的治疗方法，最广泛应用的药物有卡马西平、巴氯芬（氯苯氨丁酸，优于卡马西平的是它没有威胁生命的不良反应）、阿莫西林、苯妥英钠等。但这类药物有嗜睡，眩晕，消化障碍的不良反应，不建议长期使用。对于服用卡马西平不良反应较大，或者不能耐受的患者，可以考虑选择苯妥英钠来缓解症状。并且配合营养神经的药物，如维生素 B_1、维生素 B_{12}等。

56. A【解析】糖尿病性神经病、酒精中毒性神经病和感觉性神经病最常出现痛觉过度。即对重复性刺激产生强烈的异常疼痛反应。通常，痛觉过度区对单一刺激不敏感而对重复刺激产生过度反应。例如，对单一刺激可感觉不到，但重复刺激可产生强烈疼痛。

57. E【解析】原发性三叉神经痛与继发性三叉神经痛的鉴别：原发性三叉神经痛是查无明显病因，但呈现症状明显。继发性三叉神经痛多为受外伤或神经损伤后引起，有明确病因可循，如多发性硬化、延髓空洞症、原发性或转移性颅底肿瘤、鼻咽癌等；以青壮年多见，临床表现为面部持续性疼痛，且常伴有三叉神经损害的阳性体征，如面部感觉障碍、角膜反射迟钝及咀嚼肌瘫痪、萎缩，下颌偏斜等，并且常常合并其他脑神经麻痹。

58. B【解析】肌束震颤是骨骼肌放松状态下，肌束出现不自主的抽动，它由一个或多个运动单位和自发性放电所致，可见于各种下运动神经元损伤的疾病，故病变多定位于脊髓前角。

59. B【解析】某些免疫性疾病或中毒性疾病易于侵犯神经根和神经节，主要是因为这些部位无血神经屏障。血神经屏障系指周围神经中的束膜和内膜血管对物质具有特殊的通透性而形成周围神经纤维的保护性屏障，在稳定神经的内环境，维持神经的正常生理功能方面均起到重要的作用。神经损伤时，束膜和内膜血管的屏障功能也会发生改变。

60. C【解析】膝反射是指快速牵拉肌腱时发生的不自主的肌肉收缩，在细小神经纤维受损的疾病，如酒精中毒性多发性神经病，即使痛觉和温觉严重丧失时仍可存在。

61. C【解析】有髓神经纤维由轴突（或树突）、髓鞘、神经膜构成。髓鞘及神经膜呈鞘状包裹在轴突的周围。在轴突的起始部无髓鞘包裹，称此部为起始段。起始段远侧的轴突部分，髓鞘呈节段包卷轴突，形似藕节，其间断部位，轴膜裸露，可发生膜电位变化，称此部位为神经纤维节（又称郎飞结）。两个相邻结之间的一段，称结间体，是由一个施万细胞所形成的髓鞘及其周围的神经膜构成。

62. C【解析】家族性神经病或慢性周围神经病由于关节觉丧失，或因长期慢性外伤而出现 Charcot 关节，即夏科关节病。此类疾病为无痛觉所引起，又有无痛性关节病之称。是一种继发于神经感觉和神经营养障碍的破坏性关节疾病，多为成年人，以 40~60 岁多见。可以发生于任何关节和脊柱，发生于关节者常为单侧受累。发病部位多和原发疾病密切相关。

63. C【解析】急性多发性炎症脱鞘性神经根神经病的首发症状通常有运动障碍表现，即肢体远端对称性无力，病程较久则出现肌肉萎缩。

64. B【解析】神经传导速度（NCV）和肌电图（EMG）检查对周围神经病的诊断有重要意义。测定末端潜伏期（DL）、神经干的运动神经传导速度（MCV）和复合肌肉动作电位（CMAP）、感觉神经传导速度（SCV）和感觉神经动作电位（SNAP）、F波等数据可以较全面地反映周围神经根、丛、干、末梢等部分运动和感觉神经受损情况。结合EMG改变，可推断神经病变的性质是轴突变性还是脱髓鞘。对鉴别运动神经纤维损害与肌病也有重要价值。NCV属于无创性检查，EMG为微创性检查，适于对周围神经病进行动态跟踪随访研究。

65. B【解析】AIDP为自限性疾病，症状体征停止进展多在发病4周。除极少数复发病例，所有类型AIDP患者均呈单相病程，多在发病4周时肌无力开始恢复。

66. B【解析】手术治疗三叉神经痛，可选用三叉神经感觉根部分切断术或伽玛刀治疗，镇痛效果确切。另有周围支切除术、三叉神经脊束切断术目前已较少应用。近年来推崇行三叉神经显微血管减压术，镇痛的同时不产生感觉及运动障碍，是目前广泛应用的最安全有效的手术方法，但可出现听力减退、气栓及滑车、展、面神经暂时性麻痹等并发症。

67. A【解析】参见A1型题第1题解析。

68. D【解析】经皮半月神经节射频电凝疗法治疗三叉神经痛，射频电极针通常加热至65~75℃。射频热凝术是应用射频治疗仪发出的射频电流，通过绝缘穿刺针使三叉神经半月节局部温度逐渐增高至75℃，持续2分钟，有选择地破坏半月节内传导痛觉的纤维，保存对热度有较大抵抗力的传导触觉的纤维，从而达到镇痛的目的。

69. C【解析】Ramsay-Hunt综合征是一种常见的周围性面瘫，又称膝状神经节炎，病变部位在膝状神经节。参见A1型题第47题解析。

70. D【解析】贝尔麻痹又称特发性面神经麻痹，临床可根据经验和肌电图来判定其预后：①不完全性面瘫起病后1~3周即可开始恢复，1~2个月内可望明显恢复并逐渐痊愈；年轻患者预后好；轻度面瘫无论治疗与否，痊愈率均可达92%以上。②有受凉史而起病者预后较好，面瘫4天后镫骨肌反射仍存在者预后较好。③发病时伴有乳突疼痛，老年患者，有糖尿病、高血压、动脉硬化、心绞痛或以往有心肌梗死病史者均预后较差。④如病后10天面神经出现失神经电位，恢复时间则将延长，平均需3个月。完全性面瘫患者病后1周内检查面神经传导速度有助于预后判定，如患侧诱发动作电位M波的波幅为健侧的30%或以上时，则2个月内可望恢复；如10%~30%者需2~8个月恢复，并有可能出现合并症；如仅10%或以下者则需6~12个月才能恢复，并多伴有面肌痉挛及联带运动等合并症。

71. D【解析】原发性三叉神经痛多见于40岁以上的女性患者。疼痛多为一侧性。呈短暂发作性闪电样、刀割样、烧灼样、撕裂样疼痛。常伴患侧面肌抽搐，历时几秒至1~2分钟，每次发作性质相似，间歇期无症状。

72. C【解析】用小剂量 A 型肉毒毒素注射痉挛的面肌，可使其临床症状改善。应用肌电图检查精细确定活动过度的肌点，有助于提高疗效。常见的不良反应为轻微的面肌无力。

73. E【解析】AIDP 可发生在任何年龄、任何季节。病前 1~3 周常有呼吸道或胃肠道感染症状或疫苗接种史。急性起病，病情多在 2 周左右达到高峰。

74. C【解析】神经断伤经常会出现轴突支芽因迷走而成为神经瘤。神经瘤临床上通常指来自神经鞘组织的神经鞘瘤，多数位于肢体、腋窝，也可位于锁骨上，颈等部位。属良性肿瘤，生长缓慢，切除后一般无复发。

75. B【解析】参见 A1 型题第 10 题解析。

76. E【解析】参见 A1 型题第 1 题解析。

77. A【解析】原发性三叉神经痛时，疼痛位于三叉神经分布区内，多局限于某一支，以第 2、3 支多见。

78. D【解析】急性炎性脱髓鞘性多发性神经病的神经电生理主要根据运动神经传导测定，提示周围神经存在脱髓鞘性病变，在非嵌压部位出现传导阻滞或异常波形离散对诊断脱髓鞘病变更有价值。

79. A【解析】急性炎性脱髓鞘性多发性神经病最常见的首发症状为肢体对称性迟缓性肌无力，自远端渐向近端发展或自近端向远端加重，常由双下肢开始逐渐累及躯干肌、脑神经。多于数日至 2 周达高峰。严重病例可累及肋间肌和膈肌致呼吸麻痹。

80. C【解析】重症急性炎性脱髓鞘性多发性神经病患者，可累及呼吸肌致呼吸衰竭，故其治疗成功的关键是辅助呼吸。患者应置于监护室，密切观察呼吸情况，定时行血气分析。当肺活量下降至正常的 25%~30%，血氧饱和度、血氧分压明显降低时，应尽早行气管插管或气管切开，机械辅助通气。加强气道护理，定时翻身、拍背，及时抽吸呼吸道分泌物，保持呼吸道通畅，预防感染。

81. A【解析】参见 A1 型题第 72 题解析。

82. E【解析】急性炎性脱髓鞘性多发性神经病主要死亡原因是呼吸衰竭，原因参见 A1 型题第 38 题解析。

83. A【解析】脊髓小脑性共济失调患者可表现为阔基底步态，行走倾倒，指鼻、轮替试验阳性，构音障碍，眼球震颤，腱反射亢进、病理征阳性。部分患者可有不自主运动、头晕、多汗、膀胱直肠功能障碍等。也有部分患者存在思维、智力、记忆等高级神经功能障碍。除共同临床表现外，各亚型有各自的特点，参见 A1 型题第 1 题解析。

84. C【解析】慢性炎性脱髓鞘性多发性神经病（CIDP）是获得性的周围神经系统疾病，其病因可能和自身免疫有关，表现为慢性进展或缓解复发病程，病情在数周到数月内亚急性或隐匿性进展。病理改变可见周围神经的血管周围有单核细胞浸润、水肿，神经节段性脱髓鞘和再生髓鞘，可有慢性、肥厚性神经病变，但无炎症感染特点。CIDP 在任何年龄均可患病。发病潜隐，发病前常无前驱感染史。糖皮质激素为 CIDP 首选治疗药物，疗效肯定。

85. D【解析】参见 A1 型题第 77 题解析。

86. E【解析】CIDP 首选治疗药物是糖皮质激素，静脉注射免疫球蛋白（IVIg）对新诊断和未经治疗 CIDP 患者很有治疗价值，且远期有效。血浆置换（PE）治疗短期有效，尤其对复发病例。如上述治疗效果不理想，或产生激素依赖或激素无法耐受者，可选用或加用硫唑嘌呤、环磷酰胺、环孢素、甲氨蝶呤等免疫抑制药。临床较为常用的是硫唑嘌呤，适用于对激素反应差或有严重不良反应的 CIDP 患者。

87. C【解析】参见 A1 型题第 71 题解析。

88. C【解析】抗胆碱类药物中毒的临床表现：①胆碱能神经节后纤堆麻痹表现：口干、皮肤变红、咽喉干燥、灼热，体温上升，甚至可高达 40℃以上，心率增快、瞳孔散大、视力模糊、膀胱麻痹、尿潴留等。②中枢神经系统症状：多语、烦躁不安、哭笑无常、定向力和意识障碍、幻觉、双手摸空等精神症状，抗胆碱类药物中毒重者可有阵发性强直性抽搐、因外周血管扩张及血管运动中枢麻痹而致血压下降或休克，最后进入昏迷和呼吸、循环衰竭。

89. C【解析】引起神经痛的原因如果是脊神经后根病变，则称为根痛，如腰椎间盘突出压迫组成坐骨神经的腰神经后根时产生根性坐骨神经痛。

90. D【解析】吩噻嗪类药物急性中毒的抢救治疗原则是清除毒物，密切监护，有特效解毒剂的应及时应用，维持多个受抑制器官的基本生理功能，直到机体通过多种途径将药物全部代谢和排出体外。①清除毒物：彻底洗胃，直至洗出液完全澄清；吸附、导泻；补液、强力利尿，碱化尿液，可促进毒物自肾排出；血液净化治疗。②特效解毒疗法：吩噻嗪类中毒无特效解毒药。③维持昏迷患者的重要脏器功能：保持气道通畅，深昏迷患者气管插管或气管切开，必要时给予机械通气、保证吸入足够的氧和排出二氧化碳；维持呼吸中枢兴奋，对于有深度昏迷或有呼吸抑制表现者，可适量使用中枢兴奋剂；维持血压，应输液补充血容量，如无效。可考虑给予血管活性药物治疗；促进意识恢复，用纳洛酮有一定疗效；支持及对症治疗，维持水电解质平衡，纠正心律失常、酸中毒，防治感染、肺水肿、脑水肿、肾衰竭等。

91. B【解析】继发性三叉神经痛与原发性三叉神经痛主要鉴别要点是有无面部痛觉减退和角膜反射减退。原发性三叉神经痛一般没有神经系统定位体征，而继发性三叉神经痛可以存在。

92. E【解析】参见 A1 型题第 83 题解析。

93. A【解析】腓骨肌萎缩症（CMT）又称为遗传性运动感觉神经病（HMSN），是遗传性运动感觉神经病，是遗传性周围神经病最常见的类型，具有明显的遗传异质性，临床主要特征是四肢远端进行性的肌无力和萎缩伴感觉障碍。根据临床和电生理特征，CMT 分为两型。①CMT1 型（脱髓鞘型）：为最常见的类型，神经传导速度（NCV）减慢（正中神经传导速度 s）。②CMT2 型（轴突型）：神经传导速度正常或轻度减慢（正中神经传导速度>38m/s）。

94. E【解析】面肌痉挛患者在身体疲惫、精神紧张、心理负担比较重的时候，就很容易出现面肌痉挛。但是如果患者处于安静的状态，症状就会渐渐缓解，在入睡之后症状就会消失。

95. A【解析】结缔组织病变可压迫周围神经或滋养神经的血管而使周围神经受损。

96. B【解析】自身免疫病导致的周围神经炎性病变，病理检查可见周围神经小静脉周围有炎症细胞浸润。

97. A【解析】坐骨神经痛有原发性和继发性两类，原发性坐骨神经痛也称为坐骨神经炎，为感染或中毒等原因损害坐骨神经引起，多与受凉、感冒等感染有关。

98. E【解析】三叉神经痛在治疗原则上首选药物治疗，药物治疗一段时间后，出现疗效减退或不良反应大时，可选用封闭治疗，以皮半月神经节射频电凝疗法和伽玛刀治疗，镇痛效果确切。对于药物治疗不见效的患者可选择微创介入治疗或外科手术治疗。

99. D【解析】特发性面神经麻痹是临床上常见的脑神经单神经病变，为面瘫最常见的原因，临床特征为急性起病，表现为单侧周围性面瘫，无其他可识别的继发原因。若早期进行合理治疗可加快面瘫的恢复，减少并发症。其余内容可参见 A1 型题第 5 题、第 70 题解析。

100. E【解析】丛性、干性坐骨神经痛的病变主要在椎管外，常为腰骶神经丛及神经干邻近组织病变，如骶髂关节炎、盆腔疾病（如肿瘤、子宫附件炎）、妊娠子宫压迫、臀部药物注射位置不当以及外伤等。

101. D【解析】卡马西平是治疗三叉神经痛首选的药物，参见 A1 型题第 12 题解析。

102. D【解析】坐骨神经痛发作时，神经系统检查可有轻微体征，直腿抬高试验阳性，患侧臀肌松弛、小腿轻度肌萎缩，踝反射减弱或消失。小腿外侧与足背外侧可有轻微感觉减退。

103. A【解析】参见 A1 型题第 16 题解析。

104. E【解析】吉兰-巴雷综合征多数患者的脑脊液在早期蛋白含量正常，2~4 周内蛋白不同程度增高，细胞数量正常或轻度增高，糖和氯化物正常，白细胞计数一般<50，部分患者脑脊液抗神经节苷脂抗体阳性。

105. B【解析】坐骨神经痛常表现为臀部、大腿后侧及小腿后外侧的疼痛。患者可能会感觉到轻微的刺痛，隐隐作痛，麻木或灼烧的感觉。在某些情况下，疼痛加重可以导致行走困难。①典型症状：疼痛可为阵发性或持续性，通常可由咳嗽、打喷嚏、弯腰、拉伸、下蹲、排便等动作引发。疼痛有明显的区域性，主要位于臀部、大腿后侧、小腿后外侧及足外侧。疼痛性质多呈钝痛，亦可呈烧灼样或针刺样疼痛，可伴有麻木感。疼痛多呈放射性，沿臀部向下至小腿。②伴随症状：可出现坐骨神经支配区域的皮肤感觉异常，其所支配肌群无力、跛行等症状。直腿抬高试验是坐骨神经痛检查最为经典的体格检查。正常人一般可达到80°～90°，而坐骨神经痛患者抬高不足70°，且伴有下肢后侧的放射性疼痛，为阳性。

106. E【解析】特发性面神经麻痹患者表现为一侧面部表情肌瘫痪，患侧额纹消失，眼裂不能闭合或闭合不全，故左侧特发性面神经麻痹患者可出现左眼闭合不全。

107. B【解析】参见A1型题第38题解析。

108. D【解析】急性炎性脱髓鞘性多发性神经病临床表现可见于任何年龄，但以青壮年男性多见。四季均有发病，夏、秋季节多见，起病呈急性或亚急性，少数起病较缓慢。

109. C【解析】急性炎性脱髓鞘性多发性神经病患者血清学检查时，部分患者血清可检测到抗空肠弯曲菌抗体、抗巨细胞病毒抗体等。

110. A【解析】海绵窦综合征又称海绵窦外侧壁综合征，是指海绵窦由于多种原因而受侵犯，影响其邻近的动眼神经、滑车神经、展神经、三叉神经所引起的一组病症。是由海绵窦外侧壁肿瘤、垂体瘤、蝶骨肿瘤及海绵窦血栓性静脉炎、海绵窦内动脉瘤等致第Ⅲ、Ⅳ、Ⅵ、Ⅴ（1、2支）对脑神经麻痹。

111. D【解析】腰椎间盘突出所致坐骨神经痛不能久坐或久站，腰部不能受凉。急性期应睡硬板床，可以配合一些消炎药物和神经治疗技术进行改善。在炎症反应减轻后，对臀大肌、臀中肌、臀小肌、腹横肌、腹内外斜肌进行力量训练，减少腰部的代偿。

112. B【解析】三叉神经痛最易与牙痛混淆，牙痛一般为持续性钝痛，可因进食冷、热食物而加剧。

113. A【解析】常有触发点或称扳机点的是三叉神经痛，为此，患者常不洗脸，少饮食，以致眼睑肮脏、体瘦，甚至脱水。

114. C【解析】中毒性与营养不良性视神经病变是一类与神经营养物质代谢障碍相关的视神经疾病，可选择性损害神经轴索或髓鞘，而未受损部分则可保持完整。临床特征为慢性、进行性双眼对称性视力下降，色觉减退。临床上除有毒工业化合物外，尚有很多治疗疾病的药物可引起。长期大量吸烟、饮酒、肿瘤恶病质、呕吐、厌食症及缩胃术后均可引起营养物质缺乏、视神经功能受累。

115. E【解析】吉兰-巴雷综合征患者病后5天出现严重面神经麻痹、吞咽困难，严重呼吸麻痹、构音含糊，已是重症表现，累及呼吸肌，导致呼吸衰竭，这是吉兰-巴雷综合征的主要危险。此时情况下患者应进入监护室，密切观察呼吸情况，定时行血气分析。当患者肺活量下降至正常的25%～30%，血氧饱和度、血氧分压明显下降时，应尽早行气管插管或气管切开，机械辅助通气。通常先行气管内插管，一天以上不好转应气管切开并用呼吸机。

116. D【解析】遗传代谢性疾病主要影响神经系统，可因酶系统障碍使构成髓鞘或轴索的必需成分缺乏而影响周围神经。

117. B【解析】急性炎性脱髓鞘性多发性神经病常有感染病史，参见A1型题第73题解析。

118. A【解析】吉兰-巴雷综合征患者发病1周必有的体征是四肢对称性弛缓性瘫痪，这是本病的首发症状。

119. D【解析】急性感染性多发性神经炎又称急性多发性神经根神经炎，主要损害多数脊神经根和周围神经，也常累及脑神经，是多发性神经炎中一种特殊类型。其诊断要点包括：①急性或亚急性起病，病前常有感染史。②四肢对称性下运动神经元瘫痪（包括脑神经）。③感觉障碍轻微或缺如。④部分患者有呼吸肌麻痹。⑤多数脑脊液有蛋白-细胞分离现象。

120. E【解析】急性炎性脱髓鞘性多发性神经病的临床表现主要是四肢对称性弛缓性瘫痪，可伴有脑神经支配的运动功能受累，以双侧面神经麻痹最常见，部分患者以脑神经损害为首发症状就诊。少数患者肌肉可有压痛，尤其以腓肠肌压痛较常见。部分患者还可有自主神经功能障碍。

121. D【解析】参见A1型题第120题解析，除“三叉神经痛”外，其余选项均为急性炎性脱髓鞘性多发性神经病的临床表现。

122. A【解析】颈椎病是一种以椎间盘退行性病理改变为基础的疾病，是由于颈椎长期劳损、骨质增生或椎间盘脱出、韧带增厚，致使颈脊髓、神经根、椎动脉受压，交感神经受到刺激，出现的一系列功能障碍的临床综合征。

123. E【解析】参见A1型题第10题解析。

124. E【解析】急性炎性脱髓鞘性多发性神经病的临床表现中最不易出现的体征是腱反射亢进。患者四肢腱反射常减弱，10%的患者表现为腱反射正常或活跃。

125. D【解析】参见A1型题第38题解析。

126. A【解析】急性炎性脱髓鞘性多发性神经病是以周围神经和神经根的脱髓鞘病变及小血管炎症细胞浸润为病理特点的自身免疫性周围神经病。

127. E【解析】周围神经疾病的病因可能与营养代谢、药物及中毒、血管炎、肿瘤、遗传、外伤或机械压迫等原因相关，它们选择性地损伤周围神经的不同部位，导致相应的临床表现。

128. B【解析】参见A1型题第8题解析。

129. B【解析】原发性三叉神经痛是指那些临床上找不到确切病因或无器质性损害可寻的三叉神经痛，疼痛可能是由神经被小的血管畸形或骨质畸形压迫、牵拉等引起。继发性三叉神经痛则是由颅内外的各种器质性病变所引起，有其他神经系统体征，可通过CT或MRI等找到肿瘤、炎症、外伤等明确的疾病，三叉神经疼痛只是这些疾病的一种症状表现。因此，继发性三叉神经痛又称症状性三叉神经痛，而原发性三叉神经痛又称为特发性三叉神经痛。

130. C【解析】三叉神经痛的疼痛特点可表现为短暂的电击样、撕裂样剧痛，参见A1型题第71题解析。

131. E【解析】三叉神经痛分为原发性和继发性两种类型，继发性是指有明确的病因，如邻近三叉神经部位发生的肿瘤（胆脂瘤）、炎症、血管病等引起三叉神经受累，多发性硬化的脑干病灶也可引起三叉神经痛。原发性的病因尚不明确。

132. D【解析】三叉神经痛患者的患侧面部可有触发点，参见 A1 型题第 16 题解析。

133. E【解析】参见 A1 型题第 16 题解析。

134. A【解析】三叉神经痛首选药物治疗，主要药物包括卡马西平、苯妥英钠、普瑞巴林等。加巴喷丁第一日 0.3g，一次口服，此后可根据临床疗效酌情逐渐加量，一般最大剂量为 1.8g/d。常见不良反应有嗜睡、眩晕、步态不稳，随着药物的继续使用，症状可减轻或消失，孕妇忌用。

135. E【解析】参见 A1 型题第 115 题解析。

136. D【解析】骨刺在医学上称为骨赘，又称骨质增生，是软骨被破坏后软骨膜过度增生而产生的新骨，经骨化后形成骨赘。骨赘形成的原因，主要是骨膜受到过份刺激，或者骨骼的生长平衡受到破坏，令骨骼过度生长。其产生与骨的力学环境改变、炎症诱发甚至遗传都有关系。骨赘比较常见于膝关节、髋关节、腰椎、颈椎、肘关节等关节，临床上发生骨赘最明显的脊椎是下颈椎和腰椎。

137. E【解析】参见 A1 型题第 1 题解析。

138. B【解析】下颈椎比上颈椎更容易发生退变。因为颈椎生理弯曲的顶点位于下颈椎，是应力集中的地方，所以容易受到反复的轻微损伤，而导致椎间盘退变及继发的其他病理改变。临床上也发现颈椎间盘突出多见于颈 3～4、颈 4～5 和颈 5～6 椎间盘，尤其是颈 4～5 椎间盘。

139. B【解析】脊髓后根破坏可导致脊髓后索沃勒变性。沃勒变性是指神经轴突因外伤断裂后，其远端的神经纤维发生的顺序性变化。

140. A【解析】由于运动神经根受压，交感神经受到刺激，可引起颈椎病患者出现肌肉性疼痛。

141. B【解析】轴突变性是一种周围神经疾病，特别是中毒、代谢性神经病中最常见的病理变化。主要是在致病因素影响下，胞体内营养物质合成障碍或轴浆运输阻滞，最远端的轴突营养障碍最严重，因而变性通常从轴突的最远端开始，向近端发展，因此也称为“逆死”。

142. A【解析】股外侧皮神经病又称为感觉异常性股痛、股外侧皮神经炎，是临床上最常见的一种皮神经炎。主要病因是受压与外伤，如穿着紧身衣，长期使用硬质腰带或盆腔肿瘤、妊娠子宫等均是可能的因素。其他如感染、糖尿病、酒精及药物中毒以及动脉硬化等也是常见病因。

143. A【解析】参见 A1 型题第 1 题解析。

144. D【解析】坐骨神经痛时，患者为减轻疼痛，常采取特殊姿势。卧位时卧向健侧，患侧下肢屈曲；平卧位欲坐起时先使患侧下肢屈曲；坐下时以健侧臀部着力；站立时腰部屈曲，患侧屈髋屈膝，足尖着地；俯身拾物时，先屈曲患侧膝关节。以上动作均是为避免坐骨神经受牵拉而诱发疼痛加重所采取的强迫姿势。

145. A【解析】根据发病部位可分为根性、丛性和干性。根性坐骨神经痛病变主要在椎管内以及脊椎，如腰椎间盘突出、椎管内肿瘤、脊椎骨结核与骨肿瘤，腰椎黄韧带肥厚、粘连性脊髓蛛网膜炎等。而丛性和干性坐骨神经痛一般无腰椎脊突及横突压痛，压颈静脉及颏胸试验阴性。

146. E【解析】三叉神经痛的诱因因人而异，40%～50%的患者面部在侵犯支的分布区域，有一个或多个特别敏感的触发点或称扳机点，稍加触动即可引起疼痛发作，并立即发射至其他部位。三叉神经第三支疼痛的发作多因下颌动作（咀嚼、呵欠、说话等），直接刺激皮肤触发点诱发疼痛发作较少。诱发第二支疼痛发作的则多因刺激皮肤触发点（上唇外1/3、鼻腔、门齿、颊部及眼球内侧等处）所致。饮冷热水、擤鼻涕、刷牙、洗脸、剃须等也可诱发，严重者移动身体带动头部时也可诱发，因此严重影响患者的生活质量。

147. A【解析】多发性神经病以两侧对称分布的功能障碍和末梢神经受损较重为主要特点。常是中毒、某些营养物质缺乏、全身代谢性疾病或自身免疫病所致。

148. E【解析】卡马西平的不良反应有头晕、嗜睡、走路不稳、口干、恶心、皮疹等。少见但严重的不良反应是造血系统功能损害，可发生白细胞减少，甚至再生障碍性贫血。罕见的有剥脱性皮炎等。

149. C【解析】吉兰-巴雷综合征患者表现为脑神经受累以双侧面神经麻痹最常见，其次为舌咽、迷走神经，动眼、展、舌下、三叉神经瘫痪较少见。

150. E【解析】吉兰-巴雷综合征患者发病时，多有肢体感觉异常，如烧灼感、麻木、刺痛和不适感等，可先于或与运动症状同时出现，感觉缺失相对轻，呈“手套样”“袜套样”分布。

151. B【解析】吉兰-巴雷综合征最常见的症状多为对称性迟缓性肢体瘫痪。参见A1型题第79题解析。

152. E【解析】吉兰-巴雷综合征在发病后第1周内做脑脊液检查，多数患者可能正常。第2周后，大多数患者脑脊液内蛋白增高而细胞数正常或接近正常，称为蛋白-细胞分离现象，此现象为吉兰-巴雷综合征的特征性表现。蛋白增高自0.8～8g/L不等，糖和氯化物均正常，白细胞计数一般正常。部分患者脑脊液出现寡克隆区带，有部分患者脑脊液抗神经节苷脂抗体阳性，这种脑脊液特征性的改变，在吉兰-巴雷综合征发病后第3周最明显，脑脊液压力多数是正常的，有少数病例脑脊液无明显变化。

153. D【解析】吉兰-巴雷综合征最危险的症状是呼吸肌麻痹，参见A1型题第38题解析。

154. E【解析】呼吸肌麻痹是多种疾病使呼吸肌或支配呼吸肌的脊髓、周围神经、神经-肌肉接头处受累，引起呼吸肌肌力减退或丧失，可导致通气功能障碍，造成机体缺氧与二氧化碳潴留，甚至呼吸衰竭。正常平静状态下，吸气是由膈肌、肋间外肌收缩完成的主动运动，而呼气则为被动运动，主要依赖肺及胸廓的弹性回缩。作为主要呼吸肌的膈肌和肋间肌分别由颈髓 3~5 前角发出的膈神经和胸髓 1~12 前角发出的肋间神经支配。故累及下列部位的各种疾病均可引起呼吸肌麻痹。①脊髓疾病见于高颈段急性横贯性脊髓炎、脊髓外伤、脊髓血管病、运动神经元病、脊髓灰质炎等。②周围神经疾病见于吉兰-巴雷综合征等。③神经-肌肉接头疾病见于重症肌无力、兰伯特-伊顿肌无力综合征、肉毒中毒等。④骨骼肌疾病见于各种炎性及非炎性肌病、重症周期性瘫痪、低钾性软病等。

155. E【解析】糖皮质激素多用于特发性面神经麻痹的急性期，可促进特发性面神经麻痹的康复，加快康复进程。常用药物有泼尼松，它可减少面神经的肿胀程度。

156. B【解析】腓骨肌萎缩症（CMT）根据临床和电生理特征，CMT 分为 CMT1 型（脱髓鞘型）和 CMT2 型（轴突型）。病理改变：①CMT1 型腓肠神经活检结果是主要大、中等直径纤维数量明显减少，束内胶原增生。随年龄增长，有髓鞘纤维密度进行性减少，脱髓鞘加重。由于返复节段性脱髓鞘及髓鞘再生过程增强，施万细胞（周围神经系统中的神经胶质细胞）增生与神经内膜成分围绕轴索形成同心圆样“洋葱球”状结构。脊髓后索变性，其中薄束较楔束明显。②CMT2 型腓肠神经病理以轴索变性为主，脱髓鞘不显著者，施万细胞增生呈“洋葱球”改变且很少见。

157. A【解析】异烟肼对各型结核分枝杆菌均有高度选择性抗菌作用，是目前抗结核药物中具有最强杀菌作用的合成抗菌药，在抗结核治疗中广泛应用。剂量增大时可引起肝损害，神经系统毒性反应，部分患者有中枢神经系统兴奋。异烟肼合并周围神经炎多见于慢性乙酰化者，并与剂量有明显关系。较多患者表现为步态不稳、麻木针刺感、烧灼感或手足疼痛。当剂量累积达到一定程度才出现神经系统毒性表现，呈剂量依赖效应。本例结核病患者在服用异烟肼等治疗过程中出现手足麻木、疼痛，属于抗结核药的不良反应，应立即停用异烟肼，改服其他抗结核药物继续治疗，并加用维生素类药物，有利于本症的早期预防，以减少本症的发生。

158. C【解析】吉兰-巴雷综合征应密切注意观察患者呼吸，因为本病的最大危险是疾病累及肋间肌和膈肌，导致患者呼吸肌麻痹，患者可出现呼吸困难，不能自主呼吸。

159. E【解析】桡神经损伤的典型表现是腕下垂，但受损伤部位不同，症状也有差异。①高位损伤时（如腋部损伤），上肢所有伸肌瘫痪，肘关节、腕关节和掌指关节均不能伸直。前臂不能旋后，手呈旋前位，垂腕致腕关节不能固定，因而握力减弱。②上臂中 1/3 以下损伤时，伸肘功能保留。③肱骨下端、前臂上 1/3 损伤时伸肘、伸腕功能保留。④腕关节部损伤时仅出现感觉障碍。桡神经损伤的感觉障碍一般轻微，多仅限于手的虎口区，其他部位因邻近神经的重叠支配而无明显症状。

160. C【解析】周围神经髓鞘抗原包括 P2 蛋白、P1 蛋白、P0 蛋白、髓鞘结合糖蛋白

（MAG）。其中，P2 蛋白为碱性蛋白，因致神经炎作用最强，常作为诱发实验性自身免疫性神经炎抗原。

161. B【解析】左侧特发性面神经麻痹患者的主要表现是左眼睑闭合不严，示齿时口角歪向健侧（右侧），参见 A1 型题第 4 题解析。

162. E【解析】脑脊液当中出现蛋白-细胞分离的现象，是指脑脊液检查发现白细胞比较少或者没有，但是蛋白含量非常高。往往是由一些免疫性疾病，或者是一些椎管严重梗阻现象引起的。临床上引起脑脊液蛋白-细胞分离最常见的疾病是吉兰-巴雷综合征。

163. A【解析】参见 A1 型题第 115 题解析。

164. B【解析】吉兰-巴雷综合征最主要的死亡危险是呼吸肌麻痹，参见 A1 型题第 38 题解析。

165. C【解析】吉兰-巴雷综合征病前 1~4 周有感染史，急性或亚急性起病，瘫痪首发症状为四肢对称性无力，表现为双侧对称的下运动神经元瘫痪。运动障碍重于感觉障碍，可有脑神经损害，括约肌功能障碍少见，仅发生于严重病例，且一般为一过性。重者累及肋间肌和膈肌、发生呼吸麻痹，急性呼吸衰竭是本病死亡的主要原因。典型的脑脊液改变是蛋白-细胞分离现象。

166. E【解析】本题各选项均为吉兰-巴雷综合征与急性脊髓炎的鉴别要点。急性脊髓炎急性起病，早期因“脊髓休克期”表现为弛缓性瘫痪，休克期后（3~4 周）病变部位以下支配的肢体呈现上运动神经元瘫痪。病损平面以下深浅感觉消失，部分可有病损平面感觉过敏带。自主神经障碍表现为尿潴留、大量残余尿及充盈性尿失禁，大便失禁。休克期后呈现反射性膀胱、大便秘结、阴茎异常勃起。急性脊髓炎脊髓 MRI 示病变部位脊髓增粗信号异常。其余内容参见上一题解析。这两者的鉴别除了进行病史询问以及体格检查之外，一般还需要完善肌电图、神经传导速度、腰椎穿刺、脊髓磁共振等检查。

167. D【解析】吉兰-巴雷综合征与低血钾性周期性瘫痪最主要的鉴别点是血钾降低。低血钾性周期性瘫痪为急性起病的两侧对称性肢体瘫痪，病前常有过饱、饮酒或过度劳累病史，常有既往发作史，无感觉障碍及脑神经损害，发作时血钾低及心电图呈低钾样改变，脑脊液正常。补钾治疗有效，症状可迅速缓解。

168. E【解析】综合征脑神经型有胃肠道或呼吸道感染史，双侧周围性面瘫（一侧周围性面神经麻痹，对侧偏瘫），但无肢体瘫痪，病理征阴性。

169. C【解析】脊髓小脑性共济失调的共同特征是中年发病，常染色体显性遗传和共济失调。临床表现除小脑性共济失调外，可伴有眼球运动障碍、慢眼球运动、视神经萎缩、视网膜色素变性、锥体束征、锥体外系征、肌萎缩、周围神经病和痴呆等。

170. A【解析】吉兰-巴雷综合征肢体瘫痪的特点为四肢对称性弛缓性瘫痪，参见 A1 型题第 79 题解析。

171. E【解析】在特发性面神经麻痹的护理上应注意防止发生角膜溃疡，参见 A1 型题第 45 题解析。

172. E【解析】米勒-费希尔综合征是吉兰-巴雷综合征的一个特殊类型，有 5 大特点：①双侧眼外肌麻痹。②双侧对称性小脑共济失调。③深反射消失，有时伴双侧四肢伸肌无力。④脑脊液蛋白-细胞分离。⑤预后良好。米勒-费希尔综合征可发生在任何年龄，以青壮年较多，除眼外肌麻痹外，第Ⅷ、Ⅸ、Ⅹ、Ⅺ脑神经也常受损。病因一般认为与病毒及神经变态反应有关。

173. B【解析】特发性面神经麻痹时贝尔征指的是眼裂不能闭合或者闭合不全，闭眼时患侧眼球向外上方转动，露出白色巩膜。是茎乳孔内面神经非特异性炎症导致的周围性面瘫，多为单侧，双侧多见于吉兰-巴雷综合征。

174. E【解析】吉兰-巴雷综合征急性期的治疗如下。①大剂量免疫球蛋白的静脉滴注，及早治疗更有效，一般在 2 周内应用。②血浆置换（PE）：PE 的疗效在过去的 20 年中被认为是 GBS 治疗的金标准，近期（4 周）和远期（1 年）疗效也很好（Ⅰ级证据）。推荐用于发病 4 周之内的中度或重度患者，发病在 2 周之内的轻度患者也可以从血浆置换中受益。③营养支持，营养脑细胞、改善脑细胞代谢。④对症治疗及并发症的防治：尿潴留可加压按摩下腹部，无效时导尿，便秘可给予缓泻剂和润肠剂。抗生素预防和控制坠积性肺炎、尿路感染等。

175. A【解析】急性炎性脱髓鞘性多发性神经病（AIDP）的诊断目前仍以临床经过、症状体征和实验室检查为根据综合判定。①病前 1～4 周有感染史。②急性或亚急性起病。③四肢对称性软瘫。④可有脑神经损害。⑤重症患者有呼吸肌麻痹。⑥常有脑脊液蛋白-细胞分离。

176. D【解析】参见 A1 型题第 80 题解析。

177. D【解析】中枢性面瘫与周围性面瘫的鉴别要点：①病变部位不同，中枢性面瘫常为病变对侧颜面下部肌肉出现麻痹；周围性面瘫表现为病灶同侧全部面部肌肉瘫痪。②病因不同，中枢性面瘫由核上组织（包括皮质、皮质脑干纤维、脑桥、内囊等）受损引起，多见于脑血管病变、脑部肿瘤、颈内动脉阻塞等病。周围性面瘫由面神经核或面神经受损引起，多见于受寒、耳部感染、神经纤维瘤、脑膜感染等病。③症状不同，中枢性面瘫出现时，眼睑以上面部表情肌未出现瘫痪，故患者闭眼、皱眉、扬眉动作均正常，且两侧的面额肌深度、眉毛高度、睑裂大小均无异常出现。病变对侧眼睑以下的表情肌出现瘫痪，即颊肌、口轮匝肌、提上唇肌等出现麻痹，患者该侧鼻唇沟变浅、口角下垂，做示齿动作时口角歪向健侧。一般无味觉、泪液、唾液分泌障碍，不伴有听力改变。面瘫同侧肢体出现瘫痪，常出现腱反射异常。而周围性面瘫因病变同侧所有面肌出现瘫痪，患者不能进行皱眉、皱额、闭眼、露齿、鼓腮等动作，并伴有鼻唇沟变浅及口角下垂。病侧舌前 2/3 的味觉出现减退，并伴有唾液分泌障碍。

178. A【解析】慢性炎性脱髓鞘性多发性神经病（CIDP）患者进行免疫治疗可使多数

患者病情缓解或得到控制。治疗有效的患者必须坚持治疗，直到病情得到最大程度的改善或稳定，此后进行维持治疗，预防复发和进展。皮质类固醇为CIDP首选治疗药物，但在使用激素过程中注意补钙、补钾和保护胃黏膜。

179. E【解析】参见A1型题第115题解析。

180. E【解析】参见A1型题第167题解析。

181. A【解析】正中神经在腕部经由腕骨与腕横韧带围成的管状结构——腕管中到达手部，当腕管先天性狭窄或腕部过度运动而致摩擦损伤时，正中神经可受累，产生桡侧手掌及桡侧三个半指的疼痛、麻木、感觉减退，手指运动无力和大鱼际肌麻痹、萎缩，称为腕管综合征。通常夜间症状加重，疼痛可放射到前臂甚至肩部。多见于女性，常双侧发病，但利手侧可能发生更早且症状较重。

182. E【解析】原发性三叉神经痛的治疗首先以药物治疗为主，可供选择的药物包括卡马西平、苯妥英钠、加巴喷丁、维生素B_{12}、巴氯芬等。当药物治疗无效时，可以考虑进行封闭治疗、半月神经节射频热凝治疗，后期可以考虑进行手术治疗。

183. E【解析】神经系统遗传性疾病，是由于生殖细胞或受精卵遗传物质的数量、结构或功能改变，使发育的个体出现以神经系统功能缺损为主要临床表现的疾病。任何年龄均可起病。

184. E【解析】参见A1型题第149题解析。

185. A【解析】脑脊液蛋白-细胞分离现象为GBS的特征性改变，即蛋白含量增高而白细胞数正常或轻度增加。

186. C【解析】对鉴别AIDP和脊髓灰质炎最有意义的是有无感觉障碍，脊髓灰质炎无感觉障碍，肌萎缩出现早。

187. E【解析】海绵窦综合征临床表现为同侧上睑下垂，同侧眼球固定、突出，瞳孔扩大、反射消失，面部感觉障碍，角膜反射消失。

188. D【解析】目前，缺乏绝对有效的治疗原发性三叉神经痛的方法。治疗原则以镇痛为目的，药物治疗为主，药物治疗无效时可用神经阻滞疗法或手术治疗。药物治疗是基本治疗，适用于初次患病、年迈或合并有严重内脏疾病、不宜手术及不能耐受手术者。神经阻滞治疗适用于药物治疗无效或有明显不良反应，拒绝手术治疗或不适于手术治疗者。手术治疗适用于药物和神经阻滞治疗无效者。

189. A【解析】参见A1型题第185题解析。

190. A【解析】神经系统遗传性疾病的诊断依赖于病史、症状、体征及常规辅助检查。家谱分析是诊断遗传病的重要依据，但不是绝对依据。只要有典型的临床症状和遗传性疾病的体征，即使没有家族史也可以做出诊断。详细检查神经系统，对神经系统受累做出定位诊断，并注意体格检查，有助于遗传病的诊断。特殊的遗传诊断方法，如系谱分析、染色体检查、DNA和基因产物分析等，可为诊断提供重要依据，成为确诊的关键。

191. E【解析】坐骨神经痛的治疗：①病因治疗，局部占位病变者，应尽早手术治疗。结核感染者需抗结核治疗，腰椎间盘突出引起者大多数经非手术治疗可获缓解。②对症处理，卧硬板床休息；应用消炎镇痛药物如布洛芬 0.2g 口服，tid；B 族维生素，维生素 B_1 100mg 肌内注射，qd；维生素 B_{12} 针剂 250~500μg 肌内注射，qd；局部封闭；局部理疗可用于非结核、肿瘤的患者；在无应用禁忌的前提下可短期口服或静脉应用糖皮质激素治疗，如泼尼松 30mg 顿服，qd，地塞米松 10~15mg 加氯化钠注射液 250ml 静脉滴注，连用 7~10 天。

192. C【解析】临床及流行病学资料显示，急性炎性脱髓鞘性多发性神经病的发病可能与空肠弯曲菌（CJ）感染有关。以腹泻为前驱症状的 GBS 患者空肠弯曲菌感染率高达 85%，常引起急性运动轴索性神经病。空肠弯曲菌是革兰阴性微需氧弯曲菌，有多种血清型，患者常在腹泻停止后发病。

193. B【解析】坐骨神经痛疼痛程度及时间常与病因及起病缓急有关。根性坐骨神经痛直腿抬高试验（Lasegue 征）阳性（患者仰卧，下肢伸进、患肢上抬<70°而引起腿部疼痛）。干性坐骨神经痛压痛点在臀点以下，直腿抬高试验阳性而克尼格征多阴性。

194. B【解析】米勒-费希尔综合征（MFS）是一种罕见的、后天的多发性神经炎疾病，被认为是吉兰-巴雷综合征的变异型。其病因目前仍不甚确定，临床表现为共济失调、腱反射减退、眼外肌麻痹，多数病前有感染，脑脊液蛋白质含量升高。可用静脉免疫球蛋白治疗，预后良好。

195. C【解析】急性炎脱髓鞘性多发性神经病时，脑神经受累最常累及双侧面神经。

196. C【解析】原发性三叉神经痛的疼痛特点为骤发骤止，在某一区域有触发点，即扳机点，触及以后会激发剧烈疼痛，此种疼痛通常有一定诱因。

197. B【解析】目前治疗三叉神经痛的方法，疗效最为显著的首选三叉神经感觉根部分切断术，参见 A1 型题第 66 题解析。

198. A【解析】急性炎性脱髓鞘性多发性神经病在周围神经病理上的主要特征是节段性脱髓鞘。GBS 典型的病理改变为血管周围的炎症细胞浸润，合并有节段性脱髓鞘，以及不同程度的沃勒变性。AIDP 病变在镜下可见周围神经节段性脱髓鞘和血管周围淋巴细胞、巨噬细胞浸润和形成血管鞘，严重病例可见多形核细胞浸润，病变见于脑神经，脊神经前、后根，后根神经节及周围神经等，运动及感觉神经同样受损，交感神经链及神经节也可受累，不同病例受损神经不同可能是 GBS 症状及电生理类型多样性的原因。

199. D【解析】根据疼痛的分布区域、加重的诱因、可以减轻疼痛的姿势、压痛部位、直腿抬高试验阳性（Lasegue 征阳性）及踝反射减弱或消失等，坐骨神经痛的诊断一般并无困难，但应注意区分是神经根还是神经干受损。诊断中的重点是明确病因，应详细询问病史、全面的体格检查、注意体内是否存在感染病灶、重点检查脊柱、骶髂关节、髋关节及盆腔内组织的情况，有针对性地进行有关辅助检查。选项 D“4”字试验能够有助于诊断骶髂关节炎或强直性脊柱炎导致骶髂关节出现的病变，检查股骨头坏死或髋关节病变。

200. C【解析】神经系统遗传性疾病确诊的关键在于遗传学特殊诊断方法，参见 A1 型题第 190 题解析。

201. C【解析】特发性面神经麻痹的起病形式一般为急性起病，参见 A1 型题第 99 题解析。

202. E【解析】参见 A1 型题第 111 题解析。

203. E【解析】贝尔麻痹又称急性特发性周围性面神经麻痹，又因为是病因不明的急性单侧面部的轻瘫（麻痹）或瘫痪，故又称为特发性面神经麻痹，为临床发生面瘫的最常见原因。

204. B【解析】怀疑慢性炎性脱髓鞘性多发性神经病（CIDP）但电生理检查结果与临床不符时，需要行神经活体组织检查。腓肠神经活检主要病理改变为有髓神经纤维出现节段性脱髓鞘、轴索变性、施万细胞增生并形成洋葱皮样结构、单核细胞浸润等，此改变并非 CIDP 特异性标志。还可以除外血管炎性周围神经病和遗传性周围神经病。

205. C【解析】神经系统遗传性疾病是由于生殖细胞或受精卵遗传物质的数量、结构或功能改变，使发育的个体出现以神经系统功能缺损为主要临床表现的疾病。神经系统遗传病病种繁多，具有家族性和终身性特点，不少疾病的病因和发病机制尚未阐明。以神经系统功能缺损为主要临床表现，致残、致畸率很高。大多数神经系统遗传病在 30 岁前出现症状。神经系统遗传病目前大多数尚无有效的治疗方法，故多数神经系统遗传病预后不良。

206. A【解析】贝尔现象常见于特发性面神经麻痹，其病因目前并不完全清楚，但是趋向认为是由一种嗜神经病毒引起。

207. A【解析】吉兰-巴雷综合征起病 1 周内最常见的症状、体征是四肢弛缓性瘫痪。该病多以肢体对称性迟缓性肌无力起病，较少累及自主神经，感觉障碍较轻，不伴肌萎缩，脑脊液中蛋白在发病数天内正常，2~4 周开始升高。

208. C【解析】桡神经发自臂丛后束，由 $C_5 \sim T_1$ 的神经根纤维组成，其运动支支配肱三头肌、旋后肌、肘肌、肱桡肌、桡侧腕长、短伸肌、尺侧腕伸肌、指总伸肌、示指和小指固有伸肌、拇长展肌和拇长、短伸肌，主要功能是伸肘、伸腕及伸指。

209. C【解析】三叉神经痛患者，轻触鼻翼、颊部和舌可以诱发，称为扳机点。一般来说能够通过触摸和运动诱发发作三叉神经痛的部位就是三叉神经痛扳机点，常见的扳机点分散在面部各处。

210. C【解析】多发性神经病是指主要表现为四肢对称性末梢型感觉障碍、下运动神经元瘫痪及自主神经障碍的临床综合征。

211. E【解析】脑脊液蛋白-细胞分离是急性炎性脱髓鞘性多发性神经病的特征性表现，参见第十三章 A1 型题第 139 题解析。

212. C【解析】先天愚型一般指唐氏综合征，即 21-三体综合征，是由染色体异常（多了一条 21 号染色体）而导致的疾病。

213. C【解析】根性坐骨神经痛的病变部位在神经根出口。神经根从腰椎发出的地方受到卡压或炎症刺激而造成的神经疼痛。表现为腰椎旁有明显压痛伴活动受限，如前屈、背伸、左右、旋转等受限。平卧时会减轻周围组织对神经根的挤压，从而减轻坐骨神经痛的症状。临床中最常见的病因是腰椎间盘突出，其次为椎管狭窄、腰椎滑脱等。通过磁共振检查，结合临床体征可确诊。

214. A【解析】CIDP 呈慢性进展或者复发性病程。治疗首选糖皮质激素治疗，一般主张甲泼尼龙静脉滴注 3~5 天后改为口服醋酸泼尼松，维持 1~2 个月。然后逐渐减量，需要小剂量维持 6 个月以上，再根据病情逐渐停药。如果对激素治疗有禁忌，可以选择静脉注射免疫球蛋白和血浆置换治疗。

215. D【解析】吉兰-巴雷综合征患者合并呼吸肌麻痹时，抢救的关键是呼吸功能监护和辅助呼吸器的使用，具体参见 A1 型题第 115 题解析。

216. B【解析】周围神经系统（PNS）包括神经根组成的脊神经和脑干腹外侧发出的脑神经，但不包括嗅神经和视神经。嗅神经和视神经是中枢神经系统的特殊延伸。周围神经系统的功能或结构损害称为周围神经疾病。

217. D【解析】脱髓鞘性疾病是以神经髓鞘脱失为主要或始发病变而轴索、胞体和神经胶质受损相对较轻的神经系统疾病。可发生于中枢神经系统或周围神经系统。病理表现：①神经纤维髓鞘破坏；②病损主要分布于中枢神经系统白质区静脉周围，或呈多发、散在小病灶，或融合成多个病灶，或形成多个中心；③神经细胞、轴突和神经组织保持相对完整；④炎症细胞浸润血管周围；⑤无沃勒变性或继发纤维束变性。

二、A2 型题

1. E【解析】患者发病前 2 周有上呼吸道感染史（先兆症状）。症状表现呈对称性下运动神经元瘫痪，自下肢开始，逐渐波及双上肢。四肢肌张力低下，各腱反射（-），感觉无障碍（腹壁、提睾反射正常）。“呼吸困难及吞咽困难”提示出现呼吸肌麻痹，首先怀疑吉兰-巴雷综合征的可能。因吉兰-巴雷综合征症状多在 2 周左右达到高峰，故 10 天后查脑脊液（选项 E）对该病最有诊断意义。

2. C【解析】参见 A1 型题第 73 题、第 150 题解析可知，根据该患者症状表现和查体结果，最可能的诊断是吉兰-巴雷综合征，故患者病史中还可能有吞咽困难和饮水呛咳的表现，提示病变累及呼吸肌。

3~4 E、D【解析】根据题干信息，该患者呈急性起病，进行性加重，四肢出现进行性肌无力，“脑脊液白细胞数 5×10^6/L，蛋白 0.65g/L”蛋白增高而细胞接近正常，提示脑脊液出现蛋白-细胞分离现象。诊断考虑为急性炎性脱髓鞘性多发性神经病。

5. E【解析】血清皮质醇及尿 17-羟检查主要用于诊断原发性或者继发性肾上腺皮质功能亢进等。

6. D【解析】急性炎性脱髓鞘性多发性神经病急性起病，大多数患者四肢弛缓性瘫痪痊愈可能性极大，经积极治疗后预后良好，轻者多在1~3个月好转，数月至1年内完全恢复，留有后遗症的可能性不大。部分患者可有不同程度的后遗症，如肢体无力、肌肉萎缩和足下垂等。感觉障碍常为首发症状，以主观感觉障碍为主，但恢复较四肢瘫痪恢复快。重症患者的肢体瘫痪很难恢复，常因呼吸肌麻痹、延髓麻痹或肺部并发症死亡。病情发展到高峰时可累及到呼吸肌，导致呼吸麻痹。如患者已出现呼吸表浅、频率增快或咳嗽无力、排痰不畅时，宜早行气管切开和机械通气。本病预后很大程度取决于对呼吸麻痹的及时正确处理，如疾病极期持续3周以上仍无改善，则预后不良。

7. A【解析】患者从1周前起病到1天前出现复视，急性疾病，数天内达到高峰。出现患侧表情肌的瘫痪，检查发现双眼闭合不全，额纹消失，不能鼓腮动作。诊断特发性面神经麻痹并不困难。治疗原则是减轻面神经水肿、改善局部血液循环与防治并发症。起病2周内多主张用肾上腺皮质激素治疗。

8. A【解析】患者无明显诱因的左侧面颊部反复发作性剧烈性疼痛30年，疼痛每次持续数秒钟，“触及左侧鼻唇时均可诱发疼痛”有扳机点，初步诊断为原发性三叉神经痛。目前临床上镇痛最有效的药物是卡马西平。本例患者的诊断依据如下。①性别与年龄：属于三叉神经痛的诊断标准之一。三叉神经痛患者的年龄多在40岁以上中、老年人为多（本例患者49岁）。②本病发作没有预兆，但疼痛发作一般较有规律，每次疼痛发作时间由仅持续数秒钟到1~2分钟骤然停止。③疼痛性质：三叉神经痛的疼痛是如刀割、针刺、撕裂、烧灼或电击样剧烈难忍的疼痛。

9. C【解析】根据患者典型的三叉神经分布区的发作性剧痛，查体无阳性神经系统定位体征，该患者最可能的诊断是左三叉神经痛。

10. B【解析】股外侧皮神经病起病可急可缓，多为单侧。大腿前外侧面皮肤感觉异常，包括麻木、针刺样疼痛、烧灼感，可有局部感觉过敏，行走、站立时症状加重，某些患者仅偶尔发现局部感觉减退。查体可有髂前上棘内侧或其下方的压痛点，股外侧皮肤可有限局性感觉减退或缺失。本例根据题干信息，最可能的诊断为股外侧皮神经炎。

11. A【解析】临床上诊断吉兰-巴雷综合征有很多标准。常有前驱感染史，起病急，进行性加重，多在2周左右达高峰。出现对称性肢体和延髓支配肌肉、面部肌肉无力，重症患者可以出现呼吸肌无力、查体四肢腱反射减低或者消失，脑脊液出现蛋白-细胞分离现象，电生理检查提示远端运动神经传导速度减慢、F波异常。根据题干信息，本例患者临床的可能诊断为吉兰-巴雷综合征。

12. B【解析】患者病后15天的脑脊液检查蛋白质含量0.75g/L（正常值2.0~4.0g/L），白细胞数4×10^6/L（正常值0~5×10^6/L），提示蛋白水平升高，但白细胞数正常，为蛋白-细胞分离现象。参见A1型题第152、175题解析。

13. E【解析】参见A2型题第11题解析。

14. C【解析】面神经管内损害：周围性神经麻痹伴有舌前 2/3 味觉障碍及唾液腺分泌障碍，为面神经管内鼓索神经受累；如还伴有听觉过敏，则病变多在镫骨神经上。参见 A1 型题第 5 题解析可知，该患者病变为右侧面神经管部病变。

15. C【解析】根据题干信息，患者有无明显诱因的右侧面部发作性剧痛 1 年，疼痛每次持续数秒钟，“讲话、进食、刷牙和洗脸可诱发”有扳机点，初步诊断为原发性三叉神经痛。具体可参见 A2 型题第 2 题解析。

16. B【解析】根据患者急性发病、一侧的周围性面瘫，患侧外耳道有较密集疱疹，患侧额纹消失、闭嘴无力，贝尔征阳性，无其他神经系统阳性体征，可做出特发性面神经麻痹的诊断。该病起病 2 周内多主张用肾上腺皮质激素治疗，急性期补充 B 族维生素治疗，病后第 3 周至 6 个月以促使神经功能尽快恢复为主要原则，可继续给予 B 族维生素治疗。行超短波透热、红外线照射或局部热敷治疗时，应保护左眼角膜。Hunt 综合征的抗病毒治疗可用阿昔洛韦。本题选项 B“加巴喷丁”是原发性三叉神经痛的治疗药物。

17. E【解析】特发性面神经麻痹主要症状表现为患侧眼裂不能闭合或闭合不全，该患者左侧特发性面神经麻痹，可能表现为左眼睑闭合不全。

18. E【解析】患者近 5 年来无明显诱因的阵发性左侧面部剧烈疼痛，疼痛每次持续10~20 秒，“常因说话、进食、刷牙而诱发，不敢洗脸、说话和吃饭”有扳机点，初步诊断为原发性三叉神经痛。

19. C【解析】根据以下诊断依据，该患者可初步考虑诊断考虑为左侧面神经麻痹。①急性发病，3 天到达高峰。②“左眼闭合不全，口角偏向右侧，左侧额纹消失”，单侧周围性面瘫，不伴同侧后疼痛。初步诊断后还需排除继发原因，如吉兰-巴雷综合征、多发性硬化、脑干卒中、桥小脑角肿瘤、腮腺肿瘤、面神经外伤性损伤、莱姆病等。

20. E【解析】患者为青壮年，1 周前受寒后急性起病。“右臀部向大腿后部、小腿外侧放射痛”表现为沿坐骨神经走行区的疼痛，呈持续性阵发性加剧。神经系统检查右侧直腿抬高试验阳性，小腿外侧和足背痛觉减低，踝反射减低。根据以上症状及查体结果，坐骨神经痛的诊断一般并不困难。

21. C【解析】患者病前 1 周有感冒病史，3 天前急性起病，进行性加重 1 天。出现“四肢麻木、无力”对称性的四肢弛缓性瘫痪，四肢肌力 2 级，肌张力减低，各腱反射消失，感觉无明显障碍，双侧 Babinski 征阴性。初步应诊断为吉兰-巴雷综合征。本病患者常常起病后出现多种神经支配“失灵”，从而导致很多组织器官功能不能正常运行，因此各种治疗方法用于维持机体功能，这些支持治疗非常关键。在支持治疗基础上，再进行病因治疗、免疫治疗等。该患者在初发的几天属于急性期，治疗可通过静脉注射免疫球蛋白。成人按 0.4g/(kg·d) 计算，连用 5 天（有免疫球蛋白过敏或先天性 IgA 缺乏的患者禁忌使用免疫球蛋白）。同时应该给予足量的 B 族维生素、维生素 C、辅酶 Q10 和高能量、易消化饮食，对吞咽困难者应及早鼻饲饮食。

22. D【解析】根据题干信息，参见上一题解析可知，该患者可诊断为吉兰-巴雷综合征。

23. D【解析】根据题干中患者体检结果“左侧额纹消失，左侧闭眼不能，左侧鼻唇沟浅，露齿时口角右歪，左侧舌前2/3味觉减退”并参见A1型题第5题解析可知，该患者为特发性面神经麻痹。本病病变在膝状神经节时，除上述表现症状外，还有外耳道与耳郭的疱疹及感觉障碍。患者“左外耳道见少量疱疹”可知，患者病变应定位在左膝状神经节病变。

24. E【解析】参见A2型题第11题解析。

25. E【解析】参见A2型题第11题解析。

26. C【解析】根据题干信息并参见A2型题第18题解析可知，该患者初步诊断为三叉神经痛，本病治疗首选药物治疗，主要药物包括卡马西平、苯妥英钠等。

27. A【解析】患者左侧面颊部阵发性烧灼样疼痛3月余，每次发作持续10余分钟左右。左侧眼眶下面颊部痛觉减退，咀嚼肌无力，角膜反射似较右侧迟钝。初步怀疑为特发性面神经麻痹，本病特征性表现是急性发作的单侧下运动神经元性面神经麻痹，影响上下面部肌肉，在72小时达峰。常伴颈、乳突或耳朵疼痛、味觉障碍、听觉过敏或面部感觉改变。50%~60%患者可出现这些伴随症状，该表现支持特发性面神经麻痹的诊断。本病应积极查找病因，对因处理。

28. C【解析】参见A2型题第23题解析。

29. A【解析】患者为年轻男性，发病前有上呼吸道感染病史，急性起病，临床表现先后出现四肢弛缓性瘫痪，初步诊断为急性多发性神经根神经炎，为明确诊断，最重要的检查是进行腰椎管穿刺术，了解脑脊液有无蛋白-细胞分离现象，也可除外椎管阻塞等病变。患者无外伤及颈背疼痛史，X线片及CT检查作用不大，颈椎MRI主要有助于脊髓及椎管内病变的诊断。

30. A【解析】根据患者症状和体检结果，提示特发性面神经麻痹的可能，临床上特发性面神经麻痹好发于中年男性（患者31岁），常常急性起病（左耳后痛2天，口角右歪1天），病前可有感冒或受冷风史，由于本病损害部位在茎乳孔内，引起特发性面神经麻痹性肿胀，往往有耳后疼痛不适，面神经功能障碍引起同侧面肌瘫痪、嘴角歪向对侧，常同时累及同侧眼轮匝肌引起瘫痪，临床表现为同侧眼睑闭合不能。故该患者最可能还伴有左侧眼睑闭合不能。

31. D【解析】患者单侧面颊部发作性针刺样疼痛2年，疼痛持续数秒钟至2分钟不等，应考虑到原发性三叉神经痛的可能。三叉神经痛常伴有三叉神经损害的阳性体征，如面部感觉障碍、角膜反射迟钝及咀嚼肌瘫痪、萎缩，下颌偏斜等，因此检查时应特别注意该患者是否有面部疼痛觉，以及角膜反射是否正常。

32. E【解析】患者临床初步考虑为急性炎性脱髓鞘性多发性神经病，本病确切病因不清，可发生于感染性疾病、疫苗接种或外科处理后，也可无明显诱因。空肠弯曲菌感染与本病有关。故在病史询问中应重点询问患者发病前1~4周有无上呼吸道或胃肠道感染史。

33~34 B、A【解析】原发性三叉神经痛治疗应首选卡马西平，具体参见A1型题第51题解析。

35. C【解析】患者“口角向左歪斜，右侧额纹消失，眼闭合不全，鼻唇沟浅”是特发性面神经麻痹的临床表现，本病为单侧周围性面神经麻痹，故该患者为右侧周围性面神经麻痹。

36. C【解析】患者左侧面部疼痛3个月，呈持续性痛，有阵发性加剧。这是继发性三叉神经痛的疼痛特点（原发性三叉神经痛一般表现为骤发、阵发性的电击或刀割样疼痛）。根据题干信息，患者疼痛无扳机点，结合体查发现（左侧角膜反射消失，左侧面部眼裂以下痛觉减退，露齿时口角歪向右侧，左耳听力下降），该患者最可能的诊断是继发性三叉神经痛，一经找到器质性病因，以择期手术治疗为主。

37. D【解析】患者左侧面颊、下颌部发作性、刀割样疼痛2个月，每次疼痛持续30秒到2分钟不等，可考虑为三叉神经痛。头颅CT未见异常病理信号，可排除器质性病变所致继发性三叉神经痛，原发性三叉神经痛无神经系统阳性体征。最多累及的分支为单侧三叉神经第2、3支，故该患者的诊断定位于左侧三叉神经第2、3支。

38. C【解析】根据题干信息并参见A2型题第15题解析可初步诊断患者为三叉神经痛，治疗最佳的药物有卡马西平、苯妥英钠、加巴喷丁、普瑞巴林等。

39. E【解析】卡马西平是临床比较常见的治疗原发性三叉神经痛的药物，初期服用效果较好，长期服用效果甚微，并且药物不良反应较大。常见的不良反应包括眩晕、共济失调、嗜睡、疲劳、调节障碍、意识错乱、焦虑等，严重的不良反应虽然少见，但已经发现卡马西平会导致致命性的剥脱性皮炎，因此临床上建议使用卡马西平前，检测该基因多态性来预测发生变态反应的风险，若检查结果为阳性，则不能使用卡马西平。

40. A【解析】本例患者诊断考虑为原发性三叉神经痛，诊断依据有：①患者年龄40岁，为中老年发病。②为无明显诱因的突起左侧面部疼痛。③疼痛发作有规律，每次发作1~2分钟后疼痛缓解，每日发作数次不等。③有扳机点：洗脸、刷牙说话、吃饭等均可诱发疼痛。④神经系统检查无阳性体征。

41. B【解析】根据题干信息，本例患者出现剧烈耳痛及耳部及耳周疱疹，应当高度警惕面神经麻痹的发生。膝状神经节的带状疱疹病毒感染导致的面神经麻痹称为Ramsay-Hunt综合征。Hunt综合征的本质是下运动元损伤所致的周围性面神经麻痹，病变的主要部位在面神经管外段膝状神经节。主要表现为：①周围性面神经麻痹，与常见的特发性面神经麻痹表现完全相同。②鼓索支神经受累时，出现舌前2/3味觉障碍及泪腺、唾液腺分泌障碍，表现为舌头麻木，味觉迟钝甚至消失，眼泪和唾液分泌增多。③镫骨肌神经受累时，则可出现听觉过敏，表现为自觉外部声音刺耳、耳后部剧烈疼痛，伴鼓膜和外耳道、耳郭疱疹。

42. A【解析】参见A2型题第11题解析，该患者四肢无力，肌张力减低，四肢腱反射减弱，伴肌压痛，感觉无障碍。腰穿脑脊液检查有蛋白-细胞分离现象，糖和氯化物正常。诊断考虑为吉兰-巴雷综合征。

43. E【解析】参见 A2 型题第 40 题解析。

44. C【解析】根据题干信息，该患者最可能的诊断是多发性神经炎。诊断要点包括：①糖尿病病史 13 年，高血压病史 6 年。②有肢体远端为著的对称性感觉异常（3 个月来双上下肢相继出现麻木和无力，以手和足为重），常呈“手套样”“袜套样”。③运动障碍：肌力减退、肌张力低下、腱反射减弱或消失（四肢远端无力，双肘下和双膝下痛觉和触觉均减退，四肢腱反射未引出）。

45. C【解析】患者有饮酒史 40 余年，半个月前突然停止饮酒，出现症状。主要表现为双上肢小自主震颤，睡眠或放松时消失，随意运动时加重，精神运动和自主神经过度兴奋。依据病史及典型临床表现，戒酒综合征的诊断一般不难。头颅 MRI、体感诱发电位及神经传导速度均正常，有助于鉴别诊断。

46. C【解析】患者除发病前 2 周有“感冒”病史外，还有饮水呛咳、吞咽困难的表现（病变累及呼吸肌）。参见 A1 型题第 73 题、第 150 题解析可知，根据该患者症状表现和查体结果，最可能的诊断是急性炎性脱髓鞘性多发性神经病（又称吉兰-巴雷综合征）。

47. B【解析】患者口角歪斜，左额纹浅，贝尔征阳性，左鼻唇沟浅，伸舌居中，符合特发性面神经麻痹的临床表现。该病起病 2 周内为减轻神经水肿、受压，多主张用一个疗程的肾上腺皮质激素治疗，如泼尼松、地塞米松等。

48. E【解析】参见 A2 型题第 46 题解析。

49. A【解析】患者急性发病，表现为一侧的周围性面瘫，但无其他神经系统阳性体征，可初步作出特发性面神经麻痹的诊断。本病的主要症状表现为患侧眼裂不能闭合或闭合不全，该患者“右侧耳后痛，口角向左歪斜”，故患侧可能还有右侧眼睑闭合不能的表现。

50. A【解析】参见 A2 型题第 40 题解析。

51. E【解析】该患者具有以下症状和体征表现：①超过 1 个以上肢体出现进行性肌无力，以及延髓支配肌肉麻痹（吞咽困难和饮水呛咳）、面肌无力等。②各腱反射完全消失，双侧肘、膝以下针刺觉减退，跖反射无反应，颈软，双 Kernig 征（+）。以上是吉兰-巴雷综合征（GBS）必备的诊断标准。该患者处于急性期，应给予的治疗是静脉滴注大剂量免疫球蛋白，可阻止病情进一步发展，缩短病程，减少需要辅助通气的可能性。多数患者神经功能在数周至数月内基本恢复，少数遗留持久的神经功能障碍。

52. E【解析】根据 A2 型解第 51 题解析，该患者呼吸困难，存在需辅助通气等严重情况，应立即气管切开，人工辅助呼吸。

三、A3/A4 型题

1~3 C、C、A【解析】患者有高血压病史 10 年，3 天前症状表现为右耳后疼痛，1 天来口漏，口角向左侧偏斜，右眼不能闭合，额纹和鼻唇沟消失，同时伴右耳耳鸣，舌前 2/3

味觉减退，以上符合特发性面神经麻痹的临床表现，患侧为右侧。患者患侧同侧“舌前 2/3 味觉减退”提示发出镫骨肌支以上受损。故病变部位在右侧面神经镫骨肌支。若病变在膝状神经节时，除有周围性面瘫、舌前 2/3 味觉障碍、听觉过敏外，尚有患侧乳突部疼痛、耳郭和外耳道感觉减退，外耳道或鼓膜出现疱疹，称 Hunt 综合征。患者起病处于 2 周内，应首先采用肾上腺皮质激素治疗，具体参见 A2 型题第 47 题解析。

4~6 C、D、E【解析】患者急性发病，起病初期伴有耳后疼痛，1 天后表现为一侧表情肌完全性瘫痪，具体表现为右侧不能蹙额、皱眉、闭目露齿时口角向左侧歪斜，舌右侧前部的味觉减退，但无其他神经系统阳性体征，初步诊断为特发性面神经麻痹。由于起自膝状神经节的味觉纤维走行于面神经管内，继而与面神经分离，形成鼓索神经，后加入舌神经，支配舌前 2/3 的味觉。在鼓索参与面神经处以上的病变，即可出现同侧舌前 2/3 味觉丧失，该患者“舌右侧味觉减退”“对响声感到非常不适”提示听觉过敏，故病变最可能定位于面神经。特发性面神经麻痹需与下列疾病鉴别：①吉兰-巴雷综合征：可有周围性面瘫，但多呈双侧性，有对称性肢体瘫痪及脑脊液蛋白-细胞分离现象。②各种中耳炎、迷路炎、乳突炎等并发的耳源性面神经麻痹：多有原发病的特殊症状及病史。③颅后窝的肿瘤或脑膜炎引起的周围性面瘫：大多起病缓慢，且有其他脑神经受损或原发病的表现。④神经莱姆病：为单侧或双侧面神经麻痹，常伴有发热、皮肤游走性红斑，常可累及其他脑神经。

7~9 B、D、D【解析】患者 2 天前受凉后急性发病，起病初期伴有耳内疼痛，现表现为右侧额纹变浅，右眼睑闭合不全，右鼻唇沟浅，示齿口角左偏，但无其他神经系统阳性体征，初步诊断为贝尔麻痹（又称特发性面神经麻痹）。本病的病因尚不完全清楚，年轻患者预后一般良好，常在起病 1~3 周后开始恢复。首选的治疗方法是药物治疗。早期以改善局部血液循环，消除面神经的炎症和水肿为主，后期要促进神经功能的恢复。急性期时应用激素进行治疗，如地塞米松或泼尼松，症状缓解以后逐渐减量，除此之外要联合应用阿昔洛韦或更昔洛韦，通常需要应用 7~14 天。恢复期应用营养神经的药物，如维生素 B 族，同时配合理疗。第 9 题选项 D 错误，脑脊液蛋白-细胞分离现象是吉兰-巴雷综合征的特征之一，可作为与本病的鉴别要点。

10~12 D、B、C【解析】患者有多年高血压病、糖尿病病史，发病出现感觉障碍表现，即双手双足麻木、发凉等感觉异常，双手双足远端痛觉减退，肢体远端对称性无力。以上均为多发性神经炎的临床表现。该患者病变部位为末梢神经，最可能的病因首先考虑糖尿病引起的代谢及内分泌障碍。故治疗首选控制血糖，调整药物用量，严格控制病情发展。多发性神经炎属于多种疾病的并发症，给予病因治疗及对症支持治疗为主，预后良好。

13~15 D、B、D【解析】患者 1 天前午睡时受凉后急性发病，起病初期口角歪斜，参见 A1 型题第 5 题解析结合患者无其他神经系统阳性体征，初步诊断为特发性面神经麻痹。面神经传导测定有助于判断面神经暂时性传导障碍或永久性失神经支配。如早期（起病后 7 天内）完全面瘫者受累侧诱发的肌电动作电位 M 波波幅为正常侧的 30%或以上者，则在 2

个月内有可能完全恢复；如病后10天中出现失神经电位，则恢复缓慢。本病的治疗参见本题型第7~9题解析。

16. B【解析】患者诊断为慢性吉兰-巴雷综合征或慢性炎性脱髓鞘性多神经病（CIDP），CIPD发病潜隐，发病前常无前驱症状，表现为慢性进展或缓解复发病程，病程分为四种类型：缓慢单相型（指其病程至少6个月或更长）、复发型、阶梯式进行型、缓慢进展型。后三型病程应达2个月。本病以肌无力和感觉障碍为主要临床表现。运动神经传导测定提示周围神经存在脱髓鞘性病变，在非嵌压部位出现传导阻滞或异常波形离散对诊断脱髓鞘病变更有价值。

17. C【解析】大量糖皮质激素是CIDP治疗的首选药物。中国专家提出的治疗指南建议：甲泼尼龙500~1000mg/d，静脉滴注，连续3~5天，然后逐渐减量或直接改口服泼尼松1mg/（kg·d），清晨顿服，维持1~2个月后逐渐减量；或地塞米松10~20mg/d，静脉滴注，连续7天，然后改为泼尼松1mg/（kg·d），清晨顿服，维持1~2个月后逐渐减量；也可以直接口服泼尼松1mg/（kg·d），清晨顿服，维持1~2个月后逐渐减量。上述疗法口服泼尼松减量直至小剂量（5~10mg/d）均需维持6个月以上，再酌情停药。

18~20 D、E、E【解析】根据以下要点，患者最可能的诊断是三叉神经痛。①无明显诱因的左面部反复发作性剧烈疼痛1年，疼痛每次持续数秒钟，突发突止。②“讲话、吃饭可诱发”有扳机点。③头颅MRI结果未见异常。三叉神经痛无神经系统阳性体征。首选的治疗药物是卡马西平。

21~23 D、B、B【解析】患者急性起病，对称性肢体无力呈进行性加重，四肢腱反射消失。可初步诊断为吉兰-巴雷综合征（GBS）。GBS病前1~3周常有呼吸道或胃肠道感染症状或疫苗接种史。腰穿最好在病后2~3周，此时脑脊液的特征性表现是蛋白-细胞分离。

24~26 A、A、E【解析】患者为青壮年，病前6天无明显诱因出现腹泻、腹痛病史。近2天患者出现双足无力，并逐渐向双上肢发展，同时伴有麻木感。此时患者“语言略有含混”提示累及面神经及后组脑神经。根据以上病史、症状表现，经过检查，患者的双下肢肌张力减低，腱反射减弱，病理反射未引出，初步诊断考虑为急性炎性脱髓鞘性多发性神经病。腰椎穿刺后脑脊液化验显示蛋白-细胞分离现象，对明确诊断最有意义。本病对症治疗最重要的是防止呼吸肌麻痹。若患者出现呼吸无力，要行气管插管或气管切开，辅以机械呼吸机维持，并预防感染给以抗生素。保持呼吸道通畅，定时翻身拍背，这是减低病死率的关键。

27~29 B、D、E【解析】患者有无明显诱因的发作性面部剧烈疼痛，呈刀割样或撕裂样，爆发性发作，每次持续数秒钟，“常为说话、刷牙或咀嚼所触发”有扳机点，初步诊断为原发性三叉神经痛。本例患者的诊断依据有：①三叉神经痛患者的年龄多在40岁以上中、老年人为多（本例患者61岁）。②本病发作没有预兆，但疼痛发作有规律，每次发作仅持续数秒钟。③疼痛呈刀割样或撕裂样。该患者“疼痛从右侧口角开始，扩散至右面颊部”，疼痛部位的神经支配区是三叉神经上颌支（本病上颌支及下颌支受累最为常见，上颌支分布的部位在上颌部皮肤、上唇、上颌牙齿及牙龈等）。疼痛呈刀割样或撕裂样也可见于主动脉夹层、多发性硬化、小脑脑桥角部脑膜瘤、颅底动脉瘤、听神经瘤等疾病。

30~32 A、A、B【解析】参见 A1 型题第 71 题，A3/A4 题型第 27~29 题解析。原发性三叉神经痛的病因在三叉神经半月节感觉根内。无影响反射弧，故角膜反射存在，第 32 题选项 B 错误。

33~35 C、B、C【解析】参见 A2 型题第 21 题、第 52 题解析。根据题干信息，该患者最可能累及的神经结构是脊神经运动根。脊神经根受损在受累神经根前根分布区域内，可呈现不同程度的下运动神经元瘫痪：肌力减退、肌肉萎缩、腱反射减退或消失等。在受损神经根后根支配范围内有放射性麻木、疼痛。

36~37 B、C【解析】患者 3 天前受凉后耳后痛，右侧面部周围性面瘫。病变部位为面神经，这种病因不明的、面神经病变所致的单侧周围性面神经麻痹，最可能诊断为特发性面神经麻痹。

38~39 D、B【解析】左侧面神经麻痹的表现，临床上可以分为左侧中枢性面神经麻痹和左侧周围性面神经麻痹。左侧中枢性面神经麻痹，患者可表现为眉毛以下面部肌肉活动失灵，眼睑闭合不严，鼻唇沟变浅，鼓腮漏气，伸舌向患侧倾斜。同时还可伴有其他中枢神经功能缺损的症状。对于左侧周围性面神经麻痹，患者可表现为左侧颜面的肌肉活动不灵，额纹变浅，闭眼无力，眼睑闭合不全，鼻唇沟变浅，伸舌居中，还可伴有耳后及颌下的疼痛。面神经麻痹急性期治疗时应先用肾上腺皮质激素。

40. E【解析】根据题干所述的以下要点，该患者最可能诊断为急性炎性脱髓鞘性多发性神经病（AIDP）。①患者发病前 2 周有发热、流清水鼻涕等症状，急性起病，逐渐加重。②“四肢末端发麻、乏力”即双侧肢体出现无力。③“双侧额纹减少，双侧眼裂闭合欠佳，双侧鼻唇沟浅，露齿困难”除肢体无力外，还伴有双侧面瘫。④肌力减退，肌张力低下，肱二头肌反射及膝腱反射减低。

41. D【解析】AIDP 患者呈急性起病，症状多在 2 周内达到高峰。多数患者 2~4 周内蛋白不同程度升高，故发病第 3 周脑脊液蛋白-细胞分离现象最具特征性。

42. D【解析】参见 A1 型题第 124 题解析。

43. C【解析】AIDP 患者最常见的脑神经损害表现为双侧周围性面神经麻痹。

44. C【解析】AIDP 患者在发病 1 周后突然发生呼吸困难、口唇紫绀伴意识模糊，可能累及呼吸肌致呼吸衰竭，此时应气管切开，机械辅助呼吸。参见 A1 型题第 80 题解析。

45. D【解析】AIDP 的确切病因尚未明确，其发病机制是身体的免疫系统攻击调围神经，导致神经传导损伤。临床及流行病学资料显示，身体的这些免疫反应可以由感染而引发。

46. E【解析】患者受寒（病因）后，疼痛的分布区域由右臀部向大腿后部、小腿外侧放射痛，且阵发性加剧。右腿抬高试验阳性，臀点、腘点及外踝点压痛阳性，小腿外侧和足背痛觉减低，踝反射减低。可能的诊断是坐骨神经炎（又称为原发性坐骨神经痛）。

47. D【解析】坐骨神经炎严重患者可采取穴位注射方式，将药液直接疾速推入，可以到达十分好的治疗效果，如注射泼尼松，可很好的缓解病症。

48. C【解析】患者发病前 2 周有腹泻病史，现症状表现为双侧周围性面瘫。四肢肌力减退，肌张力低、腱反射消失，腓肠肌压痛，肢体感觉异常呈短袜套样。脑脊液检查蛋白-细胞分离现象。该患者最可能是吉兰-巴雷综合征。

49. C【解析】特发性面神经麻痹与吉兰-巴雷综合征伴随的面瘫的鉴别取决于是否伴随肢体活动障碍。吉兰-巴雷综合征有肢体对称性下运动神经元瘫痪表现，常伴有双侧周围性面瘫及脑脊液蛋白-细胞分离现象。

50. A【解析】若表现呈急性运动轴索型神经病的吉兰-巴雷综合征，最常见的感染病原体是空肠弯曲菌（参见 A1 型题第 192 题解析）。此外，GBS 还可能与巨细胞病毒、EB 病毒、水痘-带状疱疹病毒、肺炎支原体、乙型肝炎病毒、HIV 感染相关。

51. C【解析】GBS 典型的脑脊液改变出现在病程第 3 周，蛋白会有不同程度升高，但较少超过 1.0g/L，糖和氯化物正常。

52. D【解析】GBS 的治疗不推荐使用糖皮质激素。目前有些医院对 GBS 早期或重症患者使用糖皮质激素治疗，但治疗 GBS 的疗效，以及对不同类型 GBS 的疗效还有待于进一步探讨。

53. B【解析】参见 A1 型题第 80 题解析。

54. E【解析】GBS 最可能的主要死亡原因为呼吸肌麻痹导致的呼吸衰竭。

55~56 C、A【解析】参见 A3/A4 型题第 18~20 题解析。

57. B【解析】参见 A3/A4 型题第 18~20 题解析，对该患者不难做出原发性三叉神经痛的诊断。

58. D【解析】原发性三叉神经痛最需与继发性三叉神经痛相鉴别，主要鉴别特点为疼痛的剧烈程度。原发性三叉神经痛一般表现为一种骤发、阵发性的电击或刀割样疼痛，持续时间短，随病程延长发作变频。继发性三叉神经痛多表现持续性疼痛、阵发式加剧，疼痛不像原发性那样剧烈，但发作疼痛持续时间要比原发性三叉神经痛长，多超过半个小时。

59. E【解析】患者“疼痛自上颌部及右侧面颊部最明显，延至外眦下方”，故受累的神经为三叉神经上颌支。

60. A【解析】治疗首选加巴喷丁。采用加巴喷丁治疗原发性三叉神经痛，针对性强，治疗效果显著，通过加强对用药剂量的控制，能够有效的避免并发症。与用卡马西平治疗原发性三叉神经痛的效果相比，用加巴喷丁治疗的效果更为理想，安全性更高。

61~62 A、B【解析】患者起病缓慢，首发症状为半年前无诱因缓慢出现左胸电击样疼痛，夜间加重。有脊髓半切综合征表现，即病灶侧运动障碍（左下肢进行性无力），对侧感觉障碍。逐渐出现肿瘤节段以下的运动障碍和感觉异常，表现为肢体无力、肌张力和腱反射异常，双 Babinski 征（+），双乳头以下感觉减退。最可能的诊断是脊髓压迫症。脊髓 MRI 也可以帮助确定病变部位。

63. D【解析】患者有超过 1 个以上肢体出现进行性肌无力，腱反射完全消失，脑神经正常，病理征阴性。以上均为吉兰-巴雷综合征的必备诊断标准，故该患者最可能的诊断为吉兰-巴雷综合征。

64. B【解析】吉兰-巴雷综合征患者出现呼吸困难最可能的原因是呼吸肌麻痹。

65. A【解析】脑脊液检查出现蛋白-细胞分离现象，即脑脊液蛋白增高而细胞数正常，是 GBS 的特征之一。

66. E【解析】GBS 又称急性炎性脱髓鞘性多发性神经炎。主要损害多数脊神经根和周围神经，常累及脑神经，病理改变是周围神经组织中小血管周围淋巴细胞浸润与巨噬细胞浸润以及神经纤维的脱髓鞘。

67. D【解析】治疗重症 GBS 的关键是抢救呼吸肌麻痹，应用人工呼吸器是防止 GBS 患者因呼吸肌麻痹而死亡的最有力措施。

68~69 A、D【解析】患者病前 2 周曾有腹泻病史，急性起病，首发症状为双下肢乏力，自远端渐向近端发展为双上肢上举不能，不能步行，双手不能持物（2 周内达到高峰）。肌力减低，膝腱反射消失，巴宾斯基征（-），以上这些症状及体征均符合急性炎性脱髓鞘性多发性神经病（AIDP）的临床表现。患者来诊当天，应首先做血钾检查，有利于与低血钾性周期性瘫痪进行鉴别诊断，具体参见 A1 型题第 167 题解析。

70~73 A、C、B、C【解析】参见 A3/A4 型题第 68~69 题解析可知，该患者的诊断首先应考虑为急性炎性脱髓鞘性多发性神经根神经病（吉兰-巴雷综合征）。本病在起病前常有腹泻或上呼吸道感染史或疫苗接种史。各项临床表现参见 A1 型题第 79、120 题解析。在随后的疾病发展中，如果患者出现呼吸肌麻痹，为防止呼吸衰竭，应及时给予气管切开，人工辅助呼吸。

74~75 E、A【解析】参见 A3/A4 型题第 68~69 题解析。

76~78 B、E、E【解析】患者发病前 2 天曾有冷风吹面史。表现为一侧表情肌完全性瘫痪，左侧额纹少，左侧鼻唇沟浅，露齿时口角歪向健侧，贝尔征阳性，但无其他神经系统阳性体征，可能的诊断是特发性面神经麻痹。本病脑脊液检查没有蛋白-细胞分离现象（蛋白-细胞分离现象是 GBS 的特征表现）。

79. C【解析】根据患者的发病特点、疼痛特点（阵发性左侧面部剧烈疼痛，每次持续 15~20 秒，每日发作数十次），有扳机点（常因说话、进食、刷牙而诱发），该患者最可能的诊断是三叉神经痛。

80. B【解析】如果患者经查体发现患者左侧痛、温觉减退，深感觉及精细感觉存在。首选的检查是 MRI，MRI 检查可排除器质性病变所致继发性三叉神经痛，如颅底肿瘤、多发性硬化、脑血管畸形等。

81. E【解析】如患者除上述体征外，还伴有左眼内斜，右侧肢体肌力 3 级，右侧巴宾斯基征阳性。病变部位可能在脑干。三叉神经近脑干处神经根部病变是导致三叉神经疼痛最常见的原因，且多为血管或粘连带的压迫。

82. C【解析】如患者经口服卡马西平无效，辅助检查证实病变局部有异常血管团压迫，应采取手术治疗。一般是采取微神经血管减压术，可以通过磁共振明确神经和血管的关系。适应证：①药物或经皮穿刺治疗失败的病例。②不能接受其他方法治疗后出现的面部麻木的病例。③三叉神经第 1 支疼痛的病例。④患者一般状况较好，无严重器质性病变，能耐受手术。⑤排除多发性硬化或小脑脑桥角肿瘤等病变。

83~85 D、E、B【解析】参见 A3/A4 型题第 79 题解析可知，该患者最可能的诊断是三叉神经痛。临床上常用的对症治疗药物是卡马西平。原发性三叉神经痛在临床上找不到确切的病因，而继发性三叉神经痛多有明确的病因，如颅底或桥小脑角的肿瘤、转移瘤和脑膜炎、脑干梗死、多发性硬化等，侵犯三叉神经的感觉根或髓内感觉核而引起疼痛，多数伴有邻近结构的损害和三叉神经本身的功能丧失。

86~89 A、C、E、C【解析】患者急性起病，表现为一侧表情肌完全性瘫痪，左口角流口水，味觉减退，听觉过敏。左眼闭合不全，左侧额纹消失，露齿时口角歪向健侧，无其他神经系统阳性体征，可能的诊断是特发性面神经麻痹（参见 A1 型题第 5 题解析）。本病的病因尚不完全清楚，多认为当风寒、病毒感染和自主神经功能障碍致面神经内的营养血管痉挛，引起面神经缺血、水肿。由于面神经通过狭窄的骨性面神经管出颅，故受压而发病。本病的鉴别诊断参见 A3/A4 型题第 4~6 题解析。该患者处于起病 2 周内，首先应给予皮质类固醇治疗。

90~95 C、C、E、C、C、E【解析】参见 A3/A4 型题第 24~26 题解析，该患者诊断考虑为急性炎性脱髓鞘性多发性神经病。血浆置换的疗效是本病治疗的金标准。

四、B 型题

1. A【解析】周期性瘫痪在发病时肌无力通常首先累及的肌肉为双侧下肢诸肌，后延及双上肢，两侧对称，近端较重。

2. B【解析】重症肌无力在发病时通常首先累及的肌肉为眼外肌，出现眼外肌无力。

3. E【解析】肌萎缩侧索硬化在发病时通常首先累及的肌肉为四肢远端肌肉。常见首发症状为一侧或双侧手指活动笨拙、无动，随后出现手部小肌肉（如大、小鱼际肌，骨间肌等）萎缩，萎缩严重时，患者双手可呈鹰爪形。随着疾病进展，肌无力、肌萎缩可累及前臂、上臂和肩胛带肌群，接下来发展至躯干和颈部，最后累及面部肌肉和咽喉部肌肉。

4~7 C、D、A、B【解析】双上肢正常，双下肢中枢性瘫痪的病变部位是脊髓胸段；

双下肢周围性瘫痪的病变部位是马尾，马尾神经由腰、骶神经根（$L_2 \sim S_1$）组成；四肢中枢性瘫痪的病变部位是脊髓高颈段；双上肢周围性瘫痪，双下肢中枢性瘫痪的病变部位是脊髓颈膨大（$C_5 \sim T_1$）。

8. D【解析】神经元变性除胞体肿胀、水肿或胞体皱缩、核固缩、脂肪变性、脂褐素沉积等一般的细胞变性表现以外，还可以见到尼氏体溶解，原发性神经元系统性变性，神经原纤维变性，各种细胞内包涵体、轴索及髓鞘变性等特殊性改变。

9. C【解析】轴索变性是中毒代谢性和营养障碍性神经病最常见的病理改变，胞体蛋白质合成障碍或轴浆运输阻滞使远端轴索得不到营养，从远端开始向近端发展的轴突变性、解体，可有继发性脱髓鞘改变，称为逆死性神经病。如纠正病因后轴索可以再生。

10. E【解析】周围神经病理改变分 4 种，分别是华勒变性、轴索变性、神经元变性、节段性脱髓鞘。其中，以轴索变性最常见和典型。

11～12 B、A【解析】特发性面神经麻痹患者的治疗：首先，要改善局部血液的循环，减少面神经水肿，缓解神经受压，促进功能恢复。目前多主张急性期使用一个疗程的皮质类固醇激素治疗，可用地塞米松静脉滴注。其次，B 族维生素可以促进神经髓鞘的恢复，如维生素 B_1 和维生素 B_{12}，每天一次，肌内注射。再者，就是要理疗，在急性期超短波透热疗法、红外线照射或局部热敷等有助于改善局部血液循环，消除神经水肿。在恢复期可进行碘离子透入疗法、针刺或电针疗法。最后，康复疗法，只要患侧面肌能活动，即开始自我功能锻炼，可对着镜子做皱眉、举额、闭眼、露齿、鼓腮和吹口哨等动作，每天数次，辅以面部肌肉按摩，主要用于恢复期，促进神经功能的恢复。

13. B【解析】特发性面神经麻痹又称贝尔（Bell）麻痹，是指病因不明的、面神经管内面神经的急性非化脓性炎症所致的单侧周围性面神经麻痹。

14. A【解析】直腿抬高试验就是用直抬腿动作牵拉坐骨神经检查有无疼痛，坐骨神经痛患者直腿抬高试验阳性。

15. B【解析】三叉神经痛是三叉神经受到异常的刺激，过度敏感，出现异常放电，人体的感觉表现为疼痛。抑制三叉神经主要是抑制神经的异常放电，控制痛觉的传导。有效药物首选卡马西平，卡马西平能够降低神经敏感度，减少发病的频率。

16. D【解析】治疗坐骨神经痛的药物首选维生素 B_1、维生素 B_{12} 和甲钴胺等神经营养药物。当坐骨神经痛患者出现疼痛症状时，可以使用非甾体抗炎和镇痛药物，如布洛芬缓释胶囊、塞来昔布或双氯芬酸等。此外，还可结合中医针灸、热敷、按摩、拔罐等方法进行综合治疗。

17. E【解析】眶上裂综合征是指眶上裂部位的病变引起动眼神经、滑车神经、三叉神经第 1～2 支麻痹的综合征。

18. E【解析】眶尖综合征是由原发性额窦和筛窦外伤、囊肿、肿瘤、血管瘤、感染、出血、非特异性海绵窦炎症等侵及蝶骨裂所致视神经、动眼神经、滑车神经、展神经、三叉神经第 1~2 支损伤的综合征。

19. C【解析】桥小脑角区由前内侧的脑桥外缘、前外侧的岩骨内缘及后下方的小脑半球前外侧缘构成一个锥形窄小的空间，而锥交则正于岩髓。此区的重要性在于集中了听神经、面神经、三叉神经及岩静脉、小脑前上动脉等。此区若出现听神经瘤或脑膜瘤等，便会逐渐损害上述组织而产生桥小脑角区综合征。最常见的桥小脑角肿瘤是听神经瘤，起源于第 8 对脑神经的前庭神经。

20. A【解析】吉兰-巴雷综合征起病一周内最常见的症状、体征是四肢对称性弛缓性瘫。

21. B【解析】疲劳试验是吉兰-巴雷综合征病初与重症肌无力的鉴别要点。重症肌无力全身型可表现两侧对称性四肢弛缓性瘫痪，但多有症状波动如休息后减轻，劳累后加重即所谓“晨轻暮重”现象，疲劳试验及新斯的明试验阳性，脑脊液正常。

22. E【解析】吉兰-巴雷综合征最具特征性的实验室检查异常的是脑脊液蛋白-细胞分离。

23. A【解析】组成正中神经的神经根是 $C_6 \sim T_1$。起自内侧束和外侧束，伴肱动脉沿肱二头肌内侧沟至肘窝穿旋前圆肌，行于指浅、深屈肌间经腕管至手掌。

24. D【解析】坐骨神经由 $L_4 \sim S_3$ 神经根组成，是全身最长最粗的神经，经臀分布于整个下肢。

25. C【解析】桡神经发自臂丛后束，含有第 5~8 颈神经纤维，第 1 胸神经的纤维也有参加，是臂丛中较大的分支。

五、X 型题

1. ABCD【解析】周围神经疾病的辅助检查中，肌电图（EMG）检查具有以下功能：①可发现亚临床型周围神经疾病。②可协助周围神经疾病病变定位。③可鉴别轴突变性及脱髓鞘性神经病。④可鉴别运动神经病和肌病所致的肌萎缩。

2. ABDE【解析】遗传性周围神经病是一组由遗传因素导致以周围神经损害为主的疾病，可侵犯脑神经及脊神经，其中脊神经病变较常见。大部分是潜隐性起病，进展缓慢，病程可达数年或数十年。症状、体征较对称，多数患者下肢重于上肢，远端重于近端。神经活检可见较为特征的腊肠样结构和节段性脱髓鞘。所以选项 ABDE 正确。遗传性周围神经病的肌电图呈神经源性损害而不是肌源性损害，遗传性周围神经病主要损害感觉纤维或运动纤维，也可损害自主神经纤维。所以选项 C 错误。

3. ABDE【解析】腓骨肌萎缩症（CMT）又称为遗传性运动感觉神经病（HMSN），是最常见的遗传性周围神经病之一。CMT 具有明显的遗传异质性，临床主要特征是四肢远端进行性的肌无力和萎缩伴感觉障碍。多数呈常染色体显性遗传，也可呈常染色体隐性或 X-连锁遗传。本病主要分为两型：Ⅰ型脱髓鞘型是典型的腓骨肌萎缩症，双下肢呈倒立酒瓶状或呈“鹤腿”状，同时出现足弓高耸爪形趾，马蹄内翻畸形等，行走时表现特殊的跨越步态。Ⅱ型轴突型发病晚，成年开始有肌萎缩。

4. ABCD【解析】面肌痉挛病因比较明确，大多数患者由桥小脑角区血管压迫面神经根部引起，还有部分患者可能是由于肿瘤炎症和 Bell 麻痹引起。桥小脑区的肉芽肿，肿瘤及囊肿压迫面神经也可引起面肌痉挛。所以选项 ABCD 正确。重症肌无力通常不会引起面肌痉挛。重症肌无力是一种自身免疫病，会导致神经-肌肉接头的功能受损，表现为肌肉无力和易疲劳。面肌痉挛是一种由于面部神经受到压迫或异常兴奋而引起的肌肉抽搐症状，与重症肌无力没有直接关联。所以选项 E 错误。

5. ABCD【解析】多发性神经病又称多发性神经炎，可在任何年龄发病，呈急性、亚急性或慢性进行性，可在几周或几个月内发展。表现为：①感觉障碍，感觉异常（如刺痛、蚁走感、烧灼样疼痛、麻木等）首先出现于肢体远端并且逐渐向肢体近端发展；客观检查时可发现有手套-袜套形深浅感觉减退，病变区皮肤触痛及肌肉压痛、神经压痛。②运动障碍，肢体远端对称性无力，病程较久则出现肌萎缩。③四肢腱反射减弱或消失。④自主神经功能障碍，病变部位皮肤菲薄、干燥、变冷、苍白或发绀，少汗或多汗，指（趾）甲粗糙、松脆。所以选项 ABCD 正确。根据第①点可知，选项 E 错误。

6. ACDE【解析】遗传性痉挛性截瘫（HSP）又称家族性痉挛性截瘫，是一种神经系统退行性变性疾病。多有家族史，儿童期起病，缓慢进展，双下肢肌张力增高、腱反射亢进、病理征阳性、可有弓形足畸形，但无智力障碍。目前无特异性治疗可以预防、延缓、逆转 HSP 患者的进行性功能残疾。药物治疗的目标是减少残疾和预防并发症。肌力训练可提高未受损肌肉的力量，代偿无力肌的肌力，同时减缓肌萎缩，有氧训练可改善心血管适应性，减轻疲劳，提高耐力。

7. ABDE【解析】睫毛征在初期面瘫的症状中非常重要的，嘱患者强力闭眼，正常人在强力闭眼时，睫毛多埋在上下眼睑之中。当面神经麻痹时，则睫毛外露，尤其是在轻度麻痹的情况下，用力闭双眼，开始睫毛不对称现象并不明显，但经过短暂时间之后，轻度麻痹侧的睫毛便慢慢显露出来，称为睫毛征阳性。故按照体征与疾病对应，选项 C 错误，应为睫毛征——面神经麻痹。其余选项均正确。

8. ABCD【解析】多发性神经病脑脊液常规与生化检查大多正常，偶有蛋白增高。故选项 E 错误，其余选项均正确。

9. ABCD【解析】味觉纤维起自膝状神经节，走行于面神经管内，继而与面神经分离，形成鼓索神经，后加入舌神经，支配舌前 2/3 的味觉。面神经管内特发性面神经麻痹时，在鼓索参与面神经处以上的病变，即可出现同侧舌前 2/3 味觉丧失。如在发出镫骨肌支以上受损时，可出现同侧舌前 2/3 味觉丧失和听觉过敏。病变在膝状神经节时，除有周围性面瘫、舌前 2/3 味觉障碍、听觉过敏外，尚有患侧乳突部疼痛、耳郭和外耳道感觉减退，外耳道或鼓膜出现疱疹（称 Hunt 综合征）。所以选项 ABCD 正确。面神经管内特发性面神经麻痹通常不会引起面部疼痛。所以选项 E 错误。

10. ABCD【解析】运动神经受损的表现主要包括肌肉无力、肌肉萎缩、肌张力改变和不自主运动等。①肌肉无力，可表现为单侧肢体的瘫痪、双侧肢体的截瘫，以及单肢瘫等。②肌肉萎缩，可表现为肌肉体积缩小、肌纤维变细或者消失，除肌肉萎缩以外，部分患者还可伴有肌束震颤。③肌张力改变，通常表现为肌张力增高和肌张力降低两种。肌张力增高可分为锥体束引起的折刀样肌张力增高，和锥体外系病变引起的铅管样肌张力增高。④不自主运动，通常可表现为肢体的震颤、舞蹈样运动、手足徐动症等症状。所以选项 ABCD 正确。肢体震颤通常不被认为是运动神经损伤的表现，因为它通常与中枢神经系统（大脑和脊髓）的功能障碍有关，而不是与运动神经元或周围神经的直接损伤相关。所以选项 E 错误。

11. ABCD【解析】特发性面神经麻痹的诊断依据为：①急性起病的一侧周围性面神经麻痹；②不出现肢体功能障碍和其他病理性神经体征。贝尔（Bell）现象阳性（选项 C）和病侧额纹消失（选项 D）为特发性面神经麻痹的临床表现。所以选项 CD 也正确。因此本题应选 ABCD。

12. ABCE【解析】牙病引起的下颌疼痛拔牙后疼痛可缓解，故选项 D 错误。

13. ABDE【解析】吉兰-巴雷综合征根据急性起病的、对称性的四肢弛缓性瘫痪，可伴有双侧第Ⅶ或Ⅸ、Ⅹ脑神经麻痹，CSF 有蛋白-细胞分离现象，神经电生理检查有神经传导速度的减慢即可诊断。吉兰-巴雷综合征病前 1～4 周常有感染史，呈急性起病，进行性加重，多在 2 周左右达高峰。吉兰-巴雷综合征在发病前常先有上呼吸道或消化道感染前驱症状如发热，腹泻等。所以选项 C 错误。

14. ABCD【解析】中枢型面瘫是核上组织（包括皮质、皮质脑干纤维、内囊、脑桥等）受损时引起，出现病灶对侧颜面下部肌肉麻痹。从上到下表现为鼻唇沟变浅，露齿时口角下垂，不能吹气和鼓腮等。多见于脑血管病变（如脑出血、脑梗塞等）、脑部肿瘤等。

15. ABCE【解析】特发性面神经麻痹面部表情肌瘫痪，可有患侧乳突部疼痛、耳郭和外耳道感觉减退，故选项 D 错误，其余选项均正确。

16. ABDE【解析】中枢性面瘫患者的额纹不会减少或者消失，能皱额，能皱眉，只是眼裂以下的面肌会出现瘫痪，多数的患者伴有伸舌的偏斜。周围性的面瘫患者 Bell 征阳性，故选项 C 错误。

17. BCDE【解析】慢性炎性脱髓鞘性多发性神经病（CIDP）任何年龄均可患病，表现为慢性进展或缓解复发病程，起病隐袭，发病前无前驱感染史。CIPD 受影响的神经表现为节段性的炎症细胞（淋巴细胞）浸润和脱髓鞘。随着时间的推移，施万细胞的增殖和胶原的沉积导致神经增粗和特征性洋葱球的出现。CIDP 是一种进行性疾病，诊断延迟、误诊等会导致永久性和破坏性的残疾。在研究证实他们改善运动和感觉功能的基础上，皮质类固醇，IVIg / SCIg 和 PE 被列为 CIDP 的标准一线治疗。用于治疗 CIDP 的输注疗法包括 IVIg 和皮质类固醇药物和一种 SCIg 药物。这些疗法已被证明能改善很大比例患者的运动功能。

18. ABCE【解析】特发性面神经麻痹急性期尽早使用皮质类固醇，常选用泼尼松。所以选项 A 正确。卡马西平是治疗三叉神经痛的首选治疗药物。所以选项 B 正确。新斯的明是一种抗酰胆碱酯酶药，常用于治疗重症肌无力。它可以增加乙酰胆碱在神经-肌肉接头的浓度，从而改善肌肉控制和力量。所以选项 C 正确。麦角胺咖啡因片是目前极为常用的治疗偏头疼的药物，对于治疗偏头痛疾病疗效显著。所以选项 E 正确。特发性面神经麻痹不使用抗生素，因为此病不是由细菌感染引起的，使用抗生素起不到真正的治疗作用。所以选项 D 错误。

19. ABCD【解析】周围神经病是周围神经系统结构或功能损害的一种疾病。本病病因复杂，可能与营养代谢、药物及中毒、血管炎、肿瘤、遗传、外伤或机械压迫等原因相关。但结核不是其中之一。

20. ACDE【解析】急性感染性多发性神经炎是一种自身免疫介导的周围神经病，主要累及脊神经根和周围神经，也常累及脑神经。其发病机制为自身免疫性细胞和自身抗体对正常周围神经组分进行免疫攻击，致周围神经脱髓鞘。糖皮质激素（选项 A）可以抑制自身免疫炎症反应；血浆置换（选项 C）可以清除血浆中引起炎症的抗体；B 族维生素（选项 D）可以营养受损的神经；肢体功能锻炼（选项 E）可以防止因神经损伤而导致的失用性萎缩。所以选项 ACDE 正确。甲状腺激素（选项 B）并不是急性感染性多发性神经炎的常规治疗措施，主要用于甲状腺相关疾病的治疗。所以选项 B 错误。

21. ABCD【解析】特发性面神经麻痹时，Bell 征可表现为额纹消失，不能皱额蹙眉，眼裂变大，不能闭合或闭合不全。闭眼时眼球向上外方转动，显露白色巩膜。也可参见 A1 型题第 173 题解析。

22. ABCD【解析】参见 A1 型题第 10 题解析。

23. ABCD【解析】原发性三叉神经痛病程呈慢性经过，周期性发作，缓解期短则几天、长则几年，以后发作加频，缓解期缩短，很少自愈。故选项 E 错误，其余选项内容可参见 A1 型题第 16、77 题解析。

24. ACDE【解析】三叉神经痛的治疗首选卡马西平，阿昔洛韦（无环鸟苷）可作为 Hunt 综合征的抗病毒治疗药物，或作为肋间神经痛的治疗药物。

25~26 ABCE、ABCE【解析】参见 A3/A4 型题第 30~32 题解析可知，原发性三叉神经痛的角膜反射存在。故选项 D 错误，其余选项内容均正确。

27. BCDE【解析】周围神经病的辅助检查包括：①体感诱发电位（SEP）：当常规神经传导检测正常时，应用 SEP 可发现近端神经传导异常的情况。②肌电图：肌肉失神经支配后，可产生自发电位：纤颤电位，正锐波和募集型为单纯相。③H 反射：用于检查周围神经病、神经根和脊髓病变。④神经活组织检查：可确定诊断的疾病包括 CIDF、HM SN、遗传性感觉和自主神经病、原发性和家族性淀粉样周围神经病、血管炎、结节病、巨轴索神经病、遗传性压励易感性麻痹等。神经活检是血管炎、结节病、淀粉样变性、感觉性神经束周炎和慢性炎性神经病诊断的必须措施。此外，对各种检查完成后仍不能确定病因的慢性周围神经病病例，应行神经活检。

28. ABCD【解析】参见A3/A4型题第86~89题解析。

29. ACDE【解析】特发性面神经麻痹的治疗原则，在早期是改善局部血液循环，消除特发性面神经麻痹症和水肿，减轻神经压迫。在后期主要治疗原则是促进神经功能的恢复。

30. ABCE【解析】周围神经病的分类：①由于疾病病因、受累范围及病程不同，分为遗传性和获得性。②根据其损害的病理改变，分为主质性神经病（病变原发于轴突和神经纤维）和间质性神经病（病变位于神经纤维之间的支持组织）。③按照临床病程，分为急性、亚急性、慢性、复发性和进行性神经病等。④按照累及的神经分布形式分为单神经病、多发性单神经病、多发性神经病等。⑤按照症状分为感觉性、运动性、混合性、自主神经性等。⑥按照病变的解剖部位分为神经根病、神经丛病和神经干病。

31. ABCD【解析】坐骨神经是人体中最长的神经，由腰5~骶3神经根组成。按病损部位分根性和干性坐骨神经痛两种，前者多见根性坐骨神经痛病变位于椎管内，病因以腰椎间盘突出最多见，其次有椎管内肿瘤、腰椎结核、腰骶神经根炎等。干性坐骨神经痛的病变主要是在椎管外坐骨神经行程上，病因有骶髂关节炎、盆腔内肿瘤、妊娠子宫压迫、臀部外伤、梨状肌综合征、臀肌注射不当以及糖尿病等。坐骨神经通路可有压痛，如腰旁点、臀点、国点、踝点及跖点等。患肢小腿外侧和足背常有麻木及感觉减退。臀肌张力松弛，伸拇及屈拇肌力减弱。跟腱反射减弱或消失。所以选项ABCD正确。坐骨神经疼痛可表现为病侧大腿外侧疼痛，不会表现为病侧大腿外侧皮肤感觉障碍。所以选项E错误。

32. ABDE【解析】坐骨神经痛，会出现的阳性体征有：坐骨神经径路上压痛阳性，踝反射减弱或消失，直腿抬高试验（Lasegue征）阳性，颏胸试验阳性，即令患者仰卧，检查者将其头颈被动前屈使下颏触及胸壁，如激发或加剧下肢疼痛为颏胸试验阳性。所以选项ABDE正确，选项C错误。

33. ABCD【解析】偏侧面肌痉挛为仅限于一侧面部的不自主阵挛性抽搐。常见为无明确原因的原发性病例，也可以是特发性面神经麻痹的暂时性或永久性后遗症。本病的病因未明，可能为面神经的异位兴奋或伪突触传导引起。近年来国内外均有报道，颅后窝探查发现大部分患者面神经进入脑干处被微血管袢压迫，行减压术后可获治愈，提示与三叉神经痛有类似的发病基础。少数患者可由小脑脑桥角肿瘤或椎动脉瘤而引起。所以选项ABCD正确。自主神经不稳与偏侧面肌痉挛之间没有直接的因果关系。自主神经不稳是指患者自主神经系统功能失调，表现为一系列自主神经功能异常的症状，如心率和血压波动、消化系统问题等。而偏侧面肌痉挛是一种面部肌肉痉挛的疾病，通常是由于肌肉控制失调或神经系统异常引起的。所以选项E错误。

34. BCDE【解析】坐骨神经痛根据疼痛的部位及放射方向，加剧疼痛的因素，减痛姿势，牵引痛及压痛点等，诊断不难，但确定病因十分重要。辅助检查应在详细了解病史及全面、细致物理检查的基础上进行，腰椎MRI、盆腔CT、肌电图及神经传导速度、F波潜伏时测定、骨关节 X 线摄片、腰椎穿刺、脊髓腔造影等均有助于明确诊断。心电图是记录心脏电活动的方法，与坐骨神经痛病因无直接关联。所以本题应选 BCDE。

35. ABDE【解析】臂丛神经炎也称为原发性臂丛神经病或神经痛性肌萎缩，是一种变态反应性疾病，多见于成年人，男性多于女性。约 50% 患者有前驱感染史如上感、流感样症状，或接受免疫治疗、外科手术等。少数有家族史。该病起病呈急性或亚急性，主要是肩胛部和上肢的剧烈疼痛，常持续数小时至 2 周，而后逐渐减轻，但肌肉无力则逐渐加重。大多数患者的无力在 2~3 周时达高峰。颈部活动、咳嗽或喷嚏一般不会使疼痛加重，但肩与上肢的活动可明显加重疼痛。肌无力多限于肩胛带区和上臂近端，臂丛完全损害者少见。数周后肌肉有不同程度的萎缩及皮肤感觉障碍。部分患者双侧臂丛受累。

36. BCDE【解析】传导束型感觉障碍为脊髓损伤或脊髓疾患所致的感觉神经通路障碍，其余选项内容均为周围神经疾病的描述。

37. ABCE【解析】肋间神经痛是肋间神经支配区的疼痛，分原发性和继发性。原发性者罕见，继发性者可见于邻近组织感染（如胸椎结核、胸膜炎、肺炎）、外伤、肿瘤（如肺癌、纵隔肿瘤、脊髓肿瘤）、胸椎退行性病变、肋骨骨折等。带状疱疹病毒感染也是常见原因。呼吸道或肠道感染通常不是导致肋间神经痛的直接原因。

38. ABCE【解析】三叉神经痛不是吉兰-巴雷综合征的常见表现，其他选项均是。

39. ABCD【解析】股神经损伤主要表现为下肢无力，尽量避免屈膝的特殊步态，行走时步伐细小，先伸出健脚，再病脚拖曳前行，奔跑跳跃不能；皮支损伤有分布区剧烈神经痛及痛觉过敏，大腿前内和小腿内侧痛觉减退或消失；膝反射减弱或消失；可伴水肿、青紫等营养性改变。令患者俯卧位，检查者上抬其下肢时出现大腿前面和腹股沟疼痛。患者蹲坐在两脚上引起疼痛而必须伸直。

40. ABDE【解析】多发性神经病变的病因与周围神经病变的病因大致相同，病因多种多样，既有先天遗传因素，也有后天因素造成的。传染性病毒、细菌、螺旋体感染等。还可由于代谢或者内分泌障碍疾病导致，比较多见的就是糖尿病以及甲状腺功能减退。各种营养缺乏，如慢性酒精中毒和维生素 B 缺乏。另外，患者接触化学物质，比如重金属、砷、汞等都可以导致周围神经受损。目前被怀疑与空肠弯曲杆菌感染有关。脊柱退行性变不是多发性神经病的病因，其是一种与年龄相关的退行性变化，主要影响脊柱的结构和功能。它通常由长期的机械应力、自然退化以及生活方式等因素引起。多发性神经病指的是一组累及多个神经的疾病，这些疾病与免疫系统或神经系统的异常有关，其病因与脊柱退行性变不同。所以选项 C 错误。

41. ABDE【解析】腓骨肌萎缩症（CMT）常有家族史，在儿童晚期或青春期发病，周围神经对称性进行性变性导致远端肌萎缩，感觉障碍，腱反射减低或消失。。开始是足和下肢，数月到数年可波及手肌和前臂肌。腓骨肌等伸肌早期受累，屈肌基本正常，产生马蹄内翻足和爪形趾、锤状趾畸形。患者常常伴有弓形足和脊柱侧弯，行走时呈跨阈步态，小腿肌肉无力和萎缩可行似“鹤腿”。

42. ABCE【解析】线粒体脑肌病是由于线粒体本身的DNA突变或者部分片段缺失，导致线粒体的功能障碍能量生成不足，引起即使轻微活动也感到疲乏无力休息后好转，并累及到中枢神经系统的疾病。线粒体脑肌病包括慢性进行性眼外肌麻痹、MELAS、MERRF、KSS等类型。

43. ABCD【解析】神经纤维瘤是一种良性的周围神经疾病，属于常染色体显性遗传病。常累及起源于外胚层的器官，如神经系统、眼和皮肤等，是常见的神经皮肤综合征之一。其中，皮肤症状包括：①几乎所有病例出生时可见皮肤牛奶咖啡斑，形状大小不一，边缘不整，不凸出皮面好发于躯干非暴露部位；青春期前6个以上>5mm皮肤牛奶咖啡斑（青春期后>15mm）具有高度诊断价值，全身和腋窝雀斑也是特征之一。②大而黑的色素沉着提示簇状神经纤维瘤，位于中线提示脊髓肿瘤。③皮肤纤维瘤和纤维软瘤在儿童期发病，主要分布于躯干和面部皮肤，也见于四肢，多呈粉红色，数目不定，可多大数千、大小不等，多为芝麻、绿豆至柑桔大小，质软；软瘤固定或有蒂，触之柔软而有弹性；浅表皮神经的神经纤维瘤似珠样结节，可移动，可引起疼痛、压痛、放射痛或感觉异常；丛状神经纤维瘤是神经干及其分支弥漫性神经纤维瘤，常伴皮肤和皮下组织大量增生，引起该区域或肢体弥漫性肥大，称神经纤维瘤性象皮病。选项E属于脑面血管瘤病的皮肤症状。

44. ACDE【解析】结节性硬化症一般儿童期发病，男性多于女性，男女之比为2：1。以癫痫发作、智力障碍和面部皮肤血管痣为其三大特征。常表现为多系统受累，其发生发展有一定的阶段性，其核心受累器官包括神经系统和皮肤、肾脏、肺。患者常在胎儿新生儿期可以出现心脏横纹肌瘤，大部分可自发消退，常在2~3岁内出现明显的智力减退和癫痫发作。不同的皮肤损害可在不同年龄段出现，面部损害通常是在4~10岁出现，以后逐渐加重。选项B为神经纤维瘤的皮肤症状。

45. ABCE【解析】四肢瘫是指四肢不能运动或肌力减退，见于高颈段脊髓病变和周围神经病变等。

46. ABCD【解析】特发性面神经麻痹可见于任何年龄，多为单侧，双侧者甚少。通常急性起病，一侧面部表情肌突然瘫痪，可于数小进内达到高峰。检查可见同侧额纹消失，不能皱眉，因眼轮匝肌瘫痪，眼裂增大，作闭眼动作时，眼睑不能闭合或闭合不全，而眼球则向外上方转动并露出白色巩膜，称贝尔现象。下眼睑外翻，泪液不易流入鼻泪管而溢出眼外。病侧鼻唇沟变浅，口角下垂，示齿时口角被牵向健侧。不能作噘嘴和吹口哨动作，鼓腮进病侧口角漏气，进食及嗽口时汤水从病侧口角漏出。由于颊肌瘫痪，食物常滞留于齿颊之间。本病主要是面神经的周围部分发生炎症病变，表现病灶侧面神经损害的症状，一般不伴有肢体瘫痪。所以选项E错误。

47. ABCD【解析】脊髓灰质炎主要侵犯中枢神经系统的运动神经细胞，以脊髓前角运动神经元害为主。多仅累及一侧下肢的一至数个肌群，呈节段性分布，无感觉障碍。发病3

周左右也可呈蛋白-细胞分离现象。

48. ABCD【解析】参见 A2 型题第 41 题解析。

49. ABCE【解析】参见 A1 型题第 5 题解析。

50. ACDE【解析】吉兰-巴雷综合征的诊断标准如下。①AIDP 诊断标准：常有前驱感染史，呈急性起病，进行性加重，多在 2 周左右达高峰；对称性肢体和延髓支配肌肉、面部肌肉无力，重症者可有呼吸肌无力，四肢腱反射减低或消失；可伴轻度感觉异常和自主神经功能障碍；脑脊液出现蛋白-细胞分离现象；电生理检查提示远端运动神经传导潜伏期延长、传导速度减慢、F 波异常、传导阻滞、异常波形离散等；病程有自限性。②AMAN 诊断标准：参考 AIDP 诊断标准，突出特点是神经电生理检查提示近乎纯运动神经受累，并以运动神经轴索损害明显。③AMSAN 诊断标准：参照 AIDP 诊断标准，突出特点是神经电生理检查提示感觉和运动神经轴索损害明显。④MFS 诊断标准：急性起病，病情在数天内或数周内达到高峰；临床上以眼外肌瘫痪、共济失调和腱反射减低为主要症状，肢体肌力正常或轻度减退；脑脊液出现蛋白-细胞分离；病程呈自限性。

51. ABCD【解析】参见 A2 型题第 16 题解析。

52. ABCD【解析】面部感觉减退不是特发性面神经麻痹的特点，故选项 E 错误，参见 X 型题第 9 题解析可知，其余选项均正确。

53. BCDE【解析】吉兰-巴雷综合征（GBS）是一种自身免疫介导的周围神经病，影响周围神经系统，主要损害多数脊神经根（选项 C）、远端神经（选项 D）和自主神经（选项 E），也常累及脑神经（选项 B），偶尔可累及脊髓。吉兰-巴雷综合征通常与神经的髓鞘损伤有关，而锥体束是中枢神经系统的一部分，负责控制运动功能。因此，吉兰-巴雷综合征一般不会直接影响锥体束（选项 A）。

54. ABDE【解析】分离性感觉障碍是指同一部位的痛觉、温觉、粗略触觉或深感觉、精细触觉部分丧失。多见于脊髓结核脊髓空洞症等疾病中。吉兰-巴雷综合征无分离性感觉障碍。

55. ABDE【解析】参见 A1 型题第 79 题解析可知，选项 C 说法错误，其余选项内容均正确。

56. ABCD【解析】原发性三叉神经痛的临床特点为骤然发生的剧烈疼痛，但严格限于三叉神经感觉支配区内。发作呈周期性特点，持续数周、数月或更长，可自行缓解。病程初期发作较少，间歇期较长，随病程进展，间歇期逐渐缩短。发作时常表现为一侧面颊部的剧烈的神经性疼痛，性质常为电击样、针刺样、刀割样或撕裂样的剧烈疼痛，每次疼痛时间短暂，一般持续数秒到两分钟之间，两次疼痛发作中间可完全正常。三叉神经痛疼痛以面颊、上下颌及舌部最为明显，常因触及患侧面部一些敏感区域而诱发疼痛，口角、鼻翼、颊部和舌部为敏感区，轻触即可诱发，称为扳机点。洗脸、刷牙、咀嚼、呵欠和讲话等均可诱发。严重的患者可能会出现患侧面肌反射性的痛性抽搐现象。查体无神经系统阳性体征。

57. ABDE【解析】参见 A1 型题第 142 题、A2 型题第 10 题解析。

58. ACDE【解析】GBS 确切病因未明，可发生于呼吸道及胃肠道感染症状以及疫苗接种后，可能与空肠弯曲菌（CJ）感染有关。此外，GBS 还可能与巨细胞病毒、EB 病毒、水痘-带状疱疹病毒、肺炎支原体、乙型肝炎病毒、HIV 感染相关。较多报告指出白血病、淋巴瘤、器官移植后使用免疫抑制剂或患者有系统性红斑狼疮、桥本甲状腺炎等自身免疫病常合并 GBS。

59. ABCD【解析】吉兰-巴雷综合征常伴面神经瘫痪、吞咽困难、发声无力和呼吸肌瘫痪，少数出现眼外肌瘫痪。可有心动过速、多汗、突发性高血压或膀胱括约肌障碍等自主神经系统功能障碍。故选项 E 错误，其余选项内容均正确。

60. ACDE【解析】我国神经系统单基因遗传病患病率中，报道较多的疾病有亨廷顿病、遗传性脊髓小脑性共济失调、腓骨肌萎缩症、肝豆状核变性、脊肌萎缩症等。其遗传方式可分为常染色体显性遗传病、常染色体隐性遗传病、X 连锁显性遗传病、X 连锁隐性遗传病、Y 连锁遗传病和动态突变遗传等。癫痫属于多基因病。故选项 B 错误。

61. ABDE【解析】参见 A1 型题第 79 题解析可知，选项 C 错误，其余选项内容均正确。

62. AB【解析】周围神经系统的结构从解剖学上，分为脑神经、脊神经和自主神经 3 部分。脑神经与脑相连，共 12 对，按出入颅腔的前后顺序即嗅神经、视神经、动眼神经、滑车神经、三叉神经、外展神经、面神经、位听神经、舌咽神经、迷走神经、副神经和舌下神经各 1 对。脊神经共有 31 对，每对脊神经均由与脊髓相连的前根和后根在椎间孔汇合而成。自主神经包括交感神经和副交感神经。

63. ABCD【解析】自主神经障碍的临床表现如下。①体位性低血压：患者感觉站立行走时头晕，平卧时症状改善，或个别存在明显的体位性低血压的患者自觉症状不明显。②泌尿、生殖系统功能障碍：主要表现为尿频、尿急、尿失禁和夜尿增多，男性多为阳痿、尿淋漓、尿不尽，残余尿量增加。③排便习惯改变：患者常感觉排便无力，不同于老年人常有的因大便干燥引起的便秘。④排汗异常：大多数患者自觉排汗减少，尤其是下肢皮肤干燥。但是临床观察也有患者常有头颈部多汗表现。⑤体温调节障碍：天气炎热、环境温度高的情况下多发高热或低热，常无明确的感染病灶。⑥快速眼动睡眠期行为障碍（RBD）：与梦相关的躯干或肢体活动，伤害性睡眠行为，常表现为喊叫、手足挥舞蹬踹、掉床等。“腱反射消失”不属于自主神经障碍，属于反射变化。所以选项 E 错误。

六、案例分析题

1. F【解析】遗传性周围神经病一般有家族遗传史，常合并有手足畸形。根据题干所述并没有相关信息，故该患者病因不可能是遗传性。

2. ABCDEF【解析】应考虑以下病因。①糖尿病：2 个月前发现血糖偏高，故应首先考虑糖尿病周围神经病；②中毒：患者有新房装修史，且边装修边住人，故不可排除中毒；③副蛋白血症：患者为青中年女性，病程长，副蛋白血症、相关周围神经病应重点考虑；

④副肿瘤综合征：肿瘤的远隔效应同样可导致多发性周围神经病；⑤免疫介导性血管以及系统性红斑狼疮等结缔组织病等均可导致周围神经病。

3. C【解析】血免疫固定电泳：IgA-λ（+），结合题中症状、体征，可明确为副蛋白血症性神经病。

4. BC【解析】需下一步明确是否尚存在潜在的血液系统疾病如多发性骨髓瘤、骨硬化型骨髓瘤、原发性淀粉样变性等，有必要进行骨扫描、骨髓活性、骨髓流或细胞学等检查。

5. ABCDEF【解析】题中六个选项均可引起副蛋白血症性神经病。

6. ABCDEF【解析】副蛋白血症周围神经病（PPN）又称为单克隆丙种球蛋白病合并周围神经病。

良性单克隆丙球病中，IgG 和 IgA 型 M 蛋白患者对大剂量的免疫球蛋白治疗有效，给药数天或数周后症状获得改善。血浆置换、类固醇和其他免疫抑制治疗也能取得一定疗效。免疫吸附的方法能清除血液中的 IgG 抗体和补体，但有可能导致病情一过性加重，须每月进行 1 次。IgM 型良性单克隆丙种球蛋白病对免疫抑制药治疗效果较差，必须应用足量的环磷酰胺或氯喹使 M 蛋白下降到一定水平后方能取得临床改善。此外，该病治疗还需行局部放疗及全身化疗。

7. A【解析】参见 A3/A4 题型第 4～6 题解析。

8. B【解析】该患者“吃饭无味”提示味觉障碍，病变可能的部位为鼓索神经附近。参见 A3/A4 题型第 4～6 题解析。

9. ABCD【解析】脑脊液检查：有利于吉兰-巴雷综合征、莱姆病的鉴别。头颅 MRI：可排除头颅疾病，如颅后窝占位、压迫面神经。脑电图：主要用于癫痫的诊断。重复神经刺激：主要用于重症肌无力或肌无力综合征的诊断。

10. ACEF【解析】参见 A2 型题第 16 题解析。

11～13 CD、C、CE【解析】根据题干信息所述，该患者应首先考虑的诊断为急性炎性脱髓鞘性多发性神经病（AIDP）。诊断依据有：①发病前 1 周有因受凉出现的腹泻病史。②急性起病。③四肢对称性软瘫。④双侧面神经麻痹，有脑神经损害。⑤该患者已有重症呼吸肌麻痹的表现。AIDP 主要损害多数脊神经根和周围神经，也常累积脑神经。为确诊，该患者有必要为进一步完善腰椎穿刺脑脊液检查和电生理检查。AIDP 患者脑脊液有蛋白-细胞分离现象，神经传导速度（NCV）和肌电图检查有助于 AIDP 诊断及确定原发性髓鞘损伤。借助神经电生理检查可测定和判断 AIDP 的早期损害程度，提供重要的客观依据和定量指标。

14. ABDE【解析】明确诊断为 GBS，血浆置换和丙种球蛋白明确有效。但病情危重、呼吸困难时，进行血浆置换存在一定风险，宜首选丙种球蛋白。激素有害无益，不建议应用。呼吸困难时，氧分压低，氧疗是必须的，必要时可使用呼吸机辅助治疗，B 族维生素为常规治疗方法。患者无低钾症状，无需补钾治疗。

15. ACEF【解析】参见 X 型题第 50 题解析。

16. BCDE【解析】根据临床表现、病理及电生理表现，GBS 分为以下类型。①急性炎性脱髓鞘性多发性神经病（AIDP）：是 GBS 中最常见的类型，也称经典型 GBS，主要病变为多发神经病和周围神经节段性脱髓鞘。②急性运动轴索性神经病（AMAN）：AMAN 以广泛的运动脑神经纤维和脊神经前根及运动纤维轴索病变为主。③急性运动感觉轴索性神经病（AMSAN）：AMSAN 以广泛神经根和周围神经的运动与感觉纤维的轴索变性为主。④米勒-费希尔综合征（MFS）：与经典 GBS 不同，以眼肌麻痹、共济失调和腱反射消失为主要临床特点。⑤急性泛自主神经病：较少见，以自主神经受累为主。⑥急性感觉神经病（ASN）：少见，以感觉神经受累为主。

17. B【解析】患者虽有恶性肿瘤病史，也可能发生脑转移，出现三叉神经痛，但查体并无脑干受累的症状和体征，故不考虑脑干转移所致三叉神经痛。患者无发热及其他脑病表现，不考虑病毒性脑炎所致三叉神经痛。患者最可能考虑为疱疹病毒感染所致三叉神经痛。疱疹后三叉神经痛诊断：①年龄多发生在 50 岁以上中老年人。②性别无明显差别。③病史绝大多数患者有带状疱疹病史，以及痛区皮肤曾有疱疹发生等。④部位头面部一侧，主要损害三叉神经第 1 支分布区，即前额及眼眶周围。⑤分类由于受损神经过度兴奋，轻触摸即出现剧烈疼痛，有扳机感，典型症状是三叉神经分布区域发生刀割、针刺、火烧（电灼）样疼痛，呈持续性；也有难以忍受的麻木感者。

18. A【解析】卡马西平是治疗原发性三叉神经痛的首选药物，大部分患者服用卡马西平后症状会消失，甚至缓解。作用机制可以抑制三叉神经病理性多神经元反射，从而达到治疗疼痛的目的。

19. BEF【解析】三叉神经为十二对脑神经之中的第五对脑神经，是混合性脑神经之一。三叉神经节的周围突分别组成三叉神经三大分支眼神经、上颌神经、下颌神经。半月神经节感觉神经元的内行纤维进入脑桥，分为三束：①传递触觉的纤维进入在脑桥盖部外侧的三叉神经感觉主核。②传递痛、温和一部分触觉的纤维下降到脑桥下部、延髓和颈部脊髓的上段，进入三叉神经的延髓脊髓核。③传递深感觉的纤维，汇合其他脑神经中的深感觉纤维，进入中脑导水管外下方的三叉神经中脑核。一般躯体感觉纤维进入脑桥后交换神经元再次发出的纤维束叫三叉丘系。此丘系为三叉神经主核和三叉神经脊束核发出纤维，至对侧而形成的。

20. ABCDF【解析】三叉神经损害：①三叉神经半月节以上损伤时，可出现患侧头面部皮肤及舌、口、鼻腔黏膜的一般感觉丧失；角膜反射消失；患侧咀嚼肌瘫痪，张口时下颌偏向患侧（也就是同侧）。②三叉神经半月节以下受损时，可出现各单支损伤表现，眼神经受损时，出现患侧睑裂以上皮肤感觉障碍，角膜反射消失；上颌神经损伤时可至患侧下睑及上唇皮肤、上颌牙齿、牙龈及硬腭黏膜的感觉障碍；下颌神经受损时可致患侧下颌牙齿、牙龈及舌前 2/3 和下颌皮肤的一般感觉障碍，并有患侧咀嚼肌的运动障碍。

21. ABCDEF【解析】根据题干信息所述，不难判断本题选项内容均为该患者的临床特点。

22. BCDEF【解析】该患者临床表现为慢性炎性脱髓鞘性多发性神经病，即 CIDP。有类似表现的疾病很多，除免疫介导性原因外，其他原因如结缔组织病、血管炎、副肿瘤综合征、副蛋白血症、代谢中毒性、遗传等，均应予以排除。为明确诊断，患者须完善的检查有血免疫学检查、肿瘤筛查、血免疫固定电泳、糖耐量试验、毒物筛查。

23. A【解析】根据该患者的临床特点，以及脑脊液检查结果，CSF 中蛋白含量增高，淋巴细胞计数少于 $10\times10^9/L$。电生理检查提示确切的脱髓鞘证据。以上实验室检查结果结合本题提示信息，该患者支持慢性炎性脱髓鞘性多发性神经病（CIDP）的诊断。CIDP 的诊断目前仍为排除性诊断。符合以下条件的可考虑本病：①症状进展超过 8 周，慢性进展或缓解复发；②临床表现为不同程度的肢体无力，多数呈对称性，少数为非对称性，近端和远端均可累及，四肢腱反射减低或消失，伴有深、浅感觉异常；③脑脊液蛋白-细胞分离；④电生理检查提示周围神经传导速度减慢、传导阻滞或异常波形离散；⑤除外其他原因引起的周围神经病；⑥糖皮质激素治疗有效。

24. ABCDE【解析】参见 A1 型题第 86 题解析，除“胰岛素治疗”外，其余均为 CIDP 的适宜治疗措施。

25. ABCDEF【解析】中国慢性炎性脱髓鞘性多发性神经根神经病诊治指南中，CIDP 的电生理检查：运动神经传导测定提示周围神经存在脱髓鞘性病变，在非嵌压部位出现传导阻滞或异常波形离散对诊断脱髓鞘病变更有价值。通常选择一侧的正中神经、尺神经、胫神经和腓总神经进行测定。神经电生理检测结果必须与临床表现相一致。电生理诊断标准如下。①运动神经传导：至少要有 2 根神经均存在下述参数中的至少 1 项异常，远端潜伏期较正常值上限延长 50%以上；运动神经传导速度较正常值下限下降 30%以上；F 波潜伏期较正常值上限延长 20%以上［当远端复合肌肉动作电位（CMAP）负相波波幅较正常值下限下降 20%以上时，则要求 F 波潜伏期延长 50%以上］或无法引出 F 波；运动神经部分传导阻滞：周围神经常规节段近端与远端比较，CMAP 负相波波幅下降 50%以上；异常波形离散：周围神经常规节段近端与远端比较 CMAP 负相波时限增宽 30%以上。当 CMAP 负相波波幅不足正常值下限 20%时，检测传导阻滞的可靠性下降。②感觉神经传导：可以有感觉神经传导速度减慢和（或）波幅下降。③针电极肌电图：通常正常，继发轴索损害时可出现异常自发电位、运动单位电位时限增宽和波幅增高，以及运动单位丢失。

26. AEF【解析】根据题干信息所述，该患者尺神经支配范围有典型运动、感觉障碍，可能的诊断可考虑尺神经麻痹，主要表现为手部小肌肉的运动丧失，精细动作困难；屈腕能力减弱并向桡侧偏斜；拇指不能内收，其余各指不能内收和外展；多数手肌萎缩，小鱼际平坦，骨间肌萎缩，骨间隙加深。拇指以外和各掌指关节过伸，第 4、5 指的指间关节弯曲，形成“爪形手”。感觉障碍以小指感觉减退或丧失最明显。尺神经在肘管内受压的临床表现称为肘管综合征。主要表现为手部尺侧感觉障碍，骨间肌萎缩，肘关节活动受限，肘部尺神经增粗以及肘内侧压痛等。此外，该患者有糖尿病病史6年，有手指麻木、肌肉萎缩等症状表现，跟腱和膝跳反射减退，右侧小指针刺觉、音叉振动觉、轻触觉减退，四肢末端轻触觉减退等，可能诊断为糖尿病性多发性周围神经病。诊断标准如下：①有确定的糖尿病，即符合糖尿病的诊断标准。②四肢或双下肢有持续性疼痛和（或）感觉障碍。③一侧或双侧拇趾震动觉减退。④双踝反射消失。⑤主侧（即利手侧）腓神经传导速度低于同年龄组正常值的1标准差。

27. ACDEF【解析】尺神经发自臂内侧束，由 C_8 ~ T_1 神经根纤维组成；正中神经由 C_5 ~ T_1 组成；C_5 ~ C_8 脊神经发出的神经纤维通过臂丛神经后束沿胸背神经和腋神经继续下行形成桡神经；腓总神经由 L_4 ~ S_3 组成；胫神经是包含 L_4 ~ S_3 神经纤维的混合神经；坐骨神经是由 L_4 ~ S_3 神经支配，是全身直径最粗大、行程最长的神经。

28. ABCDEF【解析】引起多发性神经病的原因有很多种，病因众多，常见于药物、化学品、重金属、酒精中毒、代谢障碍性疾病、副肿瘤综合征等。①中毒：异烟肼、呋喃类药物、苯妥英钠、有机磷农药、重金属等。②营养障碍：B族维生素缺乏、慢性酒精中毒、慢性胃肠道疾病或手术后等。③代谢障碍：卟啉病、糖尿病、尿毒症、淀粉样变性、痛风、黏液性水肿、肢端肥大症、恶病质等。④感染或炎症性：急性或慢性炎性脱髓鞘性多发性神经病、血清或疫苗接种后。⑤自身免疫疾病：红斑狼疮、结节病、结节性多动脉炎及类风湿性关节炎等结缔组织病。⑥其他：癌性远端轴突病、癌性感觉神经元病、亚急性感觉神经元病、POEMS综合征等肿瘤相关疾病。

29. ABCDF【解析】常见的糖尿病神经系统并发症有：①糖尿病性多发性周围神经病，又称为对称性多发性末梢神经病，是最常见的糖尿病性神经系统并发症，病变通常为对称性，下肢重于上肢，以感觉神经和自主神经症状为主，而运动神经症状较轻。②糖尿病性单神经病，是指单个神经受累，可以侵犯脑神经，也可以侵犯脊神经，如果侵犯两个以上神经称为多发性单神经病。③糖尿病性自主神经病，80%的糖尿病患者有不同程度的自主神经受损，可以发生在糖尿病的任何时期，但最易发生在病程20年以上和血糖控制不良的患者中。较常见的糖尿病性自主神经病有糖尿病性胃肠自主神经病、糖尿病性膀胱功能障碍、糖尿病性性功能障碍。④糖尿病病性脊髓病，是糖尿病少见的并发症，主要包括脊前动脉综合征、糖尿病性肌萎缩和糖尿病性假性脊髓痨。⑤糖尿病脑病，是由糖尿病引起的认知功能障碍、行为缺陷和大脑神经生理及结构改变的中枢神经系统疾病。视网膜病（选项E）是糖尿病导致的眼部并发症，而不是神经系统并发症。糖尿病眼部损害是由糖尿病引起的视网膜病的一种类型，而视网膜病是一个更广泛的概念，包括多种不同原因引起的视网膜损伤。所以选项E不选。

30. ABCDEF【解析】临床症状结合神经系统查体符合相应神经支配区。

31. AF【解析】参见案例分析题第23题解析可知，该患者可初步诊断为慢性炎性脱髓鞘性多发性神经病。多灶性获得性脱髓鞘性运动感觉神经病（MADSAM）又称刘易斯-萨姆纳综合征（LSS），是一种免疫介导性周围神经病，目前普遍认为，LSS是CIDP表现为慢性感觉运动性多发性单神经病，多以上肢起病，远端受累为主，呈多灶性、不对称性分布，电生理学检查存在特征性运动神经传导阻滞。本例患者隐匿起病，呈慢性进展性病程。以左手示指、中指麻木起病，左侧明显，逐渐累及右上肢及双侧足跟部麻木，双足背及足底疼痛。查体及各项检查均无特异性发现。神经电生理检测检测到尺神经及正中神经的特征性运动神经传导阻滞（CB），该患者最可能的诊断是刘易斯-萨姆纳综合征。

32. BCD【解析】慢性炎性脱髓鞘性多发性神经病通常同时影响运动和感觉神经，因此单纯运动神经受累并不符合慢性炎性脱髓鞘性多发性神经根神经病的临床特点。所以选项 A 错误。运动、感觉神经均可受累是慢性炎性脱髓鞘性多发性神经根神经病的典型临床特点。炎症影响神经根，导致运动和感觉神经功能障碍。慢性炎性脱髓鞘性多发性神经根神经病通常表现为不对称的神经损害。不同神经根受累的程度和部位可能不同。炎症导致神经根的脱髓鞘，从而引起运动或感觉神经的节段性传导阻滞。这是慢性炎性脱髓鞘性多发性神经根神经病的另一个常见特点。所以选项 BCD 正确。糖皮质激素治疗有效。所以选项 E 错误。非嵌压部位出现节段传导阻滞。所以选项 F 错误。

33. ABCF【解析】参见 A1 型题第 86 题解析。

34~36 AC、D、BCDE【解析】根据题干信息所述，该患者有 1 个月前“上呼吸道感染”前驱症状，为急性起病，病情在 1 周内达到高峰。表现多以复视起病，相继出现对称性眼外肌麻痹，双侧瞳孔等大正圆，直接、间接对光反射正常。四肢肌力、肌张力正常，四肢腱反射对称减低。结合查体各项结果，符合米勒-费希尔综合征（MFS）的临床表现，该患者最可能的诊断是 MFS。MFS 是一种罕见的、后天的多发性神经炎疾病，被认为是吉兰-巴雷综合征的一种变异型。以眼肌麻痹、共济失调和腱反射消失为主要临床特点，其病理现象为脑干之脑神经核体功能缺损。为了明确诊断，有必要进行的检查有：①脑脊液检查，同 AIDP。②血清免疫学检查，部分患者血清中可检测到空肠弯曲菌抗体，大多数患者血清 GQlb 抗体阳性。③神经电生理检查，感觉神经传导测定可见动作电位波幅下降，传导速度减慢；脑神经受累者可出现面神经 CMAP 波幅下降；瞬目反射可见 R1、R2 潜伏期延长或波形消失。运动神经传导和肌电图一般无异常。电生理检查非诊断 MFS 的必需条件。此外，通过针极肌电图检查可确定有异常电位的肌肉，有助于确定原发性髓鞘损伤。头颅 MRI（平扫+增强）可以敏感检测患者的马尾神经病变。

37. ABCDEF【解析】米勒-费希尔综合征的治疗方法同 GBS，即静脉注射免疫球蛋白、血浆置换以及支持性护理。基于免疫因素对 MFS 的发病起重要作用，所以有 4 种针对发病机制的治疗方法，即血浆置换、免疫吸附、静脉免疫球蛋白和糖皮质激素。日本学者的回顾性研究发现，血浆置换和免疫吸附可经缩短 MFS 病情高峰持续时间，但是对于整个病程持续时间没有影响，即使早期静脉免疫球蛋白也不能够缩短病情高峰持续时间，但是其对于整个病程中临床症状的缓解要优于血浆置换。

周期性
瘫痪

第十五章　神经-肌肉接头和肌肉疾病

一 A1 型题

1. 肌纤维的特殊病理改变不包括
   A. 杆状体　　B. 胞质体
   C. 指纹体　　D. 核内移
   E. 管聚集
2. 重症肌无力（MG）患者不宜用激素治疗的是
   A. 年龄在 40 岁以上　　B. 全身型重症肌无力
   C. 抗胆碱酯酶药物治疗不满意　　D. 眼肌型重症肌无力病程在 1 年以内
   E. 延髓麻痹
3. 关于多发性肌炎，以下说法错误的是
   A. 皮质类固醇为治疗多发性肌炎的首选药物
   B. 包涵体肌炎（IBM）对皮质类固醇的治疗反应较好
   C. 肌肉活检的特征性改变是确诊包涵体肌炎的唯一依据
   D. 24 小时尿肌酸增高可作为疾病活动期的指标
   E. 40 岁以上患者需除外恶性肿瘤
4. 关于贝克（Becker）肌营养不良，说法错误的是
   A. 常在 12 岁以后发病　　B. 常染色体隐性遗传
   C. 血清肌酸激酶（CK）水平增高　　D. 腓肠肌假性肥大
   E. 近端肢体无力
5. 下列不是重症肌无力特点的是
   A. 起病隐袭，眼外肌常常首先受累
   B. 最常见首发症状为一侧或双侧眼外肌无力
   C. 受累肌肉呈病态疲劳性，晨轻暮重
   D. 肌无力分布符合单一神经或神经根受累模式
   E. 平滑肌和括约肌通常不受累
6. 贝克（Becker）肌营养不良（BMD）的临床表现不包括
   A. 发病年龄较迪谢内（Duchenne）肌营养不良（DMD）晚

B. 血肌酸激酶升高显著
C. 进展速度比 DMD 慢
D. 通常不伴有心肌损害和认知功能缺损，预后较好
E. 临床较 DMD 常见

7. 合并肺部感染的重症肌无力患者，针对其肺部感染应选用
A. 磺胺类药物
B. 氨基糖苷类药物
C. 四环素
D. 庆大霉素
E. 青霉素类药物

8. 重症肌无力患者，应该避免应用的药物有
A. 维生素类
B. 抗高血压药物
C. 治疗糖尿病药物
D. 皮质类固醇
E. 神经-肌肉阻滞药、呼吸抑制剂和肌松药

9. 肌无力危象与其他危象不易区别时，可采取的最佳方法是
A. 肌内注射新斯的明
B. 肌内注射苯丙酸诺龙
C. 静脉注射依酚氯铵
D. 口服溴吡斯的明
E. 疲劳试验

10. 关于 DMD 的描述，错误的是
A. 男女发病率各为 50%
B. 通常 3~5 岁隐袭起病，突出症状为骨盆带肌肉无力，有典型的“鸭步”和翻身起立的高尔（Gower）征
C. 90%的患者有肌肉假性肥大，以腓肠肌最明显
D. 多数患者伴有心肌的损害
E. 病程进展快，一般 12 岁以上即有生活不能自理，需坐轮椅，最后并发肺部感染、心力衰竭

11. 关于重症肌无力的描述，错误的是
A. 是乙酰胆碱受体抗体介导的自身免疫病
B. 具有活动后加重，休息后减轻及晨轻暮重的特点
C. 常有胸腺异常
D. 新斯的明试验阴性
E. 常合并甲状腺功能亢进症等自身免疫病

12. 关于 Duchenne 肌营养不良的辅助检查，错误的是
A. 血肌酸激酶、乙酸脱氢酶显著增高
B. 肌电图呈现肌源性肌电损害
C. 高乙酰胆碱受体（AChR）抗体效价

D. 抗肌萎缩蛋白基因检查可以发现基因缺陷
E. 肌肉 MRI 检查提示变性的肌肉有“虫蚀现象”

13. 肌无力危象抢救的关键是
A. 积极控制感染
B. 肌内注射新斯的明
C. 给予免疫抑制剂
D. 辅助通气
E. 去除使病情加重的诱因

14. 治疗重症肌无力的药物是
A. 葡萄糖酸钙
B. 阿托品
C. 利多卡因
D. 葡萄糖酸锌
E. 吡啶斯的明

15. Duchenne 肌营养不良患者的假性肥大常见于哪些部位
A. 不会发生
B. 仅限于肩胛带肌
C. 仅限于骨盆带肌
D. 腓肠肌
E. 仅限于大腿肌肉

16. 关于低钾性周期性瘫痪的病因，正确的是
A. 为肌细胞 Ca^{2+}通道基因的突变
B. 为肌细胞 Na^{+}通道基因的突变
C. 为肌细胞 Cl^{-}通道基因的突变
D. 为突触后膜 AChR 被自身抗体损害
E. 以上都不是

17. 下列疾病中属于钠离子通道病的是
A. 高钾性周期性瘫痪
B. 低钾性周期性瘫痪
C. 强直性肌营养不良
D. 多发性肌炎
E. 先天性肌强直

18. 治疗重症肌无力应选用
A. 左旋多巴
B. 丙米嗪
C. 苯丙胺
D. 新斯的明
E. 利他林

19. Duchenne 肌营养不良患者多在 25～30 岁死于
A. 脑疝
B. 心力衰竭
C. 呼吸衰竭
D. 肾衰竭
E. 消耗性疾病

20. 由于自身抗体作用于突触前膜电压依赖性钙离子通道使乙酰胆碱（ACh）释放减少所致的肌无力是
A. 兰伯特-伊顿（Lambert-Eaton）肌无力综合征
B. 美洲箭毒中毒

C. 肉毒毒素中毒
D. 重症肌无力
E. 多发性肌炎

21. 哪种类型的成年型重症肌无力对药物治疗的反应比较敏感
A. Ⅱa 型（轻度全身型）　　B. Ⅱb 型（中度全身型）
C. Ⅲ型（急性重症型）　　D. Ⅳ型（迟发重症型）
E. Ⅴ型（肌萎缩型）

22. 以下哪项不是多发性肌炎的特点
A. 对称性四肢近端肌、颈肌、咽肌无力
B. 肌肉假性肥大
C. 有明显的肌肉疼痛和压痛
D. 少数可以合并有皮疹、蝶形红斑、关节炎等自身免疫病
E. 部分患者消化道、心脏、肾脏也可以受累

23. 对低钾性周期性瘫痪的患者，最佳的治疗是
A. 口服氯化钾　　B. 应用糖皮质激素冲击治疗
C. 高糖饮食　　D. 静注碳酸氢钠
E. 口服氢氯噻嗪

24. Lambert-Eaton 肌无力综合征造成肌无力的原因是
A. 产生 AChR 抗体使 AChR 受损或减少
B. 使胆碱酯酶活性受到抑制导致 ACh 作用过度延长
C. 使 ACh 合成和释放减少
D. 阻碍钙离子进入神经末梢
E. 阻碍 ACh 与 AChR 结合

25. 下列不是重症肌无力的临床表现特性的是
A. 症状无规律性　　B. 部分或全身的骨骼肌易疲劳
C. 波动性肌无力　　D. 症状晨轻暮重
E. 眼外肌比较容易受累

26. Duchenne 肌营养不良与 Becker 肌营养不良共有的临床特点不包括
A. 性连锁隐性遗传　　B. 腓肠肌假肥大
C. 远端肢体无力　　D. 血清肌酸激酶（CK）水平增高
E. 肌电图和肌肉病理呈肌病改变

27. 重症肌无力患者服用胆碱酯酶抑制剂出现不良反应时可给予
A. 新斯的明　　B. 依酚氯铵
C. 阿托品　　D. 毛果芸香碱

E. 地西泮

28. 肌无力危象处理中最重要的措施是

A. 大剂量静脉注射免疫球蛋白（IVIg）
B. 肌内注射新斯的明
C. 静脉注射腾喜龙
D. 大剂量激素冲击疗法
E. 保持呼吸道通畅，必要时气管切开，呼吸机辅助通气

29. 治疗肌无力危象，错误的是

A. 停用抗胆碱酯酶药物
B. 雾化吸入，吸痰，保持呼吸道通畅
C. 必要时气管切开，呼吸机辅助呼吸
D. 控制感染，加强护理，防止并发症
E. 大剂量 IVIg

30. 重症肌无力患者最常伴有

A. 胸腺瘤
B. 肺癌
C. 甲状腺功能亢进症
D. 系统性红斑狼疮
E. 胸腺增生

31. 包涵体肌炎的实验室检查中，有特征性意义的是

A. 血 CK 显著增高
B. 肌电图呈肌源性损害
C. 周围白细胞增多、红细胞沉降率增快
D. 24 小时尿肌酸增高
E. 肌肉活检发现包涵体颗粒

32. 重症肌无力禁用的药物是

A. 氢氯噻嗪
B. 糖皮质激素
C. 麻黄碱
D. 环磷酰胺
E. 氨基糖苷类抗生素

33. 肉毒杆菌中毒导致肌无力的主要机制是

A. 产生 AChR 自身抗体，使 AChR 受损或减少
B. 抑制胆碱酯酶活性，使 ACh 作用过度延长而产生去极化传递障碍
C. 使 ACh 合成和释放减少
D. 阻碍钙离子进入突触前膜
E. 竞争性与 AChR 结合，阻断 ACh 与 AChR 结合

34. 对重症肌无力诊断没有帮助的检查项目是

A. 疲劳试验
B. 腾喜龙试验
C. 新斯的明试验
D. 重复神经刺激（RNS）
E. 脑脊液检查

35. 抗胆碱酯酶药物的烟碱样反应主要症状有

A. 瞳孔扩大、心动过速、口干、少汗
B. 瞳孔缩小、心动过缓、流涎、多汗、腹痛、腹泻、呕吐

C. 肌肉跳动、束颤
D. 心悸、心律失常
E. 精神异常

36. 低钾性周期性瘫痪属于
A. 骨骼肌钠离子通道病　　B. 骨骼肌钾离子通道病
C. 骨骼肌氯离子通道病　　D. 骨骼肌钙离子通道病
E. 骨骼肌钾离子和氯离子通道病

37. 重症肌无力的主要临床特征为
A. 全身骨骼肌均可无力
B. 脑神经支配肌肉的无力多于脊神经支配的肌肉
C. 受累骨骼肌的极易疲劳性和短时休息后好转
D. 病情波动
E. 感染后肌无力加重

38. 80%~90%MG 患者外周血中可检测到
A. 抗核抗体　　B. 抗电压门控钙通道抗体
C. 抗肌纤蛋白抗体　　D. 抗甲状腺抗体
E. 抗 AChR 抗体

39. 低钾性周期性瘫痪的常见诱因是
A. 饱餐　　B. 闷热
C. 出汗　　D. 大笑
E. 嗜盐

40. 重症肌无力的典型病理改变是
A. 小组样肌纤维萎缩　　B. 肌纤维坏死，无炎症细胞浸润
C. 神经肌肉接头的突触后膜结构破坏　　D. 破碎样红纤维（RRF）
E. 炎症细胞浸润伴随肌纤维坏死

41. 周期性瘫痪哪个类型临床最常见
A. 甲亢性周期性瘫痪　　B. 低钾性周期性瘫痪
C. 高钾性周期性瘫痪　　D. 正常钾性周期性瘫痪
E. 原发性醛固酮增多症

42. 周期性瘫痪最常累及的肌肉是
A. 眼外肌　　B. 咽喉肌
C. 四肢近端肌肉　　D. 尿道和肛门括约肌
E. 肋间肌和膈肌

43. 重症肌无力最常用的治疗方法是

A. 抗胆碱酯酶药物
B. 激素和其他免疫抑制剂
C. 血浆置换
D. 丙种球蛋白注射
E. 胸腺肿瘤切除

44. 哪种类型的重症肌无力在血清中查不到AChR抗体
A. 新生儿型
B. 先天性肌无力
C. 青少年型
D. 成人型
E. 重症患者

45. 关于Lambert-Eaton肌无力综合征的治疗，下面描述中不正确的是
A. 免疫抑制剂有一定疗效
B. 血浆置换和IVIg可以使症状有好转
C. 盐酸胍口服可以改善肌力
D. 抗胆碱酯酶药物治疗有效
E. 手术切除肺部肿瘤对原发病补益不大，但是可以缓解肌无力的症状

46. 下列哪种肌病有明显的压痛
A. 进行性肌营养不良
B. 线粒体肌病
C. 先天性肌强直
D. 强直性肌营养不良
E. 多发性肌炎

47. 关于多发性肌炎的临床特点，下列描述不正确的是
A. 四肢对称性近端肌无力
B. 首发症状多为站立、上下楼和梳头困难
C. 常伴肌肉酸痛和压痛
D. 红细胞沉降率和血清肌酶等正常
E. 可伴颈肌无力，表现为抬头困难

48. 眼肌型重症肌无力可以出现的症状是
A. 眼球各方向活动障碍、复视
B. 瞳孔散大、对光反射消失
C. 调节反射消失
D. 角膜反射消失
E. 眼球震颤

49. 关于Duchenne肌营养不良，描述不正确的是
A. 为最常见的肌营养不良类型
B. 主要影响男性，为X连锁的隐性遗传病
C. 有明显的地理或种族差异
D. 女性为基因携带者
E. 1/3的患者是DMD基因新突变所致

50. Lambert-Eaton肌无力综合征的定义是
A. 是一组累及胆碱能突触，影响ACh释放的自身免疫病
B. 是一组累及骨骼肌的疾病
C. 是离子通道功能异常引起的一组疾病
D. 是肌肉炎症性疾病
E. 是影响周围神经的一组疾病

51. 可以出现肌强直的周期性瘫痪是

A. 低钾性周期性瘫痪　B. 高钾性周期性瘫痪
C. 正常血钾性周期性瘫痪　D. 心律失常型周期性瘫痪
E. 甲亢性周期性瘫痪

52. 重症肌无力的主要病理生理机制是
A. ACh 释放量增多　B. ACh 释放量减少
C. AChR 数目增多　D. AChR 数目减少
E. AChR 抗体减少

53. Lambert-Eaton 肌无力综合征的临床症状中多不包括
A. 老年男性多见
B. 肢体近端肌肉和躯干肌肉肌无力和易疲劳
C. 患肌持续收缩后肌力可逐渐增加，之后有出现病态疲劳
D. 多发生口干、少汗、便秘和阳痿等自主神经障碍
E. 眼外肌、咽喉肌比较容易早期受累

54. 低钾性周期性瘫痪患者 24 小时口服补钾的总量为
A. 5g　B. 10g
C. 15g　D. 20g
E. 25g

55. 下述实验中不能协助诊断重症肌无力的是
A. 疲劳试验　B. 重复神经刺激
C. 新斯的明试验　D. 腾喜龙试验
E. 呼气诱发试验

56. 多发性肌炎的首选治疗是
A. 糖皮质激素　B. 免疫抑制剂
C. 血浆置换　D. 免疫球蛋白
E. 高蛋白饮食

57. 重症肌无力治疗的方法中不包括
A. 抗胆碱酯酶药物　B. 糖皮质激素、免疫抑制剂
C. 胸腺切除术　D. 血浆置换、免疫球蛋白
E. 抗生素

58. 下述与周期性瘫痪最无关的情况是
A. 甲状腺功能亢进症　B. 原发性醛固酮增多症
C. 胸腺肿瘤　D. 肌强直
E. 高钠血症

59. 不是诊断重症肌无力的辅助检查方法的是

A. 疲劳试验
B. 血 AChR 抗体
C. 腾喜龙或新斯的明试验
D. 重复神经刺激
E. 肌肉活检

60. 关于 Becker 肌营养不良描述，不正确的是
A. 较少见
B. X 连锁的隐性遗传
C. 发病和死亡年龄较晚
D. 病情进展快
E. 预后较好

61. 重症肌无力的发病机制可能是
A. 突触后膜 AChR 敏感性降低和受体数目减少
B. 突触前膜 ACh 释放减少
C. 乙酰胆碱酯酶活性降低
D. 乙酰胆碱酯酶活性增高
E. 以上均不是

62. 重症肌无力的神经系统体格检查时一般不出现
A. 眼外肌麻痹
B. 延髓麻痹
C. 感觉障碍
D. 肌力减退
E. 颈项肌无力，抬头困难

63. 与进行性肌营养不良发病相关的蛋白是
A. 抗肌萎缩蛋白（Dys）
B. 肌球蛋白
C. 肌动蛋白
D. 肌钙蛋白
E. 原肌球蛋白

64. 治疗重症肌无力可以使用的抗生素是
A. 庆大霉素
B. 红霉素
C. 环丙沙星
D. 糖皮质激素
E. 阿奇霉素

65. 胆碱能危象的最主要原因是
A. 食物中胆碱的含量过高
B. 抗胆碱酯酶药量不足
C. 受体对抗胆碱酯酶药物不敏感
D. 抗胆碱酯酶药物过量
E. 药物吸收过度

66. 常见的伴有腓肠肌假性肥大的进行性肌营养不良的为
A. Duchenne 肌营养不良和肢带型肌营养不良
B. Becker 肌营养不良和眼肌型肌营养不良
C. Duchenne 肌营养不良和远端肌营养不良
D. Becker 肌营养不良和 Duchenne 肌营养不良

E. Duchenne 肌营养不良和眼肌型肌营养不良

67. 最常与重症肌无力同时存在的疾病有

A. 甲状腺炎　B. 甲状腺功能亢进症

C. 胸腺肿瘤或胸腺增殖　D. 系统性红斑狼疮

E. 多发性肌炎

68. 低钾性周期性瘫痪发作期治疗，正确的是

A. 快速口服补钾　B. 静脉补钾

C. 乙酰唑胺　D. 皮质类固醇

E. 保钾类利尿药

69. 反拗性危象的最主要原因是

A. 情绪波动　B. 抗胆碱酯酶药量不足

C. 抗胆碱酯酶药物过量　D. 受体对抗胆碱酯酶药物不敏感

E. 不明原因

70. 重症肌无力的辅助检查结果，错误的有

A. 血常规检查正常　B. 胸部 X 线和 CT 平扫可发现胸腺瘤

C. 脑脊液常规检查正常　D. 尿常规检查正常

E. 电生理检查神经肌肉传递正常

71. 高钾性周期性瘫痪发作的治疗，首选

A. 进食碳水化合物　B. 口服排钾利尿剂

C. 乙酰唑胺　D. 皮质类固醇

E. 10%葡萄糖加胰岛素静脉滴注或 10%葡萄糖酸钙静脉推注

72. 下列属于骨骼肌氯离子通道病的是

A. 进行性肌营养不良　B. 多发性肌炎

C. 高钾性周期性瘫痪　D. 低钾性周期性瘫痪

E. 先天性肌强直

73. 影响神经-肌肉传递能力的抗生素是

A. 磺胺类　B. 青霉素类

C. 头孢菌素类　D. 氨基糖苷类

E. 大环内酯类

74. 不属于烟碱样不良反应的是

A. 肌肉麻痹　B. 瞳孔缩小

C. 肌力减退　D. 肌痉挛

E. 肌束震颤

75. 下列疾病中属于 X 连锁隐性遗传的为

A. 低钾性周期性瘫痪
B. 少年型脊髓性肌萎缩
C. 周期性瘫痪
D. 先天性肌强直
E. Becker 肌营养不良

76. 重症肌无力属于哪种疾病
A. 家族性疾病
B. 神经-肌肉接头处传递障碍的自身免疫病
C. 神经本身病变的疾病
D. 炎症性疾病
E. 肌肉本身病变的疾病

77. 眼咽型肌营养不良与重症肌无力的主要鉴别依据是
A. 肌电图
B. 血清肌酶
C. 四肢近端肌无力且感觉无异常
D. 肌肉活检
E. 家族史

78. 有关腾喜龙，错误的是
A. 腾喜龙试验阳性指的是注射药物后，肌无力症状在30秒内改善
B. 腾喜龙试验可以鉴别临床上是何种类型的危象
C. 腾喜龙试验的方法为静脉注射
D. 一次试验用量为10mg，静脉推注
E. 腾喜龙可以治疗重症肌无力

79. 关于 Lambert-Eaton 肌无力综合征的阐述，错误的是
A. 潜伏期长达5年
B. 多在50~70岁
C. 与原发肿瘤有关
D. 肿瘤症状早于神经症状
E. 男性患者居多

80. 最常见的常染色体显性遗传的肌营养不良类型是
A. Duchenne 肌营养不良
B. Becker 肌营养不良
C. 肢带型肌营养不良
D. 面肩肱型肌营养不良
E. 眼肌型肌营养不良

81. 关于重症肌无力的阐述，错误的是
A. 用抗胆碱酯酶药物有效
B. 部分或全身骨骼肌易疲劳
C. 腾喜龙试验阴性
D. 活动后加重，休息后减轻和晨轻暮重
E. 是自身免疫病

82. 皮肌炎的特征性病理改变是
A. 炎症细胞浸润
B. 肌纤维坏死
C. 血管内皮细胞坏死
D. 皮肤基底细胞空泡改变
E. 包涵体

83. 进行性肌营养不良中，哪种类型病情最严重

A. 先天型
B. Duchenne 型
C. Becker 型
D. 肢带型
E. 面肩肱型

84. 于 Lambert-Eaton 肌无力综合征的临床表现，错误的是
A. 眼外肌不受累，咽喉肌较少受累
B. 肌无力和易疲劳，肢体近端肌和躯干肌症状明显
C. 患肌持续收缩后肌力可逐渐增强，之后又呈疲劳状态
D. 常发生口干，少汗，便秘和阳痿等自主神经症状
E. 常见膝、踝反射亢进

85. 肌无力危象最主要的原因是
A. 抗胆碱酯酶药物过量
B. 运动过多
C. 抗胆碱酯酶药量不足
D. 受体对抗胆碱酯酶药物不敏感
E. 睡眠障碍

86. 40 岁以上发病的皮肌炎患者须高度警惕的是
A. 恶性肿瘤
B. 系统性红斑狼疮
C. 类风湿关节炎
D. 心脏病
E. 糖尿病

87. 包涵体肌炎的病理诊断标准是
A. 肌纤维变性
B. 镶边空泡及管丝包涵体
C. 炎症细胞浸润
D. 毛细血管闭塞
E. 间质增生

88. 重症肌无力患者出现上睑下垂，还可能有的症状是
A. 眼球震颤
B. 复视
C. 调节反射消失
D. 角膜反射消失
E. 对光反射消失

89. 以下哪种类型重症肌无力的死亡率最高
A. 眼肌型轻、中度全身型
B. 轻、中度全身型
C. 急性重症型
D. 迟发重症型
E. 肌萎缩型

90. 肢带型肌营养不良 1C 的致病蛋白是
A. 小窝蛋白-3
B. 钙蛋白酶-3
C. 核纤层蛋白 A/C
D. 肌缩素
E. 肌联蛋白

91. 重症肌无力患者眼外肌麻痹不可能出现的症状是

A. 上睑下垂，斜视
B. 眼球活动受限
C. 瞳孔散大，对光反射消失
D. 复视
E. 眼球固定

92. 糖原贮积症Ⅱ型的发病机制是由于缺乏
A. 磷酸化酶
B. 磷酸果糖激酶
C. 脱支酶
D. 支链酶
E. 酸性麦芽糖酶

93. 重症肌无力受累部位是
A. 前角细胞
B. 神经-肌肉接头
C. 感觉神经节
D. 肌肉
E. 神经末梢

94. 常导致重症肌无力病情恶化的是
A. 绝经期
B. 月经期
C. 妊娠期
D. 哺乳期
E. 青春期

95. 以下不是重症肌无力临床特征的是
A. 呈晨轻暮重波动性变化
B. 90%见眼外肌麻痹
C. 面部额纹减少，表情困难
D. 饮水呛咳，吞咽困难
E. 使用奎宁、普萘洛尔及氨基糖苷类抗生素对症状无影响

96. 患者躯干和四肢近端肌肉叩击后出现局部肌球现象，数秒钟后消失，该体征可见于
A. 进行性肌营养不良
B. 强直性肌营养不良
C. 多发性肌炎
D. 低钾性周期性瘫痪
E. 脊髓性肌萎缩

97. 低钾性周期性瘫痪的主要诱发因素是
A. 饥饿
B. 服用某些药物（如氨体舒通）
C. 限制盐的摄入
D. 暴饮暴食过量碳水化合物
E. 过量盐的摄入

98. 可为重症肌无力诱因的是
A. 过度寒冷
B. 过度炎热
C. 过度饥饱
D. 过度疲劳
E. 过度兴奋

99. 引起线粒体脑肌病伴高乳酸血症和卒中样发作（MELAS）最常见的基因突变类型是
A. 线粒体DNA（mtDNA）A3243G
B. mtDNA A3721G
C. mtDNA A8344G
D. mtDNA A8993G

E. mtDNA A13513G

100. 重症肌无力常见的首发症状为

A. 双上肢无力
B. 双下肢无力
C. 吞咽困难
D. 眼外肌麻痹
E. 大小便障碍

101. 以反复发作的突发性骨骼肌弛缓性瘫痪为特征的疾病为

A. 进行性肌营养不良
B. 多发性肌炎
C. 低钾性周期性瘫痪
D. 少年近端型脊髓性肌萎缩
E. 先天性肌强直

102. 肌营养不良的腓肠肌假性肥大主要由于

A. 肌肉过度运动
B. 周围肌肉萎缩而腓肠肌相对肥大
C. 肌肉内脂肪浸润
D. 肌细胞代偿性肥大
E. 以上都不是

103. 重症肌无力造成无力的原因是

A. 产生 AChR 抗体使 AChR 受损或减少
B. 胆碱酯酶活性受到抑制导致 ACh 作用过度延长
C. ACh 合成和释放减少
D. 阻碍钙离子进入神经末梢
E. 阻碍 ACh 与 AChR 结合

104. 重症肌无力因肺部感染给予相应治疗，3 天后发生危象，这时首先应

A. 鉴别危象类型，给予针对性治疗
B. 停用导致病情加重的药物
C. 保证呼吸道通畅和正常换气
D. 积极治疗肺部感染
E. 肌内注射阿托品 1mg

105. 肌营养不良患者骨盆带肌肉无力，行走时有何种典型步态

A. 拖曳步态
B. 跨阈步态
C. 慌张步态
D. 醉酒步态
E. 摇摆的“鸭步”

106. 肌强直是由于

A. Dys 异常引起
B. 肌膜对某些离子通透性异常引起
C. 自身免疫异常引起
D. Dys 缺失引起
E. 低钾引起

107. 骨盆带肌肉无力，患者仰卧位起立时必须先翻身转为俯卧，然后两手支撑地面或下肢缓慢站立的过程，称为

A. 病理征
B. Gower 征

C. 疲劳试验
D. 总体反射
E. 共济失调

108. 治疗正常血钾性周期性瘫痪，正确的是
A. 口服生理盐水
B. 静脉滴注大剂量生理盐水
C. 乙酰唑胺
D. 皮质类固醇
E. 口服排钾利尿药（氢氯噻嗪）

109. 关于重症肌无力的表现，下列哪项是正确的
A. 眼外肌很少受影响
B. 眼内肌也可以受累
C. 影响自主神经功能
D. 症状以早晨最重
E. 部分或全身的骨骼肌易疲劳，症状波动性

110. 下面检查中有线粒体肌病及线粒体脑肌病特征改变的是
A. 肌电图的改变
B. 脑脊液乳酸增高
C. 肌肉活检见破碎红纤维
D. 血清乳酸、丙酮酸增高
E. 电镜下可发现线粒体异常，线粒体呼吸链酶异常

111. 肌无力危象与其他危象鉴别时应采取何种方法
A. 肌注新斯的明 1mg
B. 静推依酚氯铵（腾喜龙）10mg
C. 肌注阿托品 0.5mg
D. 重复神经刺激
E. 疲劳试验

112. 下面哪项不是线粒体脑肌病的临床类型
A. 慢性进行性眼外肌麻痹（CPEO）
B. 卡恩斯-塞尔综合征（KSS）
C. 线粒体肌病伴高乳酸血症和卒中样发作（MELAS）
D. 肌阵挛癫痫伴破碎红纤维综合征（MERRF）
E. Lambert-Eaton 肌无力综合征

113. MG 最常受累的肌肉是
A. 四肢肌
B. 眼外肌
C. 咽喉肌
D. 颈肌
E. 呼吸肌

114. 对诊断强直性肌营养不良具有重要价值的临床表现是
A. 肌强直主要影响手部的动作、进食和行走
B. 有智力减退
C. 叩击躯干、四肢、舌肌肉时可以形成“肌球”
D. 可出现“斧状脸”和“鹅颈”
E. 有秃发、白内障、心律失常、睾丸萎缩等

115. 对重症肌无力可以改善症状，但不影响基础疾病病程的药物是
A. 氯化钾
B. 皮质类固醇
C. 免疫抑制剂
D. 抗胆碱酯酶药物
E. 免疫球蛋白

116. 下列哪项一般不见于强直性肌营养不良
A. 近端肌肉的较远端肌肉更为力弱
B. 额部脱发
C. 睾丸萎缩
D. 握拳难以放松
E. 白内障

117. 先天性肌强直与强直性肌营养不良的鉴别是
A. 发病从婴儿期或儿童期开始，逐渐加重，在成人期趋于稳定
B. 表现全身骨骼肌强直和肥大，表现为握手后不能立即放松，久坐后不能立即起立，症状在寒冷环境中加重
C. 体检可以见到全身肌肉肥大
D. 叩击肌肉可以出现肌球
E. 是否伴有秃发、白内障、心律失常、睾丸萎缩

118. 有上睑下垂的重症肌无力，还可能有的体征是
A. 角膜反射消失
B. 调节反射消失
C. 眼球向内、向上、向下运动受限，复视
D. 眼球震颤
E. 伴瞳孔散大，对光反射消失

119. 关于周期性瘫痪的治疗，不正确的是
A. 静脉及口服补钾
B. 给予低钠高钾饮食
C. 补充高糖饮食
D. 合并甲亢患者给予 β 受体阻滞药
E. 应用碳酸酐酶抑制剂

120. 皮质类固醇是哪类肌病治疗药物的首选是
A. 包涵体肌炎
B. 强直性肌营养不良
C. 线粒体肌病及线粒体脑肌病
D. 肌营养不良
E. 多发性肌炎、皮肌炎

121. 突触解剖结构由下面哪几项组成
A. 神经-肌肉接头、突触后膜、乙酰胆碱受体
B. 突触前膜、突触间隙、突触后膜
C. 突触间隙、突触后膜
D. 突触前膜、突触后膜

E. Ca^{2+}通道

122. “斧状脸”和“鹅颈”症状是下面哪种类型肌病的特征表现

A. DMD
B. BMD
C. 面肩肱型肌营养不良
D. 肢带型肌营养不良
E. 强直性肌营养不良

123. MG患者在治疗过程中出现症状加重，呼吸困难、瞳孔缩小、唾液增多、腹痛、肌束震颤，可能是

A. 反拗危象
B. 肌无力危象
C. 胆碱能危象
D. 中毒性休克
E. 急腹症

124. 40岁前重症肌无力的主要影响人群为

A. 男性
B. 新生儿
C. 青少年
D. 儿童
E. 女性

125. 关于Becker肌营养不良，错误的是

A. 发病年龄较DMD晚
B. 病程进展慢，一般可以达25年以上
C. 一般不伴心肌损害和智力障碍
D. 有DMD相类似的近端肌无力、腓肠肌假性肥大
E. 发病率较DMD高

126. 重症肌无力的首发症状多表现为

A. 眼外肌麻痹
B. 面肌瘫痪
C. 咽喉肌肉麻痹
D. 肢体肌肉麻痹
E. 呼吸肌麻痹

127. 不符合重症肌无力临床特点的是

A. 晨轻暮重
B. 休息后缓解
C. 新斯的明试验阴性
D. 肌电图示低频重复递减
E. 可伴胸腺瘤

128. Duchenne肌营养不良无下列哪种表现

A. 全身肌萎缩
B. 腓肠肌假性肥大
C. 行走鸭步
D. Gower征阳性
E. 全身肌肉有明显纤颤

129. 低钾性周期性瘫痪不会继发于下列哪种情况

A. 原发性醛固酮增多症
B. 肾小管酸中毒

C. 使用噻嗪类利尿药　　D. 醛固酮缺乏症
E. 急性钡中毒

130. 改善重症肌无力症状的药物是
A. 糖皮质激素　　B. 免疫抑制剂
C. 抗胆碱酯酶药　　D. 免疫球蛋白
E. 抗生素

131. 低钾性周期性瘫痪的临床表现中不该有的症状为
A. 通常为饱餐后半夜或清晨醒来发病　　B. 肢体对称性肌无力或完全性瘫痪
C. 可伴有肢体针刺或酸胀感　　D. 有膀胱直肠括约肌功能障碍
E. 瘫痪肢体肌张力低，腱反射减弱或消失

132. 重症肌无力的病变部位为
A. 肌肉　　B. 周围神经
C. 神经根　　D. 脊髓
E. 神经-肌肉接头

133. 关于重症肌无力的病程，错误的是
A. 起病隐袭，整个病程有波动
B. 少数患者病程为亚急性起病，进展较快
C. 病程为持续性进行性加重
D. 症状缓解与复发交替，晚期患者休息后不能完全恢复
E. 多数病例靠药物维持，病程迁延数年至数十年

134. 运动神经元疾病和肌病鉴别中，无意义的是
A. 家族史　　B. 血清肌酸激酶
C. 肌萎缩　　D. 肌电图
E. 感觉障碍

135. 多发性肌炎的肌肉活检病理表现为
A. 发现包涵体颗粒和包涵体
B. 骨骼肌的炎性改变，纤维变性、坏死，炎症细胞浸润
C. 肌肉活检见破碎红纤维
D. 肌纤维坏死和再生，出现肌细胞萎缩与代偿性增大镶嵌分布特点
E. 非特异性肌源性损害

136. 由于对氯离子通透性降低而致的肌病为
A. 高钾性周期性瘫痪　　B. 正常血钾性周期性瘫痪
C. 低钾性周期性瘫痪　　D. 先天性肌强直
E. 多发性肌炎

137. 强直性肌营养不良是一种多系统受累的
A. 常染色体隐性遗传病
B. 常染色体显性遗传病
C. X连锁显性遗传病
D. X连锁隐性遗传病
E. 遗传方式未定

138. 强直性肌营养不良的治疗药物应该除外
A. 普鲁卡因胺
B. 硫酸奎宁
C. 苯丙诺龙
D. 苯妥英钠
E. 地西泮

139. 重症肌无力的眼外肌麻痹与其他疾病引起的眼外肌麻痹的区别是
A. 有复视
B. 有眼球震颤
C. 视野改变
D. 视力改变
E. 症状有波动，疲劳后加重，休息后缓解

140. 下面哪个类型的肌营养不良是由于基因缺失或突变，肌肉中Dys缺乏或显著减少所致
A. DMD
B. BMD
C. 面肩肱型肌营养不良
D. 肢带型肌营养不良
E. 强直性肌营养不良

141. 多发性肌炎和皮肌炎的首选治疗是
A. 维生素
B. 皮质类固醇
C. 免疫球蛋白
D. 放射治疗
E. 血浆置换

142. 假肥大型肌营养不良患者的肌肉假性肥大与肌肉真性肥大的重要区别是
A. 肌肉的结实度
B. 肌肉的肥大程度
C. 挤压时肌肉是否有疼痛
D. 叩击肌肉时出现“肌球”
E. 肌肉的力量

143. 关于进行性肌营养不良，叙述错误的是
A. 肌电图运动单位电位时限增宽，波幅增高，多相波增多
B. 早期CK水平可达正常人的50倍
C. 免疫组化可见抗肌萎缩蛋白缺失或减少
D. DMD是我国最常见的X连锁隐性遗传病
E. DMD基因是已知人类基因中最大的

144. 肌营养不良患者出现Gower征，主要是由于
A. 面肌无力
B. 骨盆带肌无力
C. 颈项肌无力
D. 肩胛带肌无力
E. 咽喉部肌无力

145. 预防性治疗低钾性周期性瘫痪，最常用的是

A. 口服补钾　　B. 皮质类固醇

C. 乙酰唑胺　　D. 静脉补钾

E. 维生素类

146. 肌肉活检见破碎红纤维，就可以诊断

A. DMD　　B. 强直性肌营养不良

C. 线粒体肌病或线粒体脑肌病　　D. 多发性肌炎

E. 肢带型肌营养不良

147. 以下辅助检查方法不用于诊断重症肌无力的是

A. 疲劳试验　　B. AChR 抗体滴度的检测

C. 肌肉活检　　D. 重复神经刺激

E. 腾喜龙或新斯的明试验

148. 线粒体脑肌病与线粒体肌病的临床鉴别在于

A. 是否极度不能耐受疲劳　　B. 发病的年龄

C. 是否伴有肌肉的压痛　　D. 是否有肌萎缩

E. 除了肢体肌无力的症状外是否有脑部症状

149. 糖皮质激素治疗重症肌无力最应注意

A. 剂量不宜太大　　B. 剂量增加不宜太快

C. 症状可以暂时加重　　D. 不宜在饭前服

E. 不宜与抗胆碱酯酶药同时用

150. 强直性肌营养不良面肌萎缩的特征为

A. 肌病面容　　B. 面具脸

C. 斧状脸　　D. 表情呆板

E. 面部动作增多

151. 以下提示重症肌无力的辅助检查结果是

A. 重复神经刺激结果正常　　B. 疲劳试验阴性

C. 神经传导速度减慢　　D. AChR-Ab 增高

E. 脑脊液蛋白升高

152. 强直性肌营养不良除了表现有骨骼肌强直和肥大外，多数患者还有

A. 肺部肿瘤　　B. 胸腺增生或胸腺肿瘤

C. 其他自身免疫病　　D. 骨骼畸形

E. 秃发、白内障、心律失常、睾丸萎缩等

153. 以下可区分胆碱能危象和肌无力危象的是

A. 肌无力程度　　B. 是否有病理征

C. 呼吸的深浅和快慢
D. 瞳孔大小、唾液和出汗多少
E. 肢体麻木

154. 下列哪项不是多发性肌炎的病因
A. 发病前病毒感染
B. 发病前寄生虫感染
C. 合并有恶性肿瘤的可能
D. 细菌的直接感染
E. 免疫功能失调，包括细胞免疫和体液免疫的异常

155. 以下关于重症肌无力治疗方案不正确的是
A. 抗胆碱酯酶药
B. 皮质类固醇
C. 白蛋白
D. 胸腺切除
E. 免疫抑制剂

156. 多发性肌炎的治疗首选
A. 免疫抑制剂
B. 中药治疗
C. 血浆置换
D. 小剂量放射治疗
E. 皮质类固醇

157. 重症肌无力与急性炎性脱髓鞘性多发性神经病的鉴别点是
A. 起病急缓
B. 症状有无波动
C. 疲劳试验
D. 新斯的明试验
E. 以上全部

158. 血浆置换适用哪种类型的重症肌无力
A. 眼肌型
B. 新生儿型
C. 肌无力危象和难治性重症肌无力
D. 轻度全身型
E. 中度全身型

159. 可诱发肌无力危象的药物是
A. 地西泮、卡那霉素、庆大霉素、四环素
B. 新斯的明
C. 三磷酸腺苷
D. 辅酶 A
E. 洛贝林

160. 重症肌无力患者出现危象，瞳孔缩小，分泌物增多，腹泻，多汗，需进行的处理是
A. 肌内注射新斯的明
B. 做腾喜龙试验
C. 保持呼吸道通畅，必要时行气管切开，准备人工呼吸器，肌注阿托品
D. 加强肢体的活动
E. 加强呼吸肌活动

161. 重症肌无力患者一般什么肌肉不受影响
A. 眼外肌
B. 延髓肌肉
C. 颈项肌肉
D. 肢带肌肉
E. 瞳孔括约肌

162. 上睑下垂和眼轮匝肌无力是
A. 动眼神经麻痹
B. 面神经炎
C. 重症肌无力
D. 眼交感神经病变
E. 进行性肌营养不良

163. 关于急性重症型肌无力的描述，错误的是
A. 发病急
B. 首次出现症状后数周内发展至延髓肌、躯干肌、呼吸肌严重无力
C. 肢体活动障碍不会呈现完全性瘫痪
D. 有肌无力危象
E. 死亡率高

164. 治疗胆碱能危象，错误的是
A. 停用或减少抗胆碱酯酶药物的剂量
B. 加大抗胆碱酯酶药物的剂量
C. 雾化吸入，吸痰，保持呼吸道通畅
D. 控制感染，加强护理，防止并发症
E. 必要时气管切开，呼吸机辅助呼吸

165. 重症肌无力患者在治疗中出现呼吸困难、瞳孔缩小、唾液增多、肠鸣音亢进、腹痛、腹泻、大汗和肌束震颤、可能是
A. 肌无力危象
B. 胆碱能危象
C. 反拗危象
D. 中毒性休克
E. 急腹症

166. 胸腺切除术不适合下列哪型重症肌无力患者
A. 胸腺肥大和高 AChR 抗体效价
B. 伴有胸腺瘤
C. 单纯眼肌型
D. 年轻女性全身型
E. 对抗胆碱酯酶药物治疗反应不满意者

167. 对于重症肌无力患者应禁用的药物是
A. 利尿药，如螺内酯
B. 氨基苷类抗生素
C. 环磷酰胺
D. 糖皮质激素
E. 麻黄素

168. 慢性进行性眼外肌瘫痪毋需与下列哪种疾病鉴别
A. 重症肌无力
B. 眼咽型肌营养不良
C. Miller Fisher 综合征
D. 多发性肌炎

E. 眼肌型肌营养不良

169. 肌无力危象的主要临床表现为

A. 眼球运动障碍

B. 吞咽困难，不能连续下咽

C. 构音障碍，语音不清

D. 呼吸肌无力以致不能维持换气功能，伴全身肌无力

E. 四肢无力，动作困难

170. 重症肌无力致死的主要原因

A. 眼外肌麻痹

B. 四肢无力

C. 吞咽困难

D. 构音障碍

E. 危象

171. 重症肌无力患者做胸部X线检查的目的是

A. 检查是否合并有肺部感染

B. 检查是否有异位甲状腺

C. 检查是否有肺结核

D. 检查是否有膈肌麻痹

E. 检查是否有胸腺瘤

172. 关于周期性瘫痪，下列说法错误的是

A. 原因常不明

B. 无肌张力增高

C. 发作后可自行缓解

D. 常合并甲状腺功能亢进症

E. 高钠饮食可预防发作

173. 重症肌无力的基本治疗药物为

A. 皮质激素类

B. 免疫抑制剂

C. 抗胆碱酯酶药物

D. 免疫球蛋白

E. 维生素

174. Lambert-Eaton 肌无力综合征病变的主要部位是

A. 突触前膜上钙离子通道

B. 突触前膜上 AChR

C. 突触间隙中胆碱酯酶

D. 突触后膜上乙酰胆碱受体

E. 突触后膜上钾离子通道

175. 由于自身抗体直接作用于周围神经末梢突触前膜的电压依赖性钙通道使 ACh 合成和释放减少而产生肌无力的是

A. Lambert-Eaton 肌无力综合征

B. 美洲箭毒素

C. 重症肌无力

D. 肉毒杆菌中毒

E. 多发性肌炎

176. 下列不是 MG 病理特点的是

A. 突触后膜皱褶丧失或减少

B. 突触间隙加宽

C. 残余突触皱褶中有抗体和免疫复合物存在

D. 胸腺中有淋巴细胞增殖

E. 50%病例肌肉内有巨噬细胞聚集

177. 肌无力危象与其他危象不易鉴别时，可采取的最佳方法是

A. 肌内注射新斯的明

B. 肌内注射苯丙酸诺龙

C. 静脉注射腾喜龙

D. 口服吡啶斯的明

E. 疲劳试验

178. 由于体内产生乙酰胆碱受体自身抗体使乙酰胆碱受体大量破坏，导致突触后膜传递障碍而产生肌无力的是

A. 重症肌无力

B. 多发性肌炎

C. 进行性肌营养不良

D. 周期性瘫痪

E. Lambert-Eaton 肌无力综合征

179. 有关反拗危象，下列描述不正确的是

A. 是对抗胆碱酯酶药不敏感所致

B. 腾喜龙试验无反应

C. 应停用抗胆碱酯酶药而用输液维持

D. 可采用血浆置换疗法

E. 可用阿托品对抗

180. 多发性肌炎一般不侵犯

A. 四肢近端肌

B. 颈肌

C. 咽喉肌

D. 呼吸肌

E. 眼外肌

181. MG 改良 Osserman 临床分型不包括

A. 眼肌型

B. 延髓型

C. 轻度全身型

D. 中度全身型

E. 严重激进型

182. 下列哪种疾病属于骨骼肌钙通道病

A. 进行性肌营养不良

B. 多发性肌炎

C. 高钾性周期性瘫痪

D. 低钾性周期性瘫痪

E. 强直性肌营养不良

183. 关于 MG 危象，说法不正确的是

A. 危象就是急骤发生呼吸肌严重无力，以至不能维持换气功能

B. 肌无力危象常因抗胆碱酯酶药量不足引起

C. 胆碱能危象是由于抗胆碱酯酶药过量所致

D. 反拗危象是由于对抗胆碱酯酶药不敏感所致

E. 判断危象性质，可用新斯的明试验

184. 下列不支持 MG 诊断的是

A. 疲劳试验阳性

B. 高效价的 AChR 抗体阳性

C. 重复神经刺激，低频使动作电位下降，高频使动作电位升高

D. 肌注新斯的明 1~2mg，20 分钟后肌力明显改善，可持续 2 小时

E. 静脉注射依酚氯铵（腾喜龙）10mg，30 秒内肌力改善，并持续数分钟

185. 关于 MG 治疗错误的是

A. 糖皮质激素

B. 氨基糖苷类抗生素

C. 免疫抑制剂

D. 切除胸腺

E. IVIg

186. 周期性瘫痪中最常见类型为

A. 甲亢性周期性瘫痪

B. 安德森（Andersen）综合征

C. 高钾性周期性瘫痪

D. 正常血钾性周期性瘫痪

E. 低钾性周期性瘫痪

187. 假肥大型肌营养不良男性患者，其姨表兄弟亦患有同样疾病，则其母亲为

A. 患者

B. 肯定携带者

C. 很可能携带者

D. 可能携带者

E. 正常人

188. MG 病变的主要部位是

A. 突触前膜上钙离子通道

B. 突触前膜上乙酰胆碱受体（AChR）

C. 突触间隙中胆碱酯酶

D. 突触后膜上乙酰胆碱受体

E. 突触后膜上钾离子通道

189. Dys 缺失或异常可见于

A. 强直性肌营养不良

B. 低钾性周期性瘫痪

C. 假肥大型肌营养不良

D. Andersen 综合征

E. 多发性肌炎

190. 下列疾病中，属自身免疫病的是

A. 进行性肌营养不良

B. 低钾性周期性瘫痪

C. 多发性肌炎

D. 强直性肌营养不良

E. 先天性肌强直

191. MG 患者哪块肌肉不受累

A. 眼外肌

B. 咀嚼肌

C. 颈肌

D. 眼内肌

E. 呼吸肌

192. Duchenne 肌营养不良病理性基因突变与其发病直接相关，其结果引起

A. 葡萄糖-6-磷酸酶缺如或减少
B. 氨基己糖苷酶缺如或减少
C. 肌球蛋白缺如或减少
D. 抗肌萎缩蛋白缺如或减少
E. 肌动蛋白缺如或减少

193. 低钾性周期性瘫痪的临床表现，正确的是

A. 多见于中老年患者
B. 脑神经受损
C. 对称性弛缓性瘫痪
D. 腱反射亢进
E. 病理反射阳性

194. Duchenne 肌营养不良发病率约为

A. 1/3500 活婴
B. 1/3500 活男婴
C. 1/35 000 活婴
D. 1/35 000 活男婴
E. 1/50 000 活婴

195. 重症肌无力的临床特征不包括

A. 部分或全身的骨骼肌易疲劳
B. 波动性肌无力
C. 症状活动后加重，休息后减轻
D. 眼内肌受累
E. 症状晨轻暮重

196. 重症肌无力的患者，胸腺瘤多见于

A. 70 岁以上患者
B. 50~60 岁的中老年患者
C. 20~40 岁的女性
D. 10 岁以下患者
E. 20~40 岁的男性

197. 进行性肌营养不良患者查体时最具价值的体征是

A. 偏身痛觉减退
B. 偏身瘫痪
C. 一侧肱二头肌反射亢进
D. 双侧肩关节骨骼肌萎缩
E. 共济失调

198. 关于重症肌无力的发病情况，正确的是

A. 女性患病率高于男性
B. 男性患病率高于女性
C. 中年以上发病以女性居多
D. 儿童的发病占大多数
E. 老年人的发病占大多数

199. Duchenne 肌营养不良的假性肥大常出现在下列哪个部位

A. 不出现
B. 局限在肩胛带肌
C. 局限在骨盆带肌
D. 局限在腓肠肌
E. 局限在大腿肌

200. 80%~90%的重症肌无力患者在外周血中可以检测到的是

A. 抗心磷脂抗体
B. 烟碱型 AChR-Ab
C. 抗核抗体
D. 红细胞沉降率增快
E. 白细胞增多

201. Duchenne 肌营养不良患儿的智力常
A. 明显受损
B. 轻度受损
C. 正常
D. 比同龄儿童稍好
E. 明显优于同龄儿童

202. 以下哪项对诊断重症肌无力无意义
A. 病史和临床表现
B. 神经系统体检有疲劳试验阳性
C. 服用抗胆碱酯酶有效
D. 抗胆碱酯酶药物试验阳性
E. 脑脊液检查

203. 周期性瘫痪患者反复发作后，在发作间歇期的肌力多数
A. 明显减退
B. 减退伴肌肉明显萎缩
C. 正常
D. 正常伴感觉减退
E. 正常伴腱反射消失

204. 低钾性周期性瘫痪患者体检时最有价值的发现是
A. 肌力下降，肌张力降低，腱反射减弱
B. 肌力正常，肌张力降低，腱反射减弱
C. 肌力下降，肌张力增高，腱反射亢进
D. 肌力下降，肌张力增高，腱反射消失
E. 肌力下降，腱反射减弱，Babinski 征阳性

205. 关于肌无力危象的定义，正确的是
A. 有严重的肌无力，肌力<2 级
B. 有延髓肌无力、吞咽困难、进食呛咳
C. 患者急骤发生严重的呼吸肌和延髓肌无力，不能维持正常的换气功能
D. 对抗胆碱酯酶药无反应
E. 短时间内肌无力进行性加重

206. 前来急诊的患者，疑为周期性瘫痪，首先应
A. 检查肾上腺皮质功能
B. 测定血钾
C. 测定基础代谢率
D. 做心电图检查
E. 测定血糖

207. 肌无力危象最危险的症状是
A. 呼吸肌麻痹
B. 延髓麻痹
C. 肺部感染
D. 高热
E. 水、电解质紊乱

208. 周期性瘫痪的肌肉特征性病理改变是

A. 肌纤维坏死
B. 破碎红细胞
C. 肌质网的空泡化
D. 肌纤维变性
E. 糖原脂肪增多

209. 腾喜龙试验阳性指的是
A. 肌无力症状在 30 秒内改善
B. 肌无力症状在 3 分钟内改善
C. 肌无力症状在 30 分钟内改善
D. 肌无力症状在 3 小时内改善
E. 肌无力症状无改善

210. AChR-Ab 效价升高可支持重症肌无力的诊断，其特异性和敏感性分别为
A. 90%；70%
B. 99%；80%
C. 99%；88%
D. 80%；99%
E. 88%；99%

211. 反复发作的周期性瘫痪应做的检查是
A. 胸部 X 线片
B. 血 T_3、T_4检查
C. 头颅 CT
D. 尿常规
E. 血糖测定

212. 不是重症肌无力临床特征的是
A. 严重时可出现肢体无力，一般上肢重于下肢，近端重于远端
B. 呼吸肌麻痹是重症肌无力的常见死因
C. 短暂用力后肌力增强，持续收缩后又出现病态疲劳
D. 受累肌肉的病态疲劳多于下午或傍晚劳累后加重，早晨和休息后减轻
E. 感染、妊娠和月经前常导致疾病恶化

213. 低钾性周期性瘫痪的严重病例应给予
A. 10%氯化钾 10ml，静脉注射
B. 10%氯化钾 10ml 加 50%葡萄糖 500ml，静脉注射
C. 10%氯化钾 15ml 加 0. 9%氯化钠 500ml，静脉滴注
D. 10%氯化钾 10ml 加 5%葡萄糖 500ml 加正规胰岛素 6U，静脉滴注
E. 10%氯化钾 10ml，每天 3 次口服

二 A2 型题

1. 患者，女性，32 岁。睁眼困难伴复视 2 年，晨轻暮重，休息后好转。下列哪项检查对于明确诊断无意义
A. 新斯的明试验
B. 疲劳试验
C. 胸部 CT 扫描
D. 乙酰胆碱受体抗体测定
E. 椎管造影

2. 患者，女性，40岁。1个月前出现双下肢无力伴酸痛，渐累及上肢，持物无力，不能上举。近几天出现吞咽困难，饮水呛咳，抬头困难。查体：神志清楚，构音困难，声音嘶哑，四肢肌力3级，近端重于远端，肌肉广泛压痛，新斯的明试验阴性，肌电图示肌源性损害。目前考虑诊断为

A. 进行性肌营养不良
B. 重症肌无力
C. 多发性肌炎
D. 周期性瘫痪
E. 进行性脊髓性肌萎缩

3. 患者，女性，41岁。右睑下垂4个月，晨轻暮重，近1个月出现吞咽困难，四肢无力。近日来发热、咳嗽，言语无力，10分钟前呼吸困难，嘴唇发绀。为明确诊断，应即刻采取的措施是

A. 静推 DXM
B. 静推头孢曲松钠
C. 静推腾喜龙
D. 立即口服吡啶斯的明
E. 进行胸部X线检查

4. 患者，男性，52岁。因四肢无力诊断为重症肌无力，患者长期口服新斯的明治疗，症状控制尚可，近日口服某药物致症状加重。可能为

A. 醋酸泼尼松
B. 阿莫西林
C. 普萘洛尔
D. 维生素 B_1
E. 新康泰克

5. 患者，男性，50岁。出现进行性四肢肌肉无力和萎缩3年，家族中无类似发病者。肌电图提示肌源性损害，肌酶检查发现CK水平轻度升高，给予糖皮质激素治疗无效。下列检查对诊断最有帮助的是

A. 重复神经刺激
B. 神经传导速度
C. 肌肉活检
D. 血常规、血生化
E. 血免疫学检查

6. 患者，女性，31岁。复视，睁眼费力半年，晨轻暮重。查体：双眼上睑下垂，外展不到位，四肢正常。下列检查中有确诊意义的是

A. 头部 CT
B. 胸部X线片
C. 腰穿查脑脊液
D. 新斯的明试验
E. 血钾检测

7. 患者，男性，66岁。肺癌近期出现严重的近端肌无力，最可能伴有

A. 皮肌炎
B. MS
C. 多发性肌炎
D. 肌营养不良
E. 重症肌无力

8. 患者，男性，55岁。重症肌无力治疗过程中出现发热39℃，呼吸急促。查体：右下肺少

量细湿啰音。下列处理中错误的是

A. 急查血白细胞
B. 急查血气分析
C. 静脉滴注庆大霉素
D. 急摄胸部 X 线片
E. 准备气管切开器械

9. 患者，男性，25 岁。近 2 年来出现眼睑闭合无力，吹哨鼓腮困难，检查时发现“斧头脸”和“翼状肩胛”，肌电图显示为肌源性损害。临床上可能的诊断为

A. 低钾性周期性瘫痪
B. 先天性肌强直
C. 原发性侧索硬化
D. 面肩肱型肌营养不良
E. Duchenne 肌营养不良

10. 患者，男性，30 岁。突发四肢乏力不适 1 天，下肢明显。发病前有饮酒史，既往曾发作 2 次，每次发作腰穿脑脊液检查常规及生化无异常发现。查体：四肢肌力减低，肌张力下降，腱反射消失，感觉正常。最可能的诊断是

A. 吉兰-巴雷综合征
B. 脊髓肿瘤
C. 急性脊髓炎
D. 周期性瘫痪
E. 颈椎病

11. 患者，女性，18 岁。全身无力 1 年半，已经诊断重症肌无力，服用溴吡斯的明后症状减轻。近日感冒后发热且感到呼吸困难。既往有青霉素过敏史。查体：口唇轻度发绀，双肺呼吸音明显减低，可闻及湿啰音，眼球活动自如，四肢肌力 2 级，病理征(-)，感觉正常。下列哪项处理不正确

A. 吸氧、吸痰、保持呼吸道通畅
B. 应用抗胆碱酯酶药
C. 应用糖皮质激素
D. 应用卡那霉素
E. 应用免疫球蛋白

12. 患者，女性，40 岁。双眼上睑下垂 1 周，疑为重症肌无力，给予新斯的明试验，一般肌内注射剂量为

A. 0.01mg
B. 0.05mg
C. 0.1mg
D. 1mg
E. 5mg

13. 患者，女性，35 岁。因四肢肌无力半年就诊。最早表现为上楼困难，逐渐加重，无大小便障碍。查体发现四肢近端肌力 4 级，远端 5^- 级，腱反射稍减低，病理征(-)，感觉无异常，皮肤无异常。血清 CK 水平增高，肌电图示肌源性损害。该患者的诊断为

A. 低钾性周期性瘫痪
B. 正常血钾性周期性瘫痪
C. 高钾性周期性瘫痪
D. 多发性肌炎
E. 慢性炎性脱髓鞘性多发性神经病

14. 患者，女性，33 岁。有重症肌无力病史 5 年，表现为右眼睑下垂伴有眼球活动受限，复

视及四肢肢体近端肌无力，进食时有咀嚼无力，症状晨轻暮重。近3天来因感冒、发热、咳嗽自己服用抗生素和感冒药物，今晨起出现明显的胸闷、气急伴呼吸困难，口唇稍发绀。最可能的诊断是

A. 重症肌无力　B. 肺部感染
C. 肌无力危象　D. 延髓麻痹
E. 动眼神经麻痹

15. 患者，男性，32岁。患甲状腺功能亢进症，突然出现双下肢不能动。检查：双下肢膝腱反射减退，无肌萎缩。血钾3mmol/L。最可能情况是

A. 慢性甲亢性肌病　B. 周期性瘫痪
C. 周围神经炎　D. 重症肌无力
E. 癔症

16. 患者，男性，23岁。早晨醒来发现四肢无力，不能起床。查体：发现四肢肌张力减低，腱反射减低，感觉正常，病理征(-)，心电图示U波。最可能的诊断是

A. 低钾性周期性瘫痪　B. 正常血钾性周期性瘫痪
C. 高钾性周期性瘫痪　D. 多发性肌炎
E. 癔症性瘫痪

17. 患儿，男性，10岁。近3个月来表现为右眼睑不完全下垂，伴复视，症状有波动，早晨起床后较轻。最可能的诊断是

A. 右动眼神经麻痹　B. 右面神经麻痹
C. 肌营养不良　D. 重症肌无力（眼肌型）
E. 面肌痉挛

18. 患者，女性，25岁。3个月来四肢无力，于休息后减轻，活动后加重，新斯的明试验阳性（肌无力明显改善）。应给予

A. 钾盐　B. B族维生素
C. 抗胆碱酯酶药物　D. 血管扩张药
E. 左旋多巴

19. 患者，女性，25岁。双眼睑下垂，伴复视和吞咽困难1年，休息后好转。诊为重症肌无力，下列药物中不能应用的是

A. 氯丙嗪　B. 糖皮质激素
C. 抗胆碱酯酶药　D. 免疫球蛋白
E. 硫唑嘌呤

20. 患者，女性，26岁。1个月前发现夜间复视，清晨醒来消失，半月来每日下午起出现复视，5天来下午睁眼困难、不发热。查体：双瞳孔2mm，对光反射正常，双眼上睑下垂，左眼球上视、外展和下视无力，右眼上视、下视、内收及外展均无力，向各方向注

视均有复视，其余神经系统未见异常。最可能的诊断是

A. 双眶上裂综合征　　B. 动脉瘤

C. 海绵窦血栓形成　　D. 重症肌无力

E. 肌营养不良

21. 患者，23 岁，女性。半个月前出现左眼睁眼困难，视物成双，午后为重，晨起后症状消失，无头昏、头痛。神经系统查体：双瞳孔直径 3mm，对光反射敏感，左眼上睑下垂，向上、下视及内收受限，余神经系统未见异常。最可能的诊断是

A. 动脉瘤　　B. 海绵窦血栓形成

C. 眶上裂综合征　　D. 重症肌无力

E. 肌营养不良

22. 患者，男性，13 岁。左眼上睑下垂半月余，朝轻暮重。查体：左眼裂 10mm，右眼裂 14mm。下一步最适宜的检查是

A. 头颅 CT 检查　　B. 阿托品试验

C. 新斯的明试验　　D. 肌电图检查

E. 胸部 X 线片

23. 患者，女性，29 岁。双睑下垂 1 年，晨轻暮重，1 周前受凉感冒，出现咳嗽、咳痰，2 天前出现呼吸困难。最可能的诊断是

A. 肌无力危象　　B. 胆碱能危象

C. 反拗危象　　D. 动眼神经麻痹

E. MS

24. 患者，女性，27 岁。四肢无力 2 周，朝轻夕重，疲劳加重，新斯的明试验(+)，胸部 CT 提示胸腺增生，诊断为重症肌无力。首选的治疗措施应为

A. 泼尼松治疗　　B. 胸腺切除

C. 吡啶斯的明治疗　　D. 胸腺放射治疗

E. 环磷酰胺治疗

25. 患者，男性，50 岁。1 个月前出现四肢无力，上肢重于下肢，活动后加重，休息后减轻。新斯的明试验阳性，查 AChR-Ab 浓度增高。患者需继续完善下面检查中的

A. 神经传导速度　　B. 滕喜龙试验

C. 脑脊液检查　　D. 头颅 MRI

E. 胸部 CT

26. 患者，男性，34 岁。双眼睑下垂、复视 1 年。以吡啶斯的明治疗，症状一度缓解。近期出现屈颈、抬头无力、四肢疲软。该患者属于重症肌无力中的

A. 眼肌型　　B. 延髓肌型

C. 轻度全身型　　D. 脊髓肌型

E. 肌萎缩症

27. 患者，女性，34 岁。3 个月前出现双侧股部轻度疼痛、起立困难且上台阶费劲，1 个月后双手不能持重物并出现呛咳。检查见颈肌和四肢近端明显肌力减退且伴有轻度肌萎缩，双侧三角肌有轻压痛，深反射减低，感觉正常。红细胞沉降率 45mm/h，血清 CK 520U。脑脊液透明，细胞数为 0，蛋白 0.29mmol/L，糖 3.1mmol/L。应首先考虑
A. 急性感染性多发性神经根神经炎
B. 进行性肌营养不良
C. 重症肌无力
D. 多发性肌炎
E. 周期性瘫痪

28. 患者，女性，62 岁。主诉肢体无力，蹲位站立及上下楼梯困难，而且双眼周围出现皮疹。查体发现肩胛带及骨盆带肌无力，双眼周围的皮肤变为紫红色，指关节红斑、肘和膝部紫红色丘疹。最可能是
A. 系统性红斑狼疮
B. 银屑病
C. 重症肌无力
D. 皮肌炎
E. 类风湿关节炎

29. 患者，男性，38 岁。3 年来逐渐出现手指做细活不灵便，握力减弱，前臂非常消瘦，用力握物时。即便想松开也不能立即张开。因额部脱发明显已成秃头，其伯父也有类似症状。可作为治疗的药物是
A. 抗癫痫药
B. 抗胆碱酯酶药
C. 糖皮质激素
D. 普鲁卡因胺
E. 钾盐

三 A3/A4 型题

（1~3 题共用题干）

患者，男性，37 岁。消瘦、乏力、怕热、手颤近 3 个月，夜间突然出现双下肢软瘫。急诊查体：神志清，血压 140/80mmHg，心率 108 次/分，律齐，甲状腺轻度增大、无血管杂音。

1. 导致患者双下肢软瘫的直接原因可能是
A. 脑栓塞
B. 运动神经元病
C. 重症肌无力
D. 呼吸性碱中毒
E. 血钾异常

2. 为明确诊断，应首先进行的检查项目是
A. 头颅 CT、血糖测定
B. 血电解质测定及甲状腺功能测定
C. 胸部 CT 及血抗乙酰胆碱受体抗体测定

D. 血气分析及血电解质测定

E. 肌电图及血电解质测定

3. 此患者的急诊处理应为

A. 螺内酯治疗
B. 静脉滴注氯化钾及胰岛素
C. 纠正电解质紊乱
D. 吡啶斯的明和糖皮质激素治疗
E. 脱水降颅压治疗

（4~7 题共用题干）

患者，男性，19 岁。四肢无力 1 年，伴左眼睑下垂，症状午后为重，休息后减轻。专科查体：双侧瞳孔直径 3mm，对光反射敏感，左眼睑下垂，眼球向内、上、下视受限，四肢近端肌力 4 级，远端肌力 5 级，余神经系统未见异常。

4. 推测可能与患者辅助检查结果相符合的是

A. 低钾血症

B. 动脉瘤

C. 肺部感染

D. 重复神经刺激低频刺激时动作电位波幅递减 15%

E. 脑血管畸形

5. 如果患者需诊断性治疗，首选

A. 皮质类固醇
B. 免疫抑制剂
C. 抗胆碱能药
D. 血浆置换
E. 抗胆碱酯酶药

6. 如果患者药物治疗后病情控制尚可，无明显进展，考虑的类型为

A. 眼肌型
B. 轻度全身型
C. 中度全身型
D. 重症急进型
E. 迟发重症型

7. 患者需完善的检查为

A. 头颅 MRI
B. 心电图
C. 视野检测
D. 胸部 CT
E. 肌肉活检

（8~11 题共用题干）

患者，男性，20 岁。晨起时肌肉酸胀，有翻身和起床困难。25 天内类似发作 4 次，均持续数小时完全恢复。查体：双上肢肌力 3 级，双下肢肌力 2 级，腱反射减低，病理征（-），感觉无异常。心电图示 ST 段压低和 U 波。

8. 最可能的诊断是
   A. 多发性肌炎
   B. 吉兰-巴雷综合征
   C. 周期性瘫痪
   D. 进行性肌营养不良
   E. 急性脊髓炎
9. 血生化检查可能表现为
   A. CK 水平最高
   B. 神经节苷脂 GM1 抗体阳性
   C. 红细胞沉降率增快
   D. 类风湿因子阳性
   E. 血清钾离子水平减低
10. 治疗原则是
   A. 10%葡萄糖酸钙静脉滴注
   B. 10%葡萄糖溶液加胰岛素静脉滴注
   C. 口服乙酰唑胺
   D. 口服螺内酯
   E. 口服 10%枸橼酸钾
11. 预防原则中不正确的为
   A. 口服螺内酯
   B. 口服乙酰唑胺
   C. 口服氢氯噻嗪
   D. 避免诱因
   E. 口服钾盐

（12~14 题共用题干）

患儿，男性，5 岁。因“上楼困难半年”来诊。查体：双下肢无力，近端为主，腓肠肌肥大。

12. 最可能的诊断是
   A. 皮肌炎
   B. 抗肌萎缩蛋白病
   C. 强直性肌营养不良
   D. 重症肌无力
   E. 脂质贮积病
13. 肌肉活检不可能见到
   A. 间质增生
   B. 肌纤维肥大
   C. 炎症细胞浸润
   D. 破碎红纤维
   E. 核内移
14. 患者饮食应遵循的原则不包括
   A. 低脂饮食
   B. 少量多餐
   C. 高糖饮食
   D. 多食水果、蔬菜
   E. 保证维生素 D 及钙的摄入

（15~17 题共用题干）

患者，女性，17 岁。患感冒后出现上睑下垂 10 天，无多汗、震颤等表现。查体：血压正常。瞳孔正圆、等大，对光反射存在。右眼外展、内收有中度障碍，向上、向下视也有轻度障碍。左眼只有轻度内收障碍。眼轮匝肌、咬肌、口轮匝肌有轻度肌力减退。四肢肌力正常。无肌萎缩，无反射异常和感觉异常。甲状腺轻度肿大。进行某一试验，神经症状得以一过性完全消失。

15. 该病的诊断首先考虑

A. 眼咽型肌营养不良　　B. 多发性肌炎

C. 皮肌炎　　D. Fisher 综合征

E. 重症肌无力

16. 与确诊此病密切相关的辅助检查是

A. 肌酶　　B. 基因检查

C. 常规肌肉活检　　D. 血清乙酰胆碱受体抗体

E. 脑脊液检查

17. 经过治疗，病情仍继续发展，临床医师决定进行大剂量糖皮质激素治疗。治疗过程中，首先应当特别注意

A. 出现血糖升高　　B. 治疗初期症状可能加重

C. 剂量增加不宜太快　　D. 出现潜在的感染复发

E. 出现胃出血

（18~21 题共用题干）

患者，男性，62 岁。因左侧上睑下垂半年、四肢肌无力 4 个月、呼吸困难 3 天入院。以上症状均有晨轻暮重的特点。疲劳试验和新斯的明试验均阳性。胸部 CT 示胸腺增生。既往健康。感冒后出现呼吸困难，当地医院给予溴吡斯的明口服，剂量达到 480mg/d，仍然感到呼吸困难。查体：呼吸 24 次/分，呼吸动度减弱，口唇轻度发绀，双肺可闻及湿啰音。左侧眼裂缩小、无复视，但有吞咽困难和构音障碍，抬头不能，四肢肌力 4 级，腱反射正常，病理征(-)，感觉正常。

18. 按 MGFA 分型，该患者的诊断是

A. 重症肌无力Ⅰ型　　B. 重症肌无力Ⅱa 型

C. 重症肌无力Ⅱb 型　　D. 重症肌无力Ⅲ型

E. 重症肌无力Ⅳ型

19. 下列哪项有助于较为安全地提示患者，服用大剂量溴吡斯的明可能是造成呼吸困难的原因

A. 肌内注射新斯的明　　B. 肌内注射阿托品

C. 观察患者瞳孔大小　　D. 静脉注射地西泮

E. 口服普萘洛尔

20. 若血气分析示：pH 7.30，血氧饱和度 85%，$PaCO_2$ 70mmHg，PaO_2 59mmHg。下列措施中有可能加重目前患者病情而不能采用的是

A. 气管插管并辅助通气

B. 气管插管后停用抗胆碱酯酶药

C. 气管插管后大剂量糖皮质激素冲击

D. 暂时不进行气管插管，使用呼吸兴奋剂

E. 血浆置换

21. 该患者首选的治疗为

A. 免疫抑制剂　　B. 胸腺切除术

C. 辅助通气　　D. 使用抗生素

E. 激素冲击疗法

（22~25 题共用题干）

患者，女性，21 岁。4 个月来感四肢乏力，晨轻暮重。今午后肌无力明显加重，口齿含糊，吞咽困难而入院。否认肢体酸痛，大小便正常，有甲状腺功能亢进症病史。

22. 最有助于诊断的治疗试验是

A. 补钾　　B. 大剂量糖皮质激素

C. 新斯的明　　D. 甲巯咪唑

E. 大剂量丙种球蛋白

23. 经治疗 4 天后病情加重。查体：呼吸急促、无力，面色发绀。肌内注射腾喜龙后症状减轻。此时为

A. 败血症　　B. 呼吸衰竭

C. 肌无力危象　　D. 胆碱能危象

E. 反拗危象

24. 经积极的药物对症治疗后，患者呼吸困难未见好转。此时应首选的治疗措施为

A. 立即静滴地塞米松

B. 立即气管插管，人工呼吸支持

C. 立即庆大霉素静脉滴注，加强抗感染措施

D. 立即给予呼吸兴奋剂

E. 继续口服吡啶斯的明

25. 若经 2 个月治疗，呼吸平稳，肌力恢复，经检查发现有胸腺瘤存在。此时进一步的处理措施应该是

A. 停用激素
B. 停用抗胆碱酯酶药
C. 加用硫唑嘌呤
D. 加用丙种球蛋白
E. 胸腺瘤切除

（26~27 题共用题干）

患者，男性，26 岁。因“反复发作运动后疼痛及肌红蛋白尿 1 个多月”来诊。

26. 为明确诊断，无须检查
A. 肌酸肌酶
B. 肉碱
C. 肌炎相关抗体
D. 肌电图
E. 肌肉活检

27. 该患者最可能是缺乏
A. 中链酰基辅酶 A 脱氢酶
B. 长链酰基辅酶 A 脱氢酶
C. 肉毒碱酰基肉毒碱易位酶
D. 肉毒碱棕榈转移酶
E. 磷酸化酶

（28~31 题共用题干）

患者，男性，48 岁。2 年前出现复视、上睑下垂，下午比早上明显。1 年来出现抬头困难、肢体乏力，近日遭精神创伤，随后出现呼吸困难、咳嗽无力、声音嘶哑。

28. 首先考虑的诊断为
A. 肌无力综合征
B. 多发性脑梗死
C. MS
D. 多发性肌炎
E. 肌无力危象

29. 下面对本病的描述错误的是
A. 是自身免疫病
B. 主要累及乙酰胆碱受体
C. 临床属于Ⅳ型
D. 呈波动性肌无力
E. 常伴膀胱括约肌松弛

30. 对本患者的治疗措施不当的是
A. 毋需重症监护
B. 抗胆碱酯酶药
C. 皮质类固醇
D. 免疫球蛋白
E. 血浆置换

31. 本病常死于哪一系统并发症
A. 循环系统
B. 泌尿系统
C. 呼吸系统
D. 神经系统
E. 血液系统

（32~36 题共用题干）

患者，女性，7 岁。发现右眼睑下垂 2 个月，病前无明显诱因，上睑下垂下午比早晨明显。查体：右眼睑下垂，眼球各方向运动均受限，两侧瞳孔等大，对光反射正常，令其反复做睁闭眼动作后，上睑下垂加重。

32. 最可能的诊断是

A. 动眼神经麻痹
B. 眼肌型重症肌无力
C. 慢性进行性眼外肌麻痹
D. 周期性瘫痪
E. MS

33. 最有助于诊断的辅助检查是

A. 心电图
B. 肌酶谱
C. 血清钾测定
D. 血乳酸测定
E. 血清 AChR 抗体测定

34. 首选的治疗方法是

A. 吡啶斯的明口服
B. 胸腺切除
C. IVIg
D. 静滴环磷酰胺
E. 血浆置换

35. 该患者做胸部 X 线片检查的目的是

A. 是否合并肺内感染
B. 是否合并肺癌
C. 是否有胸腺瘤
D. 是否合并肺结核
E. 是否有膈肌麻痹

36. 若患者合并肺部感染，应首选的抗生素是

A. 青霉素
B. 链霉素
C. 大霉素
D. 丁胺霉素
E. 丁胺卡那霉素

（37~41 题共用题干）

患者，女性，33 岁。近来感觉左上睑无力、上睑下垂，休息后可缓解，2 个月前症状加重并出现复视。查体：左眼睑下垂，左眼外展受限，无眼球震颤，瞳孔对光反射正常。

37. 本病首先考虑为

A. 左眼动眼神经麻痹
B. 展神经麻痹
C. 三叉神经麻痹
D. 重症肌无力
E. 肌萎缩侧索硬化

38. 本病的临床特征是

A. 神经元变性坏死
B. 神经肌肉传递障碍

C. 肌肉萎缩变性　　D. 脑神经麻痹

E. 血钾偏低

39. 以下哪项试验阳性者不支持本病的诊断

A. 疲劳试验　　B. 新斯的明试验

C. 阿托品试验　　D. 腾喜龙试验

E. 重复神经刺激

40. 针对本患者的主要用药是

A. 溴吡斯的明　　B. 甲泼尼龙冲击疗法

C. 免疫抑制剂　　D. 免疫球蛋白

E. 三磷酸腺苷

41. 经过治疗，病情继续发展，医师决定给予大剂量泼尼松治疗。治疗过程中首先应特别注意

A. 出现血糖升高　　B. 出现胃出血

C. 引起骨质疏松症　　D. 用药剂量做个体化处理

E. 用药早期症状可能加重

（42~44 题共用题干）

患者，女性，26 岁。1 个月前出现双眼上睑下垂、四肢乏力，症状下午较早晨重，休息后减轻，劳累后加重。新斯的明试验阳性。患者在住院治疗期间突然病情加重，出现发热、咳嗽、呼吸困难，无腹痛及唾液增多。查体：口唇发绀，双肺散在湿啰音，双眼上睑下垂，眼球各方向运动均受限，双瞳孔大小正常，对光反射灵敏，四肢肌力 3 级。

42. 最可能的诊断是

A. 肌无力危象　　B. 胆碱能危象

C. 反拗危象　　D. 肺栓塞

E. 急性左心衰

43. 有助于诊断的方法是

A. 新斯的明试验　　B. 腾喜龙试验

C. 胸部 X 线片　　D. 重复神经刺激

E. 心电图

44. 不应采取的治疗措施是

A. 气管插管　　B. 血浆置换

C. 加用青霉素抗感染　　D. 加大抗胆碱酯酶药用量

E. IVIg

（45~49 题共用题干）

患者，女性，31 岁。双眼上睑下垂半年就诊。近日出现四肢无力、吞咽困难，无发热、腹泻。胸部 CT 提示：胸腺增生。收住入院当日出现口唇发绀，呼吸急促。

45. 该患者最可能的诊断为

A. 运动神经元病　　B. 周期性瘫痪

C. 重症肌无力　　D. 肌营养不良

E. 感染性多发性神经根神经炎

46. 明确诊断最简便的手段是

A. 头颅 CT　　B. 血气分析

C. 新斯的明试验　　D. 肌电图

E. 阿托品试验

47. 出现口唇发绀、呼吸急促的最可能原因为

A. 呼吸肌无力　　B. 寒冷

C. 肺部感染　　D. 血氧分压异常升高

E. 吞咽困难造成营养缺乏

48. （假设信息：若该患者在入院前 3 个月不间断服用吡啶斯的明 60mg，每日 4 次，住院当日出现口唇发绀、呼吸急促，肌内注射新斯的明 1mg，1 小时后症状反而有所加重。）此时最适宜的紧急处理为

A. 反复肌内注射新斯的明　　B. 反复肌内注射阿托品

C. 保暖　　D. 抗感染

E. 呼吸机辅助呼吸

49. 若该患者经积极治疗后呼吸急促、口唇发绀已消失，一般情况平稳。试问进一步的病因治疗可给予

A. 吡啶斯的明口服　　B. 泼尼松口服

C. 胸腺切除　　D. 环磷酰胺静脉滴注

E. ACTH 静脉滴注

（50~51 题共用题干）

患者，男性，60 岁。出现四肢无力 3 个月，下肢近端骨盆带肌无力尤为明显，双侧膝踝反射消失，患肌短暂收缩肌力增强，而持续收缩后呈病态疲劳，且伴有口干、少汗、阳痿、便秘。

50. 可能的诊断是

A. MG　　B. 多发性肌炎

C. 肌营养不良　　D. 肌萎缩侧索硬化

E. Lambert-Eaton 肌无力综合征

51. 最有助于明确诊断的方法是

A. 新斯的明试验　　B. 腾喜龙试验

C. 胸部 X 线片　　D. 重复神经刺激

E. AChR 抗体测定

(52~54 题共用题干)

患者，男性，61 岁。四肢无力 2 个月，无明显晨轻暮重，无肢体麻木，无复视，无饮水呛咳。神经专科查体：脑神经(-)，四肢近端肌力 4 级，远端肌力正常，深浅感觉正常，膝反射消失，新斯的明试验阳性。

52. 患者目前暂不需完善的检查为

A. 腹部 B 超　　B. 重复神经刺激

C. 疲劳试验　　D. 胸部 CT

E. AChR-Ab 测定

53. 如果患者重复神经刺激提示，高频电刺激运动神经反应幅度明显增高，可考虑诊断为

A. 重症肌无力　　B. Lanlber-Eaton 肌无力综合征

C. 肌营养不良　　D. 多发性周围神经病

E. 低钾性周期性瘫痪

54. 患者最需要排除的肿瘤是

A. 胃癌　　B. 前列腺癌

C. 直肠癌　　D. 肝癌

E. 小细胞肺癌

(55~58 题共用题干)

患者，女性，56 岁。近 3 个月上楼和梳头困难，逐渐加重。查体：四肢近端肌力 4 级，远端肌力 5 级，有压痛，眼眶周围和双侧鼻梁周围有淡红色斑。其他无异常。

55. 患者可能的诊断是

A. 系统性红斑狼疮　　B. 风湿性多肌痛

C. 皮肌炎　　D. 多发性肌炎

E. 进行性肌营养不良

56. 为确诊本病最有价值的检查是

A. 肌肉和皮肤活检　　B. 血清 CK

C. 肌电图　　D. 24 小时尿酸

E. 抗核抗体

57. 首选的治疗为
A. 绝对卧床休息
B. 糖皮质激素
C. 抗生素
D. 血浆置换
E. ATP

58. 该患者需要注意筛查与本病存在一定关系的疾病是
A. 糖尿病
B. 高血压
C. 恶性肿瘤
D. 骨质疏松症
E. 白内障

（59～61 题共用题干）

患者，男性，44 岁。乏力半年，近 3 个月四肢关节、肌肉酸痛，同时出现上眼睑红色皮疹，吞咽硬食困难。查体发现眼睑周围水肿，上眼睑暗紫色红斑。

59. 最可能的诊断是
A. 硬皮病
B. 系统性红斑狼疮
C. 混合性结缔组织病
D. 皮肌炎
E. 多发性肌炎

60. 为明确诊断，最佳的辅助检查是
A. 胃镜检查
B. 肌酶谱检测
C. 抗中性粒细胞胞质抗体（ANCA）检测
D. 抗核抗体（ANA）检测
E. 上消化道造影

61. 该病的最佳治疗方法是
A. 大剂量青霉素静脉注射
B. 大剂量糖皮质激素治疗
C. 非甾体抗炎药治疗
D. 秋水仙碱口服
E. 环磷酰胺口服

四 B 型题

（1～2 题共用备选答案）
A. 面部表情肌
B. 呼吸肌和延髓肌
C. 腓肠肌
D. 臂肌
E. 三角肌

1. 假肥大型肌营养不良的肌肉假肥大主要发生在
2. 重症肌无力患者哪组肌肉如急骤发生严重无力，以至不能维持换气功能即为危象

（3~4 题共用备选答案）

A. 胃癌
B. 前列腺癌
C. 小细胞肺癌
D. 胸腺增生或胸腺瘤
E. 乳腺癌

3. Lambert-Eaton 肌无力综合征患者最常伴发何种肿瘤
4. 重症肌无力常合并疾病是

（5~7 题共用备选答案）

A. 双侧下肢诸肌
B. 眼外肌
C. 双侧上肢诸肌
D. 肋间肌、膈肌
E. 四肢远端肌肉

5. 周期性瘫痪首先侵犯
6. 重症肌无力主要侵犯
7. 肌萎缩侧索硬化首先累及

（8~9 题共用备选答案）

A. Osserman 分型Ⅰ型
B. Osserman 分型Ⅱa 型
C. Osserman 分型Ⅱb 型
D. Osserman 分型Ⅲ型
E. Osserman 分型Ⅳ型

8. 患者，女性，30 岁。四肢无力 1 个月，晨起或经休息后减轻，下午或劳累时加重，近 1 周出现饮水呛咳、吞咽困难、抬头无力，两天前感冒，而后觉呼吸困难
9. 患者，女性，40 岁。双侧眼睑下垂、四肢无力 5 年，呈晨轻暮重波动性变化，服用溴吡斯的明可缓解

五 X 型题

1. 关于线粒体病的描述中，正确的是
   A. 是一组由线粒体 DNA 或核 DNA 缺陷导致线粒体结构和功能障碍，ATP 合成不足所致的多系统疾病
   B. 其共同特征为轻度活动后即感到极度疲乏无力，休息后好转
   C. 肌肉活检可见破碎红纤维
   D. 如病变以侵犯骨骼肌为主，则称为线粒体肌病
   E. 线粒体病是常染色体显性遗传
2. 重症肌无力患者，吡啶斯的明治疗过程中出现呼吸肌无力，血氧分压下降，新斯的明试验(-)，阿托品试验(+)。以下处理措施正确的有

A. 加大吡啶斯的明剂量
B. 肌内注射阿托品
C. 停用吡啶斯的明
D. 气管切开
E. 吸痰

3. 线粒体脑肌病伴高乳酸血症和卒中样发作（MELAS）的临床特点包括
A. 卒中样发作伴偏瘫、偏盲或皮质盲
B. 偏头痛
C. 神经性耳聋
D. 脑脊液蛋白水平增高
E. 头颅CT和MRI显示主要为枕叶脑软化，病灶范围与主要脑血管分布不一致，可见基底核钙化

4. 线粒体肌病和线粒体脑肌病的治疗包括
A. 高蛋白、高碳水化合物和低脂饮食
B. 静脉滴注ATP及辅酶A
C. 口服辅酶Q
D. 口服左卡尼汀
E. 使用免疫抑制剂

5. 重症肌无力患者合并肺部感染时，下列适宜使用的抗生素有
A. 青霉素
B. 氯霉素
C. 庆大霉素
D. 头孢氨苄
E. 甲硝唑

6. 关于面肩肱型肌营养不良，下面说法正确的是
A. 为常染色体显性遗传，发病性别无差异
B. 血肌酸激酶（CK）显著增高
C. 面部和肩胛带肌肉最先受累，出现肌病面容
D. 病情进展缓慢，可以逐渐累及躯干和下肢肌肉
E. 预后较好，生命年限接近正常人

7. 下面症状可出现在眼肌型重症肌无力患者身上的有
A. 好发于青少年
B. 病变仅限于眼外肌
C. 临床有上睑下垂和复视
D. 两眼可以交替出现眼外肌麻痹症状
E. 有视力障碍

8. 重症肌无力患者眼部症状包括
A. 上睑下垂
B. 复视
C. 瞳孔散大，对光反射消失
D. 眼球固定
E. 外展麻痹

9. 关于肢带型肌营养不良，下面说法正确的是
A. 为常染色体隐性遗传或显性遗传，但散发病例比较多

B. 一般 10~20 岁起病，首发影响骨盆带肌肉，逐渐发展至肩胛带
C. 面肌通常也受累，可出现肌病面容
D. 病情进展缓慢，平均 20 年左右丧失劳动能力
E. 血肌酸激酶显著增高，肌电图呈现肌源性损害

10. 下面重症肌无力类型符合胸腺切除手术治疗适应证的有
A. 单纯眼肌型
B. 伴胸腺瘤的各型重症肌无力
C. 年轻女性全身型
D. 对抗胆碱酯酶药物治疗反应不满意者
E. 有胸腺肥大和高 AChR-Ab 效价者

11. 关于进行性肌营养不良的描述，下列正确的是
A. 肌无力和肌萎缩多为对称性
B. Duchenne 肌营养不良是抗肌萎缩蛋白基因缺陷所致
C. Duchenne 肌营养不良患儿心肌受累较多见
D. Becker 肌营养不良的症状与 Duchenne 肌营养不良相似，但病情轻微
E. 眼咽型可见特殊的肌病面容斧状脸

12. 关于新生儿型重症肌无力，下面说法正确的是
A. 患儿的母亲肯定是一位重症肌无力患者
B. 患儿的血清中可以检出 AChR-Ab
C. 患儿出生后 48 小时内出现症状，持续数日或数周后随抗体效价降低而症状消失
D. 患儿的父亲肯定是重症肌无力患者
E. 临床表现出生后哭声低微，呼吸困难，全身肌张力低

13. 关于周期性瘫痪的描述，下列正确的是
A. 我国少见
B. 男性多见
C. 本病发作与甲亢的严重程度无关
D. 发作多在早晨醒来、运动或饱餐后
E. 心电图异常多见

14. 关于进行性肌营养不良的描述，下列正确的是
A. 是一组遗传性肌肉变性病
B. 病情进展缓慢，症状进行性加重
C. 累及肢体和头面部肌肉，少数有心肌受累
D. 对称性肌无力、肌萎缩，可有肌肥大
E. 肌电图运动单位电位时限增宽、波幅增高，多相波增多

15. 重症肌无力的特征是
A. 精神创伤、过度疲劳可为诱因
B. 感染、妊娠和月经前常导致病情恶化
C. 眼外肌不受累，咽喉肌较少受累
D. 受累肌肉呈病态疲劳
E. 受累肌肉明显地局限于某一组

16. 关于多发性肌炎说法正确的是
    A. 四肢近端对称性肌无力
    B. 首发症状多为站立、上下楼和梳头困难
    C. 常伴有肌肉酸痛和压痛
    D. 红细胞沉降率和血清肌酶正常
    E. 可有颈部肌肉无力，表现为抬头困难
17. 下列疾病中属于自身免疫病的有
    A. 重症肌无力
    B. Lambert-Eaton 肌无力综合征
    C. 进行性肌营养不良
    D. 慢性炎性脱髓鞘性多发性神经病
    E. 多发性肌炎
18. 关于炎性肌病，下面描述正确的是
    A. 炎性肌病通常包括多发性肌炎、皮肌炎、包涵体肌炎
    B. 病变局限于肌肉称为肌炎，如同时累及皮肤称为皮肌炎
    C. 40 岁以上发生肌炎，尤其是皮肌炎的患者，应该高度警惕潜在的恶性肿瘤的可能
    D. 皮质类固醇是治疗炎性肌病的首选
    E. 确诊包涵体肌炎的唯一依据是肌肉活检发现包涵体颗粒
19. 治疗重症肌无力，应用的药物是
    A. 溴吡斯的明
    B. 皮质类固醇
    C. 免疫抑制剂
    D. 丁胺卡那
    E. 免疫球蛋白
20. 高钾性周期性瘫痪的特征包括
    A. 肌强直
    B. 眼睑痉挛
    C. 持续数天或数天以上的无力发作
    D. 显性遗传
    E. 血钾增高
21. 周期性瘫痪可有的表现有
    A. 骨骼肌弛缓性瘫痪
    B. 大小便障碍
    C. 脑脊液正常
    D. 血清钾正常
    E. 腱反射减弱
22. 重症肌无力的辅助诊断方法包括
    A. 低频重复神经刺激
    B. 血清中 AChR-Ab
    C. 肌肉活检
    D. 腾喜龙或新斯的明试验
    E. 胸部 CT
23. 关于周期性瘫痪的临床表现，正确的是
    A. 周期性发作性四肢瘫痪
    B. 近端重于远端，下肢重于上肢
    C. 较少影响咀嚼肌、咽喉肌
    D. 常见上睑下垂，眼肌麻痹
    E. 一般不影响呼吸肌，极严重时可累及

24. 周期性瘫痪可见于

A. 高钾血症
B. 低钾血症
C. 甲状腺功能亢进症
D. 甲状腺功能减退症
E. Andersen 综合征

25. Duchenne 肌营养不良的特征包括

A. 儿童期发作
B. 血清 CK 正常
C. 寿命预期缩短
D. X 连锁隐性遗传
E. 肌电图为肌源性损害

26. 关于甲亢性周期性瘫痪的描述，正确的是

A. 我国和日本为高发地区
B. 男性为多
C. 发作与甲亢的严重程度密切相关
D. 较多见伴发心律失常
E. 甲亢控制后周期性瘫痪发作同时好转

27. 进行性肌营养不良的临床特点是

A. 肌肉出现对称性无力
B. 肌无力常伴有肌肉疼痛
C. 肌无力一般近端重于远端
D. 肌电图可以见肌源性改变
E. 一般伴随肌酶升高

28. 关于低钾性周期性瘫痪的心电图改变，下面说法正确的是

A. 出现 u 波
B. T 波低平或倒置
C. PR 间期和 QT 间期延长
D. T 波高尖
E. ST 段下降，QRS 波增宽

29. 关于肌营养不良的遗传方式，下面说法正确的是

A. DMD 为 X 连锁隐性遗传
B. BMD 为 X 连锁隐性遗传
C. 面肩肱型肌营养不良为常染色体显性遗传
D. 肢带型肌营养不良为常染色体隐性遗传
E. 强直性肌营养不良为常染色体隐性遗传

30. Leigh 病的常见表现包括

A. 多在婴儿期发病
B. 脑干、基底核、丘脑、脊髓对称性坏死性病变
C. 眼外肌麻痹
D. 视神经萎缩
E. 癫痫发作

31. 关于重症肌无力的表述，正确的是

A. 是一种获得性自身免疫疾病

B. 以部分性或全身性骨骼肌疲劳为临床特征

C. 症状晨轻暮重或活动后加重、休息后减轻

D. 抗胆碱酯酶药治疗有效

E. 腾喜龙试验阴性

32. 关于 MG 发病机制，叙述正确的是

A. MG 患者外周血中均能检测到 AChR 特异性抗体

B. 10%~15%MG 患者合并胸腺瘤，70%患者有胸腺肥大

C. 在正常和增生的胸腺中都能发现“肌样细胞”具有横纹并载有 AChR

D. 由于病毒或其他特异性因子感染胸腺后，导致“肌样细胞”表面的 AChR 构型发生变化，刺激机体产生 AChR 抗体

E. AChR 的 IgG 抗体是由周围淋巴器官、骨髓、胸腺的浆细胞产生

33. 有关 Lambert-Eaton 肌无力综合征的描述，下列正确的是

A. 男性居多，多在 50~70 岁发病，约 2/3 伴有癌肿

B. 肌无力以四肢骨骼肌为主，下肢重于上肢，下肢近骨盆带和躯干肌症状尤为明显

C. 患肌短暂用力收缩后肌力反而增强，而持续收缩后又呈病态疲劳

D. 腾喜龙试验、新斯的明试验均呈阴性

E. 重复神经刺激试验，低频刺激波幅变化不大，高频刺激波幅增高 2~20 倍

34. DMD 的诊断依据是

A. X 连锁隐性遗传，女性为致病遗传基因携带者，所生的男孩 50%发病

B. 通常 3~5 岁隐袭起病，突出症状为骨盆带肌肉无力，有典型的“鸭步”和翻身起立的 Gower 征

C. 90%的患者有肌肉假性肥大，以腓肠肌最明显

D. 多数患者伴有心肌损害

E. 病程进展快，一般 12 岁以上即有生活不能自理，需坐轮椅，最后并发肺部感染、心力衰竭

35. 进行性肌营养不良的临床特点为

A. 慢性进行性加重　　B. 对称性肌无力

C. 对称性肌萎缩　　D. 对称性肌强直

E. 对称性感觉障碍

36. 重症肌无力受累肌肉组可见于

A. 颈肌　　B. 延髓肌

C. 眼外肌　　D. 咀嚼肌

E. 面肌

37. 关于炎性肌病的描述，正确的是

A. 通常包括多发性肌炎、皮肌炎、包涵体肌炎
B. 病变局限于肌肉称为肌炎，如同时累及皮肤称为皮肌炎
C. 40 岁以上发生肌炎，尤其是皮肌炎的患者，应该高度警惕潜在恶性肿瘤的可能
D. 多数可出现脑神经麻痹的症状
E. 确诊包涵体肌炎的唯一依据是肌肉活检发现包涵体颗粒

38. 骨骼肌的主要作用是
A. 执行机体运动　　B. 调节内分泌
C. 参与机体能量代谢　　D. 参与心肌收缩
E. 调节水、电解质平衡

39. Lambert-Eaton 肌无力综合征的诊断，正确的是
A. 老年患者肢体近端肌无力
B. 患肌用力收缩后肌力反而短时间增强，持续收缩后又呈现疲劳状态
C. 高频电刺激>10Hz，重复刺激波幅增高达 200%以上
D. 疲劳试验阳性
E. 多数可伴发癌肿

40. 重症肌无力一般不累及
A. 膀胱括约肌　　B. 咀嚼肌
C. 颈肌　　D. 呼吸肌
E. 平滑肌

41. 下列疾病中，属于自身免疫病的有
A. 重症肌无力　　B. Lambert-Eaton 肌无力综合征
C. 进行性肌营养不良　　D. 周期性瘫痪
E. 多发性肌炎

42. 下面哪组肌肉受累，以致不能维持换气功能而形成肌无力危象
A. 面肌　　B. 延髓肌
C. 呼吸肌　　D. 膈肌
E. 颈肌

43. 多发性肌炎可采用的治疗方法有
A. 皮质类固醇　　B. 免疫抑制剂
C. 免疫球蛋白　　D. 血浆置换
E. 放射治疗

44. 重症肌无力可疑病例可通过以下哪些检查确诊
A. 新斯的明试验　　B. AChR-Ab 效价增高
C. 疲劳试验　　D. 腾喜龙试验

E. 重复神经刺激

45. 强直性肌营养不良患者主要临床症状为
A. 肌痛
B. 肌无力
C. 肌萎缩
D. 肌强直
E. 感觉障碍

46. 根据肌肉病理形态，可将肌肉疾病分为
A. 肌营养不良组织综合征
B. 肌病组织综合征
C. 肌炎组织综合征
D. 神经源性组织综合征
E. 间质损害导致的骨骼肌病变

47. 治疗重症肌无力的药物为
A. 免疫抑制剂
B. 抗胆碱酯酶药
C. 皮质类固醇
D. 免疫球蛋白
E. 神经保护剂

48. 重症肌无力危象有
A. 肌无力危象
B. 动眼危象
C. 胆碱能危象
D. 反拗危象
E. 应激性危象

49. 属于皮肌炎皮肤改变的有
A. Gottron 征
B. 甲周红斑
C. 睑淡紫色皮疹
D. 脂膜炎
E. 网状青斑

50. 哪些抗生素可使重症肌无力患者症状加剧
A. 氨基糖苷类
B. 大环内酯类
C. 头孢类
D. 青霉素类
E. 四环素类

51. 强直性肌营养不良患者可伴有
A. 白内障
B. 视网膜变性
C. 眼球内陷
D. 上睑下垂
E. 心律失常

52. 重症肌无力患者应禁用的药物是
A. 螺内酯（安体舒通）
B. 卡那霉素
C. 环磷酰胺
D. 庆大霉素
E. 麻黄素

53. Becker 肌营养不良与 Duchenne 肌营养不良的区别在于，前者

A. 发病年龄较晚
B. 病情进展速度慢
C. 多不伴有心肌受累
D. 血清 CK 正常
E. 预后较好

54. 包涵体肌炎早期容易累及的肌肉有
A. 三角肌
B. 肱二头肌
C. 腕屈肌
D. 指屈肌
E. 股四头肌

55. 低钾性周期性瘫痪不会出现的临床表现是
A. 炎热可诱发
B. 呼吸肌麻痹
C. 双侧对称性软瘫，腱反射消失
D. 少尿、多汗、便秘
E. 意识障碍

56. 下列哪些疾病属肌肉疾病
A. 进行性肌营养不良
B. 周期性瘫痪
C. 重症肌无力
D. 多发性肌炎
E. 强直性肌营养不良

57. 线粒体病的治疗药物包括
A. 维生素 A
B. 维生素 B
C. 维生素 K
D. 辅酶 Q_{10}
E. 肉碱

58. 关于皮肌炎，正确的有
A. 40 岁以上发病，女性明显多于男性
B. 特征性皮疹是常见主诉，可伴瘙痒
C. 可伴发血管炎，出现消化道出血、胃肠穿孔
D. 可合并心脏损害、肺间质损害和发热、体重下降、关节疼痛等
E. 45 岁以上男性须警惕恶性肿瘤

59. 下列哪些患者可能出现反复血钾降低
A. 低钾性周期性瘫痪
B. 原发性醛固酮增多症
C. 应用噻嗪类利尿剂
D. 肾小管酸中毒
E. 应用皮质类固醇

60. 关于重症肌无力的治疗，正确的是
A. 所有患者均首选抗胆碱酯酶药物
B. 考虑是否适合胸腺切除治疗
C. 免疫治疗包括：糖皮质激素、免疫抑制剂、血浆置换和丙种球蛋白治疗
D. 服用免疫抑制剂期间须监测血常规、肝功能

E. 危象期首选大剂量甲泼尼龙、血浆置换和丙种球蛋白治疗

61. Duchcnne 肌营养不良与 Becker 肌营养不良共同具有的临床特点为
A. 性连锁隐性遗传
B. 腓肠肌肥大
C. 近端肢体无力
D. 血清 CK 水平增高
E. EMG 和肌肉病理呈肌病表现

62. 下列病理改变支持线粒体病的有
A. 破碎红纤维
B. 破碎蓝纤维
C. COX 阴性纤维
D. 肌纤维坏死
E. SDH 深染血管

63. 皮肌炎的典型病理改变包括
A. 炎症细胞浸润
B. 毛细血管坏死
C. 肌纤维变性
D. 束周肌纤维病变
E. 管聚集

64. 胸腺切除手术治疗，适用于
A. 伴胸腺瘤的各型重症肌无力
B. 单纯眼肌型
C. 年轻女性全身型
D. 对抗胆碱酯酶药物治疗反应不满意者
E. 有胸腺肥大和高 AChR-Ab 效价者

65. 关于 MELAS 的临床特点，叙述正确的是
A. 卒中样发作
B. 癫痫
C. 四肢无力
D. 头痛
E. 认知障碍

66. 下列疾病中属炎性肌病的有
A. 重症肌无力
B. 多发性肌炎
C. 皮肌炎
D. Lambert-Eaton 肌无力综合征
E. 包涵体肌炎

67. 关于线粒体肌病及线粒体脑肌病，正确的有
A. 是由于线粒体 DNA 发生突变而导致的机体能量代谢障碍性疾病
B. 病变影响以骨骼肌为主，则称为线粒体肌病，如同时累及中枢神经系统则称为线粒体脑肌病
C. 肌肉活检见破碎红纤维是特征性改变
D. 实验室检查可发现血清乳酸、丙酮酸增高
E. 电镜下可发现线粒体异常，线粒体呼吸链酶异常

68. 成年型重症肌无力分为
A. 眼肌型
B. 轻、中度全身型

C. 急性重症型　　D. 迟发重症型

E. 肌萎缩型

69. 强直性肌营养不良表现为

A. 多在 30 岁以后起病，缓慢进展

B. 肌强直主要影响手部的动作、进食和行走

C. 叩击躯干、四肢、舌肌等可以形成“肌球”具有重要的价值

D. 肌萎缩累及面部诸肌及颈项肌肉，可出现“斧状脸”和“鹅颈”

E. 多伴有秃发、白内障、心律失常、睾丸萎缩等

70. 儿童型重症肌无力分为

A. 新生儿型　　B. 眼咽型

C. 面肌型　　D. 先天性肌无力

E. 肌萎缩型

71. 下列哪些因素可诱发低钾性周期性瘫痪

A. 饱食　　B. 酗酒

C. 剧烈运动　　D. 寒冷

E. 感染

72. 临床上治疗重症肌无力常用的抗胆碱酯酶药有

A. 新斯的明　　B. 吡啶斯的明

C. 美斯的明　　D. 毒扁豆碱

E. 腾喜龙

73. 重症肌无力的临床表现特性为

A. 反复发作性　　B. 部分或全身的骨骼肌易疲劳

C. 波动性肌无力　　D. 症状晨轻暮重

E. 症状无规律性

74. 关于新生儿型重症肌无力，正确的有

A. 患儿的母亲肯定是一位重症肌无力的患者

B. 母亲和患儿的血清中都可以检出 AChR-Ab

C. 患儿出生后 48 小时内出现症状，持续数日或数周

D. 患儿的父亲肯定是一位重症肌无力患者

E. 随 AChR 抗体效价降低而肌无力症状消失

75. 重症肌无力肌疲劳试验包括

A. 令患者连续睁闭眼观察睑裂大小　　B. 令患者连续咀嚼动作

C. 令患者连续讲话　　D. 令患者连续蹲、立

E. 令患者连续两臂平举

76. 抗胆碱酯酶药物的毒蕈碱样反应，可以有的特点有

A. 瞳孔扩大　　B. 瞳孔缩小

C. 心动过缓　　D. 流涎、多汗

E. 腹痛、腹泻、呕吐

77. Lambert-Eaton 肌无力综合征可伴有的疾病有

A. 小细胞肺癌　　B. 胃癌

C. 前列腺癌　　D. 直肠癌

E. 系统性红斑狼疮

78. 关于 Lambert-Eaton 肌无力综合征，正确的有

A. 自身抗体的靶器官为突触前膜的 Ca 通道和 ACh 囊泡释放区

B. 老年男性发病居多

C. 脑神经较少影响

D. 多数有自主神经受累的症状，如口干、少汗、便秘、阳痿等

E. 血清 AChR 抗体阳性

79. 周期性瘫痪包括

A. 低钾性周期性瘫痪　　B. 低钠性周期性瘫痪

C. 高钾性周期性瘫痪　　D. 正常性周期性瘫痪

E. 高钠性周期性瘫痪

80. 下列因素中，可使重症肌无力患者病情恶化甚至诱发 MG 危象有

A. 感染　　B. 精神创伤

C. 过度疲劳　　D. 进食

E. 妊娠、分娩

81. 低钾性周期性瘫痪的临床特点有

A. 20~40 岁的男性多见，随年龄的增长而发作次数减少

B. 饱餐、寒冷、酗酒、精神刺激等是诱发因素

C. 肢体肌肉对称性无力或完全性瘫痪一般下肢重于上肢，近端重于远端

D. 多数可出现脑神经麻痹的症状

E. 发作一般经过数小时至数日逐渐恢复

82. 组化染色可将肌纤维分为

A. Ⅰ型　　B. Ⅱ型

C. Ⅲ型　　D. Ⅳ型

E. Ⅴ型

83. 假肥大型肌营养不良在临床上可分为

A. DMD　　B. 面肩肱型肌营养不良

C. BMD
D. 肢带型肌营养不良
E. 眼咽型肌营养不良

84. 下列哪些重症肌无力患者可考虑胸腺切除
A. 轻度全身型
B. 中度全身型
C. 眼肌型
D. 眼肌型伴有胸腺瘤
E. 眼肌型伴有复视

85. 多发性肌炎的特点有
A. 急性或亚急性起病，女性多于男性
B. 对称性四肢近端肌、颈肌、咽肌无力
C. 有明显的肌肉疼痛和压痛
D. 血清肌酸激酶显著增高，肌电图呈现肌源性损害
E. 部分病例可以合并有恶性肿瘤

86. 先天性肌强直患者可有的临床表现有
A. 肌萎缩
B. 肌无力
C. 叩击性肌强直
D. 反常性肌强直
E. Ⅱ型肌强直

87. 低钾性周期性瘫痪很少累及哪组肌肉
A. 双上肢肌
B. 双下肢肌
C. 呼吸肌
D. 头面部肌
E. 眼肌

88. 眼肌型重症肌无力的特征是
A. 好发于青少年
B. 病变仅限于眼外肌
C. 临床有上睑下垂和复视
D. 一般不影响其他部位
E. 可以有视力障碍

89. 对进行性肌营养不良采取的主要预防措施有
A. 加强营养
B. 加强锻炼
C. 使用肌生注射液
D. 检出携带者
E. 产前诊断

90. Becker 肌营养不良与 Duchenne 肌营养不良的区别，在于前者
A. 起病较晚（12 岁以后）
B. 病情进展缓慢，病程可达 25 年以上
C. 无心肌损害或较轻
D. 血清 CK 增高，但不显著
E. 肌源性损害肌电图

91. 重症肌无力需要与以下何种疾病鉴别
A. 延髓麻痹
B. Lambert-Eaton 肌无力综合征

C. 眼肌型肌营养不良
D. 肉毒杆菌中毒
E. 多发性肌炎

92. Duchenne 肌营养不良患者多在25~30岁死于
A. 脑疝
B. 心力衰竭
C. 呼吸道感染
D. 肾衰竭
E. 消耗性疾病

93. 重症肌无力在神经系统体格检查时一般不出现的体征为
A. 肌张力降低
B. 腱反射消失
C. 感觉障碍
D. 肌力减退
E. 疲劳试验阳性

94. 下列哪些疾病使用新斯的明或腾喜龙后临床症状可改善
A. 重症肌无力
B. 有机磷农药中毒
C. 蛇咬伤
D. Lambert-Eaton 肌无力综合征
E. 肉毒杆菌中毒

95. Andersen 综合征的特点是
A. 性染色体显性遗传
B. 周期性瘫痪
C. 肌强直
D. 发育畸形
E. 心律失常

六 案例分析题

（1~5题共用题干）

患者，男性，19岁。1年前剧烈运动后站立不稳跌倒，伴全头胀痛及胸闷，4小时后完全缓解，之后出现反复发作性四肢无力伴头痛、胸闷。多于清晨出现，发作前多汗、少尿、面色潮红，无力持续数小时至数天不等。半年前患肺炎支原体肺炎，已治愈。查体：心动过缓。神经系统查体无异常。

1. 此患者可能的诊断包括
A. 运动诱发肌张力障碍
B. 癔症性瘫痪
C. 急性感染性多发性神经根炎伴低血钾
D. 原发性醛固酮增多症
E. 周期性瘫痪
F. 猝倒发作

2. 须完善的检查有
A. 发作期血清钾水平
B. 肌酸激酶
C. 尿常规
D. 甲状腺功能
E. 血清醛固酮水平
F. 心电图

3. （提示：患者姥爷、舅舅、姨妈的儿子也有反复发作性四肢无力病史，发作期血钾低于

正常。患者发作时血钾3.16~3.43mmol/L，血清醛固酮、甲状腺功能均正常。神经传导速度正常。）最可能的诊断是

A. 家族性低钾性周期性瘫痪
B. 低钾性周期性瘫痪伴甲状腺功能亢进
C. 低钾性周期性瘫痪伴肾小管性酸中毒
D. 高钾性周期性瘫痪
E. 正常血钾性周期性瘫痪
F. 感染性多发性神经根炎伴低血钾

4. 该患者入院后查肌电图，可能出现的情况有

A. 发作间期正常
B. 运动、感觉神经传导速度正常
C. 运动诱发试验阳性
D. F波潜伏期延长
E. 交感皮肤反应波形未引出
F. 心率变异趋势图正常

5. 错误的治疗包括

A. 低糖、低盐饮食
B. 避免剧烈活动、精神紧张，注意保暖
C. 氯化钾、乙酰唑胺、螺内酯口服可以预防发作
D. 发作期尽快给予2~10g氯化钾，充分休息3~4小时后依据血钾水平可重复1次
E. 呼吸肌麻痹是最常见死因

（6~10题共用题干）

患者，男性，26岁。因“发作性肌肉僵直4年余”就诊。患者于4年多前无明显诱因逐渐出现用力咀嚼时松口费力、握拳双手不易张开，伴肌球形成，无波纹样运动，无肌痛，遇劳累及寒冷无加重，活动1分钟以内僵硬感好转，无迈步困难，无晨轻暮重。此后肢体僵硬缓慢加重，面部消瘦，四肢肌萎缩，以颞肌、咬肌、双手及前臂为主，伴心悸、胸闷、脱发。自发病以来，无皮疹、视力下降、无骨关节畸形、无反酸、无食欲缺乏，睡眠正常，大小便正常，体重无减轻。既往史：第2胎足月，顺产。生长发育史、体格、智力正常。否认家族史。查体：BP 110/75mmHg；意识清楚，言语流利，记忆力、计算力、定向力尚可；双瞳孔等大正圆，对光反射灵敏，眼动充分，无眼震；斧形脸，面部感觉正常，面纹对称，鼓腮力弱，双咬肌、颞肌萎缩；双耳听力粗测正常，伸舌居中，双侧软腭上抬有力，腭垂居中，双侧咽反射存在，耸肩、转颈有力；四肢肌萎缩，远端为主，肌力5级，肌张力适中，紧张度阵发性增高，叩击可见肌球，腱反射减弱，足跖反射中性，病理反射未引出；深、浅感觉无异常，双侧指鼻试验、跟膝胫试验稳准；脑膜刺激征(-)。

6. 为明确诊断须进一步检查

A. 肌酸激酶
B. 肌电图
C. 心电图
D. 超声心动图
E. 三核苷酸重复序列检测
F. 肌肉活检

7. （提示：实验室检查示电解质、维生素B_{12}、肝肾功能、甲状腺功能均正常；ESR 56mm/h，

CK 210U/L，叶酸 2.54nmol/L。肌电图示上下肢肌源性损害，右侧拇短展肌、胫前肌强直电位）需考虑的疾病有

A. 先天性肌强直
B. 先天性副肌强直
C. 高钾性周期性瘫痪
D. 面肩肱型肌营养不良
E. 肢带型肌营养不良
F. 强直性肌营养不良

8. 还需完善的检查有

A. 性腺功能检查
B. 眼底
C. 钾负荷试验
D. 冷水诱发试验
E. 肺功能检查
F. 前臂缺血试验

9.（提示：患者糖耐量异常。眼底检查：可见白内障。心电图：二度房室传导阻滞。超声心电图：心肌病表现）该患者还可能有

A. 肺泡通气下降
B. DNA 检查发现异常（CTGn）重复扩增
C. 性功能减退
D. 听力下降
E. 便秘
F. 自身免疫病

10.（提示：患者诊断为强直性肌营养不良）治疗可采取的措施有

A. 卡马西平控制肌强直
B. 苯妥英钠控制肌强直
C. 加巴喷丁治疗肌痛
D. 激素替代治疗纠正性腺功能异常
E. 降糖药
F. 白内障手术治疗

（11~14 题共用题干）

患者，女性，32 岁，大专学历。因“发作性四肢抽动、意识障碍 10 年”就诊。患者于 10 年前无明显诱因出现四肢抽动及意识障碍，表现为双手握拳、四肢伸直抽动，无口吐白沫，1~2 分钟后缓解。苏醒后随即又发作 1 次，经住院治疗（具体不详）后未再发作。出院后未治疗，2 年无发作。于 6 年前下楼时觉眼黑，随即又出现上述症状，连续发作，每次仍持续 1~2 分钟，伴尿失禁，发作数次后呈持续昏迷状态，经住院治疗 1 周后清醒，出院后口服卡马西平 200mg，3 次/天，并间断口服中药治疗，约每年发作 1 次。5 年前将卡马西平改为早 300mg、午 200mg、晚 300mg 后未再发作。自发病以来，患者发作间期精神正常，饮食、睡眠正常，大小便正常，体重无减轻。既往史：第 2 胎足月、顺产。从小运动不多，易疲劳。蹲下时起立困难。16 年前上学时无明显诱因出现间断腹痛，每年发作 1 天左右，1 天中发作 3~4 次。12 年前因阑尾炎行手术治疗，术后仍间断腹痛发作，但近 9 年来未再发作。近 9 年发育迟缓、听力下降，近 1 年听力下降较前加重。否认高热惊厥、脑炎、脑外伤史。头孢氨苄过敏。否认家族史。查体：BP 110/75mmHg；意识清楚，言语流利，身材矮小，记忆力、计算力、定向力尚可。双侧瞳孔等大正圆，对光反射灵敏，眼动充分，无眼震，额纹对称，示齿对称，双耳骨导时间缩短，伸舌居中，双侧软腭上抬有力，腭垂居中，

双侧咽反射存在，耸肩、转颈有力；肌容积正常，双下肢肌力5级，蹲下、起立困难，四肢肌张力正常；指鼻试验基本准确，跟膝胫试验稳准，膝跳反射减退，深、浅感觉无异常，病理反射未引出；脑膜刺激征(-)；右弓形足。

11. 此患者可能的诊断包括

A. 线粒体性神经胃肠脑病变（MNGIE） B. 线粒体脑肌病

C. 线粒体肌病 D. Leigh 病

E. 病毒性脑炎 F. 预激综合征（LGL）

12. ［提示：实验室检查示血钙 2.6mmol/L，血磷 1.45mmol/L，PTH 40ng/L（7~53ng/L）。头颅 CT 示双侧苍白球钙化。骨密度正常。头颅 MRI（见右图）示脑内散在脱髓鞘改变；脑萎缩］还须考虑鉴别的疾病有

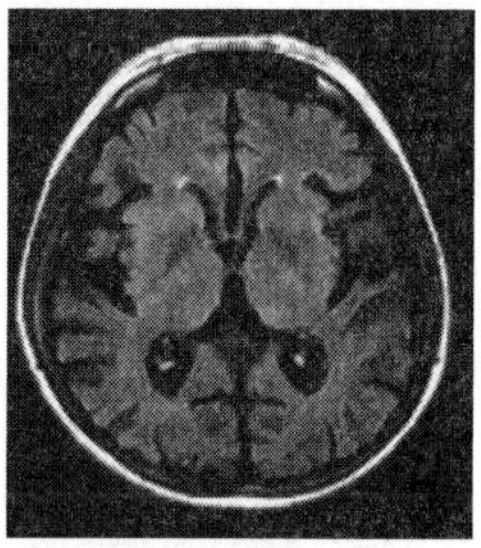

A. 肝豆状核变性 B. 生理性钙化

C. 结节性硬化 D. CO 中毒

E. 特发性基底核钙化 F. 特发性甲状旁腺功能减退症

13. 为明确诊断下一步须检查

A. 肌肉活检及脑脊液乳酸 B. 肌电图及脑电图

C. 眼底检查 D. 头颅 MRI（MRS、DWI、ADC、FLAIR）

E. 基因诊断 F. 血乳酸/丙酮酸试验

14. （提示：肌肉活检示破碎红纤维阳性。确诊 MELAS）关于 MELAS，叙述错误的有

A. 母系遗传

B. 平均发病年龄 10 岁

C. 首发症状为偏头痛样发作、呕吐、癫痫、三偏、四肢无力等

D. 可有视网膜、心肌、内分泌损害表现

E. 肌病较脑病表现突出，包括运动不耐受、近端肌无力

F. 死亡原因为肺部感染

（15~18 题共用题干）

患者，女性，60 岁。因“四肢肌肉酸痛、无力 9 个月，加重近 2 个月”就诊。9 个月前患者无明显诱因出现双大腿前侧、双小腿后侧肌肉酸痛无力，上楼、蹲起费力。近 8 个月前出现双手、上肢、肩部压痛伴抬举困难及饮水呛咳。激素冲击治疗后改为泼尼松口服，症状改善。半年前，自行突然停用泼尼松 1 周后，再次出现肢体无力加重；将泼尼松增至 30mg/d 后以 20mg 维持，症状改善。2 个月前感冒后肢体无力较前加重，再次甲泼尼龙 500mg 冲击 3 天后以 20mg 泼尼松维持，无力无明显改善。就诊于医院，将泼尼松增至 60mg 后症状明显改善。发病前 2 个月体重下降 10kg。

15. 为明确诊断此时须进一步检查
A. 肌酸激酶
B. 免疫全套
C. 肌电图
D. 肿瘤筛查
E. 基因检查
F. 肌肉活检

16.（提示：患者病程中否认皮疹。实验室检查示 CK 5338U/L，LDH 741U/L；免疫、肿瘤筛查阴性。肌电图示上下肢肌源性损害。心电图示窦性心动过速。超声心动图基本正常）最可能的诊断是
A. 肢带型肌营养不良
B. 糖原贮积症Ⅴ型
C. 多发性肌炎
D. 皮肌炎
E. 包涵体肌炎
F. 脂质贮积病

17. 关于多发性肌炎，叙述错误的有
A. 是一种累及皮肤和骨骼肌的炎性微血管病
B. 是骨骼肌 $CD8^+$ T 细胞介导细胞免疫为主的炎症反应
C. 肌电图表现为多相电位增加、短时低波幅动作电位
D. 急性或亚急性起病，表现为双侧对称近端为主的肌无力
E. 可合并心肌、呼吸系统、消化系统损害表现
F. 40 岁以上患者合并肺癌等恶性肿瘤的概率是一般人群的 5~7 倍

18. 正确的治疗和预后包括
A. 主要应用糖皮质激素、免疫抑制剂治疗
B. 激素递减速度宜慢，可依据病情及 CK 水平而定
C. 激素总疗程 1 年
D. 信号识别颗粒抗体阳性的多发性肌炎预后相对差
E. 可试用丙种球蛋白治疗
F. 对激素治疗无反应的多发性肌炎，须警惕散发性包涵体肌炎

（19~22 题共用题干）

患者，男性，42 岁。因“间断发作性四肢无力 3 年”就诊。3 年前突发四肢无力，下肢不能行走，上肢可抬起，不能持物，翻身时肢体疼痛。持续 10~24 小时后症状基本缓解。既往颈椎病、腰椎病病史 2 年。否认家族史。缓解期查体：HR 100 次/分，内科查体正常；神经系统查体无异常。肌电图：未见肌强直电位，无肌源性或神经源性损害表现。

19. 该患者发病期血钾减低，可能与之相关的疾病有
A. 肾小管酸中毒
B. 钾耗竭综合征
C. 醛固酮增多症
D. 甲状腺功能亢进症
E. 甲状腺功能减低症
F. 甲状旁腺功能亢进症

20. （提示：该患者诊断为低钾性周期性瘫痪）周期性瘫痪的正确治疗有

A. 低钾性周期性瘫痪：补钾
B. 低钾性周期性瘫痪：乙酰唑胺
C. 高钾性周期性瘫痪：补钙
D. 高钾性周期性瘫痪：氢氯噻嗪
E. 正常血钾性周期性瘫痪：补钠
F. 正常血钾性周期性瘫痪：补钙

21. 结合该患者临床特点，可与高钾性周期性瘫痪相鉴别的要点有

A. 高钾性周期性瘫痪发病年龄多在 10 岁以前
B. 高钾性周期性瘫痪发作常发生于肌饿时
C. 高钾性周期性瘫痪每次发作时间数分钟至 1 小时
D. 高钾性周期性瘫痪骨骼肌无明显病理改变
E. 高钾性周期性瘫痪应用糖皮质激素或过量补充钾后可诱发
F. 高钾性周期性瘫痪轻度运动可加重发作

22. 关于周期性瘫痪，错误的有

A. 高钾性周期性瘫痪预后良好
B. 少数周期性瘫痪患者在长期发作后出现持续性肢体无力
C. 以高钾性周期性瘫痪多见
D. 多数患者在发作间歇期完全正常
E. 呼吸肌麻痹是低钾性周期性瘫痪患者最常见的死因
F. 10%低钾性周期性瘫痪死于瘫痪发作

（23~28 题共用题干）

患者，男性，26 岁。因“双眼睑下垂、复视近 2 周”就诊。患者于 2 周前感冒、发热、咽痛后出现双眼睑抬举费力伴复视。以上症状晨轻暮重，有劳累后加重，休息后减轻特点。无头晕、肢体无力，无吞咽困难、饮水呛咳，无呼吸困难，无大小便障碍。为进一步诊治入院。自发病以来，饮食、睡眠正常，大小便正常，体重无减轻。既往史：生长发育史、体格、智力正常。否认家族史。青霉素过敏。查体：BP 110/75mmHg；意识清楚，言语流利，记忆力、计算力、定向力尚可；双瞳孔等大正圆，对光反射灵敏，双眼外展欠充分，露白 2mm，双眼水平复视伴水平眼震，双侧上睑下垂，左眼裂小于右侧，眼肌疲劳试验可疑阳性；面部感觉正常，双咬肌、颞肌有力，疲劳试验阴性；面纹对称，双耳听力粗测正常，伸舌居中，双侧软腭上抬有力，腭垂居中，双侧咽反射存在，耸肩、转颈有力；颈伸屈肌肌力 5 级，四肢肌容积正常，肌力 5 级，肌张力适中，腱反射正常，病理反射未引出；四肢肌疲劳试验阴性，深、浅感觉无异常，双侧指鼻试验、跟膝胫试验稳准；脑膜刺激征(-)。

23. 该患者的定位诊断是

A. 神经-肌肉接头
B. 神经根

C. 后索
D. 周围神经
E. 骨骼肌
F. 脑干

24. 可能的定性诊断包括
A. 重症肌无力
B. 糖原贮积症
C. 肉毒毒素中毒
D. 脂质贮积病
E. 眼肌型肌营养不良
F. 甲状腺眼病

25. 为明确诊断，须进行下列哪项检查
A. 血乳酸/丙酮酸试验
B. 肌酸激酶
C. 甲状腺功能及肺功能
D. 免疫筛查及血气分析
E. 低频重复神经刺激
F. 单纤维肌电图及胸腺 CT

26. ［提示：实验室检查示 CK、血糖、电解质、维生素 B_{12}、叶酸、肝功能、肾功能、甲状腺功能、ESR 均正常；乙肝表面抗原（HBsAg）（+）；心磷脂抗体(+)，AChR 抗体(+)；免疫全套(-)。心电图、超声心电图、胸部 X 线片均正常。头颅 MRI 示右额腔隙性缺血灶。新斯的明试验(+)。低频重复神经刺激尺、腋、面神经未见异常。诊断重症肌无力］以下情况中不会发生的有
A. 胸腺病理提示胸腺增生
B. 胸腺病理提示胸腺瘤
C. MuSK 抗体阳性
D. RyR 抗体阳性
E. 肺功能及血气分析正常
F. 溴吡斯的明有效

27. （提示：胸部 CT 示胸腺残留。行胸腔镜下胸腺摘除术）以下情况中可能性最小的是
A. 胸腺病理示淋巴增生
B. 胸腺病理示胸腺萎缩
C. 胸腺病理示 AB 型胸腺瘤
D. 术后 10 天双眼上抬有力
E. 术后 10 天复视消失
F. 术后 10 天 AChR 抗体阳性

28. 在重症肌无力的诊疗常规中，不是必须检查的是
A. 胸部 CT
B. AChR 抗体
C. MuSK 抗体
D. RyR 抗体
E. 肌电图
F. 肌肉活检

（29~33 题共用题干）

患者，男性，50 岁。因“右上肢萎缩、力弱 25 年，加重伴左侧肢体力弱 5 年”就诊。25 年前患者无明显诱因逐渐出现右上肢变细，近端明显，伴力弱，背重物费力。5 年前右上肢无力加重不能抬举，蹲起困难，走路易跌倒。症状无疲劳后加重，无遇冷加重，无短暂用力后肌力增强，无肢体麻木、疼痛，无睁眼费力，无吞咽、呼吸困难。左侧肢体逐渐不能抬举。间断心悸，无胸痛。既往生长发育正常，智力、体育成绩正常。否认家族史。查体：肌病面容，左侧面肌无力；口轮匝肌、双侧胸锁乳突肌，以及右侧三角肌、肱二头肌、肱三头

肌萎缩；左侧翼状肩胛。颈屈肌肌力 5^-肌，左上肢近端肌力 4 级，右上肢近端肌力 4^-级，远端肌力 5 级，双下肢肌力 5 级；双上肢腱反射消失，双下肢腱反射正常，病理反射未引出，Gower 征(+)。CK 165U/L。心电图：正常。低频重复神经刺激：尺、腋、面神经未见异常。

29. 此患者可能的诊断不包括
　A. 重症肌无力　　B. 糖原贮积症
　C. 线粒体肌病　　D. 脂质贮积病
　E. 肌营养不良　　F. 肯尼迪病

30. （提示：肌电图示右侧三角肌肌源性损害）该患者还须完善的检查有
　A. 腰椎穿刺　　B. 基因检查
　C. 肌肉活检　　D. 单纤维肌电图
　E. 超声心动图　　F. 骨骼肌 MRI

31. （提示：EcoRl/BlnI 酶切后与探针 p13E-11 杂交阳性）患者最可能的诊断是
　A. 强直性肌营养不良　　B. Duchenne 肌营养不良
　C. Becker 肌营养不良　　D. 肢带型肌营养不良
　E. 眼咽型肌营养不良　　F. 面肩肱型肌营养不良

32. 关于面肩肱型肌营养不良，叙述错误的有
　A. 是常见的肌营养不良类型，散发率很高
　B. 基因缺陷定位于 4q35 染色体，95%以上与 3.3kb 的串联重复序列缺失有关。外显率具有年龄依赖性，多于 20 岁以前出现临床症状
　C. 以眼球运动障碍、吞咽困难及四肢远端无力为主要表现
　D. 肌肉活检有典型肌纤维肥大、坏死、再生
　E. 男性多见，有遗传早现现象
　F. 发展规律由上肢到面部

33. 正确的治疗和预后包括
　A. 重点为康复治疗
　B. 激素治疗有效
　C. 应行产前检查
　D. 寿命一般不缩短
　E. 维生素 B_2有效
　F. 多死于心力衰竭、心律失常、呼吸困难和肺部感染

（34~37 题共用题干）

患者，男性，17 岁。运动后四肢无力 8 年，伴肌肉僵硬、痉挛疼痛。症状晨轻暮重，

低强度运动休息片刻可完全恢复正常。无肉跳、肌萎缩，无睁眼费力、咀嚼吞咽困难，无呼吸困难，无肢体麻木。近1个月来，四肢无力呈持续性，并以下肢远端为主，上楼费力，严重时须扶墙行走。卧床休息后可部分缓解。双上肢抬举及双手精细动作不受影响。自发病以来，患者饮食、睡眠正常，大小便正常，体重无减轻。既往史：第2胎足月，顺产。生长发育史、体格、智力正常。否认家族史。查体：内科系统查体及神经系统查体阴性。CK 567U/L。胸部CT：左侧前纵隔占位，胸腺瘤可能性大。外院新斯的明试验可疑阳性。

34. 根据患者以上辅助检查结果可除外

A. 重症肌无力
B. 糖原贮积症
C. 线粒体肌病
D. 脂质贮积病
E. 僵人综合征
F. 多发性肌炎

35. （提示：RyR抗体水平升高0.498，但AChR、MuSK抗体阴性。疲劳试验、新斯的明试验阴性。低频重复神经刺激尺、腋、面神经未见异常）为明确诊断须进一步检查

A. 血乳酸及肌肉活检
B. 前臂缺血试验
C. 针极肌电图
D. 单纤维肌电图
E. 骨骼肌生化检查
F. 基因检查

36. ［提示：患者诉双下肢剧烈运动后可出现肌痛、痉挛，但坚持缓慢行走有助于痉挛减轻或消失，此后肌无力持续较长时间。前臂缺血试验阳性（运动后4~5分钟血乳酸2.1mmol/L），单纤维肌电图阴性，针极肌电图提示上下肢肌源性损害。肌肉HE染色见右图；骨骼肌组织化学染色可见磷酸化酶缺乏］最可能的诊断是

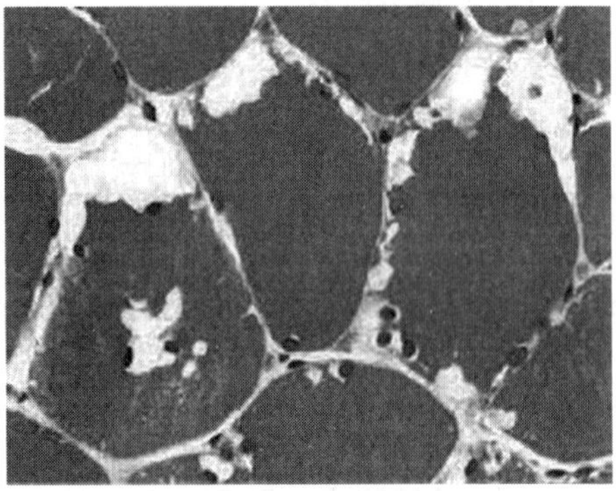

A. 糖原贮积症Ⅱ型
B. 糖原贮积症Ⅲ型
C. 糖原贮积症Ⅴ型
D. 线粒体肌病
E. 脂质贮积病
F. 多发性肌炎

37. （提示：诊断为糖原贮积症Ⅴ型）关于糖原贮积症Ⅴ型，叙述正确的有

A. 常染色体隐性遗传，儿童至成年起病
B. 首发症状为活动后四肢力弱，僵硬、疼痛，剧烈活动后出现肌痉挛
C. 继续进行四肢轻度活动数分钟后，无力症状可减轻或消失
D. 部分合并假肥大，晚期可见肌萎缩
E. 剧烈运动后50%患者有肌红蛋白尿

F. 心肌、肝、脊髓和脑神经细胞内有大量糖原贮积

参考答案与解析

一、A1 型题

1. D【解析】肌纤维的特殊病理改变包括指纹体、管聚集、胞质体、杆状体。

2. D【解析】病程在 1 年以内的眼肌型重症肌无力（MG）患者不宜用激素治疗。该型患者，有 10%~20%可以自愈。

3. B【解析】目前尚无研究表明，皮质类固醇或其他免疫抑制剂可以显著改善包涵体肌炎（IBM）的临床症状，但皮质类固醇可轻度或短暂改善患者症状，而只有存在骨骼肌特异性抗体的患者，才可以获得良好的治疗效果。

4. B【解析】贝克（Becker）肌营养不良（BMD）的基因位于染色体 Xp21，属 X 连锁隐性遗传，常在 12 岁以后发病，首先累及骨盆带肌和下肢近端肌肉，逐渐波及肩胛带肌，有腓肠肌假性肥大。血清肌酸激酶（CK）水平明显升高，尿中肌酸增加，肌酐减少。

5. D【解析】重症肌无力起病隐袭，全身骨骼肌均可受累，多以脑神经支配的肌肉最先受累，而多数患者以眼外肌最先受累。肌无力常从一组肌群开始，范围逐步扩大。首发症状常为一侧或双侧眼外肌无力，但平滑肌和括约肌通常不受累。受累骨骼肌病态疲劳，肌无力于下午或傍晚因劳累后加重，晨起或休息后减轻，此种波动现象称之为“晨轻暮重”。

6. E【解析】根据遗传方式、起病年龄、萎缩肌肉的分布、病程进展速度和预后，进行性肌营养不良至少可以分为 9 种类型：假肥大型肌营养不良症［包括迪谢内（Duchenne）肌营养不良（DMD）、贝克（Becker）肌营养不良（BMD）］、面肩肱型肌营养不良（FSHD）、肢带型肌营养不良（LGMD）、埃默里-德赖弗斯（Emery-Dreifuss）肌营养不良（EDMD）、先天性肌营养不良（CMD）、眼咽型肌营养不良（OPMD）、眼肌型肌营养不良和远端型肌营养不良。在这些类型中，DMD 最常见，其次为 BMD、FSHD 和 LGMD。BMD 发病率为 DMD 的 1/10。BMD 临床表现与 DMD 类似：呈 X 连锁隐性遗传；首先累及骨盆带肌和下肢近端肌肉，逐渐波及肩胛带肌，有腓肠肌假性肥大；血清 CK 水平明显升高，尿中肌酸增多，肌酐减少；肌电图和肌肉活检均为肌源性损害；肌肉 MRI 示变性肌肉呈“虫蚀现象”。BMD 与 DMD 的主要区别在于，BMD 起病年龄稍迟（5~15 岁起病）、进展速度缓慢、病情较轻、12 岁以后尚能行走、心脏很少受累（一旦受累则较严重）、智力正常、存活期接近正常生命年限、抗肌萎缩蛋白基因多为整码缺失突变，骨骼肌膜中的抗肌萎缩蛋白表达减少。

7. E【解析】重症肌无力患者合并肺部感染，可首选头孢菌素、青霉素类，次选大环内

酯类，慎选氟喹诺酮类。通过观察临床症状，尤其是24~48小时内的症状变化，来判断药物的安全性。如出现症状恶化，应及时更换。当疗效不佳时，可尝试新药。

8. E【解析】许多麻醉药都会直接加重重症肌无力。肌松药（箭毒、D-筒箭毒碱）能导致呼吸肌无力引起窒息、死亡，是重症肌无力禁用药物。膜稳定剂（奎宁、奎尼丁、乙酰内脲类、普鲁卡因酰胺）、去极化药物（十甲季胺、丁二酰胆碱）等神经-肌肉阻滞药应小心使用；安定、吗啡、镇定剂等呼吸抑制剂也应慎用。

9. C【解析】依酚氯铵可用作重症肌无力的诊断剂，用于诊断重症肌无力和鉴别肌无力危象及胆碱能危象。①腾喜龙（依酚氯铵）试验：静脉注射10mg，注射后肌无力症状明显缓解，维持10分钟后又恢复原状，就能确定诊断。②肌无力危象和胆碱能危象的鉴别：先注射2mg，若症状好转，再将其余8mg注射完，诊断为肌无力危象；若注射2mg后症状加重，应立即停注，诊断为胆碱能危象。

10. A【解析】Duchenne肌营养不良（DMD）通常3~5岁隐袭起病，突出症状为骨盆带肌无力，有典型的“鸭步”和翻身起立的“Gower”征，致病基因携带者为女性，所生男孩50%发病。90%的患者有肌肉假性肥大，触之坚韧，为首发症状之一。以腓肠肌最明显，三角肌、臀肌、股四头肌、冈下肌和肱三头肌等也可发生。大多患者伴心肌损害，如心律不齐、右胸前导联出现高R波和左胸前导联出现深Q波。病程进展快，一般12岁以上即有生活不能自理，需坐轮椅，最后因呼吸肌萎缩而出现呼吸变浅、咳嗽无、肺容量明显下降、心律失常和心功能不全，多数患者在20~30岁因呼吸道感染、心力衰竭而死亡。

11. D【解析】新斯的明试验是诊断重症肌无力的重要手段之一，大部分患者在肌力检查时发现明显的肌无力，适用于新斯的明或依酚氯胺试验（腾喜龙试验）。异常结果：新斯的明试验阳性可诊断为重症肌无力。

12. C【解析】Duchenne肌营养不良（DMD）的辅助检查：血清酶学检查可表现为血肌酸激酶（CK）、乳酸脱氢酶（LDH）显著增高；肌电图可见肌源性肌电损害，但各型略有差异；抗肌萎缩蛋白基因检查可以发现基因缺陷；肌肉MRI对肌肉受损分布情况进行确定，检查提示变性的肌肉有“虫蚀现象”。

13. D【解析】及时识别肌无力危象并保证有效通气是抢救肌无力危象的关键。需在重症监护病房进行抢救和观察。

14. E【解析】重症肌无力是神经-肌肉接头乙酰胆碱传递障碍的自身免疫病，吡啶斯的明可相对增加突触间隙的乙酰胆碱数量，是对症替代治疗药物。当患者应用激素或其他免疫抑制剂或由于身体自身变化而免疫系统得到纠正后，临床上肌无力症状可出现改善，病情不再明显波动。服用吡啶斯的明不再对症状产生影响时，可停用吡啶斯的明。

15. D【解析】参见A1型题第10题解析。

16. A【解析】低钾性周期性瘫痪为常染色体显性遗传病，其致病基因主要位于1号染色体长臂（1q31-32），该基因编码肌细胞二氢吡啶敏感的L型钙离子（Ca^{2+}）通道蛋白。L

型钙离子通道蛋白是二氢吡啶复合受体的一部分，位于横管系统，通过调控肌质网钙离子的释放而影响肌肉的兴奋-收缩偶联。在饱餐后或激烈活动后的休息中，最易发作肌无力；能促使钾离子转入细胞内的因素如注射胰岛素、肾上腺素或大量葡萄糖也能诱发肌无力发作。

17. A【解析】离子通道病是指离子通道的结构或功能异常所引起的疾病。目前，研究比较清楚的离子通道病主要涉及钾、钠、钙、氯通道领域。其中，已经发现的钠通道病有高钾性周期性瘫痪、正常血钾性周期性瘫痪、部分低钾性周期性瘫痪、先天性副肌强直、各型钾加重的肌强直、先天性肌无力、3-型长 QT 综合征、1-型假性醛固酮减少症、利德尔（Liddle）综合征（又称假性醛固酮增多症）、全面性癫痫热性发作叠加症等。

18. D【解析】重症肌无力属于自身免疫病，抗胆碱酯酶药属于免疫抑制药物，可对症治疗重症肌无力，但不影响病程。①溴化新斯的明：每次 15～30mg，3 次/日。②溴吡斯的明：每次 60～90mg，3～4 次/日。③甲基硫酸新斯的明：1～1.5mg 肌内注射，用于诊断或抢救肌无力危象。心脏病、支气管哮喘、青光眼和机械性肠梗阻禁用。

19. B【解析】参见 A1 型题第 10 题解析。

20. A【解析】Lambert-Eaton 肌无力综合征为一组自身免疫病，其自身抗体的靶器官为周围神经末梢突触前膜的钙离子通道和 ACh 囊泡释放区。多见于男性，约 2/3 患者伴发癌肿，尤其是燕麦细胞型支气管肺癌，也可伴发其他自身免疫病。

21. A【解析】重症肌无力的传统临床分型，对临床医师而言，使用方便、容易掌握。改良 Osserman 临床分型法中，Ⅱa 型（轻度全身型）四肢肌群轻度受累，常伴眼外肌无力，一般无咀嚼和构音困难，生活能自理，对药物治疗有效，预后较好。

22. B【解析】多发性肌炎是一种以肌无力、肌痛为主要表现的自身免疫病、弥漫性肌肉炎性疾病，病因不清。主要表现为对称性四肢近端、颈肌、咽部肌肉无力，肌肉压痛，血清酶增高，常伴有肌肉关节部疼痛、酸痛和压痛。约 20%患者合并红斑狼疮、硬皮病、类风湿关节炎、干燥综合征等其他自身免疫病。部分患者可以合并其他系统性损害，如心肌受累可以出现心律失常、心肌炎；呼吸系统受累可表现为呼吸肌肌力弱或肺间质纤维化；消化系统损害导致胃肠道症状和食管运动下降以及吞咽困难。肌营养不良才常伴有肌肉假性肥大，故选项 B 错误。

23. A【解析】口服氯化钾（分次给药）通常可终止低钾性周期性瘫痪的急性发作，也可静脉滴注氯化钾溶液以纠正低钾血症状态。

24. D【解析】Lambert-Eaton 肌无力综合征（LEMS）致病的自身抗体直接抑制神经末梢突触前的压力门控钙通道（VGCC），从而导致 LEMS 肌无力症状。

25. A【解析】参见 A1 型题第 5 题解析。

26. C【解析】Duchenne 肌营养不良与 Becker 肌营养不良的临床特点类似，均呈 X 连锁隐性遗传，腓肠肌假性肥大，血清 CK 水平明显增高，肌电图和肌肉病理呈肌病改变。而选项 C“远端肢体无力”是远端肌营养不良的临床特点，肌无力和萎缩始于四肢远端、腕踝关节周围和手足的小肌肉。

27. C【解析】重症肌无力患者长期服用抗胆碱酯酶药过量时，可表现为瞳孔缩小、胸闷、气短、呼吸困难、恶心、呕吐、腹痛、多汗、唾液增多、肌肉颤动和肌无力加重，严重者者异常地软弱疲乏，上肢、颈、肩、舌等处肌肉麻痹，语言不清，步态不稳，抽搐或阵挛，甚至昏迷以及心脏活动抑制等不良反应。其中 M 样作用可用阿托品对抗。

28. E【解析】肌无力危象处理时，当注射新斯的明不能完全缓解危象或反复发生危象者，应进行气管插管并连接呼吸机进行辅助通气。

29. A【解析】肌无力危象常为抗胆碱酯酶药用量不足所致。对于肌无力危象的治疗，主要是尽快增加抗胆碱酯酶药的用量。同时确保维持正常呼吸功能、积极控制感染、迅速降温、去除诱因。并采取大剂量糖皮质激素疗法、血浆置换疗法、胸腺切除和胸腺放疗等综合治疗手段。

30. E【解析】重症肌无力的发病原因分两大类。①先天遗传性：极少见，与自身免疫无关。②自身免疫病：最常见。发病原因尚不明确，普遍认为与感染、药物、环境因素有关。同时重症肌无力患者中有 65%~80%有胸腺增生，10%~20%伴发胸腺瘤。

31. E【解析】包涵体肌炎病理检查可以发现肌纤维内出现镶边空泡、肌内衣为主的炎症细胞浸润以及肌纤维内的类淀粉蛋白沉积，电镜检查可以发现肌纤维内管丝包涵体。

32. E【解析】重症肌无力禁用的抗生素类药物包括：①氨基糖苷类抗生素：如庆大霉素、链霉素、卡拉霉素、妥布霉素等。②多黏菌素类抗生素：如多黏菌素 B 和黏菌素。③四环素类抗生素：如多西环素、四环素和金霉素。④喹诺酮类抗生素：如环丙沙星、氧氟沙星等。⑤大环内酯类抗生素：如红霉素、吉他霉素、阿奇霉素、交沙霉素等。⑥其他：如林可霉素、克林霉素、万古霉素、杆菌肽和磺胺类药物。

33. D【解析】肉毒杆菌产生的肉毒毒素能够抑制神经递质乙酰胆碱（ACh）的释放。这种毒素作用于突触前膜上的钙通道，阻止钙离子进入终末神经元，从而使得 ACh 无法释放到神经-肌肉接头处，导致肌肉无法正常收缩，出现肌无力症状。所以选项 D 正确。

34. E【解析】疲劳试验、重复神经刺激、抗胆碱酯酶药物试验（新斯的明试验、腾喜龙试验）可协助重症肌无力的诊断。脑脊液检查无意义。

35. C【解析】烟碱样症状主要是乙酰胆碱在骨骼肌和横纹肌神经-肌接头内的过度蓄积，从而导致面、眼睑、舌、四肢、全身横纹肌发生纤维样颤动。烟碱样症状主要表现为肌束震颤、肌力减退、肌肉痉挛、肌麻痹（包括呼吸肌麻痹）等。

36. D【解析】参见 A1 型题第 16 题解析。

37. C【解析】重症肌无力临床主要特征是局部或全身横纹肌于活动时易于疲劳无力，经休息或用抗胆碱酯酶药物后可以缓解。

38. E【解析】80%~90%重症肌无力患者外周血中可检测到烟碱型 AChR-Ab。在其他肌无力中不易检出，因此对诊断本病有特征性意义。

39. A【解析】参见 A1 型题第 16 题解析。

40. C【解析】重症肌无力是神经-肌肉接头突触后膜上 AChR 受损引起，故典型病理改变为神经-肌肉接头突触后膜结构破坏，包括突触后膜皱褶消失、平坦、甚至断裂。

41. B【解析】低钾性周期性瘫痪为常染色体显性遗传或散发的疾病，我国以散发多见，为周期性瘫痪中最常见的类型。

42. C【解析】周期性瘫痪最常累及的肌肉是四肢近端肌肉。①低钾性周期性瘫痪：多在夜间或清晨醒来时发病，表现为四肢弛缓性瘫痪，程度可轻可重，肌无力常由双下肢开始，后延及双上肢，两侧对称，近端较重。②高钾性周期性瘫痪：常因寒冷或服钾盐诱发，白天发病。也以下肢近端较重，持续时间较短，不足一小时，一天多次或一年一次。

43. A【解析】重症肌无力最常用的药物是抗胆碱酯酶药物，可以在不同类型的患者应用，而其他方法应用于个别的临床亚型。

44. B【解析】先天性肌无力指的是一些遗传病导致的肌无力，在血清中查不到 AchR 抗体。

45. D【解析】Lambert-Eaton 肌无力综合征的治疗如下。①治疗原发病：针对原发肿瘤的治疗可以使神经系统症状获得改善。一旦发现原发性肿瘤，应进行病因治疗如手术、深部放疗及化疗等，缓解肿瘤症状，并可能改善神经系统症状。手术切除肺癌即使对原发病无补，但也常可改善肌无力症状。②症状性治疗：可以应用乙酰胆碱释放增强剂，如 3，4-二氨基吡啶，可增加神经-肌肉接头突触前膜 ACh 释放，与吡啶斯的明合用，不良反应小，相对无毒性。盐酸胍可使 ACh 释放增加而使症状改善，增强肌力较新斯的明及吡啶斯的明有效。在上述治疗无效的情况下，可考虑应用免疫抑制剂、血浆置换或免疫球蛋白冲击治疗。与其他类型的神经系统副肿瘤综合征不同，血浆置换和免疫抑制剂有一定的治疗效果，IVIg 也可有效。抗胆碱酯酶药物，如溴吡斯的明及新斯的明，通常无效，细胞毒性药物应慎用。

46. E【解析】参见 A1 型题第 22 题解析。进行性肌营养不良、线粒体肌病、先天性肌强直、强直性肌营养不良均无明显的压痛。

47. D【解析】多发性肌炎急性期可出现红细胞沉降率、C 反应蛋白水平升高，血清肌酶最敏感的是肌酸肌酶（CK），在活动期可升高到 50 倍。天冬氨酸转氨酶、丙氨酸转氨酶、乳酸脱氢酶也升高。

48. A【解析】眼肌型重症肌无力是一种罕见的自身免疫病，主要影响眼部肌肉，导致眼球运动障碍和复视，包括眼球无法正常移动或固定在某个方向和其他与眼球活动相关的问题。选项 B、C、D 和 E 所描述的症状不是眼肌型重症肌无力的常见表现。

49. C【解析】Duchenne 肌营养不良（DMD）为最常见的肌营养不良类型，是我国最常见的 X 连锁隐性遗传的肌病，1/3 的患者是 DMD 基因新突变所致，女性为基因携带者，主要影响男性。无明显地理或种族差异。

50. A【解析】Lambert-Eaton 肌无力综合征（LEMS）又称肌无力综合征，是一种由免疫介导的神经-肌肉接头功能障碍性疾病，病变主要累及胆碱能突触前膜，是由于自身抗体破坏钙离子通道导致乙酰胆碱释放减少引起的。

51. B【解析】高钾性周期性瘫痪又称强直性周期性瘫痪，较少见。部分患者伴有手肌、舌肌的强直发作，肢体放入冷水中易出现肌肉僵硬，肌电图可见强直电位。

52. D【解析】重症肌无力的主要病理生理机制是乙酰胆碱受体数目减少。

53. E【解析】Lambert-Eaton 肌无力综合征多发生在 50～70 岁男性；亚急性起病，进行性、对称性肢体近端和躯干肌肉无力、病态疲劳，下肢重于上肢，休息后症状不能缓解。此病患者虽然活动后即感疲劳，但短暂用力收缩后肌力反而增强，而持续收缩后又呈疲劳状态，脑神经支配的肌肉很少受累。另外，约半数患者伴有自主神经功能障碍，出现口干、少汗、便秘、阳痿。体征包括深反射减弱或消失，无感觉障碍。可以合并其他 PNS，如 PCD 和脑脊髓炎等。

54. B【解析】低钾性周期性瘫痪发作时给予 10%氯化钾或 10%枸橼酸钾 40～50ml 顿服，24 小时内再分次口服，一日总量为 10g。

55. E【解析】呼气诱发实验不能协助诊断重症肌无力，参见 A1 型题第 34 题解析。

56. A【解析】糖皮质激素治疗是多发性肌炎（PM）的首选，其次是免疫抑制剂或来氟米特和其他药物。糖皮质激素和免疫抑制剂治疗无效或患者病情较重时，可选择 IVIg 或使用生物制剂作为补充手段。

57. E【解析】重症肌无力的治疗方法如下。①药物治疗：抗胆碱酯酶药、糖皮质激素以及其他免疫抑制剂（如环磷酰胺、环孢素、硫唑嘌呤、他可莫司、麦考酚酸酯等）。②胸腺治疗：胸腺切除术、胸腺放射治疗。③血浆置换。④免疫球蛋白治疗。

58. C【解析】部分低钾性周期性瘫痪可合并甲状腺功能亢进症，故选项 A 正确；原发性醛固酮增多症时会出现血清钾下降，出现四肢无力，二者之间有关，故选项 B 正确；高钾性周期性瘫痪可以出现肌强直，故选项 D 正确；在高钾性和低钾性周期性瘫痪的病理检查均可见钠含量增高，故选项 E 正确。选项 C“胸腺肿瘤”与周期性瘫痪无关。

59. E【解析】参见 A1 型题第 34、38 题解析。肌肉活检可作为炎性肌病、进行性肌营养不良、代谢性肌病等的辅助检查方法。

60. D【解析】Becker 肌营养不良（BMD）起病年龄稍迟（5～15 岁起病），进展速度缓慢，病情较轻，12 岁以后尚能行走，心脏很少受累（一旦受累则较严重），智力正常。存活期长，接近正常生命年限。

61. A【解析】重症肌无力是一种主要累及神经-肌肉接头突触后膜的自身免疫病，主要是由 AChR 抗体介导，在细胞免疫和补体参与下，由于突触后膜的 AChR 敏感性降低被大量破坏，受体数目减少，不能产生足够的终板电位，导致突触后膜传递功能障碍而发生肌无力。

62. C【解析】重症肌无力神经系统体格检查时，可有眼外肌麻痹（常为首发症状）、延髓麻痹、肌力减退以及颈项肌无力，抬头困难（累及胸锁乳突肌和斜方肌时）。

63. A【解析】分子病理学研究证实，进行性肌营养不良是由于编码抗肌萎缩蛋白的基因部分区或缺失、重组或点突变，导致肌细胞膜上抗肌萎缩蛋白病变。

64. D【解析】参见 A1 型题第 32 题解析。

65. D【解析】胆碱能危象非常少见，由于抗胆碱酯酶药物过量引起，患者肌无力加重，并且出现明显抗胆碱酯酶药的不良反应，如肌束颤动及毒蕈碱样反应。可静脉注射依酚氯铵 2mg，如症状加重则应立即停用抗胆碱酯酶药物，待药物排出后可重新调整剂量。

66. D【解析】参见 A1 型题第 6 题解析。

67. C【解析】参见 A1 型题第 30 题解析。

68. A【解析】低钾性周期性瘫痪发作期应快速口服补钾，参见 A1 型题第 54 题解析。

69. D【解析】反拗性危象是对抗胆碱酯酶药物不敏感所致，可出现严重呼吸困难，依酚氯铵试验无反应。此时，应停止抗胆碱酯酶药，对气管插管或气管切开的患者可采用大剂量糖皮质激素治疗，待运动终板功能恢复后再重新调整抗胆碱酯酶药物剂量。

70. E【解析】重症肌无力神经电生理表现为低频重复神经刺激（RNS）波幅降低，故选项 E 错误，其余选项内容均正确。

71. E【解析】高钾性周期性瘫痪发作的治疗：对发作时间短，症状较轻患者一般不需特殊治疗，症状重时可用10%葡萄糖酸钙 10~20ml 静注，或 10%葡萄糖 500ml 加胰岛素10~20U 静脉滴注以降低血钾，也可用呋塞米排钾。

72. E【解析】先天性肌强直是发生在儿童早期，以骨骼肌用力收缩后放松困难为特征的疾病，属于骨骼肌氯离子通道病。由编码骨骼肌氯离子通道蛋白的 *CLCN*1 基因突变引起，依据遗传方式不同分为 Becker 病（常染色体显性）和 Thomsen 病（常染色体隐性）。

73. D【解析】氨基糖苷类是能影响神经-肌肉传递能力的抗生素类药物，其主要机制是抑制神经末梢释放 ACh。

74. B【解析】参见 A1 型题第 35 题解析。瞳孔缩小不属于烟碱样不良反应。

75. E【解析】参见 A1 型题第 4 题解析。

76. B【解析】重症肌无力（MG）是一种神经-肌肉接头传递功能障碍的获得性自身免疫病，该疾病以骨骼肌无力和异常疲劳为特征，多侵犯眼外肌、咀嚼肌、吞咽肌、颈肌、肢带肌和呼吸肌，运动时无力加重，休息或应用抗胆碱酯酶药后症状减轻，具有缓解与复发倾向。

77. E【解析】眼肌型重症肌无力和眼咽型肌营养不良都可以出现上睑下垂和吞咽困难，但前者上睑下垂可以是单侧或双侧，也可以是双眼睑交替下垂，上睑下垂和吞咽困难症状时轻时重，而且有的患者症状发展较快，服用新斯的明、强的松等症状可以改善；而后者为遗传性疾病，上睑下垂和吞咽困难常常缓慢发展，症状短时间内不能明显改善。

78. E【解析】腾喜龙试验：先静脉注射腾喜龙 2mg 观察 30 秒，如无肌无力加重的表现，再注射 8mg，1 分钟开始好转，4~5 分钟后又恢复原状。阳性指注射药物后，肌无力症状在 30 秒内改善。该试验可以鉴别临床上是何种类型的危象，肌无力先改善后恶化者为肌无力危象，症状加重者为胆碱能危象，无改善者为反拗性危象。但临床已基本不做腾喜龙试验，目前最多用的是新斯的明试验。

79. D【解析】Lambert-Eaton 肌无力综合征多发生在 50~70 岁的男性，男女发病比例为 5∶1，亚急性起病。多发生于癌症患者群体，其中小细胞肺癌合并 LEMS 多见于小细胞肺癌，其次是乳腺癌、胃癌、淋巴癌等。病程进展可有不同，通常是在发现肿瘤前数月至数年出现肌无力和肌肉疲劳。受累肌群分布与重症肌无力不同，以四肢骨骼肌为主，躯干肌、骨盆带肌、下肢肌以及肩胛带肌症状尤为明显。

80. D【解析】Duchenne 肌营养不良是我国最常见的 X 连锁隐性遗传性肌病；Becker 肌营养不良呈 X 连锁隐性遗传，临床表现与 DMD 类似；肢带型肌营养不良呈常染色体隐性或显性遗传，散发病例也较多，且与显性遗传相比，隐性遗传的患者较常见、症状较重、起病较早；面肩肱型肌营养不良（FSHD）呈常染色体显性遗传，多在青少年期起病；眼肌型肌营养不良又称 Kiloh-Nevin 型，较为罕见，呈常染色体显性遗传。

81. C【解析】参见 A1 型题第 9 题解析。

82. C【解析】皮肌炎（DM）是一种主要累及皮肤和骨骼肌的炎性微血管病，属于特发性炎性肌病范畴。主要病理特征是骨骼肌变性、坏死及淋巴细胞浸润，DM 的发病主要和体液免疫异常激活有关，因补体激活和膜攻击复合物形成，导致毛细血管内皮细胞破坏和微栓塞形成，出现以骨骼肌和皮肤为主的多系统损害。

83. B【解析】进行性肌营养不良中，Duchenne 肌营养不良病情最严重，多数患者可因呼吸道感染或心力衰竭而死亡。

84. E【解析】Lambert-Eaton 肌无力综合征的临床表现如下：①通常在发现肿瘤前数月至数年出现肌无力和易疲劳。患肌分布于 MG 不同，以四肢骨骼肌为主，躯干肌、骨盆带及下肢肌、肩胛带等症状尤其明显，下肢症状重于上肢，近端重于远端，表现为鸭步或摇摆步态。常合并四肢腱反射减弱或消失。②首发症状常表现为起立、上楼及步行困难，较晚波及肩部肌肉。脑神经支配肌，如眼外肌和咽喉肌受累可出现上睑下垂、复视、构音障碍及吞咽困难等，但较少见，受累程度较轻。可有感觉异常、关节炎样疼痛。约半数以上患者出现自主神经症状，最常见口干、阳痿、便秘、排尿困难、泪液和汗液减少、体位性低血压、瞳孔反射异常等。③患肌的分布与重症肌无力不同，以四肢骨骼肌为主，下肢症状终于上肢，常合并膝、踝反射消失。④短暂用力收缩后肌无力反而增强，而持续收缩后又呈病态疲劳。

85. C【解析】肌无力危象为重症肌无力患者疾病发展严重的表现，一般是由于胆碱酯酶不足以及疾病发展引起的。近年来根据超微结构的研究发现，本病主要是突触后膜 AChR 发生的病变所致。

86. A【解析】皮肌炎患者 40 岁以上发病须高度警惕恶性肿瘤，因为伴随恶性肿瘤的可能性加大。

87. B【解析】包涵体肌炎骨骼肌的病理改变特点是出现肌内衣为主的炎症细胞浸润，以 $CD8^{+}T$ 细胞和单核细胞为主，可见成组分布的小角状萎缩肌纤维以及肌纤维内出现镶边空泡，在空泡肌纤维和细胞核内发现“Alzheimer 特征样蛋白”。电镜下观察到管丝样包涵体是该病主要病理特点。

88. B【解析】有上睑下垂的重症肌无力患者，还可能有的症状是眼球向内、向上、向下运动受限，复视。

89. C【解析】急性重症型重症肌无力可导致呼吸衰竭等并发症的发生，死亡率最高。

90. A【解析】肢带型肌营养不良 1C 的致病蛋白是小窝蛋白-3，临床上以肩胛带和骨盆带肌不同程度的持续性无力或肌萎缩为主要特点，没有症状的波动性。

91. C【解析】90%以上重症肌无力患者的早期症状可出现眼外肌麻痹，多为不对称性。患者可表现为上睑下垂、斜视、复视，严重的还可以出现眼球运动受限或者眼球固定，瞳孔括约肌不受累。随着病情的进展，可出现双眼症状。

92. E【解析】糖原贮积症Ⅱ型又称为蓬佩（Pompe）病、酸性麦芽糖酶缺乏症，由酸性麦芽糖酶缺陷引起。糖原在溶酶体内沉积，累及全身，主要是心脏、肌肉、神经系统。

93. B【解析】重症肌无力是一种横纹肌神经-肌肉接头点处传导障碍的自身免疫病，以肌肉易疲劳晨轻暮重、休息或用抗胆碱酯酶药后减轻为特点。

94. C【解析】妊娠可引起母体免疫系统很大变化，但对 MG 的影响却因人而异，并没有一致的结果。妊娠期重症肌无力病情加重，可能与妊娠期孕酮增多及其影响盐皮质激素有关。此外孕早期的恶心、呕吐，无法口服抗胆碱酯酶药物也影响了 MG 的病程；妊娠期的生理应激，子宫长大、膈肌抬高也影响肺呼吸功能，使肺通气不足，在呼吸肌无力时危险性增大。

95. E【解析】对重症肌无力患者，禁止使用对神经-肌肉传递阻滞的药物，以免加重病情。如氨基糖苷类抗生素（庆大霉素、链霉素、卡那霉素、阿米卡星等）、奎宁、普鲁卡因胺、普萘洛尔、氯丙嗪以及各种肌松药等。故选项 E 错误，其余选项均正确。

96. B【解析】强直性肌营养不良症（MD）患者可表现为肌强直，即患者躯干和四肢近端肌肉叩击后出现局部肌球现象，数秒后消失，该体征具有重要的诊断价值。

97. D【解析】引起低钾性周期性瘫痪的原因有钾摄入不足、钾吸收困难以及细胞排钾等 3 种。主要诱发因素是暴饮暴食过量碳水化合物，因一次性大量碳水化合物摄入刺激过量的胰岛素（分泌），抑制钾从细胞内外流，进一步使钾在细胞内积聚，导致血管内低钾。

98. D【解析】重症肌无力可见于任何年龄，小至数月，大至 70~80 岁。常见诱因有感染、手术、精神创伤、全身性疾病、过度疲劳、妊娠、分娩等，有时甚至可以诱发肌无力危象。

99. A【解析】80%的线粒体脑肌病伴高乳酸血症和卒中样发作（MELAS）是由 mtDNA

第 3243 位点发生 A 到 G 的点突变（A3243G）所致。MtDNA A3243G 突变是线粒体基因突变中最常见的一种类型。肌阵挛癫痫伴破碎红纤维综合征（MERRF）主要是由于 mtDNA 第 8344 位点 A 到 G 的点突变（A8344G），使 tRNA 赖氨酸基因结构发生改变，蛋白合成受阻而致病。30%~50%的慢性进行性眼外肌麻痹（CPEO）和卡恩斯-赛尔（Kearns-Sayre）综合征（KSS）均有 mtDNA 的缺失，最常见缺失位于 mtDNA 的 8468 和 13446 位之间。所以选项 A 正确。

100. D【解析】参见 A1 型题第 62 题解析。

101. C【解析】低钾性周期性瘫痪是一种以反复发作的，突发性骨骼肌弛缓性瘫痪为特征的常见疾病。我国多为散发，部分病例与甲状腺功能亢进症（简称甲亢）有关。伴发甲亢者发作频率较高，每次持续时间短，常在数小时至 1 天之内。甲亢控制后，发作频率减少。

102. C【解析】绝大多数的腓肠肌假性肥大患者可见双侧腓肠肌肥大，这是由于萎缩的肌纤维组织被脂肪充填而致，同时出现肌力减弱，但触之坚硬。

103. A【解析】重症肌无力是由于体内产生 AchR 自身抗体造成 AchR 受损或减少而产生肌无力。

104. C【解析】不管何种类型的肌无力危象，均应首先保证呼吸道通畅和正常换气，以维持患者的生命。

105. E【解析】肌营养不良骨盆带肌肉无力，行走时骨盆向两侧上下摆动，呈典型的鸭步。

106. B【解析】肌强直是指受累骨骼肌肉在收缩后不易放松，连续收缩后症状减轻或消失，寒冷能使症状加重的一组肌肉疾病。其原因主要是由于肌膜对某些离子通透性异常引起，如强直性肌营养不良，其肌膜对钠离子通透性增加；先天性肌强直，其肌膜则是对氯离子通透性减低。

107. B【解析】由于腹肌和髂腰肌无力，患者自仰卧位起立时必须先翻身转为俯卧位，依次屈膝关节和髋关节，并用手支撑躯干呈俯跪位，然后以两手及双腿共同支撑躯干，再用手按压膝部以辅助股四头肌的肌力，身体呈深鞠躬位，最后双手攀附下肢缓慢地站立，因十分用力而出现面部发红。上述动作称为 Gower 征，为 Duchenne 肌营养不良（DMD）的特征性表现。

108. B【解析】正常钾性周期性瘫痪在治疗上可给予大量生理盐水静脉滴注。

109. E【解析】重症肌无力可以影响到全身的肌肉，最常受累的是眼肌，但多侵犯眼外肌，眼内肌一般不受累，一般也不会影响到大脑。临床诊断的主要依据是部分或全身骨骼肌具有病态疲劳性和每日波动性的肌无力表现。症状晨起或休息后减轻，下午或傍晚加重。

110. C【解析】肌肉活检可查到大量破碎红纤维，电镜可见多种形式的线粒体形态及内部结构异常，对线粒体肌病及线粒体脑肌病有提示性意义。

111. B【解析】参见 A1 型题第 9 题解析。

112. E【解析】线粒体脑肌病包括 CPEO、KSS、MELAS、MERRF 等。Lambert-Eaton 肌无力综合征不属于线粒体脑肌病，属于神经系统副肿瘤综合征。

113. B【解析】参见 A1 型题第 109 题解析。

114. C【解析】诊断强直性肌营养不良时，用扣诊锤叩击四肢肌肉、躯干甚至舌肌时，可见局部肌球形成，持续数秒后才能恢复原状，具有重要价值。

115. D【解析】重症肌无力最常用的药物是抗胆碱酯酶药物，是所有类型重症肌无力的一线药物，可以改善临床症状，但不影响基础疾病病程。不仅适用于新近就诊的患者初始治疗用药，还可以单独用来长期治疗轻型患者。常用的有新斯的明、溴吡斯的明、安贝氯胺（酶抑宁）。溴吡斯的明最常用，不良反应小，成年人起始量 60mg 口服，4 次/天。

116. A【解析】强直性肌营养不良症的临床表现：①骨骼肌外内分泌症状：部分患者可表现为宽额头及秃顶；男性睾丸小，生育能力低。②肌强直：可表现为用力握拳后不能立即将手伸直，需重复数次才能放松。③骨骼肌外眼部症状：可表现为白内障。成年人很常见。裂隙灯检查白内障是发现轻症家族性患者的敏感方法。患者也可有视网膜色素变性。

117. E【解析】先天性肌强直与强直性肌营养不良症的鉴别，强直性肌营养不良症常伴有肌肉萎缩、脱发、白内障和内分泌功能障碍等。肌酶往往升高。

118. C【解析】参见 A1 型题第 88 题解析。

119. C【解析】正常血钾性周期性瘫痪患者平时应服用高盐高糖饮食，高钾性周期性瘫痪患者平时经常摄食高盐、高碳水化合物饮食。低钾性周期性瘫痪患者平时应服用低钠高钾饮食。故选项 C 错误，其余选项均正确。

120. E【解析】皮质类固醇是治疗皮肌炎（DM）的一线用药。大剂量泼尼松能改善肌力和功能，短期静脉用甲泼尼龙也有效。多发性肌炎（PM）的治疗目前主要应用皮质类固醇、硫唑嘌呤及其他免疫抑制药，比较科学的治疗方法是根据抗体的类型选择治疗措施，多数抗体类型的多发性肌炎可用大剂量甲泼尼龙冲击治疗，而后改为长期口服，并逐渐减少药物剂量。

121. B【解析】突触结构指的是两个神经元细胞间的连结处，包括突触前膜、突触间隙、突触后膜。

122. E【解析】强直性肌营养不良（MD）肌无力和肌萎缩的临床表现常先累及手部和前臂肌肉，继而累及头面部肌肉，尤其颞肌和咬肌萎缩最明显，患者面容瘦长，颧骨隆起，呈“斧状脸”，颈消瘦而稍前屈，而呈“鹅颈”。呼吸肌也常受累，引起肺通气量下降。

123. C【解析】重症肌无力患者在治疗过程中出现症状加重，呼吸困难、瞳孔缩小、唾液增多、腹痛、肌束震颤，可能是胆碱能危象。胆碱能危象是肌无力危象的一种，患者的主要表现是呼吸肌无力，不能维持换气和通气功能，可导致缺氧，随时会因呼吸衰竭死亡。除呼吸肌无力外，还会出现腹痛、恶心、呕吐、瞳孔缩小、流涎增多、肌束颤动、痉挛和紧缩感等其他症状。

124. E【解析】重症肌无力的发病年龄有两个高峰：20~40 岁发病者女性多于男性，约为 3∶2。故 40 岁前患者的主要影响人群为女性。

125. E【解析】参见 A1 型题第 6 题解析。

126. A【解析】参见 A1 型题第 5 题解析。

127. C【解析】重症肌无力时，患者新斯的明试验阳性。故选项 C 错误，其余选项均正确。

128. E【解析】参见 A1 型题第 10、107 题解析。除“全身肌肉有明显纤颤”外，其余均为 Duchenne 肌营养不良的表现。

129. D【解析】继发性低血钾的散发病例应与可反复引起低血钾的疾病鉴别，如甲亢、原发性醛固酮增多症、肾小管酸中毒、失钾性肾炎、腹泻、药源性低钾麻痹（噻嗪类利尿药、皮质类固醇等）等。

130. C【解析】抗胆碱酯酶药治疗重症肌无力有很好疗效，可改善重症肌无力症状。抗胆碱酯酶药是一类能与胆碱酯酶（ChE）结合，并抑制 ChE 活性的药物（也称抗胆碱酯酶药），其作用是使胆碱能神经末梢释放的 Ach 堆积，表现 M 样及 N 样作用增强而发挥兴奋胆碱受体的作用。

131. D【解析】低钾性周期性瘫痪在任何年龄均可发病，常于饱餐后、清晨起床时发现肢体肌肉对称性不同程度的无力或完全瘫痪，下肢重于上肢、近端重于远端，也可从下肢逐渐累及上肢。瘫痪肢体肌张力低，腱反射减弱或消失。可伴有肢体酸胀、针刺感。脑神经支配肌肉一般不受累，膀胱、直肠括约肌也很少受累，少数严重病例可发生呼吸肌麻痹、尿潴留、心动过速或过缓、心律失常、血压下降等情况甚至危及生命。

132. E【解析】参见 A1 型题第 76 题解析。

133. C【解析】重症肌无力的病程特点：缓慢或亚急性起病，也有因受凉、劳累后病情突然加重。整个病程有波动，缓解与复发交替。晚期患者休息后不能完全恢复。多数病例迁延数年至数十年，靠药物维持。少数病例可自然缓解。

134. E【解析】运动神经元病和肌病均只累及运动系统，所以感觉障碍检查无意义。

135. B【解析】肌肉活检是对诊断多发性肌炎（PM）最重要的方法，MHC-Ⅰ/$CD8^+T$ 复合物是诊断 PM 的重要病理表现。其中，抗颗粒信号识别抗体阳性的肌炎以坏死性肌肉病为特点，可以没有炎症细胞浸润。

136. D【解析】先天性肌强直是由于对氯离子通透性降低而致的肌病。该疾病症状自婴儿期或儿童期开始，逐渐进行性加重，至成人期趋于稳定。临床上有两种类型，即 Thomsen 病和 Becker 型。

137. B【解析】强直性肌营养不良（MD）是一组以肌无力、肌强直和肌萎缩为特点的多系统受累的常染色体显性遗传病。除骨骼肌受累外，还常伴有白内障、心律失常、糖尿病、秃发、多汗、性功能障碍和智力减退等表现。不同患者病情严重程度相差很大。

138. E【解析】强直性肌营养不良无有效的治疗方法，主要是对症治疗。肌强直可用膜系统稳定药治疗，能促进钠泵活动，降低膜内钠离子浓度，提高静息电位，改善肌强直状态，如硫酸奎宁、普鲁卡因胺、苯妥英钠治疗。首选苯妥英钠，因其他药物对心脏传导有不良影响。肌无力尚无治疗方法，肌萎缩可试用苯丙诺龙治疗。强直性肌营养不良患者禁忌使用地西泮。

139. E【解析】重症肌无力眼外肌麻痹与其他疾病引起的眼外肌麻痹的主要区别是症状有波动，疲劳后加重，休息后缓解，即“晨轻暮重”。

140. A【解析】Duchenne 肌营养不良（DMD）是由于基因缺失或突变，肌肉中抗肌萎缩蛋白（dystrophin，Dys）缺乏或显著减少。DMD 肌肉活检标本分别用抗肌萎缩蛋白抗体和 emenn 抗体进行免疫组化染色，可见抗肌萎缩蛋白和 emenn 蛋白缺失，对诊断有决定性意义。

141. B【解析】参见 A1 型题第 120 题解析。

142. E【解析】假肥大型肌营养不良患者的肌肉假性肥大与肌肉真性肥大的重要区别是肌肉的力量。真性肥大见于运动员、健美锻炼者或体力劳动者，肌肉活检示肥大的肌肉只有肌纤维肥大，未见结缔组织增多。

143. A【解析】进行性肌营养不良肌电图检查，用针电极检查股四头肌或三角肌，静息时可见纤颤波和正锐波；轻收缩时可见运动单位时限缩短，波幅减低，多相波增多；大力收缩时可见强直样放电及病理干扰相。神经传导速度正常。故选项 A 错误。

144. B【解析】参见 A1 型题第 107 题解析。

145. C【解析】预防发作可在间歇期给予氟氢可的松和乙酰唑胺，避免进食含钾多的食物，如肉类、香蕉、菠菜、薯类，防止过劳或过度肌肉活动，注意寒冷或暑热的影响。

146. C【解析】参见 A1 型题第 110 题解析。

147. C【解析】疲劳试验、AChR 抗体滴度检测、抗胆碱酯酶药物试验（新斯的明试验、腾喜龙试验）、重复神经刺激均可以用于重症肌无力的辅助检查。肌肉活检可作为炎性肌病、进行性肌营养不良、代谢性肌病等的辅助检查方法，不用于诊断重症肌无力。

148. E【解析】线粒体脑肌病同时可出现脑、视网膜、肌肉受损。线粒体肌病表现为肢体不耐受疲劳，活动后出现肌无力，休息后好转；血乳酸、丙酮酸试验阳性，但没有脑部受损的表现，可以和线粒体脑疾病相鉴别。

149. C【解析】糖皮质激素治疗重症肌无力大剂量短程疗法：甲泼尼龙 1000mg/d 静脉滴注，3~5 天后递减，逐渐过渡到用泼尼松口服维持。需注意肌无力加重反应。

150. C【解析】参见 A1 型题第 122 题解析。

151. D【解析】重症肌无力的辅助检查结果：①重复神经电刺激（RNS）为常用的具有确诊价值的检查方法。90%的 MG 患者低频刺激时为阳性，且与病情轻重相关。②疲劳试验

（Jolly 试验）：患者持续上视出现上睑下垂或两臂持续平举后出现上臂下垂，休息后恢复则为阳性。③AChR 抗体效价的检测：85%以上全身型重症肌无力患者的血清中 AChR 抗体浓度明显升高，但眼肌型患者的 AChR 抗体升高可不明显，且抗体效价的高低与临床症状的严重程度并不完全一致。

152. E【解析】强直性肌营养不良除了表现有骨骼肌强直和肥大外，多数患者的非肌肉症状可累及心血管系统、眼部、神经系统、消化系统、内分泌系统等，可有秃发、白内障、心律失常、睾丸萎缩等表现。

153. D【解析】根据患者瞳孔大小、唾液和出汗多少，可区分胆碱能危象和肌无力危象。胆碱能危象患者表现为瞳孔缩小，泪液、唾液分泌物增加，发生双侧湿肺、呼吸困难、缺氧和激素颤动；而肌无力危象表现为原有受累肌群肌无力加重，肌力突然显著降低。

154. D【解析】多发性肌炎的病因如下。①感染因素：特发性肌炎病因不明，而不同亚型肌炎发病的季节不同，故专家提示病毒感染可能是在其发病中起到作用。②肿瘤因素：由于很多多发性肌炎合并肿瘤，且切除肿瘤后，大部分肌炎也能得到缓解，故肿瘤可能会分泌一种毒素而直接引起本病病变。③遗传因素：多发性肌炎和皮肌炎的发病有明显的种族差异。大多是白种人。④其他因素：恶性肿瘤、免疫接种、红斑狼疮、干燥综合征、服用降脂药等药物、酒精中毒、创伤、手术及一些内分泌疾病也可引起多发性肌炎。

155. C【解析】参见 A1 型题第 57 题解析。

156. E【解析】多发性肌炎的治疗药物首选皮质类固醇。治疗要遵循个体化原则，对患者的情况进行全面评估后足量给药。然后根据症状和激酶的变化调整激素用量，通常在一个月内症状即可减轻，激酶也有所下降，之后就可以缓慢减量，必要时加用免疫抑制剂。

157. E【解析】本题选项内容均可作为重症肌无力与急性炎性脱髓鞘性多发性神经病（又称吉兰-巴雷综合征）的鉴别点。吉兰-巴雷综合征急性起病，症状在 2 周左右达到高峰。病程为进展性，逐渐加重，但到一定程度时，可以自行痊愈；而重症肌无力受累的骨髓肌呈病态疲劳，症状波动，晨轻暮重，新期的明试验可协助诊断。

158. C【解析】血浆置换起效快，但疗效持续时间短，仅维持 1 周至 2 个月，随患者抗体水平增高而症状复发且不良反应大，仅适用于肌无力危象和难治性重症肌无力。

159. A【解析】重症肌无力患者发生危象大多有一定的诱发因素，常见诱因如下。①感染：众多临床资料表明，感染发生会加重重症肌无力的肌无力症状，是诱发危象和导致死亡的重要因素。感染以细菌性肺炎最多见，其次是病毒性上呼吸道感染、细菌性上呼吸道感染。②抗胆碱酯酶药剂量不足：抗胆碱酯酶药突然减量或停药是很容易诱发肌无力危象。特别是有严重感染等疾病、精神创伤、月经来潮和分娩后，更不能减药和停药，必要时应适当增加抗胆碱酯酶药的剂量。③应用神经-肌肉接头阻滞剂：特别是Ⅲ、Ⅳ型患者可能诱发危象，其中以氨基糖苷类抗生素和地西泮类药物为多。④大剂量糖皮质激素：糖皮质激素是针对重症肌无力免疫学发病机制治疗有确切效果的药物，但不能立即缓解肌无力危象，早期还可引起肌无力症状加重诱发危象。⑤术后危象（POMC）：胸腺切除术是治疗重症肌无力效果最好的治疗方法，但由于手术创伤和麻醉药物的应用，术后诱发危象和导致死亡的病例也不少见。⑥月经、怀孕和分娩：许多患者月经来潮时肌无力症状加重，怀孕后期可能诱发危象，主要发生在分娩过程和分娩后；引产和流产，特别是Ⅲ、Ⅳ型的重症肌无力患者容易诱发危象。

160. C【解析】肌无力危象患者出现瞳孔缩小、分泌物增多、腹泻、多汗时，应首先保持呼吸道通畅，必要时行气管切开，准备人工呼吸器，并肌注阿托品。参见 A1 型题第 27 题、第 104 题解析。

161. E【解析】重症肌无力患者全身骨骼肌均可受累，主要影响的是骨骼肌，另外也会影响到眼外肌、面部肌肉和口咽肌、胸锁乳突肌、斜方肌和四肢肌肉等，但瞳孔括约肌不受累。特别需要警惕的是，重症肌无力还可以影响到负责呼吸的肌肉，如膈肌。

162. C【解析】上睑下垂和眼轮匝肌无力是重症肌无力的表现。

163. C【解析】急性重症型肌无力发病急，最明显的表现就是在眼睛，如眼皮肌肉下垂，视力变差，眼球不能自如转动，或者转动不灵活。首次出现症状后数周内可发展至延髓肌、躯干肌、呼吸肌严重无力。长期未得到控制的患者死亡率高。急性重症型和迟发重症型都会导致患者全身瘫痪，还会有呼吸肌受累，导致呼吸肌麻痹，产生通气和换气障碍，容易发生肌无力危象。

164. B【解析】胆碱能危象是因抗胆碱酯酶药物过量引起，治疗时可静脉注射依酚氯铵 2mg，如症状加重则应立即停用抗胆碱酯酶药物，待药物排除后可重新调整剂量。故选项 B 错误，其余选项均是正确的治疗措施。

165. B【解析】参见 A1 型题第 123 题解析。

166. C【解析】胸腺切除可去除重症肌无力患者自身免疫反应的始动抗原，减少参与自体免疫反应的 T 细胞、B 细胞和细胞因子。适用于：①伴有胸腺肥大和高 AChR 抗体效价者；②伴胸腺瘤的各型重症肌无力患者；③年轻女性全身型 MG 患者；④对抗胆碱酯酶药治疗反应不满意者。约 70%的患者术后症状缓解或治愈。

167. B【解析】参见 A1 型题第 32 题解析。

168. D【解析】慢性进行性眼外肌麻痹（CPEO）是一种常见的线粒体肌病，眼外肌瘫痪合并肢体无力的患者，应高度怀疑 CPEO。本病应注意与重症肌无力、眼咽型肌营养不良、眼肌型肌营养不良、Miller Fisher 综合征、OPMD 等眼外肌受累疾病鉴别，骨骼肌活检病理分析对诊断与鉴别诊断具有重要意义。在有条件的情况下，建议基因检测，以在分子生物学水平明确诊断。

169. D【解析】重症肌无力患者如果急骤发生呼吸肌无力以致不能维持换气功能时，称为 MG 危象，如不及时抢救，即可危及患者生命。

170. E【解析】重症肌无力患者症状突然加重，出现呼吸肌、吞咽肌进行性无力或麻痹，而发生危象，是致死的主要原因。

171. E【解析】重症肌无力患者做胸部X线片检查的目的是确认是否有胸腺。常规胸部X线片是目前比较简单的检查方法，对合并有胸腺瘤的诊断可达62%。胸部CT诊断符合率达94%，CT扫描可鉴别囊性或实性，有无钙化并能发现较小的胸腺瘤，也可看出有无侵犯胸膜、肺及大血管等恶性胸腺瘤的指征。

172. E【解析】低钾性周期性瘫痪应低钠饮食，忌摄入过多高碳水化合物等。高钾性周期性瘫痪预防发作可给予高碳水化合物饮食，正常钾性周期性瘫痪应避免进食含钾多的食物。故选项E错误，其余选项内容均正确。

173. C【解析】参见A1型题第43题解析。

174~175 A、A【解析】Lambert-Eaton肌无力综合征又称类肌无力综合征，是一种副肿瘤综合征。它的发病机制是肿瘤产生的抗体，导致神经-肌肉接头处突触前膜上的钙离子通道障碍，导致ACh合成和释放障碍而引发的疾病。

176. E【解析】重症肌无力的病理特点：①神经-肌肉接头处的改变，发生在神经-肌肉接头，可见神经-肌肉接头的突触间隙加宽，突触后膜皱褶变浅并且数量减少，残余突触皱褶中有抗体和免疫复合物存在，免疫电镜可见突触后膜崩解。②80%的重症肌无力患者胸腺重量增加，淋巴滤泡增生，生发中心增多；10%~20%合并胸腺瘤。③肌纤维的变化：肌纤维本身变化不明显，有时可见肌纤维凝固、坏死、肿胀。少数患者肌纤维和小血管周围可见淋巴细胞浸润，称为“淋巴溢”。慢性病变可见肌萎缩。晚期肌纤维可有不同程度的的失神经性改变，肌纤维细小。

177. C【解析】肌无力危象与其他危象不易鉴别时，最佳方法是静注腾喜龙，参见A1型题第78题解析。

178. A【解析】重症肌无力是由于体内产生AChR自身抗体使AChR大量破坏，导致突触后膜传递障碍而产生肌无力。其病因主要是患者体内产生的AChR抗体作用于AChR后，使AChR退化且再生受阻。

179. E【解析】反拗危象是重症肌无力患者的严重并发症，表现为全身肌肉无力、呼吸困难，不伴有毒覃碱样和烟碱样症状，增加或减少抗胆碱酯酶药物无效。正确治疗原则是人工辅助呼吸。处理时，应保持呼吸通畅，控制感染。其余参见A1型题第69题解析。

180. E【解析】多发性肌炎（PM）呈急性或亚急性发病，临床表现为在几周和几个月内迅速发展的肌无力。肌无力双侧对称，近端重于远端，如骨盆带、肩带肌、上肢或前臂肌肉。此外，肌肉无力还可以累及躯干肌颈部肌肉和吞咽肌，极个别的患者累及面肌、眼外肌。

181. B【解析】MG的传统临床分型为眼肌型和延髓肌型。改良Osserman临床分型法分为Ⅰ型（眼肌型）、Ⅱa型（轻度全身型）、Ⅱb型（中度全身型）、Ⅲ型（严重激进型）、Ⅳ型（迟发重症型）和Ⅴ型（肌萎缩型）。

182. D【解析】周期性瘫痪是由肌肉细胞膜离子通道基因突变所致的离子通道病。其中，低钾性周期性瘫痪属于骨骼肌钙通道病，参见 A1 型题第 16 题解析。

183. E【解析】重症肌无力的确诊依靠新斯的明试验，但新斯的明试验阴性并不能完全排除重症肌无力的可能。而肌无力危象、胆碱能危象、反拗危象可通过腾喜龙试验、阿托品试验、肌电图检查鉴别。故选项 E 错误。

184. C【解析】MG 的诊断要点：①疲劳试验阳性。②药物试验：腾喜龙试验，先静脉注射依酚氯铵（腾喜龙）2mg 观察 30 秒钟，如无肌无力加重的表现，再注射 8mg，1 分钟开始好转，4~5 分钟后又恢复原状。新斯的明试验，肌注新斯的明 1~2mg，20 分钟后肌力明显改善，可持续 2 小时。③电生理试验：RNS 示有渐减波现象；单纤维肌电图示颤抖明显宽，严重时出现阻滞。④高效价的 AChR 抗体阳性。

185. B【解析】氨基糖苷类抗生素是重症肌无力禁用药物，会加重病情，同时也可能会诱发肌无力危象，出现呼吸肌无力导致呼吸困难。

186. E【解析】人类周期性瘫痪中最常见类型为低钾性周期性瘫痪，我国以散发多见。临床表现为发作性肌无力、血清钾降低、补钾后能迅速缓解。

187. B【解析】假肥大型肌营养不良为 X 连锁隐性遗传，男性患者，其姨表兄弟也患有同样疾病，则其母亲为肯定携带者，因为该病女性为致病基因携带者。

188. D【解析】重症肌无力是一种神经和肌肉接头发生传递功能障碍，而获得的自身免疫病。主要原因是神经-肌肉接头突触后膜乙酰胆碱受体受损，出现全身或部分骨骼肌无力，易疲劳。通常是活动后症状加重，经休息后或者是用抗胆碱酯酶药之后，症状会减轻。

189. C【解析】Dys 缺失或异常可见于假肥大型肌营养不良。假肥大型肌营养不良为 X 连锁隐性遗传病，根据 Dys 的空间结构变化和功能丧失的程度不同，分为 DMD 和 BMD 两种类型。

190. C【解析】多发性肌炎（PM）是一种以肌无力、肌痛为主要表现的自身免疫病，病因不清，主要表现为以对称性四肢近端、颈肌、咽部肌肉无力，肌肉压痛，血清酶增高为特征的弥漫性肌肉炎症性疾病。

191. D【解析】MG 患者眼内肌一般不受累。

192. D【解析】Duchenne 肌营养不良（DMD）病理性基因突变与其发病直接相关，其结果引起抗肌萎缩蛋白缺如或减少，而 Becker 肌营养不良（BMD）抗肌萎缩蛋白基因多为整码缺失突变，骨骼肌膜中的抗肌萎缩蛋白表达减少。

193. C【解析】低钾性周期性瘫痪可表现为突发四肢弛缓性瘫痪，近端为主，无脑神经支配肌肉损害，无意识障碍和感觉障碍，数小时至一日内达高峰。

194. B【解析】Duchenne 肌营养不良是一种罕见的遗传性肌肉变性疾病，主要表现为缓慢的、渐进性加重的、对称性的肌无力和肌萎缩。发病率约为 1/3500 活男婴，大多数在 2~3 岁起病，没有治愈的方法。

195. D【解析】参见A1型题第191题解析可知，选项D错误，其余选项内容均为重症肌无力的临床特征。

196. B【解析】重症肌无力是胸腺瘤患者最常伴随的疾病。30%~70%的胸腺瘤患者伴有重症肌无力，而重症肌无力患者中有10%~30%合并有胸腺瘤。重症肌无力合并胸腺瘤的发病年龄一般比单纯重症肌无力患者大10~15岁，比单纯胸腺瘤的平均发病年龄年轻一点。虽然各年龄段均可发生胸腺瘤，但绝大多数是在50~60岁，儿童胸腺瘤非常少见。重症肌无力和胸腺瘤常同时出现，偶尔重症肌无力可在发现胸腺瘤以后若干年才出现，或者胸腺瘤切除术后数天或数年才出现。

197. D【解析】进行性肌营养不良容易导致不同程度和进行性加重的骨骼肌萎缩、无力等症状，甚至可能会累及到心肌，随着病情的发展造成瘫痪，还有可能出现肌肉挛缩、肺部感染、智力减退、脊柱侧弯、心肺功能衰竭等严重并发症而致死。根据临床表现、起病年龄、遗传方式、家族史、血清CK测定、肌电图、肌肉酶组织化学以及免疫组织化学检查，明确诊断进行治疗。

198. A【解析】参见A1型题第124题解析。

199. D【解析】参见A1型题第10题解析。

200. B【解析】80%~90%的重症肌无力患者在外周血中可以检测到烟碱型AChR-Ab，在其他肌无力中不易检出，因此对诊断本病有特征性意义。

201. B【解析】Duchenne肌营养不良患者的智力常轻度受损，而Becker肌营养不良患者智力正常。

202. E【解析】患者的病史和临床表现、新斯的明试验、疲劳试验、胸腺CT和MRI检查、重复神经刺激、AChR-Ab效价的检测、重复神经刺激以及服用抗胆碱酯酶有效为重症肌无力常用的具有确诊价值的检查方法。根据受累肌群的乏力表现为晨轻，下午或傍晚加重，休息后可恢复的特点，神经系统检查无异常发现者，一般可做出诊断。

203. C【解析】周期性瘫痪患者可表现为周期发作性四肢无力，可以在睡眠之后，也可以在活动休息后出现。发作时肌无力可持续数小时或数周，但在发作间歇期肌力多数完全正常。

204. A【解析】低钾性周期性瘫痪患者体检时最有价值的发现是肌力下降，肌张力降低，腱反射减弱，参见A1型题第131题解析。

205. C【解析】肌无力危象是指重症肌无力患者急骤发生严重的呼吸肌和延髓肌无力，不能维持正常的换气功能，需用呼吸机辅助通气，是重症肌无力患者致死的主要原因。口咽肌无力和呼吸肌无力者易发生危象，诱发因素包括呼吸道感染、手术（包括胸腺切除术）、精神紧张、全身疾病等。心肌偶可受累，可引起突然死亡。

206. B【解析】周期性瘫痪是以周期性反复发作的骨骼肌短暂性、弛缓性瘫痪为特征的一组疾病，发作时大多伴有血清钾离子浓度水平的异常改变。按发病时的血清钾浓度和症状可分为低钾性（最多见）、高钾性和正常钾性三种，故疑为周期性瘫痪时，首先应测定血钾。低钾性周期性瘫痪，发病时血清钾降低，常低于3.5mmol/L；高钾性周期性瘫痪，发病时血清钾升高，可达5~6mmol/L；正常钾性周期性瘫痪发作期血钾正常。

207. A【解析】肌无力危象如果不及时治疗，会因为呼吸肌麻痹而引起呼吸功能衰竭而死亡的。

208. C【解析】周期性瘫痪的主要病理改变是肌浆网（也称肌质网）空泡化，肌原纤维被圆形或卵圆形空泡分隔，空泡内含有透明液体及少数糖原颗粒。电镜下可见空泡由肌浆网终末池和横管扩张形成。病变晚期可见肌纤维变性。

209. A【解析】腾喜龙静脉注射后1分钟即见症状明显缓解或消失，5~10分钟后恢复原状。10mg静脉注射后30秒内观察肌力的改善，并持续数分钟，症状迅速缓解为阳性。

210. C【解析】骨骼肌AChR抗体为诊断MG的特异性抗体，AchR抗体检测对MG具有诊断意义，且特异度和敏感度较高（分别为99%和88%）。但如果检测结果为阴性，不能排除MG诊断。

211. B【解析】对反复发作的周期性瘫痪，为明确有无相关疾病存在，应做血T_3、T_4检查。部分周期性瘫痪是继发性的，如甲状腺功能亢进症、原发性醛固酮增多症等，均可引起血钾水平改变。因此需要进行检查诊断，然后对原发病进行对症治疗。

212. C【解析】重症肌无力的受累骨骼肌病态疲劳是肌肉连续收缩后出现严重无力甚至瘫痪，休息后症状减轻。故选项C错误，其余选项内容均正确。

213. C【解析】低钾性周期性瘫痪的严重病例应给予10%氯化钾15ml加0.9%氯化钠500ml，静脉滴注。输钾速度不宜过快，每天输入的总钾量也不宜过多。严重患者出现呼吸肌麻痹时应予辅助呼吸；严重心律失常者应积极纠正，但禁用洋地黄类药物，因为缺钾时心脏对洋地黄的敏感性增高，易出现洋地黄毒性反应。

二、A2型题

1. E【解析】患者睁眼困难伴复视，晨轻暮重，休息后好转均符合重症肌无力的临床表现，新斯的明试验、疲劳试验、乙酰胆碱受体抗体测定、胸部CT扫描均有助于明确诊断。

2. C【解析】根据题干信息，该患者继迅速发展的肌无力之后，出现呼吸肌受累表现，肌电图示肌源性损害，目前可考虑诊断为多发性肌炎。

3. C【解析】根据题干信息，该患者症状符合重症肌无力的表现，腾喜龙试验可明确诊断。参见A1型题第78题解析。

4. C【解析】患者为重症肌无力，长期口服新斯的明治疗，症状控制尚可。若服用普萘洛尔可致症状加重，其他需重症肌无力患者慎用的药物还有镁盐、麻醉药、肌松药、镇静催眠药、三环类抗抑郁药、青霉胺、苯妥英钠、卡马西平、氯丙嗪、奎宁、蛇毒制剂、肉毒毒素和破伤风抗毒素等。

5. C【解析】进行性四肢肌无力和肌萎缩为该患者的主要症状，病史3年，无家族史。

患者肌电图检查异常，提示肌源性损害，肌酶检查 CK 轻度升高，可初步诊断为多发性肌炎，肌肉活检对明确诊断最有帮助。

6. D【解析】根据患者临床症状（视物成双、睁眼费力，晨轻暮重）和查体结果（双眼上睑下垂，外展不到位，四肢正常），可考虑为重症肌无力，新斯的明试验可协助诊断。注射新斯的明后每隔 10 分钟观察 1 次肌无力症状，如注射后 1 小时内肌无力症状显著改善，可确定诊断。

7. A【解析】肺癌所致的副癌综合征之一为皮肌炎（DM）和多发性肌炎（PM），首发症状通常为四肢近端无力，往往从盆带肌开始逐渐累及肩带肌，仅有 5%的患者伴有肌肉疼痛或压痛。咽喉肌受累可发生吞咽困难。颈肌受累常见，可出现抬头困难，也可累及呼吸肌。皮炎可在肌炎前出现，或伴随出现。故该患者近期出现严重的近端肌无力，最可能伴有皮肌炎。

8. C【解析】参见 A1 型题第 32 题解析。

9. D【解析】面肩肱型肌营养不良（FSHD）患者面部和肩胛带肌肉最先受累，患者面部表情少，眼睑闭合无力或露出巩膜，吹口哨、鼓腮困难，逐渐延至肩胛带（翼状肩胛很明显）、三角肌、肱二头肌、肱三头肌和胸大肌上半部。肩胛带和上臂肌肉萎缩十分明显，常不对称。根据题干信息所述，该患者眼睑闭合无力，吹哨、鼓腮困难，检查时发现“斧头脸”和“翼状肩胛”，临床上可能的诊断为 FSHD。

10. D【解析】根据患者发病年龄、病史、诱因、瘫痪特点及脑脊液检查，应考虑为周期性瘫痪。周期性瘫痪以青年男性多见，表现为发作性的四肢、颈部骨骼肌弛缓性瘫痪，不伴疼痛、呼吸、吞咽、咀嚼、发音等障碍，眼球运动不受侵犯。发作时伴有血清钾的改变，以低钾性常见，持续 24~72 小时。高糖饮食、寒冷、过劳、饮酒易诱发。

11. D【解析】重症肌无力患者不宜使用氨基糖苷类抗生素，如卡那霉素，可能会加重肌无力的症状，诱发肌无力危象，出现呼吸肌无力导致呼吸困难。参见 A1 型题第 95 题解析。

12. D【解析】新斯的明试验是临床上用来诊断重症肌无力的一个实验，一般肌内注射剂量为 1mg。

13. D【解析】患者亚急性发病，伴随出现四肢近端无力，血清 CK 水平升高和肌源性肌电图损害，临床上可以作出多发性肌炎（PM）的诊断。肌肉活检可以进一步明确诊断。

14. C【解析】患者有重症肌无力病史 5 年，症状突然加重，出现明显的胸闷、气急伴呼吸困难，口唇发绀等呼吸肌无力或麻痹导致的严重呼吸困难，最可能的诊断是肌无力危象。

15. B【解析】参见 A2 型题第 10 题解析。

16. A【解析】患者清晨起床时发现四肢无力，四肢肌张力减低，腱反射减低，心电图示 U 波为低钾性改变，最可能的诊断是低钾性周期性瘫痪。参见 A1 型题第 131 题解析。

17. D【解析】患者近3个月来表现为右眼睑不完全下垂，伴有看东西叠影，症状有波动，早晨起床后较轻，为单纯眼外肌受累，无其他肌群受累的临床和电生理所见，也不向其他肌群发展，故最可能的诊断是重症肌无力，Ⅰ型（眼肌型）。

18. C【解析】患者3个月来四肢无力，于休息后减轻，活动后加重，为受累骨骼肌病态疲劳表现。新斯的明试验阳性（肌无力明显改善），为重症肌无力表现，最常用的药物是抗胆碱脂酶药物。

19. A【解析】重症肌无力患者禁止使用氯丙嗪，参见A1型题第95题解析。

20~21 D、D【解析】儿童期重症肌无力眼肌型最多见。单纯眼外肌受累，多数见一侧或双侧上睑下垂，早晨轻、起床后逐渐加重。反复用力做睁闭眼动作也使症状更明显。部分患者同时有其他眼外肌、口，以及眼球外展、内收或向上、向下运动障碍，引起复视或斜视等。瞳孔对光反射正常。最可能的诊断是重症肌无力。

22. C【解析】药物诊断性试验：当临床表现支持重症肌无力时，腾喜龙或新斯的明试验有助诊断确立。

23. A【解析】患者症状表现为双睑下垂，晨轻暮重，即具有病态疲劳性和每日波动性的肌无力表现，可诊断为重症肌无力。1周前受凉感冒后症状加重，出现咳嗽、咳痰伴出现呼吸困难。最可能的诊断是肌无力危象。参见A2型题第14题解析。

24. C【解析】重症肌无力首选的药物治疗是抗胆碱酯酶药，如吡啶斯的明。因为重症肌无力主要是神经-肌肉接头病变造成胆碱酯酶蓄积，使乙酰胆碱减少而引起肌无力。而吡啶斯的明可以抑制胆碱酯酶，从而改善肌无力的症状。但需控制好剂量，以免出现胆碱能危象和反拗危象。

25. E【解析】根据题干信息，可初步诊断为重症肌无力，应进一步做胸部CT检查，以确认患者是否有胸腺瘤。胸腺是体液免疫的重要发生器官，可以产生T细胞。对于胸腺瘤成年患者，如又同时有重症肌无力，建议做胸腺切除治疗。故重症肌无力患者，做胸部CT来确认是否有胸腺瘤是非常必要的。

26. C【解析】根据题干信息，该患者为重症肌无力Ⅱa型（轻度全身型），表现为四肢肌群轻度受累，常伴眼外肌无力，一般无咀嚼和构音困难，生活能自理，对药物治疗有效，预后较好。

27. D【解析】患者临床表现为在2个月内迅速发展的肌无力，四肢近端无力，检查可见血清CK升高和肌源性肌电图损害规律，应首先考虑多发性肌炎的诊断（表15-1）。

表15-1　PM的诊断标准（2003年，Dalaka等）

	确诊的PM	可能的PM
肌无力	有	有

续 表

	确诊的PM	可能的PM
肌电图	肌源性损害	肌源性损害
肌酸肌酶	升高（高于正常50倍以上）	升高（高于正常50倍以上）
肌肉病理	原发性炎症，伴有CD8/MHC-Ⅰ复合体，无空泡	广泛MHC-Ⅰ表达，无$CD8^+$细胞浸润或空泡
皮损或钙化	无	无

28. D【解析】根据题干患者的临床表现，出现皮肤和骨骼肌的联合损害，皮肤改变具有皮肌炎的典型皮疹，可以提出皮肌炎（DM）的诊断（表15-2）。

表15-2　DM诊断标准（2003年，Dalaka等）

	典型皮肌炎		非肌炎性皮肌炎
	确诊	可能	确诊
肌无力	存在	存在	无肌无力，但易疲劳、有肌痛
肌电图	肌源性损害	肌源性损害	肌源性损害或无特异性
肌酸激酶	可达正常的50倍	升高	可达正常的10倍或正常
肌肉病理	束周、肌束衣或血管周围炎症细胞浸润，束周萎缩	束周、肌束衣或血管周围炎症细胞浸润，束周萎缩	无特异性
皮损或钙化	存在	不存在	存在

29. D【解析】先天性肌强直可表现为肢体僵硬、动作笨拙，静止休息后或寒冷环境中运动不能的症状加重。本病常有咀嚼后张口不能，久坐后不能站起，静坐后不能步行，握手后不能松手，打喷嚏后眼睛不能睁开等肌强直的表现，严重时似门板样跌倒。发笑后表情肌不能立即松弛和恢复正常面貌，呈现“强笑”状。根据题干信息，患者有阳性家族史，结合肌电图、肌活检以及血清肌酶检查可以作出诊断。抗肌强直的药物可以缓解肌强直症状，包括苯妥英钠、奎宁、普鲁卡因胺、卡马西平及美西律等。

三、A3/A4型题

1. E【解析】根据题干信息，可初步诊断为甲亢引起的低钾性周期性瘫痪，血钾异常可能是导致患者双下肢软瘫的直接原因。低钾性周期性瘫痪患者在发作开始阶段血清钾低于3. 5mmol/L，间歇期正常。

2. B【解析】低钾性周期性瘫痪是由于低钾引起，人体内有较多电解质，包括钾、钠、氯等。低钾时，会出现无力感，如骨骼肌无力，心脏无力引起心跳缓慢，并具有周期性发作的特点，故应做血电解质测定。个别散发性低钾性周期性瘫痪患者可以存在甲状腺功能亢进症，故应做甲状腺功能测定。

3. C【解析】急诊处理是关键，首先应纠正电解质紊乱。低钾时，尤其是血钾非常低的时候，需要尽可能减少一切可能再次导致血钾减低的情况。

4. D【解析】患者症状每日有波动性，四肢无力伴左眼睑下垂，结合查体表现，不难作出重症肌无力的诊断，确诊依靠新斯的明试验、重复神经刺激、单纤维肌电图以及 AChR 抗体检测。MG 典型改变为动作电位波幅第 5 波比第 1 波在低频刺激时递减 10%以上或高频刺激时递减 30%以上，故选项 D 与患者辅助检查结果相符合。

5. E【解析】药物治疗以及手术治疗是目前用于重症肌无力的主要治疗方式，诊断性治疗首选抗胆碱酯酶药，可起到缓解病情进展，保证正常生理功能的效果。

6. B【解析】患者抗胆碱酯酶药物治疗后病情控制尚可，无明显进展，即为对药物治疗有效，预后较好，应为轻度全身型。

7. D【解析】患者还需完善胸部 CT 检查，原因参见 A2 型题第 25 题解析。

8. C【解析】根据患者发病年龄（青年男性）、诱因、瘫痪特点（四肢弛缓性瘫痪）及心电图等查体检查，应考虑为周期性瘫痪。

9. E【解析】周期性瘫痪发作时伴有血清钾的改变，以低钾性常见，参见 A2 型题第 10 题解析。

10. E【解析】周期性瘫痪发作时，口服 10%氯化钾溶液或 10%枸橼酸钾溶液 30~40ml，24 小时内分次口服，总量不超过 10g。病情严重者，可用 10%氯化钾溶液加入 5%葡萄糖溶液或生理盐水 500ml，缓慢静脉滴注，每小时输入不超过 1g，并同时口服补钾。

11. C【解析】低钾性周期性瘫痪的预防原则：①平时少食多餐，限制钠盐摄入，避免各种诱发因素，如受冻、饱餐、酗酒、精神刺激、外伤、过劳等。②对发作频繁者，发作间歇期可选用钾盐 1g，每日 3 次，口服；螺内酯 200mg，每日 2 次；或乙酰唑胺 250mg，每日 3~4 次，口服，以预防发作。而高钾性周期性瘫痪发作频繁者，可用氢氯噻嗪 25mg，每日 2~3 次，口服，或二氯苯二磺胺 25mg，每日 2~4 次，口服，可预防发作。

12. B【解析】患者的主要临床表现为进行性加重的四肢近端肌及腰带肌无力、萎缩，腓肠肌肥大，严重影响日常运动能力，最可能的诊断是抗肌萎缩蛋白病。该病病程晚期累及呼吸肌、心肌而致患者死亡。

13. D【解析】骨骼肌活检病理：光学显微镜下可见肌细胞大小不一，大量变性、坏死、再生，散在不透光肌纤维，结缔组织重度增生。不同病程时期骨骼肌活检的病理表现严重程度不同，晚期大量肌细胞脂肪变。

14. C【解析】糖皮质激素是目前国际公认治疗本病的有效药物，长期应用可显著延长患者的独立活动时间 2~5 年，治疗过程中应注意合理饮食（低脂、少量多餐，多食水果和蔬菜）、控制体重、补充钙剂、维生素 D 和氯化钾。

15. E【解析】根据题干信息所述，该患者肌肉无力以眼睑下垂为主要表现，首先考虑重症肌无力。

16. D【解析】血清乙酰胆碱受体抗体效价的测定，对重症肌无力的诊断具有重要的参考价值。

17. B【解析】肾上腺皮质激素是针对重症肌无力免疫学发病机制治疗有确切效果的药物，但激素不能立即缓解危象，早期还可引起肌无力症状加重危象。这是因为大剂量糖皮质激素冲击治疗时，可抑制突触前乙酰胆碱的释放，从而导致肌无力症状加重，甚至出现呼吸肌瘫痪。

18. E【解析】根据题干信息，该患者为重症肌无力，Ⅳ型。临床分型见表15-3。

表15-3　美国重症肌无力基金会（MGFA）重症肌无力临床分型

分型	临床表现
Ⅰ型	任何眼肌无力，可伴有眼闭合无力，其他肌群肌力正常
Ⅱ型	无论眼肌无力的程度，其他肌群轻度无力
Ⅱa型	主要累及四肢肌和（或）躯干肌，可有同等程度以下的咽喉肌受累
Ⅱb型	主要累及咽喉肌和（或）呼吸肌，可有同等程度以下的四肢肌和（或）躯干肌受累
Ⅲ型	无论眼肌无力的程度，其他肌群中度无力
Ⅲa型	主要累及四肢肌和（或）躯干肌，可有同等程度以下的咽喉肌受累
Ⅲb型	主要累及咽喉肌和（或）呼吸肌，可有同等程度以下的四肢肌和（或）躯干肌受累
Ⅳ型	无论眼肌无力的程度，其他肌群重度无力
Ⅳa型	主要累及四肢肌和（或）躯干肌，可有同等程度以下的咽喉肌受累
Ⅳb型	主要累及咽喉肌和（或）呼吸肌，可有同等程度以下的四肢肌和（或）躯干肌受累。无插管的鼻饲病例为Ⅳb型
Ⅴ型	气管插管伴或不伴机械通气（除外术后常规使用）

19. C【解析】溴吡斯的明是重症肌无力的一线用药，可以缓解大部分重症肌无力患者的肌无力症状，但溴吡斯的明不能治疗重症肌无力本身，且过大剂量服用有可能引发胆碱能危象。若在服药20~40分钟后，患者有呼吸短促或呼吸困难，表明剂量可能过多。观察患者瞳孔大小可提示是否引发胆碱能危象，危象发生时瞳孔缩小。

20. D【解析】若血气分析示：pH 7.30，氧饱和度85%，$PaCO_2$ 70mmHg，PaO_2 59mmHg，暂时不进行气管插管，使用呼吸兴奋剂有可能加重目前患者病情。

21. C【解析】辅助通气是该患者首选的治疗措施，原因参见A1型题第123题解析。

22. C【解析】患者四肢乏力，晨轻暮重，症状表现每日有波动性，有甲状腺功能亢进病史，初步诊断为重症肌无力，新斯的明试验有助于诊断。

23. C【解析】重症肌无力治疗后病情加重，发生呼吸肌无力以致不能维持换气功能，肌内注射腾喜龙后症状减轻，可能由于抗胆碱酯酶药用量不足，发生了肌无力危象。

24. B【解析】肌无力危象发生时，需要给予患者辅助呼吸。故若患者经积极的药物对症治疗后呼吸困难未见好转，应立即气管插管，给予人工呼吸支持。

25. E【解析】重症肌无力合并胸腺瘤患者，目前最佳的治疗方式就是采取手术治疗，但是手术也需要掌握好时机。该患者治疗后若呼吸平稳，肌力恢复，可切除胸腺瘤。

26~27 C、D【解析】肉毒碱棕榈转移酶（CPT）缺乏，晚发型 20 岁以后发病，出现饥饿和持续运动诱发的反复肌肉疼痛和肌红蛋白尿并导致肾衰竭，可伴有肌痉挛。该患者有“反复发作运动后疼痛及肌红蛋白尿 1 个多月”，为明确诊断，应进一步做以下辅助检查。①肌酸激酶：出现不同程度的增加。②肌电图：多为肌源性损害，有时可伴有神经源性损害。③肉碱测定：在肉碱缺乏患者出现下降。④肌肉活检：多数患者可以发现肌纤维内脂肪滴增加。⑤基因检查：可以发现不同类型患者的基因突变。

28. E【解析】患者上睑下垂最先出现，晨轻暮重，为重症肌无力表现。近日肌无力症状突然加重，且出现呼吸困难、咳嗽无力、声音嘶哑，首先考虑的诊断为肌无力危象。

29. E【解析】肌无力危象是获得性自身免疫病，主要累及乙酰胆碱受体，症状表现呈波动性肌无力，临床分型参见 A1 型题第 181 题解析。

30. A【解析】肌无力危象需在重症监护病房进行抢救和观察。具体措施包括：①抗胆碱酯酶药。②气管插管和辅助通气。③干涸疗法。④控制肺部感染。⑤糖皮质激素。⑥血浆置换或 IVIg。

31. C【解析】大多数肌无力危象患者应用药物治疗可以有效地处理，此病常死于呼吸系统并发症，如吸入性肺炎等。

32. B【解析】患者无明显诱因的右眼上下垂，晨轻暮重，查体仅单纯眼外肌受累，无其他肌群受累，也未向其他肌群发展，可诊断为重症肌无力，眼肌型。

33. E【解析】血 AChR 抗体测定最有助于诊断。眼肌型重症肌无力患者的 AChR 抗体升高可不明显，而 85%以上全身型重症肌无力患者血清中 AChR 抗体浓度明显升高。

34. A【解析】抗胆碱酯酶药吡啶斯的明是重症肌无力重要的对症治疗药物，部分患者服用后可改善症状。

35. C【解析】参见 A1 型题第 171 题解析。

36. A【解析】当重症肌无力患者遇上肺部感染，可首选头孢菌素、青霉素类，次选大环内酯类，慎选氟喹诺酮类。通过观察临床症状，尤其是 24~48 小时内的症状变化，来判断药物的安全性。如出现症状恶化，应及时更换。当疗效不佳时，可尝试新药。如病原学检查必需，可在密切监护下使用相对禁忌的药物。

37. D【解析】根据题干信息，该患者临床特点是活动后症状加重，休息后可缓解，左眼上睑下垂、外展受限，无眼球震颤，首先考虑诊断为重症肌无力。

38. B【解析】神经在神经-肌肉接头处与肌肉发生联系，当神经在神经-肌肉接头处刺激肌肉时，肌肉发生收缩，重症肌无力可导致神经-肌肉传递障碍。

39. C【解析】疲劳试验、新斯的明试验、腾喜龙试验以及重复神经刺激检查阳性均支持重症肌无力的诊断。而阿托品试验常用于鉴别心动过缓的原因是功能性还是病理性（窦房结功能不全）。

40. A【解析】患者的主要用药是溴吡斯的明，可以缓解症状。每次 60～90mg，3～4次/日。

41. E【解析】参见 A3/A4 型题第 17 题解析。

42. A【解析】患者 1 个月前双眼睑下垂，四肢乏力，症状晨轻暮重，休息后减轻，劳累后加重，且新斯的明试验阳性，初步诊断为重症肌无力。患者在住院治疗期间突然病情加重，呼吸肌受累，产生通气和换气功能障碍，发生了肌无力危象。

43. B【解析】腾喜龙试验有助于诊断，参见 A3/A4 型题第 9 题解析。

44. D【解析】当确诊为肌无力危象时，抗胆碱脂酶药应该从小剂量开始，用药间隔时间尽可能延长，如果剂量不足，可缓慢加量。若发生毒性反应，如呕吐、腹痛等，可用阿托品拮抗。若发现肌无力加重，瞳孔缩小，流涎、出汗、颤动和大小便失禁则为胆碱能危象表现，是由于抗胆碱酯酶药物过量引起，应立即停用抗胆碱酯酶药，确保呼吸道通畅，积极做好抢救准备。

45. C【解析】根据患者病因（双眼睑下垂）、临床表现（四肢无力、吞咽困难）以及胸部 CT 检查结果，该患者最可能的诊断为重症肌无力合并胸腺增生。

46. C【解析】新斯的明试验是临床上用来检查重症肌无力的一个实验，常用的是甲基硫酸新斯的明试验。

47. A【解析】重症肌无力的症状主要是骨骼肌的病态疲劳，一般以眼外肌症状首发，最严重的会影响呼吸肌，因呼吸肌无力导致呼吸困难。

48. E【解析】若该患者在入院前 3 个月不间断服用吡啶斯的明 60mg，每日 4 次，住院当日出现口唇发绀、呼吸急促，肌内注射新斯的明 1mg，1 小时后症状反而有所加重，可能由是对抗胆碱酯酶药不敏感而引发反拗危象，此时最适宜的紧急处理为停止抗胆碱酯酶药，采取人工呼吸或者是呼吸机辅助呼吸，保持呼吸通畅，控制感染。

49. C【解析】因为患者胸部 CT 检查发现胸腺增生，应该进一步给予病因治疗，择期做胸腺切除，消除胸腺内肌样上皮细胞的烟碱型乙酰胆碱受体的致敏，避免乙酰胆碱受体抗体的产生，使自身免疫性突触后膜破坏减少或消失，从而去除病因，促进临床症状好转。

50. E【解析】根据患者临床典型的三联征，包括近端肌无力、自主神经症状和反射消失，可能的诊断是 Lambert-Eaton 肌无力综合征（LEMS），又称肌无力综合征。该病特征是肢体近端肌群无力和易疲劳，患肌短暂用力收缩后肌力反而增强，持续收缩后呈病态疲劳。鉴于未发现肿瘤证据，故考虑为免疫介导性 LEMS。LEMS 需与 MG 进行鉴别。LEMS 患者虽然活动后即感疲劳，但短暂用力收缩后肌力反而增强，而持续收缩后又呈疲劳状态，脑神经支配的肌肉很少受累。另外，约半数患者伴有自主神经症状，出现口干、少汗、便秘、阳痿。

51. D【解析】神经电生理检查最有助于明确诊断。肌电图的特征性表现和 P/Q 型电压门控钙通道（VGCC）抗体的检出可以确诊。

52~54 A、B、E【解析】根据题干信息，参见 A3/A4 型题第 50 题解析，如果患者重复神经刺激提示高频电刺激运动神经反应幅度明显增高，可考虑诊断为 Lambert-Eaton 肌无力综合征，该患者辅助检查暂不需要做腹部 B 超。LEMS 的治疗需首先针对可能伴发的恶性肿瘤．同时采用促进 ACh 释放的药物改善肌无力。而 Lambert-Eaton 肌无力综合征多与恶性肿瘤，尤其是小细胞肺癌有关，故该患者需排除小细胞肺癌。

55. C【解析】患者表现为四肢近端肌肉损害，四肢远端肌肉力量相对较好，存在特征性皮疹（眼眶周围和双侧鼻梁周围有淡红色斑），为皮肌炎的临床表现。皮肌炎临床上以对称性肢带肌、颈肌及咽肌无力为特征。

56. A【解析】肌肉活检对诊断最重要，浸润的炎症细胞主要在血管周围或肌束衣，此外可见束周肌纤维变性，伴随毛细血管密度明显下降。电镜检查可见血管内皮细胞内管网包涵体。

57. B【解析】皮肌炎首选的治疗是糖皮质激素或糖皮质激素联合免疫抑制剂。药物的剂量调整应该根据客观的临床检查，而不是 CK 水平或患者的主观反应。如果没有肌力恶化，不要轻易增加免疫抑制剂的用量。

58. C【解析】皮肌炎可伴发肿瘤和其他结缔组织病，故应注意筛查恶性肿瘤。一般情况下，晚期皮肌炎会引起恶性肿瘤，如肺癌、肝癌、淋巴癌等，严重者还可能危及心功能和肺功能。

59. D【解析】参见 A3/A4 型题第 55 题解析。

60. B【解析】肌酶谱检测是诊断皮肌炎的一个重要血清指标，皮肌炎患者在病程中可以出现肌酶明显增高，肌酸肌酶在活动期可升高到 50 倍。虽然肌酸肌酶浓度常与疾病活动性相平行，但在某些活动性皮肌炎患者可以正常。

61. B【解析】糖皮质激素是治疗皮肌炎的首选药，通常会选用不含氟的激素进行口服治疗，如泼尼松等；对于症状比较严重的患者，可以在口服之前进行甲泼尼龙大剂量静脉滴注，待到病情稳定之后，再逐渐减少用药量。局部应用糖皮质激素也可以缓解皮损。

四、B 型题

1. C【解析】假肥大型进行性肌营养不良又称 Duchenne 肌营养不良（DMD），以肌肉进行性萎缩、无力伴腓肠肌假性肥大为特征，行走呈鸭步态。

2. B【解析】重症肌无力患者，呼吸肌和延髓肌如急骤发生严重无力，以至不能维持换气功能，即为肌无力危象。

3. C【解析】Lambert-Eaton 肌无力综合征患者最常伴发小细胞肺癌。参见 A3/A4 型题第52~54题解析。

4. D【解析】重症肌无力常常合并胸腺病变（包括胸腺增生和胸腺瘤）。

5. A【解析】周期性瘫痪（也称周期性瘫痪）首先侵犯双下肢诸肌。

6. B【解析】重症肌无力主要侵犯眼外肌，不侵犯眼内肌，可造成眼外肌麻痹出现复视、眼球不灵活或者上睑下垂等。临床上主要见于成年型重症肌无力、单纯眼肌型和儿童型重症肌无力。

7. E【解析】肌萎缩侧索硬化在发病时通常首先累及四肢远端肌肉。最常见首发症状为单侧上肢远端肌无力和肌萎缩，其次为球麻痹、肌束震颤、锥体束征，少数出现肢体麻木、疼痛、发凉等感觉异常。上肢远端为好发部位，其次为延髓支配肌肉。

8. D【解析】Osserman 分型Ⅲ型（严重急进型）：急性起病、进展较快，多于起病数周或数个月内出现延髓麻痹，常伴眼肌受累，生活不能自理，多在半年内出现呼吸肌麻痹，抗胆碱酯酶药效果不明显，常合并胸腺瘤或肌无力危象，死亡率高。

9. B【解析】Osserman 分型Ⅱa 型（轻度全身型）：缓慢进展的全身性重症肌无力，除眼外肌受累症状，还出现球部肌无力和肌疲劳现象，对抗胆碱酯酶药反应良好，死亡率极低。

五、X 型题

1. ABCD【解析】线粒体病是由于遗传因素导致的线粒体呼吸链功能障碍性疾病，也称为线粒体细胞病。故选项 E 错误，其余选项内容均正确。

2. BCDE【解析】重症肌无力患者，吡啶斯的明治疗过程中出现呼吸肌无力，血氧分压下降，新斯的明试验（-），阿托品试验（+），提示可能发生了危象，此时最适宜的紧急处理为停用吡啶斯的明，采取气管切开辅助呼吸，保持呼吸通畅，控制感染。

3. ABCE【解析】MELAS 首发症状为偏头痛样发作和呕吐、癫痫、周身无力或偏盲。主要临床表现如下。①脑病：表现为发作性头痛或呕吐、意识丧失和癫痫，卒中样表现（皮质盲或偏盲、偏瘫）。部分患者有听力丧失、痴呆或智力发育迟缓。②其他系统损害：出现色素视网膜病、心肌病、身材矮小和糖尿病，可以孤立或联合表现。③肌肉病：多数患者的肌肉损害为亚临床改变或被突出的脑病症状所掩盖，表现为运动不耐受或近端对称性无力，死亡原因是心力衰竭和癫痫持续状态。

4. ABCD【解析】线粒体肌病和线粒体脑肌病的对症治疗如下。①饮食疗法：可减少内源性毒性代谢产物的产生。高蛋白、高碳水化合物、低脂饮食能代偿受损的糖异生和减少脂肪的分解。②药物治疗：可给予静脉滴注 ATP 80~120mg 及辅酶 A 100~200U，每日一次，持续 10~20 天，以后改为口服 ATP。辅酶 Q10 和大量 B 族维生素可使血乳酸和丙酮酸水平降低。左卡尼汀可以促进脂类代谢、改善能量代谢，成年人 1~3g/d，分 2~3 次口服，儿童 50~100mg/（kg·d），每日最大剂量不超过 3g。若血清肌酶谱明显升高，可选择糖皮质激素治疗。对癫痫发作、颅内压增高、心脏病、糖尿病等进行对症治疗。另外，中药如黄芪、党参、枸杞子等补气活血治疗，以及综合调理也可改善症状。③其他：物理治疗可减轻痛苦。KSS 患者如有重度传导阻滞，可用心脏起搏器。最根本的治疗有待于正在研究的基因治疗。

5. ABDE【解析】重症肌无力患者合并肺部感染时，肺部感染会加重重症肌无力的肌无力症状，是诱发危象和导致死亡的重要因素。肺部感染以细菌性肺炎最多见，其次是病毒性上呼吸道感染、细菌性上呼吸道感染。适宜使用的抗生素有青霉素、氯霉素、头孢氨苄、甲硝唑。

6. ACDE【解析】面肩肱型肌营养不良的肌电图为肌源性损害，血清酶正常或轻度升高。故选项 B 错误，其余选项内容均正确。

7. ABCD【解析】眼肌型重症肌无力是重症肌无力中相对比较轻的一种类型，好发于青少年，主要症状是病变仅限于眼外肌，没有其他肌群受累的表现。眼外肌受累时，表现为一侧或者双侧上睑下垂、复视，严重者眼球出现活动障碍或固定不动。

8. ABDE【解析】重症肌无力患者眼症的表现：①轻者，眼球运动受累，多不对称性上睑下垂、睁眼无力、斜视、复视，有时双眼上睑下垂交替出现；②重者，双眼球固定不动。75%的患者以眼肌麻痹为首发症状，这其中有 80%眼肌型发病者在数月或两年内发展到其他肌群及延髓肌而转化为全身型肌无力。

9. ABDE【解析】肢带型肌营养不良为常染色体隐性遗传，但散发病例比较多。10~20 岁起病，首发症状多为骨盆带肌肉萎缩、腰椎前凸、鸭步，下肢近端无力出现上楼困难，可有腓肠肌假性肥大。逐渐发生肩胛带肌肉萎缩，抬臂、梳头困难，翼状肩胛，面肌一般不受累。膝反射比踝反射消失早。血清酶明显升高，肌电图肌源损害，心电图正常。病情缓慢发展，平均起病后 20 年左右丧失劳动能力。

10. BCDE【解析】参见 A1 型题第 166 题解析。

11. ABCD【解析】“斧状脸”是强直性肌营养不良肌无力和肌萎缩时的临床表现，故选项 E 错误，其余选项内容均正确。

12. ABCE【解析】新生儿一时性重症肌无力是指患重症肌无力的母亲所生的婴儿，在出生后几小时至 1 天内出现症状，表现为精神不振、全身无力、自主运动少、哭声低微、吞咽及呼吸困难、拥抱反射及深反射减弱或消失，症状一般持续 2~7 周，不超过 12 周。新生儿血清中可以检出 AChR-Ab。经适当喂养、护理，以及抗胆碱酯酶药治疗后，随抗体效价降低而症状消失，大多数患者可以痊愈。

13. ABDE【解析】周期性瘫痪呈常染色体显性遗传，我国少见，以散发者居多，男性多于女性。临床以低钾性周期性瘫痪占绝大多数，高钾性和正常钾性周期性瘫痪少见。发作多在夜间或清晨醒来时、运动或饱餐后。甲亢合并周期性瘫痪的患者，可伴有或不伴甲亢症状，肌无力发作与甲亢的严重程度无关。患者心电图异常多见。根据患者间歇性肌无力发作的特点，结合发作时腱反射、血清钾浓度及心电图改变，一般不难作出诊断。

14. ABCD【解析】进行性肌营养不良（PMD）是一组遗传性肌肉变性疾病，临床特征主要为缓慢进行性加重的对称性、肌无力和肌萎缩，可有肌肥大，无感觉障碍。本病可累及肢体和头面部肌肉，少数有心肌受累。肌电图呈现典型肌源性改变的特征，轻收缩时运动单位电位时限缩短、波幅降低，最大用力收缩时为电位密集的病理干扰相。在疾病不同阶段，肌电图改变也可有变化。

15. ABDE【解析】重症肌无力的特征包括：①感染、手术、精神创伤、全身性疾病、过度疲劳、妊娠、分娩等均可成为诱因。②感染、妊娠和月经前常导致病情恶化。③多侵犯眼外肌、吞咽肌。④受累肌肉呈病态疲劳，全身骨骼肌均可受累。⑤受累肌肉明显局限于某一组，范围逐步扩大。

16. ABCE【解析】多发性肌炎时，红细胞沉降率和血清肌酶增高。故选项 D 错误，其余选项内容均正确。

17. ABDE【解析】重症肌无力、Lambert-Eaton 肌无力综合征、慢性炎性脱髓鞘性多神经病和多发性肌炎均为自身免疫病，而进行性肌营养不良是遗传性肌肉变性疾病。

18. ABCE【解析】炎性肌病（IIMs）是一组以骨骼肌炎症细胞浸润和肌纤维坏死为主要病理特征的异质性疾病。主要包括两大类，一类为具有明确病因的感染性肌病，如病毒性肌炎、寄生虫性肌炎和热带肌炎等，另一类为病因未明但与自身免疫有关的特发性炎性肌病（IIMs），包括多发性肌炎（PM）、皮肌炎（DM）和包涵体肌炎。病变局限于肌肉称为肌炎，如同时累及皮肤称为皮肌炎。皮肌炎常伴恶性肿瘤，40 岁以上发生肌炎，尤其是皮肌炎的患者，应该高度警惕潜在恶性肿瘤的可能。糖皮质激素已被公认为治疗 IIMs 的首选药物，但有关类固醇激素的制剂选择、治疗的开始剂量、给药方式以及减量速度等多为经验性，缺少循证医学的证据。确诊包涵体肌炎的唯一依据是肌肉活检发现包涵体颗粒，包涵体肌炎激素治疗无效。

19. ABCE【解析】重症肌无力患者在治疗的过程中可以使用免疫抑制剂、糖皮质激素以及抗胆碱酯酶药。丁胺卡那为半合成的氨基糖苷类抗生素，不是重症肌无力的治疗用药。

20. ABDE【解析】高钾性周期性瘫痪少见，为常染色体显性遗传，发作时血钾较平时增高，肌肉的病理改变与低钾性周期性瘫痪相同。多数在 10 岁以前起病，以男性多见，饥饿、寒冷、剧烈运动和钾的摄入可以诱发，通常在白天发病，肌力弱常从下肢开始，以后累及躯干、上肢，严重者可累及颈肌和眼外肌。一般瘫痪程度较轻，常伴有肌肉痛性痉挛。发作时间短暂，大多不超过 1 小时。发作一般较低钾性周期性瘫痪频繁。进行轻度体力活动或摄食可能使发作顿挫或推迟。部分病例伴有轻度肌强直现象，如手浸于冷水时间稍长后动作僵硬、进食冷饮后舌发僵等。故本病又称肌强直性周期性瘫痪。大多数患者在 30 岁后逐渐终止发作。少数在病程多年后发生缓慢进展的肌病。

21. ACDE【解析】周期性瘫痪以反复发作性的骨骼肌弛缓性瘫痪为主要表现，发作达高峰或恢复的时间较短，血清钾可正常或降低、升高，一般不伴有明显的感觉减退。低钾性周期性瘫痪发病时血清钾降低，常低于 3.5mmol/L；高钾性周期性瘫痪发病时血清钾升高，可达 5~6mmol/L；正常钾性周期性瘫痪发作期血钾正常。可能会导致肌张力减低，腱反射减弱，患者的神志清楚，构音正常。

22. ABDE【解析】低频重复神经刺激、AChR-Ab、腾喜龙或新斯的明试验、单纤维肌电图和胸部 CT 均可作为重症肌无力的辅助诊断方法。重症肌无力不需做肌肉活检。

23. ABCE【解析】“上睑下垂，眼肌麻痹”是肌无力的临床表现，故选项 D 错误，其余选项内容均是周期性瘫痪的临床表现。

24. ABCE【解析】周期性瘫痪可见于高钾血症、低钾血症、甲状腺功能亢进症、Andersen 综合征（特殊类型的周期性瘫痪）。周期性瘫痪可分为原发性和继发性两类。原发性的发病机制目前还尚不明确；继发性则是继发于其他疾病引起的血钾改变而致病，可见于甲状腺功能亢进症、原发性醛固酮增多症等疾病。

25. ACDE【解析】Duchenne 肌营养不良（DMD）的特征：①在 3~5 岁隐匿发作，表现为走路慢、脚尖着地、易跌跤。由于髂腰肌和股四头肌无力而上楼及蹲位站立困难。②DMD患者的血清肌酸激酶显著升高，可达正常值的 30~100 倍，血清肌酐明显下降。③寿命预期缩短，多数患者在 20~30 岁因呼吸道感染、心力衰竭而死亡。④DMD 是我国最常见的 X 连锁隐性遗传的肌病。⑤肌电图呈肌源性损害。

26. ABDE【解析】甲亢性周期性瘫痪多见于东方国家的年轻男性，无家族性，国内报道占甲亢病例的 3%左右。可先有甲亢，后出现周期性瘫痪，也可以先出现周期性瘫痪而后出现甲亢，症状与低钾性周期性瘫痪相似。患者可伴有或不伴甲亢症状，肌无力发作与甲亢的严重程度无关。多数患者伴有心律失常，通常在对症治疗及用抗甲状腺药物，使甲亢控制后，周期性瘫痪病情可以缓解。

27. ACDE【解析】进行性肌营养不良症以缓慢、进行性加重的对称性肌肉无力和萎缩为主要临床特征。肌无力一般近端重于远端，不常伴有肌肉疼痛。肌电图可见肌源性损害的表现，但各型略有差异。单纯肌酸激酶升高，或转氨酶高，易误诊为肝损害。

28. ABCE【解析】低钾性周期性瘫痪可出现 U 波、T 波低平或倒置、P-R 间期和 P-T 间期延长、ST 段下降和 QRS 波增宽。

29. ABCD【解析】参见 A1 型题第 137 题解析可知，选项 E 错误，其余选项内容均正确。

30. ABCD【解析】Leigh 病又称为亚急性坏死性脑脊髓病，是一种线粒体脑肌病。多在婴儿期或幼儿期发病，累及基底核区。绝大多数患者死于 2 岁之前。婴儿期发病者较特征的临床表现有：间歇性呼吸节律异常、眼外肌麻痹、眼球震颤、共济失调、视听障碍，而幼儿期发病者肌无力表现比较突出。多数患者会有严重的乳酸酸中毒。

31. ABCD【解析】重症肌无力腾喜龙试验阳性，故选项 E 错误，其余选项内容均正确。

32. BCDE【解析】80%~90%的 MG 患者外周血中可检出 AChR-Ab，血浆置换清除

AChR-Ab 后症状可暂时改善。故选项 A 错误，其余选项内容均正确。

33. ABCE【解析】Lambert-Eaton 肌无力综合征大部分患者是男性，多在 50~70 岁发病，约 2/3 伴有癌肿。肌无力症状可较癌肿先出现，表现为四肢近端及躯干肌群无力和易疲劳，患肌短暂用力收缩后肌力反而增强，持续收缩后呈病态疲劳。下肢症状重于上肢，下肢近骨盆带和躯干肌症状尤为明显。新斯的明试验可阳性，但不如 MG 敏感。低频（<10Hz）重复神经刺激波幅变化不大，肌肉复合动作电位可下降。高频（20~50Hz）重复神经刺激后肌肉产生强烈自主收缩（持续 15 秒或更长），动作电位波幅明显增加（增量反应），增高 2~20 倍（波幅增高 200%以上为阳性）。

34. ABCDE【解析】DMD 的诊断依据：①1/3 的患者是 DMD 基因新突变所致。女性为致病基因携带者，所生男孩 50%发病，无明显地理或种族差异。②在 3~5 岁隐匿起病，骨盆带肌无力是突出症状，表现为典型的鸭步和翻身起立的 Gower 征。③90%的患者有肌肉假性肥大，为首发症状之一，以腓肠肌最明显。④多数患者伴有心肌损害。⑤病程进展快，一般 12 岁以上即有生活不能自理，需坐轮椅，20~30 岁并发呼吸道感染、心力衰竭而死亡。

35. ABC【解析】参见 X 型题第 14 题解析。

36. ABCDE【解析】参见 A1 型题第 76 题解析。

37. ABCE【解析】参见 X 型题第 18 题解析。

38. AC【解析】骨骼肌主要分布为躯干的四肢，由肌纤维组成，是运动系统的重要组成成分，维持着人体许多重要的功能，主要有：①完成人体各种活动，并辅以部分气管进行正常的生理功能。②保护骨骼免受外力打击致伤。③维持人体的正常姿势，同时可以辅助人体进行正常的血液循环，可以产生热量，维持人体正常的体温。

39. ABCE【解析】参见 X 型题第 33 题解析。

40. AE【解析】参见 A1 型题第 76 题解析。

41. ABE【解析】重症肌无力、Lambert-Eaton 肌无力综合征、多发性肌炎均为自身免疫病，而进行性肌营养不良是遗传性骨骼肌变性疾病，周期性瘫痪属于肌病。

42. BC【解析】参见 A1 型题第 205 题解析。

43. ABCDE【解析】多发性肌炎目前不可治愈，但经过专业治疗症状可很好的得到控制，延缓病情发展。目前该病以药物治疗为主，常用药物包括糖皮质激素和免疫抑制剂。这两种药物治疗无效或患者病情较重时，可静脉注射免疫球蛋白及使用生物制剂作为补充手段。激素和免疫治疗无效时可采用血浆置换，以去除血液中的循环抗体和细胞因子，从而改善症状。对于难治性 PM，可采用全身放射治疗或局部淋巴结照射，抑制 T 细胞的免疫活性。

44. ABCDE【解析】重症肌无力可疑病例可通过新斯的明试验、AChR-Ab 抗体效价（明显增高）、疲劳试验（病态疲劳）、腾喜龙试验（阳性）、重复神经刺激（具有确诊价值）、单纤维肌电图（间隔时间延长）、胸腺 CT 或 MRI 检查来确诊。

45. BCD【解析】强直性肌营养不良可发生于任何年龄，但多见于青春期后，男性多于女性，主要症状为肌无力、肌萎缩和肌强直。肌萎缩和肌无力表现为四肢不灵活，前臂及手部肌肉萎缩，下肢有足下垂及跨阈步态。肌萎缩还可发展至面肌、咬肌、颞肌和胸锁乳突肌，故患者面容瘦长、颧骨隆起，呈斧状脸，颈消瘦而稍前屈。部分患者可有讲话及吞咽困难。肌强直分布不如先天性肌强直那样广泛。肌萎缩与肌强直之间并无明显的关系。

46. ABCDE【解析】肌肉疾病是指原发于骨骼肌或神经-肌肉接头处的非炎症性疾病，简称肌病。可分为肌源性疾病和神经-肌肉传递异常两大类。根据肌肉病理形态，分为肌营养不良组织综合征、肌病组织综合征、肌炎组织综合征、神经源性组织综合征、间质损害导致的骨骼肌病变。

47. ABCD【解析】参见 A1 型题第 57 题解析。

48. ACD【解析】重症肌无力危象有 3 个类型：肌无力危象（又称新斯的明不足危象）、反拗危象和胆碱能危象（又称新斯的明过量危象）。其中，肌无力危象较为多见，反拗危象次之，胆碱能危象罕见。重症肌无力危象除了需要药物治疗和放射治疗，还需要配合日常的一些机械护理、卧位护理，以及需要患者时刻保持平和的心境，才能达到良好的康复效果。

49. ABCDE【解析】皮肌炎存在特征性皮疹，25%的患者最先的主诉是皮疹。包括：①眼睑淡紫色皮疹，一侧或双侧眼睑出现，常伴眼睑或面部水肿；②Gottron 征，位于关节伸面，多见于肘、掌指、近端指间关节处，慢性期表现为伴有鳞屑的红斑、皮肤萎缩、色素减退；③暴露部位皮疹，面、颈、前胸（V 字区）或背、肩（披肩征）红斑，暴露在太阳下红斑加重，伴随瘙痒；④技工手，手指的侧面、掌面皮肤过度角化、变厚、脱屑、粗糙伴皲裂，类似技工的手；⑤甲周毛细血管扩张和甲周红斑，常见于成年人皮肌炎；⑥皮肤异色病样改变，可能是淡紫色红斑区皮肤慢性活动性的结果，导致花斑状的低色素、高色素、毛细血管扩张和萎缩，伴或不伴鳞屑。罕见的皮肤改变包括获得性鱼鳞病、手掌黏蛋白样丘疹和斑块、手指掌面的皱褶、全身性水肿。不常见的皮肤损害包括萎缩性头皮的皮肤病伴非瘢痕性脱发、脂膜炎和网状青斑。

50. AE【解析】参见 A1 型题第 32 题解析。

51. ABCDE【解析】强直性肌营养不良患者骨骼肌外表现为白内障以及视网膜包素变性、内分泌症状、心律不齐、心悸、胃肠道症状。部分患者有上睑下垂、眼球活动受限、构音障碍、吞咽困难、足下垂及跨越步态。

52. BD【解析】参见 A1 型题第 32 题解析。

53. ABCE【解析】Becker 肌营养不良与 Duchenne 肌营养不良相比，主要区别在于起病年龄稍迟（5~15 岁起病），病情进展速度慢，病情较轻（12 岁以后能行走），心肌很少受累（一旦受累则较严重），预后较好，存活期长。血清 CK 水平明显升高。

54. DE【解析】包涵体肌炎一般在成年晚期缓慢发病，早期出现手指屈肌和股四头肌无力，CK 轻度增高。

55. AE【解析】低钾性周期性瘫痪常见的诱因有疲劳、饱餐、寒冷、酗酒、精神刺激等，炎热不是其诱因，不伴意识障碍和感觉障碍，补钾治疗有效。其余临床表现参见A1型题第131题解析。

56. ABDE【解析】进行性肌营养不良、周期性瘫痪、多发性肌炎、强直性肌营养不良均属于肌肉疾病，而重症肌无力属自身免疫病。

57. BDE【解析】参见X型题第4题解析。

58. ABCDE【解析】多发性皮肌炎儿童期发病率高峰在5~14岁，成人期发病高峰为30~50岁。女性多于男性，男女比例为1∶1.9。皮肌炎常伴恶性肿瘤，如果为男性，大于45岁，伴恶性肿瘤的可能性加大。常见特征性皮疹，可伴瘙痒。还可以伴发血管炎，出现消化道出血、胃肠黏膜坏死、胃肠穿孔或视网膜血管炎等。部分DM患者可出现关节挛缩。累及口咽部骨骼肌和食管上部，可出现吞咽困难；如累及心脏，可出现房室传导阻滞、快速性心律失常、心肌炎；累及肺间质，可出现间质性肺炎、肺纤维化、弥漫性肺泡损伤。当皮肌炎伴发其他结缔组织病时，可出现发热、体重减轻、关节疼痛、雷诺现象。

59. ABCDE【解析】低钾性周期性瘫痪、原发性醛固酮增多症、应用噻嗪类利尿药、肾小管酸中毒、应用皮质类固醇等患者可能出现反复血钾降低。

60. ABCDE【解析】重症肌无力的治疗如下。①抗胆碱酯酶药物：是患者的首选。②胸腺切除：胸腺CT检查确定患者是否有胸腺增生和肥大，考虑是否适合胸腺切除治疗。③免疫治疗：包括应用糖皮质激素、免疫抑制剂、血浆置换和静脉滴注丙种球蛋白治疗。需注意，服用免疫抑制剂期间应注意肝、肾功能，做好监测。重症肌无力危象时，首选大剂量甲泼尼龙、血浆置换和静脉滴注丙种球蛋白治疗。

61. ABCDE【解析】Duchenne肌营养不良与Becker肌营养不良均为X连锁隐性遗传，BMD较DMD少见，临床表现基本同DMD：腓肠肌假性肥大，近端肢体肌无力，血清肌酸激酶显著增高，EMG和肌肉病理呈肌病表现等。

62. ABCE【解析】线粒体病肌肉病理改变为改良Gomori染色切片上出现RRF，琥珀酸脱氢酶（SDH）染色呈阳性深染，SDH和细胞色素C氧化酶（COX）双染出现蓝纤维。SDH染色还可见到SDH染色强阳性血管（SSV），反映了血管内皮细胞或平滑肌细胞内大量线粒体积聚。COX染色可见酶活性部分或全部缺失。

63. ABCD【解析】皮肌炎的主要病理特征是骨骼肌变性、坏死及淋巴细胞浸润，特异的病理改变是束周肌纤维萎缩、微血管病变和炎症细胞浸润，浸润的炎症细胞主要是$CD4^+$T淋巴细胞和B细胞，主要聚集于肌束膜和血管周围，肌束膜内血管可见管壁增厚、管腔狭窄和血栓形成，血管壁可见IgG、IgM、C3等沉积。电镜下淋巴细胞浸入肌纤维的肌膜下，肌丝断裂，空泡样变，Z线消失，肌细胞再生，毛细血管可见内皮细胞和基底膜增厚，并出现微管包涵体，管腔狭窄甚至闭塞。

64. ACDE【解析】参见A1型题第166题解析。

65. ABCDE【解析】参见 X 型题第 3 题解析。

66. BCE【解析】多发性肌炎、皮肌炎、包涵体肌炎属炎性肌病，而重症肌无力和 Lambert-Eaton 肌无力综合征是自身免疫病。

67. ABCDE【解析】线粒体肌病及线粒体脑肌病是由于线粒体 DNA 发生突变而导致机体能量代谢障碍的疾病。临床上一般有多系统损害，出现不同的临床综合征。病变以骨骼肌为主，则称为线粒体肌病，如同时累及中枢神经系统则称为线粒体脑肌病。出现骨骼肌损害者，可以通过肌肉活检进行协助诊断，发现破碎红纤维可以明确诊断，但阴性不能排除诊断。实验室检查可发现血清乳酸、丙酮酸增高，正常也不能除外线粒体肌病。线粒体脑肌病者 CSF 中乳酸含量也增高。血清 CK 正常或轻度升高，线粒体 DNA 丢失可以非常高。电镜下可发现线粒体异常，线粒体呼吸链酶异常。

68. ABCDE【解析】在成年人的重症肌无力中，一共分为 5 个类型，以眼肌型、轻度全身型、中度全身型比较多见，其他还有急性重症型、迟发重症型以及肌萎缩型。

69. ABCDE【解析】参见 A1 型题第 96、116、122、137 题解析。

70. AD【解析】儿童型重症肌无力最多见，发病最小年龄为 6 个月，发病高峰在出生后第 2 年及第 3 年，分为新生儿型和先天性肌无力。根据临床特征可分为眼肌型、脑干型及全身型。

71. ABCDE【解析】参见 X 型题第 55 题解析。

72. ABC【解析】临床上治疗重症肌无力最常用的是抗胆碱酯酶药，患者可以选择新斯的明、溴吡斯的明、溴化新斯的明以及甲基硫酸新斯的明。

73. BCD【解析】重症肌无力特征性临床表现为受累骨骼肌病态疲劳、肌无力具有波动性、症状晨轻暮重。

74. ABCE【解析】参见 X 型题第 12 题解析。

75. ABCDE【解析】重症肌无力肌疲劳试验用来反映患者的病情程度，适用于病情不严重，尤其是症状不明显的患者，具体做法有：①嘱患者用力眨眼，30 次以后可出现眼裂明显变小，则为疲劳试验阳性。②让患者两臂持续平举后出现上臂的下垂，休息后恢复，则为疲劳试验阳性。③让患者起蹲 10~20 次以后，患者不能再继续进行类似动作，则为疲劳试验阳性。

76. BCDE【解析】参见 A1 型题第 27 题解析。

77. ABCDE【解析】根据电生理标准诊断。根据临床、遗传、血清标志物可将 Lambert-Eaton 肌无力综合征分为小细胞肺癌相关的 LEMS（SCLC-LEMS）和非肿瘤性 LEMS（NT-LEMS）两大类。SCLC-LEMS 男性患者居多，约 2/3 患者伴癌肿，约 60%患者合并小细胞肺癌，也见于乳腺癌、前列腺癌、胃癌、肾癌、直肠癌、淋巴瘤、急性白血病、网织细胞肉瘤等，个别合并胸腺瘤。NT-LEMS 多伴其他自身免疫病，如恶性贫血、甲状腺功能低下症、甲状腺可能亢进症、干燥综合征、类风湿关节炎、系统性红斑狼疮、斑秃、乳糜泻、牛皮癣、溃疡性结肠炎、少年型糖尿病和重症肌无力等。

78. ABCD【解析】参见A1型题第20题、A3/A4型题第50题解析。

79. ACD【解析】参见A1型题第206题解析。

80. ABCE【解析】参见A1型题第98题解析。

81. ABCE【解析】低钾性周期性瘫痪的临床表现：任何年龄均可发病，20~40岁的男性多见，随年龄的增长而发作次数减少。疲劳、饱餐、寒冷、酗酒、精神刺激等是诱发因素。肢体肌肉对称性无力或完全性瘫痪一般下肢重于上肢，近端重于远端。发病前可有肢体疼痛、感觉异常、口渴、多汗、少尿、面色潮红、嗜睡、恶心等表现。发作持续时间自数小时至数日不等，最先受累的肌肉最先恢复，发作频率也不尽相同，一般数周或数月一次，个别病例每天均有发作，也有数年一次甚至终身仅发作一次者。发作间期一切正常。

82. AB【解析】肌纤维即肌细胞，因肌细胞细而长，又称肌纤维。肌纤维又因外观不同而分为红肌纤维与白肌纤维。红肌纤维又称Ⅰ型纤维、慢缩肌纤维、慢氧化纤维；白肌纤维又称Ⅱ型纤维、快缩肌纤维或快解醣纤维。

83. AC【解析】参见A1型题第6题解析。

84. ABD【解析】参见A1型题第166题解析。

85. ABCDE【解析】多发性肌炎多为成年人发病，发病年龄通常大于20岁，儿童罕见呈急性或亚急性起病，女性多于男性。临床表现为对称性的四肢近端肌、颈肌、咽肌无力。少数患者出现面肩肱型分布，大约1/3的患者开始表现为远端肌肉受累及。20%~30%的患者出现肌肉持续性钝痛和一过性肌肉疼痛，极个别患者肌肉疼痛作为首发症状出现。合并结缔组织病患者更容易出现肌痛。PM患者血清肌酸激酶显著增高，肌电图呈现肌源性肌电损害。PM可合并红斑性狼疮、干燥综合征、抗磷脂抗体综合征和自身免疫性甲状腺炎等免疫性疾病，也可以合并恶性肿瘤，但较皮肌炎少见。

86. CDE【解析】先天性肌强直患者还表现为全身肌肉肥大，酷似“运动员”，叩击肌肉可见肌球形成，或持久性凹陷收缩。叩击大鱼际时，因肌强直而造成拇指的对掌活动受限。因主要累及Ⅱ型肌纤维，可表现为Ⅱ型肌强直。先天性副肌强直主要累及面肌、颈肌和上肢肌肉，和Becker型和Thomsen型先天性肌强直的肌强直症状类似，受凉时也可明显加重，但肌强直症状在重复动作后反而加重，故为副肌强直或反常性肌强直。

87. CDE【解析】低钾性周期性瘫痪一般常于饱餐后夜间睡眠或清晨起床时发现肢体肌肉对称性不同程度的无力或完全瘫痪，下肢重于上肢，近端重于远端，但很少累及呼吸肌、头面部肌、眼肌。

88. ABCD【解析】眼肌型重症肌无力好发于青少年,，病变仅限于眼外肌，临床主要表现为上睑下垂和复视，症状有明显的波动性，在休息以后缓解，劳累之后加重。一般不影响其他部位。

89. DE【解析】进行性肌营养不良的预防方式主要为通过产前诊断发现相关基因缺陷，

防止携带致病基因的胎儿出生。

90. ABCDE【解析】参见 X 型题第 53 题解析。

91. ABCDE【解析】重症肌无力需要与以下疾病鉴别。①延髓麻痹：因延髓发出的后组脑神经受损出现咽喉肌无力表现，但多有其他神经定位体征，病情进行性加重无波动，疲劳试验和新斯的明试验阴性，抗胆碱酯酶药治疗无效。②Lambert-Eaton 肌无力综合征：参见 A3/A4 型题第 50 题解析。本病低频重复神经刺激时波幅变化不大，但高频重复神经刺激波幅增高可达 200%以上；血清 AChR 抗体阴性；用盐酸胍治疗可使 ACh 释放增加而使症状改善。这些特征可与重症肌无力鉴别。③眼肌型肌营养不良：多隐匿起病，症状无波动，病情逐渐加重，肌萎缩明显，血清肌酶明显升高，新斯的明试验阴性，抗胆碱酯酶药治疗无效。④肉毒杆菌中毒：肉毒杆菌作用在突触前膜阻碍了神经-肌肉接头的传递功能，临床表现为对称性脑神经损害和骨骼肌瘫痪。但患者多有肉毒杆菌中毒的流行病学史，新斯的明试验或依酚氯铵试验阴性。⑤多发性肌炎：表现为四肢近端肌无力，多伴有肌肉压痛，无晨轻暮重的波动现象，病情逐渐进展，血清肌酶明显增高。新斯的明试验阴性，抗胆碱酯酶药治疗无效。

92. BCE【解析】参见 A1 型题第 10 题解析。

93. ABC【解析】重症肌无力患者在神经系统体格检查时，会出现的体征有肌力减退、疲劳试验阳性、肌张力偏高、腱反射通常不受影响，感觉正常。

94. ABCDE【解析】新斯的明进入机体后，通过可逆性抑制胆碱酯酶活性，使乙酰胆碱不能被水解，从而提高体内受体部位的乙酰胆碱浓度，加强和延长乙酰胆碱的作用，呈现出全部胆碱能神经兴奋的效应。因尚能直接作用于骨骼肌细胞的胆碱能受体，故对骨骼肌作用较强，缩瞳作用较弱。多用于重症肌无力及腹部手术后的肠麻痹，也可用于有机磷农药中毒、蛇咬伤、Lambert-Eaton 肌无力综合征以及肉毒杆菌中毒，可改善临床症状。若大剂量新斯的明引起恶心、呕吐、腹泻、流泪和流涎等症状，可用阿托品对抗。

95. BDE【解析】Andersen-Tawil 综合征是家族性周期性瘫痪的一个罕见类型，出现周期性肢体无力、严重的心律失常以及骨骼畸形是该病的三大特点。

六、案例分析题

1. ABCDE【解析】患者可能的诊断包括运动诱发肌张力障碍、癔症性瘫痪、急性感染性多发性神经根炎伴低血钾、原发性醛固酮增多症、周期性瘫痪。

（1）发作性运动障碍：表现为突然出现且反复发作的运动障碍（可有肌张力障碍型和舞蹈手足徐动型），发作间期正常。Demirkiran 根据病因、诱发因素、临床症状、发作时间，将发作性运动障碍分成以下 4 类。①发作性运动诱发性运动障碍：突然从静止到运动或改变运动形式诱发；②发作性过度运动诱发性运动障碍：在长时间运动后发生，如跑步、游泳等；③发作性非运动诱发性运动障碍：自发发生，或可因饮用酒、茶、咖啡或饥饿、疲劳等诱发；④睡眠诱发性发作性运动障碍：在睡眠中发生。

（2）癔症性瘫痪：由心理障碍引起，有精神诱因及有人在场，出现运动、感觉、意识模糊等类似癫痫发作性症状。

（3）急性感染性多发性神经根炎伴低钾血症：急性感染性多发性神经根炎又称吉兰-巴雷综合征，是由病毒感染或感染后以及其他原因导致的一种自身免疫病。其主要病理改变为周围神经系统的广泛性炎性脱髓鞘。临床上以四肢对称性、弛缓性瘫痪为其主要表现。低钾血症常见症状为肌无力和发作性软瘫。

（4）原发性醛固酮增多症：指肾上腺皮质分泌过量醛固酮，导致体内潴钠、排钾、血容量增多、肾素-血管紧张素系统活性受抑。临床主要表现为高血压伴低钾血症。神经肌肉功能障碍：①肌无力及周期性瘫痪甚为常见。一般说来血钾愈低，肌肉受累愈重，常见诱因为劳累，或服用氢氯噻嗪、呋塞米等促进排钾的利尿药，但多数并不明显。②肢端麻木，手足搐搦。在低钾严重时，由于神经肌肉应激性降低，手足搐搦可较轻或不出现，而在补钾后，手足搐搦往往变得明显。

（5）周期性瘫痪：是指反复发作性的骨骼肌弛缓性瘫痪为主要表现的一组肌病。

（6）猝倒发作：是发作性睡病的特征性症状，发生在病理性睡眠之后，表现为觉醒时突然躯体随意肌失去张力而摔倒，持续几秒钟偶可达几分钟，无意识丧失。此中表现与此不符合，故不选。

2. ABCDEF【解析】根据上题该患者可能的诊断，为进一步确诊，需完善肌酸激酶、尿常规、心电图、发作期血清钾水平、血清醛固酮水平以及甲状腺功能等各项检查。

3. A【解析】根据题干信息提示，该患者有家族遗传史，表现为反复发作的肌无力症状。患者发作时血钾3.16~3.43mmol/L（正常值3.5~5.5mmol/L），血清醛固酮、甲状腺功能均正常，神经传导速度正常。故最可能的诊断是家族性低钾性周期性瘫痪。

4. ABCEF【解析】该患者入院后查肌电图，有助于临床判断低钾性周期性瘫痪患者是否合并存在肌源性损害。

5. C【解析】低钾性周期性瘫痪发病时可给予补钾治疗，发作期尽快给予2~10g氯化钾，充分休息3~4小时后，依据血钾水平可重复1次。严重病例可在严密监护下给予氯化钾溶于甘露醇中静脉滴注。血钾正常后，患者症状可缓解。对发作频繁者，发作间期可口服钾盐1g，3次/日；螺旋内酯200mg，2次/日，以预防发作。同时，避免各种发病诱因如避免过度疲劳、受冻及精神刺激，注意保暖。低钠饮食，忌摄入过多高碳水化合物等。严重患者出现呼吸肌麻痹时应予辅助呼吸、吸痰、给氧，严重心律失常者应积极纠正。

6. ABCDEF【解析】该病例特点为成年隐匿起病，逐渐进展，先后出现肌强直、肌萎缩，考虑肌肉病及离子通道病可能，为明确诊断需进一步检查肌酸激酶、心电图、肌电图、超声心动图、三核苷酸重复序列检测、肌肉活检。

7. ABCF【解析】该患肌电图提示肌源性损害，肌强直放电，需考虑先天性肌强直、先天性副肌强直、高钾性周期性瘫痪、强直性肌营养不良。

8. ABCDE【解析】强直性肌营养不良可出现其他系统受累的表现，内分泌异常可见糖尿病、甲状腺功能低下症，出现嗜睡，男性出现脱发、阳痿，女性出现月经不调、不孕或习惯性流产。在疾病晚期，心脏受损出现心悸、胸闷和气短，严重者出现心律失常；眼部出现白内障导致视力减退；胃肠道平滑肌功能障碍出现便秘；部分患者消瘦、智力低下、肺活量下降、听力障碍；中枢神经损害导致认知功能障碍以及抑郁。钾负荷试验和冷水诱发试验可诱发高钾性周期性瘫痪发作。前臂缺血运动试验是最经典的筛查 GSD 的试验，但可能诱发患者肌肉疼痛和痉挛，甚至可诱发肌红蛋白尿和骨筋膜室综合征。

9. ABCDE【解析】根据题干所述，该患者可能合并情况有肺泡通气下降、DNA 检查发现异常（CTGn）重复扩增、性功能减退、听力下降、便秘。

10. ABCDEF【解析】该患者诊断为强直性肌营养不良。治疗可采取的措施有：肌强直影响日常生活及工作时，可服用卡马西平及苯妥英钠。治疗肌痛可服用加巴喷丁或三环类抗抑郁药。肌无力可试用改善脂肪线粒体代谢药物。白内障影响视力可手术治疗。该患者为男性，睾酮下降出现症状可行替代治疗。每年查空腹血糖及糖化血红蛋白，若确诊糖尿病可服降糖药物。

11. ABD【解析】线粒体脑肌病是由于线粒体 DNA 或核 DNA 重复、丢失、缺陷导致的线粒体结构和功能障碍引起的肌肉或脑部的病变，主要表现为活动后疲劳，休息后好转，出现眼外肌麻痹、视网膜色素变性、偏瘫、心脏传导阻滞、癫痫、头痛、智力下降等症状。线粒体脑肌病包括：MELAS、MERRF、KSS、骨髓-胰腺综合征（Pearson 综合征）、弥散性进行性脑灰质变性（Alpers 病）、亚急性坏死性脑病（Leigh 综合征）、卷发综合征（Menke 病）、Leber 遗传性视神经病变（LHON）、共济失调和视网膜色素变性（NARP 综合征）、沃尔弗拉姆（Wolfram）综合征。线粒体神经胃肠型脑肌病（MNGIE）是一种特殊类型的线粒体肌病，又称为多发性神经病伴眼肌麻痹、白质脑病、假性肠梗阻（POLIP）”“眼部及胃肠肌营养不良（OGIMD）。Leigh 综合征即主要为复合体Ⅳ细胞色素氧化酶缺乏所致的亚急性坏死性脑脊髓病，多有母系遗传史，2 个月至 3 岁发病，少数亦有少年发病。较常见的临床表现为喂养困难、共济失调、肌张力低及锥体束征。若脑干受累，可致眼肌麻痹、视力、听力减低。少数可有精神运动性癫痫发作，病理显示双侧对称性基底核和脑干灰质核团损害。影像学 MRI 有特征所见。肌活检 RRF 和线粒体包涵体均少见。可见细胞色素 C 氧化酶缺乏。

12. AD【解析】根据题干信息，还需考虑鉴别以下疾病。①基底核钙化：分为生理性钙化和病理性钙化，在正常儿童人群中不常见，但在 40 岁以后的成人中则较常见，这种生理性的基底核钙化明显地表现为与年龄相关。生理性钙化无临床症状且钙化灶较微小，如果钙化灶较大、伴有齿状核钙化或钙化出现在 30 岁以下时，应考虑可能存在病理性钙化。肝豆状核变性 CT 示双侧豆状核区低密度灶，MRI 显示 T_1低信号，T_2高信号。②CO 中毒：头颅 CT 检查见主要异常为双侧大脑皮质下白质及苍白球或内囊出现大致对称的密度减低区，后期可见脑室扩大或脑沟增宽。

13. ABCDEF【解析】为进一步明确诊断，本题选项中的各项检查均需要。

14. EF【解析】通过肌肉活检：破碎红纤维阳性。确诊该患者为 MELAS。MELAS 的遗传特点是母系遗传，发病年龄平均为 10 岁，一般在 2~40 岁。该病的首发症状、临床表现以及死亡原因请参见 X 型题第 3 题解析。

15. ABCDF【解析】患者慢性起病，出现肌无力、肌肉酸痛，体重下降，应用激素效果好，考虑肌肉病，故需肌酸激酶、免疫全套、肌电图、肌肉活检，并需排除肿瘤。

16. C【解析】多发性肌炎临床特点：①有典型的对称性近端肌无力的表现，患者下蹲、起立困难、上楼、抬头、举物等困难或者吞咽困难。②肌酶谱升高，主要有肌酸激酶、磷酸脱氢酶或者肝脏中的转氨酶明显升高。③肌电图显示有肌源性损害。④肌活检异常，表现为肌纤维部分或者全部坏死，并有巨细胞吞噬的现象，间质区或者血管周围有炎症细胞浸润，以淋巴细胞为主，肌纤维断面粗细不一，间质纤维增生，数周肌纤维萎缩，小血管周围炎症细胞浸润和纤维化。

17. AF【解析】多发性肌炎（PM）是一种散发性的骨骼肌免疫性炎性变性疾病，是免疫介导的炎性肌病的罕见类型，多数情况下是其他自身免疫病伴随骨骼肌炎性的损害。该病呈急性或亚急性起病，表现为双侧对称、近端为主的肌无力，可以合并其他系统性损害，如合并心肌、呼吸系统、消化系统损害。肌电图出现多相电位增加、小活动电位、插入活动增多、纤颤电位、正相波、假肌强直放电，肌源性损害合并失神经现象也是肌炎的特点。患者并发恶性肿瘤的概率是一般人群的 5~7 倍，且高于其他结缔组织病。40 岁以上发生肌炎，尤其是皮肌炎者须高度警惕潜在恶性肿瘤的可能性，应积极寻找原发病灶。

18. ABDEF【解析】多发性肌炎正确的治疗和预后包括：①目前主要应用糖皮质激素、硫唑嘌呤及其他免疫抑制剂治疗。②激素递减速度宜慢，递减速度可视病情及血清 CK 水平而定。待减至 20mg/d 时，应稳定一段时间再逐渐减量直至停药。③激素总疗程至少需要 2 年。④信号识别颗粒抗体阳性的多发性肌炎预后相对差，对于抗信号识别颗粒抗体阳性的坏死性肌炎，因对糖皮质激素耐药，需要采取其他免疫抑制剂或静脉滴注丙种球蛋白。⑤病情严重时，可采用静脉滴注丙种球蛋白或血浆置换。⑥对激素治疗无反应的多发性肌炎须警惕散发性包涵体肌炎。

19. ABCD【解析】该患者发病期血钾减低，肾小管性酸中毒、钾耗竭综合征、醛固酮增多症、甲状腺功能亢进症均可能与之相关。

20. ACDEF【解析】该患者诊断为低钾性周期性瘫痪。关于周期性瘫痪的正确治疗有：低钾性周期性瘫痪时，补钾，选用螺内酯；正常钾性周期性瘫痪，补钙，选用乙酰唑胺，补钠；高钾性周期性瘫痪时，补钙，选用氢氯噻嗪。

21. ABC【解析】高钾性周期性瘫痪多为常染色体显性遗传，婴幼儿期至童年期（10 岁前）起病，常因饥饿、寒冷、感染、妊娠、剧烈运动或服钾盐诱发，白天发病。发作期钾离子自肌肉进入血浆，因而血钾升高，可达 5～6mmol/L。肌无力症状也以下肢近端较重，部分患者发作时可伴有强直体征，如累及颜面和手部，出现面部“强直”、眼半合、手肌僵硬、手指屈曲和外展。发作持续时间较短，不足 1 小时，每次发作后轻微无力可持续 1～2 天，发作频率一天多次或一年一次。病理改变同低钾性周期性瘫痪。

22. C【解析】周期性瘫痪以低钾性最多见，故选项 C 错误，其余选项内容均正确。

23. AF【解析】①患者双眼外展受限、上睑下垂、复视，定位于双侧展神经核及展神经、动眼神经核及动眼神经，综合定位脑干；②眼肌疲劳试验阳性，定位于神经-肌肉接头。

24. ACE【解析】神经-肌肉接头疾病包括以下疾病。①重症肌无力是该组疾病的代表，其发病机制与体内产生 AChR 自身抗体使 AChR 受损或减少；美洲箭毒素与 AChR 结合，则阻断了乙酰胆碱与 AChR 结合。②有机磷中毒时胆碱酯酶活力受到强力抑制，使乙酰胆碱合成和释放减少。③肉毒杆菌中毒和高镁血症阻碍钙离子进入神经末梢，均为突触前病变。④眼肌型肌营养不良是常染色体显性遗传，发病年龄 20～30 岁，表现为上睑下垂和进行性眼外肌麻痹。部分患者出现头面部、咽喉部、颈部或其他肢体肌无力和肌萎缩。

25. ABCDEF【解析】重症肌无力是一种神经-肌肉接头处传递功能障碍的获得性自身免疫病，需行胸腺 CT 和 MRI、重复神经刺激、单纤维肌电图、乙酰胆碱受体抗体效价的检测，5%重症肌无力患者合并甲亢，部分患者抗核抗体、抗甲状腺抗体阳性。肌酸激酶检查排除眼肌型肌营养不良；血乳酸、丙酮酸试验排除线粒体肌病。

26. C【解析】MuSK 抗体阳性多见于女性重症肌无力患者。

27. B【解析】重症肌无力患者 80%有胸腺肥大，淋巴滤泡增生。10%～20%胸腺瘤。胸腺切除后 70%患者症状缓解或治愈。

28. F【解析】在重症肌无力的诊疗常规中不需要做肌肉活检，但如果重症肌无力和先天性肌强直、先天性肌无力综合征诊断不清楚而需要鉴别诊断时，需要进行肌肉活检。

29. ABCD【解析】①重症肌无力患者有病态疲劳，晨轻暮重，低频电刺激动作电位波幅递减达 10%～15%，高频电刺激递减 30%以上。②线粒体肌病主要表现为肌无力和不能耐受疲劳，往往轻度活动后即感疲乏，休息后好转，常伴肌肉酸痛和压痛，肌萎缩少见。③脂质沉积症患者以四肢近端对称性无力为主，也可累及面、咀嚼肌及吞咽肌。肌电图呈肌源性损害，血清 CK 检测，大多数显著升高。④糖原贮积症患者具有对称性肌无力、肌肉疼痛，运动后出现肌痉挛，晚期出现肌萎缩。⑤Gower 征阳性是假肥大型肌营养不良的特征性表现。⑥肯尼迪病是 X 连锁隐性遗传病，是雄激素受体基因第 1 外显子突变，诊断的金标准是基因检测。主要表现为肢体近端（肩胛带和骨盆带）肌萎缩和肌无力，并随病情进展波及到远端，下肢重于上肢。延髓运动神经元所支配的肌肉也累及，出现舌肌萎缩和震颤、吞咽困难、构音不良和面肌无力，常伴有肌痛和肌束震颤，感觉正常，某些病例伴有位置性和动作性震颤。腱反射减弱或消失，无上运动神经元损害的症状和体征。患者可出现女性乳房发育（50%~70%）等性器官和性征异常，睾丸萎缩和生育能力降低。

30. BCEF【解析】肌电图提示肌肉病，需完善肌肉活检、基因检测、超声心动图和骨骼肌 MRI。

31. F【解析】EcoRl/BlnI 酶切后与探针 p13E-11 杂交阳性。患者最可能的诊断是面肩肱型肌营养不良。

32. CF【解析】面肩肱型肌营养不良（FSHD）是由于 4 号染色体长臂 35 区域（4q35）的 D4Z4 微卫星重复序列的异常缺失（缩短）导致。主要表现为骨骼肌进行性肌无力、肌萎缩，首先出现面肌受累，随后肩带肌受累，举臂、更衣困难，最终累及躯干肌肉、髋带肌及双下肢，膝反射消失，累及胫前肌肉可出现足下垂。一般不影响心脏及智力发育（选项 C 错误）。受其影响最严重的是脸、肩、上臂等部位的肌肉（选项 F 错误）。

33. AC【解析】迄今为止，没有针对 FSHD 的特异治疗方法，没有阻止或逆转 FSHD 进程的治疗方法，但是有些治疗可以减轻症状。支持治疗是主要治疗手段。由于受累的肌肉不同，患者容易出现肩部、背部、腹部及腿部疼痛，通过非甾体抗炎药、适当的运动锻炼理疗等保守治疗可以缓解一些不适主诉。定做的塑料踝-足矫正器，可以减轻足下垂并可明显稳定步态。伴有明显腹部或者下背部疼痛或者两者兼有的患者，可以使用定做的腰背紧身胸衣或腹带，为无力的腹部肌肉群提供支撑。目前尚无药物可改善 FSHD 患者的肌力或延缓疾病的进展。FSHD 防重于治，预防方式主要为通过产前检查发现相关基因缺陷，有家族遗传史或携带者或已生一患者的女性，在妊娠时，可抽取产前羊水细胞检查染色体，询问相关遗传学家，如发现 FSHD 患儿应及早终止妊娠。

34. EF【解析】①患者慢性起病，出现四肢无力，晨轻暮重，休息后可缓解，胸部 CT 提示胸腺瘤可能性大，支持重症肌无力；②肌无力、肌肉僵硬、肌痉挛疼痛是糖原贮积症及脂质贮积症的常见症状。③线粒体肌病是由于遗传基因的缺陷，使线粒体代谢过程中所需的酶或载体缺失或活性降低，造成三羧酸循环和氧化磷酸化代谢障碍，导致轻度活动或劳动后出现肌肉疲劳或瘫痪，休息后可恢复。④僵人综合征是指一种以躯轴和下肢肌肉过度收缩，伴肌痛性肌肉痉挛为特征的、罕见的、严重的中枢神经系统疾病。患者体内可检出多种高效价自身抗体，并伴有其他自身免疫病。临床表现常见躯干、四肢及颈部肌肉持续性或波动性僵硬，腹肌呈板样坚实，主动肌和对抗肌可同时受累。⑤患者晨轻暮重，休息后壳完全恢复正常，排除多发性肌炎。

35. ABCDEF【解析】①线粒体肌病 80%患者乳酸、丙酮酸最小运动量实验阳性，肌肉活检可发现 RRF，基因检测可发现基因突变、缺失、重复或丢失。②重症肌无力患者单纤维肌电图可出现颤抖增宽和（或）阻滞。③针极肌电图用于区分神经源性或肌源性损害。④通过骨骼肌生化检查以进一步排除多发性肌炎。⑤前臂缺血试验是最经典的筛查糖原贮积症的试验，但可能诱发患者肌肉疼痛和痉挛。

36. C【解析】V型糖原贮积症的诊断主要是根据临床表现，即剧烈运动后肌痉挛及疼痛，继续运动后出现继减现象，生化检查发现肌肉磷酸化酶缺陷。根据题干信息，该患者临床表现“双下肢剧烈运动后可出现肌痛、痉挛，但坚持缓慢行走有助于痉挛减轻或消失”以及骨骼肌组织化学染色可见磷酸化酶缺乏可知，该患者最可能的诊断是Ⅴ型糖原贮积症。

37. ABCDE【解析】Ⅴ型糖原贮积症是常染色体隐性遗传病，基因定位于11q13。起病年龄不一，可有儿童至成年人发病。首发症状为活动后四肢肌力弱、僵硬和疼痛。在休息状态下，肌肉收缩和放松正常，但在剧烈活动后，尤其在缺血条件下，发生肌痉挛。以上现象往往持续数分钟至数小时不等。偶尔可累及咀嚼肌和吞咽肌。如继续进行四肢轻度活动数分钟后，四肢无力症状减轻或消失，称为继减现象或“二阵风”现象。部分病例可出现肌肉假性肥大，触之坚硬，晚期可见肌萎缩。部分患者有心动过速、呼吸困难。血清CK正常或轻度升高。剧烈运动后，部分患者可出现肌红蛋白尿，该现象出现在50%的患者。选项F“心肌、肝、脊髓和脑神经细胞内大量糖原贮积”是Ⅱ型糖原贮积症的病理表现。

第十六章　神经系统发育异常性疾病

一 A1 型题

1. 先天性脑穿通畸形在神经系统发育性疾病的分类中属于
   A. 颅骨脊柱畸形　　B. 神经组织发育缺陷
   C. 脑性瘫痪　　D. 神经外胚层发育不全
   E. 脑室系统发育畸形
2. 与神经系统发育异常性疾病病因有关的是
   A. 基因遗传　　B. 辐射
   C. 自身免疫　　D. 变性
   E. 理疗
3. 脑性瘫痪的诊断主要根据
   A. 基因检查　　B. 家族史
   C. 影像学检查　　D. 血液检查
   E. 临床表现
4. 颅底凹陷症确诊的依据为
   A. 颅颈侧位 X 线片上，枢椎齿状突超过腭枕线 3mm
   B. 颅颈侧位 X 线片上，枢椎齿状突低于腭枕线 3mm
   C. 颅颈侧位 X 线片上，颅底角小于 145°
   D. 颅颈侧位 X 线片上，颅底角大于 145。
   E. 颅颈侧位 X 线片上，颅底角小于 109°
5. 先天性脑积水最重要的体征是
   A. 落日征　　B. 四肢瘫痪
   C. 麦克尤恩（MacEwen）征　　D. 视盘水肿
   E. 头围快速进行性增大
6. 在颅颈侧位 X 线片上，枢椎齿状突超出腭枕线 0. 5cm。最可能的诊断为
   A. 寰枕融合　　B. 小脑扁桃体下疝畸形
   C. 颅底凹陷症　　D. Klippel-Feil 综合征
   E. 寰枢脱位

7. “chamberlainline” 指
A. 蝶鞍中心至枕骨大孔前缘连线
B. 蝶鞍中心至枕骨大孔后缘连线
C. 鼻根至蝶鞍中心连线
D. 硬腭后缘至枕骨大孔前缘的连线
E. 硬腭后缘至枕骨大孔后缘的连线

8. 脑性瘫痪是一种
A. 非进行性中枢性运动障碍
B. 进行性中枢性运动障碍
C. 非进行性外周性运动障碍
D. 进行性外周性运动障碍
E. 缓慢进行性中枢性运动障碍

9. 当枢椎超过了枕骨大孔水平时，患者很可能有
A. 脑膜脑膨出
B. 脑膜膨出
C. 延髓空洞症
D. 脊髓空洞症
E. 脑干受压

10. 引起先天性脑积水常见的脑室发育畸形为
A. 脊柱裂
B. 狭颅症
C. 中脑导水管闭锁
D. 巨脑畸形
E. 无脑畸形

11. 颅底凹陷症的治疗原则是
A. 症状严重，影像学显示明显畸形，需手术治疗
B. 症状轻微患者只要影像学发现畸形就要及早手术
C. 有颅内压增高者不宜手术治疗
D. 长期服用非甾体抗炎药可使症状减轻
E. 若合并小脑扁桃体下疝不宜手术治疗

12. 颅底角为
A. 蝶鞍与斜坡所形成的角度
B. 蝶鞍与枕骨大孔所形成的角度
C. 蝶鞍与岩骨所形成的角度
D. 斜坡与枕骨大孔所形成的角度
E. 斜坡与岩骨所形成的角度

13. 扁平颅底诊断主要根据颅骨侧位片测量颅底角，大于下列哪项具有诊断意义
A. 109°
B. 180°
C. 145°
D. 132°
E. 123°

14. 先天性脑积水突出的眼征是
A. 上睑下垂
B. 落日征
C. 眼肌麻痹
D. 复视
E. 突眼

15. Amold-Chiari 畸形Ⅱ型常伴的颅颈区畸形有
A. 上颈段、枕部脑膜膨出
B. 脑皮质发育不良
C. 狭颅症
D. 脊髓脊膜膨出
E. 小脑发育不全
16. 下列哪种疾病无需进行手术治疗
A. 先天性脑积水
B. Arnold-Chiari 畸形
C. 颅底凹陷症
D. 脑瘫痉挛型
E. 单纯扁平颅底
17. 诊断扁平颅底的条件是
A. 颅底角大于 145°
B. 颅底角小于 145°
C. 枢椎齿状突进入枕骨大孔
D. 小脑扁桃体进入枕骨大孔
E. 枢椎齿状突超过腭枕线 3mm
18. 成年期起病的 Amold-Chiari 畸形，多见于
A. ChiariⅠ型
B. ChiariⅡ型
C. ChiariⅢ型
D. ChiariⅣ型
E. 各型均可
19. 低体重早产儿脑性瘫痪的常见病理改变为
A. 室管膜下出血
B. 脑白质软化
C. 皮质萎缩
D. 萎缩性脑叶硬化
E. 局限性白质硬化
20. 利特尔（Little）病患者步态异常表现为
A. 醉酒步态
B. 跨阈步态
C. 小脑性步态
D. 剪刀样步态
E. 感觉性共济失调步态
21. Arnold-Chiari 畸形的特征性表现是
A. 小脑扁桃体下疝
B. 小脑蚓部萎缩
C. 小脑发育不全
D. 颈椎裂
E. 脊髓空洞症
22. 先天性脑积水的治疗主要是
A. 手术治疗
B. 减少脑脊液分泌
C. 糖糖皮质激素
D. 神经营养剂
E. 放疗
23. 颅底凹陷症患者 X 线片显示枢椎齿状突超过腭枕线
A. 0.5mm 以上
B. 1mm 以上

C. 2mm 以上

D. 3mm 以上

E. 4mm 以上

24. 脑性瘫痪最常见的临床类型是

A. 痉挛型

B. 手足徐动型

C. 共济失调型

D. 震颤型

E. 弛缓型

25. 小脑扁桃体下疝畸形的诊断性检查可采用

A. B 超

B. 腰穿脑脊液压颈试验

C. 颈椎平片

D. SPECT

E. MRI

二 A2 型题

1. 患者，男性，60 岁。3 年来进行性说话不清，饮水呛咳，行走不稳，四肢无力。查体：眼球震颤，声音嘶哑，构音不清，软腭上抬无力，咽反射消失，伸舌困难，舌肌广泛肌萎缩和肌肉震颤。四肢肌力 4 级，无肌萎缩，腱反射亢进，病理征阳性。双侧指鼻试验、轮替试验、跟膝试验不准不稳，Romberg 征(+)。深浅感觉正常。X 线片示第 5~7 颈椎骨质增生，枢椎齿状突在腭枕线上 0. 8cm。最可能的诊断是

A. 颈椎病

B. 肌萎缩侧索硬化

C. 脊髓压迫症

D. 脊髓空洞症

E. 颅底凹陷症

2. 患者，男性，35 岁。进行性四肢无力 2 年，饮水呛咳及构音障碍半年。查体：双侧舌肌萎缩，四肢肌力 4 级，腱反射亢进，双侧 Babinski 征阳性，感觉正常。头颅 MRI 示小脑向下移位，进入椎管内，达 C_1 下缘，C_2、C_3 椎体融合，T_1 加权像见颈髓第 2~7 节段内有一长条状的长 T 信号。最可能的诊断为

A. 颈椎融合，小脑扁桃体下疝畸形

B. 颈椎融合，脊髓空洞症，小脑扁桃体下疝畸形

C. 颈椎融合，颅底凹陷症

D. 脊髓空洞症，小脑扁桃体下疝畸形

E. 寰枕畸形，颈椎间盘突出

3. 患者，男性，6 个月。自出生后头围不断增大，前囟门、后囟门及侧囟门开大，颅缝变宽，叩诊颅骨出现破壶音，落日征阳性。目前临床拟诊为

A. 脑性瘫痪

B. 脊柱裂

C. 颅底凹陷症

D. 扁平颅底

E. 先天性脑积水

4. 患者，女性，46岁。颈项部疼痛1年，双上肢麻木无力半年。查体有颈部运动受限，腱反射减弱。颅颈侧位片示枢椎齿状突超过腭枕线3.5mm。本病最可能诊断为

A. 小脑扁桃体下疝畸形
B. 扁平颅底
C. 颅底凹陷症
D. 颈椎病
E. 椎管内肿瘤

5. 患者，男性，40岁。肢体活动不灵、吞咽困难2年。查体有腱反射亢进。MRI示小脑扁桃体下端变尖，由枕骨大孔向下疝入椎管内超过5mm，脑室扩大。最可能的疾病为

A. 脑积水
B. 颅底凹陷症
C. Amold-Chiari畸形
D. 椎管内肿瘤
E. 颅内肿瘤

6. 患者，女性，45岁。进行性走路不稳2年，右上肢麻木无力、右手肌萎缩2年，双下肢无力1年。查体：水平性眼球震颤，舌肌及右手萎缩，四肢肌力4级，腱反射双上肢低下、双下肢亢进，双下肢病理征阳性。双侧指鼻试验、轮替试验和跟膝胫试验不稳不准。深、浅感觉正常。MRI示小脑移入椎管内，达C_1水平，脊髓C_2~T_{10}内有一长条状长T_1、长T_2信号。最可能的诊断为

A. 小脑扁桃体下疝畸形
B. 颈椎间盘突出
C. 脊髓空洞症
D. 脊髓肿瘤
E. 小脑扁桃体下疝畸形合并脊髓空洞症

7. 患者，女性，2岁。双下肢行走困难，双侧足尖着地呈剪刀步态，膝踝反射亢进，Babinski征阳性。其临床诊断为

A. 癫痫
B. 巨脑畸形
C. 胆红素脑病（核黄疸）
D. 腓骨肌萎缩
E. 脑性瘫痪

三 A3/A4型题

（1~2题共用题干）

患者，男，1岁2个月，运动发育落后半年。生后5分钟Apgar评分5分。家族史阴性。查体：智力正常，双上肢活动正常，双下肢肌张力增高，腱反射亢进，踝阵挛阳性。头颅CT检：脑室周围白质软化。

1. 本病最可能的诊断为

A. 椎管内肿瘤
B. 脑炎后遗症
C. 遗传性痉挛性截瘫
D. 脑性瘫痪
E. 正常小儿一过性运动发育落后

2. 上述疾病诊断后，当前不宜采用的治疗方法是

A. 物理疗法
B. 康复训练
C. 试服肌肉松弛药降低肌张力
D. 试服脑神经细胞营养药物，促进神经功能的恢复
E. 选择性脊神经后根切断术

四 B 型题

（1~2 题共用备选答案）

A. 糖皮质激素
B. 醋氮酰胺
C. 苯丙酸诺龙
D. 氯苯氨丁酸
E. 胰岛素

1. 治疗脑性瘫痪的药物可选用
2. 减少脑脊液分泌的首选药物是

（3~4 题共用备选答案）

A. 痉挛型
B. 手足徐动型
C. 共济失调型
D. 震颤型
E. 弛缓型

3. 采用选择性脊神经后根切断术治疗脑瘫，主要适用于
4. 由胆红素脑病造成的脑性瘫痪，常表现为

五 X 型题

1. 颅底凹陷症可使下列哪些结构受损
   A. 后组脑神经
   B. 小脑
   C. 延髓和（或）上位颈髓
   D. 脑桥
   E. 椎-基底动脉
2. 小脑扁桃体下疝畸形的临床表现有
   A. Babinski 征阳性
   B. 声音嘶哑、吞咽困难
   C. 眼球震颤、步态不稳
   D. 头痛和视盘水肿
   E. 偏瘫
3. 选择性脊神经后根切断术治疗脑瘫，下列说法正确的是
   A. 手术年龄越小，效果越好
   B. 手足徐动型及共济失调型不宜行此手术

C. 应选择智力接近正常者
D. 应选择肌张力在 3 级以上，并保持一定肌力和运动功能者
E. 术后应坚持康复训练

4. 胆红素脑病的治疗可选用
A. 丙戊酸钠
B. 苯巴比妥
C. 紫外线照射
D. 输血
E. 血清白蛋白

5. 以下高度提示脑性瘫痪的情况包括
A. 胆红素脑病
B. 精神运动发育迟滞
C. 锥体外系症状伴双侧耳聋和上视麻痹
D. 患儿不能坐或站立，头围异常增大
E. 早产、低体重儿

6. 下列为诊断小儿脑性瘫痪的依据的是
A. 有妊娠、围生期的高危因素
B. 运动发育延迟或异常
C. 姿势反射异常
D. 肌紧张异常和病态姿势
E. 进行性中枢运动障碍和姿势异常

7. 脑性瘫痪的诊断标准包括
A. 婴儿期内出现中枢性瘫痪
B. 伴有智力低下、惊厥、行为异常、感知障碍
C. 除外进行性疾病所致的中枢性瘫痪
D. 除外正常小儿一过性运动发育落后
E. MRI 示大脑皮质萎缩和脑室扩大，或脑室周围白质软化

8. 下列属于脑瘫病因的是
A. 母亲妊娠早期病毒感染
B. 生产过程有胎儿脑缺氧
C. 遗传代谢病
D. 新生儿持续惊厥
E. 母亲妊娠期高血压

9. 先天性脑积水会出现的体征是
A. 颅缝裂开
B. 落日征
C. 叩诊呈破壶音
D. 前囟凹陷并扩大
E. 额部头皮静脉怒张

10. 对颅底凹陷症的描述，下列正确的是
A. 可有延髓麻痹症状
B. 可有颈神经根症状
C. 多为儿童期起病，进展缓慢，可因头部突然用力而诱发
D. 早期一般无颅内压增高，晚期可出现

E. 可有椎-基底动脉供血不足症状

11. 下列属于小脑扁桃体下疝畸形的主要临床表现是

A. 延髓和上颈髓受压症状
B. 颅内压增高症状
C. 继发脊髓空洞症
D. 偏盲
E. 继发囊肿

12. 关于小儿脑性瘫痪，下列说法正确的是

A. 病因主要为早产、产伤、围生期窒息及胆红素脑病等
B. 病情呈进行性进展
C. 常有不同程度的脑皮质萎缩和脑室扩大
D. 常合并有精神发育异常
E. 功能训练和理疗是重要的治疗方法

六 案例分析题

（1~3 题共用题干）

患者，男性，10 个月。发现头围增大 6 个月。查体：精神委靡，不能独坐，头围 48cm，前囟 3cm×3cm，颅缝裂开，叩诊有破壶音，可见落日征，CT 检查发现脑室扩大。

1. 本病的诊断为

A. 巨脑畸形
B. 佝偻病
C. 婴儿硬膜下血肿
D. 先天性脑积水
E. 婴儿硬膜下积液

2. 本病常见的病因不包括

A. 脑膜膨出
B. 脑炎和脑膜脑炎
C. 先天性导水管狭窄畸形
D. 颅底凹陷症
E. 新生儿缺血缺氧性脑病

3. 本病特有体征不包括

A. 落日征
B. 叩诊有破壶音
C. 头围异常增大
D. 颅缝裂开
E. 前囟扩大

参考答案与解析

一、A1 型题

1. B【解析】神经系统发育性疾病的主要分类如下。①与颅骨脊柱畸形相关的神经疾病：神经管闭合缺陷；颅骨、脊柱畸形；脑室系统发育畸形。②神经组织发育缺陷：脑皮质发育不良、先天性脑穿通畸形、胼胝体发育不良。③脑性瘫痪。④神经外胚层发育不全。

2. B【解析】引起神经系统先天性发育畸形常见的病因有：感染、药物、辐射、妊娠期糖尿病、严重贫血、一氧化碳中毒或异位胎盘等。

3. E【解析】详细询问围生期病史，特别是有无早产、宫内窘迫或缺氧缺血性脑病，了解其生长发育，尤其是大运动发育状况，详细进行神经精神系统检查。详细的病史和神经精神系统检查是脑瘫诊断的主要依据。神经影像学检查对探讨病因及判断预后有较大帮助。

4. A【解析】颅颈侧位 X 线片上测量枢椎齿状突的位置是确诊颅底凹陷症的重要依据。腭枕线为自硬腭后缘至枕骨大孔后缘的连线，齿状突高出此线 3mm 以上即可确诊，高出 0~3mm 为可疑。

5. E【解析】先天性脑积水最重要的体征是头围快速、进行性增大。正常新生儿头围 33~35cm，出生后 6 个月内头围每月增加 1. 2~1. 3cm，在先天性脑积水患者则可为正常的 2~3倍，伴有前囟扩大、颅缝分离（尤其可摸到裂开的鳞状缝）、头皮静脉怒张。

6. C【解析】在颅颈侧位 X 线片上，枢椎齿状突超出腭枕线 0. 5cm（>3mm），故最可能的诊断为颅底凹陷症。参见 A1 型题第 4 题解析。

7. E【解析】钱氏线（Chamberlains）是硬腭后缘至枕骨大孔后唇间的连线，正常时枢椎齿状突顶点，不应超过此线上方 3~5mm。

8. A【解析】脑性瘫痪简称脑瘫，是指婴儿出生前到出生后 1 个月内，由于各种原因导致的非进行性脑损害综合征，主要表现为先天性运动障碍及姿势异常，包括痉挛性双侧瘫、手足徐动等锥体系与锥体外系症状，可伴有不同程度的智力低下、语言障碍及癫痫发作等。

9. E【解析】枢椎属枕骨大孔区重要结构之一，其直径小而活动度大，又是重要的脊髓、神经和血管通过之处，由于其结构、功能及胚胎学的特征，使其处于常见病与多发病的所在区，如当枢椎超过了枕骨大孔水平时，患者很可能有脑干受压。

10. C【解析】先天性脑积水常见病因为先天性导水管狭窄畸形（中脑导水管狭窄、分叉、中隔形成或导水管周围胶质增生）、第四脑室侧孔闭锁综合征、小脑扁桃体下疝畸形和 Galen 大静脉畸形等。

11. A【解析】颅底凹陷症治疗的目的是给予足够空间进行减压术。对于症状严重，影像学显示明显畸形者，需手术治疗，但手术不能彻底治愈，只能够延缓病情进展。对轻度、尚无临床症状而仅仅被影像学检查发现的颅底凹陷症，可以进行保守，治疗目标仅仅是延缓病情发展，而不是根治。

12. A【解析】颅底角是指颅骨 X 线侧位片上由鼻根至蝶鞍中心连线与蝶鞍中心向枕骨大孔前缘连线所形成的夹角，成年人正常为 109°~145°，平均为 132°。

13. C【解析】扁平颅底诊断主要根据颅骨侧位片测量颅底角（蝶鞍与斜坡形成角度），颅底角超过 145°对扁平颅底有诊断意义。

14. B【解析】先天性脑积水患者，可表现为表情呆滞、智力低下、展神经麻痹、双眼下视呈“落日征”、视神经萎缩或视盘水肿、痉挛性瘫痪、去皮质强直等。

15. D【解析】小脑扁桃体下疝畸形又称 Arnold-Chiari 畸形，依畸形的轻重分为四型，多数为Ⅰ型或Ⅱ型。①Ⅰ型（临床表现最轻）：小脑扁桃体及下蚓部疝到椎管内，延髓与第四脑室位置正常或轻度下移，第四脑室位置正常。常伴颈段脊髓空洞症、颅颈部骨畸形。②Ⅱ型：小脑、延髓、第四脑室下移疝入椎管内，正常的延颈交界处呈“扭结样屈曲变形”，某些结构如颅骨、硬膜中脑、小脑等发育不全，90%有脑积水，常合并脊髓空洞症、神经元移行异常、脊髓脊膜膨出等。③Ⅲ型（最严重，罕见）：除Ⅱ型特点外，常合并枕骨发育异常、枕部脑膜脑膨出、脊髓空洞及栓系、并有明显头颈部畸形、小脑畸形等。④Ⅳ型：伴有明显的小脑、脑干发育不全，但疝不入椎管内，常在新生儿时期死亡。

16. E【解析】扁平颅底是颅颈区较常见的先天性骨畸形，常与颅底凹陷症并发。扁平颅底单独存在时一般不出现症状，故在单纯扁平颅底的治疗中，对于没有出现明显症状的患者，可以暂时不作处理，但应定期随诊，随时控制病情的变化。

17. A【解析】扁平颅底是指颅前、中、后窝的颅底部位，特别是鞍背至枕骨大孔前缘处，自颅腔向上凸，使颅底变得扁平，蝶骨体长轴与枕骨斜坡构成的颅底角度变大超过 145°，多为原发性、先天性发育缺陷。

18. A【解析】Arnold-Chiari 畸形Ⅰ型多见于成年人，患者临床主诉多为后枕颈部疼痛。参见 A1 型题第 15 题解析。

19. A【解析】脑性瘫痪的病理改变可分为两类：一是出血性损害，如室管膜下出血或脑室内出血，多见于妊娠不足 32 周的未成熟胎儿，可能因为此期脑血流量相对较大，血管发育不完善所致；二是缺血性损害，如脑白质软化、皮质萎缩或萎缩性脑叶硬化等，多见于缺氧窒息的婴儿。

20. D【解析】Little 病，即先天性痉挛性双侧瘫痪，表现为坐、站立及行走均迟缓，严重者不能走，多数呈剪刀形步态，双下肢或四肢痉挛性瘫痪，肌张力增高，腱反射亢进。

21. A【解析】Arnold-Chiari 畸形是指小脑扁桃体下疝到椎管内或伴延髓和第四脑室延长下移，从而引起一系列症状。

22. A【解析】先天性脑积水以手术治疗为主，尤其是进展性的脑积水更应手术治疗。

药物治疗仅用于症状较轻且病情稳定者，也可作为手术的辅助治疗。

23. D【解析】参见 A1 型题第 4 题解析。

24. A【解析】脑性瘫痪最常见的临床类型是痉挛型。

25. E【解析】小脑扁桃体下疝畸形的诊断性检查可采用 MRI。MRI 是无创伤性检查，可清楚地显示颅后窝结构，并能直接观察脊髓空洞。因此，特别适于小脑扁桃体下疝畸形的诊断，与 CT 相配合可发现其他骨质畸形。

二、A2 型题

1. E【解析】患者成年后起病，病情进展缓慢，但呈进行性加重。主要表现为枕骨大孔区综合征，如后组脑神经症状（如说话不清、声音嘶哑、饮水呛咳、咽反射消失、伸舌困难）、腱反射亢进为颈神经根症状、上颈髓及延髓症状（如行走不稳、双上下肢无力），小脑症状（如眼球震颤）；结合 X 线片结果（枢椎齿状突在腭枕线上 0. 8cm，高出 3mm）可明确颅底凹陷症的诊断。

2. B【解析】患者四肢肌力下降、腱反射亢进、病理征阳性，提示高颈段脊髓病变；饮水呛咳、构音障碍、舌肌萎缩，提示后组脑神经损伤。且该病例与挤压有关，结合头颅 MRI 检查，符合颈椎融合，脊髓空洞症，小脑扁桃体下疝畸形诊断。

3. E【解析】根据题干信息所述，该患者最重要的体征是自出生后头围快速、进行性增大，前囟门、后囟门及侧囟门开大，颅缝变宽，扣诊颅骨出现“破壶音”，“落日征”阳性，目前临床拟诊为先天性脑积水。先天性脑积水的诊断要点包括：①患者出生后数周或数月内头颅快速增大。②头围增大，前囟扩大，头大面小，眼下斜呈“落日征”，头颅叩诊呈“破壶音”。③头颅 X 线片有颅内压增高表现。④头颅 CT 或 MRI 可见脑室明显扩大，脑皮质变薄。

4. C【解析】患者颈项部疼痛 1 年，双上肢麻木无力半年，颈部运动受限，腱反射减弱，符合颅底凹陷症的临床表现。颅颈侧位片示枢椎齿状突超过腭枕线 3. 5mm（>3mm），可明确诊断。

5. C【解析】根据发病年龄（患者为成年人）、临床表现（肢体活动不灵活、吞咽困难，腱反射亢进），尤其是 MRI 影像学表现（小脑扁桃体下端变尖，由枕骨大孔向下疝入椎管内超过 5mm，脑室扩大）可以明确 Amold-Chiari 畸形的诊断。该患者 MRI 检查结果是本病特征性的表现。

6. E【解析】根据患者慢性起病，出现走路不稳，右上肢及双下肢肌无力、右上肢肌萎缩，右手肌萎缩，四肢力弱，双上肢腱反射减低，双下肢腱反射亢进，病理征阳性等症状和体征，提示颈段脊髓病变。根据眼震伴共济运动异常，提示前庭小脑病变。结合 MRI 表现，可诊断为小脑扁桃体下疝畸形合并脊髓空洞症。

7. E【解析】该患者 2 岁，双下肢行走困难，呈剪刀形步态，膝踝反射亢进，巴宾斯基征阳性，可初步诊断为脑性瘫痪。脑性痉挛性双侧瘫痪患儿用双侧足尖着地伴内收痉挛，呈剪刀步态和内翻马蹄足，轻者可见腱反射亢进及病理征。

三、A3/A4 型题

1. D【解析】根据题干信息所述，参见 A2 型题第 7 题解析可知，该患者最可能的诊断为脑性瘫痪。脑性瘫痪患者的 CT 或 MRI 可见脑发育不良、脑室旁白；质软化症及其他脑组织异常等改变。

2. E【解析】患者明确诊断后，主要治疗方法如下。①物理疗法和康复训练：加强护理，注意营养及卫生。根据患者现有能力制订康复方案，积极康复训练，达到最大限度的功能改善。言语障碍及智力不全者，加强语言和文体音乐训练，以提高智力；运动障碍者进行理疗、体疗、按摩，以改善患肢的运动功能。②药物治疗：试服肌松药，如巴氯芬、A 型肉毒毒素等，降低肌张力。试服脑神经细胞营养药物，如吡拉西坦等促进神经功能的恢复。选项 E“选择性脊神经后根切断术”用于保守治疗无效的肢体痉挛，对该患者不宜采用。

四、B 型题

1. D【解析】脑性瘫痪的药物治疗以对症治疗为主，如出现癫痫，可以口服抗癫痫药物；如果肌张力亢进，可以口服安坦、氯苯氨丁酸等。

2. B【解析】抑制脑脊液分泌的药物主要包括以下三类。①治疗脑积水药物：主要是抑制脑脊液分泌和增加身体水分的排出，如抑制脑脊液分泌药物（如醋氮酰胺），是通过抑制脉络丛上皮细胞 Na^+-K^+-ATP 酶，减少脑脊液的分泌。②利尿药：如呋塞米。③脱水药：如山梨醇和甘露醇。

3. A【解析】采用选择性脊神经后根切断术（SPR）治疗脑性瘫痪，手术的最佳年龄为 2~6 岁，适用于痉挛性脑瘫、智力接近正常、肌张力在 3 级以上，并保持一定的肌力和运动功能者。术后坚持康复训练是治疗成功的基本条件。

4. B【解析】由胆红素脑病（核黄疸）造成的脑性瘫痪为手足徐动型脑瘫，常表现为面、舌、唇及躯体各部位不同程度的舞蹈样或徐动样动作，伴有运动障碍、肌张力增高。

五、X 型题

1. ABCE【解析】颅底凹陷症为颅颈区畸形中最常见者，主要是以枕骨大孔为中心的颅底骨组织及寰、枢椎骨质发育畸形，颅底骨向颅腔内翻，寰椎向颅内陷入，枢椎齿状突向前、向上突出进入枕骨大孔，因延髓、小脑、颈髓受压和局部神经根被牵拉而产生症状。故受损结构包括后组脑神经、小脑、延髓和（或）上位颈髓、椎-基底动脉。

2. ABCD【解析】小脑扁桃体下疝畸形的临床表现如下。①一般表现：女性多于男性。Ⅰ型多见于儿童与成年人，最为多见；Ⅱ型多见于婴儿；Ⅲ型及Ⅳ型罕见，在新生儿及婴儿期发病。大多出现头部或颈枕部疼痛，向肩部放射，有局部压痛及强迫头位。②枕骨大孔区综合征表现：延髓、上颈段脊髓受压征，表现为偏侧或四肢运动与感觉不同程度的障碍、锥体束征阳性、呼吸困难、括约肌功能障碍等；脑神经、颈神经根症状，如发音及吞咽困难、复视、耳鸣、枕下部疼痛、手部麻木无力、手肌萎缩等；小脑症状，如眼球震颤、步态不稳等；颅内压增高症状。

3. BCDE【解析】参见 B 型题第 3 题解析。

4. BCDE【解析】胆红素脑病（核黄疸）对听力、智力影响极大，最常见后遗症就是癫痫、智力障碍。防止新生儿高胆红素血症的发生是预防高胆红素脑病的要点。药物治疗、光照疗法和换血疗法均能降低血清胆红素。①药物治疗：如苯巴比妥能激活葡萄糖醛酰转移酶，使未结合胆红素转化成结合胆红素，并能改善毛细胆管的通透性，有利胆作用，但作用较慢，自普遍应用光照疗法后，目前已经较少应用。②换血疗法：在严密监测新生儿高未结合胆红素血症发展的同时，作好换血的一切准备，如配血、换血前应用白蛋白等措施。③光照疗法：安全有效，通过紫外线把胆红素转变成更易通过尿液排出体外的物质。

5. ABCE【解析】以下情况应高度警惕脑性瘫痪发生的可能：①早产儿、低出生体重儿、出生时及新生儿期严重缺氧、惊厥、颅内出血及核黄疸等。②精神发育迟滞、情绪不稳、易惊恐等。③运动发育迟缓，有肢体及躯干肌张力增高和痉挛的典型表现。④锥体外系症状伴双侧耳聋及上视麻痹。

6~7 ABCD、ABCD【解析】我国（1988 年）小儿脑性瘫痪会议拟定的诊断标准是：①婴儿期出现中枢性瘫痪。②伴有智力低下、言语障碍、惊厥、行为异常、感知障碍及其他异常。③需除外进行性疾病所致的中枢性瘫痪及正常小儿一过性运动发育落后。

8. ABDE【解析】脑性瘫痪的病因包括：①出生前因素：如胚胎发育异常、宫内窒息、胎儿期感染和中毒等。②出生时因素：如早产、产伤、窒息、产程过长、颅内出血等。③出生后因素：如感染、中毒、出血、外伤、持续惊厥、呼吸循环功能障碍、胆红素脑病等。④遗传性因素：部分有家族遗传史，或近亲结婚出生的婴儿发病率较高。⑤其他因素：低出生体重儿患病率高。

9. ABCE【解析】先天性脑积水的体征：①头围增大：患者自出生后 6 个月内头围每月都有增加，并伴有前囟扩大，颅缝分离（尤其可摸到裂开的鳞状缝），头皮静脉怒张。②头与面部不对称：头大面小，前额耸突。头部叩诊时呈“破壶音”。③表情呆滞，智力低下，展神经麻痹，双眼下视呈“落日征”，视神经萎缩或视盘水肿，痉挛性瘫痪，去皮质强直等。④头颅透光试验可见广泛的透光区。

10. ABDE【解析】颅底凹陷症有以下特点：①后组脑神经损害，可有吞咽困难、饮水呛咳、声音嘶哑、构音障碍、舌肌萎缩、咽反射减弱等延髓麻痹症状，以及面部感觉减退、听力下降、角膜反射减弱等。②颈神经根症状，可表现为枕颈部疼痛、活动受限或强直。③多在成年后起病，缓慢进展，可因头部突然用力而诱发症状或使原有症状加重。④早期一般无颅内压增高，晚期因脑脊液循环障碍而出现头痛、呕吐和视盘水肿等颅内压增高症状，可合并小脑扁桃体下疝畸形及脊髓空洞症等。⑤椎-基底动脉供血不足，表现为发作性眩晕、恶心、呕吐。

11. ABCE【解析】参见 X 型题第 2 题解析。小脑扁桃体下疝畸形常伴有其他颅颈区畸形，如脊髓脊膜膨出、颈椎裂、脊髓空洞症、第四脑室囊肿和小脑发育不全等。

12. ACDE【解析】小儿脑性瘫痪的特点：①与小儿脑性瘫痪发生相关的 4 大重要因素是早产或低出生体重、新生儿窒息或新生儿缺血缺氧性脑病、新生儿高胆红素血症和宫内感染。②小儿脑性瘫痪是一种非进行性的脑损伤，症状可能会随年龄的增长而慢慢出现。③常有不同程度的大脑皮质萎缩和脑室扩大，可有神经细胞减少和胶质细胞增生。④常伴智力低下、癫痫发作、精神和行为异常、视听及言语障碍等，这些症状随年龄增长有所改善。⑤目前没有有效的治疗方法，关键就是加强营养，加强锻炼，增加户外活动的时间，同时配合康复理疗按摩、针灸、理疗、营养神经等综合治疗。

六、案例分析题

1~3 D、ABDE、BCDE【解析】参见 X 型题第 9 题解析可知，该患者最可能的诊断为先天性脑积水。常见病因为先天性导水管狭窄畸形，特有体征是“落日征”。

神经内科考点总结（1）

第十七章　系统疾病的神经系统损害

神经内科考点总结（2）

一 A1 型题

1. 关于桥本脑病的特点，叙述不正确的有
   A. 可以多发性脑卒中为特征
   B. 可表现为以痴呆及精神症状为主的弥漫进展性病程
   C. 影像学检查均有异常表现
   D. 甲状腺功能可以表现为正常、低下或亢进，甲状腺自身抗体效价明显增高
   E. 桥本脑病须与 CJD 鉴别
2. 糖尿病合并神经系统慢性并发症不包括
   A. 糖尿病性多发性周围神经病
   B. 糖尿病性单神经病
   C. 糖尿病性自主神经病
   D. 糖尿病酮症酸中毒
   E. 糖尿病脊髓病
3. 关于糖尿病性单神经病，错误的是
   A. 主要由血液循环障碍所致
   B. 以急性或亚急性发病居多
   C. 感觉、运动神经均可受累
   D. 动眼神经麻痹者眼内肌常受累
   E. 病程可持续数周到数月，直到侧支循环建立才得以痊愈，但部分经治疗无改善
4. 肺性脑病狂躁不安的处理是
   A. 必要时可用吗啡、哌替啶
   B. 可给大量地西泮
   C. 不宜用水合氯醛保留灌肠
   D. 可用大量奋乃静肌内注射
   E. 重点改善通气功能
5. 中枢神经系统狼疮患者最常见的临床表现是
   A. 头痛
   B. 脑血管病
   C. 颅内压增高
   D. 无菌性脑膜炎
   E. 横贯性脊髓炎

二 A2 型题

1. 患者，男性，30 岁。诊断为系统性红斑狼疮（SLE）。则患者最常见的头痛类型是
   A. 紧张性头痛
   B. 偏头痛
   C. 无菌性脑膜炎所致头痛
   D. 霹雳样头痛
   E. 高血压所致头痛
2. 患者，男性，67 岁。糖尿病病史 20 年。治疗糖尿病性多发性神经病变疼痛的首选药物是
   A. 大剂量维生素 B_{12}
   B. 神经节苷脂
   C. 卡马西平
   D. 三磷酸腺苷
   E. 维生素 B_6

三 A3/A4 型题

（1~3 题共用题干）

患者，女性，44 岁。因“渐进性四肢无力 2 个月”来诊。不伴肢体麻木和疼痛，无病态疲劳。糖尿病 6 年，控制较好。查体：脑神经未见异常，四肢肌力 4 级，腱反射消失，病理反射未引出，踝以下振动觉减退，余感觉正常。

1. 首选检查为
   A. 空腹血糖和糖耐量试验
   B. 肌电图
   C. 头颅 MRI
   D. 新斯的明试验
   E. 肌肉活检
2. EMG：神经源性改变，可见多根神经传导速度明显减慢，波幅轻微减低，针极肌电图无异常。可能性最大的诊断是
   A. 糖尿病性多发性周围神经病
   B. 慢性炎性脱髓鞘性多发神经病
   C. 多灶性运动神经病
   D. 脊髓性肌萎缩
   E. 运动神经元病
3. 治疗首选药物为
   A. B 族维生素
   B. 利鲁唑
   C. 降糖药
   D. 糖皮质激素
   E. 丙种球蛋白

（4~6 题共用题干）

患者，男性，51 岁。因“腹胀伴腹部逐渐增大半年，嗜睡、晚间烦躁不安半个月”来诊。12 年前曾患无黄疸性肝炎。查体：意识模糊，皮肤轻度黄染，有腹水。

4. 对诊断最有意义的检查是

A. 血氨　　B. 单氨氧化酶
C. 碱性磷酸酶　　D. 甲胎蛋白
E. 头颅 CT

5. 入院后患者烦躁不安加重，且出现抽搐。此时最好选用

A. 氯丙嗪　　B. 地西泮
C. 苯巴比妥　　D. 哌替啶
E. 副醛

6. 随后患者出现意识不清，呈昏迷状态。此时应选用的药物是

A. 谷氨酸钠（钾）　　B. 胰岛素
C. 葡萄糖　　D. 阿托品
E. 甲氯酚酯（氯酯醒）

（7~12 题共用题干）

患者，女性，80 岁。因“咳嗽、咳痰、喘息 35 年，活动后气促 6 年，加重伴嗜睡 3 天”就诊。患者慢性阻塞性肺疾病（COPD）病史 34 年，曾反复发作，多次住院治疗。5 年前出现活动后气促，爬 2 层楼即感明显气促，外院确认为“慢性肺源性心脏病”，未正规治疗。1 周前患者受凉后再次出现咳嗽、咳痰、喘息，咳少许黄白色黏痰。3 天前家属发现患者出现意识淡漠、嗜睡，随即入院。查体：T 36.0℃，P 118 次/分，R 28 次/分，BP 110/70mmHg；嗜睡，球结膜充血水肿，双侧瞳孔等大正圆，口唇发绀，面色潮红，颈软，颈静脉充盈；双肺呼吸音粗，可闻及散在干、湿啰音，无胸膜摩擦音；心音低钝遥远，心律不齐，$P_2>A_2$；腹软，肝右季肋下 3.0cm，质软；双下肢水肿(+)；巴宾斯基征(-)。

7. 患者意识淡漠、嗜睡最可能的原因是

A. 脑梗死　　B. 低血糖
C. 药物中毒　　D. 高血压脑病
E. 肺性脑病　　F. 肝性脑病

8. 患者首先应进行的检查是

A. 头颅 CT　　B. 血气分析
C. 胸部 X 线片　　D. 脑电图
E. 腰椎穿刺　　F. 胸部 CT

9. （提示：血气分析示 pH 7.23，PaO_2 55mmHg，$PaCO_2$ 103mmHg。血常规示 WBC 11.8×10^9/L，N 0.88，PLT 308×10^9/L，Hb 149g/L。床边胸部 X 线片示慢性支气管炎肺气肿改变）以下处理错误的是

A. 给予碳酸氢钠静脉滴注纠酸治疗　　B. 持续低流量吸氧

C. 抗感染治疗　　D. 盐酸氨溴索静脉滴注
E. 呋塞米静脉注射　　F. 氨茶碱静脉滴注

10. （提示：患者经药物治疗后病情进一步恶化，血氧进一步下降，呼吸浅弱，呼之不应）此时错误的处理是
A. 给予高流量（10L/min）吸氧　　B. 机械通气
C. 甲泼尼龙静脉滴注　　D. 复查血气分析
E. 心电监护　　F. 氨茶碱静脉滴注

11. 患者肝大的原因为
A. 急性肝炎　　B. 肺源性心脏病失代偿期
C. 重症感染　　D. 肝硬化
E. 高血压心脏病心力衰竭　　F. 冠心病心力衰竭

12. 此患者应慎用
A. 抗生素　　B. 祛痰药
C. 解痉平喘药　　D. 呼吸兴奋剂
E. 镇静药　　F. 糖皮质激素

（13～17 题共用题干）

患者，男性，74 岁。因“反复咳嗽、咳痰、喘息 33 年，加重 1 天”就诊。33 年前受凉后出现咳嗽、咳痰，为白色黏痰，伴有轻度喘息，无胸痛及咯血。就诊于当地医院，诊断为“支气管肺炎”，给予抗感染、祛痰等治疗（具体药物不详）后缓解。此后患者反复出现咳嗽、咳痰、喘息症状，每年发作累计大于 4 个月，未系统诊治。6 天前受凉后咳嗽、咳痰再次加重，为黄白色黏液脓痰，量中等，喘息明显，活动后加重，无盗汗，无胸痛，无腹痛、腹泻；当地医院予“头孢唑肟”静脉滴注治疗，症状无缓解。1 天前患者出现昼夜颠倒，轻度躁动，言语混乱。为进一步诊治，收入院。既往 2 型糖尿病病史 13 年，否认药物、食物过敏史。查体：T 37.0℃，P 108 次/分，R 28 次/分，BP 120/70mmHg；嗜睡，球结膜充血水肿，双侧瞳孔等大正圆，口唇发绀；双肺呼吸音粗，可闻及散在干、湿啰音，无胸膜摩擦音；心音低钝遥远，心律不齐，$P_2>A_2$；腹软，无压痛；双下肢无水肿；巴宾斯基征(-)。血常规：WBC 11.69×10^9/L，N 0.85，Hb 121g/L，PLT 264×10^9/L。血气分析：pH 7.264，$PaCO_2$ 96.2mmHg，PaO_2 58.5mmHg。

13. 患者出现昼夜颠倒、轻度躁动、言语混乱，最可能的原因是
A. 脑梗死　　B. 低血糖
C. 药物中毒　　D. 高血压脑病
E. 肺性脑病　　F. 肝性脑病

14. 患者须进一步检查的项目不包括

A. 血氨
B. 血糖
C. 胸部X线片
D. 心电图
E. 腰椎穿刺
F. 肝、肾功能

15. 患者躁动明显，错误的处置
A. 保护性约束
B. 地西泮静脉注射
C. 呼吸兴奋剂静脉滴注
D. 低流量吸氧
E. 氨茶碱静脉滴注
F. 心电监护

16. 此患者躁动不安的正确处理是
A. 静脉注射吗啡
B. 给予大剂量地西泮
C. 给予大剂量奋乃静
D. 静脉注射哌替啶
E. 改善通气功能
F. 静脉注射大剂量丙泊酚

17. 此患者不能吸入高浓度氧气是因为
A. 缺氧不是主要因素
B. 可引起氧中毒
C. 解除了主动脉体和颈动脉体的兴奋性
D. 促使二氧化碳排除过快
E. 诱发代谢性碱中毒
F. 引起过度通气

四 B型题

（1~5题共用备选答案）
A. 同侧单眼全盲
B. 同侧单眼鼻侧偏盲
C. 对侧同向偏盲
D. 对侧同位性上象限盲
E. 对侧同位性下象限盲

1. 一侧后部视神经的颞侧损伤会引起
2. 视束病变会引起
3. 一侧视神经完全损伤会引起
4. 顶叶病变会引起
5. 颞叶病变会引起

（6~10题共用备选答案）
A. 双侧皮质脑干束受损
B. 延髓运动神经核受损
C. 脊髓前角细胞受损
D. 仅锥体束受损
E. 脊髓前角细胞及锥体束均受损

6. 以上哪种受损会引起肌萎缩侧索硬化
7. 以上哪种受损会引起进行性眼球麻痹
8. 以上哪种受损会引起进行性痉挛性眼球麻痹

9. 以上哪种受损会引起原发性侧索硬化
10. 以上哪种受损会引起进行性脊髓性肌萎缩

五 X型题

1. 肝性脑病的治疗原则正确的是
   A. 出现肝性脑病症状时，即应停止进食含蛋白质物质，尤其是动物蛋白，在意识恢复后，可逐渐增加蛋白质摄入
   B. 患者出现烦躁不安，可以使用氯丙嗪、水合氯醛及哌替啶等控制症状
   C. 对有碱中毒的肝性脑病患者，不宜使用谷氨酸治疗
   D. 左旋多巴能使肝性脑病患者意识转清
   E. 使用乳果糖降低肠道内 pH，改变肠内环境，减少氨吸收
2. 关于 SLE 伴发的无菌性脑膜炎，叙述正确的是
   A. 只出现在 SLE 早期
   B. 可伴有精神症状和癫痫
   C. 查体有脑膜刺激征
   D. 脑脊液压力可以增高，但查不到病原菌
   E. 激素治疗有效
3. 系统性红斑狼疮的神经系统表现有
   A. 头痛
   B. 癫痫发作
   C. 三叉神经痛
   D. 视力受损
   E. 面瘫
4. 糖尿病合并神经系统急性并发症包括
   A. 糖尿病性脑血管病
   B. 糖尿病酮症酸中毒
   C. 高渗性高血糖状态
   D. 急性低血糖症
   E. 糖尿病脊髓病
5. 糖尿病性多发性周围神经病的常见临床表现包括
   A. 慢性起病，逐渐进展
   B. 感觉症状突出，可有“手套样”“袜套样”感觉障碍
   C. 肌无力症状较轻，腱反射无改变
   D. 肌萎缩
   E. 自主神经症状较明显
6. 肺性脑病的治疗原则包括
   A. 去除诱因，保持呼吸道通畅
   B. 纠正缺氧，给予高流量持续吸氧，氧浓度保持在 30%以上
   C. 纠正电解质及酸碱平衡紊乱
   D. 出现烦躁、抽搐的患者，可以给予安定类药物静脉注射

E. 可以给予药物治疗脑水肿

六 案例分析题

（1~5题共用题干）

患者，男性，50岁。因“排尿困难半年，走路不稳2个月”就诊。内科查体：正常。神经系统查体：意识清楚，言语流利，脑神经及双上肢正常，双下肢关节位置觉及音叉振动觉减退，双侧肌力及肌张力正常，膝跳反射（+），跖反射消失，龙贝格征（+）；浅感觉正常，病理反射未引出。实验室检查：空腹血糖、贫血系列、肝功能、肾功能及脑脊液检查均正常。

1. 该患者的病变部位主要在
   A. 前角
   B. 后索
   C. 横贯性脊髓损伤
   D. 白质前联合
   E. 前索
   F. 脊髓半侧损害
2. 为明确诊断，进一步检查包括
   A. 生化（包括血糖、肝肾功能等）
   B. 双下肢躯体感觉诱发电位
   C. 肌电图
   D. 血叶酸、维生素 B_{12} 浓度测定
   E. 胸腰椎 MRI
   F. 糖耐量试验
3. ［提示：入院第2天行糖耐量试验示空腹5.6mmol/L，餐后1小时为11.8mmol/L，餐后2小时为12.6mmol/L，糖化血红蛋白HbA1c 8.7%；前列腺B超示前列腺大小正常；胸腰椎MRI、头颅MRI及肌电图示未见明显异常；胸部X线片正常；性病研究所实验室玻片试验（VDRL）、快速血浆反应素环状卡片试验（RPR）、T细胞斑点检测（T-spot）均阴性］初步考虑的疾病是
   A. 脊髓亚急性联合变性
   B. MS
   C. 糖尿病合并脊髓病变
   D. 脊髓梗死
   E. 脊髓结核
   F. 梅毒性脊髓痨
4. 须立即给予的治疗有
   A. 硫唑嘌呤
   B. 环孢素
   C. 激素冲击治疗
   D. 免疫增强药治疗
   E. 药物降糖治疗
   F. 以上都包括
5. 糖尿病性脊髓病变的分型包括
   A. 脊前动脉综合征型
   B. 后索侧索硬化型
   C. 肌萎缩型
   D. 假性脊髓痨型
   E. 横贯性脊髓病型
   F. 脊髓半切综合征型

（6~9 题共用题干）

患者，男性，50 岁。因“乏力、水肿近 1 年，活动时气促近 1 周”就诊。高血压病史 10 年，最高达 180/120mmHg，未予以治疗。1 年前血肌酐明显升高。间断在门诊行血液透析和对症治疗。查体：T 36.8℃，P 90 次/分，R 20 次/分，BP 156/82mmHg；意识清楚，慢性面容，贫血貌，双眼睑轻度水肿；双肺呼吸音粗，双下肺可闻及少量湿啰音；心界稍向左下扩大，心音有力，律齐，各瓣膜听诊区未闻及病理性杂音；肝、脾肋下未触及；双下肢轻度水肿；四肢肌力、肌张力正常，腱反射对称存在，深、浅感觉无异常，病理反射未引出。入院第 2 天，患者出现表情淡漠伴谵妄，言语不清，当时血压 146/86mmHg，肢体肌张力增高，四肢腱反射对称性减弱，肢体活动差，震颤，左侧巴宾斯基征（±）。急查头颅 CT 见右图。

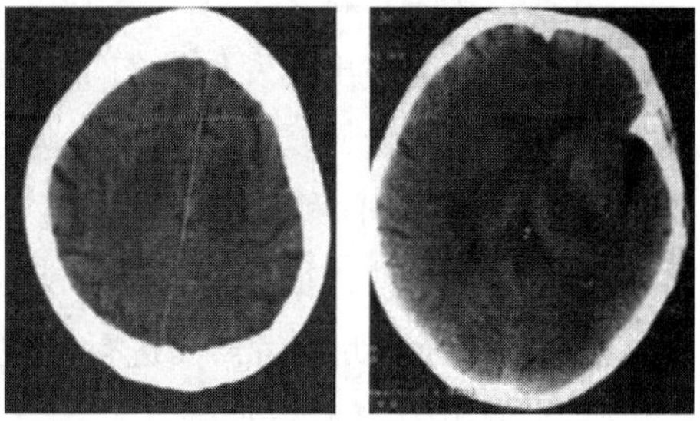

6. 该头颅 CT 显示的异常改变有
   A. 双侧基底核区、双侧丘脑及双侧颞顶叶对称性片状低密度影
   B. 脑室系统大小形态基本正常
   C. 中线结构居中
   D. 脑水肿
   E. 脑室明显受压
   F. 脑萎缩

7. ［提示：实验室检查示血 RBC 2.09×10^{12}/L，Hb 88.0g/L，血尿素氮 29.08mmol/L，血 SCr 768.5μmol/L；肝功能、血糖正常；尿蛋白(+)，尿 RBC 6~10/HP。ECG：窦性心律，ST-T 改变，左心室高电压］目前诊断考虑为
   A. 慢性肾衰竭（CRF）尿毒症期　　B. 心功能不全 NHHA Ⅲ级
   C. 高血压　　D. 肾性贫血
   E. 高血压脑病　　F. 尿毒症脑病

8. 支持该患者尿毒症脑病诊断的有
   A. 血肌酐>707μmol/L
   B. 有神经精神系统症状
   C. 肝功能、血糖正常
   D. 颅脑影像学改变为脑萎缩、低密度病灶和（或）长 T_1、长 T_2异常信号灶
   E. 影像学表现与临床表现呈平行关系
   F. 除外药物中毒、脑血管意外、肺性脑病、癫痫等

9. 该患者的具体治疗措施包括

A. 甘露醇降低颅内压
B. 预防诱发因素如感染、发热、精神紧张等
C. 纠正水、电解质和酸碱平衡紊乱
D. 氢氯噻嗪利尿治疗
E. 透析
F. 使用促红细胞生成素

（10~13题共用题干）

患者，女性，48岁。因“发作性幻视、头痛5年，发作性言语错乱2个月”就诊。5年前患者无明显诱因出现发作性幻视、头痛、眼眶痛；头颅MRI示左枕叶病灶，给予激素等药物治疗病情好转，复查头颅MRI病灶消失。2个月前患者出现发作性言语错乱，当地医院给予“泼尼松”“丙种球蛋白”治疗，症状有所好转。既往有甲状腺功能减退症病史。神经系统查体：无阳性体征。甲状腺功能正常。

10. 为明确诊断，此患者需要进行的检查项目包括

A. 头颅MRI+MRA+增强
B. 腰椎穿刺脑脊液检查
C. 甲状腺球蛋白抗体和甲状腺微粒体抗体
D. 血乳酸、丙酮酸
E. 肌肉活检
F. 甲状腺B超

11. ［提示：脑脊液检查示常规、生化均正常，CSF-病毒TORCH（-），抗Hu、Yo、Ri均阴性，OB、MBP正常。血清抗Hu、Yo、Ri均阴性。头颅MRI示左颞枕、右顶枕多发长T_1、长T_2信号，FLAIR高信号，病变累及皮质及皮质下白质，病灶无强化，见下图］根据头颅MRI，需要鉴别的疾病为

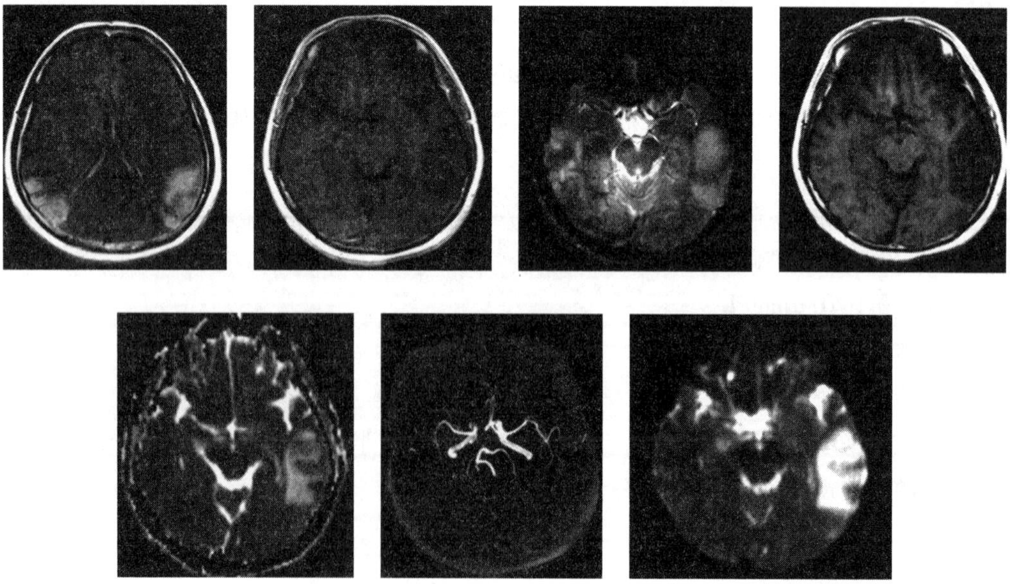

A. 原发性中枢系统血管炎　　B. 炎性假瘤
C. 病毒性脑炎　　D. 桥本脑病
E. MELAS　　F. 脑梗死

12. (提示：患者平静状态下血乳酸未见堆积现象，<2mmol/L，活动15分钟后血乳酸，与平静状态下差值>4mmol/L，未见异常增高。HE染色病理肌红纤维明显病变）考虑患者最可能是
A. MS　　B. 淋巴瘤
C. 病毒性脑炎　　D. 桥本脑病
E. MELAS　　F. 胶质瘤

13. 桥本脑病可能的发病机制有
A. 自身免疫机制介导的血管炎
B. 抗神经元抗体的抗原抗体反应
C. 促甲状腺素释放激素的毒性效应
D. 遗传因素
E. 抗α-烯醇化酶抗体与甲状腺组织和中枢神经系统共有的抗原发生自身免疫反应
F. 病毒感染

(14~18题共用题干)

患者，女性，25岁。因“乏力、食欲减退近2周”住院治疗。既往无明确肝炎病史，5个月前诊断为“右侧空洞型肺结核”，予异烟肼、利福喷汀、乙胺丁醇、甲磺酸左氧氟沙星抗结核治疗。入院次日突发意识障碍，嗜睡，呼之能应，不能正确回答问题，不能按指令动作，6小时后呼之不应。查体：皮肤、巩膜重度黄染，穿刺处可见瘀斑；颈软，无抵抗，双侧瞳孔等大正圆，对光反射灵敏，压眶有反应；上肢肌力下降，扑翼征不配合，踝阵挛可疑，右侧巴宾斯基征（±），左侧巴宾斯基征(-)。实验室检查：血WBC 6.02×10^9/L，N 0.60，Hb 129g/L，PLT 129×10^9/L；丙氨酸转氨酶（ALT）116.2U/L，天冬氨酸转氨酶（AST）157.1U/L，总胆红素333.1μmol/L，结合胆红素129.9μmol/L，清蛋白（Alb）29.7g/L；血钾3.36mmol/L，钠137.6mmol/L，氯101.2mmol/L，钙2.03mmol/L，尿素氮（BUN）0.79mmol/L，血肌酐（SCr）57μmol/L，糖6.88mmol/L，总二氧化碳（TCO_2）26.6mmol/L，氨58μmol/L；凝血酶原活动度（PTA）、活化的部分凝血活酶时间（APTT）延长。腹部CT：肝实质密度减低，炎症改变，肝、脾周围间隙少量积液。胸部CT：右肺上叶后段继发性结核，伴空洞形成，局部胸膜增厚；左肺下叶实变，考虑肺炎。经抗炎治疗后复查，右侧少量胸腔积液。

14. 该患者须进一步给予的辅助检查包括
A. 头颅CT　　B. 肌电图

C. 脑电图
D. 数字连接试验
E. 腰椎穿刺
F. TCD

15.（提示：头颅 CT 见下图）该患者初步的诊断包括

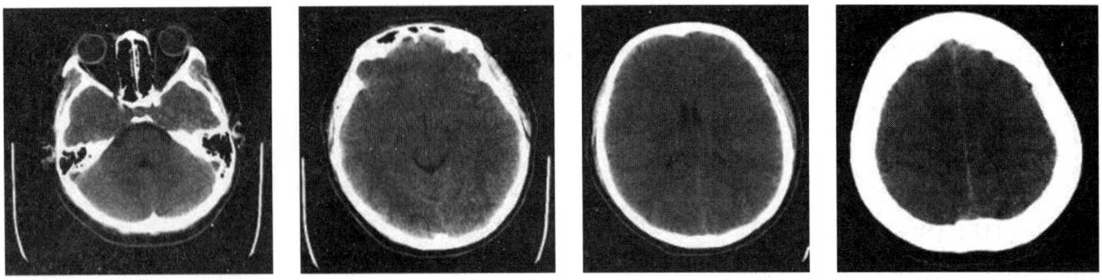

A. 药物性肝损害
B. 肝性脑病
C. 急性肝衰竭
D. 亚急性肝衰竭
E. 肺结核
F. 结核性脑膜炎

16. 该患者肝性脑病的临床分期为

A. 轻微型
B. 昏睡期
C. 昏迷前期
D. 前驱期
E. 昏迷期
F. 木僵期

17. 患者须立即给予的治疗有

A. 改善氨基酸平衡
B. 抗感染治疗
C. 降低肠道 pH，抑制肠道细菌生长
D. 拮抗假性神经递质
E. 降低血氨
F. 停止摄入蛋白质物质

18.（提示：经如上治疗 2 天后患者意识无改善）为改善预后，错误的治疗措施是

A. 积极抗结核治疗
B. 人工肝支持治疗
C. 肝移植
D. 气管内插管，呼吸机支持治疗
E. 甘露醇脱水
F. 左旋多巴及卡比多巴

（19～22 题共用题干）

患者，女性，42 岁。因“颊部红斑、游走性关节痛 1 个月，肢体感觉异常、力弱 1 周”就诊。伴排尿障碍、尿不尽感，无尿中泡沫增多。7 年前行“胸腺瘤”手术，规律随诊，病情稳定。有反复口腔溃疡病史。查体：颊部红斑，颈软，心肺腹无异常，右上肢肌力近端 5^-级，远端 4^+级，右下肢肌力 5^-级，左侧上下肢肌力 5 级；双踝以下针刺觉过敏，深感觉及其他肢体针刺觉对称存在。实验室检查：血 PLT 348×10^9/L，红细胞沉降率（ESR）85mm/h，超敏 C 反应蛋白（hsCRP）179. 54mg/L；尿蛋白 0. 3g/L，尿中有管型。

19. 该患者须进一步给予的辅助检查包括

A. 肌电图
B. 免疫全套（包括 ANA 在内的不同自身抗体）
C. 腰椎穿刺
D. 头颅 MRI
E. 肾 B 超
F. 肌肉活检

20. ［提示：实验室检查示 ANA（+）H 1：1280，抗 dsDNA 1：320（>800U/ml）；抗 SSA（+）/52kD，抗 RNP（-）/73、32、17.5kD，ANCA（-），狼疮抗凝物（LA）56.5 秒，ACL（-），B2GPl（-），C_3正常，C_4 0.4g/L，IgG 24.7g/L，IgM 3.95g/L，类风湿因子（RF）（-）］根据化验结果诊断考虑为
A. 系统性红斑狼疮　　B. 类风湿关节炎
C. 干燥综合征　　D. 硬皮病
E. 多肌炎　　F. 白塞综合征

21. ［提示：给予泼尼松 60mg，1 次/天，患者逐渐出现双足、双小腿痛觉过敏，轻微触碰即引起疼痛，有时可见双下肢自发性疼痛，伴双下肢不自主抽动。遂改用甲泼尼龙静脉滴注 80mg，1 次/天，环磷酰胺 0.2g 静脉注射。脑膜刺激征(-)］此时考虑 SLE 造成的神经系统损害为
A. 脊髓病　　B. 周围神经病变
C. 狼疮性舞蹈病　　D. 肌肉损害
E. 脑干损害　　F. 狼疮脑病

22. （提示：肌电图示上下肢周围神经性损害）该患者脑脊液检查结果中不可能出现的是
A. 压力 220mmHg　　B. 糖 1.5mmol/L
C. 氯化物 125mmol/L　　D. 蛋白 0.55g/L
E. 白细胞 3/mm　　F. 潘氏试验(+)

（23~27 题共用题干）

患者，男性，59 岁。因“间断大汗伴精神行为异常 1 周”就诊。1 周前晨起后突然出现头晕、大汗、不认人等异常行为，持续 30 分钟好转，不能回忆发病过程。就诊当日晨起时再次出现全身大汗、傻笑、胡言乱语等，持续 20 分钟好转。既往体健。神经系统查体：未见明显异常。

23. 该患者首先应立即检查
A. 腰椎穿刺　　B. 血生化
C. 头颅 CT　　D. 血气分析
E. 脑电图　　F. 血压监测

24. （提示：实验室检查示随机血糖3.8mmol/L，肝功能、电解质、SCr均正常。头颅CT未见明显异常。24小时动态血压监测示日间平均血压139/88mmHg，夜间平均血压132/82mmHg）该患者可能的诊断有

A. 低血糖脑病　　B. 癫痫
C. 脑梗死　　D. 高血压脑病
E. 脑出血　　F. 高血压

25. （提示：腰椎穿刺、脑电图、TCD均未见明显异常。第3天患者空腹时出现大汗、心悸、意识不清；指尖血糖2.1mmol/L。头颅MRI示胼胝体压部异常信号）该患者最可能的诊断是

A. 癫痫　　B. 脑梗死
C. 高血压脑病　　D. 脑出血
E. 低血糖脑病　　F. 颅内感染

26. 该病常见的头颅MRI表现有

A. 双侧额叶可见点状长 T_1、长 T_2 异常信号
B. 枕叶皮质、海马的对称性损害
C. DWI高信号
D. 低ADC值
E. 随着低血糖的迅速纠正，颅脑影像改变好转
F. 基底核、脑桥、颞叶的对称性损害

27. 该患者还必须进行的诊治措施有

A. 抗癫痫治疗　　B. 腹部CT
C. 监测血糖，血浆胰岛素测定　　D. 2~3周后复查头颅MRI
E. 静脉使用降压药　　F. 症状急性发作时，静脉注射葡萄糖

参考答案与解析

一、A1型题

1. C【解析】桥本脑病（HE）的特点：①根据发病类型可分为两类：一类是以多发卒中样发作为特征的血管炎型，另一类是以痴呆、精神症状为特征的弥漫性进展型。两种形式均可出现癫痫样发作、肌阵挛、震颤及木僵，前者起病较急，后者起病慢。②约46%患者可有CT及MRI异常，可见皮质和（或）皮质下改变，但为非特异性。③甲状腺功能检查多为甲状腺功能低下或正常，少数亢进，甲状腺自身抗体效价明显增高。④最重要的是与克-

雅病（CJD）鉴别。因为CJD的临床症状（痴呆、肌阵挛、精神症状、小脑失调），有时与桥本脑病极为相似，须认真区别。

2. D【解析】糖尿病合并神经系统慢性并发症：糖尿病性多发性周围神经病、糖尿病性单神经病、糖尿病性自主神经病、糖尿病脊髓病。选项D“糖尿病酮症酸中毒”是糖尿病急性并发症。

3. D【解析】糖尿病性单神经病主要是血液循环障碍所致，多数患者可见较明显的轴索变性及程度不等的节段性脱髓鞘，细小的感觉纤维受损较为显著。以急性或亚急性起病者居多，临床表现为受损神经相应支配区域的感觉、运动障碍，肌电图检查以神经传导速度减慢为主。病程可持续数周到数月，直到侧支循环建立才得到痊愈，但也有些患者经治疗毫无改善。

4. E【解析】肺性脑病狂躁不安处理的重点是改善通气功能，不可以使用吗啡、杜冷丁和大剂量地西泮等来进行治疗，因为这样会抑制呼吸中枢从而带来生命危险。在给氧改善通气之前，应保持呼吸道通畅。用导管通过口腔、鼻腔、咽喉部将分泌物和胃内反流物吸出，必要时行气管插管或气管切开，以建立人工气道。

5. A【解析】中枢神经系统狼疮（NSLE）是系统性红斑狼疮的脑部并发症，临床以头痛最为常见，其次为意识障碍、抽搐及癫痫发作、精神病样反应、呕吐、偏瘫、情感异常、烦躁不安、记忆力下降等。

二、A2 型题

1. B【解析】患者诊断为系统性红斑狼疮（SLE），头痛是SLE患者神经系统最常见的症状之一，主要表现为偏头痛，镇静镇痛药无效，其次是紧张性头痛。

2. C【解析】糖尿病性多发性神经病变的治疗以控制血糖、改善循环、营养神经为主，可给予维生素 B_1、维生素 B_6、维生素 B_{12}、ATP 等药物，也有人认为，神经节苷脂-1（GM1）能促进周围神经再生。自发性疼痛者可给予卡马西平、苯妥英钠，情绪不稳者可用抗焦虑和抗抑郁药物。自主神经症状治疗比较困难，可对症治疗。

三、A3/A4 型题

1. B【解析】根据题干所述，为明确诊断，应进一步进行肌电图检查，明确患者神经传导速度是否改变，神经的结构电生理是否有异常。

2. B【解析】根据肌电图（EMG）检查结果，该患者可能性最大的诊断是慢性炎性脱髓鞘性多发性神经根神经病（CIDP）。CIDP患者针电极肌电图通常正常。

3. D【解析】CIDP患者对糖皮质激素反应敏感，故糖皮质激素为CIDP首选治疗药物。常用药物有甲泼尼龙、泼尼松和地塞米松等。在使用激素过程中注意补钙、补钾和保护胃黏膜。

4. A【解析】根据题干所述，可初步诊断为肝性脑病。血氨检查对诊断最有意义，慢性肝性脑病，尤其是门体分流性脑病患者多有血氨增高，且动脉血氨浓度增高比静脉血氨浓度增高更有意义。

5. B【解析】肝性脑病患者烦躁不安为昏迷的前奏，故使用镇静药应慎重。目前多主张应用少量地西泮、东莨菪碱或异丙嗪、苯海拉明等，而禁用氯丙嗪、水合氯醛及哌替啶等。

6. A【解析】根据患者的症状描述，可怀疑该患者出现了肝性脑病，与其曾经患过无黄疸性肝炎可能有关。肝性脑病的药物治疗中，谷氨酸钠（钾）被视为首选药物，该药物通过调节大脑中的神经递质平衡，减轻肝性脑病的症状。

7. E【解析】患者有慢性阻塞性肺疾病病史34年，慢性肺源性心脏病病史5年。临床表现有意识障碍、神经、精神症状和定位神经体征，排除其他原因引起的神经、精神障碍，可初步诊断为肺性脑病，轻型（表现为神志恍惚、淡漠、嗜睡和精神异常或兴奋、多语，无神经系统阳性体征），抑制型（先为表情淡漠，思睡、精神委靡等，逐渐进入嗜睡，浅昏迷，呼吸不规则。当瞳孔改变时，随之进入深昏迷）。

8. B【解析】该患者应首先应进行实验室血气分析，若血气分析有肺功能不全及高碳酸血症的表现，可明确肺性脑病的诊断。

9. A【解析】肺性脑病需要的治疗如下。①改善呼吸功能：使用呼吸机辅助治疗，持续低流量、低浓度吸氧等相关治疗改善呼吸功能，防治低氧血症和高碳酸血症。②纠正电解质紊乱和酸碱平衡失调。呼吸性酸中毒的治疗主要是改善肺泡通气量，一般不宜补碱，故选项A错误。③针对神经精神障碍对症治疗。④联合抗感染、祛痰（盐酸氨溴索静脉滴注）、抗炎、解痉等常规治疗。⑤心衰治疗：急救时用呋塞米静脉注射会产生一个瞬间的静脉扩张，可强而快的扩血管，其利尿减少血容量的效果约半小时后体现。同时，使用呼吸兴奋剂尼可刹米，可连续泵入治疗72小时，可改善肺性脑病患者的预后。

10. A【解析】患者经药物治疗后病情进一步恶化，血氧进一步下降，呼吸浅弱，呼之不应。此时不应给予高流量（10L/min）吸氧治疗，以免导致呼吸抑制而加重CO_2麻醉状态。

11. B【解析】肺心病在功能代偿期只有肺动脉高压及右心室肥厚等征象，而无心力衰竭表现。失代偿期出现右心衰竭、心悸、气促、颈静脉怒张、肝大、下肢水肿，甚至全身水肿及腹水，少数患者还可伴有左心衰竭，也可出现心律失常。该患者肝大的原因是处于肺源性心脏病失代偿期。

12. E【解析】肺性脑病的患者出现烦躁不安，也不建议使用镇静类药物，因为患者有呼吸急促等症状，如果使用镇静药，可能会出现呼吸困难或呼吸衰竭等不良反应。此外，在患者血氧饱和度明显偏低的情况下，也需慎重选用镇静类药物。

13. E【解析】根据题干信息，该患者有呼吸道、心脏、神经肌肉等疾病基础，出现不同程度神经精神异常，血气分析可诊断呼吸衰竭。排除了其他原因引起的神经、精神障碍，可诊断为肺性脑病，所以导致患者昼夜颠倒，轻度躁动，言语混乱。

14. E【解析】患者须进一步检查以下项目。①胸部影像学检查：包括胸部 X 线片、CT、放射性核素肺通气/灌注扫描等，有助于查找引起呼吸衰竭的病因。②头部影像学检查：头颅 CT、MRI 等，排除有无脑部本身疾病所致神经、精神异常。③静脉血液检查：如血常规、电解质、甲状腺功能、生化等，了解有无其他基础疾病，寻找病因。④肝、肾功能检查。该患者暂时不需要做腰椎穿刺，怀疑脑、脊髓感染时可行腰椎穿刺，排除可能疾病。

15. B【解析】肺性脑病患者出现躁动明显、脾气性格改变、情绪反常时，应以说服劝导配合必要的治疗，切不可用镇静药使患者安静，否则会加重患者病情，使患者进入昏迷。

16. E【解析】老年人肺性脑病的治疗原则首先要去除诱因，如果出现躁动不安需要改善通气功能，帮助二氧化碳排出，常用呼吸机来改善。如果出现严重的脑部神经系统症状，如严重烦躁，在有呼吸机的情况下可用镇静药，再用呼吸机治疗。

17. C【解析】肺性脑病患者应选用低流量、低浓度持续吸氧。因为慢性Ⅱ型呼吸衰竭患者既有缺氧又伴有 CO_2潴留，此时呼吸中枢对 CO_2刺激的敏感性降低，其兴奋性主要靠缺氧对外周化学感受器颈动脉窦、主动脉体的刺激作用，当吸入氧浓度过高，随缺氧的短暂改善解除其对外周化学感受器的兴奋作用，结果使呼吸受抑制，CO_2潴留加剧。吸入低浓度氧，使患者 PaO_2适当提高即能使 SaO_2明显提高，这样既纠正严重缺氧，又能避免呼吸中枢抑制导致 CO_2潴留增加。

四、B 型题

1~3 B、C、A【解析】视觉传导通路不同部位损伤，症状不同：①一侧视神经损伤，引起该眼全盲。②视交叉中间部损伤，引起双眼视野颞侧偏盲。③一侧视束、外侧膝状体、视辐射或视觉中枢损伤，引起双眼视野同侧偏盲，即患侧视野鼻侧半偏盲，对侧视野颞侧半偏盲。

4. E【解析】顶叶病变会引起对侧同向下象限盲。

5. D【解析】颞叶病变会引起对侧同向上象限盲。

6. E【解析】肌萎缩侧索硬化（ALS）是脊髓前角细胞、脑干运动神经核与锥体束同时受累，以上、下运动神经元损害并存为特征的慢性变性疾病。

7. B【解析】延髓运动神经核受损会引起进行性眼球麻痹。

8. A【解析】双侧皮质脑干束受损会引起进行性痉挛性眼球麻痹。

9. D【解析】颈髓侧索双侧损害，即仅锥体束受损，四肢上运动神经元瘫痪，不伴感觉障碍，极少数患者可有括约肌障碍，会引起原发性侧索硬化。

10. C【解析】脊髓前角细胞受损，四肢呈现下运动神经元瘫痪，无感觉及膀胱障碍，会引起进行性脊髓性肌萎缩。

五、X 型题

1. ACDE【解析】关于肝性脑病的治疗原则：①出现肝性脑病症状时，即应停止进食含蛋白质食物，尤其是动物蛋白，以减少氨在肠道内产生。在神志恢复后，可逐渐增加蛋白质的摄入，自每日20g开始，以后可增至每日50~60g。②患者出现烦躁不安，是昏迷的前奏，应慎用镇静药。禁用氯丙嗪、水合氯醛及哌替啶等控制症状。③对有碱中毒的肝性脑病患者，应进行护肝和排氨治疗，可用精氨酸溶液静脉滴注，不宜使用谷氨酸治疗。④左旋多巴可以增加脑内多巴胺及去甲肾上腺素等神经递质，还可以提高大脑对氨的耐受，使肝性脑病患者意识转清，症状改善。⑤乳果糖是肝性脑病发作首选的治疗方法，能降低肠道内pH，改变肠内环境，从而减少氨的吸收。

2. BCDE【解析】系统性红斑狼疮（SLE）并发的脑膜炎有无菌性和结核性两种类型，二者临床表现及脑脊液常规、生化改变极为相似，但无菌性脑膜炎起病更为缓慢，脑压显着增高（但查不到病原菌）、可伴有精神症状和癫痫，查体有脑膜刺激征，脑神经一般不受侵害，症状可暂行缓解，激素治疗有效。

3. ABCDE【解析】系统性红斑狼疮可通过多种机制累及神经系统，导致头痛、癫痫、肢体瘫痪、面瘫、视力受损、三叉神经痛、感觉麻木等神经系统症状，同时也可引起幻觉、错觉、自杀倾向、注意力不集中、记忆力下降、痴呆等精神症状。

4. ABCD【解析】糖尿病神经系统并发症多见于病程长、病情控制不佳的患者。糖尿病合并神经系统急性并发症包括糖尿病性脑血管病、急性糖尿病酮症酸中毒、高渗性高血糖状态、急性低血糖症。糖尿病所致脊髓病在其并发症中发病率不高，为慢性并发性。

5. ABE【解析】糖尿病性多发性周围神经病的常见临床表现：①慢性起病，逐渐进展。多数对称发生，不典型者可以从一侧开始发展到另一侧，主观感觉明显而客观体征不明显。有些神经症状明显但无明显糖尿病症状，甚至空腹血糖正常、糖耐量异常，此时需通过神经传导速度检测才能明确诊断。②感觉症状通常自下肢远端开始，主要表现为烧灼感、针刺感及电击感，夜间重，有时疼痛剧烈难以忍受而影响睡眠。还可以出现肢体麻木感、蚁走感等感觉异常，活动后好转，可有“手套样”“袜套样”感觉减退或过敏。③自主神经症状较为突出。可出现体位性低血压。此外，皮肤、瞳孔、心血管、汗腺和周围血管、胃肠、泌尿生殖系统均可受累。④肢体无力较轻或无，一般无肌萎缩。查体时可见下肢深、浅感觉和腱反射减弱或消失。

6. ACDE【解析】肺性脑病的治疗的原则：①去除诱因。如给予抗菌药物、祛痰药、保持呼吸道的畅通。②处理呼吸道的呼吸衰竭症状。首先，纠正缺氧，采用低流量、持续性吸氧，氧浓度保持在25%~30%，氧流量为1~1.5L/min。其次，使用呼吸中枢兴奋剂。最后，在保持呼吸道通畅的前提下，可以使用洛贝林持续静滴。③纠正电解质紊乱与酸碱平衡。④防止脑水肿，促进脑细胞的功能恢复。如使用甘露醇、甘油果糖等脱水治疗。脱水药可减轻或消除脑水肿，降低颅内压，但使用不当可导致血液浓缩和电解质紊乱，故仅于脑水肿或脑疝时短期少量使用。一般选用20%甘露醇100~200ml快速静脉滴注，每天1~2次。⑤由于镇静药能抑制咳嗽反射使痰液引流不畅，抑制呼吸中枢，加重二氧化碳潴留，且肺性脑病患者对镇静药又不敏感，故应严格掌握使用。但若患者出现烦躁、抽搐等精神症状时，可适当选用对呼吸中枢影响小、作用持续时间短的镇静药。一般选用地西泮（安定）5mg，肌注。

六、案例分析题

1. B【解析】患者表现为“双下肢关节位置觉及音叉振动觉减退，走路不稳”深感觉减弱的共济失调症状，为后索发生病变，病变部位在后索。

2. ABCDEF【解析】为明确诊断，包括选项中的各项检查，均应完成。①糖耐量试验：明确患者是否有糖尿病。②其他血液检查：包括肝功、肾功、红细胞沉降率常规检查，免疫球蛋白电泳等与自身免疫有关的血清学检查。③脑脊液检查。④肌电图和神经电生理检查。⑤脊髓 MRI 检查。

3. C【解析】患者入院第 2 天行糖耐量试验结果可确定有糖尿病，同时存在脊髓病变表现：上、下运动神经元损伤症状，感觉障碍症状，自主神经障碍症状均出现。可初步考虑糖尿病合并脊髓病变的诊断。

4. E【解析】糖尿病性自主神经病的治疗均以治疗原发病为主，辅以 B 族维生素。故应立即给予该患者降糖治疗。

5. ABCDE【解析】糖尿病性脊髓病变的分型如下。①脊前动脉综合征型：脊髓前部的动脉受损，导致脊髓供氧和营养不足，进而引起神经功能障碍。②后索侧索硬化型：又称病理性赘生物硬化症，是指糖尿病患者脊髓后索和侧索发生退行性变的病变。主要表现为感觉异常、肌力减弱和运动协调障碍等症状。③肌萎缩型：主要影响脊髓前角的运动神经元，导致肌萎缩和肌无力。病变可能涉及上肢、下肢或全身多个部位。④假性脊髓痨型：类似于结核性脊髓炎的临床表现，是由于糖尿病引发的脊髓炎性病变。⑤横贯性脊髓病型：表现为脊髓多个节段广泛受损，导致不同部位的神经功能障碍。常见症状包括运动和感觉障碍、大小便功能受损等。而脊髓半切综合征型不是特定于糖尿病的分类，是指一种脊髓损伤的类型。

6. ABCD【解析】阅 CT 异常改变应该是双侧基底核区、双侧丘脑片状高密度影。选项 A 中双侧颞顶叶对称性片状低密度影，为异常改变。故应选 A。中线结构居中，脑室系统大小形态基本正常。故应选 B、C。CT 可见脑水肿，也为异常改变。故应选 D。

7. ABCDF【解析】①患者透析治疗后肾功能检查项目值（肌酐、尿素氮等）仍明显升高，结合病史，诊断慢性肾衰竭尿毒症期；②活动时气短，查体心脏大，心电图提示左室高电压，存在心功能不全 NHHA　Ⅲ级，高血压；③血常规示红细胞、血红蛋白低，结合肾功能改变，诊断肾性贫血；④患者肾衰竭，出现精神症状，神经系统查体出现阳性体征，既往无神经精神病史，考虑尿毒症脑病。

8. ABDF【解析】支持尿毒症脑病的诊断包括：①血肌酐>707mol/L，提示肾功能受损。②神经精神系统症状：患者出现的表情淡漠、谵妄、言语不清等症状表明中枢神经系统功能异常，与尿毒症脑病相关。③颅脑影像学改变中的脑萎缩是由于尿毒症引起的细胞损伤和神经元丧失所致。低密度病灶可能是由于脑组织水肿、坏死或炎症等因素引起的。长 T_1 和长 T_2 异常信号灶可以反映出脑组织的异常代谢或结构改变。这些颅脑影像学改变与尿毒症脑病的诊断相符。④根据题干所述，患者有高血压病史且并未得到治疗，同时伴有肾功能损害，中枢神经系统症状的出现可能与尿毒症脑病相关。因此，需要排除其他引起神经精神系统症状的原因，如药物中毒、脑血管意外、肺性脑病和癫痫等。但选项C“肝功能、血糖正常”并不完全支持尿毒症脑病的诊断。虽然尿毒症脑病时，肝功能和血糖水平可能会受到影响，但与尿毒症脑病无直接关系。选项E“影像学表现与临床表现呈平行关系”也不支持尿毒症脑病的诊断。影像学检查（如头颅CT或MRI）可以显示与脑病相关的一些结构改变，如脑水肿或白质损害，但这些改变并非特异性，也可能与其他疾病有关。

9. BCEF【解析】该患者肾性脑病的具体治疗措施如下。①一般治疗：注意纠正肾衰竭伴发的内环境紊乱，纠正低血压、低血容量和水、电解质和酸碱平衡紊乱，积极控制感染，改善中毒症状等。②预防诱发因素：如感染、发热、精神紧张等。③透析：是治疗肾性脑病的有效措施。慢性肾功能不全患者在接受透析后，多数患者的神经精神症状可渐趋稳定或逐步改善，轻者可以完全恢复。但对昏迷患者来说，因透析可以引起脑水肿或心功能不全，故必须慎用。另外，长期透析易于发生透析性脑病，此时透析应缓慢进行或在透析液中加入适量尿素。④神经症状的治疗：对抽搐发作者应用地西泮静脉注射，并同时使用长效抗癫痫药以防止复发；可以应用谷维素和B族维生素治疗自主神经功能障碍。⑤使用促红细胞生成素治疗肾性贫血，改善贫血症状。

10. ABCDEF【解析】①患者幻觉、言语错乱，提示高级神经功能损害，需头颅MRI+MRA+增强检查。②患者有甲减病史，两次发作应用激素及丙种球蛋白治疗有效，提示免疫介导的疾病，需查相关抗体及甲状腺超声；同时需腰穿排除自身免疫性脑炎、副肿瘤综合征；③患者头痛、眼眶痛，伴精神症状，需与线粒体脑肌病鉴别，化验血乳酸、丙酮酸并行肌肉活检。

11. E【解析】MELAS多为母系遗传。10岁前发育正常，10~40岁发病，首发症状为运动不耐受、卒中样发作、偏轻瘫、失语、皮质盲或耳聋，并有肢体无力、抽搐或阵发性头痛、智力低下、痴呆及乳酸血症，肌活检见破碎红纤维（RRF）、异常线粒体和晶格样包涵体。CT可见30%~70%苍白球钙化，MRI皮质有层状异常信号的特征所见。基因检测可见A3243G核苷酸点突变。MELAS患者卒中样发作急性期主要累及颞顶或颞枕叶，病灶可累及皮质和深部白质。与缺血性脑梗死不同，MELAS梗死灶与脑动脉灌注供血区分布不一致，主要集中在代谢旺盛的微血管区域，周围水肿不明显，伴有星型胶质细胞增生。桥本脑病MRI显示非特异性的大脑皮质下白质区 T_2WI、FLAIR高信号。

12. D【解析】根据题干信息，患者首先出现了发作性幻视、头痛和眼眶痛，MRI显示左枕叶病灶，使用激素治疗后病情好转且病灶消失。然后，两个月前患者出现发作性言语错乱，激素治疗有一定程度的缓解。此外，患者有甲状腺功能减退症病史，但目前甲状腺功能正常。以上这些特点均与桥本脑病相符，且血乳酸测定未见堆积现象，因此考虑患者可能性最大的疾病是桥本脑病。

13. ABCDE【解析】桥本脑病（HE）的病因目前尚不清楚，其发病可能有以下几种机制参与：①自身免疫机制介导的血管炎引起微血管破坏导致脑水肿或者脑部血流低灌注。②抗神经元抗体或抗 α-烯醇化酶（NAE）抗体与甲状腺组织和中枢神经系统共有的抗原发生自身免疫反应而致病。抗甲状腺抗体在桥本脑病中所起的作用目前尚存在很多争议，多数学者认为其可能仅仅是自身免疫反应的一个标志物。③促甲状腺素释放激素（TRH）的毒性效应致病。④与遗传因素有关。⑤为急性播散性脑脊髓膜炎（ADEM）的复发形式。

14. ACE【解析】患者表现为高级神经功能异常，需行头颅 CT、脑电图及腰穿检查。

15. ABCE【解析】患者曾因肺结核口服抗结核药物，目前化验肝功能损害，不排除药物性肝损害；皮肤巩膜重度黄染，穿刺处瘀斑，肝功能异常，胆红素明显升高，并迅速出现意识障碍，考虑急性肝衰竭、肝性脑病。

16. E【解析】该患者意识完全丧失，各种反射消失，肌张力降低，瞳孔散大，处于肝性脑病的昏迷期。

17. ABCDEF【解析】由于氨中毒是肝性脑病的主要原因，因此减少氨的吸收和加强氨的排出是药物治疗的主要手段。患者须立即给予的治疗有：①积极寻找诱因并及时排除可有效地制止肝性脑病的发展。如积极控制感染，纠正水、电解质紊乱，解除便秘，改善肾功能等措施，可有利于控制肝性脑病的发展。②停止摄入蛋白质物质（尤其是动物蛋白），以减少氨在肠道内产生。③给予静脉滴注葡萄糖、复合支链氨基酸制剂和新鲜血。④清洁肠道，控制肠道菌群，是快速有效的办法，可降低肠道 pH，抑制肠道细菌生长。可灌肠或导泻清除肠内积食、积血或其他含氮物质。⑤使用支链氨基酸（BCAA）制剂可减少或拮抗假神经递质的作用。BCAA 是复合氨基酸，有助于改善氮平衡。

18. A【解析】患者治疗 2 天后意识无改善，为改善预后，治疗措施：①气管内插管，呼吸机支持治疗。②肝性脑病并发脑水肿，可选用 20% 甘露醇，每次 lg/kg，每 6～12 小时 1 次，较快的静脉滴注（一般在 30 分钟左右滴完）。③肝移植：是治疗各种终末期肝病的有效手段，是严重和顽固性肝性脑病的指征。④透析或灌注疗法：包括血液透析、腹膜透析、血浆吸附和“人工肝”等方法，对肝性脑病有暂时苏醒作用。⑤肝性脑病时中枢神经系统多巴胺合成减少，应补充多巴胺，但多巴胺不能通过血脑屏障，因此给予左旋多巴及卡比多巴，还可以提高大脑对氨的耐受，改善中枢功能，使患者清醒，症状改善。

19. ABCDE【解析】80% 的 SLE 患者有皮肤损害，最常见多形性、对称性皮疹，可累及全身各个部位，面部及手部多见。面部红斑好发于鼻颊两侧，呈蝶形分布，缓解期红斑可消退留有棕黑色素沉着。指甲周围红斑最具特征性，也可有盘状红斑损害。如伴有血小板减少或皮肤血管病变，可表现为紫癜性瘀斑。15%～20%的患者有雷诺现象，活动期可见口腔黏膜溃疡，常见脱发。90%以上的患者关节受累，多数为中、小关节，呈对称性非畸形性的关节肿胀、压痛。SLE神经系统表现为癫痫、头痛、脑神经及脊神经病变、运动障碍、无菌性脑膜炎、脊髓痨。根据病史、体格检查及实验室检查结果，需做肌电图、免疫化验、头颅MRI、腰穿、肾B超。

20. A【解析】患者颜面红斑，关节损害，相关化验显示ANA（+）H 1∶1280，抗dsDNA 1∶320，支持提示SLE。SLE周围神经病变可累及感觉和（或）运动神经，起病初期多为不对称，最后发展为对称性感觉运动周围神经病。表现为周围神经分布区感觉减退、肌萎缩无力、足或腕下垂。起病初期常以单神经病或多发性单神经病方式发病，反复迁延病程可见到多发性周围神经病的临床表现，四肢弛缓性瘫痪，严重者可累及呼吸肌，出现呼吸肌麻痹，甚至死亡。

21. B【解析】根据本题题干的提示信息，该患者表现为下肢明显的感觉运动障碍，双下肢发作性抽搐，伴有轻度感觉障碍，这是周围神经病变的表现，多为一过性。

22. B【解析】系统性红斑狼疮周围神经系统损害患者脑脊液（CSF）改变中以压力升高（正常值80～180mmHg）、蛋白定量升高（正常值0.15～0.45g/L）、细胞计数增加（正常值小于8/mm）为突出表现。氯化物（正常值120～130mmol/L）、糖（正常值2.5～4.4mmol/L）一般正常。故选项B是不可能出现的结果。潘氏试验（+）提示脑脊液中的球蛋白含量招超过正常的上限，以球蛋白的增加为主。

23. BC【解析】低血糖症是由于大脑缺乏足够的葡萄糖供应，从而出现功能失调等一系列表现，初期表现为精神不集中，思维及语言方面明显迟钝，且会产生头晕、嗜睡及视物不清等症状，病情拖延则会形成幻觉、躁动及行为怪异等精神异常。题干患者出现阵发性大汗、行为异常，应立即检查血生化，包括血糖、电解质等，以及头颅CT。

24. ABDF【解析】患者为发作性疾病，血糖偏低，需考虑低血糖脑病、癫痫、高血压脑病、高血压。头颅CT及体格检查排除脑血管病。

25. E【解析】患者腰椎穿刺、脑电图、TCD均未见明显异常，空腹时出现大汗、心悸、意识不清等低血糖症状，指尖血糖2.1mmol/L（<2.8mmol/L），结合头颅MRI结果，最可能的诊断是低血糖脑病。因为低血糖脑病常常累及大脑皮质及基底核区灰质以及内囊、胼胝体、小脑中脚等神经纤维密集的区域，影像学多无特征性，当如上区域出现病变时要想到低血糖脑病的可能，结合病史可确诊。

26. BCDEF【解析】成年人低血糖脑病常常累及大脑皮质、胼胝体、基底核区、海马等区域，对称或不对称，病灶呈稍长T_1、稍长T_2信号，FLAIR高信号，DWI高信号，ADC低信号，MRA未见相应供血区血管病变。纠正血糖后部分病灶可逆。仅累及胼胝体者预后较好。

27. BDF【解析】反复发生空腹低血糖症多提示有器质性疾病；餐后引起的反应性低血

糖症，多见于功能性疾病。空腹低血糖症常见于：①内源性胰岛素分泌过多：常见的有胰岛素瘤、自身免疫性低血糖等。②药物性：如注射胰岛素、磺脲类降糖药物、水杨酸、饮酒等。③重症疾病：如肝衰竭、心力衰竭、肾衰竭、营养不良等。④胰岛素拮抗激素缺乏：如胰高血糖素、生长激素、皮质醇等缺乏。⑤胰外肿瘤。患者频繁低血糖发作，需排除胰岛素瘤；定期复查头 MRI 检查；急性发作期静脉注射葡萄糖。